U0807029

凤凰医学
Phoenix MedPub

Petty's Musculoskeletal Examination and Assessment

A Handbook for Therapists Sixth Edition

佩蒂 肌肉骨骼检查与评估

治疗师手册（原著第6版）

主　编 ［英］迪翁·赖德（Dionne Ryder）
［英］基兰·巴纳德（Kieran Barnard）
作　序 ［英］尼古拉·J. 佩蒂（Nicola J Petty）
主　译 李勇强　刘守国　伊文超

物理治疗师必备

ELSEVIER

江苏凤凰科学技术出版社·南京

图书在版编目(CIP)数据

佩蒂肌肉骨骼检查与评估：治疗师手册：原著第6版 /（英）迪翁·赖德，（英）基兰·巴纳德主编；李勇强，刘守国，伊文超主译. -- 南京：江苏凤凰科学技术出版社，2025. 4. -- ISBN 978-7-5713-5235-6

Ⅰ. R680.5

中国国家版本馆 CIP 数据核字第 2025XT5812 号

江苏省版权局著作权合同登记号　图字:10-2024-116 号

佩蒂肌肉骨骼检查与评估:治疗师手册(原著第 6 版)

主　　编	［英］迪翁·赖德(Dionne Ryder)　［英］基兰·巴纳德(Kieran Barnard)
主　　译	李勇强　刘守国　伊文超
责任编辑	胡冬冬
责任校对	仲　敏
责任监制	刘文洋
责任设计	徐　慧
出版发行	江苏凤凰科学技术出版社
出版社地址	南京市湖南路 1 号 A 楼,邮编: 210009
出版社网址	http://www.pspress.cn
照　　排	南京新洲印刷有限公司
印　　刷	南京新洲印刷有限公司
开　　本	787 mm×1 092 mm　1/16
印　　张	32.25
字　　数	840 000
版　　次	2025 年 4 月第 1 版
印　　次	2025 年 4 月第 1 次印刷
标准书号	ISBN 978-7-5713-5235-6
定　　价	268.00 元

图书如有印装质量问题,可随时向我社印务部调换。

Elsevier (Singapore) Pte Ltd.
3 Killiney Road,
#08-01 Winsland House I,
Singapore 239519
ELSEVIER Tel: (65) 6349-0200; Fax: (65) 6733-1817

First edition 1997, Second edition 2001, Third edition 2006, Fourth edition 2011, Fifth edition 2018
Publisher's note: Elsevier takes a neutral position with respect to territorial disputes or jurisdictional claims in its published content, including in maps and institutional affiliations.
ISBN: 978-0-323-87471-7

This translation of Petty's Musculoskeletal Examination and Assessment: A Handbook for Therapists, Sixth Edition by Dionne Ryder and Kieran Barnard was undertaken by Phoenix Science Press Ltd. and is published by arrangement with Elsevier (Singapore) Pte Ltd.
Petty's Musculoskeletal Examination and Assessment: A Handbook for Therapists, Sixth Edition by Dionne Ryder and Kieran Barnard 由江苏凤凰科学技术出版社进行翻译，并根据江苏凤凰科学技术出版社与爱思唯尔（新加坡）私人有限公司的协议约定出版。

《佩蒂肌肉骨骼检查与评估：治疗师手册》（原著第6版）（李勇强　刘守国　伊文超主译）
ISBN: 978-7-5713-5235-6

译者名单

主　译　李勇强　刘守国　伊文超
副主译　刘　强　刘　浩　夏　楠　蒋学永
译　者　（按姓氏笔画排序）

丁　力　复旦大学附属华山医院
王立端　山东第二医科大学
王昱森　山东第二医科大学
王鹤玮　复旦大学附属华山医院
朴政文　华中科技大学同济医学院附属同济医院
伊文超　南京医科大学第一附属医院
刘　浩　山东第二医科大学
刘　强　复旦大学附属华山医院
刘守国　南京医科大学第一附属医院
孙忠广　山东第二医科大学
李勇强　南京医科大学第一附属医院
李慧琳　山东第二医科大学
肖　悦　南京医科大学第一附属医院
肖剑秋　南京医科大学第一附属医院
吴茂东　连云港市第一人民医院
汪　航　华中科技大学同济医学院附属同济医院
陈树耿　复旦大学附属华山医院
周　杰　南京医科大学第一附属医院
贾延兵　山东第二医科大学
夏　楠　华中科技大学同济医学院附属同济医院
夏俊文　华中科技大学同济医学院附属同济医院
徐召霞　山东第二医科大学
曹　蓉　南京医科大学第一附属医院
崔家琳　南京医科大学第一附属医院
蒋学永　南京医科大学第一附属医院

原著贡献者

衷心感谢所有撰稿人的付出，没有他们，这本新书是不可能完成的。

作序者

Nicola J Petty, DPT MSc GradDipPhys FMACP FHEA
Formerly Associate Professor
School of Health Sciences
University of Brighton, UK

撰稿人

Kieran Barnard, MSc PG Cert BSc (Hons) MCSP MMACP
Advanced Practitioner Physiotherapist
Sussex MSK Partnership, Brighton, UK
Private Practitioner
Flex Physiotherapy, Burgess Hill, UK

Helen Cowgill, BSc(Hons) MCSP MfMACP
Clinical Director of Helen Cowgill Physiotherapy
London, UK
Clinical Lead Physiotherapist
Kings College Hospital NHS Foundation Trust
London, UK

Gail Forrester Gale, MSc PgCert HE SFHEA MCSP MMACP
Associate Dean Enterprise and Income Diversification
Faculty of Health, Education and Society
University of Northampton, Nothampton, UK

Kevin Hall, PhD, MSc BSc NIHR Doctoral Fellow MCSP MMACP
Advanced Practice Physiotherapist
Western Sussex Hospitals NHS Foundation Trust
Sussex, UK
Private Practitioner
Kevin Hall Physiotherapy Ltd, Hove, UK

Nicola R. Heneghan, PhD MSc MCSP FMACP
Honorary Senior Lecturer
School of Sport, Exercise and Rehabilitation Sciences
University of Birmingham, Birmingham, UK

Val Jones, MSc Grad Dip Phys MCSP
Clinical Physiotherapy Upper Limb Specialist
Sheffield Shoulder & Elbow Unit
Sheffield Teaching Hospitals NHS Foundation Trust
Sheffield, UK

Amy Kemp, BSc(Hons) PG Dip MCSP MMACP
Advanced Practice Physiotherapist
University Hospitals Sussex NHS Foundation Trust
Worthing, UK

Andrew Kemp, MSc BSc(Hons) MCSP MMACP
Advanced Physiotherapy Practitioner
Research and Audit co-lead and hip and knee pathway lead
HERE
Sussex MSK Partnership, Brighton, UK

Neil Langridge DClinP, MSc BSc (Hons) FCSP FMACP
Director of Clinical and Rehabilitation Services
AECC University College, Bournemouth, UK

Matthew Low, MSc BSc (Hons) MSCPMMACP
Consultant Physiotherapist
University Hospitals Dorset NHS Foundation Trust
Christchurch, UK
Visiting Fellow
Orthopaedic Research Institute
University of Bournemouth, UK

Chris Mercer, MSc PgCert Grad Dip Phys FCSP FMACP
Consultant Physiotherapist
University Hospitals Sussex NHS Foundation Trust
Worthing, UK

Andrea Moulson, MA MSc BSc (Hons) PGCert MCSP MMACP NZRP
Principal Lecturer

School of Health and Social Work
University of Hertfordshire, Hatfield, UK
Clinical Specialist Physiotherapist
The Hillingdon Hospital NHS Foundation Trust
Middlesex, UK

Lisa Roberts, PhD PFHEA FCSP MMACP
Clinical Professor of Musculoskeletal Health
School of Health Sciences
University of Southampton, Southampton, UK
Consultant Physiotherapist
University Hospital Southampton NHS Foundation Trust, Southampton, UK

Dionne Ryder, MSc Grad Dip Phys FHEA MCSP MMACP
Visiting Lecturer
School of Health and Social Work
University of Hertfordshire, Hatfield, UK
Private Practitioner
Move and Improve Physiotherapy, St Albans, UK

Claire Small B, Phty (Hons) M. Phty St PG Cert NMP MCSP FMACP
Chief Clinical Officer, Consultant Physiotherapist
Pure Sports Medicine, London, UK
Honorary Senior Lecturer
Sports & Exercise Medicine
Queen Mary University of London, London, UK

Hubert van Griensven, PhD MSc (Pain) MCSP DipAc FHEA
Institute of Medical and Biomedical Education
St George's, University of London
Cranmer Terrace, London, UK

Chris Worsfold, MSc AFHEA MCSP MMACP
Advanced Musculoskeletal Practitioner
Physiotherapist
The Tonbridge Clinic, Kent, UK

推荐序

肌肉骨骼检查与评估是当代物理治疗师临床实践与循证医学的基石。随着我国肌肉骨骼康复事业的迅猛发展，临床技能的精进和思维的培养成为每位物理治疗师的必修课。本书作为《佩蒂肌肉骨骼治疗与管理：治疗师手册》（原著第 4 版）的姊妹篇，延续了后者科学严谨的风格，为物理治疗师提供了全面的临床肌骨评估技能培训和临床推理思维。

本书由尼古拉·J．佩蒂（Nicola J Petty）及其团队倾力打造，在丰富的临床实践经验的基础上，融合了最新的学术成果，旨在为读者提供一个系统全面的肌骨检查与评估框架。通过详细的技术讲解和实际案例分析，本书不仅帮助物理治疗师系统掌握肌肉骨骼临床评估技能，还培养其在复杂临床情境中灵活运用技能并推理的能力。

在当今快速变化的医疗环境中，物理治疗师不仅需要扎实的技术功底，更需要敏锐的临床洞察力和判断力。本书特别设置了“案例分析”环节，通过系列真实的临床案例，引导读者深入分析病情，学会在多变的临床环境中做出最佳决策。这种能力的培养，不仅提升了治疗效果，更促进了物理治疗师专业能力的培养。

此外，本书语言简洁明了，配以丰富的插图和图表，使复杂的概念易于理解和应用。它不仅是初学者的入门指南，也是经验丰富的治疗师不断精进的良师益友。

我衷心希望每一位读者都能从本书中汲取宝贵的知识和智慧。无论你是刚踏入物理治疗领域的学子，还是在临床一线奋斗多年的资深治疗师，这本书都将成为你职业生涯中不可或缺的伙伴。让我们携手并进，为人类健康事业的进步贡献力量。

励建安　教授

美国国家医学科学院国际院士

译者前言

随着现代医学的不断进步和人们对健康生活质量追求的日益提升，肌肉骨骼检查与评估作为物理治疗的重要环节，其作用愈发重要。本书的出版，为这一领域提供了宝贵的知识和实践指导。我们有幸成为这本书的译者，将原作者的智慧结晶传递给广大读者，深感荣幸，同时也意识到肩上的责任重大。

翻译这本书是一次深入的学习旅程，也是对肌骨检查与评估理念的全面整合。我们力求准确、生动地呈现作者的原意，使每一位读者都能从中受益。通过这本书的学习，读者不仅能掌握先进的检查与评估技术，还能激发对物理治疗事业的热情，推动学科的繁荣与发展。

本书的一个显著亮点是其对肌肉骨骼系统的整理评估和系统推理。在传统的肌骨康复评估体系中，初学者往往只关注肌肉骨骼局部问题，而本书则引导我们以更广阔的视角看待患者的健康状况。人体是一个复杂的系统，关节与关节、局部与整体以及不同系统之间往往存在紧密的联系。因此，在评估过程中，必须综合考虑患者的整体状况，制定个性化的评估方案，以实现最佳的治疗效果。

临床推理是物理治疗师的核心能力之一，而科学系统的物理评估是临床推理的基础。本书通过丰富的临床案例和深入浅出的分析，引导读者学会如何运用批判性思维分析问题、提出假设、设计并实施评估方案，同时不断反思与调整，以契合患者的具体情况。这种能力的培养，不仅提升了物理治疗师的专业技能，更是帮助他们在复杂多变的临床环境中保持冷静与敏锐的思维，为患者提供更精准、有效的服务。

最后，我们要衷心感谢尼古拉·J.佩蒂（Nicola J Petty）及其团队的辛勤付出与无私分享，感谢出版社的信任与支持，感谢南京医科大学第一附属医院、复旦大学附属华山医院、华中科技大学同济医学院附属同济医院和连云港市第一人民医院的支持与合作，更要感谢每一位读者的关注与阅读。愿我们携手共进，在肌肉骨骼检查与评估的道路上不断前行，为人类健康事业贡献力量。

李勇强　刘守国　伊文超

原著序言

当我还是一名在肌骨门诊刚获取执业资格的物理治疗师时，看到患者好转的时候我会很开心，患者恶化或没有改变时我会很难过，那段时间我生活在不知道自己在做什么的不适中。在即将放弃并离开这个行业时，我完成了澳大利亚墨尔本大学为期一年的肌骨研究生课程，之后情况发生了好转。在肌肉骨骼检查、评估、治疗和管理的理论和实践中形成了坚实的基础，我渴望将这些知识传授给他人，并促使我进入高等教育。我面临的挑战是，用一种本科生可以理解的方式来表达我在研究生阶段学到的技能。当时，一些概念和技能是在周末课程上教授的，被认为是研究生水平，但我认为本科生没有理由不能学习它们。为了了解各种概念，一个学生需要购买超过六本教科书，因此我为学生编写了一本详细的内部手册，且每年都在更新。有一次，当这本手册在一个临床教育者日展出时，当地的一位临床医生向我要了一份副本，供他们个人使用。这启发了我和 Ann Moore 决定把这个内部手册变成教科书，最终在 1997 年第 1 版出版时实现了这一点。我很自豪地说，世界著名肌肉骨骼物理治疗的先驱 Geoffrey Maitland 教授写了这本书的第一篇前言。这本书广受好评，并在 2001 年、2006 年、2011 年和 2018 年陆续再版。

为了更新第 4 版，并开始后续的计划，我从作者变成了主编。我邀请了业内受人尊敬且知名的临床医生及学者来更新每一个章节；他们在前一版的基础上做了非常好的更新。Dionne Ryder 和 Kieran Barnard 都写了很多章节，做出了宝贵而重要的贡献。在准备第 4 版的时候，我邀请 Dionne Ryder 考虑和我共同主编第 5 版，她同意了，我很高兴。我第一次见到 Dionne Ryder 是在 20 多年前，我们都在高等教育机构教授肌肉骨骼物理治疗，且都参加了特许物理治疗师肌肉骨骼协会（the Musculoskeletal Association of Chartered Physiotherapists，MACP）。Dionne Ryder 是本书的理想主编，因为她拥有丰富的临床和教育经验，并且知道如何指导读者系统地检查和评估肌肉骨骼系统。她带头更新了第 5 版，我们同样邀请了业内备受尊敬的临床医生和学者来扩大和深化本书的范围，同时在检查和评估过程中进行系统地指导。

在撰写第 5 版期间，我带着一丝伤感做出了决定，完全退出本书未来的任何版本，因为我即将从学术界退休。我邀请 Dionne Ryder 和 Kieran Barnard 共同主编本书的第 6 版，以及共同主编《佩蒂肌肉骨骼治疗与管理：治疗师手册》的第 4 版，当他们都同意时，我很高兴。

我第一次认识 Kieran Barnard 是在 2007 年，当时他在布莱顿大学（University of Brighton）开始攻读肌肉骨骼物理治疗硕士学位（MSc Musculoskeletal Physiotherapy）。在学习期间，他对理论问题的深思熟虑和质疑态度以及在论文写作方面的卓越表现给我留下了深刻的印象。作为一名高级从业人员和肌肉骨骼物理治疗师的临床导师，Kieran Barnard 拥有临床和教育方面的专业知识，这使他成为这本书的理想主编，了解读者需要了解的第一手知识和技能来发展临床专业知识。

看到这本书成为英国许多本科物理治疗课程的核心教材我很自豪，该书还在世界各地得到广泛认可，被翻译成意大利语、西班牙语、韩语、日语、波兰语、土耳其语，以及最近的简体中文和希腊语。近30年来,这本书一直是我生活中非常重要和有意义的一部分。我很荣幸被邀请撰写第6版的序言。写作的过程让我终于可以放下接力棒,并以一种非常切实和公开的方式将之完全传递给Dionne Ryder和Kieran Barnard。我这样做完全是出于对他们管理我作品的信心,并在我的祝福下,将之送给他们。

就像一瓶葡萄酒,这本书也随着时间的沉淀变得越来越好。这本书的整体结构大致保持不变,继续为读者提供一种逐步深入的方法,对身体每个区域进行检查和评估。与前几版一样,有大量信息现在已更新了当前的理论和研究证据,所有这些都重新绘制了表格、方框、图片和照片。我很高兴看到之前版本的撰稿人:第4版的Helen Cowgill, Gail Forrester-Gale, Kevin Hall, Andrea Moulson, Lisa Roberts, Hubert van Griensven, Chris Worsfold和Chris Mercer。令人尊敬的新撰稿人:Nicola Heneghan, Val Jones, Amy Kemp, Andrew Kemp, Neil Langridge, Matthew Low和Claire Small。他们的临床和教育专业知识为本书增添了新的广度和深度。

在临床实践中,熟练地沟通绝对是至关重要的,第二章题为《谈话的艺术:沟通的力量》,现在被恰如其分地放在了本书的开头。在这整个版本中,每一章都有新的知识校验框,其中包含读者可能想要了解的各种问题,以吸引读者参与和学习,并在每章的末尾设置一个复习问题框。这两种方法都可以单独进行,也可以在团队中进行。一个实质性的变化是在每个区域章节中都添加了案例分析。这是一个很好的补充,因为案例分析有助于读者了解如何为特定患者进行检查和评估。

如果读者正在寻找一本书,可以为他们提供全面的、循证的、循序渐进的肌肉骨骼系统检查和评估指导,那么他们不需要再寻找其他书籍了。在这一领域提高专业技能具有相当大的挑战,不仅需要学习现有的实践技能,还要学习与之相关的理论和研究。本书为希望获得肌肉骨骼系统检查和评估知识及技能的读者提供了极好的指导。

祝福每一位正在寻求有关肌肉骨骼检查与评估的艺术与科学方面专业知识的读者。

尼古拉·J. 佩蒂(Nicola J Petty)

赫克瑟姆,英国

原著前言

在这本广受欢迎的教科书的全新版本中，我们力求以 Nicola J Petty 博士在前 5 版中构思和阐述的内容为基础。有 7 名新的撰稿人加入了现有的团队，他们都在治疗肌肉骨骼疾病患者方面拥有丰富的经验。章节的内容和结构有所发展，包括彩色照片和知识校验。每个章节都有测试读者理解的复习问题和案例分析，让读者探索如何运用章节内容对患者的肌肉骨骼问题进行推理。

撰稿人根据自己的临床和学术背景，为反映当前实践提供了一种符合逻辑且合理的检查方法。

我们不仅要感谢每位撰稿人为本书提供的宝贵知识，还要感谢他们在时间紧迫的情况下为完成撰稿所付出的精力和热情。

此外，我们还要感谢爱思唯尔（Elsevier）公司，尤其要感谢 Poppy Garraway，她在项目启动过程中发挥了重要作用，并感谢 Abdus Salam Mazumder 和 Shravan Kumar 在整个出版过程中提供的指导和支持。

本书的总体目标是为预注册的学生提供一种清晰易懂的肌肉骨骼检查与评估的指导。作为经验丰富的临床工作人员，我们有机会与患者密切合作，以促进他们的康复。这种伙伴关系可以带来巨大的满足感和回报；然而，由于临床实践固有的不确定性，成功并不总是容易实现的。每个人都是身体、智力、意志、情感和精神的独特融合，生活在社会和文化世界中，并受到其影响。因此，康复是一个复杂的过程，需要高水平的临床专业知识。本书旨在提供一种全面的、逐步的方法，介绍在检查与评估肌肉骨骼疾病患者时所涉及的技术技能和临床推理。

迪翁·赖德（Dionne Ryder）
基兰·巴纳德（Kieran Barnard）
布莱顿和圣奥尔本，2022 年

目　录

第一章

概　　述

Dionne Ryder 和 Kieran Barnard

本书致力于为肌肉骨骼功能障碍患者的检查和临床推理提供指导。

该书提供了逐步对身体各个区域进行主观检查的方法。第二章“谈话的艺术：沟通的力量”旨在教会读者与患者如何正确交流，强调反思和发展沟通技巧的重要性，以便从开始就与我们的患者创建牢固的治疗关系。

第三章对主观检查时可能会被问到的问题进行一般指导，以及在制订体格检查计划时假设问题的临床相关性。第四章提供了关于执行测试流程和了解测试价值的指导。第五章探讨临床推理，以理解主观检查和体格检查。因此，第二至第五章是对关键原则的概述，是阅读后续区域章节的基础。

每个区域章节都将遵循类似的结构，并寻求如何将这些原则应用于每个特定区域。

人体各区域的划分主要是依据解剖学、生物力学、功能和临床诊治所设计的。但更实际的区域可能是颈-胸-肩区以及腰-骨盆区。一处解剖区域可能会影响另一处的生物力学。例如，一块肌肉可能跨越两个关节，神经受累可能在远端和功能障碍部位产生症状。因此，虽然读者在各个独立区域阅读，但他们需要认识每个患者临床和功能相关的更广泛的区域。

许多关键的临床信息都是在主观检查过程中收集的，而体格检查往往是为了加强在主观检查过程中产生的临床假设。因此，在主观检查中仔细倾听和通过细致的临床推理来进行提问是关键（见第五章）。预测体格检查结果通常是加快医生临床推理技能发展的重要方法；然而，临床人员必须注意个人偏见的陷阱，并了解他们所应用的测试的价值和局限性。

在体格检查技术方面，初级治疗师需要注意的是，他们可能会认为本书中展示的内容是做某事的唯一方法。您在这本书中看到的是一种展示评估技术的方法，这种技术在当时特定模型中受到特定治疗师的青睐，此外，摄影师捕捉技术的能力也会影响临床人员的执行方式。当然，照片只能从一个角度进行处理。最初，新手必须从某个地方开始，并且可能想要复制所展示的技术。一旦新手理解了他们试图通过一项技术达到目的，他们就会考虑采取其他方法来实施这项技术，为他们的患者和他们自己做出调整。

- 执行是否简单舒适？临床人员的位置，患者的体位和底座的高度，都将有助于技术的实施。
- 学生模特或者患者是否舒适？在学习的过程中，可以让模特想象自己是一个痛苦的患者，这样可以让他们提高舒适的标准，然后向他们的搭档提供真诚和建设性的反馈。
- 技术的目标是否被实现？当一项技术是舒适、准确、特异、可控和适当的，并且可以敏感地处理组织反应时，这项技术实施的目标就达成了。每当实施某项技术时，实施者就应询问自己是否实现了想要达到的目标，如果没有，那么就要调整技术。这不仅仅适用于正在学习技术的初学者，正常的日常临床实践也要求临床人员根据每位患者的情况调整其检查程序。

对于那些第一次学习这些检查程序的人，这里有一些建议，教你如何提高你的处理能力，这可能有助于从测试中得到更有效和可靠的结果。

- 实操、实操和实操！没有什么可以替代大量高质量的实践。
- 在实践时,把任务分成各个小块,然后拼成一个整体。例如,练习手的握持技术,然后练习力的施加,接着在不同的人身上练习手的握持和力的施加,再与模特进行交流,最后在不同的个体上都重复一遍。
- 当你进行检查时,想象一下组织会发生什么变化。
- 具体地告诉你的模特你想要什么反馈,模特的反馈需要真诚和有建设性。
- 向你的模特大声说出你在做什么。
- 当你操作一个技术时,评估并预测你将从你的模特那边得到的反馈,这样你就可以学会独立于模特的反馈。
- 扮演一个模特,感受正在发生的事情。
- 作为一名观察者,如果你能看到一个好的技术,并感受到它是一个好的技术,那么这可以帮助你执行它。
- 使用视频来记录自己在与同伴模特合作时的表现。
- 空闲时在脑海中想象要做的检查程序。

值得一提的是,临床人员在一开始可能无法确定肌肉骨骼疾病患者症状的特定结构来源或正在发展的病理过程。在某些患者中这是可能的。如治疗师可能会怀疑膝盖的半月板撕裂或踝关节的侧副韧带扭伤,然而对于其他患者,特别是那些症状持续存在的患者,确定确切的病理学目标是不现实的。所有不管出现急性还是持续性肌肉骨骼症状的患者都应该从整体上看待,以便与每个患者单独讨论以患者为中心的治疗与管理方法。读者可以在《佩蒂肌肉骨骼治疗与管理:治疗师手册》(原著第4版)中进一步学习治疗与管理患者肌肉骨骼功能障碍的原则(Barnard 和 Ryder, 2024)。

(周杰　译,刘守国、蒋学永　校)

参考文献

[1] Barnard, K., Ryder, D., 2024. Petty's Principles of Musculoskeletal Treatment and Management: A Handbook for Therapists, fourth ed. Elsevier, Edinburgh.

第二章

谈话的艺术：沟通的力量

Lisa Roberts

学习目标

学习本章后，您应该能够：

- 思考如何在咨询之前做好准备以便营造积极的第一印象。
- 思考在咨询中使用的提问方式及风格（包括TED演讲式和苏格拉底式提问），以及使用一系列量身定制的沟通方式的价值。
- 思考获取、制定和提供同理心治疗的关键因素，如何管理患者的痛苦，倾听他们的信仰和行为而不加评判、不乱打断或重复。
- 思考在体格检查时请患者去除衣物所需的敏感度，在物理治疗期间所需使用的不同触诊方式。
- 运用恰当的语言总结临床发现，传递共同决策和以人为本的目标理念，并促进自我管理以增强患者的能力，以优化治疗结局和提升患者体验。
- 确定如何在实践中应用行为改变轮（Behavior Change Wheel）的关键要素，以及给患者建议时的三个步骤。
- 思考与传统面对面互动相比，远程咨询相关的问题，包括位置、数字化的挑战和知情同意的获取（包括“实质性风险”的概念）。
- 确定结束咨询时所需的技巧，确保已解决患者此次就诊的问题。

章节目录

沟通是贯穿每一次临床互动的纽带。有人将其描述为健康专业人员必须掌握的最重要的实践技能（Wetherall 等，1998），因此沟通必然是所有医生训练最为成熟的临床技能之一。在临床培训期间学到的核心沟通技巧需要在整个职业生涯中进一步培养和完善，因为每位患者都是独特的，所以每次互动都需要量身定制，一刀切并不适用于所有情况。

在医疗保健中，患者体验（或"满意度"）越来越被用作衡量医疗质量的指标（Mazur 等，2015）。然而，值得注意的是，"满意度"相比体验来说，并不是一个很有帮助的指标，因为它取决于患者的期望。例如，如果他们的期望不切实际，如期望治愈长期疾病，可能会导致失望。

无论使用哪种指标，当患者感到被忽视时，结果就是"粗心的沟通、虚伪的道歉和不清楚的解释"（Parliamentary and Health Service Ombudsman，2012）。此外，沟通被列为英格兰国民健康服务 2020—2021 年第三和第四季度投诉的首要原因（18%），高于"患者护理（包括营养/水分）"（12.1%）和"价值观与行为（员工）"（10.6%），这些问题必须引起重视（NHS Digital，2021）。

沟通技能是可能显著影响治疗结果的一系列情境因素（有时称为"非特定治疗效果"）的一部分。

情境（或"非特定治疗"）效果的例子包括：

- 患者和治疗师之间的关系。
- 患者感觉被倾听。
- 治疗师激发信心。
- 治疗师提供令人信服的解释。
- 霍桑效应（当有人对他们表现出兴趣时个体行为的积极变化）。
- 治疗师的外貌。
- 治疗师的专业精神和行为。
- 环境等。

治疗师不能、也确实不应该忽视这些因素——相反，优化它们将最有机会为患者提供良好的疗效。而且，尽管每次都无法取得惊人的临床结果，但始终可以确保患者有一个积极的体验。

简而言之，无论您在哪个部门工作，花时间提高您的沟通技能对于最大化所有其他临床技能的影响至关重要。

准备工作

初次接触

患者与物理治疗服务的首次接触对接下来的过程非常重要。无论是患者主动寻求服务，还是诊所通过邮寄、电话、电子邮件或短信联系患者，都需要关注沟通的形式和内容，因为这些会直接影响患者对服务的第一印象。向患者询问他们对首次印象的反馈（当他们熟悉服务后），可以为未来的改进提供关键意见。

对于多数患者来说，看病就医是一项重要的任务和负担。患者可能需要：

- 制订复杂计划，以便从日常活动中抽出时间。
- 兼顾照料者的角色。
- 面对花费和前往诊所的麻烦，可能会给朋友或亲戚带来不便（并影响到他们的日程安排）。
- 不知道物理治疗是什么，首次咨询可能会涉及什么内容。

据报道，许多患者未能充分利用他们的咨询，因为他们就诊时未能充分准备，不知道就诊的具体内容、可能发生的事情，以及他们将被要求描述自己的症状、担忧和医疗史（Caldwell，2019）。

提前提供清晰的信息可以帮助减少这些问题，如未按时就诊、患者前往错误的地点、穿着不当、无法回忆当前服用的药物、未携带阅读眼镜等。这类信息需要尽可能以友好的方式呈现，最好由使用过该服务并能从患者或访客的角度看待的人员编写或协助编写。

当沟通不畅，凭感觉做出假设时就会给患者带来麻烦。举个例子：

> 在我们的研究过程中，一位严重背痛的患者告诉我们，她在第一次预约物理治疗时相当艰难，她背了一大包衣服，因为她的预约信上写着："请带来一些短裤"，而她没有。相反，她"带上了其他所有可能用到的东西"，这个简单的要求让她感到如此困扰，以至于她整晚都在为此失眠。

自我准备

为了给患者一个积极的第一印象，治疗师可能需要进行一些身体上的准备。

问问自己：

- 我看起来整洁专业吗？
- 我的衣服干净且熨烫得很好吗
- 我的个人卫生状况良好吗（包括在开诊前避免食用气味浓烈的食物或使用气味强烈的香水等）？
- 我的指甲短且干净吗？
- 我的双手保湿良好吗？
- 我希望被我这样的人治疗吗？

除了身体上的准备，如果治疗师在初始咨询之前收到了转诊信件，那么了解自己的思维过程至关重要。

问问自己，是否考虑到患者有无下列情况：

- 目前在休病假吗？
- 有反复出现的症状吗？
- 是否是单亲家庭，带着年幼的孩子？
- 曾经因运动受过伤吗？
- 是否是一位高级卫生专业人员？
- 曾经多次预约过该服务吗？
- 曾经接受过被认为无效的物理治疗吗？
- 正在进行诉讼吗？

这些因素中任何一个都可能影响你的沟通风格（无论是积极的还是消极的，你可能甚至意识不到），从而影响患者对你的第一印象。

环境准备

在邀请患者进入诊疗区域之前，花点时间检查该区域是否整洁，检查床是否干净（如有必要，换新的诊疗纸），家具摆放是否合适。这些都是让患者感到被期待、欢迎和尊重的一部分（图 2-1）。

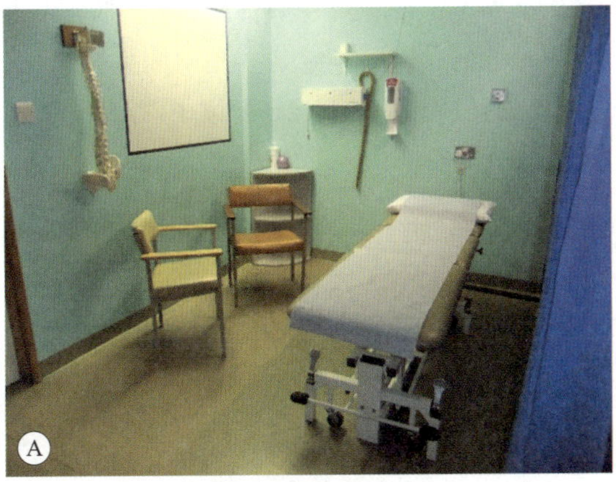

（A）家具摆放（1）

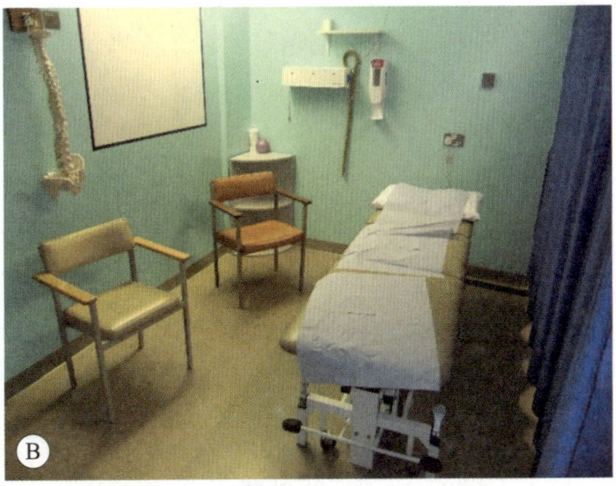

（B）家具摆放（2）

图 2-1 检查区域的布置

1. 若你有一次选择机会以创造一个积极的第一印象,你会选择(A)还是(B)?

2. 诊疗室使用实心墙壁而非窗帘可以影响物理治疗咨询期间的沟通,因为如果患者认为有人可能听到他们的对话,他们可能会更加谨慎。

一些简单的举措,比如播放收音机或音乐,可能也是一个选择,但为了避免在英国侵犯版权,需要检查诊所是否拥有播放收音机或音乐的"音乐表演权协会(Performing Right Society, PRS)"许可证和"声像表演权有限公司(Phonographic Performance Ltd, PPL)"许可证(后者代表唱片公司和表演者收集和分发使用录制音乐的费用),以便在公共场所播放音乐或收音机。如果没有可以购买综合许可证。

> **知识校验**
> 1. 在见患者之前,您会做哪些身体和心理准备?
> 2. 在治疗区域内,您可以做些什么来积极营造环境的第一印象?
> 3. 如果您想在诊所里播放音乐或收音机,需要从哪里获得许可?

开始:建立牢固的关系

会面和问候

微笑着欢迎患者可以大大减轻他们的紧张情绪,不要低估患者对此的重视程度。

你是用你的名字和姓氏介绍自己吗?你还会介绍你的经验水平,比如你的职称吗?在与患者进行需求分析以开发我们部门的宣传单时,有趣的是患者最想知道的不仅是治疗师的名字,还包括他们的经验水平(Roberts, 2006),或者如一位患者所说,"他们到底行不行?"然而,这并不一定意味着使用你的职位,因为这可能会涉及专业术语。

虽然没有统一的自我介绍方式,但确实有一些需要避免的事情,特别是专业术语。在许多服务行业中,通常没有必要提供职称,因为上下文已经很明显。例如,当有人在接待台为患者预约时,他们的角色就是明确的。然而,在医疗行业,作为一线从业者的治疗师,患者可能没有预期会见到治疗师(这取决于他们之前获得的信息)。

无论你决定如何介绍自己,绝对不建议包含尚在变化议程中的等级,因为患者可能不知道这些意味着什么。表2-1列出了一些你可能需要考虑的示例,这些并不是脚本,只是一些提示,帮助你思考如何向患者介绍自己。

表2-1 向患者介绍自己的提示

避免的事情	思考的事情
"您好,我叫Sam Peterson,我是5级治疗师。"	"您好,我叫Sam Peterson,我是治疗师。"
"您好,我叫Jamie,我是物理治疗技术员。"	"您好,我叫Jamie Smith,我与治疗师密切合作并负责运动课程。"
"您好,我叫Ellie Perkins,我是学生。"	"您好,我叫Ellie Perkins,我是一名即将毕业的治疗师。"
"您好,我叫Nadia Ahmed,我是一线从业者。"	"您好,我叫Nadia Ahmed,我是一名专科治疗师,与这里的全科医生一起工作,帮助诊断。"

额外的陪同人员

如果患者带着第三方前来,问候那个人也是很重要的,确认他/她确实是陪同患者来的,并且患者是否同意他/她在咨询中的陪同,而不是在外面等待。

Jamal:您好,Watson夫人?

Watson夫人:是的,您好。

Jamal:我叫Jamal Ferguson,我是今天要为您看诊的治疗师。您愿意进来吗?

Watson夫人站起来,身边有一个年轻的女性陪同。

Jamal:今天您带了谁来?

Watson 夫人:哦,这是我的女儿 Becky。她可以一起进来吗?

Jamal:好的,只要您愿意她进来就行。

研究表明,16%~25%的初诊患者和 36%~57%的老年患者中有陪同人员(Laidsaar-Powell 等,2013),他们可能为患者代言以及提供信息和情感支持(Stewart 等,2021)。陪同人员可能是朋友、亲戚、邻居或照顾者,了解他们与患者的关系很重要,因为在某些临床接触中,陪同人员可能会增加患者的回应,甚至回答本来针对患者的问题。

安排治疗区的家具时,你的沟通主要是与患者,但也需要考虑陪同人员的座位位置,因为这会影响他/她在会话中的参与程度。

额外的临床人员

可能会有治疗师希望在会诊过程中有额外人员在场,如学生、同行观察的同事或进行工作体验的人员等。治疗师必须解释这个人是谁,以及为什么希望这个人在场。

在可能的情况下,应提前询问患者是否愿意这个额外的人在场,这样可以避免他们在到达时突然告诉他们,没有太多时间考虑。非常重要的是,医生应尽量减少以强迫的方式询问患者(尽可能),即在私下进行,而不是在额外人员的视听范围内,因为医患关系中的权力差异已经使得患者很难拒绝。无论结果如何,都必须尊重患者的意愿。

以下是治疗师与患者之间的对话示例,私下进行,避开希望观察这次预约的一年级物理治疗学生 Helen Michaels。

Rob:"您好,Stevenson 先生,我是 Rob Johnson,上周给您打电话安排这次预约的治疗师。"

Stevenson 先生:"哦,是的,您好。"

Rob:"您可能还记得我们通话时,我询问您是否愿意让我们的一个一年级物理治疗学生今天坐在一旁观察?这完全由您决定,如果您不愿意的话也没问题。"

Stevenson 先生:"不,可以,我希望这对他们有帮助。"

Rob:"谢谢,真的很感谢。我们进去吧,我会把您介绍给 Helen,她会和我们一起进去的。"

第一印象的重要性

与任何互动一样,治疗师只有一次机会给人留下良好的第一印象,据报道,形成第一印象只需 39 毫秒(Bar 等,2006),而要改变这一印象则需要"许多次接触"(Tongue,2007)。

握手

对于一些治疗师来说,与患者握手可能感觉很自然,而对于其他人则未必。这是个人选择,但如果使用,应真诚地进行。

根据 Emily Post(1940)的说法,"恰当的握手应该简短,但握手时应有一种力量和温暖的感觉,并且像鞠躬一样,握手时应注视对方的眼睛"。

一个坚实的握手伴随着直接的眼神接触通常会给人留下更积极的第一印象,传达出积极的个人特征,如对体验的开放性、外向性和情感表达(Katsumi 等,2017)。

闲聊

在使用闲聊和社交礼仪时需要仔细考虑。《剑桥词典》(2021)将闲聊描述为"关于不重要的事情的对话,通常在彼此不太熟悉的人之间进行"。我们研究发现这些看似无害的对话实际上比我们想象的更加重要。

一位治疗师陪同一位患者从候诊室进入诊室,在初次介绍后对患者说:"您好吗?"

后来,这位患者向研究者透露:"一开始就不好。当有人对我说'您好吗?'时,我很讨厌,因为这就像在说,'实际上我并不在乎你的感受,但出于礼貌我会问一下。'这是人们应该避免的一种说法。但你还不如说，'你看起来很糟糕！'你知道我是什么意思吧？至少这样你在表达一个看法！"

因此真诚至关重要。

一个良好的会诊

在与患者以及陪同人员打招呼并进入诊室后，会诊正式开始，其主要目的有三个：收集信息、建立和维护治疗关系、传达信息（Lipkin 等，1995）。

据 Lærum 等（2006）描述，一个"良好"会诊的最重要的决定因素包括以下几点：

1. 患者感到被认真对待。
2. 对疼痛进行易于理解的解释。
3. 实施以患者为中心的治疗。
4. 安抚情绪。
5. 告知可以做什么。

记住：沟通贯穿于这五个方面。

除了同理心和共鸣，建立融洽关系也被描述为积极临床接触的基石（Raja 等，2015）。这种关系在初期阶段和采集病史时（如果操作得当）开始发展，像由双方共同参与的有节奏的对话（McAllister 等，2004），而不是采访，更不是审讯。

语调

在临床接触中，影响力不仅仅体现在所说的内容上，还有言辞的表达方式，因为传统的沟通包括口头行为和非口头行为。

任何传递给他人的口头信息的有效性都依赖于该人听取、理解和吸收信息的能力（Williams，1997）。除了使用的字词外，要考虑伴随的语调特征，包括音高、节奏、速度和共鸣，因为这些都会影响所说的内容。例如，鼻音（说话时鼻腔中透出过多空气）被认为可能会造成负面的第一印象（Candita，2006）。

非语言行为

同时，非语言沟通描述了所有在不使用语言的情况下传达信息的行为（Oliver 和 Redfern，1991）。文献中曾尝试量化这些行为的相对重要性，估计非语言成分占据了信息的 55% ~ 97%（Caris-Verhallen 等，1999）、90%（Hall 和 Lloyd，1990）和 93%（Mehrabian，1971）。尽管具体数字各不相同，但非语言沟通的影响力一直被认为比语言更为重要。因此，正如 Waddell 所言（2004），当非语言信息与语言信息相冲突时，我们可能不会相信所说的内容。

据报道，最具影响力的三个因素是眼神接触、微笑和姿势（McShane，1993），其他还有面部表情和手势等因素，如握手。这些因素在工作面试领域得到了广泛的研究。

眼神接触：研究人员认为，眼神接触是影响面试评分的前三个变量之一（McShane，1993）。然而，需要注意的是，持续的眼神接触可能被认为过于强烈，而中等乃至更高等水平的接触被认为是为了显得专注和有兴趣而必不可少的行为（Levine 和 Feldman，2002）（这在临床中尤为重要，尤其是当您在诊所使用笔记本电脑或平板电脑时，因为这可能会减少眼神接触）。

微笑：根据 Levine 和 Feldman（2002）的报道，更多的微笑时间（16% ~ 31%）与面试候选人被认为具有亲和力有更高的关联性，从而获得更高的评分。在临床实践中，笑容被认为比临床技能更为重要，如我们研究中的一位患者所述："只要有一个大大的笑脸，我就很高兴……笑脸比临床技能更重要！"

姿势：即坐得笔直，同时使用与口头回应相适合的手部和面部表情。姿势在重要性上仅次于眼神接触（McShane，1993）。低头耸肩的姿势被认为传达出懒散或不整洁的印象，然而，过度笔直地坐着可能会让人觉得过于紧张或具有攻击性，频繁地改变姿势被认为可以获得更好的结果（Levine 和 Feldman，2002）。在开始咨询时养成良好的坐姿习惯会更容易，因为这样就少了一件需要考虑的事情！

知识校验

1. 您将如何向下一个新患者介绍自己?
2. 您将如何了解患者和与他/她一同来的陪同者之间的关系?
3. 您将采取哪些步骤来获得患者同意,让您的同事在临床接诊时与您同在?
4. 第一印象需要多长时间形成?
5. 当您从患者那里了解病史时,您的坐姿传达了什么信息?

主要事件

临床会诊早期阶段是患者向治疗师陈述问题的时间。Heritage 和 Robinson(2006)使用术语"问题陈述"来描述患者披露症状相关信息的阶段。据报道,这是医疗会面中唯一一次患者有机会用自己的话描述他们的状况并解释他们自己个人问题的时间点(Heritage 和 Robinson,2006),这可以影响患者的"满意度"(Heritage 和 Robinson,2006;Robinson 和 Heritage,2006)以及对治疗的依从性(Zolnierek 和 Dimatteo,2009)。

因此,治疗师的提问技巧至关重要,这有助于建立良好的治疗联盟。根据 Miciak 等(2019)的说法,这涉及建立一种有意义的连接,使患者和治疗师感到被看到、被听到和被欣赏。这是治疗关系的核心部分(Miciak 等,2019;McCabe 等,2021),如同其他技能一样,这需要练习。

开场问题和议程设定

关于物理治疗中沟通的研究不多,对如何"最好"地开启临床会面关注甚少。为了研究这一现象,我们团队视频记录了 42 次初次会诊和 17 次首次随访会诊,这些会诊是在成人肌肉骨骼、基层门诊治疗环境中有资质的治疗师和背痛患者之间进行的(Chester 等,2014)。

我们在初次会诊中确定了 11 个不同的开场问题(表 2-2),在随访会诊中确定了 7 个(表 2-3)。然后,我们利用这些发现在全国范围内进行了一项调查,发布在全国物理治疗学会(interactive Chartered Society of Physiotherapy,iCSP)网站上的四个最相关的专业版块(运动医学、骨科、按摩和软组织治疗、疼痛管理)上,以更广泛地征求意见。

表 2-2 初次背痛会诊中关键临床问题的优选措辞

排名	得分	措辞
1	83	您想先告诉我一些关于您的(问题陈述,如膝盖、背部)情况吗
2	77	我收到了这个转诊,请告诉我发生了什么
3	71	转诊上说您有(问题陈述),对吗
4	65	今天我能帮助您什么吗
5	57	我们今天要做的是聊一下关于(问题陈述)的问题,好吗
6	45	您是因为(问题陈述)来的吗
7	35	您现在有什么问题吗
8	30	您想告诉我您的故事吗

Chester 等(2014)

表 2-3 随访背痛会诊时关键临床问题的优选措辞

排名	得分	措辞
1	158	自上次见到您以来,您感觉怎么样
2	131	您对(治疗,如锻炼、水疗、注射、按摩等)的反应如何
3	82	从(问题陈述,如膝盖、背部等)的角度来看,您感觉怎么样
4	71	您进展如何
5	54	您最近怎么样了
6	18	(问题陈述)的症状还在持续吗
7	12	您上次从我这里得到的主要信息是什么

在回应的43名治疗师中,最受欢迎的初次会诊的“关键临床问题”是:“您想先告诉我一些关于您的(问题陈述)情况吗?”

对于随访会诊时的首选问题是:“自上次见到您以来,您感觉怎么样?”尽管这项研究中的调查回应很少,但这个话题在治疗师中引发了广泛讨论,探讨他们在开展患者会面和建立强有力治疗关系方面时的偏好。

问题风格

在临床实践中,培养问询技巧至关重要。保持问题简短,确保每次只涉及一个问题。例如,提出封闭式问题,“您预约了另一个时间吗?”通常会导致对这个是/否问句的简短而集中的回答。而开放式问题,如“您的膝盖疼痛如何影响您的健康?”会鼓励患者提供更详细的描述,对了解症状对他们生活的影响特别有帮助。

还有一种混合形式的开放-聚焦式问题,即问题形式是开放的,但范围聚焦在特定主题上。这可以减少提问的数量和需要探究的次数。例如,“您的肩部症状如何影响您洗澡和穿衣?”比起问“您的肩部症状影响您洗澡和穿衣吗?”然后再进一步探寻问题以了解具体情况更好。

TED问题

这类问题使用TED问题[“告诉(tell)”、“解释(explain)”或“描述(describe)”],能够鼓励患者分享他们的经历,并提供有助于制定治疗目标的见解。

TED问题示例:

- 您能告诉我您的颈痛是如何开始的吗?
- 您能解释一下这些症状目前对您生活的影响吗?
- 您能描述一下您腿部的感觉吗?
- 您能描述一下您的背部疼痛在一天中是如何变化的吗?
- 您能告诉我在这次会话中我们应该专注于什么是最重要的吗?

苏格拉底式问题

这种问题风格以哲学家苏格拉底命名,采用开放、简洁而专注的问题,旨在鼓励反思。它们经常在认知行为疗法中使用,也用于教育和辅导领域。当讨论患者的假设、价值观和信念时,这种问题风格尤其有用。Paul和Elder(2016)确定了六种类型的苏格拉底式问题。表2-4展示了在物理治疗咨询中可能的应用示例。

表2-4 物理治疗咨询中鼓励反思的苏格拉底式问题

问题类型	示例
澄清问题	您认为这里最重要的问题是什么
假设询问	是什么让您这么认为
询问理由和证据	您能举个例子吗
观点	您能想到任何改变这个问题的方法吗
影响和后果	这如何影响您的生活
反问问题	您认为这个问题的重要性有多大

敏感性问询

患者在看到医生时通常会担心他们的生活方式受到评判,例如缺乏锻炼、吸烟、体重增加、饮食习惯或其他生活方式的选择/情况。

这些担忧可能会因为环境(“非特定”)因素的存在而加剧,比如治疗师的外表。例如,坐在治疗师面前,如果患者觉得治疗师穿着运动装(运动上衣、运动鞋等),可能导致患者在描述自己的活动水平时,给出社交情境中认为合适的答案。

通过精心设计的问题,您可以帮助患者感到舒适,以便诚实地描述他们的生活,同时最大限度地减少被评判的感知。

治疗师:“在经历了这么多事情之后,重新开始甚至考虑外出一定是个真正的挑战吧?”

患者:“是的,真的很难。”

治疗师:“您能说多一点吗?如果我能了解您现在的真实感受,那在我们思考您可能想要达成的一些目标时会很有帮助。”

交还控制权的问题

在临床访谈中,询问特别设计的问题,明确将控制权交给患者,尤其有帮助。

交出控制权给患者:

- “您最了解自己的身体,您认为您的背部出了什么问题?”

在临床访谈结束时:

- “在我们继续检查您的脚之前,您认为有没有其他重要的事情我们还没有讨论到?”

通过这种方式将控制权交给患者,可以转移平衡和权利,因为治疗师并没有预设特定的角度,也不会对患者的问题有事先了解,即 Heritage(2012)所称的较少知识(a less knowledgeable,K-)的认知状态。这能揭示一些有趣且重要的信念。例如,如果患者担心脊柱“退化”意味着其脊柱正在崩塌,这将是一个有用的讨论其信念的起点,以便为讨论可能的治疗选择做好准备。探索这些信念及其影响因素非常有用,特别是现在许多患者在寻求医疗帮助前会在互联网上搜索信息。

在临床访谈结束时明确将控制权交给患者,可以提供另一个机会,以确保满足患者此次就诊的需求。这表明问题可能是多因素的,正如英国 EPaC(Elicitation of Patient Concerns)研究所证明的那样,他们分析了 185 份基层医疗现场的视频录像,发现每 10 分钟约有 2.1 个问题被提出(Stuart 等,2019)。

在会诊的这一阶段寻找任何额外的问题可能有助于预防所谓的“门把手问题”,即患者在象征性地准备离开时,额外的关注点突然浮出水面,通常这些是最重要的问题(Finset,2016),或者患者离开时还有未满足的需求。在基层医疗中,未表达的健康问题与症状加重、焦虑增加、额外就诊次数以及对患者和医疗服务(包括时间和资源)的负担和成本增加相关联(Heritage 等,2007; Stuart 等,2019)。

> **知识校验**
>
> 1. 针对一位有肘关节疼痛病史的新患者,您将如何表达您的主要临床问题?
> 2. 当患者首次复诊时,如果您之前评估过他/她的颈部问题,那么您将如何表达您的主要临床问题呢?
> 3. 当收集手外伤患者病史时,您可否举例提供 3 个可能用到的 TED 问题?
> 4. 您可否举一个苏格拉底式的问题,引导您的患者认为走路将可能加重他/她的踝部疼痛?
> 5. 在临床会谈结束时,您将如何将控制权移交给患者?

积极倾听

Sacks 等(1974)认为,人们在交谈时遵循一套传统规则来轮流发言,这些规则分配了发言者的时间和方向,任何偏离这些规则的行为可能表明一个人试图展示权力、地位或影响力。

临床沟通技能的实用指南与 Sacks 的模型一致,认为两个最重要的技能是允许患者发言不被打断,以及真正倾听患者试图表达的内容(Jackson, 2006)。

需要注意的是,“listen(倾听)”中的字母也拼成“silent(沉默)”(图 2-2)。除了知道该说什么,作为治疗师掌握的关键技能之一是知道何时保持沉默,正如 Cathy Jackson 的书名《闭嘴并倾听》(*Shut up and Listen!*)(Jackson, 2006)。即使是短暂的停顿也能为患者提供很大的力量,给他们一个提出对他们来说重要的问题的机会。

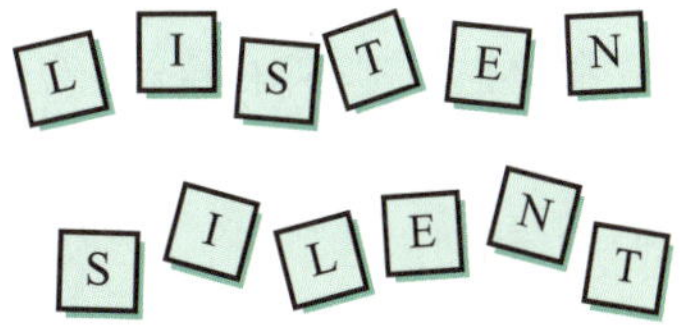

图 2-2 “listen”也可以拼成“silent”

在获得患者许可的情况下,音频记录会诊可以成为一个非常有用的学习工具,帮助治疗师探索会诊中是否存在沉默期,以及在此之后患者的反应:是一个问题吗?还是更多关于他们症状的更感性的描述(例如,他们的感受如何?)。这可能会揭示出更深层次的担忧或问题的表达。

同理心

同理心很难定义,在医疗保健中被认为是对他人情况的理解和沟通(Shapiro, 2008)。Cox等(2012)将其定义为"理解并能够认同他人情感或情绪状态的能力,包括情感和认知两个方面",而Misch和Peloquin(2005)分别将其描述为"拥有同理心"和"表现出同理心"。

尚不清楚治疗师是何时以及如何成功获得高水平的同理心技能的。在我们小组的研究中,Millie Allen与11名有资质的治疗师以及6名实习治疗师进行了3个焦点小组讨论,探讨了这个问题,大多数治疗师认为同理心是一种先天特征(Allen和Roberts, 2017)。

> 在讨论同理心时,一位资深治疗师表示:"同理心不是你可以通过参加课程就能学会的东西,你必须接受它可能会随着时间的推移变得越来越好。接受它是作为你实践的一部分需要培养的东西。"

根据焦点小组的发现,我们创建了一个模型,突出显示了参与者认为可能影响临床会诊过程中同理心习得、发展和表达的具体因素(图2-3),这突显了这一谜团的复杂性。

同理心仍然是沟通中备受追捧的圣杯,它不仅被高度重视,也值得未来进一步研究,特别是因为获取和增强同理心沟通技能的最佳途径仍不明确。

在我们的研究中,参与者一致认为可以发展同理心沟通技能,但对于是否可以直接教授同理心存在分歧。他们认为在临床环境中工作是发展同理心和沟通技能的最佳时机,因为这些技能可以直接应用于实践中。他们建议应重视在治疗师职业生涯中持续发展同理心和沟通技能。

物理治疗咨询的内容

与临床医学相比,较少有关于物理治疗中沟通实践的研究,特别是关于沟通实践与治疗结果之间关联的探讨(Parry, 2008)。

在我们的早期研究中,我们进行了一项横断面观察性研究,旨在测量英国初级医疗机构中治疗师与25名背部疼痛患者之间的语言交流(Roberts等,2013)。初诊的平均时长为38分59秒(范围从26分21秒到53分16秒)。音频记录的内容使用医学沟通行为系统(Wolraich等,1982)进行分类,该系统对13种治疗师行为和7种患者行为进行了分类,还有3种杂项类别(表2-5列出了我们研究中的例子)。

我们的研究结果显示,治疗师的发言时间超过了患者(分别为49.5%和33.1%),其中最常见的类别分别是"病史/背景问诊"和"内容评论",因为治疗师会询问患者的症状,而患者则讨论这些症状对他们生活的影响。

两组人都很少花时间公开讨论情绪(分别为1.4%和0.9%)。进一步的分析突显了在初诊中提供"建议"的显著性,占据了总时间的12.5%,这也是治疗师治疗手段中一个不可低估的关键因素(Roberts等,2013)。

打断

在这项研究中,我们对物理治疗会诊的言语内容进行了详细记录,发现有经验的治疗师对话的比例较经验少的从业者更高(分别为7.6%和2.6%),而打断现象也很普遍(Roberts等,2013)。

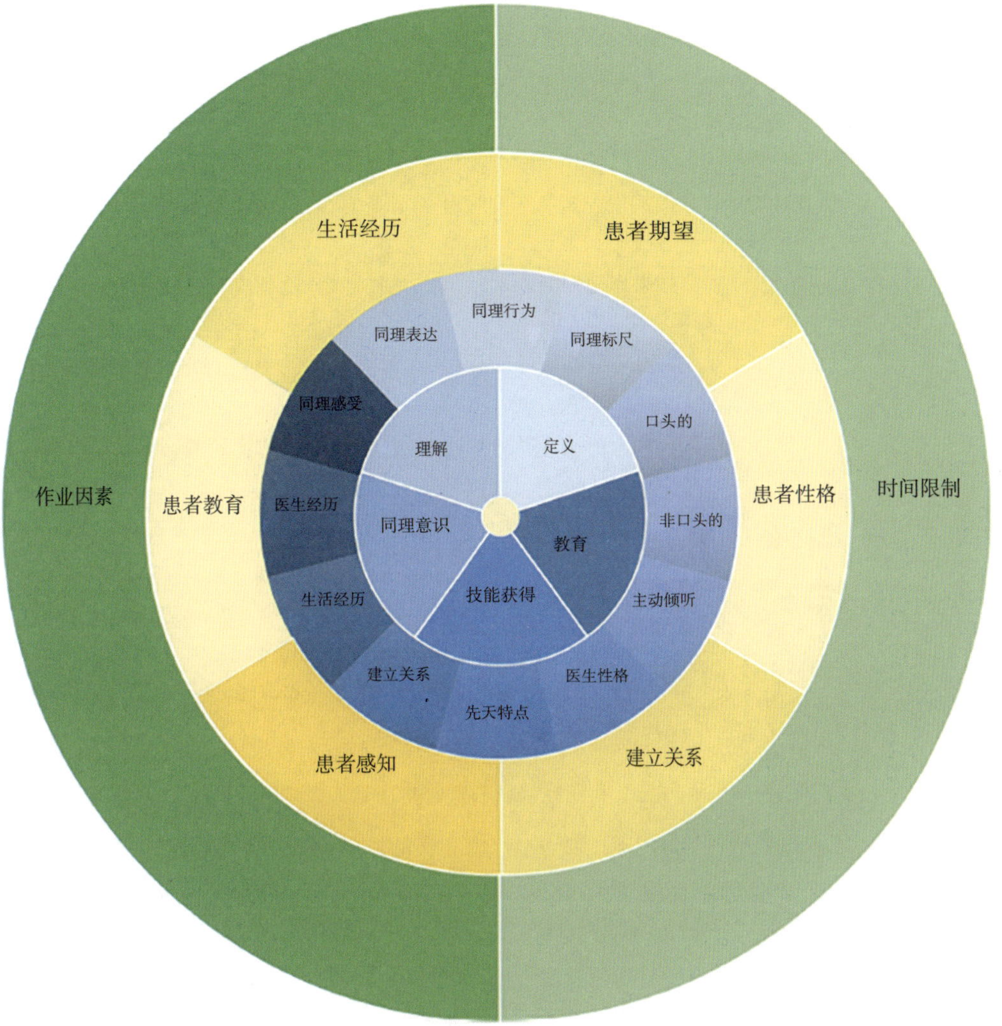

图 2-3　临床实践过程中同理心的习得、发展和表达模型
(Allen 和 Roberts,2017)

对 25 次初诊进一步分析显示,60%的物理治疗会在患者回答关于他们背部疼痛的关键开放性问题时进行打断。这并不仅限于物理治疗,Marvel 等(1999)在对美国家庭医生进行的 264 次初诊研究中发现,45.5%的患者在"问题陈述"时被打断(或"重定向"),并且这与患者提出的问题较少、较迟出现以及错过收集重要的患者信息有关。平均而言,患者在被医生打断之前大约有 23.1 秒的时间陈述问题(Marvel 等,1999)。

Langewitz 等(2002)报道称,在门诊,如果患者不被打断,他们平均需要 92 秒来解释他们的问题。然而,研究显示,25%~76%的患者在讲话未完全结束之前便被医生打断,平均讲话时间仅为 12~23 秒(Beckman 和 Frankel,1984;Marvel 等,1999;Rhodes 等,2001)。

打断并不仅限于问题陈述阶段,它们可能发生在临床会诊的任何时候,并且可能是患者或治疗师引起的(Beckman 和 Frankel,1984)。这种打断可能会导致患者表达他们的担忧时出现延迟(Irish 和 Hall,1995),治疗师错过收集相关信息的机会(Beckman 和 Frankel,1984;Marvel 等,1999)。

表 2-5 医学沟通行为系统(MCBS)类别示例

	类别	包括	研究示例
治疗师	内容行为	病史/背景问诊	“当时您有背部不适吗,还是只有腿疼?”(患者5:第33行)
		检查对信息的理解	“当医生告知您有磨损和关节炎时,有没有向您解释具体情况?”(患者1:第412行)
		建议	“如果您把腿向胸部抬起并抱住膝盖,能感觉到背部的拉伸吗?”(患者5:第781行)
		重述	“回到发病开始的时候,您是说病变大约一年前开始变得更糟?”(患者7:第54行)
		澄清	(在患者描述背痛症状复发后):“所以您的背痛是周期性的?”(患者4:第37行)
	情感行为	情绪提示	“您对我把您转介给一个社区康复团队怎么看? 他们可以到您家里看您,看我们能做些什么来帮助您?”(患者9:第385行)
		安慰/支持	“您的背痛控制得很好,不用担心”(患者1:第477行)
		情感反映	患者:“我担心可能是关节炎影响到我的背部……” 治疗师:“嗯,您是这样认为的吗? 您是怎么想的?”(患者1:第776行)
		鼓励/认可	“我知道您的意思”(患者1:第547行)
	负面行为	批评	“好吧。我还在确认右髋部疼痛是什么时候开始的”(患者20:第116行)
		干扰	(敲门声)“哦,抱歉,您介意我快点接一下吗?”(患者2:第1011行)
		行话	“我要教您一个练习,这个练习是针对您的腹横肌的,这是一块深层核心稳定肌肉,好吗?”(患者4:第605行)
患者	内容行为	内容问题	(对健康问卷上一个问题的答案的反应“您有糖尿病吗?”):“我……”(患者5:第33行)
		内容评论	“哦,我蹲下来从床下拿包,您知道,出了点问题”(患者3:第39行)
		检查对信息的理解	“我所了解的是,我必须重新强化那些像橡皮筋一样变得很薄的肌肉? 对吗?”(患者2:第1306行)
	情感行为	鼓励	“我会说这是很准确的”(患者14:第90行)
		情感表达	“我认为这就是老问题,我受伤了,有点害怕,我真的不想再做任何事情了,对吧?”(患者2:第585行)
	负面行为	批评	治疗师:“外面太热了吗?” 患者:“嗯,当您不得不在这个医院里走来走去的时候,是的”(患者7:第5行)
		干扰	例如,另一位治疗师敲门询问房间里是否有特定设备
	杂项类别	社交礼仪	“请进,坐下。对了,您记住我的名字了吗?”(患者6:第4行)
		沉默	例如,当治疗师和患者交谈时

Wolraich 等(1982)

MCBS:Examples of the Categories in the Medical Communications Behavior System,医学沟通行为系统

Kitzinger(2008)明确了两种不同类型的"打断",即"重叠"和"中断",尽管目前这些定义并非普遍适用,实际上这些术语通常可以互换使用(Drummond,1989;Kitzinger,2008)。表2-6列出了我们研究中的两个示例,其中重叠和中断部分已经用下划线标出。

表 2-6 重叠和中断

重叠	定义:错误地判断说话者计划结束发言(Kitzinger,2008) 以下是治疗师为了寻求澄清而打断患者说话的例子: 患者:"我试过那些你给我用的热敷垫,你可以买……" 治疗师:"啊,就是那种可以贴上的吗?" 患者:"对,但他们没什么用。" 治疗师:"没用,好的。"
中断	定义:在发言未结束时,重新开启一个话题(Kitzinger,2008) 治疗师:"您有在服用药物吗?" 患者:"有的,只有抗抑郁的,是……" 我们永远不知道患者接下来会说什么 治疗师:"那你知道那个药叫什么吗?" 患者:"哦,是氟西汀。"

我们的数据集有975分钟长,由15489个对话组成[患者7659个,治疗师7647个,其他人士(如患者的配偶或其他临床同事)183个]。我们发现,治疗师中断的可能性是患者的7倍(分别为284次和39次);然而,重叠现象在患者中比在治疗师中更普遍,是治疗师的1.5倍(分别为582次和385次)(Roberts和Burrow,2018)(图2-4)。

治疗师和患者打断说话的主要目的分别是"寻找"或"提供"额外信息。研究显示,女性治疗师打断的可能性是男性的三倍,同性会诊中打断的概率是异性会诊的两倍。然而,因样本量较小,限制了进一步分析。

这强调了治疗师意识到他们在与患者交流中打断或重叠讲话程度的重要性,以及对交流影响的重要性。

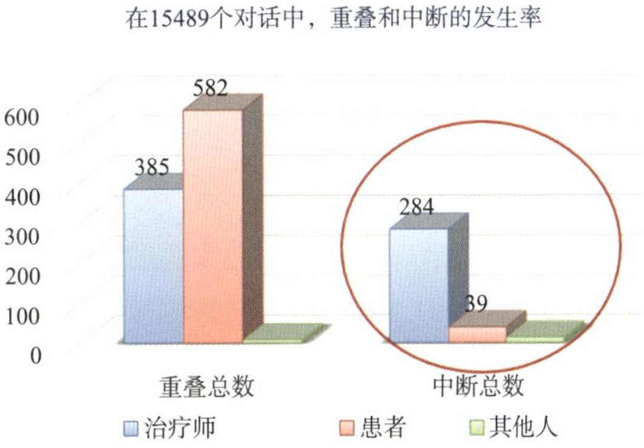

图2-4 重叠和中断的发生率(25个背痛初诊对话)(Roberts和Burrow,2018)

知识校验

1. 重叠和中断之间有什么区别?
2. 若不被打断的话,门诊患者平均有多长时间阐述他们的问题?

挑战性对话

有时,治疗师在与患者讨论社会和情感问题时可能会遇到困难。有报道称,治疗师因担心会增加患者的痛苦、耗费过多时间以及威胁影响自身的情感承受能力而不愿询问患者的社会和情感问题。因此,他们会通过以下策略回应情感线索,以阻止进一步的披露。

- 在主要问题尚未确定之前提供建议和安慰。
- 将痛苦解释为正常现象。
- 仅关注身体方面。
- 转换话题。
- 或用幽默的方式来鼓励患者(Maguire和Pitceathly,2002)。

治疗师需要意识到自己在什么时候有使用这些策略的倾向(或确实使用了这些策略),以及使用这些策略的后果。

具有挑战性的对话的另一个来源可能是在临床会诊中患者变得情绪激动时。在这种情况下,准备好一盒患者可以随时取用的纸巾,而无须询问,这一点非常重要。

分享这样的时刻可以成为治疗关系中的一

个强大组成部分，因为患者传达了情感上的痛苦，尽管治疗师可能会感到非常无助，不知道该说些什么，但有时言语并不必要，只需在场倾听就能带来安慰。

如果给患者时间和空间哭泣，他们会按自己的节奏停下来。确保隐私是重要的，使用诸如“抱歉，这很困难”或“请慢慢来”这样的短语，既给予他们一些空间，同时也承认他们的痛苦，这可能会有所帮助。

无论情况多么困难，都要抵制让患者停止哭泣的冲动，也不要表现出自己的尴尬或不自在。这时放弃控制让患者主导会很有帮助。通过了解患者的应对技巧以及过去对他们有所帮助的事物，可以帮助患者思考如何应对未来的困难。当回顾会诊时，患者可能不会记得你是否询问过他们过去病史的某个方面，但他们会清楚记得在他们情绪低落时你是如何回应的。

即使是最有经验的治疗师，当患者变得愤怒或痛苦时，也可能感到非常具有挑战性，因此寻求同事的支持和事后总结，以帮助处理这种经历，并进一步发展健康的应对技能，对于未来是非常重要的。

记录心理困扰

在记录困难的会诊时，避免使用像“黄旗”、“令人心烦”、表现出“心理问题”或“装病”等带有评判性的词语。这些词语会对患者、您的信誉以及整个行业造成损害。

向转诊的医疗同事反馈治疗过程，会展示出治疗师的专业性、敏感性和细致的沟通技能。

以下是以专业、非评判性方式解释发现的一个例子：

> 患者认为他的疼痛直接源于工作中的提举事件，随后失去了个人控制，形成了消极的治疗信念，并导致了严重后果（包括收入损失、潜在的工作安全性丧失以及无法重返每周两次的足球运动）。

以人为本（或“以患者为中心”）的治疗

在以人为本（通常称“以患者为中心”）的治疗过程中，建议治疗师不仅关注疾病本身，还要关注患者对症状的感受、病情的影响以及他们真正关心的事情（Pollock，2001；Walseth 等，2011）。

以患者为中心的治疗特点是将患者作为个体，采用生物-心理-社会的视角，分享权力和责任，建立治疗联盟（Paul-Savoie 等，2018）。在这种方法中，建立有意义的连接、共同决策、自我管理支持和以患者为中心的沟通是重要组成部分，图2-5中总结了其关键要素（Hutting 等，2021）。

临床访谈提供了实施以患者为中心的绝佳机会。这包括创造足够的对话空间以引出患者的问题（即理解、疼痛的影响、担忧、需求和目标），并帮助确保他们感受到被倾听和理解。

在治疗肌肉骨骼疼痛和残疾患者时，关注个体的方法已经列举过（Caneiro 等，2019），包括筛查生物-心理-社会因素和健康相关共病；采用以患者为中心的沟通方式；使用主动学习方法提供健康宣教；指导患者积极自我管理；解决相关并发问题（若需要的话）。

以患者为中心的治疗技能对促进和优化整个生命周期的健康、确保患者获得最佳结局和体验至关重要。因此，花时间将这些技能训练到最高水平是必不可少的。

知识校验

1. 患者沮丧时，您可以使用哪些策略来进行咨询？
2. 您会如何记录下面这个情况：在临床访谈中，患者表示他认为物理治疗对他的复发性背痛没有帮助，因为他有“椎间盘突出和神经受压，近期无法工作”？
3. 以人为本（或“以患者为中心”）治疗的关键要素是什么？

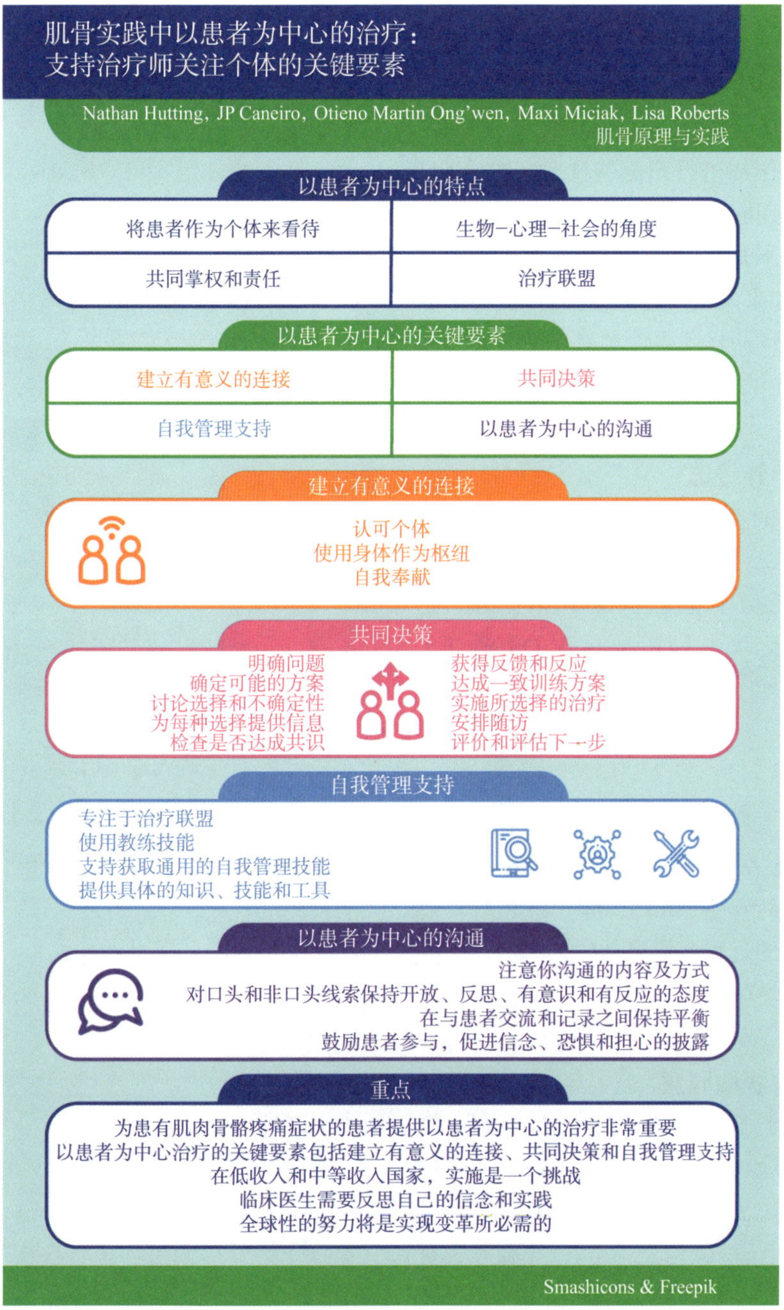

图 2-5　肌骨实践中以患者为中心治疗的关键要素
(Hutting 等,2021)

远程会诊

随着社会的数字化进程,医疗保健领域远程会诊逐渐成为替代传统面对面互动的方式,包括电话和虚拟平台远程会诊。这一议程在COVID-19大流行初期物理治疗服务的变革中得到了突显。

尽管许多关键沟通技巧可以从传统会诊转移到远程会诊中,但在这些互动过程中,对语言沟通技巧和声调的重视程度更高。

清晰的提示

在预约前向患者提供确切的信息非常重要，告知他们这是一次健康咨询，他们可能希望在私密的地方进行通话，而不是在超市、与朋友散步、开车、工作或进行家庭装修时，这些都是我们在疫情初期服务中遇到的情况。

许多患者不知道他们可能会被要求执行某些任务，或者如果是视频通话，他们可能会被要求像面对面互动一样要去除衣物作为检查的一部分，因此清晰的提示是至关重要的。

关于技术的额外考虑

关于技术的额外考虑包括在线交流。例如，患者（以及治疗师）可能会对使用远程技术感到焦虑，这可能导致在通话开始时出现一定程度的“数字化摸索”（Roberts 和 Osborn-Jenkins，2021）。

开始通话

在之前的大师班中，我们探讨了远程会诊的准备和实施，并强调了对话开场的重要性（Roberts 和 Osborn-Jenkins，2021）。图 2-6 总结了我们确定的远程会诊启动的 12 个阶段，表 2-7 列出了一些在实践中需要考虑的想法。

在远程会诊中获取同意

由于是治疗师发起通话，患者没有亲自到场，因此不具备传统会诊中所隐含的知情同意。

在表 2-7 的第 14 轮对话中，治疗师寻求进行远程会诊的明确同意（患者明确表示同意）。如果通话中可能涉及其他工作人员，例如实习中的学生，同样重要的是在任何其他人加入通话之前询问患者，并尽量减少强迫的情况。

展望未来

在扩展和优化数字化健康服务时，必须认识到远程会诊和面对面会诊之间的沟通差异。迫切需要在本科生培训和专业持续发展中，包括一些关于远程会诊所需沟通技能与面对面会诊差异的反思。

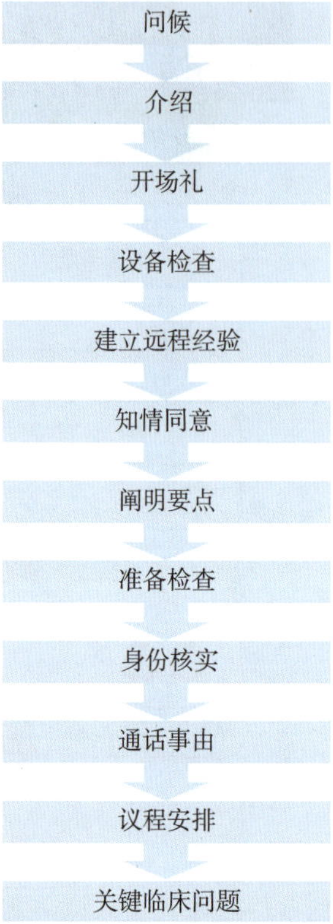
问候
介绍
开场礼
设备检查
建立远程经验
知情同意
阐明要点
准备检查
身份核实
通话事由
议程安排
关键临床问题

图 2-6　开启远程会诊的步骤
（Roberts 和 Osborn-Jenkins，2021）

> **知识校验**
> 1. 患者需要提前获取哪些信息，以确保他们在适当的地点接听通话？
> 2. 您将如何开始您的下一个远程会诊？
> 3. 您将如何获得明确的同意继续进行会诊？

体格检查

完成临床访谈后，下一个阶段通常是进行体格检查。需要明确说明这一点，因为患者可能对物理治疗会诊的过程不太熟悉。

表 2-7　开启远程对话

轮次	发言者		特征
1	患者	您好	/
2	治疗师	您好！请问 Stuart Evans 先生在吗	问候：以请求的方式，使用患者的姓名确认是否是想要联系的人
3	患者	我就是	
4	治疗师	我是 Katie Clifton，是 Woodgate 健康中心的高级治疗师	介绍：治疗师自我介绍，包括姓名和职称
5	患者	哦，您好，我一直在等您的电话	
6	治疗师	现在方便吗	开场礼：检查对患者来说这个时间接电话是否方便，确定是否有时间限制
7	患者	方便的	
8	治疗师	我来检查一下您是否能听清，好吗	设备检查：双方调整照明、屏幕角度等 若断线，由治疗师再次回拨会更容易
9	患者	好	
10	治疗师	如果万一中途因为任何原因掉线，虽然这很少发生，我是否可以直接再次给您回拨这个号码	
11	患者	可以的，没问题	
12	治疗师	那好。那么，这是您第一次电话进行物理治疗会诊吗	建立经验：有助于帮助治疗师决定要解释多少以及是否需要进一步阐述
13	患者	是	
14	治疗师	很好，远程会诊的内容其实和在中心面对面是相似的，并且也请您放心，您的所有信息都会保密，会同往常一样安全地记录存储下来。您是否愿意先这样进行 有一件事情会比较不同，就是您可能会听到键盘打字的声音，因为我需要边听边记，以便抓住您说的重要信息。所以，在我们开始之前，您有什么要拿的吗？比如纸和笔	消除疑虑：治疗师宽慰患者会诊会仔细缜密，信息也会安全保密 知情同意：表达已获取虚拟会诊的知情同意 提示：当人们听到打字声时，通常会认为有其他人也在/或者觉得对方没有在听。给出提示可以建立治疗关系，给患者反馈，让他们知道他们所说的都非常重要 准备检查：也可以包括药物清单，或邀请一个同伴加入
15	患者	没有，我可以继续	
16	治疗师	那很好。我需要核对一些细节，确保我没拿错病历，您能告诉我您的出生日期吗	身份核实：治疗师选取 2 条信息来确认她正在和对的人说话。这必须在一开始核对，以防信息泄露
17	患者	[患者给出具体日期]	
18	治疗师	您地址的第一栏是	
19	患者	[患者答复]	
20	治疗师	谢谢。对的，我从转诊单上看到您的左膝有些不舒服，您可以说一下，今天有哪些特别的内容想和我谈一下的吗[暂停]	打电话的原因[K+]和议程安排：治疗师向患者说明他事先了解了患者的问题，通话前有所准备。议程安排可以按照患者的需求、与患者期望相对应来安排
21	患者	好的，可以	
22	治疗师	好，那就开始吧，您可以告诉我关于膝盖的问题吗	关键临床问题：邀请患者说一下他们现在的状况

Roberts 和 Osborn-Jenkins（2021）

提示

对临床访谈的关键发现多进行总结可能会有所帮助。将控制权移交，确保患者有机会提出他们最关心的事情，然后提示会诊的下一阶段：

治疗师："感谢您提供的信息。您对腰腿疼痛的描述和对您睡眠的影响，您在工作中面临的挑战，以及由于对您的胃肠有不良反应而停止服用布洛芬，这些信息对我都很有用。在我们继续讨论之前，您是否还有其他想提出的事情？"

患者："没有，我想这些是主要的事情。"

治疗师："好的。接下来我们聊聊您的活动情况，您能做哪些事情，以及您觉得比较困难的事情，以便帮助您制订接下来的计划。可以吗？"

协商是否需要去除衣物

治疗师需要记住，患者可能会对需要脱衣感到不适。简单的措施都可以在这方面提供帮助，如在患者脱衣时离开隔间并提供毛巾/遮盖物以保护患者的尊严。

治疗师的沟通技巧在这里可以起到很大作用，沟通技巧有助于化解潜在的尴尬局面。例如，向患者解释为什么要求他们去除衣物是礼貌的做法。重要的是要考虑这类问题的措辞，避免使用可能带有愚弄意味的措辞，如"请您脱掉衬衫给我看"。

在协商需要去除衣物的情况时，清楚地解释为什么这是必要的，并且要对患者的背景文化有意识。以下是一些观点（并非指导语，而是帮助你反思自己措辞的建议）：

- 您是否愿意脱掉上衣，这样我可以更清楚地观察您的肩膀如何运动？
- 为了检查您的膝关节并观察它的运动情况，真的需要看到关节。您有穿短裤吗？（患者回答"没有"）。好的，没问题，我们可以处理。您能把裤子脱掉吗？如果您愿意，您可以把裤子卷起来，只要能看到关节就行。
- 为了帮助我们找出问题所在，我需要更仔细地观察您的髋部。有些运动可能会被裤子限制，您是否愿意在评估的这部分时间里脱掉裤子？（患者同意）。好的，我会出去一下，给您准备时间。这里有一条毛巾可以给您盖，保护隐私。当您准备好时，请告诉我，然后您可以仰卧在床上。

提供反馈

治疗师在观察时可以通过解释自己在寻找什么来帮助缓解一些顾虑。例如，简单地解释他/她正在观察人体脊柱的形状，比较右侧和左侧的肌肉形态，寻找任何肌肉萎缩或痉挛等迹象，不仅显示了对患者的尊重，还可以减少患者对会诊不满意的可能性。

有些案例显示，患者曾通过正规途径投诉治疗师"要求"他们脱衣并凝视他们，他们觉得这是"羞辱性的"。在我们关于患者期望的研究中，当我们问及患者在首次约诊时希望发生什么，有一位曾经接受过物理治疗的患者回答说："不要求我做一些让我看起来绝对荒谬的事情，比如脱掉太多衣服然后像傻瓜一样站着/走来走去。"

触诊的力量以及在沟通中的作用

在许多健康学科中，触诊被认为是治疗实践的核心元素，它在身体、心理和情感层面上都具有非常强大的作用。对治疗师而言，触摸可以具有几种不同的功能：

- "工具性触摸"——例如执行特殊检查或治疗技术。
- "示范性触摸"——例如治疗师触摸以示范如何调整活动或进行锻炼。
- "情感触摸"——例如当提供共情回应时与患者进行接触（Roberts 和 Bucksey, 2007）。

在触摸患者之前，解释为什么要进行测试以及测试的内容，尤其征得患者的许可是很有必要的。

治疗师："我想做一个测试，看看您手臂里的神经是如何滑动的。这会包括将我的一只手轻轻地放在您的手指上，同时另一只手放在您的肩膀上进行固定。这应该不会让您感到不舒服。您看可以吗？"

患者："好的，可以。"

治疗师："在测试过程中，如果您的颈部或手臂有任何不适，请告诉我。您有权决定在任何时候停止。"

通过触诊，还可以帮助识别疼痛和不适区域，并产生重要的治疗效果，因为患者能感觉到治疗师"找对了点"并理解问题。同样，如果没有进行或提供徒手评估或治疗，向患者清楚地传达这一点也很重要，因为他们可能期望获得触诊体验（或治疗）。期望在背景（"非特异性治疗"）效应中起着重要作用，因此可能影响治疗效果和患者体验。

知识校验

1. 您将如何表明您已经完成了临床访谈，并将进行下一步的体格检查？
2. 您将如何要求患者脱掉衬衫，以便您检查胸椎？
3. 您将如何标志性地在体检中测量肌力？

阐述评估结果并共同决策

诊断的感知

临床咨询中最具挑战性的部分之一是向患者解释检查结果，并启动进一步检查或潜在治疗选择的讨论。

当情况变得复杂时，治疗师常常会退回到使用行话、高估患者的知识水平和理解能力的状态。了解患者对自身症状的理解程度的唯一方法是询问他们，因此像"您比任何人都更了解自己的身体；您认为发生了什么？"这样的问题是一个很好的起点。

在检查之后，患者基本上想知道：

- 问题的原因是什么？
- 可以采取什么措施？
- 问题会很快解决/会解决吗？

他们希望简单地了解问题的实质，这样当家人、朋友或同事询问他们的会诊进展时，他们可以合理化自己的症状，并简要介绍正在发生的情况。

不幸的是，治疗师在解释时可能会增加患者的恐惧和焦虑，例如使用"慢性""退化""磨损"等词语。表2-8列出了一些常用且不太有帮助的词语。

表2-8 会被误解并引起恐惧的词汇示例

治疗师说的	患者听到的	可能的选择
• 慢性的——比如：意味着它持续了3个月以上	• 情况很严峻（因为在日常语言中可以这样使用"慢性"）	• 持续
• 退行性的	• 我的脊柱在崩溃	• 年龄相关的改变
• 磨损	• 某些组织被撕裂了	• 年龄相关的改变（正常老化的过程，与皮肤起皱纹长白头发一样）

因此，治疗师试图通过说，"您的慢性背痛是由脊椎轻微退化和少量磨损引起的"，以减少患者的担忧，这并不奇怪，但患者可能会感到恐惧，因为他们可能听到的却是："情况非常严重，您的脊椎正在崩溃，结构正在被撕裂，导致生理上变弱。"这样一来，关于保持积极的对话就变得更加具有挑战性。

共同决策

在达成临床诊断并传达结果后,下一个阶段是共同决定合适的治疗方法。共同决策被描述为一种哲学,治疗师与患者作为合作伙伴进行互动的过程,是基于临床证据和患者知情的偏好来选择治疗方案(Coulter 和 Collins, 2011)。目前尚无普遍认可的定义,一项系统综述引用了 161 个定义和 31 个概念(其中最常见的是“患者偏好”和“选择”)(Makoul 和 Clayman, 2006)。

共同决策的核心要素见表 2-9。

表 2-9 共同决策的核心要素

- 明确问题
- 明确潜在方案
- 讨论选项和不确定性
- 提供每种选项潜在获益、伤害和不确定性的信息
- 检查以确保患者和专业人员达成共同的理解
- 听取反馈和反映
- 达成行动计划
- 实施所选择的治疗
- 安排复诊
- 评价结局和评估下一步

Elwyn 和 Charles (2009)

观察性研究显示,共同决策在实践中很少实施。我们的团队计划测量共同决策在 80 个临床接触中的普及率,涉及治疗师和背痛患者(Jones 等,2014),使用 12 条目的 OPTION 量表(Elwyn 和 Charles, 2009)。最初是设计用于评估一般医疗咨询的,该量表包含适用于任何临床环境的通用性语句(Elwyn 和 Charles, 2009)。该工具评估了观察者视角下的由治疗师发起的行为。

该工具对 12 个行为概念进行评分,从 0 分(未观察到行为)到 4 分(观察到并执行高标准)。评分汇总并按比例缩放,得出总体百分比,分数越高,表示达到的共同决策能力越强,通常 60%被普遍接受为最低有意义的胜任水平(Elwyn 和 Charles, 2009)。OPTION 工具的可靠性已得到证实,包括评分者间的内类间相关系数(0.62)、评分者间的 kappa 系数(0.71)、Cronbach α 系数(0.79)和评分者间的测试-重测可靠性(0.66),均高于可接受的阈值(Elwyn 和 Charles, 2009)。

在我们的研究中,观察了初诊和复诊时涉及背部疼痛患者与治疗师在基层机构中进行的会诊。初诊约为 42 次(每次分配 45 分钟),复诊约为 38 次(每次分配 30 分钟)。每位患者的治疗过程包括 1~6 次约诊,总计 80 次约诊。整体平均 OPTION 评分为 24%(范围为 10.4%~43.8%),其中初诊和复诊平均评分分别为 23.6%和 24.5%。表 2-10 显示了各单项量表的平均分数,包括最小和最大范围以及评分分布(Jones 等,2014)。

OPTION 量表中 10/12 个项目的模式评分为 4 分中的 1 分,表明治疗师在这些行为上通常只表现出“最低”的尝试。两个例外是“探索患者的担忧”,这一行为通常“未观察到”,因此得分为 0;以及“表达需要重新审视决定的必要性”,得分为 2,表明治疗师通常达到了“基线技能水平”。没有任何共同决策行为能够保持“良好”或“高”水平(Jones 等, 2014)。

在观察到的所有接触中($n=80$),唯一所有治疗师都表现出的行为是向患者提供选择的列表,但在接近 3/4 的会诊中(73.8%),这种行为仅达到了“敷衍”的水平。仅在 1.3%的会诊中($n=2$),提供了推迟治疗或不采取行动的选择,这表明治疗师在这些报道背部疼痛的患者群体中很少考虑不采取行动作为可行选项(Jones 等,2014)。

这些发现与其他临床背景和医疗职业的情况一致。在另一项使用 OPTION 量表的物理治疗研究中,Dierckx 等(2013)分析了来自 13 位自雇治疗师的 210 个接触,报道的平均分为 5.2%(范围为 0~31%),远低于本研究发现的 24%的平均分。更广泛地说,Couët 等(2015)对

表 2-10　腰痛患者和治疗师咨询时的共同决策

条目	共同决策行为	平均分（最小～最大）	0(%)	1(%)	2(%)	3(%)	4(%)
1	治疗师关注某一明确的问题，因为这个问题需要一个决策程序	0.7（0～3）	48.8	33.8	16.3	1.3	0.0
2	治疗师说有不止一种方法处理所明确的问题	0.8（0～3）	41.3	36.3	21.3	1.3	0.0
3	治疗师评估患者喜好的接收信息的方式，来辅助决策	0.6（0～3）	58.8	27.5	10.0	3.8	0.0
4	治疗师列出“选项”，包括“不做任何处理”这一选项	1.4（1～3）	0.0	73.8	25.0	1.3	3.8
5	治疗师解释对患者来说不同选项的利弊	0.8（0～3）	42.5	38.8	15.0	3.8	0.0
6	治疗师探索患者关于问题如何处理的期望（或想法）	1.0（0～4）	41.3	27.5	22.5	6.3	2.5
7	治疗师探索患者将如何管理这些问题的担忧	0.3（0～2）	77.5	17.5	5.0	0.0	0.0
8	治疗师检查患者是否理解相应的信息	1.3（0～3）	17.5	36.3	43.8	2.5	0.0
9	治疗师提供给患者明确的机会问关于决策过程的问题	1.2（0～2）	18.8	46.3	35.9	0.0	0.0
10	治疗师引导出患者偏好的参与决策的水平	0.7（0～3）	58.5	16.3	22.5	2.5	0.0
11	治疗师表明决策（或推迟）的需求	1.2（0～3）	7.5	70.0	20.0	2.5	0.0
12	治疗师表明回顾决策（或推迟）的需求	1.7（0～4）	5.0	42.5	31.3	18.8	2.5

Elwyn 和 Charles（2009）
0＝未观察到该行为
1＝做了很少的尝试来展示该行为
2＝治疗师问患者关于接受信息的偏好，以辅助决策
3＝行为有较高标准地展示
4＝行为可以被观察到，被执行到很高的标准

涉及全科医生、心脏病专家、精神科医生、肿瘤学家、营养师和护士在治疗各种医疗状况（最常见的是癌症、糖尿病和抑郁症）中的 2489 次咨询进行了系统回顾，发现 OPTION 评分平均为 23%（范围为 9%～37%）。

在当前的环境中，确保治疗师适当地将患者纳入影响其医疗决策的过程中至关重要，以确保这是以患者为中心的，并优化任何背景/非特异性治疗效果。这将增强患者的体验，并有可能减少投诉和诉讼的可能。

我们的研究结果显示,在这些背部疼痛咨询中,共同决策的开展不足,这是治疗师在进一步发展其技能方面值得投资的一个好的领域。

目标设定

治疗师可以通过自我意识和采用以目标为导向的方法来增强他们的共同决策能力。Vermunt 等(2018)的实证研究提出了一个三级目标设定模型:①症状或疾病特定目标,旨在缓解症状;②功能性目标;③基本目标,基于个人的价值观、希望和生活中的优先事项。

Vermunt 等(2018)建议在所有三个级别上设定目标,从基本目标开始。这些目标推动有关功能和症状特定目标的讨论,并确保决策是共同制定的。

行为改变

基于证据的实践和公共卫生议程实施的依赖于成功的行为改变干预(Michie 等,2011),这在物理治疗实践中是常见的。其中有大量理论和框架,包括行为改变轮(Behaviour Change Wheel)。行为改变轮从19个框架中发展而来,涵盖能力、机会、动机和行为,包括以下方面:

- 身体能力,可以通过身体技能发展或潜在的赋能干预(如药物、手术或假肢)来实现。
- 心理能力,可以通过传授知识或理解,培训情感、认知和/或行为技能,或通过支持性干预(如药物)来实现。
- 反思动机,可以通过增加知识和理解,引发对行为目标的积极(或消极)感受来实现。
- 自主动机,可以通过联想学习引发与行为目标相关的积极(或消极)感受和冲动、习惯形成或对自主动机过程施加直接影响(如通过药物)。
- 物理和社会机会,可以通过环境改变来实现(Michie 等,2011)。

行为改变轮从以下问题开始:"为了实现指定的行为目标,个体内部及其社会和物理环境中需要具备什么条件?"这种全面的方法对物理治疗至关重要(图2-7),并且强烈推荐在本科和研究生阶段学习行为改变。

动机访谈

动机访谈是一种协作的、以目标为导向的沟通方式,特别关注言语的改变,在物理治疗中特别流行。动机访谈的目的是通过引发和探索

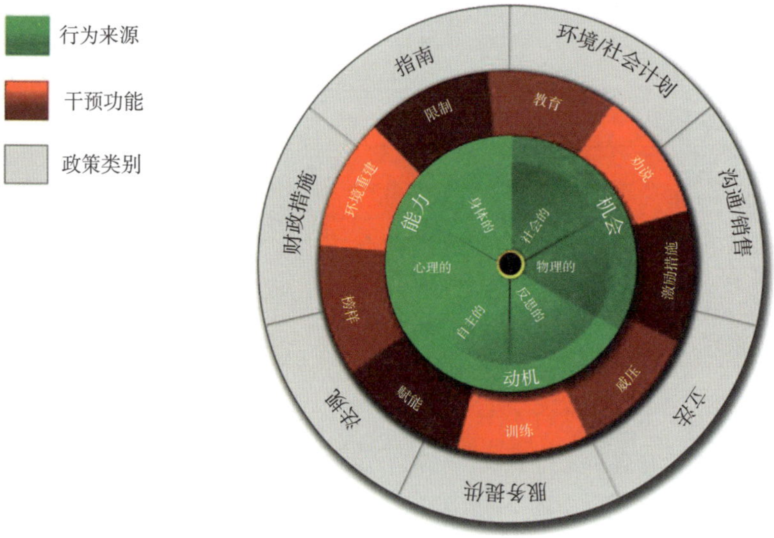

图2-7 行为改变轮
(Michie 等,2011)

患者对改变的个人动机,来加强对特定目标的个人承诺,营造一种接受和同情的氛围(Miller 和 Rollnick, 2013)。

在这种方法中,治疗师运用积极的倾听和沟通技巧,引导患者自己找出行为改变的积极理由,目的在于避免对行为改变的对抗或抵制。这种方法在鼓励患者进行困难的生活方式改变如增加运动或减少饮酒量时,尤其有帮助。这种方法有助于治疗师为患者提供自我管理的工具,并帮助其改变行为。

沟通治疗方案

获取治疗同意

在提供安全的、以患者为中心、合作治疗的过程中,适当和充分地获取患者同意至关重要。从法律、伦理和临床的角度来看,从患者处获取知情同意是必要的,无论患者是亲临现场还是通过电话或远程平台。

当披露有关干预措施的信息时,必须包括治疗的"实质性"风险、益处及替代方案的信息,以及不接受任何治疗可能带来的影响。在2015年的重要案例中(Montgomery 诉 Lanarkshire Health Board 案),从"合理的治疗师"到"合理的患者"的转变,对所有治疗师来说都至关重要。

实质性测试是:

> "在特定案例的情况下,一个可能处于患者位置的人是否可能会重视这个风险,或者医生是否或者应该合理地意识到,特定的患者可能会重视它。"
>
> *Montgomery V. Lanarkshire Health Board*

在治疗环境中,可能会假设因为患者前来就诊,他/她已经同意接受治疗;然而,实际情况并非如此。因此,在评估后,治疗师有责任清楚地沟通诊断,以便患者能够理解病情的性质及可用的选择。

在理解这一点的基础上,患者应有治疗选择(包括自我管理)、等待观察(必要时稍后开始治疗)或者选择不接受任何治疗(因为这是他们的选择)。这些讨论应包括所有益处或潜在的风险/后果,并且必须准确记录。以下是在实际操作中可能发生的例子:

治疗师:"好的。根据您告诉我的和我们刚刚完成的评估,主要问题是您肩膀的僵硬以及它如何影响像洗头和系胸罩这样的日常任务。"

患者:"是的,还有晾衣服。"

治疗师:"完全正确。嗯,有几种治疗方法可供选择。让我们一一讨论,然后看看您想从哪里开始。"

患者:"好的。"

治疗师:"帮助您的肩膀活动的最佳方式是,我可以现在向您展示一些每天在家里进行的锻炼和活动,这些活动可以拉伸僵硬的组织,并帮助您获得更好的活动能力。同时,增强肌肉力量也非常重要,我也可以向您展示如何做这些锻炼。"

"我们还可以进行一些手法治疗(或称为徒手治疗),这需要您来到这里进行治疗,我会使用一些被称为松动的技术,结合您在家里的拉伸和力量练习。"

"您可以选择首先开始锻炼,看看情况如何,或希望同时进行手法治疗?我知道您目前有很多事情要处理,我估计可能需要1~2次治疗。松动技术可能会更快地改善您的活动范围,但不会帮助增强力量,力量是真的需要通过锻炼来增强的。在手法治疗后,可能会感到肩膀有些不适,但这通常会很轻微且短暂,说实话,感觉就像肩膀经历了一次锻炼!"

"当然,所有的决定都由您来做。如果您不想进行任何锻炼或手法治疗,我诚实地告诉您,您的肩膀可能会一直僵硬,而且我不确定它是否会最终自行缓解。"

“您对接下来的事情有什么想法呢？”

最佳实践模型建议，知情同意的过程是自愿的，患者在非强制的环境中自由同意，并且患者有能力做出决定，同时有机会提问（Goldfarb 等，2012）。

提供建议

正如我们在研究中所看到的那样，初次咨询中的“建议”占据了整体时间的 12.5%（Roberts 等，2013），是物理治疗实践的基石。

采用基于“问－回答－问”架构（Barnett，2001）的“问－提供－问”方式，有助于与患者建立双向对话，分享健康信息（Roberts 和 Osborn-Jenkins，2021）。第一次“询问”确立了患者已知的信息和策略，并为患者提供提出自己想法的机会，从而使建议能够量身定制。这种合作有助于增强自我效能感（即个体相信自己能完成特定任务或行为），据报道对缓解疼痛和促进身体活动有积极影响（Degerstedt 等，2020），同时也提供了解决患者可能存在的任何不良信念的机会。

专注于“提供”建议，而不是“给予”或“告知”，可能更容易被患者接受，避免心理反作用，这是指当一个人感到自己的自由受到威胁时产生的情感和思维（Dorrance Hall，2019）。

第二次“询问”让患者能够反思他们的理解，并考虑他们可能认识到的与建议相关的障碍。

> 第一次询问：“您能告诉我您知道的任何能够帮助缓解您的腿部疼痛和肿胀的方法吗？还有什么特别想了解的吗？”
>
> 提供建议：“您是否希望我提供一些其他可能帮助您缓解肿胀的方法？”
>
> 第二次询问：“您能告诉我您如何安排时间来尝试这些方法，以及您认为是否会遇到任何困难？”

掌握提供建议和安抚的技能对于帮助人们自我管理他们的症状至关重要。在一项观察性研究中，我们发现治疗师使用建议来安抚患者，鼓励、解释和做好治疗前的准备（Osborn-Jenkins 和 Roberts，2021）（图 2–8）。

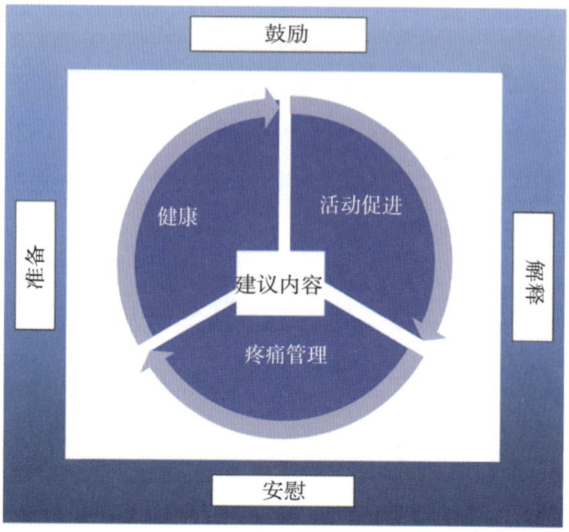

图 2–8 给予腰痛患者建议的内容和背景分类模型（Osborn-Jenkins 和 Roberts，2021）

根据这项研究，我们得出结论，所有治疗师都特别需要发展高水平的提供建议技能，以避免产生模糊、矛盾或无益的信息，可能引起恐惧或加重残疾。再次强调，培训和分享提供建议的想法是专业持续发展的绝佳机会。

咨询结束

在咨询接近结束时询问患者是否还有其他关注点是一种常用的策略，Robinson 和 Heritage（2016）在美国的研究表明，患者理解这种方法是为了结束预约。

研究发现，如果问题的提问方式是“还有任何其他事情我可以帮助您吗？”其中的“任何其他事情”可能会阻碍患者提出额外的关注，因为这种表达方式偏向于期望“无回应”（Heritage 等，2007）。如果将“任何其他事情”替换为“其他事情”，则变得积极偏向，并更有可能引发“是”的回应（Heritage 等，2007）。这是值得尝试的策略！

研究还发现，使用“担忧提取”问题来引出患者的议程（例如“您还有其他担忧吗?”）比使用“问题寻求”问题（例如“您还有其他问题吗?”）更有可能促使患者自愿提出新的健康担忧（Robinson 等，2016）。

其他结束会话的形式可能包括提供一些书面材料或提供一个结束会话的建议，例如发送一些在线资源、运动应用等。

留下积极的最后印象对于会诊至关重要。Silverman 等（1998）提出了四种主要技能，有助于会诊圆满结束：

1. 总结本次会议内容。
2. 与患者就接下来的步骤达成一致。
3. 提供安全网，即如果计划不起作用时该怎么办，何时以及如何寻求帮助。
4. 最后确认患者对计划是否满意，并有机会提问或讨论其他事项。

在谈话结束时，重要的是要留意任何微妙的不满表达，并在会诊结束前解决这些问题。在一项研究中，研究人员探讨了癌症热线电话的来电者如何表达他们对通话的满意度，Woods 等（2015）描述了患者使用诸如“好吧”或“无论如何谢谢您”等表达，语调平淡、不热情，表明患者的期望尚未（完全）得到满足。

如果一切按计划进行，患者应该在会诊结束时清楚地了解他们的临床诊断以及任何进一步的检查或潜在的治疗选择。最重要的是，他们应该通过物理治疗获得积极的体验。治疗师也应该体验到积极的互动，并能够优化非特异性治疗效果，以最大化治疗过程的结局。

知识校验

1. 您将如何向一位骨关节炎患者解释，他/她的膝盖 X 线显示出中度退行性变化?
2. 在初步评估结束讨论结果时，您通常会采用包括共同决策行为中的多少个?
3. 您能说出行为变化轮内环的六个领域吗?
4. 您能解释一下一种涉及生理关节松动的治疗对患者的实质风险是什么吗?
5. 您将如何开始一场对话，并建议一位患者如何改善他/她的睡眠模式?
6. 如果患者说“好吧，无论如何谢谢您”，您将如何协商结束会话?

致谢

作者特别感谢研究团队的工作，特别是：Neil Langridge、Lisa Osborn-Jenkins、Sally Bucksey、Chris Whittle、Lucy Jones、Emily Chester、Natalie Robinson、Faye Burrow、Millie Allen、Lucy Brindle、Simon Stewart，以及在英国慷慨奉献时间、分享知识并使本研究项目成为可能的患者和工作人员。

复习问题

1. 请思考最近完成的初诊。这次会诊进行得如何？您认为它之所以进行得顺利，是否与以下因素有关?
   (a) 患者　(b) 您自己
   (c) 患者的问题表述　(d) 环境
   (e) 其他因素
2. 请思考最近进行的并非如您所愿的初诊。您认为可能导致这种情况的因素与以下哪些有关：
   (a) 患者　(b) 您自己
   (c) 患者的问题表述　(d) 环境
   (e) 其他因素
   您为什么觉得这次会诊可以进行得更好？在会诊的哪个阶段您有这种感觉？您可以从中学到什么?
3. 在思考最近的会诊时，您在开始评估之前（例如，到诊室的路上）与患者讨论了哪些主题？在询问患者问题表述之前，您讨论了哪些主题？您是如何提出关于患者问题表述的具体开放性问题的？在收集病史时，您是否总是使用类似的措辞？

4. 在患者同意的情况下，尝试录一次临床会诊。您多频繁地打断患者？这会产生什么影响？

5. 利用录音，您能在您的实践中识别到 OPTION 工具中的 12 个共享决策行为中的多少个？

（伊文超、曹蓉　译，夏楠、刘守国　校）

参考文献

[1] Allen, M. V., Roberts, L. C., 2017. Perceived acquisition, development and delivery of empathy in musculoskeletal physiotherapy encounters. J. Commun. Healthc. 10, 304-312. https://doi. org/10. 1080/17538068. 2017. 1366000.

[2] Bar, M., Neta, M., Linz, H., 2006. Very first impressions. Emotion 6, 269-278.

[3] Barnett, P. B., 2001. Rapport and the hospitalist. Am. J. Med. 111 (9B), 31S-35S. https://doi. org/10. 1016/s0002-9343(01)00967-6.

[4] Beckman, H. B., Frankel, R. M., 1984. The effect of physician behaviour on the collection of data. Ann. Intern. Med. 101, 692-696.

[5] Caldwell, G., 2019. The process of clinical consultation is crucial to patient outcomes and safety: 10 quality indicators. Clin. Med. 19 (6), 503-506.

[6] Cambridge Dictionary, 2021. Available: https://dictionary. cambridge. org/dictionary/english/small-talk accessed 29 August 2021.

[7] Candita, J. E., 2006. More than just a good cv: Creating a favourable first impression in job interviews. PhD Thesis, college of law and business school of management. The University of Western, Sydney.

[8] Caneiro, J. P., Roos, E. M., Barton, C. J., O'Sullivan, K., Kent, P., Lin, I., et al., 2019. It is time to move beyond "body region silos" to manage musculoskeletal pain: five actions to change clinical practice. Br. J. Sports Med. 54, 438-439. https://doi. org/10. 1136/bjsports-2018-100488.

[9] Caris-Verhallen, W., Kerkstra, A., Bensing, J. M., 1999. Nonverbal behavior in nurse-elderly patient communication. J. Adv. Nurs. 29, 808-818.

[10] Chester, E. C., Robinson, N. C., Roberts, L. C., 2014. Opening clinical encounters in an adult musculoskeletal setting. Man. Ther. 19, 306-310.

[11] Couët, N., Desroches, S., Robitaille, H., Vaillancourt, H., Leblanc, A., Turcotte, S., et al., 2015. Assessments of the extent to which health-care providers involve patients in decision making: a systematic review of studies using the OPTION instrument. Health Expect. 18, 542-561.

[12] Coulter, A., Collins, A., 2011. Making shared decision-making a reality. No decision about me, without me. The king's fund. Available online at: http://www. kingsfund. org. uk/.

[13] Cox, C., Uddin, L., Di Martino, A., Castellanos, F. X., Milham, M. P., Kelly, C., 2012. The balance between feeling and knowing: affective and cognitive empathy are reflected in the brain's intrinsic functional dynamics. Soc. Cogn. Affect. Neurosci. 7, 727-737.

[14] Degerstedt, Å., Alinaghizadeh, H., Thorstensson, C., Olsson, C. B., 2020. High self-efficacy-a predictor of reduced pain and higher levels of physical activity among patients with osteoarthritis: an observational study. BMC Musculoskelet. Disord. 21, 380. https://doi. org/10. 1186/

s12891-020-03407-x.

[15] Dierckx, K., Deveugele, M., Roosen, P., Devisch, I., 2013. Implementation of shared decision making in physical therapy: observed level of involvement and patient preference. Phys. Ther. 93, 1321–1330.

[16] Dorrance Hall, E., 2019. Why we hate people telling us what to do. https://www.psychologytoday.com/gb/blog/consciouscommunication/201906/why-we-hate-people-telling-uswhat-do. Accessed 06 August 2021.

[17] Drummond, K., 1989. A backward glance at interruptions. Western J. Speech Commun. 53, 150–166.

[18] Elwyn, G. M., Charles, C., 2009. Shared decision-making: the principles and the competencies. In: Edwards, A., Elwyn, G. (Eds.), Evidence-Based Patient Choice. Oxford University Press, Oxford, pp. 118–143.

[19] Emily Post, E., 1940. Etiquette; 'The blue book of social usage'. Funk & Wagnalls, New York, p. 23.

[20] Finset, A., 2016. When patients have more than one concern. Patient Educ. Couns. 99 (5), 671. https://doi.org/10.1016/j.pec.2016.03.016.

[21] Goldfarb, E., Fromson, J. A., Gorrindo, T., Birnbaum, R. J., 2012. Enhancing informed consent best practices: gaining patient, family and provider perspectives using reverse simulation. J. Med. Ethics 38, 546–551.

[22] Hall, T., Lloyd, C., 1990. Nonverbal communication in a health care setting. Br. J. Occup. Ther. 53, 383–387.

[23] Heritage, J., 2012. Epistemics in action: action formation and territories of knowledge. Res. Lang. Soc. Interact. 45, 1–29.

[24] Heritage, J., Robinson, J. D., 2006. The structure of patients' presenting concerns: physicians' opening questions. Health Commun. 19, 89–102.

[25] Heritage, J., Robinson, J. D., Elliott, M. N., Beckett, M., Wilkes, M., 2007. Reducing patients' unmet concerns in primary care: the difference one word can make. J. Gen. Intern. Med. 22 (10), 1429–1433. https://doi.org/10.1007/s11606-007-0279-0.

[26] Hutting, N., Caneiro', J. P., Ong'wen, O. M., Miciak, M., Roberts, L., 2021. Patient-centered care in musculoskeletal practice: key elements to support clinicians to focus on the person. Musculoskelet. Sci. Pract. 57, 102434. https://doi.org/10.1016/j.msksp.2021.102434.

[27] Irish, J. T., Hall, J. A., 1995. Interruptive patterns in medical visits: the effects of role, status and gender. Soc. Sci. Med. 41, 873–881.

[28] Jackson, C., 2006. Shut up and listen! A brief guide to clinical communication skills. Dundee University Press, Dundee, p. 1.

[29] Jones, L. E., Roberts, L. C., Little, P. S., Mullee, M. A., Cleland, J. A., Cooper, C., 2014. Shared decision-making in back pain consultations: an illusion or reality? Eur. Spine J. 23 (Suppl. 1), S13–S19.

[30] Katsumi, Y., Kim, S., Sung, K., Dolcos, F., Dolcos, S., 2017. When nonverbal greetings "make it or break it": the role of ethnicity and gender in the effect of handshake on social appraisals. J. Nonverbal Behav. 41, 345–365.

[31] Kitzinger, C., 2008. Conversation analysis: technical matters for gender research. In: Harrington, K., Litosseliti, L., Sauntson, H., et al. (Eds.), Gender and Language Research Methodologies. Palgrave Macmillan, Hampshire, pp. 119–138.

[32] Lærum, E., Indahl, A., Sture Skouen, J., 2006. What is 'the good back consultation'? A combined qualitative and quantitative study of chronic low back pain patients' interaction with and perceptions of consultations with specialists. J. Rehabil. Med. 38, 255–262.

[33] Laidsaar-Powell, R. C., Butow, P. N., Bu, S.,

Charles, C., Gafni, A., Lam, W. W., et al., 2013. Physician-patient-companion communication and decision-making: a systematic review of triadic medical consultations. Patient Educ. Couns. 91, 3-13. https://doi.org/10.1016/j.pec.2012.11.007.

[34] Langewitz, W., Denz, M., Keller, A., Charles, C., Gafni, A., Lam, W. W. T., et al., 2002. Spontaneous talking time at start of consultation in outpatient clinic: cohort study. Br. Med. J. 325, 682-683.

[35] Levine, S. P., Feldman, R. S., 2002. Women and men's nonverbal behaviour and self-monitoring in a job interview setting. Appl. H R M Res. 7 (1), 1-14.

[36] Lipkin, M., Putnam, S. M., Lazare, A., 1995. The medical interview: clinical care, education and research. Springer, New York.

[37] Maguire, P., Pitceathly, C., 2002. Key communication skills and how to acquire them. Br. Med. J. 325, 697-700.

[38] Makoul, G., Clayman, M. L., 2006. An integrative model of shared decision making in medical encounters. Patient Educ. Couns. 60, 301-312.

[39] Marvel, M. K., Epstein, R. M., Flowers, K., Beckman, H. B., 1999. Soliciting the patient's agenda: have we improved? J. Am. Med. Assoc. 281, 283-287.

[40] Mazur, M., McEvoy, S., Schmidt, M. H., Bisson, E. F., 2015. High self-assessment of disability and the surgeon's recommendation against surgical intervention may negatively impact satisfaction scores in patients with spinal disorders. J. Neurosurg. Spine 22, 666-671.

[41] McAllister, M., Matarasso, B., Dixon, B., Shepperd, C., 2004. Conversation starters: re-examining and reconstructing first encounters within the therapeutic relationship. J. Psychiatr. Ment. Health Nurs. 11, 575-582.

[42] McCabe, E., Miciak, M., Roduta, R. M., Sun, H., Kleiner, M. J., Holt, C. J., et al., 2021. Development of the physiotherapy therapeutic relationship measure. Eur. J. Physiother. 1-10. https://doi.org/10.1080/21679169.2020.1868572.

[43] McShane, T. D., 1993. Effects of nonverbal cues and verbal first impressions in unstructured and situational interview settings. Appl. H R M Res. 4 (2), 137-150.

[44] Mehrabian, A., 1971. Silent Messages. Wadsworth, Belmont, CA.

[45] Michie, S., van Stralen, M. M., West, R., 2011. The behavior change wheel: a new method for characterising and designing behaviour change interventions. Implement. Sci. 6, 42.

[46] Miciak, M., Mayan, M., Brown, C., Joyce, A. S., Gross, D. P., et al., 2019. A framework for establishing connections in physiotherapy practice. Physiother. Theory Pract. 35, 40-56. https://doi.org/10.1080/09593985.2018.1434707.

[47] Miller, W. R., Rollnick, S., 2013. Motivational interviewing. helping people change, third ed. Guilford Press, New York.

[48] Misch, D., Peloquin, S., 2005. Developing empathy through confluent education. J. Phys. Ther. Educ. 19, 41-51.

[49] Montgomery (Appellant) v Lanarkshire Health Board (Respondent), 2015. UKSC 11, on appeal from [2013]CSIH 3; [2010]CSIH 104.

[50] NHS Digital, 2021. Data on written complaints in the NHS-2020-21. Available at: https://digital.nhs.uk/data-and-in-formation/publications/statistical/data-on-written-complaints-in-the-nhs/2020-21-quarter-3-and-quarter-4. accessed 31 August 2021.

[51] Oliver, S., Redfern, S., 1991. Interpersonal communication between nurses and elderly patients: refinement of an observational schedule. J. Adv. Nurs. 16, 30-38.

[52] Osborn-Jenkins, L., Roberts, L., 2021. The advice given by physiotherapists to people with back pain in primary care. Musculoskelet. Sci.

Pract. 55, 102403.

[53] Parliamentary and Health Service Ombudsman, 2012. Listening and learning: the ombudsman's review of complaint handling by the NHS in England 2011-12. The Stationery Office, London, p. 7.

[54] Parry, R., 2008. Are interventions to enhance communication performance in allied health professionals effective, and how should they be delivered? Direct and indirect evidence. Patient Educ. Couns. 73, 186-195.

[55] Paul, R., Elder, L., 2016. The thinker's guide to the art of socratic questioning. The Foundation for Critical Thinking. Rowman & Littlefield, Lanham, Maryland.

[56] Paul-Savoie, E., Bourgault, P., Potvin, S., Gosselin, E., Lafrenaye, S., 2018. The impact of pain invisibility on patient-centered care and empathetic attitude in chronic pain management. Pain Res, Manag, pp. 1-8. https://doi.org/10.1155/2018/6375713.

[57] Pollock, K., 2001. 'I've not asked him, you see, and he's not said': understanding lay explanatory models of illness is a prerequisite for concordant consultation. Int. J. Pharm. Pract. 9, 105-117.

[58] Raja, S., Hasnain, M., Vadakumchery, T., Hamad, J., Shah, R., Hoersch, M., 2015. Identifying elements of patient-centered care in underserved populations: a qualitative study of patient perspectives. PLoS One 10, e0126708.

[59] Rhodes, D. R., McFarland, K. F., Finch, W. H., Johnson, A. O., 2001. Speaking and interruptions during primary care office visits. Fam. Med. 33, 528-532.

[60] Roberts, L., 2006. First impressions: an information leaflet for patients attending a musculoskeletal out-patient department. Physiotherapy 92, 179-186.

[61] Roberts, L., Bucksey, S., 2007. Communicating with patients: what happens in practice? Phys. Ther. 87 (5), 586-594.

[62] Roberts, L., Whittle, C., Cleland, J., Wald, M., 2013. Measuring verbal communication in initial physical therapy encounters. Phys. Ther. 93, 479-491.

[63] Roberts, L. C., Burrow, F. A., 2018. Interruption and rapport disruption: measuring the prevalence and nature of verbal 'interruptions' during back pain consultations. J. Commun. Healthc. 11, 95-105. https://doi.org/10.1080/17538068.2018.1449289.

[64] Roberts, L., Osborn-Jenkins, L., 2021. Delivering remote consultations: talking the talk. Musculoskelet. Sci. Pract. 52, 102275. https://doi.org/10.1016/j.msksp.2020.102275.

[65] Robinson, J. D., Heritage, J., 2006. Physicians' opening questions and patients' satisfaction. Patient Educ. Couns. 60, 279-285.

[66] Robinson, J. D., Heritage, J., 2016. How patients understand physicians' solicitations of additional concerns: implications for up-front agenda setting in primary care. Health Commun. 31 (4), 434-444. https://doi.org/10.1080/10410236.2014.960060.

[67] Robinson, J. D., Tate, A., Heritage, J., 2016. Agenda-setting revisited: when and how do primary-care physicians solicit patients' additional concerns? Patient Educ. Couns. 99 (5), 718-723. https://doi.org/10.1016/j.pec.2015.12.009.

[68] Sacks, H., Schegloff, E. A., Jefferson, G., 1974. A simplest systematics for the organization of turn-taking for conversation. Language 50, 696-735.

[69] Shapiro, J., 2008. Walking a mile in their patients' shoes: empathy and othering in medical students' education. Philos. Ethics Humanit. Med. 3 (1), 1-11.

[70] Silverman, J., Kurtz, S., Draper, J., 1998. Skills for communicating with patients. Radcliffe Medical Press, Oxford, p. 10.

[71] Stewart, S. J., Roberts, L., Brindle, L., 2021. Romantic partner involvement during oncology consultations: a narrative review of qualitative and quantitative studies. Patient Educ. Couns. 104 (1), 64–74. https://doi.org/10.1016/j.pec.2020.08.018.

[72] Stuart, B., Leydon, G., Woods, C., Gennery, E., Elsey, C., Summers, R., et al., 2019. The elicitation and management of multiple health concerns in GP consultations. Patient Educ. Couns. 102 (4), 687–693. https://doi.org/10.1016/j.pec.2018.11.009.

[73] Tongue, S., 2007. Every day brings a first impression. Nurs. Stand. 22, 62.

[74] Vermunt, N. P., Harmsen, M., Elwyn, G., Westert, G. P., Burgers, J. S., Olde Rikkert, M. G., et al., 2018. A three-goal model for patients with multimorbidity: a qualitative approach. Health Expect. 21, 528–538. https://doi.org/10.1111/hex.12647.

[75] Waddell, G., 2004. The back pain revolution, second ed. Churchill Livingstone, Edinburgh, p. 243.

[76] Walseth, L. T., Abildsnes, E., Schei, E., 2011. Lifestyle, health and the ethics of good living: health behaviour counselling in general practice. Patient Educ. Couns. 83, 180–184.

[77] Wetherall, D., Silverman, J., Kurtz, S., et al., 1998. Skills for communicating with patients. Radcliffe Medical Press, Oxford vii.

[78] Williams, D., 1997. Communication skills in practice, a practical guide for health professionals. Jessica Kinglsey, London, pp. 1–27.

[79] Wolraich, M., Albanese, M., Reiter-Thayer, S., Barratt, W., 1982. Factors affecting physician communication and parent–physician dialogues. J. Med. Educ. 52, 621–625.

[80] Woods, C. J., Drew, P., Leydon, G. M., 2015. Closing calls to a cancer helpline: expressions of caller satisfaction. Patient Educ. Couns. 98 (8), 943–953. https://doi.org/10.1016/j.pec.2015.04.015.

[81] Zolnierek, K. B., Dimatteo, M. R., 2009. Physician communication and patient adherence to treatment: a meta-analysis. Med. Care 47, 832–834.

第三章

主观检查/病史采集

Hubert van Griensven 和 Dionne Ryder

学习目标

学习本章后，您应该能够：

- 确定主观检查在了解患者及其表现中的重要性。
- 完成一份身体图示，理解每个方面的相关性。
- 解释激惹性和严重性的概念，以及如何使用主观数据对两者做出判断。
- 讨论一系列筛查问题的重要性，以评估严重病情和现有合并症。
- 探讨收集患者病史详情在理解当前症状中的意义。
- 理解如何使用主观数据来规划体格检查。

章节目录

概述

本章涵盖主观检查的一般原则。通过与患者的讨论，治疗师试图了解患者前来就诊的原因。要充分了解患者，治疗师必须考虑所有可能影响个体健康的因素（图 3-1）[World Health Organization（WHO），2001]。

在整个主观检查过程中，治疗师不断进行推理，试图理解造成患者呈现症状的可能原因，并考虑生理-心理-社会因素，以便提供适当的管理措施。

临床推理被描述为：

> 这是一种反思性的临床询问和分析过程，由健康专业人员与患者合作进行。目的是在患者的背景下理解患者及其临床问题，以引导出患者的检查、治疗与管理。
>
> *Jones 和 Rivett，2019*

研究表明，治疗师通常使用多种临床推理方法，大致可以根据诊断为重点划分，如假设-

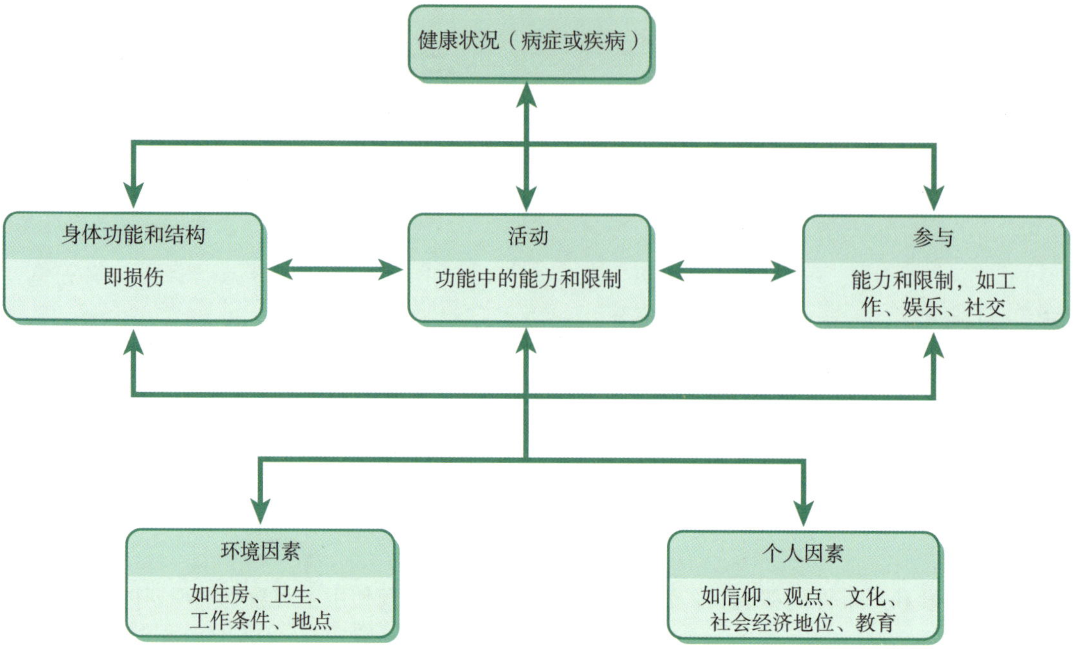

图3-1 国际功能、残疾和健康分类
来源:World Health Organisation(2001)

演绎推理(Rivett 和 Higgs, 1997)、模式识别(Barrows 和 Feltovich, 1987),以及利用互动过程的方法,如叙述或协作推理(Edwards 等, 2004a)。相比于新手医生,专家级医生在不同推理策略之间切换的能力具有更多灵活性(Jones, 1995; Edwards 等,2004b; Jones 和 Rivett, 2004; Jones 等,2008)。为协助在整个主观和体格检查过程中组织知识和推理,提出了反映 ICF 功能残疾和健康框架的假设类别(WHO,2001)(方框 3-1)。更多关于临床推理的详细信息见第五章。

主观检查/病史采集

主观检查中获取的信息质量取决于治疗师的沟通和临床推理技能。在主观检查中获得的信息是关键,专家需花费新手两倍的时间来收集这些信息(Doody 和 McAteer, 2002)。详细内容请参见第二章。

本章旨在概述常见问题,以便治疗师能够获得相关信息,为进行以患者为中心的体格检查奠定基础。本章概述了一种非常详细的主观检查方法,治疗师必须根据个体患者进行调整。治疗师必须问自己:我想知道什么,这些信息将如何影响我的推理?主观检查的目的是获得足够的信息,以便治疗师能够进行临床推理,并规划一个安全、针对个体且有效的体格检查,旨在确认或否定造成患者呈现症状原因的初步假设。

主观检查中的最重要发现在治疗师的记录中用星号(*)强调,以便参考。其可用于评估管理干预措施。

主观检查的总结见表 3-1。

患者的背景及其对经历的观点

了解患者的个人观点和期望是开展主观检查的一个有效方法。治疗师邀请患者用自己的语言解释他们为什么寻求帮助:“您能告诉我……吗?”(Gask 和 Usherwood, 2002)。对患者观点的洞察可以帮助治疗师在以人

方框 3-1 假设类别框架

活动能力/限制：患者能做和不能做的活动（例如步行、举、坐）

参与能力/限制：患者参与日常生活的能力/无能，即工作、家庭和休闲活动

患者对其经历和社会影响的看法：其本身是一个重要类别，因为必须承认，患者的看法将对他们的表现和对治疗的反应产生重大影响

病理生理学机制：被认为产生症状的结构或组织的状态与组织病理学、持续的组织损伤、愈合过程的阶段和所涉及的疼痛机制相关

身体损伤和相关结构/组织来源：症状可能来自的目标组织连同由此产生的损伤。单独识别特定组织通常很困难，在假设所涉及的病理过程的同时，针对由此产生的损伤进行管理是最有效的

导致问题发展和持续的因素：这些可能是环境、心理社会、行为、身体或遗传因素。环境因素可能包括患者的工作站或工作环境、家庭情况。社会心理因素可能包括患者认为疼痛或运动"会造成伤害"的信念所导致的恐惧回避行为，或误解问题的本质所导致的恶化。行为因素可能包括患者在工作或家中做什么、他们的身体活动水平，例如久坐不动的生活方式。身体引起的因素包括活动范围缩小和肌肉无力等要素。遗传因素在某些肌肉骨骼疾病的发展中起着重要作用，如强直性脊柱炎和骨关节炎等（Solomon 等，2001）

体格检查和治疗的注意事项/禁忌证：此项包括患者症状的严重性和激惹性、对筛查问题的反应以及问题的潜在本质

管理策略和治疗计划：是由主观数据的推理和通过与患者讨论所达成的共识构成

预后：这可能受到损伤的阶段和程度以及患者的期望、性格和生活方式等因素的影响。心理-社会（黄旗征）风险因素、患者在工作中感受到的压力（蓝旗征）和工作环境，包括就业和疾病政策以及工作类型和工作量（黑旗征），被认为会强烈影响治疗结果。橙旗征表示需要由受过训练的专业人员适当管理的心理健康障碍（Main 和 Spanswick，2000；Jones 和 Rivett，2004）

Jones 和 Rivett（2019）

表 3-1 主观检查总结

项目	关键信息
患者的背景及其对经历的看法	患者的期望、信念、目标——确定他们的观点——对他们生活质量的影响 年龄、生活方式的细节——家庭和工作情况、家属和休闲活动、体力活动水平
身体图示	当前症状的细节、描述、分布、质量、强度、异常感觉、症状之间的关系
症状表现	对日常活动的影响、加重因素、缓解因素、应对策略、对病情严重性和激惹性的评估、24 小时内症状的表现、病情所处的阶段。慢性化的危险因素
医学筛查问题和家族史	一般健康状况、体重变化（增加或减少）、药物（包括类固醇、抗凝血剂）、其他已有疾病（如糖尿病、甲状腺功能障碍、心血管危险因素、脊髓或马尾症状的神经学筛查、近期影像学细节、血液检查、家族史——癌症、冠心病、骨质疏松症、类风湿关节炎等）
既往史	相关病史［如入院情况、既往发作、既往治疗效果（如有）］
现病史	每个症状区域的病史——症状如何开始以及何时开始、病情的阶段——症状随时间如何变化

Nicholas 等（2016）

为本的背景下进行检查（Goodrich 和 Cornwell，2008）。

- 清楚表明治疗师将患者作为一个人来看待，有助于建立治疗师与患者之间的融洽关系。
- 辨别转诊信中提到的转诊理由是否与患者来访的原因一致。
- 识别对于患者来说重要的是什么，以及患者的症状对其生活造成多大困扰。深入理解

他们的经历对于协作和以人为本的方法至关重要，这种方法已被证明能提高治疗依从性、结果和患者满意度。

- 识别出患者如何看待他们的问题，从而有助于确定他们对参与物理治疗的期望和目标。例如，患者可能期望获得对其症状的安心解释，而不是接受治疗。

为充分了解患者，在患者的社会和工作环境背景下看待其呈现出的症状很重要，这有助于解释患者问题的发病过程或持续原因。

为了确定患者的症状在其生活中造成多大困扰，治疗师可以使用的简短筛查问题如下(Aroll 等,2003;Barker 等,2014)：

- 在过去的1个月里，你的疼痛是否严重到足以阻止你做很多日常活动？这提供了疼痛对功能和如工作、休闲和社会互动等活动的影响。还提供了患者对疼痛的解释和反应的初步了解。
- 在过去的1个月里，你的疼痛是否严重到让你感到担心或情绪低落？这提供了疼痛对患者精神和情绪健康影响的初步信息。

这些问题的答案可以指导治疗师在后期的解释、安慰和康复方法。

身体图示

身体图示是患者正经历的症状区域和类型的视觉表示案例(图3-2)。治疗师使用这些信息来指导推理和进一步的问询。

症状的区域

建议治疗师精确绘制症状的区域。尽管肌肉骨骼功能障碍的最常见症状是疼痛，但不能假设这是唯一表现出的症状。患者常常报道一系列其他症状，如捻发音、弹响声或锁定等。重要的是要使用患者选择的词语来识别他们的症

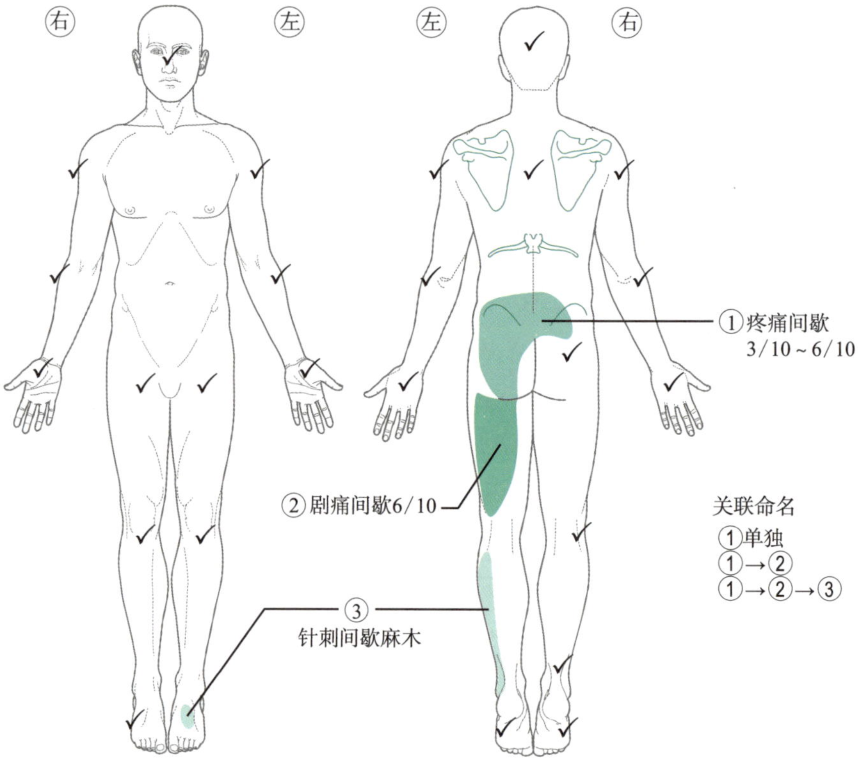

图3-2 身体图示
(经许可，根据 Grieve 1991 重新绘图)

状，例如隐痛或绞痛，以便准确地代表患者的经历。

询问患者感觉症状的来源是有用的："如果你必须把你的手指放在一个你感觉来源的地方，你会放在哪里？"这有助于确定症状的来源，尽管解释这些信息时需要仔细推理。有些疼痛可能是一种牵涉痛，因为症状可以在一个区域感觉到，但由其他地方发散而来。例如，肘部的疼痛可能是局部产生的，也可能是由于颈椎、肩膀或桡神经的病变引起的（参见下文的"牵涉痛"部分）。

让患者辨别出哪个症状对他们的困扰最大（如果有多个区域），可以帮助集中检查和优先治疗。同样重要的是要记住，患者可能只描述最严重的症状，但较轻或不同的症状可能与理解患者病情高度相关。例如，四肢的牵涉痛症状可能源自脊柱段。

与检查部位相关的区域

所有其他相关的区域均需检查有无症状，未受影响的区域在身体图示上打钩（√）。

疼痛：最常见的症状

国际疼痛研究协会（International Association for the Study of Pain，IASP）将疼痛定义为：一种与实际或潜在的组织损伤相关，或类似的令人不快的感觉和情感体验。

IASP 还指出，疼痛始终是个人体验，受到生物-心理-社会因素不同程度的影响。对于每个人来说，这种体验都是不同的。很难估计另一个人的心理和情感上的疼痛体验。对于患者的疼痛体验，应该予以尊重；如果某事对患者来说是疼痛的，治疗师必须接受。定义突出了疼痛的复杂性，并明确指出疼痛总是具有情感方面的影响。定义还表明，疼痛不需要组织损伤，即使患者体验到的疼痛与组织损伤相似。疼痛可能是广泛的或局部的。它可能遵循或不遵循解剖分布规律。疼痛的维度见图 3-3。

疼痛的质量

治疗师询问患者："您如何描述您的疼痛？"患者用来描述其疼痛的形容词可能是情感性质而非物理性质。如折磨、痛苦或恐怖，这可能提供对患者如何体验疼痛的了解。描述疼痛如灼烧、锐痛或刺痛，可以帮助识别涉及的生理机制。结合症状的位置和表现，可能有助于确定出问题的结构（方框 3-2）。理解疼痛的神经生物学机制可以帮助制定针对这些机制的治疗方法（Woolf，2004）。疼痛的外周神经来源可以是伤害感受性或神经病理性的，并且疼痛可能会通过疼痛可塑性的变化而增强。患者可能使用情感描述其疼痛，这提供了患者主观如何体验疼痛的印象。详细信息可参见《佩蒂肌肉骨骼治疗与管理：治疗师手册》（原著第 4 版）中第十章内容。

*疼痛强度。*疼痛强度可以使用数字或视觉模拟评分量表来测量（Hinnant，1994）。这些量表如图 3-4 所示。

请患者指示出最能描述其疼痛强度的数字来完成数字评分量表（numerical rating scale，NRS）。通常，这些数字以 0～10 的 11 分 NRS 表示。左侧端点为 0，表示没有疼痛，右侧端点为 10，表示想象中最严重的疼痛。对于视觉模拟量表（visual analogue scale，VAS），请患者在一条 100 毫米长的线上标记最能代表其疼痛强度的点，线的两端有描述。线两端间没有标记、数字或文字。VAS 评分是从 0 开始到标记点的距离，单位为毫米（mm）。因为要求线长度精确到 100 毫米，并且要用毫米测量，所以 NRS 在临床中更为实用。最后，一些量表使用文字（从无痛到最严重的疼痛）或表情符号（从微笑到非常悲伤）。

当要求患者填写疼痛评分时，治疗师必须清楚和一致，特别是如果要在之后进行比较时。例如，必须明确是否询问了患者当天、平均或最严重时的疼痛。一些治疗师要求患者在疼痛最佳和最差时进行评分，以建立一个范围。英国疼痛学会开发的一套疼痛评分量表要求患者不

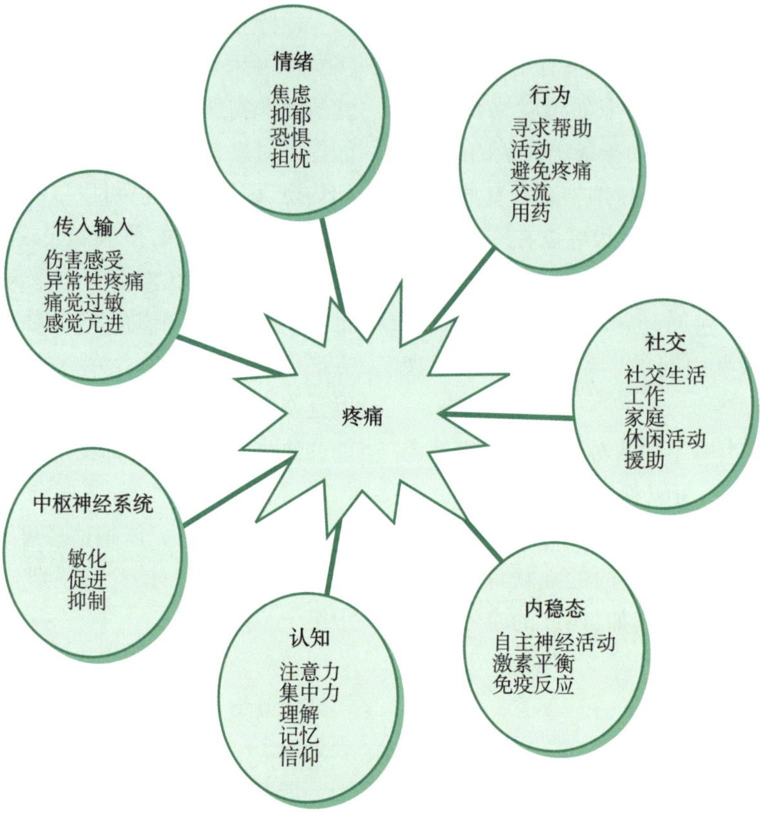

图 3-3 疼痛的维度

仅为当天的疼痛打分,也为过去一周的平均疼痛打分。这套量表还包括与疼痛相关的困扰(当天和平均)的评分,以及对活动的干扰程度和以前治疗的效果。

疼痛量表不能交替互换(即某人在 VAS 上标记疼痛为 80 毫米,不一定会在 NRS 上描述疼痛为 10 分中的 8 分)。疼痛强度评分可以每天重复,在治疗过程中或作为疼痛日记的一部分。这可以构建一个疼痛档案,从而判断患者疼痛的行为或治疗疼痛的有效性。然而要承认,在评估持续性问题患者的干预措施时,测量一系列不同的领域,包括特定疾病的功能、一般健康状况、工作残疾、患者满意度以及疼痛很重要(Chiarotto 等,2016; van Griensven 和 Strong,待出版)。

*牵涉痛。*感觉到远离起源组织的疼痛被称为牵涉痛。疼痛的来源越是近端,牵涉的可能区域就越广。例如,腰椎的关节突关节可以将症状牵涉到下肢和足部(Mooney 和 Robertson,1976),髋关节通常牵涉症状不超过膝关节,足部关节则主要产生局部症状。牵涉痛被认为是感觉神经元在脊髓上汇合在一个共同的二级神经元上(Bogduk, 2009)。图 3-5 说明了来自内脏或深层躯体结构的传入神经元如何汇合在一个主要响应于皮肤区域伤害性感受输入的脊髓背角上的二级神经元(McMahon, 1997; Arendt-Nielsen 等,2000)。

脊柱结构如关节突、韧带和椎间盘等也可以产生体感牵涉痛(Bogduk, 2009)。这种类型的疼痛与神经根性疼痛不同,后者是由于神经根敏化引起的,并呈刺痛状(同上)。关于疼痛性质和神经症状的详细询问,以及随后的详细检查对于区分这些类型的脊柱疼痛至关重要。

方框 3-2 疼痛特征

伤害感受性疼痛

由非神经组织的实际或潜在损伤引起的疼痛，是由于伤害感受器的激活引起的，这与神经性疼痛不同(见下文)。伤害感受性疼痛可能是组织损伤或机械性、炎症性和缺血性影响的结果。

特征如下：

机械性	炎症性	缺血性
局部间歇性疼痛 对机械刺激(如拉伸、挤压或移动)的可预测的一致反应 醒时无/少量痛，起床(更)痛 通常轻至中等严重 对简单的止痛药和非甾体抗炎药(NSAIDs)有反应	持续/变化的疼痛 移动使其快速恶化 潜在疼痛 夜痛，醒时疼痛 高激惹性和严重性 因疼痛移动受限 对非甾体抗炎药(NSAIDs)有反应	通常是间歇性的可预测的模式 • 由于持续的姿势和/或重复的活动加重 • 通过改变姿势或停止重复活动来减轻

引自 van Griensven (2013)。NSAIDs：nonsteroidal antiinflammatory drugs

外周神经病理性疼痛

由外周躯体感觉神经系统的损伤或疾病引起的疼痛。躯体感觉指的是关于身体本身的信息，包括内脏器官，而不是来自身体外部环境的信息。仅存在某些提示神经病变的症状或体征(如触摸引起的疼痛)并不能证明使用“神经性”一词是合理的(同上)。请注意，神经性疼痛也可能是由于中枢神经系统的损伤或疾病引起的(如脊髓损伤或脑卒中后)，在这种情况下，称为中枢神经性疼痛。

可表现为：

- 神经解剖学分布，即沿脊髓节段或外周神经/脑神经通路/路线
- 尽管神经性疼痛可以许多不同的方式表现出来，但典型的描述常只包括灼烧、尖锐、枪击和电击样
- 异常性疼痛(由通常无害的刺激引起的疼痛)、感觉异常(如刺痛或针刺等异常感觉)、感觉障碍(疼痛的感觉异常)、感觉减退、感觉亢进，以及可能是这些症状的混合
- 由神经拉伸、神经压迫(Phalen 试验)或神经触诊(Tinel 试验)引起
- 可能伴有感觉减退或感觉丧失(部分或完全感觉丧失)、肌肉无力和自主神经改变
- 单纯镇痛和抗炎药物反应差
- 对被动治疗的反应各不相同

引自 Cook，van Griensven & Jesson(待出版)，Finnerup 等(2016)

感觉功能障碍性疼痛

疼痛的产生源于感觉感受机制的改变，尽管没有明确的证据表明存在实际的或威胁性的组织损伤导致外周伤害感受器的激活，也没有证据表明躯体感觉系统的疾病或损伤是引起疼痛的原因。换句话说，患者可能因为躯体感觉神经系统功能的变化而产生疼痛，但没有任何证据表明疼痛是由伤害性或神经病理性原因引起的。疼痛可能同时具有伤害性感受和感觉功能障碍性成分(同上)。即：疼痛可能有明确的组织来源，但躯体感觉神经系统的功能改变会改变疼痛的体验方式。

个体的疼痛敏感性和疼痛知觉增强可能是由于神经生理机制所致。这并不表示存在心理因素的叠加效应，因此需要谨慎解读。

可能导致感觉功能障碍性改变的机制之一称为中枢敏化。定义为中枢神经系统中伤害性神经元对其正常或阈下传入的反应性增加。中枢敏化无法直接在人体上测量，但对某些感觉测试的异常性疼痛和痛觉过敏可能表明其存在——见“van Griensven 等，2020”的概述。

可能表现为：

- 痛觉过敏(对疼痛刺激的敏感性增加)
- 异常性疼痛(对无害刺激的疼痛反应)
- 对刺激和测试的反应不一致
- 患者难以定位和描述疼痛
- 疼痛似乎“有自己的思想”
- 广泛分布，非解剖性分布
- 简单的镇痛药可能无效
- 对被动治疗的反应不定或无效

引自 Woolf(2012)，van Griensven 等(2020)

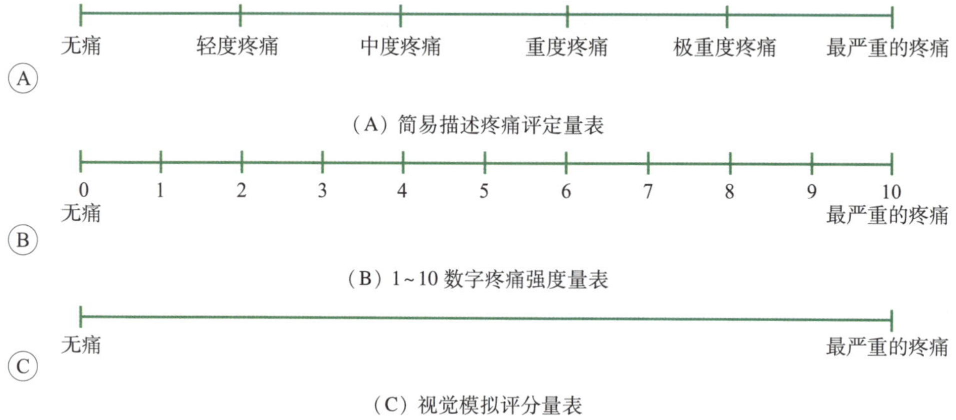

图 3-4　疼痛强度评定量表

(引自 Hinnant, 1994;© Williams 和 Wilkins)

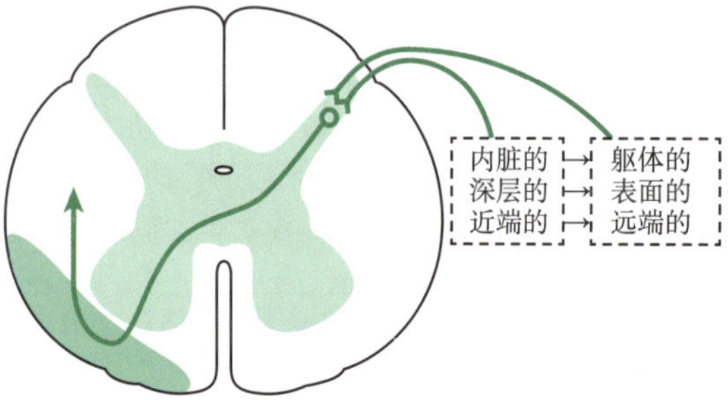

图 3-5　牵涉痛背后的背角通路

(引自 Lindsay 等,1997,经许可)

注:来自不同组织的初级神经元与单个二级神经元形成突触。来自更常受刺激的神经元(右侧方框)的输入或与来自较少受刺激的神经元(左侧方框)的输入共享,或受其易化(McMahon, 1997)。方框之间的箭头表示疼痛牵涉方向

内脏痛也可能牵涉到肌肉和皮肤,从而产生体感疼痛和敏感(Cervero 和 Laird, 2004)。内脏症状的牵涉区域如图 3-6 所示(Lindsay 等,1997)。内脏痛众所周知是弥漫且定位不明确的(Al-Chaer 和 Traub, 2002)。

疼痛最有可能牵涉到受同一节段支配的组织,因为疼痛从内脏"投射"到相应躯体传入纤维供应的区域(图 3-7)。此外,子宫能够将症状牵涉到 T10~L2 和 S2~S5 支配的区域(van Cranenburgh,1989)。内脏牵涉的症状有时可以通过它们不因活动加剧或休息缓解来与肌肉骨骼系统疼痛区分,但并非总是如此。治疗师需要意识到,症状可以从脊柱和躯干牵涉到周围,从周围牵涉到更外周的区域(如髋到膝或肩到肘),以及从内脏牵涉到脊柱和躯干。

肌肉骨骼疼痛的另一个潜在来源是激痛点,被描述为在紧绷的肌离散带上的一个敏锐压痛点,产生局部和牵涉性疼痛(Bron 和 Dommerholt,2012)。尽管触发点最初被描述为可能出现在任何软组织中(Travell 和 Simons,1983),但目前认为其与肌肉过度使用、过度活动或创伤有关(Dommerholt,2011;Bron 和 Dommerholt,2012)。关于触发点及其特征牵涉区域,请参见文献(Donnelly 等,2013)。

异常感觉。在身体图示上标记异常感觉的区域。

异常感觉包括感觉异常(异常感觉)、感觉缺失(感觉完全丧失)、感觉减退(非疼痛性感觉减少)、感觉亢进(非疼痛性刺激增强)和异常性疼痛(由通常无痛的刺激引起的疼痛)。感觉异常包括刺痛、针刺、肿胀、身体某部分的紧身带感和水流过皮肤的感觉。当这种感觉是痛苦时,称为感觉障碍。

上述感觉变化可沿周围或脑神经所分布的任何地方产生,包括神经根、脊髓或大脑。感觉丧失的常见原因是神经压迫,如当颈肋压迫臂丛的一部分,或腕管综合征导致正中神经压迫时。了解神经根的皮肤分布(皮节)、臂丛和腰

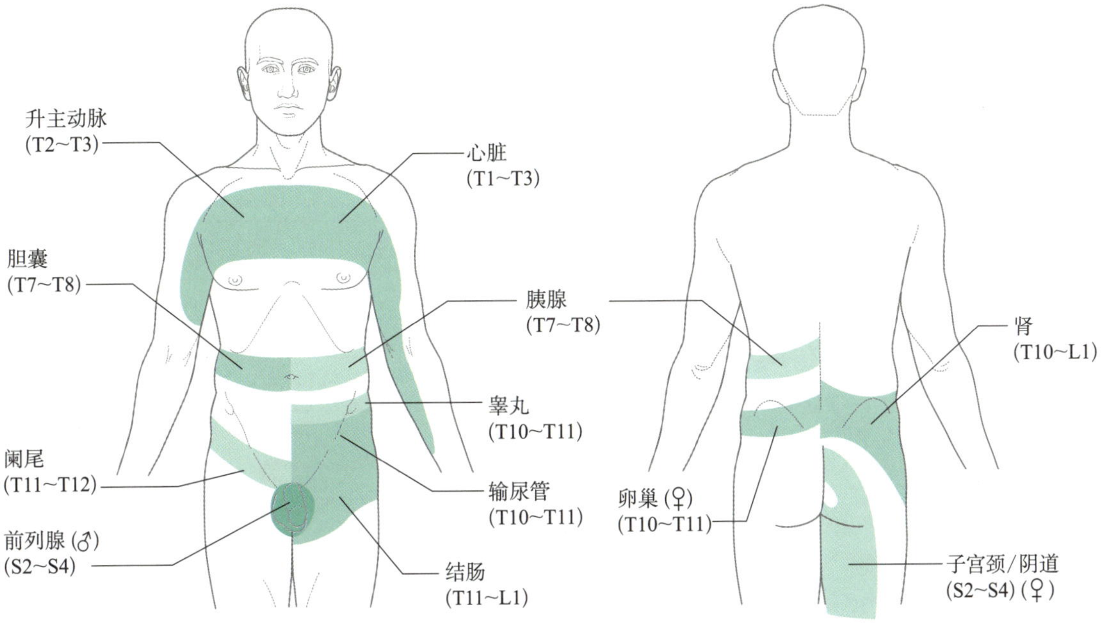

图 3-6 源于内脏的牵涉痛部位

骶丛以及外周神经的分布，能帮助治疗师区分根性病变和周围神经病变的感觉丧失。皮肤支配区域和皮节见第四章图 4-12~图 4-15。

持续性或间歇性症状

“持续性”在此用于描述全天 24 小时内不间断感觉到的症状；如果症状即使只有几分钟的缓解，也意味着症状是间歇性的。一些患者直到被问及是否曾经无痛时，才描述他们的疼痛是持续性的。间歇性症状的频率很重要，因为可能存在很大的差异，从每月一次的症状到每小时一次的症状。在此阶段提供具体的细节非常有用，以便在后续的治疗中清楚地监测进展。没有变化的持续性疼痛是严重病变的特征（如肿瘤）。强度变化的持续性疼痛可能提示持续的炎症或感染过程。对机械力产生持续反应的疼痛，例如某些姿势或动作引起的疼痛，提示伤害性感受或组织起源（van Griensven 和 Trendafilova，待出版）。

症状之间的关系

症状区域之间的互相关系问题非常重要，因为有助于建立症状之间的联系，并提供出问题结构的有关线索。例如，当背部疼痛更严重时才出现的腿后部疼痛表明腿痛和背痛是由同一结构引起的。

这样就完成了可以记录在身体图示上的信息。一个完整的身体图示的例子见图 3-3。

> **知识校验**
> 1. 为什么要让患者描述他们的疼痛？
> 2. 疼痛强度如何量化？为什么这个有用呢？
> 3. 什么是牵涉痛？
> 4. 为什么主诉持续疼痛是潜在的隐患？

对功能的影响

治疗师询问症状如何影响患者的日常功能，包括坐、站、走、跑、洗澡、驾驶和提举等活动，这些活动可能会影响他们参与工作、家庭生活和休闲活动的能力。

功能障碍的影响可以通过一系列患者报告

身体图示 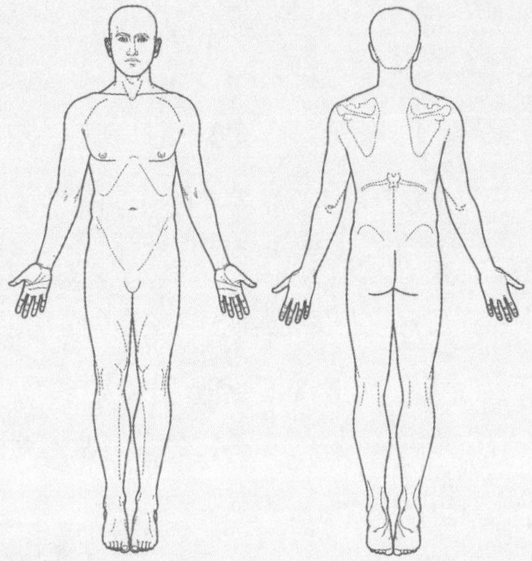 症状关系	姓名 年龄 日期 患者看法 社会史 患者预期 能力 限制 现病史 改善 稳定 恶化 家族史 一般健康状况 体重
疼痛强度 0 1 2 3 4 5 6 7 8 9 10	特殊问题 药物 X线/扫描检查/检查
加重因素	24小时行为 醒时 上午 中午 下午 夜晚
减轻因素	初步假设/备选假设
严重性 激惹性 高/中/低 是 否	体格检查 必须 应该 可能

图 3-7 主观检查表

的结果测量（patient-reported outcome measure，PROMS）来衡量。一些是通用的，如患者特定功能量表；而另一些是区域或疾病特定的，如Roland Morris 问卷或 Oswestry 残疾指数。结果测量提供了基线测量，可以用来评估未来干预措施的影响。选择测量工具时必须考虑一系列因素,如是否适合特定患者以及可靠性和有效性(Kyte 等,2015)。

加重因素和缓解因素

加重因素和缓解因素有助于治疗师推测患者症状的可能原因,如出问题的结构,还有助于判断患者症状的严重性(severity,S)和激惹性(irritability,I),以便治疗师能够开始规划体格检查。

进一步的询问还可以确定患者对疼痛的反应及其应对策略的影响。这有助于了解在功能、健康和残疾框架内的个人因素相对贡献(WHO, 2001)。

加重因素

对于每个有症状的区域,治疗师询问患者是否能够识别何种因素会加重或再现其症状。治疗师利用这些信息分析加重症状的动作或姿势,并推测可能引起症状的结构。例如,治疗师会预计并猜想理论上已知的加重因素为髋部和膝部的问题,如蹲下和上下楼梯。如果患者无法识别出加重因素,这会增加治疗师怀疑问题可能不是肌肉骨骼来源的指数。

详细的信息(方框 3-3)有助于识别功能限制,最显著的是在患者的临床记录中用星号(*)标出,以便在体格检查中进行仔细检查。可以用作重新评估标记,以评估治疗干预。

缓解因素

这些指的是缓解患者症状的动作或姿势。与加重因素一样,需确定确切的动作或姿势,以及缓解每种症状所需的时间。这些信息有助于治疗师判断激惹性,从而可以在体格检查中快速或容易地缓解患者的症状。通过改变动作或姿势容易缓解的症状可能会对治疗迅速产生反应。治疗师详细分析缓解的动作或姿势,以推测可能引起症状的原因。确定一种症状的缓解对其他症状的影响,因为这有助于确定症状之间是否存在关系。

应对策略

在确定了加重因素和缓解因素后,治疗师必须确定患者是否以及如何使用这些策略来管理他们的病情。例如,他们可能会改变或放弃活动以应对症状。治疗师必须判断这种调整是否可能是有益的。短期减少或避免某些活动可能是一种有效的策略,以应对损伤,因此被称为适应性的。在存在疼痛的情况下寻找继续活动的方法也可以是适应性的。另一方面,长时间避免大多数活动可能是“适应不良”:可能会减少疼痛,但也会导致健康和功能能力下降,可能干扰社会活动、工作和休闲。适应不良的应对策略可能会促成并持续患者的问题,并妨碍治疗(Harding 和 Williams, 1995; Shorland, 1998; Main 等,2008)。不利的应对策略可能包括以下几个方面。

避免活动:导致废用、缺乏健康、力量和灵活性降低。这种策略可能会减少休闲活动和工作的参与,并带来额外的社会和

方框 3-3 确定激惹性、严重性和症状关系的问题示例

患者的症状再现有多快	出现症状(或使症状恶化)所需的时间表明症状的激惹性,因此在体格检查中重现患者的症状是多么困难或容易。例如,在诊所里重现 90 分钟足球比赛后感觉到的膝关节症状比重现爬一段楼梯引起的症状更难
患者能否维持一个姿势或动作	如果症状过于严重,患者可能会报告不得不停止特定活动。例如,由于神经组织的机械敏感性,主诉正中神经症状的患者打字时可能受到严重限制
当这个症状出现或恶化时,其他症状有何变化	这些信息有助于确认症状之间的关系。如果不同的症状因相同的姿势或动作而加重,则表明症状是由相同的来源或结构引起的

经济后果。

活动不足/过度活动周期:在疼痛的日子里避免活动,然后在其他日子里过度活动。在“糟糕”的日子里,由于不使用而导致的活动耐力降低会导致“好”日子里的组织超载。随着时间的推移,疼痛可能会逐渐增加,活动也逐渐减少。

长期使用药物:可能会导致便秘、消化不良和嗜睡等不良反应。虽然药物可能有助于控制症状,但其不良反应可能会随着时间的推移而增加,并干扰一般功能和病变的恢复。此外,患者可能会对药物产生依赖性。

建议咨询多位治疗师和专家,以寻求诊断或治疗建议(Butler 和 Moseley, 2003)。

不愿意主动控制,但坚持被动和无益的应对策略。

症状的严重性和激惹性

治疗师必须判断患者的症状是否严重和/或激惹,以便在体格检查中避免不必要地加重患者的症状。

症状的严重性

症状的严重性是指症状限制或使动作和/或功能停下的程度,并与症状的强度有关(Banks 和 Hengeveld, 2014)。例如,治疗师询问肩痛患者“当你伸手去拿厨房柜子里的东西时感觉到肩膀的剧痛,你还能继续伸手吗?还是必须停止?”如果在某一动作范围的某一点引起的症状非常严重,以至于必须立即停止动作,则这些症状被定义为严重。

如果症状严重,患者将无法忍受更深入的结构测试,如施加的过度压力、重复或组合的动作。对于这些患者,动作必须在或接近症状出现的点上进行。另一方面,当症状的严重性程度低时,患者将能够忍受更深入的测试(Banks 和 Hengeveld, 2014)。严重性通常由治疗师用主观描述性测量表示,分为轻度、中度或重度。

症状的激惹性

激惹性是指引起症状的刺激量、症状的严重性以及缓解所需时间的组合(Banks 和 Hengeveld, 2014)。

例如,当某个动作引起疼痛或加重疼痛,并且这种疼痛持续一段时间时,则认为症状具有激惹性。任何持续超过几秒钟的疼痛都需要在测试期间停顿,以允许症状恢复到休息水平。如果症状在动作停止后立即缓解,则认为症状具有非激惹性。

治疗师可能会问:“当你伸手去拿厨房柜子里的东西时感到肩膀剧痛,你停下了。你的疼痛会如何变化?”如果疼痛立即缓解,则认为疼痛是非激惹性的,可以进行更深入的体格检查(如可以持续选定的动作),并且重复进行等。如果症状需要几分钟才消失,那么症状具有激惹性,因此治疗师运用他们的推理来判断体格检查的限制,以避免使患者的症状恶化并确定缓解疼痛的策略。

偶尔可能会出现潜在的激惹性症状。例如,如果症状是神经源性的,某个动作或姿势可能会在几分钟后延迟诱发症状。

患者的症状通常表现为多种症状的组合,需要谨慎推理。例如,它们可能不严重但是激惹,也可能是严重但非激惹,或者既严重又是激惹性的。

症状的24小时行为

夜间症状

睡眠质量对一个人的健康至关重要。睡眠质量和时长与持续性疼痛的风险有关(Finan 等,2013; Afolalu 等,2018)。可以探讨如何了解患者的睡眠模式。

- 患者是否因为症状而难以入睡?躺下可以

减少负重关节上的压力,从而缓解直立姿势引起的症状。

- 他们每天有多少小时的睡眠?
- 哪些姿势对患者来说最舒适和最不舒适?治疗师可以分析这些姿势以便为他们的推理提供依据。
- 患者使用了多少个枕头以及哪种类型的枕头?枕头是如何放置的?这些信息可能与颈椎疼痛患者有关,因为枕头可能会造成过度屈曲或侧屈的颈椎休息姿势。
- 患者使用的床垫是紧实的还是柔软的,最近换过床垫吗?新床垫引起的睡眠姿势改变有时足以引发脊柱症状。
- 患者是否因症状而惊醒,如果是,是哪些症状?它们是否与动作有关(例如在床上或由某姿势翻身?)
- 这些症状在多大程度上在夜间困扰患者?
- 患者一夜醒来多少次?
- 过去的 1 周里,有多少个夜晚患者曾经醒来?
- 患者醒来后会做什么?例如,患者可以调整姿势还是必须起床?如果起床,他们会做什么?他们会吃止痛药吗?坐/躺在沙发上?
- 患者能够重新入睡吗?
- 重新入睡需要多长时间?

尽可能详细地了解这些信息,以便用来判断严重性、激惹性以及睡眠不足可能对疼痛的影响。该信息可以指导治疗的优先级,并为评估治疗的反应提供基线数据。

晨间症状

患者早晨起床前的症状是什么?他们是否感觉清醒和有精神?患者起床后,他们的症状会怎样?持续的晨痛和僵硬,如果动作仅有少量改善,可能提示炎症过程,如类风湿关节炎(Magee 和 Manske,2021)。早晨最少量或没有疼痛伴僵硬与退行性疾病有关,如骨关节炎或颈椎病(Huskisson 等,1979;Rao 等,2007)。

晚间症状

晚上的症状可能取决于患者的日常活动水平。运动加重和休息缓解的症状通常表明是肌肉骨骼系统的机械性问题。随活动加剧的症状可能是由重复的机械应力、炎症过程或退行性过程所导致。

> **知识校验**
>
> 1. 解释询问患者引起症状的活动的价值。
> 2. 如何解释适应和适应不良这两个术语?
> 3. 您能举例说明患者可能针对症状采取的无益策略吗?

病情阶段

了解症状是好转、恶化还是保持不变,有助于确定病情的阶段,并帮助治疗师临床推理预后。症状恶化的患者通常比症状好转的患者需要更长的时间才能对治疗产生反应。了解所考虑的病情的自然发展过程是重要的(van Griensven,2005)。

慢性化和不良治疗结果的风险因素

在最初的几周或几个月内,患者某些方面的表现可能表明他们的急性或亚急性疼痛转为持续性疼痛的风险升高(表 3-2)。这些被称为慢性化和不良治疗结果的“风险因素”。在背部疼痛中,心理和社会风险因素被称为社会心理的黄旗征(Kendall 等,1997;Waddell,2004)。黄旗征和其他旗征的列表如表 3-2 所示。风险因素和黄旗征引起治疗师对慢性化可能性的关注,但它们不应与患者恢复的诊断或绝对预测因素混淆(Mallen 等,2007)。因此,治疗师应验证患者的风险因素是否与此相关。同样重要的是,不能仅仅因为风险因素而放弃患者,而是要解决可能阻碍他们完全恢复的问题。

表3-2 旗征的类型

旗征	特点	示例
红	提示严重病变的症状，例如马尾、骨折、肿瘤	严重的意外体重减轻、进行性神经症状
橙	精神病理学	临床型抑郁症、人格障碍
黄	对症状的心理反应	关于疼痛本质的无益信念、必须避免疼痛的信念、担心焦虑
蓝	对于工作对疼痛或健康影响的看法	认为工作会造成进一步伤害、认为经理不支持
黑	除患者和治疗师外影响恢复的阻碍，如社会经济情况、接触医疗保健的机会等背景因素	无法适应的工作、缺乏重返工作岗位的选择、过度关心的家庭成员

引自 Linto 等（2011），Waddell（2004），Main 和 George（2011），Nicholas 等（2016）

系统综述已确定了肌肉骨骼疼痛患者的风险因素（Artus 等，2017）。

以下发现可能预示康复不良或对治疗反应不佳：

疼痛相关危险因素

- 疼痛强度高
- 广泛的疼痛
- 长期疼痛

心理危险因素

- 躯体化（由精神和情绪问题引起的身体症状）
- 焦虑
- 抑郁

社会风险因素

- 高度功能性残疾

有证据表明，使用止痛药和患者的教育水平不是风险因素。

问卷调查可能有助于识别患者的风险水平，如针对背痛的 STarT Back（https://startback.hfac.keele.ac.uk/）和针对下背痛患者的 Örebro 肌肉骨骼疼痛筛查问卷简版（the short form of the Örebro Musculoskeletal Pain Screening Questionnaire，ÖMPSQ－简版）（Simula 等，2020）。

如果认为患者有发展为持续性疼痛的风险，要尽一切努力优化疼痛控制。这可能包括咨询、物理治疗干预以及与全科或内科医生合作开具处方药。

筛查/特殊问题

必须每次都询问筛查问题，以识别现有的病情和共病，这些可能是体格检查和/或治疗的禁忌证或注意事项（表3-3）。治疗师需要对患者病情可能潜在的病变进行临床推理，并筛查其表现中是否有任何特征表明其症状不是由肌肉骨骼系统引起的，例如内脏或全身性疾病或更严重的病理指标（Deyo 等，1992；Goodman 等，2018）。

提示严重脊柱病理的体征和症状，如肿瘤、感染、骨折或脊髓/马尾受压称为“红旗”征（表3-4）。重要的是要意识到，单一“红旗”征并不一定意味着存在严重的病变，而是需要在整个人的背景下进行推理。国际骨科操作治疗师联合会（IFOMPT）认可的框架支持对“红旗”征的临床推理（Finucane 等，2020）（见“治疗与管理”分册第十一章，Barnard 和 Ryder，2024）。

一般健康状况

治疗师应与患者探讨生活方式选择，如饮食、吸烟、酒精摄入、娱乐性药物使用、体力活动水平。压力、焦虑或抑郁的感觉也会影响健康。全身性、代谢性或恶性疾病患者常常感觉不适或疲倦（Greenhalgh 和 Selfe，2010）。

体重减轻

患者的体重有变化吗？如果患者报告体重减轻，重要的是确定这是否是计划内的。如果

表 3-3 体格检查和治疗的注意事项/禁忌证示例

主观检查的各个方面	主观信息	检查和/或治疗的可能原因/影响
身体图示	持续不断的疼痛	恶性肿瘤、全身性、炎症原因将需要最低限度的体格筛查和转诊以进行进一步探查
	肩峰以下的上肢症状或臀褶以下的下肢症状	可能的神经根压迫。在体格检查中进行适当的神经完整性测试
	上肢或下肢广泛的感觉变化和/或无力	压迫多个神经根、代谢性（如糖尿病、维生素 B_{12}）、全身性（如类风湿关节炎）
加重因素	症状严重和/或激惹	在治疗中注意避免不必要的刺激或导致病情恶化
特殊问题	不适感	全身性或代谢性疾病
	一般健康情况 • 恶性疾病史，缓解期	不排除人工检查和治疗
	• 与当前症状相关的活动性恶性疾病	症状不符合典型的肌骨表现
	• 与当前症状不相关的活动性恶性疾病	需要推理疾病的位置、疾病过程的影响以及可能的治疗对整体组织健康的影响
	• 子宫切除	骨质疏松的风险增加
	近期无原因的体重下降	恶性肿瘤、全身性的
	诊断有骨骼疾病（如骨质疏松、Paget 脆骨）	骨可能异常和/或变弱
	类风湿关节炎或其他炎症性关节疾病	避免对骨骼施加强烈的直接应力，尤其是肋骨 避免使上颈椎进行附属运动和生理运动，并注意其他关节
	诊断有感染性关节炎	在活动期，制动是首选的治疗方法
	诊断有脊椎峡部裂或脊椎滑脱	避免对半脱位椎体水平施加强烈的直接压力
	全身性类固醇	骨质疏松症、皮肤状况不佳需要谨慎处理，避免使用胶布
	抗凝治疗	血液凝结的时间增加。软组织容易瘀斑
	人类免疫缺陷病毒（HIV）	检查药物和可能的副作用
	妊娠	韧带松弛，可能要避免用力过猛
	糖尿病	延迟愈合、周围神经病变
	双侧手/脚针刺和/或麻木	脊髓压迫、周围神经病变
	步行困难	脊髓压迫、周围神经病变、上运动神经元损伤
	膀胱和/或肠功能紊乱	马尾综合征
	会阴（鞍区）	马尾综合征
	麻醉/感觉异常	
	对于有颈胸症状的患者：头晕、视力改变、恶心、共济失调、跌倒发作、面部感觉改变、说话困难、吞咽困难、症状性麻痹、偏侧感觉缺失、偏瘫	颈动脉功能障碍、上颈椎不稳定、内耳疾病
	心或呼吸疾病	可以排除一些治疗姿势
	口服避孕药	血栓形成的可能性增加——可以避免对颈椎进行较强的手法
	吸烟史	循环系统问题——增加血栓形成的可能性
近期史	外伤	可能未被发现的骨折，如舟状骨

HIV：human immunodeficiency virus

表 3-4 “红旗”征分级列表

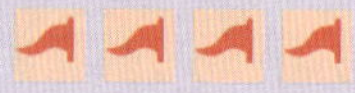	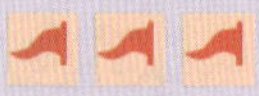	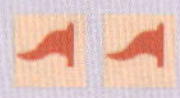	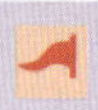
• >50 岁+ • 癌症史+ • 无原因的体重减轻+ • 保守治疗 1/12 后仍未改善	• <10 岁和>51 岁 • 癌症、TB、HIV 或 IV 药物使用病史、骨质疏松 • 体重减轻>BW 的 10% • 严重的夜间疼痛 • 括约肌张力和 S4（感觉运动）丧失 • 膀胱和肠道症状 • 足底伸肌反应阳性	• 11~19 岁 • 体重减轻 BW 的 5%~10%（3~6 个月） • 持续进行性疼痛 • 带状疼痛 • 腹痛和排便习惯改变 • 无法仰卧 • 痉挛和步态紊乱	• 行动不便、绊倒、跌倒和楼梯问题 • “烦人的腿” • 体重减轻<BW 的 5%（3~6 个月） • 吸烟 • 全身性不适创伤双侧刺痛和刺痒感 • 既往治疗失败 • 胸痛 • 头痛 • 明显的关节僵硬

BW：body weight，体重；HIV：human immunodeficiency virus，人类免疫缺陷病毒；IV：intravenous，静脉内的；TB：tuberculosis，结核

参考文献：Greenhalgh 和 Selfe（2010）

不是，他们能否进行解释。例如，是通过体力活动的变化或饮食，还是由于感觉不适引起？他们的症状是否影响了食欲？他们在多长时间内失去多少体重？治疗师需要警惕，特别是如果患者报告在 3~6 个月内体重减轻了 5%~10%，因为这种程度的体重减轻可能提示恶性肿瘤或全身性疾病如结核病（TB）或人类免疫缺陷病毒（HIV）（Finucane 等，2020）。体重增加可能会增加肌肉骨骼结构的负担，也可能与体力活动的减少有关。

心血管疾病

患者是否有心血管疾病的病史，如高血压、心绞痛、心肌梗死或脑卒中？他们是如何管理病情的如药物和监测？起搏器将是一些电疗的禁忌证。

血流动力学改变是“红旗”征，因为如深静脉血栓这样的血管病的一期特征是疼痛。患者可能主诉因运动引起的非皮肤节段性疼痛，描述为脉动或搏动。治疗师需要考虑报告的症状是否与该患者的风险因素相关，如久坐的生活方式、吸烟史或高 BMI，这些因素可能提高潜在血管病变的怀疑。心血管疾病的家族史也是相关的，例如，腹主动脉瘤可表现为非机械性背痛（van Wyngaarden 等，2014）。

呼吸系统疾病

患者是否有影响其呼吸的疾病，如哮喘？如果是，他们如何管理，是否服用药物（如吸入剂）？长期呼吸系统疾病的药物包括类固醇，可能影响骨骼健康，导致骨质疏松。此外，呼吸问题患者可能会表现出运动耐力下降，并因气喘无法平卧或俯卧。

癫痫

患者是否患有癫痫？如果有，他/她有哪种类型的癫痫发作？是否服药？病情是否得到良好控制？最后一次发作是什么时候？是否有任何特定的触发因素？抗癫痫药物的不良反应包括情绪影响和增加骨质疏松的风险（Arora 等，2016）。

甲状腺疾病

患者是否有甲状腺疾病史？是甲状腺功能减退还是亢进？控制得如何？甲状腺功能障碍与肌肉骨骼疾病的高发率相关，如肩周炎、Dupuytren 挛缩、扳机指和腕管综合征（Cakir 等，2003）。

糖尿病

患者是否患有糖尿病？如果是，是1型还是2型？已诊断多久？他们的糖尿病是如何管理的？病情控制得如何？糖尿病患者可能会出现一系列肌肉骨骼疾病，如腕管综合征、肩周炎和周围神经病（Greenhalgh 和 Selfe，2010）。组织愈合可能会因这种疾病的存在而减慢，从而影响预后（Brem 和 Tomic-Canic，2007）。

癌症

询问癌症病史非常重要。一级亲属（例如父母）或兄弟姐妹的病史可能是相关的，因为某些癌症具有明显的家族史，如乳腺癌，通常转移到骨骼以及前列腺、肾脏、肺和甲状腺（Greenhalgh 和 Selfe，2010；Finucane 等，2020）。恶性疾病处于缓解期的病史不是体格检查或治疗禁忌证，尽管需要确认出现的症状是肌肉骨骼引起的。另一方面，如果有活动性恶性肿瘤，体格检查的主要目的是明确出现的症状是否可能由恶性肿瘤引起，或是否有单独的肌肉骨骼疾病。怀疑与恶性肿瘤有关的症状需要转诊。

结核病

由于结核病发病率呈上升趋势，特别是在贫困社会经济群体中（Bhatti 等，1995），治疗师必须警惕并询问如夜汗、体重减轻和疲劳的症状。大多数肺外结核如骨结核病变常位于脊柱T10~L1，早期患者可能会表现为背痛。既往病史也应注意，因为结核病可以潜伏30~40年。

人类免疫缺陷病毒

人类免疫缺陷病毒（HIV）感染是一种获得性疾病，影响免疫系统，使感染者易患严重疾病，然而，他们可能会在长达10年的时间里保持无症状状态。60%的HIV阳性患者和1%~2%的HIV阴性患者骨骼系统受累（Greenhalgh 和 Selfe，2010）。HIV是一种神经营养性病毒，导致感染早期中枢和周围神经系统组织的脱髓鞘。这可能会导致患者出现脊髓病，影响脊柱和/或疼痛的感觉周围神经病变，造成患者手部或足部的症状（Goodman 等，2018）。

炎症性关节病

患者是否被诊断为炎症性关节病？患者是否表现出炎症性疾病的症状，如类风湿关节炎或脊柱关节炎？是否有类风湿关节炎（rheumatoid arthiritis，RA）、脊柱关节炎或银屑病的家族史？是否伴随关节外炎症性疾病，如炎症性肠病、葡萄膜炎或指甲或皮肤的银屑病？（MacMillan 等，2021）。症状因个体而异，但通常患者报告为隐袭发作，可能伴有不适、发热、食欲缺乏、体重减轻和疲劳。最近是否有过胃肠或泌尿生殖系统感染，因为这些可能会引发反应性关节炎。他们可能在转诊时患有广泛的肌肉骨骼疼痛，并且在询问时报告关节自发性肿胀，特别是手和足，以及肌腱于骨骼附着处的炎症。早晨僵硬持续超过30分钟对于怀疑炎症性疾病非常重要（McCrum，2019）。如果怀疑有炎症性关节病，需要将患者转诊到风湿病科进一步检查。对于已有类风湿关节炎的患者，在体格检查中需要小心，因为可能会出现关节侵蚀和慢性滑膜炎，特别是影响上颈椎韧带的稳定性。由于类固醇药物治疗，骨骼健康也可能受到影响。

骨质疏松

治疗师需要询问患者是否被诊断为骨质疏松症，因为这将是体格检查的注意事项。骨质疏松症是最常见的代谢性骨病，其发病率在50岁以上的绝经后女性中增加。询问月经周期和更年期问题可以提供有关激素对骨骼健康影响的深入了解。继发性骨质疏松症也见于内分泌和代谢疾病患者，如甲状腺功能亢进或炎症性疾病（如类风湿关节炎或克罗恩病）（Greenhalgh 和 Selfe，2019）。长期使用某些药物，如类固醇和抗惊厥药物，可能导致骨质疏松症（Finucane 等，2020）。如每天吸烟超过20支和每天饮酒超过3个单位的生活方式已确认是增加骨折风险的因素。询问营养健康问题是有意义的,因为节食或进食紊乱史将影响骨骼健康。治疗师需要详细的病史,以识别风险因素来进行推理,并在有疑虑时转诊(例如,患者可能会出现与压缩骨折相关的急性胸椎/上腰椎疼痛)(Goodman 等,2018)。

神经系统症状

患者是否经历过任何神经系统症状,如刺痛、针刺感、疼痛、无力或感觉过敏?治疗师必须判断症状是否可能来自中枢神经系统(central nervous system,CNS)或周围神经系统。对于脊柱疾病,收集以下信息将有助于推理。

患者是否经历过提示脊髓压迫的症状(即从枕骨大孔到L2的脊髓的压迫)?这可能发生在任何脊柱段,但最常见于颈椎,通常是椎管狭窄引起的颈脊髓病的结果。典型的症状(如疼痛、颈部僵硬、感觉异常、无力、笨拙、失衡、排尿控制困难和活动受限)和体征(如颈部活动范围减少、感觉异常、无力、痉挛和步态障碍)在疾病进展时变得更加明显(Salvi 等,2006)。这些症状是体格检查中神经完整性测试的指征。转移性疾病也可能是脊髓压迫的原因,除了下肢神经变化以外,通常描述为围绕躯干的束带样剧烈疼痛也是一个重要的临床表现。脊髓压迫的症状需要紧急转诊进行磁共振成像(MRI)检查(Greenhalgh 和 Selfe, 2010; Finucane 等, 2020; Greenhalgh 等,2020)。

治疗师筛查患者通常是由椎间盘突出或转移性疾病引起的马尾综合征(cauda equina syndrome,CES)。L1~L2 水平的马尾压迫会产生感觉和运动神经问题,最重要的是不可逆的膀胱和肠道功能障碍(Greenhalgh 和 Selfe,2010)。患者可能因回答膀胱、肠道和性功能障碍的问题而感到尴尬,因此治疗师必须解释为什么这些信息很重要。使用适当的语言询问患者是否注意到膀胱或尿道括约肌紊乱的变化,这可能包括尿潴留、大小便失禁、犹豫、紧迫感或不完全排空感。患者在使用卫生纸时,肛门、会阴或生殖器周围是否有感觉丧失/减退?他们是否经历过性功能的变化(例如感觉丧失或无法勃起)?这些症状必须根据任何相关的背痛以及共存的条件和药物(如阿米替林)进行临床推理,这可能为膀胱或肠道功能的变化提供另一种解释。CES 相对罕见,但如果怀疑是手术紧急情况,早期手术脊柱减压会产生最成功的结果。治疗师需要保持警惕,为存在风险的患者提供安全保障,并制定适当的途径方案,以便对患者进行更快速、恰当的处理(Greenhalgh 等,2020;Finucane 等,2020)(见“治疗与管理”分册第九章,Barnard 和 Ryder,2024)。

颈动脉功能障碍

表现出颈痛和头痛的患者应筛查颈动脉功能障碍(cervical artery dysfunction,CAD)。问题要获取可能的外伤或感染暴露史的详细的信息(Thomas,2016)以及任何表明缺血的症状,如视力障碍、听觉变化、味觉、吞咽或语言困难、平衡或步态障碍、肢体无力或感觉异常。主观史中可能出现与典型肌肉骨骼模式不符的临床模式。治疗师必须推断所有的风险因素,如心血管健康、高血压、高胆固醇或脑卒中的家族史,以识别可能表明血管原因的临床模式的元素。更多信息请参阅(Rushton 等,2020)和“治疗与管理”分册第八章(Barnard 和 Ryder,2024)。

神经病理性疼痛症状

神经病理性疼痛是由躯体感觉神经系统病变或疾病引起的疼痛。如果治疗师怀疑患者的疼痛可能是神经病理性的,经过验证的神经病理性筛查工具可能会有所帮助。这些工具使治疗师能够系统地为患者的体征和症状评分。常用的筛查工具有 Leeds 神经病理性症状和体征评估(Leeds assessment of neuropathic symptoms and signs,LANSS)、神经病理性疼痛问卷(neuropathic pain questionnaire,NPQ)、神经病理性疼痛筛查问卷 4(Douleur Neuropathique en 4,

DN4)、painDETECT 量表和 ID 疼痛量表(Bennett 等,2007)。LANSS 和 DN4 包括一些简单的物理测试,如刷子感觉超敏和针刺阈值。

关节过度活动症候群

影响结缔组织的关节过度活动相关疾病的范围从无症状的全身关节松弛到症状性的关节过度活动,被定义为关节过度活动症候群(hypermobility spectrum disorder,HSD)和过度活动型 Ehlers-Danlos 综合征(hypermobile Ehlers-Danlos syndrome,hEDS)。患者是否被诊断为 HSD 或 hEDS? HSD/hEDS 患者可能表现出广泛的弥漫性疼痛,同时还报道了一系列症状,如疲劳和内脏问题,并可能有反复出现的肌肉骨骼问题史(Russek 等,2019)。如果怀疑是 hEDS,五个简单的问题可以帮助识别这种综合征(Hakim 和 Grahame,2003)。

1. 你现在(或曾经)能否在不弯曲膝盖的情况下将手放平在地上?

2. 你现在(或曾经)能否将拇指弯到接触前臂?

3. 孩童时期,你曾经通过扭曲身体成奇怪的形状来娱乐你的朋友吗? 你能做劈叉吗?

4. 孩童或青少年时期,你的膝盖或肩膀是否多次脱臼?

5. 你认为自己是"双关节"吗?

这些问题包含在诊断标准中,旨在改善此类患者的主观筛查、体格检查和适当的管理能力(Russek 等,2019)。

> **知识校验**
>
> 1. 举例说明严重脊柱病理的"红旗"征。
> 2. 为了确定心血管疾病的危险因素,需要问哪些筛查问题?
> 3. 颈脊髓病的症状是什么?
> 4. 您会如何筛查马尾综合征?

药物治疗

一系列关于药物的问题可以为临床推理过程提供信息。

1. 患者是否长期服用药物/类固醇? 长时间服用高剂量的皮质类固醇会使皮肤皱缩,并导致骨质疏松症。在这种情况下,对患者要谨慎操作,避免使用胶布,以免损伤皮肤。由于骨质疏松症的可能性增加,不建议对骨骼施加强烈的直接应力。

2. 长期使用药物可能会导致便秘、消化不良和嗜睡等不良反应,并可能导致患者对药物产生依赖性。这可能会影响他们的一般功能,阻碍恢复。

3. 患者是否服用了抗凝剂? 如果是这样,需要在体格检查和治疗中进行护理,以避免对组织产生创伤和导致后续出血。

4. 药物使用可以提供有关病理过程的信息,并可能影响治疗。例如,抗炎药物的疗效表明是否存在炎症。WHO 三步止痛阶梯结合患者疼痛的程度和潜在机制推荐合适的止痛方法。关于疼痛药理学的全面介绍,读者可以参考 Smith 和 Muralidharan 的书(待出版)。如果患者在服用止痛药后不久参与评估/治疗,可能需要注意,因为疼痛可能会暂时被掩盖。治疗师还需要了解药物的任何不良反应。治疗师必须继续监测药物使用情况,并准备与医疗同事讨论患者的药物。

5. 患者的所有药物是否都已开处方,或者患者是否正在服用(额外的)非处方药? 患者是否服用大麻等非法药物?

6. 药物有帮助吗? 例如,对抗炎药物的积极反应表明存在炎症过程,而缺乏反应则表明患者症状的其他来源和/或影响。

放射线、医学影像和测试

患者是否接受过 X 线检查或其他医学检查? 如果是,这些测试结果是什么? 患者对所告知的内容了解多少? 普通放射线检查有助于诊断骨折、关节炎和严重的骨病变,如感染、骨质疏松或肿瘤。影像学检查可以提供有用的信息,但发现必须始终与患者的临床表现相结合。尤其是脊柱X线片,可能揭示正常的与年龄相关的脊柱退行性变化,但不一定与患者的症状相关(Brinjikji 等,2015)。有证据表明,影像结果可能会对患者的幸福感产生负面影响(Sharma 等,2020)。如果没有向患者提供正常的流行病学数据,影像学报告可能会导致持续疼痛(McCullough 等,2012)。因此,常规脊柱X线片不再被认为适用于非创伤性脊柱疼痛(NICE,2016)。

其他成像技术包括CT、MRI、脊髓造影、椎间盘造影、骨扫描和关节造影。这些测试的结果可以帮助确定患者病情的性质,但必须仅根据合理的推理和临床指征提出要求。这些检查及其诊断价值的更多细节见 Goodman 等的资料(2018)。

患者是否接受过其他检查,如血液检验?全血细胞计数(full blood count,FBC)将提供红细胞、白细胞和血小板数量的信息。这是一种有用的初步筛查检查,因为超出正常范围的结果可能表明多种情况。随后可以进行更具体的检验,如红细胞沉降率(erythrocyte sedimentation rate, ESR)是恶性骨髓瘤和结核病等严重病理的有用指标。C-反应蛋白(C-reactive protein, CRP)通常用于检测炎症性疾病和感染。关于血液检验临床解释的更多信息请参阅相关资料(Basten,2019)。

既往史

从患者和/或病历中获得以下信息:与患者病情相关的任何病史的详细信息,如重大或长期疾病、事故或手术。

家族史

治疗师询问任何可能表明患者易患某种疾病的相关家族史。了解家族史也有助于解释患者对其问题的看法。

现病史

在初步检查中,通常会在早期讨论患者症状的发作细节,一旦治疗师对患者的症状有了更多信息,再次回顾是有帮助的。对于每个症状区域,治疗师确定有无下列情况。

- 是否有已知或未知的原因引发症状,如创伤或生活方式的变化可能引发症状?
- 症状是突然出现的还是逐渐出现的?
- 症状间的联系。治疗师询问每种症状相对于其他症状的出现时间。例如患者的腰痛开始于5周前,并在1周前出现大腿后部疼痛,表明腰痛和大腿疼痛可能相关。如果大腿疼痛开始时没有改变腰痛,则症状可能无关,不同的结构可能产生两个疼痛区域。
- 症状持续了多长时间?
- 患者是否已经寻求治疗。如果是,是什么类型的治疗?效果如何?
- 之前是否有过任何类似症状,如之前发作的次数和持续时间,发生的可能原因,以及患者在发作之间是否完全康复。如果没有以前的发作,患者是否经历过其他症状,如僵硬?这可能是疼痛发展的前兆。
- 患者以前是否接受过治疗?如果是,是什么类型?以前对相同或相似问题的治疗效果如何?可以获取以前的治疗记录以获取更多信息。以前成功的治疗方式可能再次成功,也应讨论症状复发的可能原因。
- 患者是否感觉症状在好转、恶化还是保持不变?
- 患者认为症状的原因是什么,他们认为什么会有助于其康复?

规划体格检查

当所有信息收集完毕,主观检查即完成。患者检查的第一部分总结可见图3-7。

在这个阶段,治疗师在解释体检的目的和计划之前,重新确认患者对其主诉的理解,并为他们提供机会添加他们迄今为止没有提出的任何问题是很有用的。为了便于参考，重要的主观发现用星号（＊）标出，特别是一个或多个功能限制。这些可以在随后的环节中重新检查，以评估治疗干预措施。

参阅附录3-1中的简化版规划表，以帮助集中体格检查来提示以下问题。

是否有需要进一步探讨的体格检查禁忌证，如“红旗”征（如脊髓压迫）？体格检查的某些元素是否需要注意，例如近期的骨折、创伤、类固醇治疗或类风湿关节炎？

在整个主观检查过程中，治疗师需要使用症状分布、疼痛机制、症状行为和发病史进行临床推理，以确定可能导致患者症状的结构。治疗师需要一个基于患者症状最可能原因的优先工作假设列表。可能包括症状区域的结构，如关节、肌肉、神经和筋膜，以及可能将疼痛转移到该区域。需要检查疼痛牵涉的潜在来源，作为症状的可能原因，如上肢疼痛——颈椎、胸椎、肩部、手腕和手。在复杂的情况下，并不总是能够在初诊时进行全面检查，因此使用临床推理技能，治疗师需要优先考虑并判断在首次评估环节中必须检查的内容，以及在随后的环节中应该可以跟进的内容。

导致患者症状的疼痛机制是什么？这对治疗师理解问题和随后的管理决策意味着什么？例如，与重复活动相关的疼痛暗示着炎症或神经源性伤害感受。这将证明早期评估活动和建议患者调整活动节奏是合理的。患者对积极参与管理的接受程度和意愿将取决于他/她的观点以及随后对症状的行为反应。例如，如果患者表现出回避恐惧的行为，治疗师对患者进行解释和宣教的能力将是取得成功结果的关键。

一旦治疗师决定将测试纳入体格检查，下一个考虑因素将是如何进行体格检查。症状是否严重和/或激惹？重现每种症状是容易还是困难？如果症状严重，可以在症状出现之前或症状刚出现时进行体格测试；不会对组织施加进一步的应力（即过压）。如果症状是激惹的，可以在症状产生之前或刚发生时进行体格检查，减少其次数，以便在两次体格检查之间留出休息时间。在严重程度和激惹较低的情况下，是否有必要使用组合动作或重复动作来重现患者的症状？

Jones和Rivett（2004）提出的基于假设类别框架（方框3-1）的临床推理形式可用于帮助指导治疗师的临床推理（附录3-2）。

复习问题

1. 如何识别激惹性和严重性，为什么确立这点是有用的？
2. 什么是痛觉过敏？
3. 哪些骨质疏松危险因素可以在主观病史中筛查？
4. 什么是转移注意力的次要事实？
5. 关于糖尿病，我们问什么问题以及为什么？
6. 关于患者的药物，我们问什么问题以及为什么？
7. X线平片能检测到什么？

附录 3-1　体格检查计划表(简化版)

体格检查计划表(简化版)

禁忌证	

注意事项	

症状	1		2		3	
	是	否	是	否	是	否
严重性						
激惹性						

症状	1	2	3
阻止P1症状再现			
部分重现			
全部重现			

疼痛机制

输入机制		处理机制	输出机制
疼痛感受的症状	神经病理性症状	夜行性疼痛,如中枢性敏化	行为、运动功能、想法信仰认知、自主神经系统

测试	→	预期结果
必须 神经完整性　是○ 否○	→	
应该	→	
可以	→	

附录 3-2 基于假设范畴的临床推理形式（Jones 和 Rivett，2004）

1. 活动和参与能力/限制

活动能力	限制
参与能力	限制

2. 患者对他们经历的看法
例如：
- 他们的理解
- 他们的感受
- 他们的应对策略
- 对自我管理和体力活动的态度
- 他们的信仰/他们的经历对于他们来说意味什么
- 他们的预期
- 他们的目标

3. 病理生物学机制

3.1 组织来源 / 组织愈合，例如，在炎症愈合过程的哪个阶段，你会判断主要的疾病是什么？

3.2 疼痛机制
列出支持每种特定症状机制的主观证据。

输入机制		处理机制	输出机制
伤害性症状	神经病理性症状	夜行性改变	行为、运动功能、想法信仰认知、自主神经系统

在下面圆形图上思考疼痛机制的参与比例

伤害性
周围神经病理性
夜行性改变
自主神经系统

4. 症状来源 按可能性顺序列出症状每个区域/组成部分的可能问题结构。

组织来源	症状1：	症状2：	症状3：	症状4：
局部				
牵涉				
神经性				
血管性				
内脏性				

5. 影响因素
例如：
- 身体的
- 环境的
- 社会心理的
- 健康相关的

6. 症状史 发病/身体损伤/阶段/对体格检查的影响。

7. 每个症状区域列表

	加重活动	加重时间	停止活动	减轻活动	减轻时间	激惹性 是/否	严重程度 是/否
症状2（P_a）							
症状2（P_a）							

8. 说明该患者疼痛表现中炎症成分与力学成分的比例，以及支持或否定您假设的临床特征。

力学性 -- 炎症性

合理解释

合理解释

9. 健康考虑、预防措施和体格检查和管理禁忌证。

9.1 患者是否有任何健康、危险信号或预防措施来限制你的体格检查？
考虑以下与危险信号有关的问题？

9.2 症状的再现是容易还是困难？你会对这位患者的每个症状区域进行多大程度的检查？

症状	缺少P[1]	仅限P[1]	25%的疼痛再现	疼痛完全再现
P_1				
P_2				
P_3				

9.3 是否需要进行神经完整性检查？ 是 否

解释你的决定：

10. 指出您对患者主诉原因的主要（成立的）假设（H1），并确定支持这一决定的证据。识别包括证据在内的替代假设。

主要假设（H1）	备选H	备选H	备选H	备选H
证据：				

测试		预期结果
必须 神经完整性 是○ 否○	→	
应该	→	
可以	→	

（崔家琳 译，伊文超、蒋学永、李勇强 校）

参考文献

[1] Afolalu, E. F., Ramlee, F., Tang, N., 2018. Effects of sleep changes on pain-related health outcomes in the general population: a systematic review of longitudinal studies with exploratory meta-analysis. Sleep Med. Rev. 39, 82-97.

[2] Al-Chaer, E., Traub, R., 2002. Biological basis of visceral pain: recent developments. Pain 96 (3), 221-225.

[3] Arendt-Nielsen, L., Laursen, R., Drewes, A., 2000. Referred pain as an indicator for neural plasticity. In: Sandkühler, J., Bromm, B., Gebhart, G. (Eds.), Nervous System Plasticity and Chronic Pain. Elsevier, Amsterdam, pp. 344-356.

[4] Aroll, B., Khin, N., Kerse, N., 2003. Screening for depression in primary care with two verbally asked questions: cross sectional study. Br. Med. J. 327, 1144-1146.

[5] Arora, E., Singh, H., Gupta, Y. K., 2016. Impact of antiepileptic drugs on bone health: need monitoring, treatment and prevention strategies. J. Fam. Med. Prim. Care 5, 248-253.

[6] Artus, M., Campbell, P., Mallen, C., Dunn, K., Van Der Windt, D., 2017. Generic prognostic factors for musculoskeletal pain in primary care: a systematic review. BMJ Open. 7, e012901.

[7] Banks, K., Hengeveld, E., 2014. The Maitland Concept as a clinical practice framework for neuromusculoskeletal disorders. In: Hengeveld, E., Banks, K. (Eds.), Maitland's Vertebral Manipulation. Churchill Livingstone, Edinburgh. Chapter 1.

[8] Barker, C., Taylor, A., Johnson, M., 2014. Problematic pain-redefining how we view pain? Br. J. Pain 8 (1), 9-15.

[9] Barnard, K., Ryder, D., (2024). Principles of Musculoskeletal Treatment and Management: A Guide for Therapists, fourth ed. Churchill Livingstone, Edinburgh.

[10] Barrows, H. S., Feltovich, P., 1987. The clinical reasoning process. Med. Educ. 21, 86-91.

[11] Basten, G., 2019. Blood Results in Clinical Practice: A Practical Guide to Interpreting Blood Test Results, second ed. M & K Publishing.

[12] Bennett, M., et al., 2007. Using screening tools to identify neuropathic pain. Pain 127, 199-203.

[13] Bhatti, N., Law, M. R., Morris, J. K., Halliday, R., Moore-Gillon, J., 1995. Increasing incidence of tuberculosis in England and Wales: a study of the likely causes. Br. Med. J. 310, 967-969.

[14] Bogduk, N., 2009. On the definitions and physiology of back pain, referred pain, and radicular pain. Pain. 147 (1-3), 17-19.

[15] Brem, H., Tomic-Canic, M., 2007. Cellular and molecular basis of wound healing in diabetes. J. Clin. Invest. 117, 1219-1222.

[16] Bron, C., Dommerholt, J., 2012. Etiology of myofascial trigger points. Curr. Pain Headache Rep. 16, 439-444.

[17] Brinjikji, W., Luetmer, P., Comstock, B., Bresnahan, B., Chen, L., Deyo, R., et al., 2015. Systematic literaturereview of imaging features of spinal degeneration in asymptomatic populations. Am. J. Neuroradiol 36, 811-816.

[18] Butler, D., Moseley, L., 2003. Explain Pain. Neuro Orthopaedic Institute, Adelaide.

[19] Cakir, M., Samanci, N., Balci, N., Balci, M. K., 2003. Musculoskeletal manifestations in patients with thyroid disease. Clin. Endocrinol. 59, 162-167.

[20] Cervero, F., Laird, J., 2004. Referred visceral hyperalgesia: from sensations to molecular mechanisms. In: Brune, K., Handwerker, H. (Eds.), Hyperalgesia: Molecular Mechanisms and Clinical Implications. IASP Press, Seattle, pp. 229-250.

[21] Chiarotto, A., Terwee, C., Ostelo, R., 2016. Choosing the right outcome measurement instruments for patients with low back pain. Best Pract. Res. Clin. Rheumatol. 30, 1003-1020.

[22] Cook, N., van Griensven, H., Jesson, T. (in press) Neuropathic pain and complex regional

pain syndrome. In: van Griensven & Strong Pain-A textbook for health professionals, third ed. Elsevier, Edinburgh.

[23] Deyo, R. A., Rainville, J., Kent, D. L., 1992. What can the history and physical examination tell us about low back pain. J. Am. Med. Assoc. 268, 760-765.

[24] Dommerholt, J., 2011. Dry needling-peripheral and central considerations. J. Man. Manip. Ther. 19 (4), 223-237.

[25] Donnelly, J., Fernández-De-Las-Peñas, C., Finnegan, M., Freeman, J., 2013. Travell, Simons and Simons' Myofascial Pain and Dysfunction: The Trigger Point Manual. Lippincott Williams & Wilkins, Philadelphia.

[26] Doody, C., McAteer, M., 2002. Clinical reasoning of expert and novice physiotherapists in an outpatient orthopaedic setting. Physiotherapy. 88, 258-268.

[27] Edwards, I., Jones, M., Carr, J., Braunack-Mayer, A., Jensen, G. M., 2004b. Clinical reasoning strategies in physical therapy. Phys. Ther. 84, 312-330.

[28] Edwards, I., Jones, M., Hillier, S., 2006. The interpretation of experience and its relationship to body movement: a clinical reasoning perspective. Man. Ther. 11, 2-10.

[29] Edwards, I., Jones, M., Higgs, J., Trede, F., Jensen, G., 2004a. What is collaborative reasoning? Adv. Physiother. 6(2), 70-83.

[30] Finan, P., Goodin, B., Smith, M., 2013. The association of sleep and pain: An update and a path forward. J. Pain 14 (12), 1539-1552.

[31] Finnerup, N., Haroutiunian, S., Kamerman, P., Baron, R., Bennett, D., Bouhassira, D., et al., 2016. Neuropathic pain: an updated grading system for research and clinical practice. Pain 157, 1599-1606.

[32] Finucane, L., Downie, A., Mercer, C., Greenhalgh, S., Boissonnault, W., Pool Goudzwaard, A., et al., May 2020. International framework for red flags for potential serious spinal pathologies. J. Orthop. Sports Phys. Ther. 50 (7), 350-372. https://doi.org/10.2519/jospt.2020.9971. Epub 21.

[33] Gask, L., Usherwood, T., 2002. ABC of psychological medicine. The consultation. Br. Med. J. 324, 1567-1569.

[34] Goodman, C., Heick, J., Lazaro, R., 2018. Differential diagnosis for physical therapists. Screening for Referral, sixth ed. Elsevier, St Louis.

[35] Goodrich, J., Cornwell, J., 2008. Seeing the Person in the Patient. The Point of Care Review. The King's Fund, London.

[36] Greenhalgh, S., Finucane, L., Mercer, C., Selfe, J., 2020. Safety netting in the face of uncertainty. Musculoskel. Sci. Pract. 48, 102179.

[37] Greenhalgh, S., Selfe, J., 2004. Margaret a tragic case of spinal Red Flags and Red Herrings. Physiotherapy. 90, 73-76.

[38] Greenhalgh, S., Selfe, J., 2010. Red Flags II: A Guide to Identifying Serious Pathology of the Spine. Elsevier, Edinburgh.

[39] Greenhalgh S., Selfe J. 2019 Red flags and blue lights. managing serious spinal pathology Elsevier Edinburgh.

[40] Grieve, G. P., 1991. Mobilisation of the Spine, fifth ed. Churchill Livingstone, Edinburgh.

[41] Hakim, A., Grahame, R., 2003. A simple questionnaire to detect hypermobility; and adjunct to the assessment of patients with diffuse musculoskeletal pain. Int. J. Clin. Pract. 57, 163-166.

[42] Harding, V., Williams, A. C., de, C., 1995. Extending physiotherapy skills using a psychological approach: cognitive-behavioural management of chronic pain. Physiotherapy 81, 681-688.

[43] Hinnant, D. W., 1994. Psychological evaluation and testing. In: Tollison, C. D. (Ed.), Handbook of Pain Management, second ed. Williams & Wilkins, Baltimore.

[44] Huskisson, E. C., Dieppe, P. A., Tucker, A. K., Cannell, L. B., 1979. Another look at osteoarthritis. Ann. Rheum. Dis 38, 423-428.

[45] Jones, M. A., 1995. Clinical reasoning and pain. Man. Ther. 1, 17–24.

[46] Jones, M., Jensen, G., Edwards, I., 2008. Clinical reasoning in physiotherapy. In: Higgs, J., Jones, M. A., Loftus, S. (Eds.), Clinical Reasoning in the Health Professions, third ed. Butterworth Heinemann/Elsevier, Amsterdam, pp. 245–256.

[47] Jones, M. A., Rivett, D. A., 2004. Clinical reasoning for manual therapists. Butterworth-Heinemann, Edinburgh.

[48] Jones, M. A., Rivett, D. A., 2019. Clinical reasoning in musculoskeletal practice. Elsevier, Edinburgh.

[49] Kendall, N., Linton, S., Main, C., 1997. Guide to Assessing Psychosocial Yellow Flags in Acute Low Back Pain. Accident Rehabilitation and Compensation Insurance Corporation and National Advisory Committee on Health and Disability. Wellington, NZ.

[50] Kyte, D., Calvert, M., Van de Wees, P. J., Ten Hove, R., Tolan, S., Hill, J. C., 2015. An introduction to patient reported outcome measures PROMS in physiotherapy. Physiotherapy. 101 (12), 119–125.

[51] Lindsay, K. W., Bone, I., Callander, R., 1997. Neurology and Neurosurgery Illustrated, third ed. Churchill Livingstone, Edinburgh.

[52] Linton, S., Shaw, W., 2011. Impact of psychological factors in the experience of pain. Phys. Ther. 91, 700–711.

[53] MacMillan, A., Corser, A., Clark, Z., McCrum, C., Gaffney, K., 2021. Masterclass: axial spondyloarthritis for osteopaths and manual therapists. Int. J. Osteopath. Med. 41, 45–46.

[54] Magee, D., Manske, R., 2021. Orthopedic Physical Assessment, seventh ed. Saunders Elsevier, St. Louis.

[55] Main, C. J., George, S. Z., 2011. Psychologically informed practice for management of low back pain: future directions in practice and research. Phys. Ther 91, 820–824.

[56] Main, C. J., Spanswick, C. C., 2000. Pain Management: An Interdisciplinary Approach. Churchill Livingstone, Edinburgh.

[57] Main, C., Sullivan, M., Watson, P., 2008. Pain Management. Practical Applications of the Biopsychosocial Perspective in Clinical and Occupational Settings, second ed. Churchill Livingstone, Edinburgh.

[58] Mallen, C., Peat, G., Thomas, E., Dunn, K., Croft, P., 2007. Prognostic factors for musculoskeletal pain in primary care: a systematic review. Br. J. Gen. Pract. 57, 655–661.

[59] McCrum, C., 2019. When to suspect spondyloarthritis: a core skill in musculoskeletal clinical practice. Musculoskelet. Sci. Pract. 44, 1–3.

[60] McCullough, B. J., Johnson, G. R., Martin, B. I., Jarvik, J. G., 2012. Lumbar MR imaging and reporting epidemiology: do epidemiologic data in reports affect clinical management? Radiology. 262 (3), 941–946.

[61] McMahon, S., 1997. Are there fundamental differences in the peripheral mechanisms of visceral and somatic pain? Behav. Brain Sci. 20, 381–391.

[62] Mooney, V., Robertson, J., 1976. The facet syndrome. Clin. Orthop. Relat. Res. 115, 149–156.

[63] NICE. 2016. Low back pain and sciatica in over 16s: assessment and management.

[64] Nicholas, M., Linton, S., Watson, P., Main, C., 2016. Early identification and management of psychosocial risk factors ('Yellow Flags') in patients with low back pain: a reappraisal. Phys. Ther. 91, 737–753.

[65] Rao, R., Currier, B., Todd, A., 2007. Degenerative cervical spondylosis pathogenesis and management. JBJS Am. 89, 1360–1378.

[66] Rivett, D. A., Higgs, J., 1997. Hypothesis generation in the clinical reasoning behavior of manual therapists. J. Phys. Ther. Educ. 11, 40–45.

[67] Rushton, A., Rivett, D., Carlesso, L., Flynn, T., Hing, W., Kerry, R., 2014. International framework for examination of the cervical region for potential cervical arterial dysfunction prior to

orthopaedic manual therapy intervention. Man. Ther. 9 (3), 222-228.

[68] Russek, L. N., Stott, P., Simmonds, J., 2019. Recognizing and effectively managing hypermobility-related conditions. Phys Ther. 99, 1189-1200.

[69] Salvi, F., Jones, J., Weigert, B., 2006. The assessment of cervical myelopathy. Spine J. 6 (6), S182-S189.

[70] Sharma, S., Traeger, A. C., Reed, B., Hamilton, M., O'Connor, D. A., Hoffmann, T. C., et al., 2020. Clinician and patient beliefs about diagnostic imaging for low back pain: a systematic qualitative evidence synthesis. BMJ Open 10. e037820. https://doi.org/10.1136/bmjopen-2020-037820.

[71] Shorland, S., 1998. Management of chronic pain following whiplash injuries. In: Gifford, L. (Ed.), Falmouth 115-134. Topical Issues in Pain. Neuro-Orthopaedic Institute UK.

[72] Simula, A., Ruokolainen, O., Oura, P., Lausmaa, M., Holopainene, R., Paukkunen, M., et al., 2020. Association of STarT Back Tool and the short form of the Örebro Musculoskeletal Pain Screening Questionnaire with multidimensional risk factors. Nat. Sci. Rep. 10 (1), 11.

[73] Smith M. T. & Muralidharan (in press) Pain pharmacology and the pharmacological management of pain. In: van Griensven H. & Strong J. Pain-A textbook for health professionals, third ed. Elsevier, Edinburgh.

[74] Solomon, L., Warwick, D., Nayagam, S., 2001. Apley's System of Orthopaedics and Fractures, eighth ed. Arnold, London.

[75] Thomas, L., 2016. Cervical arterial dissection: an overview and implications for manipulative therapy practice. Man. Ther. 21, 2-9.

[76] Travell, J., Simons, D., 1983. Myofascial Pain and Dysfunction: The Trigger Point Manual. Williams & Wilkins, Baltimore.

[77] van Cranenburgh, B., 1989. Inleiding in de toegepaste neurowetenschappen, deel 1, Neurofilosofie (Introduction to Applied Neuroscience, Part 1, Neurophysiology) third. In: Uitgeversmaatschappij de Tijdstroom. Lochum.

[78] van Griensven, H. Trendafilova, T. (in press). Neurophysiology of pain. In: van Griensven, H., Strong, J. (Eds.), Pain. A Textbook for Health Professionals, third ed. Churchill Livingstone, Edinburgh.

[79] van Griensven, H., 2005. Pain in Practice-Theory and Treatment Strategies for Manual Therapists. Elsevier, Edinburgh.

[80] van Griensven, H. 2013. Neurophysiology of pain. In: van Griensven, H., Strong, J., Unruh, A. Pain-A textbook for health professionals, second Ed. Elsevier, Edinburgh.

[81] van Griensven, H., Schmid, A., Trendafilova, T., Low, M., 2020. Central sensitization in musculoskeletal pain: lost in translation? J. Orthop. Sports Phys. Ther. 50, 592-596.

[82] van Griensven H. & Strong J. (in press). Pain-A textbook for health professionals, third ed. Elsevier, Edinburgh.

[83] van Wyngaarden, J., Ross, M., Hando, B., 2014. Abdominal aortic aneurysm in a patient with low back pain. J. Orthop. Sports Phys. Ther. 44 (7), 501-507.

[84] Waddell, G., 2004. The Back Pain Revolution, second ed. Churchill Livingstone, Edinburgh.

[85] Watson, T., www.electrotherapy.org.

[86] Woolf, C., 2004. Pain: moving from symptom control toward mechanism specific pharmacologic management. Ann. Intern. Med. 140, 441-451.

[87] Woolf, C., 2012. Central sensitisation: implications for the diagnosis and treatment of pain. Pain. 152 (3), S2-S15.

[88] World Health Organization (WHO), 2001. International Classification of Functioning. Disability and Health. World Health Organization, Geneva. http://www.who.int/classifications/icf/en/.

第四章

体格检查

Dionne Ryder 和 Hubert van Griensven

学习目标

学习本章后，您应该能够：

- 识别体格检查的关键组成部分。
- 讨论如何根据主观检查来合理选择体格检查。
- 识别在解释体格检查结果时所需的临床推理。
- 讨论体格检查在确认结构性诊断方面的局限性。

章节目录

概述

体格检查不是照本宣科地进行固定的常规检查。主观检查完成后，治疗师应基于初步假设，制订一个“必须、应该和可以进行”的个性化评估计划。通过临床推理，治疗师根据患者及其主诉情况，选择并调整检查顺序。本章介绍体格检查的基本原则，与具体身体区域相关的检查会在相关章节中进一步说明。

体格检查应以收集诊断信息或排除假设为目标，具备选择性，并通过临床推理将之合理化。体格检查基于主观检查发现的基础上，帮助治疗师判断特定的肌肉骨骼问题或广泛的功能障碍是否会成为康复的主要障碍。较为近期的发病、明确的损伤机制以及一致的症状表现和症状部位提示特定的身体结构问题，这种情况下应采用“确诊法”，即重点确定受损组织及相关促发因素。

相反，若问题存在范围较广、时间较长，或严重影响患者整体健康和功能，“排除法”会成为更好的选择。由于持续的功能障碍可能涉及多组织或系统，而具体组织的诊断未必对康复有帮助，因此寻找具体的组织病变可能无意义。例如，抑郁或体能下降可能比具体的肌肉骨骼损伤更能显著阻碍康复进程。因此，治疗师需排除主观检查提示的特定诊断，确保无须针对特定组织进行治疗。

体格检查的目标总结如下:

- 确定特定结构和/或因素是否导致或维持患者的症状。
- 评估功能是否及如何受到影响。
- 探讨行为因素对患者状况和表现的影响。

检查结果的解读

在解读体格检查的结果时,应考虑诸多因素。如果检查过程中症状再现、加重或缓解,意味着该检查可能在某种程度上影响了致病结构或相关的生理机制。要注意的是,没有任何测试能够针对单一结构进行完全独立的应力施加,而都会对周围或远处的组织产生影响。例如,屈膝动作不仅会影响胫股关节和髌股关节的结构,还会影响周围的软组织、神经,以及髋关节、脊柱和踝关节。

若检测到的结构异常理论上可能引发患病区域的症状,那么该结构应被视为症状的可能来源进一步筛查。潜在的牵涉痛来源需要通过症状再现来进行测试和确认。

体格检查有时被称为"客观"检查,表示该检查部分不存在偏见,测试结果是有效、可靠且稳定的。然而,这一表述是有误的,因为大多数测试依赖于治疗师的观察、活动和触诊等技巧,并始终需要进行进一步解读。

在解读体格检查的结果时,必须考虑测试的"灵敏度"和"特异度"。"灵敏度"表示阳性或阴性的测试结果能否有效排除或确诊疑似诊断。例如,检测前交叉韧带(anterior cruciate ligament,ACL)撕裂的 Lachman 测试的灵敏度是指所有 ACL 撕裂患者中测试显示阳性的比例,即该测试检测出 ACL 撕裂的能力。然而,ACL 没有撕裂的人也可能得到阳性结果。"特异度"则代表该测试能否正确排除没有患病的人(真实阴性率)。灵敏度和特异度与特定测试本身有关,与特定人群的患病率无关。

"预测值"能预测在特定人群中阳性或阴性结果的可能性,比灵敏度和特异度更有价值。例如,进行接触性运动(如橄榄球)的运动员比网球运动员更有可能发生 ACL 撕裂。

"似然比"(likelihood ratios,LRs)通过灵敏度和特异度的结合来确定诊断准确性。LR 值大于 1 表示疾病可能存在,小于 1 表示疾病存在性较低,LR 值越接近 0,表明病变的可能性越低。LR+表示检查阳性,疾病可能存在;LR-表示检查阴性,疾病存在可能性低。LR+大于 2 和 LR-小于 0.5 表明检查结果的准确性较高(Valdes 和 LaStayo, 2013)。

治疗师在解读体格检查结果时需要综合考虑以上因素,对患者情况进行理性分析。治疗师应对所有主观检查和体格检查的信息进行整合和临床推理,以理解患者的整体表现,即"使特征相符"(Hengeveld 和 Banks, 2014)。如特征不一致或不符合已知的肌肉骨骼模式,治疗师需要质疑其原因,在整个体格检查过程中保持逻辑思维和开放的心态,避免偏见。在一到两个测试后直接得出结论很有可能造成失误或症状归因不当,从而导致临床决策失误和较差的治疗结果。

体格检查中的关键发现,作为评估干预措施的患者特异性复评标志,会用星号(*)标记出来(Henge veld 和 Banks, 2014)。

关于体格检查的信息概述,请参见表 4-1。

体格检查的详细步骤

视诊

初始视诊

治疗师对患者的视诊从第一次见面时就开始了。患者如何活动?患者活动意愿的高低,能反映出他们在身体和心理上的受影响程度。患者是否看起来处于疼痛中?在主观检查期间,患者是否感到舒适,是否不断变换姿势?这种非正规的视诊与正式评估一样有价值,因为在正式检查期间,患者很少采用平时的常用姿

表 4-1 体格检查总结	
视诊	对姿势、肌肉体积和张力、软组织、步态、功能以及患者反应的非正规和正规视诊
主动生理运动检查	主动运动:可选择性使用如重复、持续、在功能/组合姿势下进行等方式
被动生理运动检查	被动运动:可选择性使用如重复、持续、在功能/组合姿势下进行 • 被动生理性附属运动 • 椎间关节被动生理运动
关节完整性检查	例如膝关节内收(内翻)和外展(外翻)的应力测试
肌肉检查	包括力量、控制、长度和等长收缩测试
神经学检查	神经系统完整性、神经敏感性测试,包括对负荷的反应和神经触诊
特殊检查	血管、软组织测试
触诊	对浅表和深层软组织、骨骼、关节、韧带、肌肉、肌腱和神经的接触性诊断
关节检查	附属运动测试,包括在多个方向的滑动测试:前/后、内/外、头侧/尾侧

势。治疗师还可以视诊患者是否使用了辅助设备(无论是否由医生配备),如颈托、拐杖或束腰带,并判断辅具的使用是否正确。

非正规和正规的视诊可以为临床诊疗提供初步线索:

1. 病理表现。例如局部炎症,鹰嘴滑囊炎会在鹰嘴突处引起局部肿胀。

2. 可能导致患者主诉的因素。如果观察到肌肉萎缩,治疗师需要判断此观察结果是否与患者的症状相关,并进行对应的诊断性检查。

此外,治疗师可以通过与患者的交流了解他们的想法。类似"感觉如何?""您对此怎么看?"的问题可以加强医患合作与数据采集。

治疗师应注意患者是否表现出与疾病相关的行为学的迹象,如对疼痛、损伤或疾病的反应性行为。例如,患者在活动前是否有紧张或屏住呼吸的现象?这种行为可能由疾病导致,如急性期的适应性行为,或长期疾病下成为症状的推动因素。当治疗师怀疑患者的疼痛反应会加重症状时,可尝试改变环境以缓解症状。例如,在移动时采取呼气策略以减少紧张情绪。

正规视诊

姿势视诊。需要记住的是,患者采取的姿势能反映很多信息,包括肌肉骨骼和神经组织的敏感性或能力和对症状的行为反应。这种行为反应可能是保护性的,并受到情绪和身体形象的影响。

治疗师通过观察患者的前、侧和后视图来对姿势进行评估,并记录相关的畸形,如脊柱侧弯等需要进一步监控的情况。

普遍认为最高效的姿势是理想的对齐状态(Kendall 等,2010)(图 4-1)。此外,Kendall 等(2010)描述了多种姿势类型,如脊柱前后凸、摆动姿势和平背姿势(图 4-2~图 4-4)。然而,研究表明,正常的姿势存在一定的变异空间,且没有有力证据表明"正确"姿势与患者的症状有直接关联(Slater 等,2019)。

与姿势相关的临床推理对于确定其是否为症状的驱动因素至关重要。不能盲目假设理想姿势的存在,未经评估就试图改变或矫正姿势不仅无效,甚至可能导致理念的错误。

视诊对象也包括脊柱不同节段的皮肤褶皱。这些"松弛"可能提示该区域存在过度活动的迹象。例如,在颈椎中段处的皮肤褶皱提示该节段的活动较多;若患者主诉颈部疼痛,这一观察可以通过评估改变躯干和颈部姿势时的疼痛反应来验证。如果存在相关性,可以通过后续的主动运动、椎间关节被动附属运动(passive accessory intervertebral movement,PAIVM)和被动椎间生理运动(passive accessory intervertebral movement, PPIVM)等测试,来证实该节段的过度活动是否是患者颈部疼痛的原因之一。

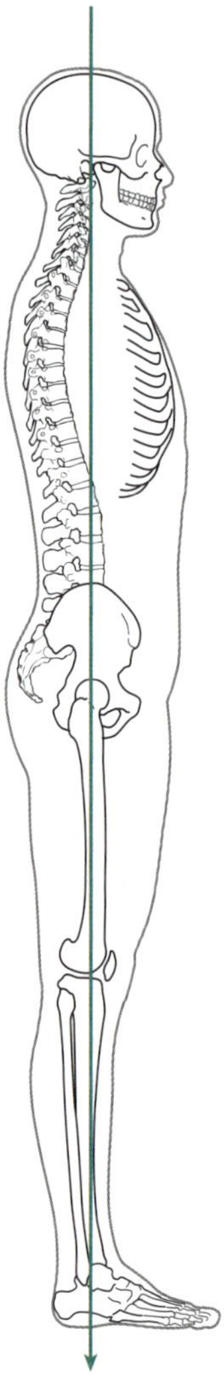

图 4-1　理想的对齐姿势
（来源：Kendall 等，1993 © Williams 和 Wilkins）

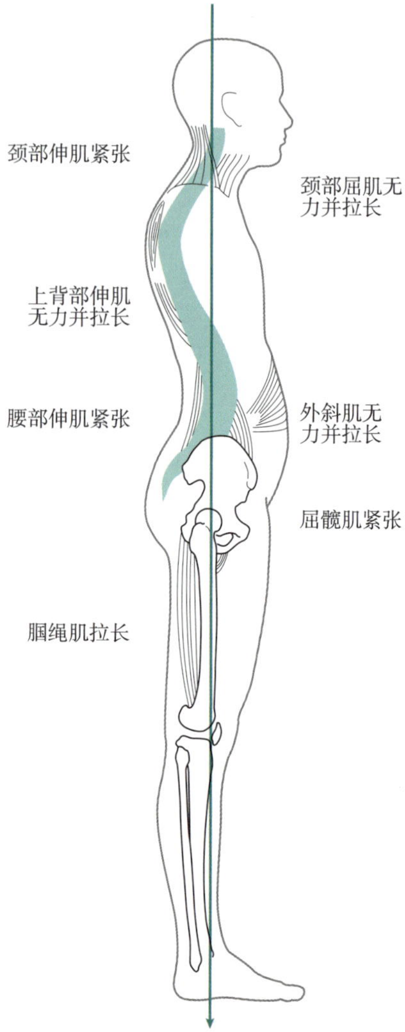

图 4-2　脊柱后凸姿势
（改编自 Kendall 等，1993 © Williams 和 Wilkins）

治疗师还可以对患者的持续姿势和与主诉相关的习惯性/重复性运动表现进行观察。持续的姿势和习惯性运动被认为在功能障碍的发生中起到一定作用（Sahrmann，2002）。

例如，若患者主诉坐位下持续性腰痛，对其进行坐位评估尤为相关。如果观察到患者处于骨盆前倾、腰椎过伸的过度直立姿势，治疗师需评估这一姿势是否与患者的疼痛有关（图 4-5A）。如果在放松姿势下患者的腰痛有所减轻（图 4-5B），则表明姿势与症状之间可能存在联系，并且可以“确定”不良姿势为疼痛的驱动因素。若姿势的改变并没有导致症状的变化，则姿势作为症状驱动因素的可能性较小。研究表明，个体化评估对于改善持续腰痛患者的预后具有积极影响（Wernli 等，2020）。

习惯性运动模式的例子如腰椎疼痛的患者在躯干前屈时感到疼痛。观察后发现，患者的躯干前屈主要发生在腰椎处，可能是由于腘绳肌长度或髋关节灵活性受限导致（图 4-6A）。通过控制躯干前屈时的腰椎“松弛”现象，鼓励患者使用髋关节屈曲替代，可能会减轻症状（图 4-6B）。另一方面，患者在活动前可能会因为预期疼痛而绷紧躯干，导致躯干前屈时背部伸肌活动增强。此时鼓励患者呼气、放松并弯曲

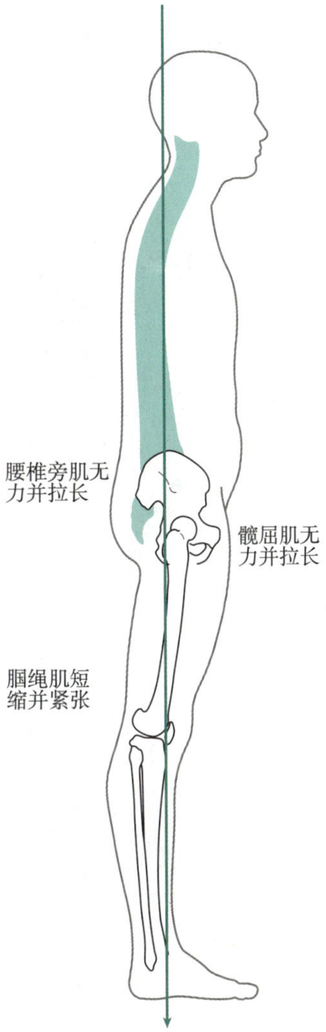

图 4-3　平背姿势

（改编自 Kendall 等，1993 © Williams 和 Wilkins）

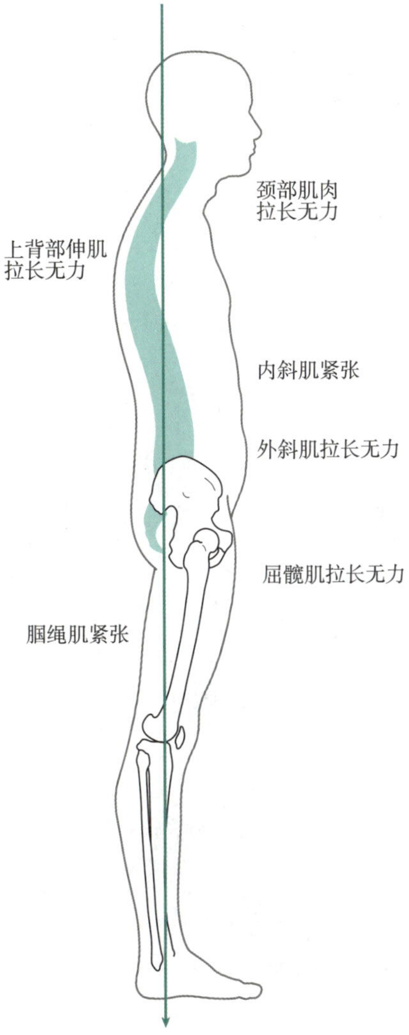

图 4-4　摆背姿势

（改编自 Kendall 等，1993 © Williams 和 Wilkins）

躯干可能会帮助减轻症状。或改变活动的背景，在坐位下进行躯干屈曲的评估，可以减少威胁感，从而改善无痛活动的范围。

*观察肌肉形态。*治疗师观察患者肌肉的形状、体积和张力，进行左右两侧的对比。需要记住的是，患者的习惯用手、运动类型、运动频率以及某些特定活动（如划船或弹吉他）可能会导致肌肉体积的不对称。

*观察软组织。*治疗师可以观察与患者症状相关的局部和周围软组织，包括皮肤的颜色和质地、瘢痕的存在、异常的皮肤皱褶、软组织肿胀以及关节积液。皮肤皱褶可能反映了正常生物力学的变化。皮肤的颜色和质地可能暗示血液循环状况（如蓝色暗示发绀或瘀伤，红色暗示炎症），交感神经变化（如出汗增加或毛发竖立），以及其他疾病的存在。例如，复杂性区域疼痛综合征 1 型（complex regional pain syndrome 1，CRPS 1）可能导致毛发过度生长、皮肤呈现红色、蓝色或发亮且失去弹性，指甲变脆且有嵴状突起。瘢痕可能表明损伤或手术史，如果瘢痕较新多呈红色，瘢痕较老则多呈白色且失血管表现。

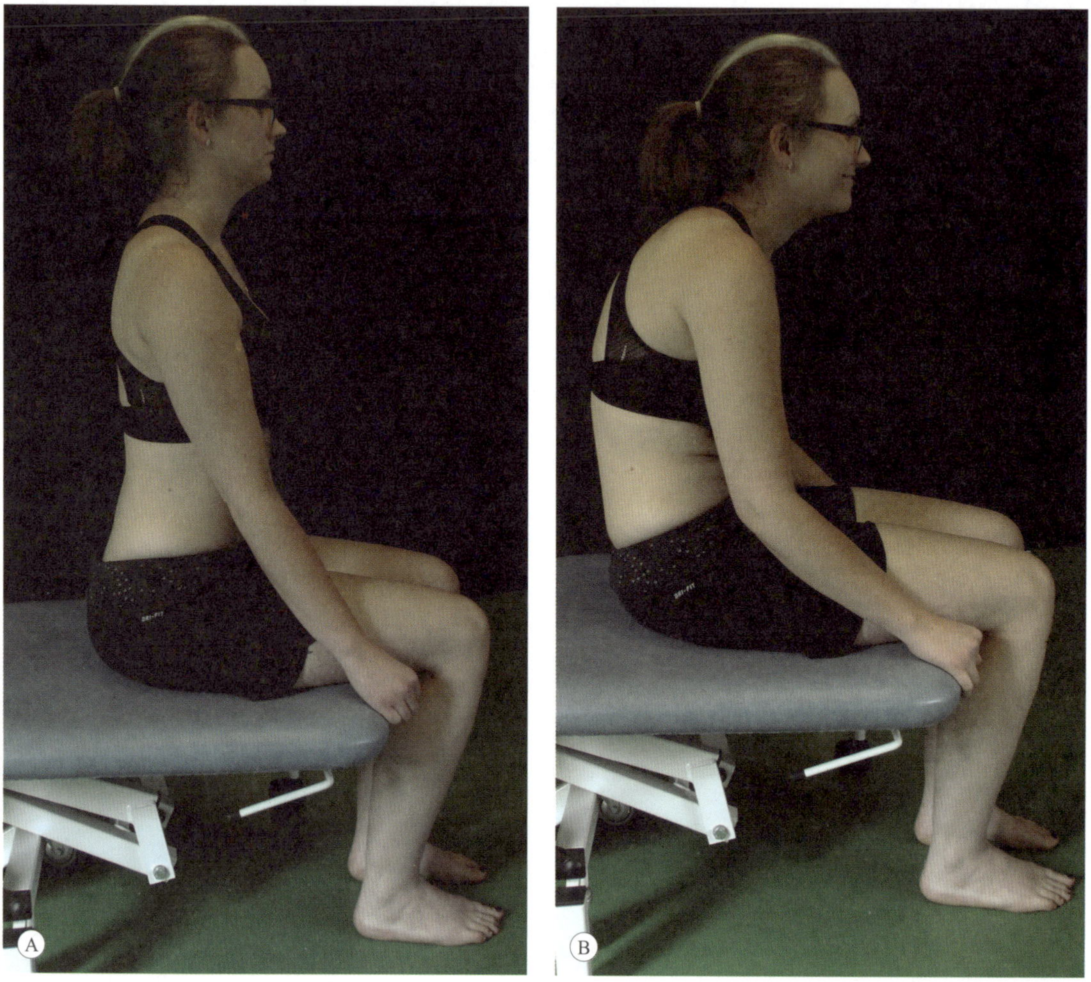

（A）患者采用直立姿势，腰椎后伸，骨盆前倾

（B）在骨盆后倾时，腰椎处于屈曲状态

图4-5 脊柱姿势的影响

功能活动能力可以通过进行特定活动的测试来评估，例如行走、爬楼梯、伸展或坐立。

步态观察。 步态评估通常适用于脊柱或下肢损伤的患者。理想情况下，患者着短裤光足进行评估。治疗师从正面、背面和侧面观察患者的步态，检查躯干、骨盆、髋部、膝盖、脚踝和脚在摆动相和站立相的状态。系统的步态观察可参考相关文献（Magee 和 Manske，2021）。通过视频记录和软件应用程序可以增强这一观察过程。智能手机和智能手表中的加速器和摄像头也可以提供帮助。

常见的异常步态包括：

1. 疼痛性步态。由于骨盆、髋关节、膝关节或足部疼痛导致，表现为受累肢体的站立相缩短，导致未受累侧下肢摆动相和步幅缩短。

2. 关节源性步态。由于髋关节或膝关节僵硬或畸形导致，表现为对侧脚踝的跖屈加重，僵硬下肢的绕圈动作以完成足廓清。

3. 臀大肌步态。由于臀大肌无力，患者通过后移胸廓来维持站立相的髋关节伸展。

4. 臀中肌步态。患者在站立相期间可能表现为过度向受累侧肢体移动躯干，以保持身体重心在受累侧肢体上（代偿性 Trendelenburg 步态）；或者由于受累侧肢体的臀中肌无力，导致对侧髋关节在负重/站立相期间“下垂”（Trendelenburg 征阳性）。

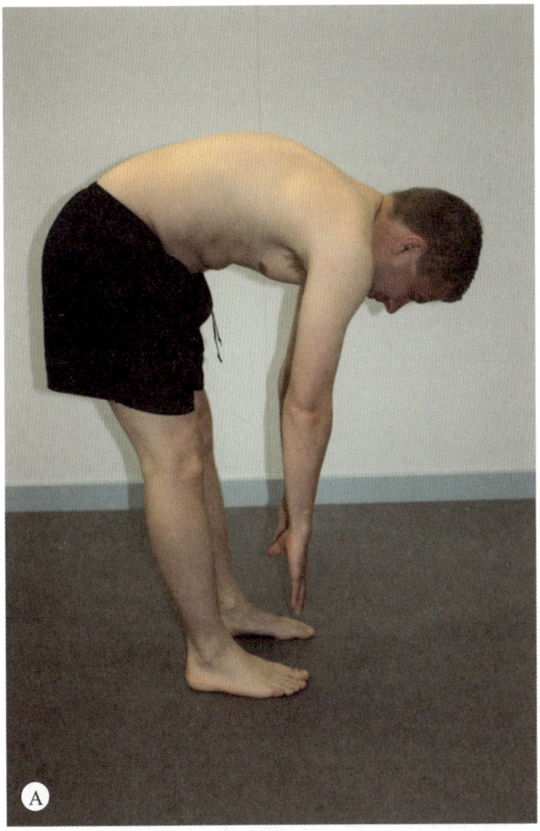

（A）在腰椎部位弯曲

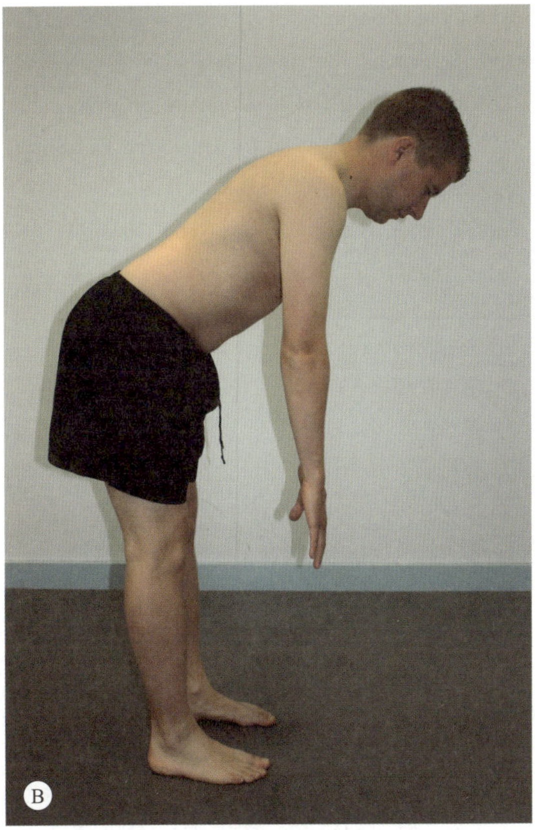

（B）在髋部弯曲

图 4-6 前屈时的弯曲部位

5. 垂足步态。由于踝关节和足背屈肌无力，患者通过抬高膝盖使足趾离开地面进行代偿。由于踝背屈控制不足，足跟着地时会发出明显的拍打声。

功能活动能力/体能检查

标准化和已验证过的体能检查可以评估肌肉骨骼问题对整体功能的影响，同时提供功能性结果指标用于评估康复进展。检查的结果通常能反映多个因素综合作用的结果，如疼痛、力量、柔韧性、体能以及呼吸/心血管功能。详见（Harding 等，1994；Galindo，2005）。

常用的结果指标包括：

- 步行测试。患者在预先设定的时间内（如 5 分钟或 10 分钟）按自己的速度行走。记录步行时间、距离和休息次数。
- 往返步行测试（Singh 等，1992）。患者在 10 米长的跑道上来回行走，时间间隔逐渐缩短，记录行走的时间和距离。
- 坐站测试。患者双手抱胸，在规定时间内反复站起和坐下，或记录最大重复次数。
- 爬楼梯测试。患者在规定时间内上和下标准楼梯。
- 功能性前伸测试（Duncan 等，1990）。患者在不跨步或失去维持平衡的状态下用手在肩部高度沿水平向前伸展；记录在不摔倒情况下的最大前伸距离。

此外，功能活动能力评估还可以通过验证的问卷进行。问卷可能针对特定病症或局部区域，常见的问卷如下：

- 上肢：QuickDASH（Institute for Work and Health，2006）
- 下肢：下肢功能评分量表（Lower Extremity

Functional Score, LEFS)

- 腰部:Roland Morris 功能障碍问卷(Roland Morris Disability Questionnaire, RMDQ)或 Oswestry 功能障碍问卷(Oswestry Disability Questionnaire, ODQ)
- 颈部:颈部功能障碍指数(Neck Disability Index, NDI)

> 知识校验
> 1. 患者在临床表现中哪些行为可能暗示疾病的存在?
> 2. 功能能力评估如何有助于患者案例的临床推理?
> 3. 使用结局指标测量的价值是什么?

主动生理运动检查

主动生理运动是指患者能够主动完成的运动,如主动屈曲、伸展、外展、内收以及内旋和外旋。这些运动用于检查关节的活动范围和完整性、肌肉及神经系统的控制能力以及患者的主观意志力。值得注意的是,活动的范围会受到多种因素的影响,例如年龄、性别、职业、一天中的时间、气温、情绪状态、努力程度、药物使用、损伤和疾病等,个体间的活动范围差异很大(Gerhardt, 1992)。治疗师需要判断患者正常的活动范围,如通过比较双侧关节的活动情况确定患者是否表现出无症状的广泛性关节松弛。

如果患者的症状表现为关节的过度活动,可以通过诊断标准来判断是否为活动过度谱系障碍(hypermobility spectrum disorder, HSD)或 Ehlers-Danlos 综合征(Ehlers-Danlos syndrome, hEDS)(Russek 等, 2019)。可以使用 Beighton 9 分评分量表评估特定关节的过度活动情况(Beighton 等,1973)。

- 站立位下双膝伸直,双手可以平放在地面上(1 分)。
- 肘关节过伸(每侧 1 分)。
- 膝关节过伸(每侧 1 分)。
- 拇指被动触碰前臂(每侧 1 分)。
- 小指被动伸展超过 90°(每侧 1 分)。

评分的意义取决于患者的年龄:儿童得分 6/9,青少年得分 5/9,50 岁以上者得分 4/9,均表明关节活动过度。此外,此评分项目五项中符合两项可提示既往关节活动过度史。此外,诊断标准还包括一系列涉及全身系统的附加特征,例如心血管问题以及疲劳等症状(Russek 等,2019)。

标准主动检查

主动运动检查的选择、使用顺序和范围是根据患者症状的严重性和易激惹程度,以及治疗师对症状潜在诱发原因的假设来确定的。

主动生理运动评估的目的如下:

- 确定每个动作的模式、质量、范围及疼痛反应。
- 通过分析诱发症状的运动来指导进一步检查。
- 识别可能导致或源自患者问题的因素。
- 建立评估治疗效果的标记(如星号 *)。

在主动运动中需要注意的信息包括:

1. 运动质量。
2. 关节活动范围。可以使用量角器、卷尺或目测估计测量关节活动范围(Norkin 和 White, 2016)。
3. 症状再现,例如疼痛(局部和牵涉痛)。
4. 运动中是否出现肌肉痉挛。

如果运动中无痛且范围完整,则视为正常。主动生理运动检查程序如下:

- 每次运动前应记录患者的静息症状,以明确运动对症状的影响。
- 进行主动生理活动,观察运动的质量、流畅性和控制,是否存在异常的运动模式及其涉及的肌肉活动。
- 对异常的运动模式进行调整,观察是否会导致症状的改变。如果症状没有随运动模式的调整而改变,则说明该运动模式的异常与患者问题无关(Van Dillen 等,2009)。

- 通过在主动运动中对患者的姿势进行调整，可以进一步测试运动的质量和范围(Sueki等, 2013)。例如，肩部主动运动在系统性地调整胸椎、肩胛骨和肱骨的位置后进行重新测试，以识别可能引发症状的具体因素。如果调整后症状改善30%以上，并且在重复运动中表现一致，则认为该调整与症状相关(Lewis, 2009)。
- 主动生理运动不仅能测试关节的功能，还能测试肌肉和神经的功能。这种相互关系可以通过运动系统平衡理论解释(Sahrmann, 2002)。该理论认为，运动系统功能的理想模式是精确的，任何偏离这种模式的情况都会导致效率降低，并增加系统组成部分的负荷(Comerford 和 Mottram, 2013)。

理想的运动系统功能依赖于：

- 与旋转部分有关的精确运动，即瞬时旋转轴(instantaneous axis of ratation, IAR)应遵循正常路径。关节移动时的旋转轴会不断变化，即时的旋转轴位置被称为IAR。关节面的形状、软组织(如皮肤、韧带、肌腱、肌肉和神经)的灵活性和长度都会影响IAR的位置(Sahrmann, 2002)。
- 正常的肌肉长度。肌肉可以缩短或延长，进而影响活动的质量和范围。
- 正常的运动控制，即肌肉的精确和协调动作。
- 正常的可收缩组织和非可收缩组织的相对刚度。
- 正常的运动学。如目标区域的邻近或远端关节的运动功能。

因此，运动功能障碍可能由多种因素引起，如组织缩短、肌肉无力或疼痛(Sahrmann, 2002)。

测试时应记录疼痛(局部和牵涉痛)在关节活动的表现。治疗师应询问患者在关节活动范围内疼痛首次出现或加剧的位置，进一步了解运动如何影响疼痛。治疗师还可以要求患者根据疼痛的强度对其进行评分(参见第三章)。疼痛在活动范围中的表现可以通过运动图进行记录，本章稍后会详细介绍。

活动中出现的肌肉痉挛也应被记录。肌肉痉挛是由于神经刺激或骨、关节、肌肉等结构损伤所致的肌肉的不自主收缩，从而预防进一步的运动和损伤。

加压测试

在关节生理活动范围的末端可以进行加压测试。如果患者的症状允许(即症状不严重)，治疗师可以施加一个被动的力将运动推至或接近其范围的末端。因此，加压测试可以被归类为被动运动，但通常将其包含在主动运动测试中讨论。如果治疗师在施加压力时感受到的阻力被认为是正常的，且没有引发症状，那么可以认为该关节与患者的症状无关(Hengeveld 和 Banks, 2014)。

加压测试需要谨慎执行，以确保信息的准确性。以下是一些进行加压测试时的注意事项：

1. 确保患者处于舒适、支撑良好的状态，并为测试做好准备。
2. 测试者需要处于舒适的测试位置，如调整床的高度以适应操作。
3. 为了准确且高效地施加压力，对于较大的关节，测试者的身体需与力的方向保持一致。
4. 力量应缓慢且平稳地施加至活动范围的末端，并在测试过程中与患者保持沟通。
5. 在可活动范围的末端，测试者可以施加小幅度的振荡运动，以感受其间的阻力(Hengeveld 和 Banks, 2014)。

根据患者的健康状况、年龄、关节类型以及测试者体型的不同，加压测试的方式有所不同。在进行加压测试时，测试者需注意以下几点：

- 感受活动的质量。
- 记录进一步的活动范围。
- 感受运动末端的阻力及整个活动过程中的阻力变化。
- 记录加压时产生的任何疼痛(局部或牵涉痛)。

- 感受活动期间是否存在肌肉痉挛。

某些治疗师在面对患者因疼痛而出现运动受限时避免实施加压测试。在症状严重且易激惹的情况下,此做法正确。然而,由于无法确定活动受限是否完全由疼痛导致,因此在症状较轻时可以进行进一步探索。即在疼痛的情况下,加压也能提供有效信息:加压是否导致疼痛缓解、不变或加重;这些有助于临床推理,确定治疗剂量。例如,如果加压后疼痛减轻或保持不变,可以选择更具挑战性的活动;如果疼痛加重,则不应选择更剧烈的活动。

正常的活动应该是无痛、流畅且没有阻力的,直到接近活动范围的末端,阻力才会逐渐增加,直至进一步限制活动。如果患者在活动过程中出现面部表情过度(如因过度用力或疼痛而面部扭曲)、肢体颤抖(由于肌肉无力)或其他部位的代偿性运动,则表明运动质量不佳。

运动可能受到以下一种或多种因素的限制,如关节接触面、韧带、肌肉或肌腱的伸展极限,以及软组织的接触。每种限制因素会产生不同质量的阻力。例如,手腕的屈伸运动是由周围韧带和肌肉的张力增加所限制的;膝关节屈曲是由小腿和大腿肌肉的软组织接触所限制的;肘关节伸展则是由骨性接触所限制的。因此,每个关节每个方向的活动都有不同的终末感。Cyriax(1982)和 Kaltenborn(2002)对阻力的质量进行的分类如表 4-2 所示。

表 4-2 正常关节终末感

Cyriax	Kaltenborn	描述
软组织接触	软组织接触或软组织拉伸	软终末感,例如膝关节屈曲或踝关节背屈
关节囊感	坚实的软组织拉伸	运动终末感觉较为坚硬,例如肩关节、肘关节或髋关节的旋转,由于关节囊或韧带的拉伸
骨对骨	硬	运动突然停止,例如肘关节伸展

如果关节活动的终末感与其固有特征不符(例如,膝关节屈曲的终末感过硬),或者阻力活动范围内出现的过早或过晚,都可以认为该关节的阻力不正常。Cyriax 描述了空虚感、弹性感和肌肉痉挛三种异常的终末感(表 4-3)。

表 4-3 异常关节终末感

Cyriax	Kaltenborn	描述
空虚感	空虚	由于严重病理状况继发的严重疼痛,导致无阻力感受,如骨折、活动性炎症过程或肿瘤
弹性阻挡	弹性	在关节活动的终末范围出现反弹感,例如膝关节的半月板撕裂阻碍膝关节伸展
痉挛	痉挛	由于肌肉痉挛导致的突然终末感

改良的主动运动检查

其他主动运动范围的变体可以由多种方式测量(方框 4-1)。

方框 4-1 主动生理运动检查的变体

- 加压
- 组合运动
- 重复运动
- 运动速度
- 压缩或牵引
- 持续运动
- 受损运动
- 鉴别测试
- 功能能力

组合运动

组合运动是一个平面上的活动与至少一个其他平面上的活动相结合。例如,腰椎屈曲可以与侧屈结合,或者手腕伸展与桡侧偏结合。将活动进行组合的原因包括:

- 获取更多关于运动功能障碍的信息。
- 探索涉及多个平面组合运动的功能性活动。

- 增加对深层组织特别是关节的负荷。

完成了主动运动即各种组合运动检查后，可将患者归为以下三种模式之一（Edwards，1999）。

1. 常规拉伸模式：若症状出现在与活动方向相反的一侧则称为拉伸模式。例如，患者在颈部屈曲、右侧屈曲和右旋转时触发左侧颈部疼痛；其他活动都正常且无痛。此处使用“拉伸”一词来描述由于脊柱结构的拉伸而引起的患者症状。

2. 常规压迫模式：若症状出现在与运动方向相同的一侧则称为压迫模式。如果患者左侧颈部疼痛在颈部伸展、左侧屈曲和左旋转时被触发，而其他所有运动都正常且无痛，则该患者被认为有常规压迫模式。“压迫”一词用于描述脊柱结构受到的压迫。图 4-7 展示了一个左侧腰背痛患者的腰椎组合运动的记录。

3. 不规则模式：不符合常规拉伸或压迫模式的患者被归类为不规则模式。在这种情况下，症状是由拉伸和压迫动作的混合引发的。

组合运动获取的信息，结合症状的严重程度和易激性，可以帮助确认或排除主要假设。治疗师可以利用这些信息来调整患者的体位，增加或减少拉伸或压迫效应，从而指导进一步的测试。例如，可以在脊柱的生理运动极限或最舒适的位置进行附属运动测试。

为了进一步确认某个关节是否是患者症状的来源，可以进行附属活动检查（见后续章节）。组合运动和附属运动一起使用时可以称为“关节清理测试”或“筛查测试”。通常，如果关节活动范围末端的强力组合运动和附属运动均未引发症状，且重新评估的指标保持不变，则认为该关节不是症状来源。如果诱发症状或关节活动范围减少，则该关节未通过筛查，即需要进一步检查。清理关节的组合运动通常被认为

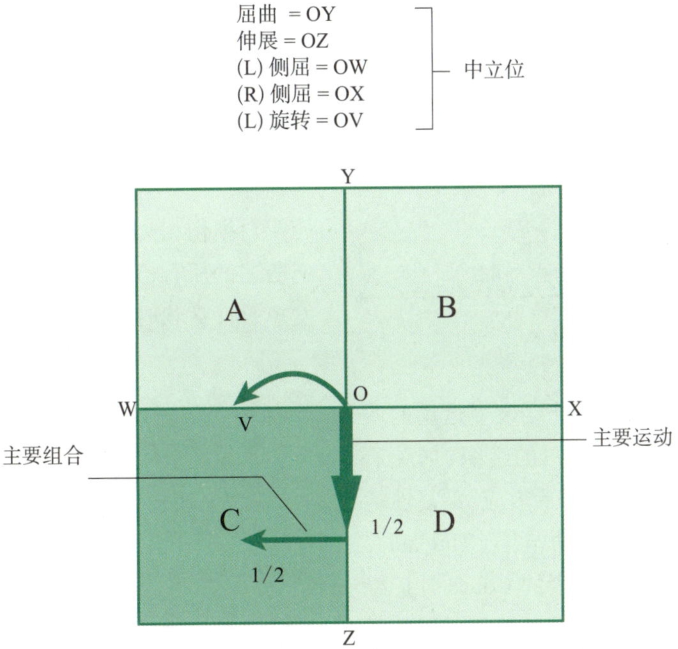

图 4-7　记录组合运动

（引自 Edwards 1999，已授权）

注：组合运动可使用该框进行快速简记。假设测试者位于患者背后，则（A）和（B）代表前侧，（C）和（D）代表后侧；（A）和（C）是左侧，（B）和（D）是右侧。该框显示的信息为：左侧旋转的活动范围为 50%；伸展和伸展范围内的左侧侧屈为正常范围的 50%。症状位于身体的左后部（以阴影表示）

是更具压力的生理运动。不同关节的建议如表4-4所示。

表 4-4 关节清理测试

关节	生理运动
颞下颌关节	张闭口，左右侧向运动，前移/后缩
颈椎	四象限(屈曲和伸展)
胸椎	旋转和四象限(屈曲和伸展)
腰椎	屈曲和四象限(屈曲和伸展)
骶髂关节	前后间隙
肩带	提肩、下沉、前拉和后缩
肩关节	屈曲和手背至背后
肩锁关节	所有运动(尤其是水平屈曲)
胸锁关节	所有运动
肘关节	所有运动
腕关节	屈曲/伸展和桡偏/尺偏
拇指	拇指腕掌关节的伸展和拇指对掌
手指	指间关节的屈曲和抓握
髋关节	蹲下和髋部象限运动
膝关节	所有运动
髌股关节	内/外滑动和头尾滑动
踝关节	跖屈/背屈和内翻/外翻

重复运动

某个动作的多次重复可能会改变运动的质量和范围。由于含有胶原蛋白的组织(如关节囊、韧带、肌肉和神经)存在滞后效应，重复性活动可以逐渐增加关节的活动范围(Threlkeld，1992)。例如，一位刚拆除石膏的Colles骨折患者进行反复的腕屈活动可能导致活动范围的增加。重复性活动的检查还能提示肌肉疲劳或动作质量的变化，同时症状可能会加重或缓解。重复性活动是麦肯基脊柱力学诊断与治疗方法的重要组成部分(May和Clare，2015)。

运动速度

通过以不同的速度进行活动来记录伴随的症状变化。有时为了重现患者的症状或功能受限情况，增加运动速度是必要的。例如，一位主诉快速跑动时出现膝关节疼痛的足球运动员，在诊所中只有通过快速的膝关节运动才能再现其症状。运动速度能够改变症状的原因之一是针对黏弹性组织的负荷增加速度会影响其延展性和刚度(Threlkeld，1992)。

持续运动

通过让动作保持在活动范围内或终末处，并观察其对症状的影响。这种方法在评估主诉症状因持续姿势而加重的患者时非常重要。保持持续运动时，软组织被拉伸，组织内的水分再分配，最终导致组织延长(Threlkeld，1992)。此时，正常组织的活动范围会增加，且如果施加的负荷与组织的能力相匹配，负荷释放后组织的活动范围会恢复。而对于病变组织，如果负荷超出其愈合或重组后的能力，则可能导致不同的结果。

损伤运动

与损伤相关的运动也可以用于测试。当以上所述的所有检查活动都无法再现症状或仅诱发短暂性症状时可以使用。

鉴别检查

鉴别检查用于辨别两个可能的症状来源。通过保持一个可诱发症状的运动姿势不变，随后增加或减少对其中一个结构的应力，来观察其对症状的影响。例如，在直腿抬高测试中，保持髋关节屈曲和膝关节伸展不变以针对坐骨神经和髋伸肌(尤其是腘绳肌)产生张力。然后加入颈部屈曲活动，以进一步增加坐骨神经的张力，而不会改变髋关节伸肌的长度。这有助于区分到底是神经还是肌肉结构导致了症状的产生。

关节完整性检查

指用于确定关节稳定性的特定测试,如针对膝关节前交叉韧带损伤的 Lachman 测试。若症状为急性表现,可在检查的早期进行完整性测试,避免因不稳定性对后续测试的影响。通过比较双侧肢体的差异,确定患者的正常活动范围。具体的测试在相关的区域章节中有所描述。

被动生理运动检查

被动活动允许治疗师确定关节的可动范围,通常比患者主动运动时的范围更大。每个患者的被动活动范围各不相同。在讨论过度加压时提到,治疗师应关注运动的质量、运动过程中的阻力、症状再现以及终末感觉。治疗师必须结合主动和被动检查的结果进行解释。

比较主动和被动运动对症状的反应,能够帮助推断问题结构是否为收缩组织。如果病变在非收缩组织(如韧带),那么主动和被动活动会在同一运动方向引起疼痛或受限。例如,如果示指近端指间关节的关节囊前侧短缩,主动或被动进行手指伸展都会引起疼痛或限制。而如果病变发生在收缩组织(即肌肉),那么主动和被动运动则会在相反方向,即当肌肉收缩或被拉伸时引起疼痛或受限。例如,如果三角肌前束受损,肩关节的主动屈曲和被动伸展都会引起疼痛。

在活动过程中可以加入关节的压缩或牵引。如果病变在关节内,那么关节压缩通常会加重症状,牵引则会缓解症状(Magee 和 Manske,2021)。

脊柱的主动生理活动是多个椎体节段的累积运动,被动活动常用于定位特定节段的运动。临床常使用 PPIVMs(被动椎间生理运动)进行脊柱的节段性评估。治疗师在被动生理活动过程中感知相邻的棘突、关节柱或横突的运动。后续相关章节会概述如何执行 PPIVMs,详细描述可参考相关文献(Hengeveld 和 Banks,2014)。图 4-8 展示了一种快速简便地记录 PPIVMs 的方法,该方法也可用于记录主动运动。

知识校验

1. 请举例说明髋关节的主动生理运动。
2. 您如何修改主动运动?为什么你会选择这么做?
3. 解释主动运动检查和被动运动检查的区别。

肌力检查

肌肉功能障碍可能影响整个肌肉骨骼系统。由于肌肉与关节和神经间存在互相依赖,肌肉的功能障碍会对关节和神经产生影响,反之亦然。肌力测试的选择取决于治疗师的科学假设。肌肉的功能障碍是否是由于肌肉系统中

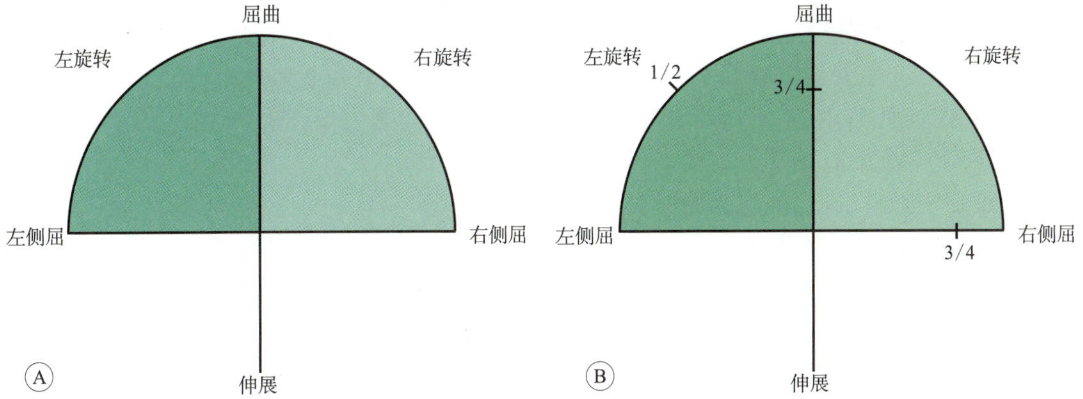

(A)记录 PPIVMs　　(B)针对某一节段的 PPIVM 记录示例

图 4-8 被动生理椎间运动(PPIVMs)记录法

屈曲和右侧屈曲的范围为 3/4,左旋转的范围为 1/2。伸展无受限

的创伤或病理(如肌肉拉伤或肌腱病)引起的?是否存在由关节病变的疼痛引发的肌肉抑制?韧带的不稳定性会导致机械感受器反馈减少,从而改变肌肉活动。是否由神经系统因素导致,如神经根损伤?详情可参考"治疗与管理"分册第四章(Barnard 和 Ryder,2024)。

Comerford 和 Mottram(2013)提出,最佳的肌肉功能要求如下:

- 向心收缩以产生运动——"运动功能"。
- 等长收缩以维持姿势和位置——"姿势控制功能"。
- 离心收缩——稳定功能。
- 向中枢神经系统提供本体感觉反馈,以持续协调和调节(活动或姿势)。

由于解剖和生理结构差异,一些肌肉在运动功能方面更为高效,而另一些肌肉的稳定作用更强。

腰椎的分类系统由 Bergmark(1989)首创,后由 Comerford 和 Mottram(2001)进一步完善。系统中肌肉被分为三类:局部稳定肌、整体稳定肌和整体驱动肌。通常,"局部稳定肌"在所有关节活动中持续保持较低程度的激活,且疼痛会对其产生抑制作用。常见的局部稳定肌如股内斜肌和深层颈屈肌。"整体稳定肌"由特定的关节活动方向激活,产生离心或旋转运动;功能失调时,常会被拉长且强度减弱。常见的整体稳定肌如臀中肌、表层多裂肌和腹内外斜肌。"整体驱动肌"产生特定方向的运动,尤其是向心运动;功能失调时,常会短缩并过度活跃。常见的整体驱动肌如腘绳肌和胸锁乳突肌(Comerford 和 Mottram,2013)。详见表 4-5。

- 需要记住的是,没有一块肌肉是单独运作的,取而代之的是多块肌肉间的协同作用,如拮抗肌的协调平衡,以及近端和远端肌肉群的配合。

主动肌和拮抗肌之间存在紧密的功能关系。主动肌的激活与拮抗肌的抑制相关。这意味着某一肌肉的过度活跃可能会导致拮抗肌群的活动抑制,从而导致拮抗肌变弱。此时便会产生所谓"肌力失衡",即肌肉间的协调性被破坏。当某一肌肉短缩时,它会改变关节的瞬时旋转轴(instantaneous axis of rotation,IAR),导致拮抗肌拉长变弱。研究表明,姿势体态能够影响躯干肌肉的激活模式,并与腰骶部疼痛有关(Dankaerts 等,2006)。例如,对于存在脊柱后凸姿势的患者,其竖脊肌过度活跃,腹直肌被拉长且虚弱。肌力失衡也可能由于疼痛和/或损伤引起的反射性抑制和肌力减弱而导致。为了评估运动功能障碍是否为患者症状的主要原因,治疗师可以通过言语或手法提示,或改变活动姿势来调整运动模式,并记录其症状反应。

表 4-5 常见的肌肉模式/肌肉对压力的反应

易紧张的肌肉	易肌力下降的肌肉
咬肌、颞肌、二腹肌和枕下肌、肩胛提肌、大菱形肌和小菱形肌、上斜方肌、胸锁乳突肌、胸大肌和胸小肌、斜角肌、上肢屈肌、竖脊肌(尤其是胸腰段和颈段)、腰方肌、梨状肌、阔筋膜张肌、股直肌、腘绳肌、髋内收短肌、胫后肌、腓肠肌	前锯肌、斜方肌中下束、颈深屈肌、下颌舌骨肌、肩胛下肌、上肢伸肌、臀大肌、臀中肌和臀小肌、腰部深层多裂肌、髂腰肌、股内侧肌和外侧肌、胫前肌和腓骨肌

Jull 和 Janda(1987),Janda(1994),Comerford 和 Mottram(2013)

肌力测试必须包括对主动肌群和拮抗肌群力量和长度的检查。

以下测试通常用于评估肌肉功能:肌力、肌肉控制、肌肉长度和等长肌力测试。具体细节可以在相关章节中找到。

肌力

肌力常用关节活动范围内的等张收缩进行徒手测试,并根据医学研究委员会(Medical Research Council,MRC)的评分标准进行评分,详见表 4-6(Medical Research Council,1976)。

肌力的大小取决于患者的年龄、性别、体型和日常身体活动水平。关于肌肉测试的详细信息,请参见相关文献(Kendall 等,2010)。

表 4-6 肌力分级

级别	肌肉活动
0	无收缩
1	肌肉有轻微收缩或收缩痕迹
2	消除重力情况下的主动运动
3	对抗重力的主动运动
4	对抗重力和阻力的主动运动
5	正常力量

医学研究委员会,外周神经损伤研究指南。HMSO,伦敦,1976 年。经医学研究委员会授权转载

某些肌肉容易受到抑制或力量下降,见表 4-7(Jull 和 Janda, 1987; Janda, 1994, 2002; Comerford 和 Mottram, 2001)。

这些肌肉的特点是肌张力减弱、力量下降、激活延迟,时间一长则可能出现萎缩(Janda, 1993)。Sahrmann(2002)指出,若由于不良姿势导致以上肌肉长期处于延长状态,则可能导致长度进一步变长。

因此,对这类肌肉进行力量检查尤为重要。徒手肌力测试方法如图 4-9 所示。电子测力计能够提供更为客观的肌力数据,在临床中的使用越来越普遍。

表 4-7 肌肉功能角色的分类:功能、特征和功能障碍

局部稳定肌	整体稳定肌	整体驱动肌
示例		
腹横肌	腹内外斜肌	腹直肌
腰深层多裂肌	表层多裂肌	髂肋肌
腰大肌(后束)	棘肌	腘绳肌
股内斜肌	臀中肌	背阔肌
斜方肌中下束	前锯肌	肩胛提肌
颈深屈肌	颈长肌(斜纤维)	前、中、后斜角肌
功能与特征		
增加肌肉刚度以控制节段性运动	产生力量以控制运动范围	产生扭矩以实现运动
控制关节中立位置。收缩不改变长度,因此不产生运动。本体感受功能:提供关节位置、运动范围和速率的信息	控制特别是运动的内外范围。趋向于在低负荷时进行离心收缩以减速,并进行旋转控制	主要产生关节运动,尤其是矢状面运动。趋向于进行向心收缩。吸收冲击
活动与运动方向无关	方向依赖活动	方向依赖活动
在整个运动过程中持续激活	活动是非连续的	活动是非连续的
功能障碍		
肌肉刚度减少,失去关节中立位置(节段控制)。运动时序和募集延迟	内外活动范围控制差,离心运动控制差,旋转分离活动差。内外范围肌力减弱	肌肉痉挛。肌肉缩短,限制附属和/或生理运动范围
被抑制	低阈值的持久性募集能力降低	低阈值、低负荷募集能力过度活跃
局部抑制	整体不平衡	整体不平衡
失去节段控制	长度增加和稳定肌抑制导致运动节段的牵拉不足	稳定肌的缩短和过度活跃导致运动节段的牵拉过多

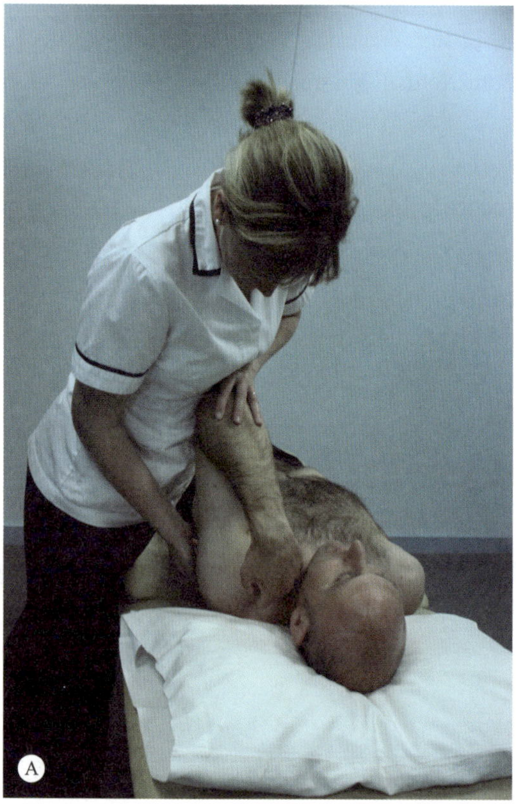

(A) 前锯肌
患者仰卧,肩部屈曲至90°,肘部完全屈曲。对肩胛带前伸施加阻力

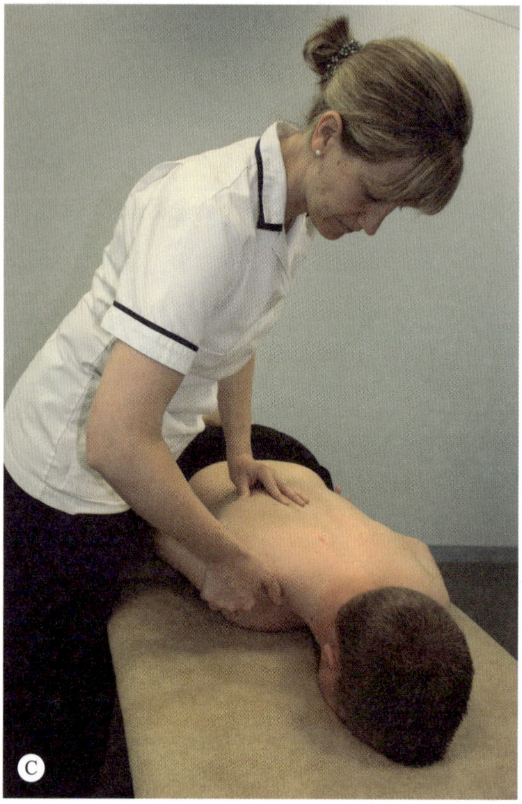

(C) 斜方肌下束
患者俯卧,手臂置于体侧,肩关节于内旋位,测试者将喙突沿远离治疗床的方向进行被动活动,至肱骨头和肩胛骨的相对水平。若无法在无代偿状态下(如肩胛提肌、大菱形肌和小菱形肌或背阔肌的代偿)保持此位置,则怀疑斜方肌下束的募集不佳

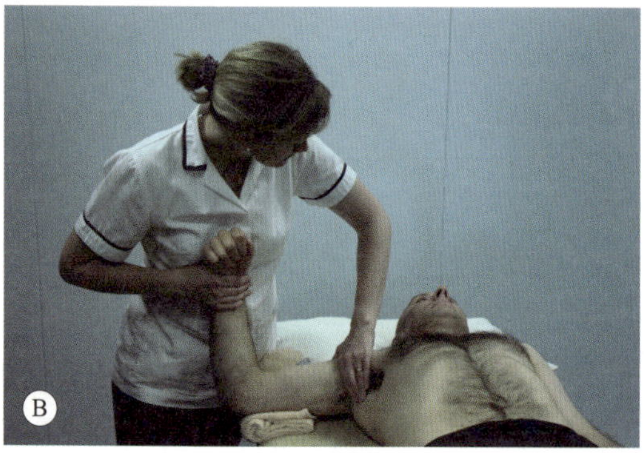

(B) 肩胛下肌
患者仰卧,肩部外展至90°,肘部屈曲至90°。在大臂下方放置毛巾卷,使肱骨处于肩胛平面。测试者对上臂的内旋施加阻力。肩胛下肌腱可在腋窝靠近后缘的前方触诊。测试时应无肩胛骨运动或肩外展位置的改变

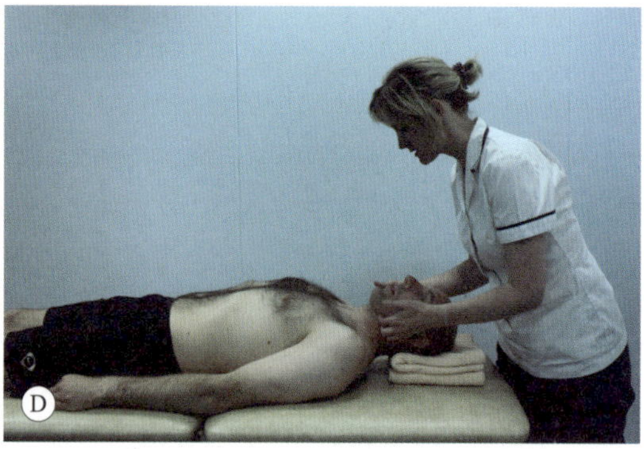

(D) 深层颈屈肌
患者仰卧,颈椎保持中立位,要求患者内收下巴。若募集不佳,则出现胸锁乳突肌代偿

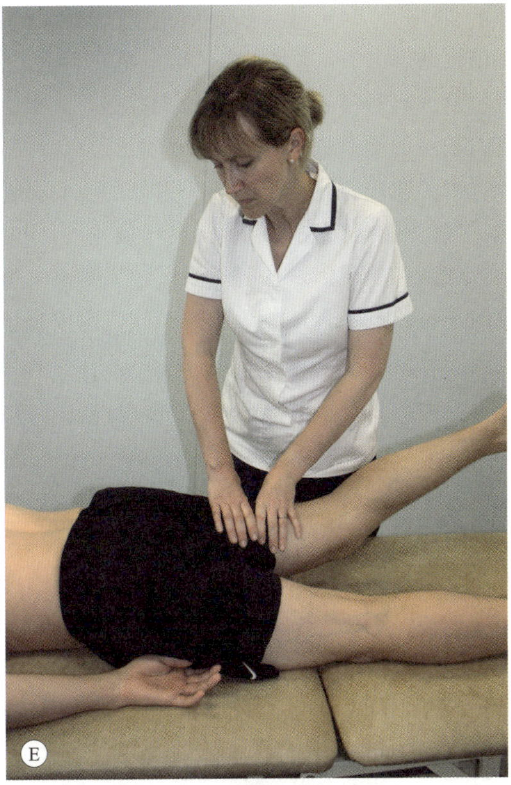

（E）臀大肌

测试者对髋关节伸展施加阻力。正常活动模式为腘绳肌和臀大肌作为主要肌，竖脊肌募集以稳定腰椎和骨盆。若臀大肌力量不足，会导致收缩延迟。替代测试为，将髋关节被动置于伸展位，要求患者在该位置维持（Jull 和 Richardson，1994）

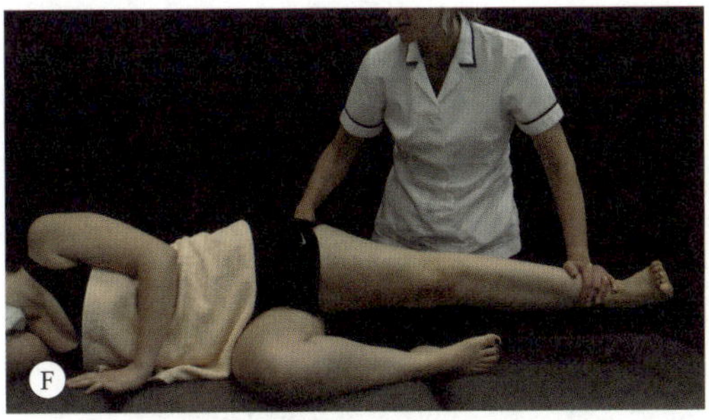

（F）臀中肌后束

要求患者将上侧腿置于髋关节伸展及轻微外旋位后进行主动外展。测试者可施加阻力。若使用髋屈肌代偿则表明骨盆外侧肌群可能力量不足。其他常见的代偿动作包括躯干侧屈或骨盆后旋。内侧范围力量不足（inner-range weakness）可通过髋关节的被动外展进行评估；若其范围超过主动外展活动范围，则表明内侧范围力量不足

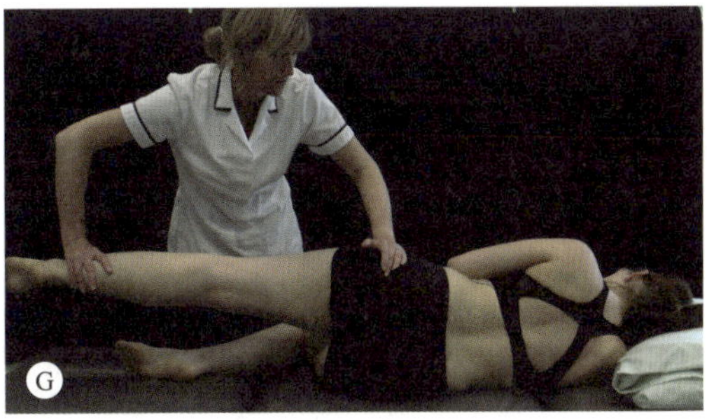

（G）臀小肌

测试者抵抗髋关节外展

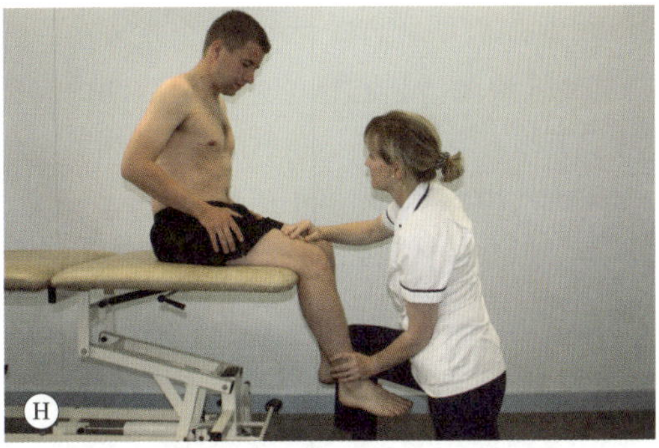

（H）股外侧肌、股内侧肌和股中间肌

测试者抵抗膝关节伸展

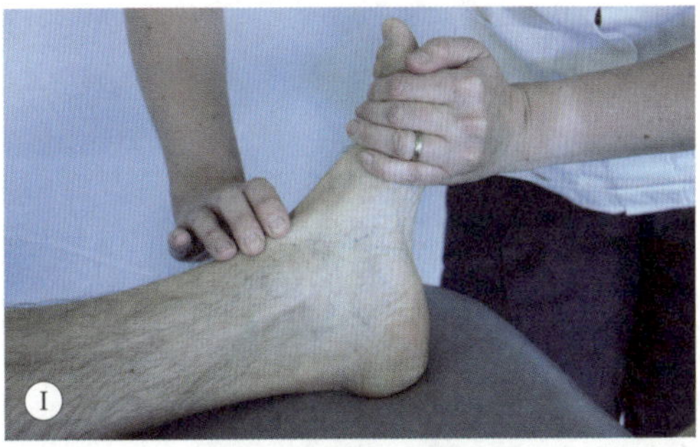

（I）胫前肌

测试者抵抗踝关节背屈和内翻

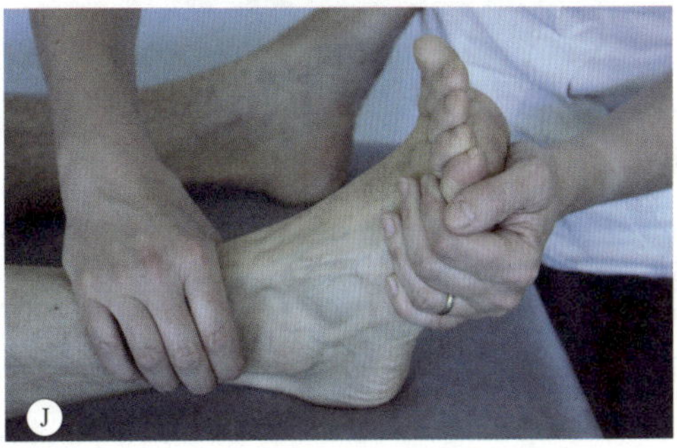

（J）腓骨长肌和短肌

测试者抵抗踝关节外翻

图 4-9　对肌力易下降的部分肌肉进行力量测试

（Cole 等，1988；Janda，1994；Jull 和 Janda，1987）

肌肉控制

肌肉的控制能力主要通过观察主动运动中的肌肉募集和协调情况进行评估的。其中一些运动已经在功能和主动运动检查中进行了分析,但此处还需要进行其他特定的测试。通过观察肌肉募集的模式、运动质量以及在不同位置下的肌肉触诊以评估其相对力量。需要注意的是,以上均依赖于测试者的观察和触诊技能;关于触诊的详细信息建议参考相关文献(Muscolino,2016)。在肌肉控制的概念中,一个重要的术语是"募集"(或激活),它指的是肌肉活动的启动事项。其他有关的详细描述,建议参考相关文献(Sahrmann,2002;Comerford 和 Mottram,2013)。

肌肉长度

肌肉长度测试对那些易变紧并易丢失伸展性的肌肉尤为重要(Comerford 和 Mottram,2013)(表 4-7)。这些肌肉的特点是张力增高、力量增加且激活 速度更快(Janda,1993)。单个肌肉长度的测试方法如图 4-10 所示。

有关肌肉长度测试有两个重要的说明。首先,尽管测试是按照特定肌肉进行描述,但同时会测试到多块肌肉。在解释测试结果时至关重要的是:在测试斜方肌上束时,不能假定仅是该肌肉的长度减少;其他肌肉如肩胛提肌和斜角肌也可能缩短,进而影响到活动的范围。其次,图 4-10 展示了一些常见的肌肉长度测试方法,具体的测试必须根据患者的情况进行选择,通过临床推理加以解释证明。例如,要全面测试腘绳肌的长度,测试者可能会检查多个不同的动作组合,如髋关节屈曲伴内/外旋以及内/外展。同样地,对于肩胛提肌,测试者可能会通过

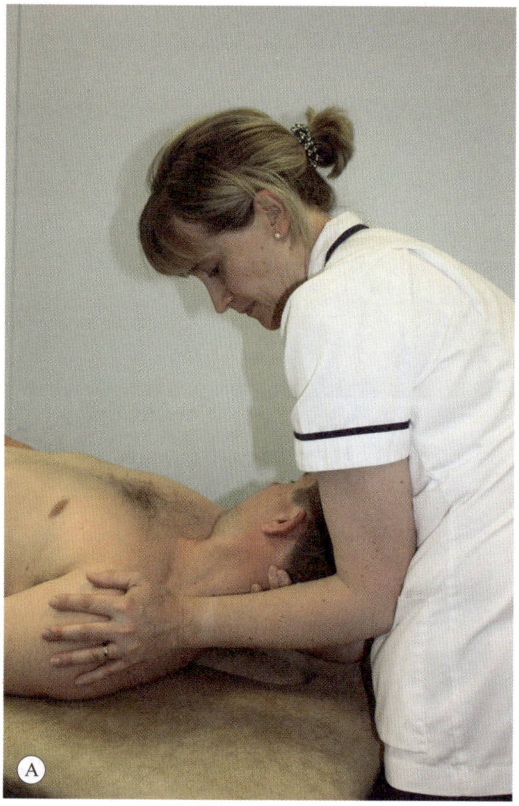

(A) 肩胛提肌

将头颈向对侧进行侧屈和旋转活动,伴颈部屈曲和肩胛带下压,并施加拉伸。活动范围受限以及在肩胛提肌附着点处的触压痛表明该肌肉紧张

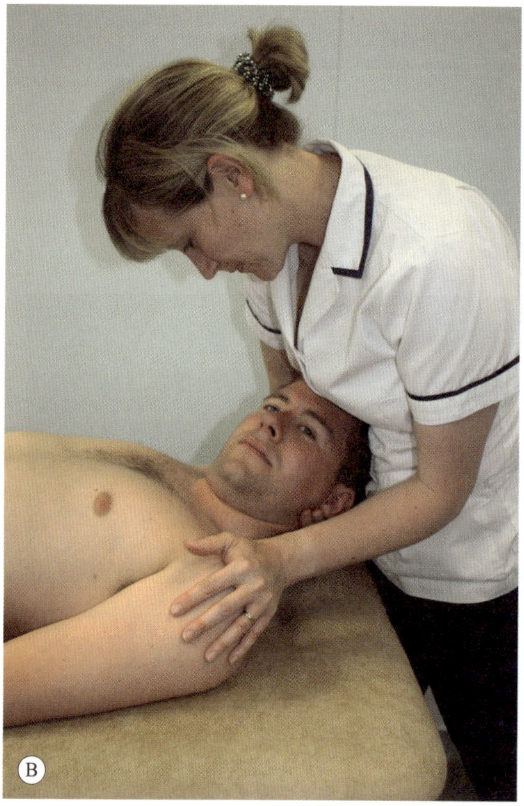

(B) 斜方肌上束

将头颈向对侧进行侧屈、同侧旋转和颈部屈曲的被动活动,伴随肩胛带下压,并被动拉伸。活动范围受限表明该肌肉紧张

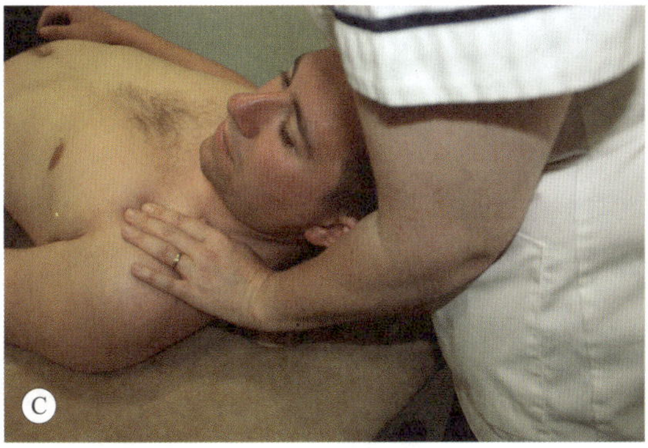

（C）胸锁乳突肌

测试者将被试者的下巴内收，然后将头部向测试侧的相反方向侧屈，并朝测试侧旋转。同时，另一只手稳定锁骨

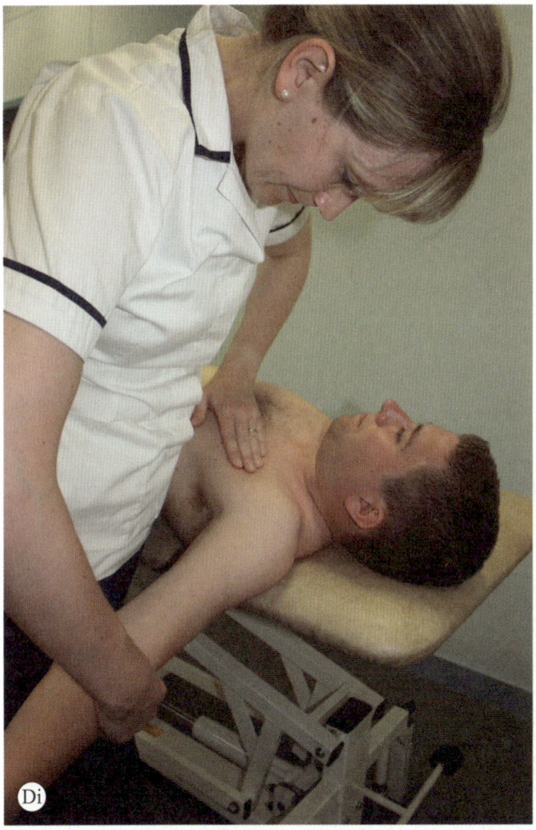

（Di）胸大肌锁骨束

测试者帮助稳定躯干，将受试者肩关节外展至90°。若该肌肉紧张，施加水平伸展时的过度加压时，活动范围将受到限制，出现肌腱紧张

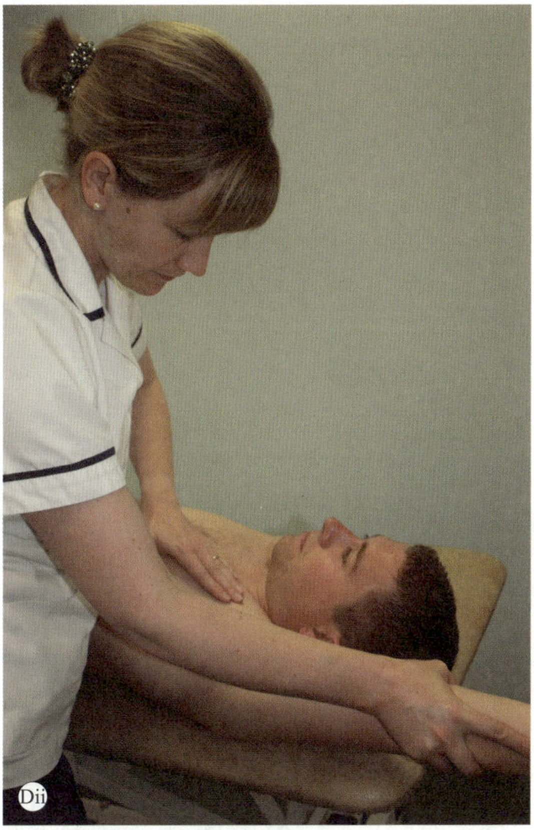

（Dii）胸大肌胸肋束

测试者将受试者肩部完全前屈。运动范围受限且肌腱变紧表示该肌肉紧张

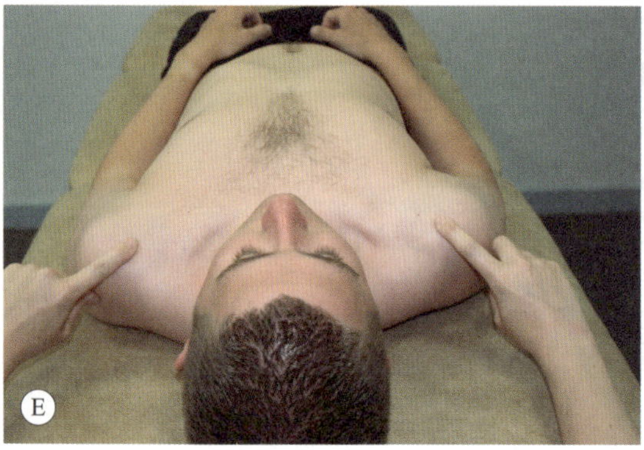

(E) 胸小肌

受试者仰卧,手臂置于身体两侧。若该肌肉挛缩,会导致喙突被向前和向下拉动。受影响侧的肩峰后缘距治疗床更远

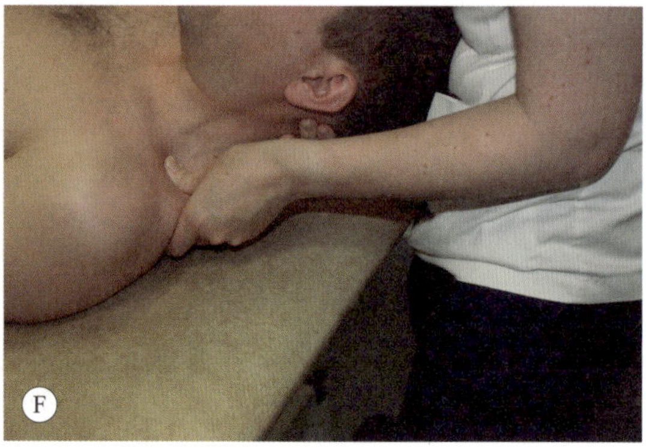

(F) 斜角肌

固定第一和第二肋骨,测试者将受试者的头部向测试侧相反方向侧屈并旋转,以测试斜角肌前束;对侧的侧屈测试斜角肌中束;对侧旋转和侧屈测试斜角肌后束

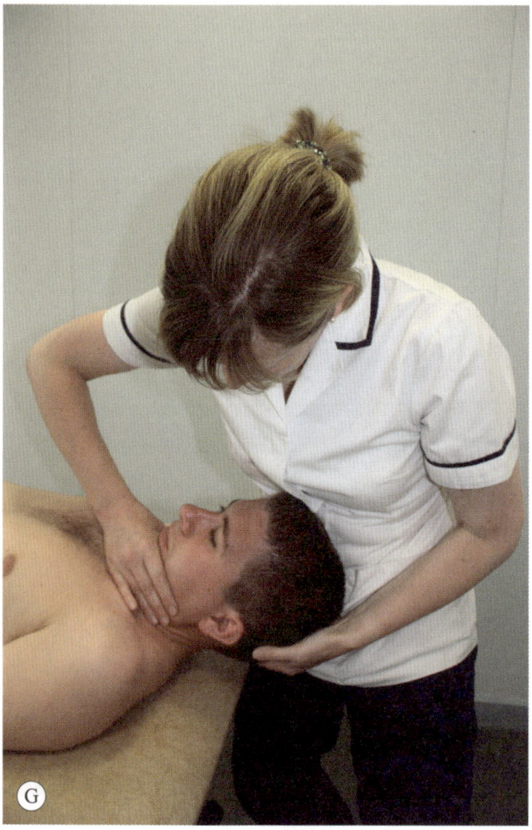

(G) 深枕肌

测试者一手被动屈曲上颈椎,同时触诊深枕肌。触诊时紧张感表明此肌肉紧张

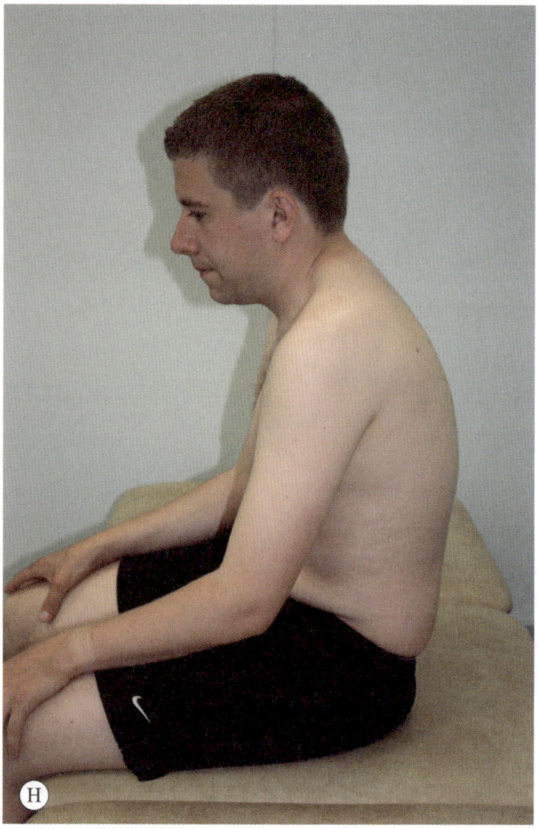

(H) 竖脊肌

受试者将肩膀向腹股沟方向下沉。如果腰椎前凸无变化,则表明竖脊肌紧张

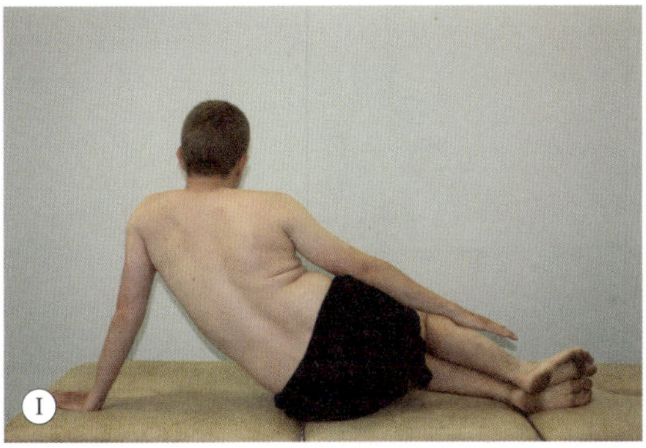

(I) 腰方肌

被试者在主动固定骨盆的情况下尽可能向侧方撑起身体。若活动范围受限，腰椎无侧弯，或触诊(髂嵴上方、竖脊肌外侧)时感到异常紧张，表明腰方肌紧张

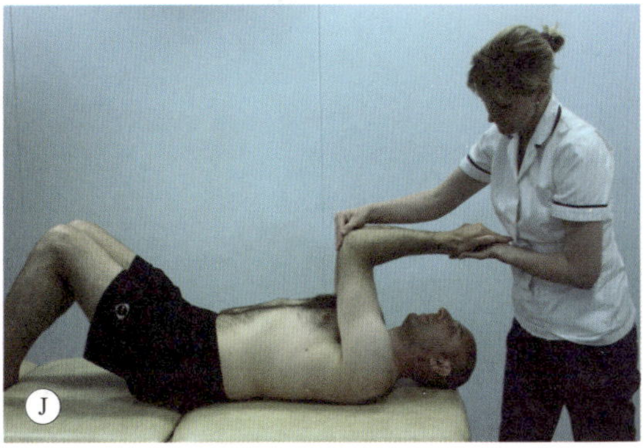

(J) 背阔肌

被试者仰卧屈膝，确保腰椎平贴于治疗床上，肩关节外旋。要求被试者抬高双臂。若无法保持腰椎贴于治疗床上或无法完全抬高手臂，则表明背阔肌短缩

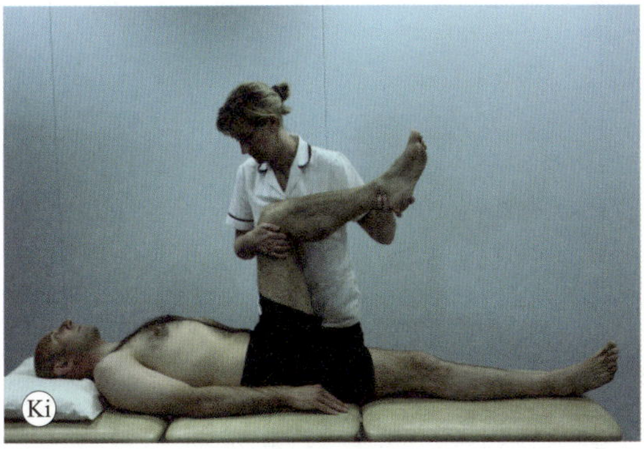

(Ki) 梨状肌(i)

将受试者被动屈髋至90°，髋关节内收，后进行髋关节的外旋，感受运动的阻力。正常情况下髋外旋角度为0~45°

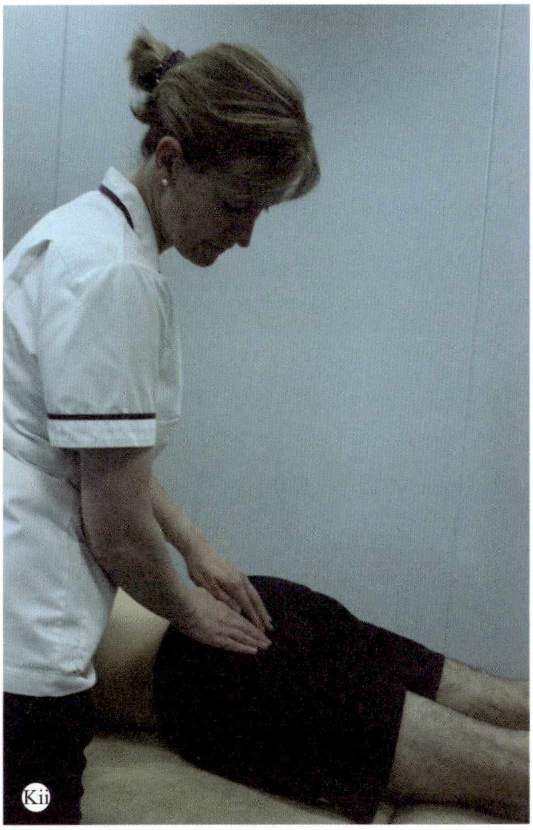

(Kii) 梨状肌(ii)

若梨状肌紧张，可以通过深压触诊其位置，具体为髂嵴与坐骨结节连线与髂后上棘和大转子连线的交叉处

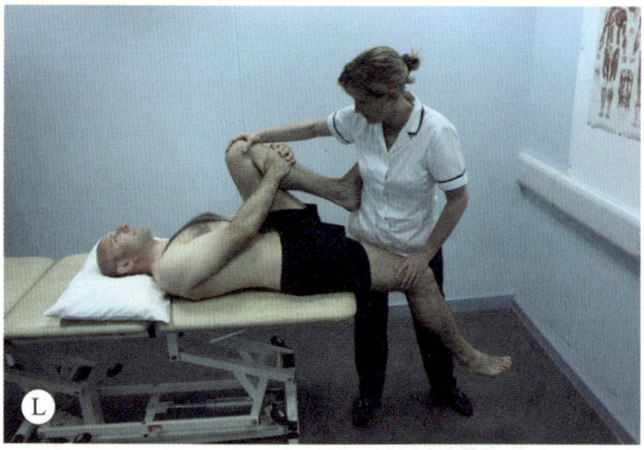

(L) 髂腰肌、股直肌和阔筋膜张肌

左侧肢体由测试者固定。若髂腰肌紧张,右侧腿的髋关节会屈曲;若股直肌紧张,膝关节会伸直;髋关节外展、髌骨外侧偏移以及大腿外侧的沟槽则表明阔筋膜张肌和髂胫束紧张。通过对动作进行加压,包括髋关节外展(用于短收肌),可确认这些肌肉的紧张情况

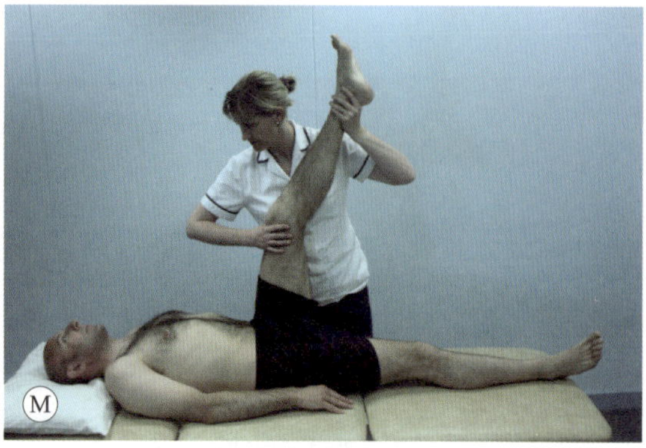

(M) 腘绳肌

患者仰卧,测试者帮助屈髋至90°,然后被动伸膝

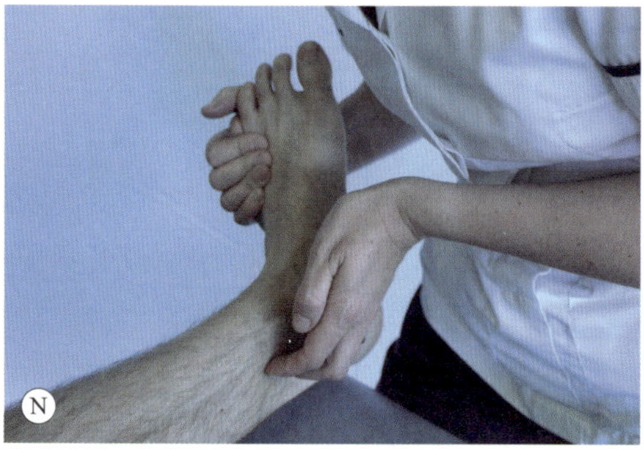

(N) 胫骨后肌

被试者踝关节背屈并外翻。活动范围的受限表明该肌肉紧缩

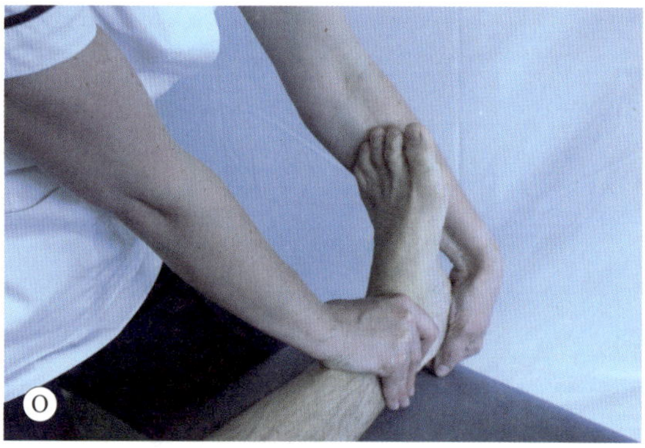

(O) 腓肠肌和比目鱼肌

腓肠肌的长度可以通过膝关节屈伸时测试踝关节背屈的被动活动范围来表示。若膝关节屈曲时背屈范围增大,表明腓肠肌紧张

图4-10 针对易短缩肌肉的长度测试

(Jull 和 Janda, 1987; Cole 等, 1988; Janda, 1994; Kendall 等, 2010)

改变颈部屈曲、对侧侧屈和对侧旋转的程度来进行检查,并根据患者的情况调整动作顺序。其他有关肌肉长度检查的详细信息可参考相关文献(Muscolino, 2016)。

肌肉长度测试通常由测试者固定待测肌肉的一端,然后缓慢地移动相应身体部位从另一端拉伸肌肉。测试过程中需记录以下信息:

- 运动质量。
- 运动范围。
- 运动过程中和终末时感受到的阻力:其性质可能提示是肌肉、关节或神经组织限制了运动。
- 运动范围内的疼痛表现(局部或牵涉)。

肌肉长度的减少指肌肉无法拉伸至其正常长度,即肌肉发生短缩或紧张。造成的原因可能是主动肌与拮抗肌的代偿性变化,因此治疗师需结合运动背景对肌肉长度测试结果进行分析推理。

等长肌力测试

这可能有助于辨别对应症状是否由收缩组织或惰性组织引起。将关节置于休息位下(使

惰性结构放松),要求患者对抗测试者的阻力并保持这一姿势。测试者观察姿势保持期间的肌肉收缩质量。例如,患者可能出现不自主的关节活动、采取代偿策略或过度激发肌肉活动以保持姿势。以上反应均提示神经肌肉功能障碍。若等长收缩时症状再现,则可以推断肌肉为主要的诱发因素。需注意的是,肌肉的收缩也会造成惰性结构(如关节)的剪切和挤压。如要进行更彻底的肌肉功能检查,可在肌肉收缩的不同位置测试其等长收缩的强度。

Cyriax (1982)将等长肌力测试后的反应划分为六大种类:

1. 强而无痛:正常。

2. 强而有痛:提示肌肉或肌腱有轻微损伤,如外上髁疼痛。

3. 弱而无痛:提示肌肉或肌腱完全断裂或神经系统疾病。

4. 弱而有痛:提示严重损伤,如髌骨骨折。

5. 所有活动都痛:提示外周和/或感觉过敏。

6. 重复活动时痛:提示间歇性跛行。

治疗师需牢记,疼痛是一种主观体验,而用力作为一种行为,受其他因素的影响,如与用力和疼痛相关的恐惧等。

> **知识校验**
> 1. 肌肉功能达到最佳状态的要求是什么?
> 2. 哪些因素会影响个人的肌肉力量?
> 3. 如何评估和记录肌肉力量?

感觉运动/神经学检查

感觉运动评估的纳入必须基于受试者的症状表现。如若受试者存在虚弱、麻木或其他神经性疼痛症状,尤其当症状沿神经走行分布时,都会怀疑是否为神经源性症状。当症状提示上运动神经元(upper motor neuron, UMN)损伤时(如双侧分布的症状),治疗师应考虑进行中枢神经系统相关测试。感觉运动评估的结果可以帮助确认或排除可能的神经源性因素,筛查如脊髓压迫等可能原因,鉴别UMN和下运动神经元(lower motor neuron, LMN)病变,从而给予适当的临床管理。

感觉运动/神经学检查包括以下内容。

- 神经系统完整性:测试神经系统传导动作电位的能力,包括感觉感知、协调能力、肌肉张力、肌肉力量、反射。
- 神经敏感性:神经动力学测试(神经系统对负荷/运动的反应),神经触诊。

神经系统完整性

最常见外周神经系统病变是神经卡压性病变。过去110年中,对于神经卡压的病理生理机制的理解有所加深(Schmid等,2013;Schmid,2015;Schmid等,2020)。详情请见“治疗与管理”分册第六章(Barnard和Ryder,2024)。

外周神经压迫可能导致电信号传导减弱或丢失。根据受压神经元的类型,可能产生以下影响:

- 感觉减退(感觉神经元或传入神经元)。
- 肌肉激活程度减弱(运动神经元或传出神经元)。
- 反射的变化,包括增强或减弱。反射涉及感觉神经元、运动神经元和脊髓。
- 皮肤颜色的改变、出汗变化及立毛反射(交感神经元)。
- 感觉异常(感觉神经元)。

若神经敏感性增加,如感觉过敏、感觉异常和异常疼痛反应,则提示神经的敏感化而非压迫。神经的敏感化可能影响外周神经(如炎症或感染的后果)或中枢神经系统。

检查外周神经的完整性,通常包含以下三项内容:皮肤感觉、肌肉力量和腱反射。如果怀疑神经根病变,进行的测试则包括皮节测试(由单一神经根支配的皮肤区域)、肌节测试(由单一神经根支配的肌肉群)及反射测试。

感觉变化。感觉减退可能是由于感觉神经从末梢分支到受体器官(如关节或皮肤)再到

脊神经根和中枢神经系统的某处出现压迫或病变所引起的（图 4-11）。

对神经根（皮节）和外周神经的皮肤分布的了解，可以帮助治疗师区分感觉丧失是由于神经根病变还是外周神经病变导致的。皮肤神经分布和皮节见图 4-12～图 4-15。

需要注意的是，皮肤神经的支配和皮节在不同个体之间存在很大的差异，同时外周神经的皮肤支配（Walton，1989）与皮节（Downs 和 LaPorte，2011）存在重叠现象。虽然骨骼具有节段式的神经支配，成为硬节，但有关证据非常有限（Inman 和 Saunders，1944；Ivanusic，2007）。

在进行感觉测试时，患者应处于放松和支撑良好的状态，并且暴露对应皮肤区域。测试者需要向被试者解释每项测试要做什么，并先在无病变区域进行演示，方便患者了解测试的过程并建立“正常”的感觉标准。感觉测试包括以下五个方面（Fuller，2004；Gardner，2021；Cook 等，2022）：

1. 轻触觉：测试 Aβ 纤维和背侧柱。
2. 振动觉：测试 Aβ 纤维和背侧柱。
3. 关节位置觉：测试 Aβ 纤维和背侧柱。
4. 针刺觉：测试 Aδ 纤维和脊髓丘脑束。
5. 温度觉：测试 Aδ 纤维和 C 纤维，以及脊髓丘脑束。

轻触觉 通常使用棉球进行测试，以保持一致性。测试者在被评估区域使用棉球沿肢体或绕皮节区域在皮肤按圆周运动方向轻轻地滑动。被试者需告知该区域的感觉是否与对侧无病变区域相同。另一种定量评估触觉的方法是使用单丝进行测试（如 von Frey、Semmes-Weinstein 或 West 单丝），这些单丝的粗细不一，每根

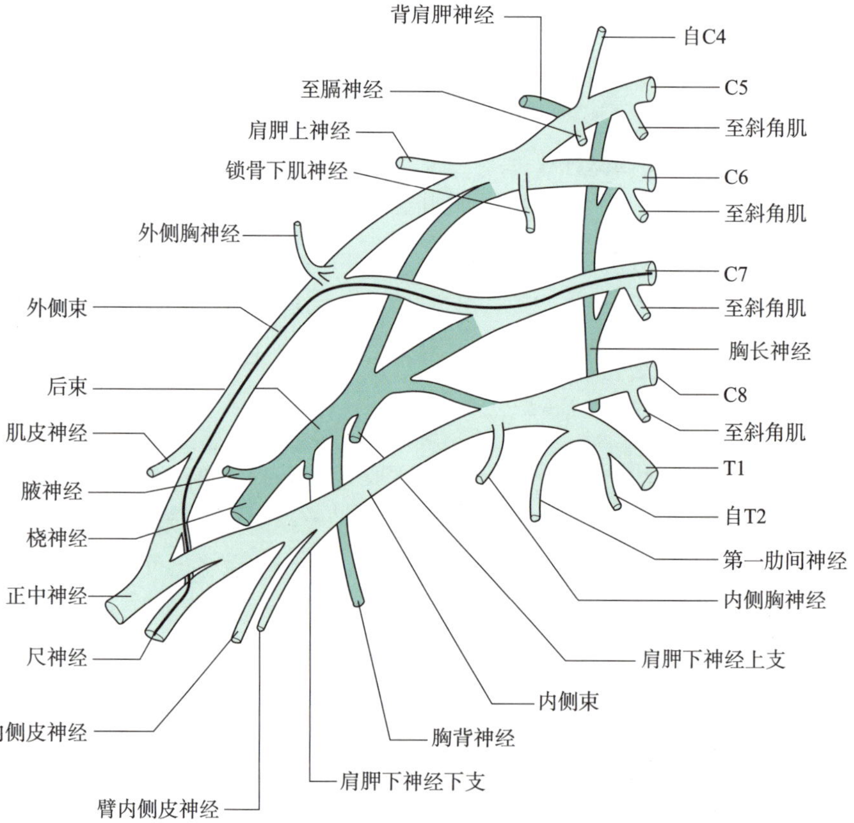

图 4-11 臂丛神经图，图示神经根及外周神经的形成
（引自 Williams 等，1995，经许可使用）

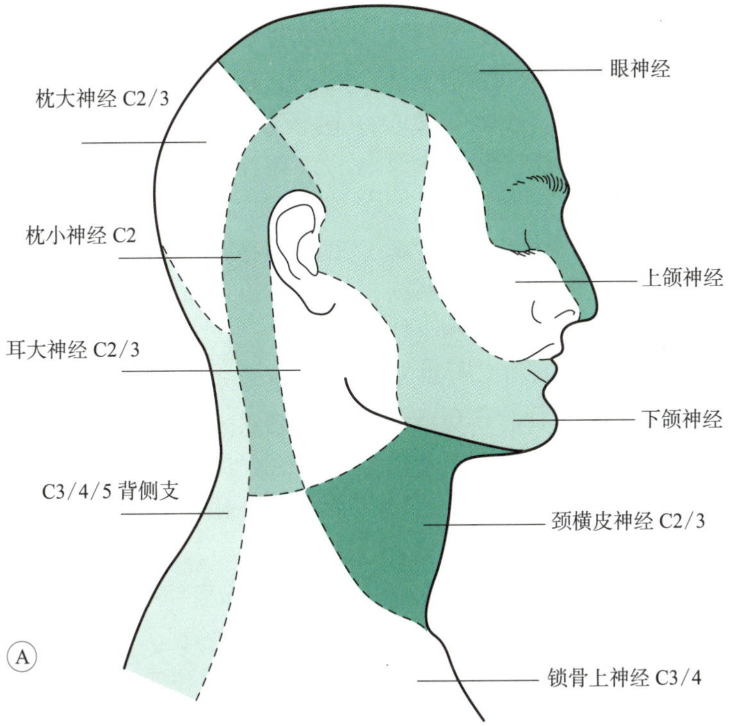

（A）面部、头部和颈部的皮肤神经支配

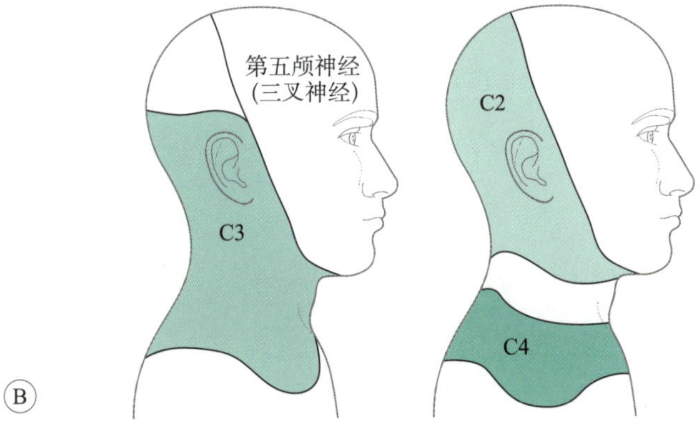

（B）头部和颈部的皮区

图 4-12 头面颈部皮肤神经支配及皮区
（A. 引自 Williams 等，1995，经许可使用；B. 引自 Grieve，1981，经许可使用）

单丝都能施加特定的压力，能够提供可重复的、定量的感觉评估（Hunter，2002）。测试者应准确识别和标记感觉减退的区域，随后可以进一步评估其他可能受影响的感觉。

振动觉 可以使用 128 Hz 的音叉进行评估。较低的频率减少了受试者听到振动的可能性。嘱受试者闭眼，测试者敲击音叉，将其一端放置于如内踝等的骨性隆起处，由远到近进行测试。受试者需确认何时感受到振动（Leak，1998；Fuller，2004）。当受试者不再感受到振动时，测试者应记录振动消失的时间（振动消失阈值，vibration disappearance threshold，VDT）（O'Connaire 等，2011），并与对侧肢体进行比较。

关节本体感觉 测试方法为：嘱受试者闭上双眼，测试者将其肢体置于某个位置，询问受试者是否能够辨别肢体的移动方向。或要求受试者用另一侧肢体模仿此动作。例如，在受试者俯卧位的情况下，测试者屈曲其右膝，要求受试者用左膝复制这个动作。

*小纤维测试。*感觉完整性测试探查大纤维（Aβ 纤维）传导障碍，这些纤维负责传导触觉、振动觉和本体感觉。然而，神经性疼痛和小纤维神经病变可能源于薄纤维（Aδ 和 C 纤维）。若以上感觉评估均为阴性，仍应怀疑存在这些病变情况，治疗师可参考图 4-16 进行相关评估（Ridehalgh 等，2018）。

针刺觉测试 可以通过一次性检测针轻微刺击进行评估。受试者闭上双眼，测试者由远及近进行刺击测试（包括躯干），确认受试者何时感觉到刺痛。

温度觉测试 最简单的方法是使用冷金属物体（如茶匙）接触待测区域皮肤，并与室温下的相同物体进行比较。受试者需告知感受。温热觉可以用随身携带的裤口袋内的硬币进行测试。

感觉异常的区域应在身体图示上进行记录。感觉区域的变化，特别是受影响区域的扩大，可能与神经状态恶化有关，因此对感觉区域的准确映射非常重要。感觉测试在每次就诊时

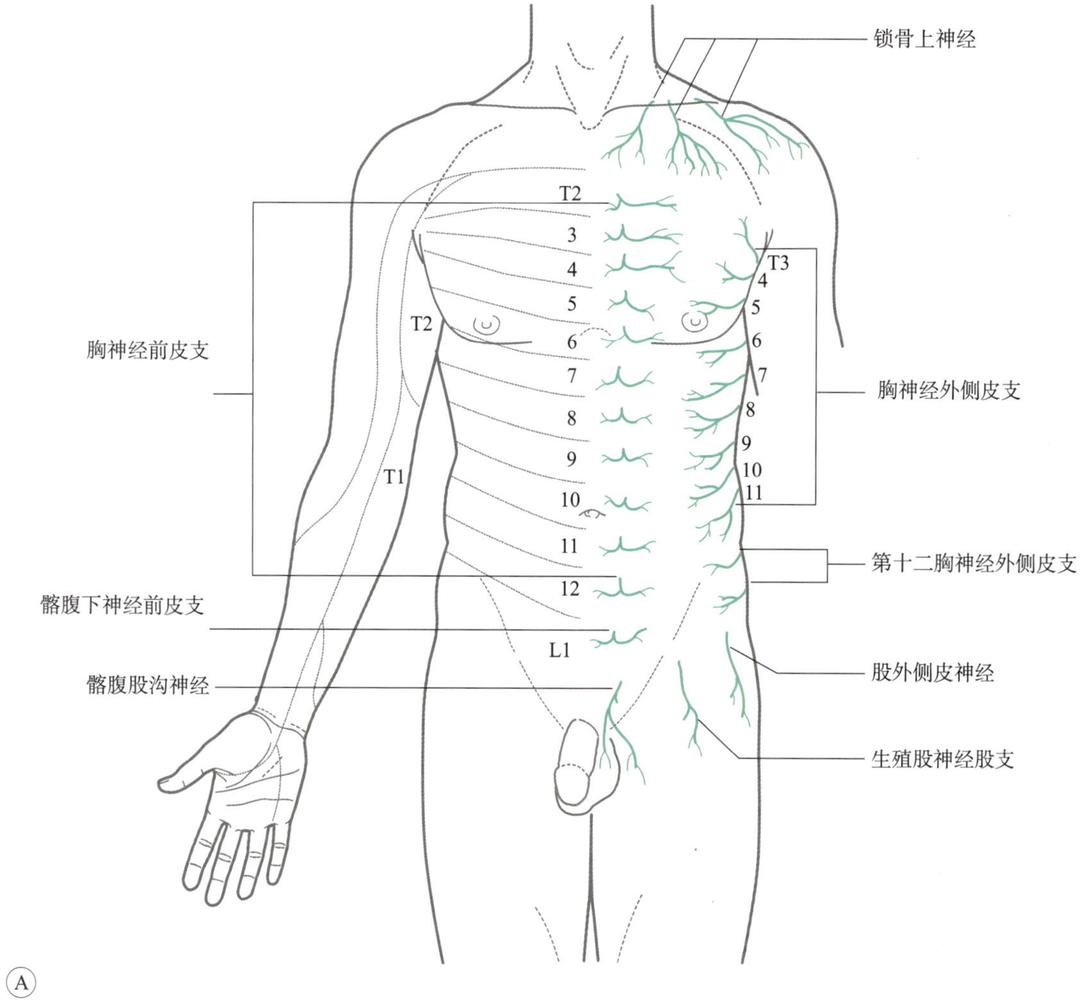

（A）躯干的皮肤神经支配
（引自 Williams 等，1995，经许可使用）

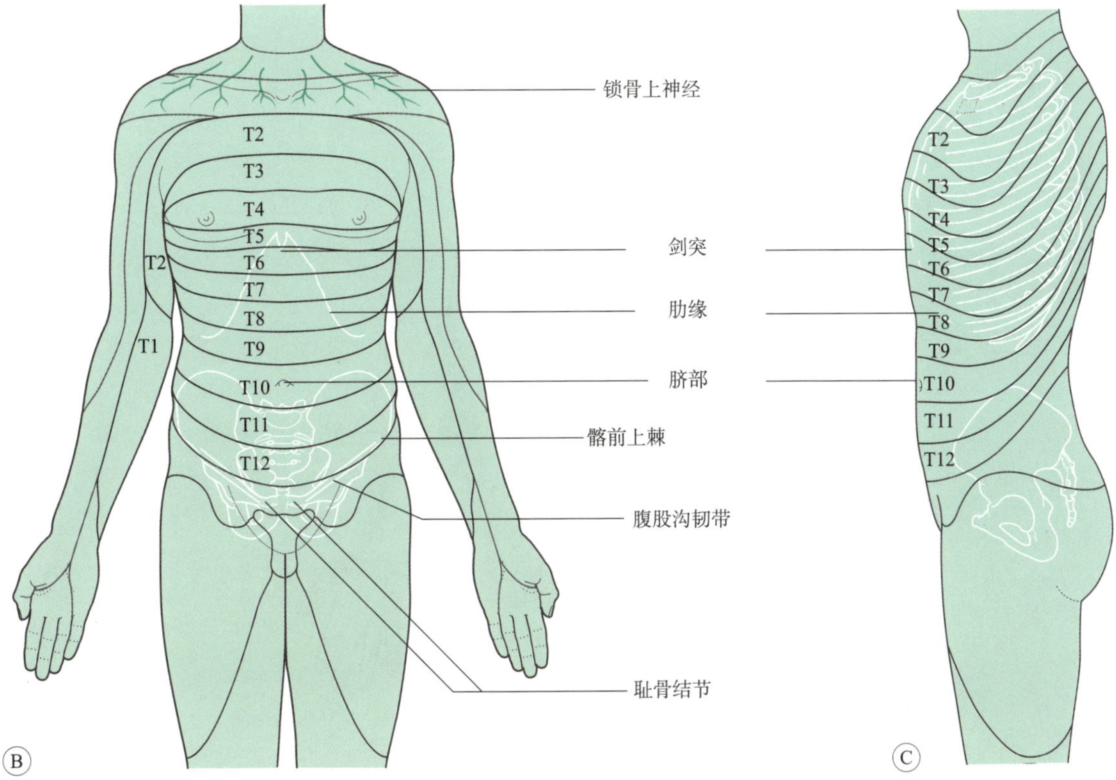

（B）胸部皮节的前视图，与胸髓神经相关的皮节分布

（C）与胸髓神经相关的皮节的侧视图
（引自 Drake 等，2005，经许可使用）

图 4-13　躯干的皮肤神经支配及皮节

都应重新进行，直到确认感觉的改变是稳定的。

运动变化。 肌肉力量的丧失表明运动神经元在外周或中枢神经系统中出现病变，或者肌肉本身出现了病变。若病变发生在神经根部，那么由该神经根支配的所有肌肉（肌节）都会受到影响；若病变发生在外周神经中，则该神经支配的肌肉会受到影响。与神经和神经根有关的知识可以帮助治疗师区分由于根部病变或外周神经病变引起的运动损失。外周神经的分布和肌节如表 4-8 和图 4-17～图 4-19 所示。需注意的是，四肢肌肉由数个神经根（肌节）同时支配，这里仅列出了主要的支配神经来源。

运动神经损伤会随着时间的推移导致肌肉萎缩和无力，例如腕管综合征中正中神经受压导致的鱼际肌萎缩。

肌肉力量测试包括对肌群长约数秒的等长收缩测试。受试者需处于支撑体位并最小化代偿策略的出现。肌肉被置于初始中立位，要求受试者在外界施加的阻力下继续维持体位。阻力的施加应是逐步、平滑的，以便受试者施加适当的对抗力量。施加的阻力必须符合肌群的特点和受试者的需求。图 4-20 和图 4-21 展示了肌节测试的示例。若怀疑外周神经损伤，可以使用 MRC 量表测试神经支配的单个肌肉的力量。其余详细资料可参考骨科和神经科教材。

反射变化。 深腱反射测试脊髓反射弧的完整性。脊髓反射弧由传入或感觉神经元、传出或运动神经元及连接这些神经元的脊髓神经元组成。表 4-8 列举了部分神经根和脊髓水平的反射测试。

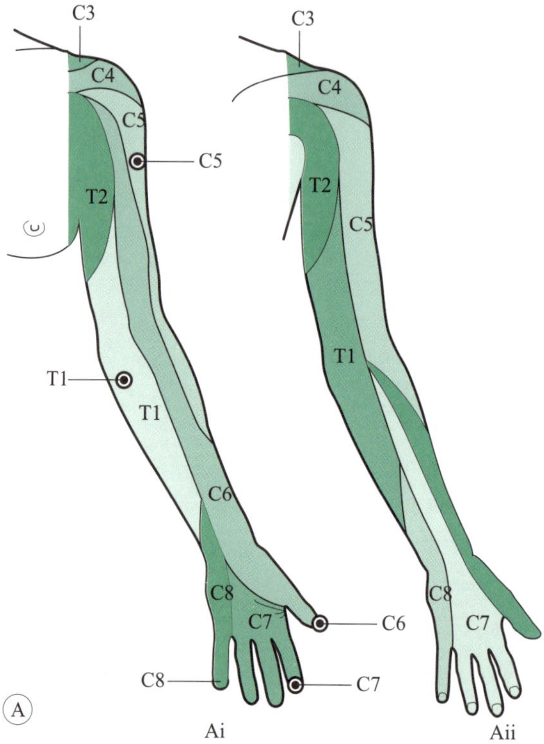

（A）神经根/皮节：Ai 前视图；Aii 后视图

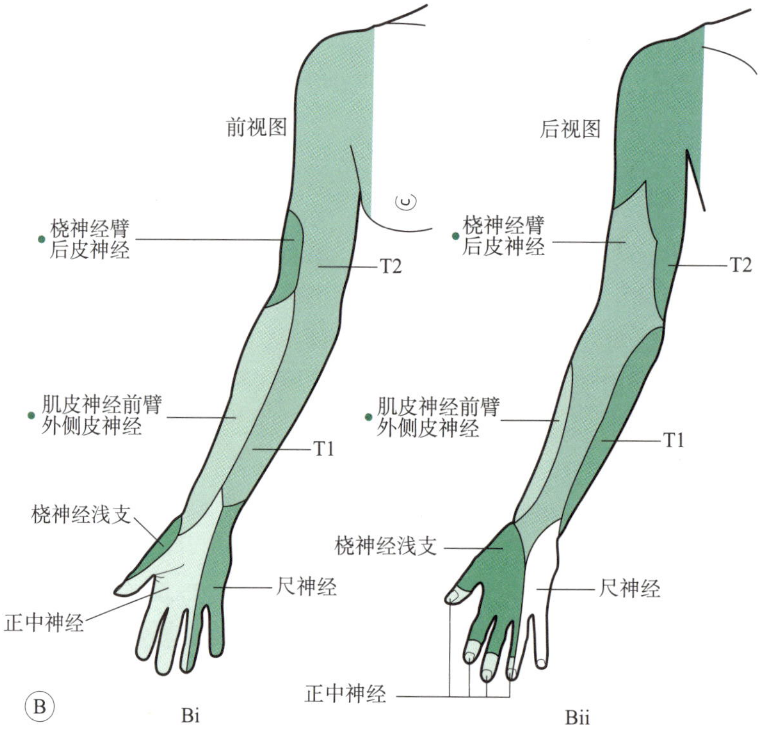

（B）上肢的外周神经支配：Bi 前视图；Bii 后视图。点表示最小重叠区域

图 4-14　上肢的皮肤神经支配

（引自 Drake 等，2005）

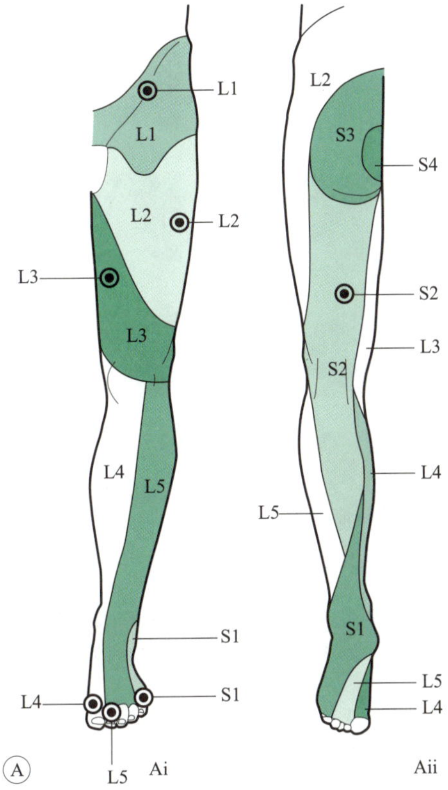

（A）神经根/皮节：Ai 前视图；Aii 后视图

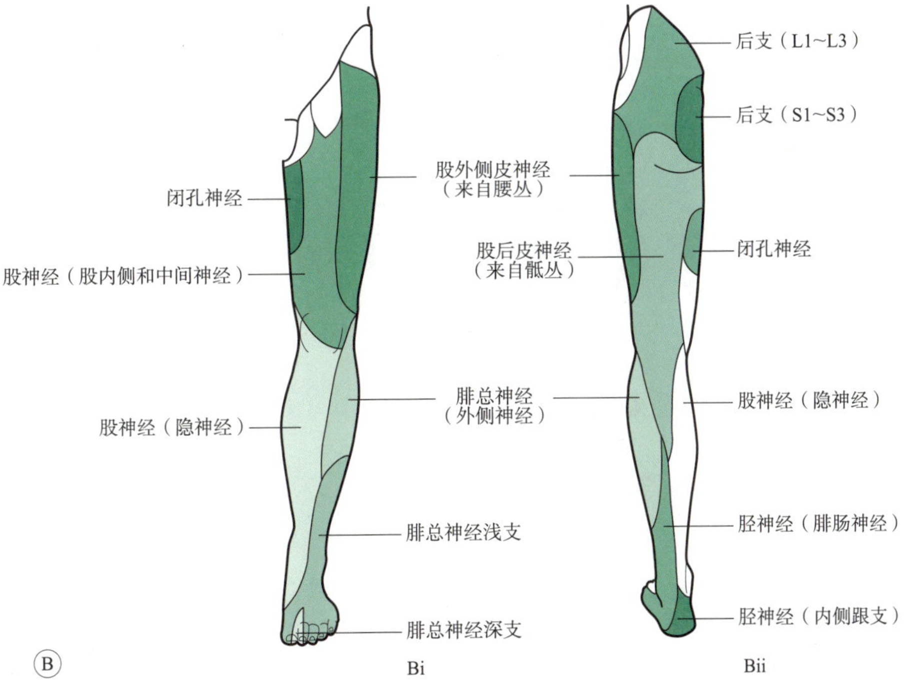

（B）下肢的外周神经支配：Bi 前视图；Bii 后视图。点表示最小重叠区域

图 4-15　下肢的皮肤神经支配

（引自 Drake 等，2005）

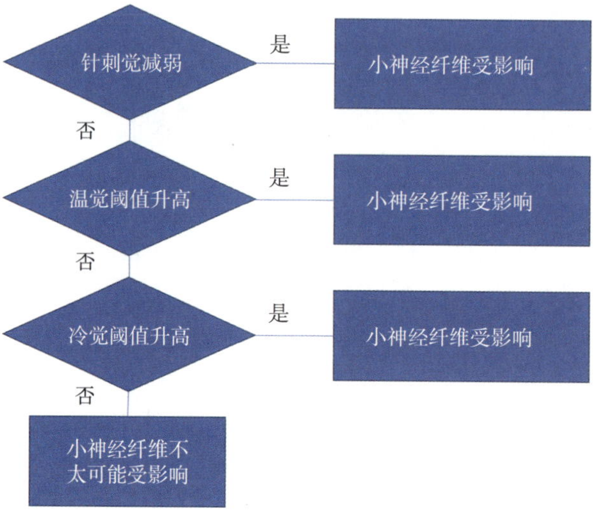

图 4-16　确认小神经纤维退化的指南

表 4-8　骨骼肌节段

神经根	关节动作	反射
V 脑神经（三叉神经）	咬紧牙齿，注意颞肌和咬肌	下颌反射
VII 脑神经（面神经）	皱眉、闭眼、嘟嘴、露齿	
XI 脑神经（副神经）	肩胛带抬高及胸锁乳突肌	
C1	上颈部屈曲	
C2	上颈部伸展	
C3	颈部侧屈	
C4	肩胛带抬高	
C5	肩部外展	二头肌反射
C6	肘部屈曲	肱二头肌反射
C7	肘部伸展	三头肌反射和肱桡肌反射
C8	拇指伸展；手指屈曲	
T1	手指外展和内收	
T2～T1	无肌肉测试或反射	
L2	髋部屈曲	
L3	膝部伸展	膝反射
L4	足背屈	膝反射
L5	踇指伸	
S1	足外翻 收缩臀部 膝部屈曲	踝反射
S2	膝部屈曲	
脚趾站立		
S3～S4	骨盆底肌肉、膀胱和生殖功能	

Grieve（1991）

深腱反射常使用轻敲肌腱进行评估，如肱二头肌反射、肱三头肌反射、髌腱反射和跟腱反射（图 4-22）。

反射反应可以按以下等级进行记录：

-或 0：消失

-或 1：减弱

+或 2：平均

++或 3：增加

+++或 4：阵挛

如果难以诱发反射，测试者可以使用 Jendrassik 动作来加强脊髓的运动神经元活动。例如，在进行上肢测试时，可让患者咬紧牙关；在进行下肢测试时，可让患者将双手握紧并在敲击前尝试将双手分开。

反射减弱可能是由于感觉和/或运动通路的病变导致的。反射减弱在老年人中较为常见。

仅出现反射改变而无感觉或运动改变并不一定意味着神经根受累。例如，用高渗盐水的关节腔注射可以暂时抑制踝关节反射，但使用类固醇注射可以恢复反射，这说明疼痛也可以

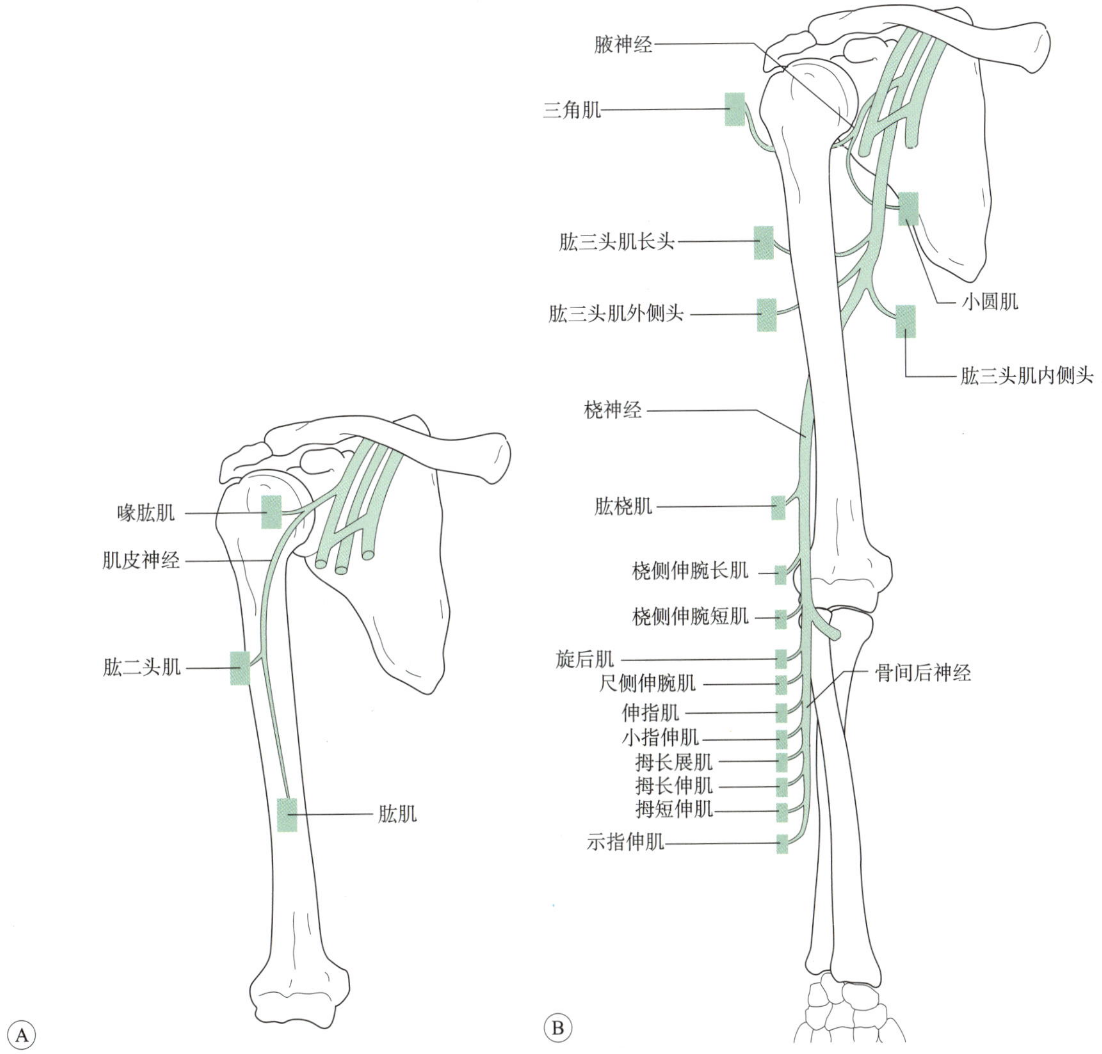

（A）腋神经和桡神经

（B）腋神经和桡神经各自支配的肌肉

图 4-17 上肢的肌皮神经

（医学研究委员会，外周神经损伤研究指南。HMSO，伦敦，1976 年。经医学研究委员会授权转载）

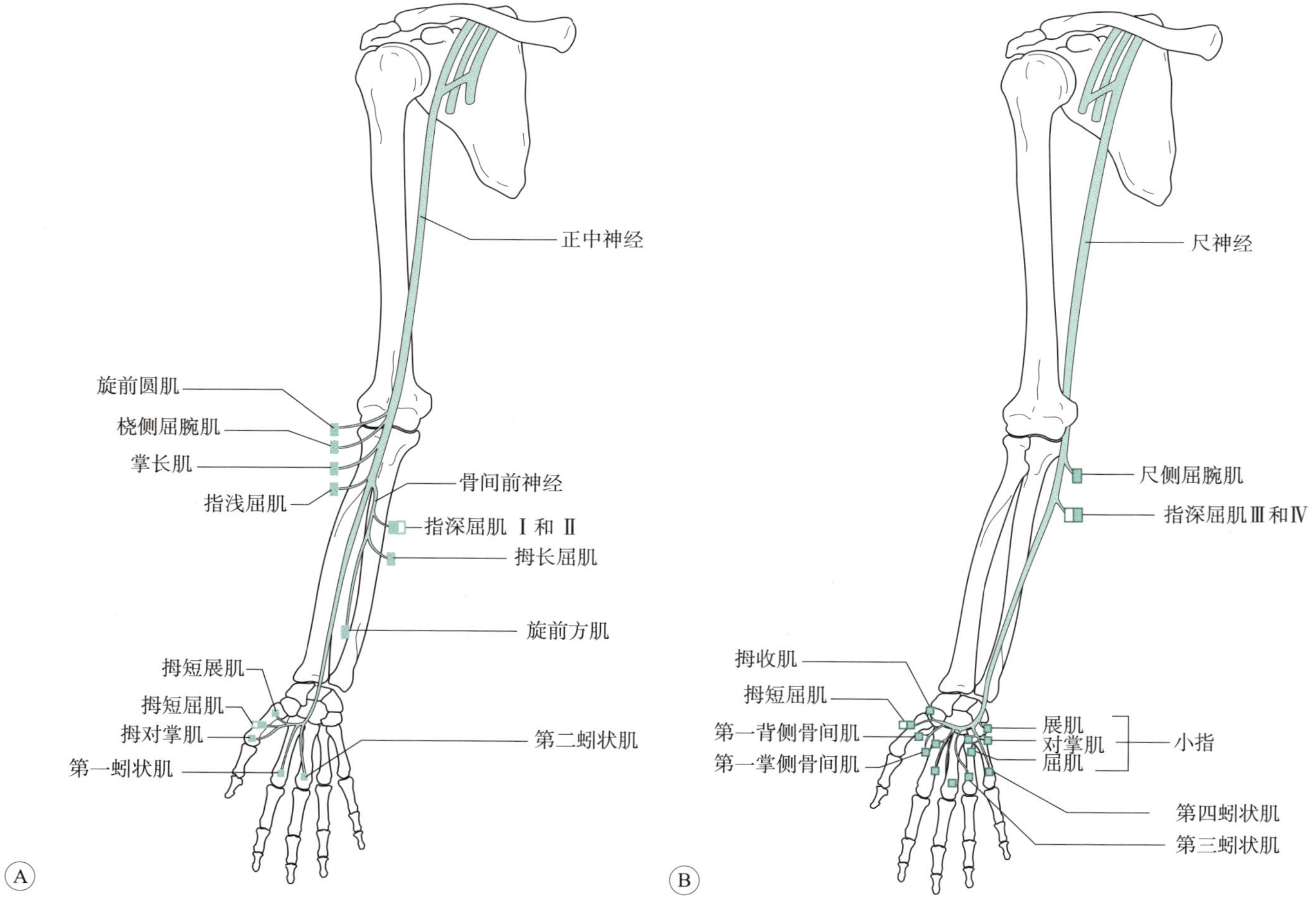

（A）正中神经　（B）尺神经

图 4-18　正中神经和尺神经在上肢中的分布图及其各自支配的肌肉

（医学研究委员会，外周神经损伤研究指南。HMSO，伦敦，1976 年。经医学研究委员会授权转载）

改变反射表现（Mooney 和 Robertson，1976）。因此，单独的反射变化可能并不具有临床意义。

反射反应增加提示上运动神经元病变，如多发性硬化。此时可考虑进行进一步的上运动神经元测试。需注意的是，所有腱反射都可以因紧张和焦虑而夸大。

若怀疑上运动神经元病变，应进行跖反应测试（是早期检测上运动神经元病变最有效的测试）。通过轻划外侧足底部分，观察脚趾的反应。正常反应为脚趾全部屈曲，异常反应为大脚趾伸展，其余脚趾外展，这被称为 Babinski 反应（图 4-23）。

阵挛与反射亢进有关，特征是持续牵拉肌肉后产生的快速、强烈的肌肉震颤。通常在下肢测试中进行，测试者会将受试者置于膝盖半屈位，之后突然背屈脚踝进行测试。

此外，肌张力作为针对运动产生的阻力，也可以测试。可以通过以下两项上肢测试来进行筛查，若出现僵硬或痉挛则可能提示上运动神经元受累。

-腕关节：一手固定手腕，另一手环绕受试者手部（Donaghy，1997）。

-旋前捕捉试验（pronator catch test）：将手腕置于旋前位后迅速旋后（Donaghy，1997）。

协调性。 相关的快速筛查包括上肢的指鼻试验和下肢的跟膝胫试验，评估是否存在震颤、运动过度和代偿动作（图 4-24）。

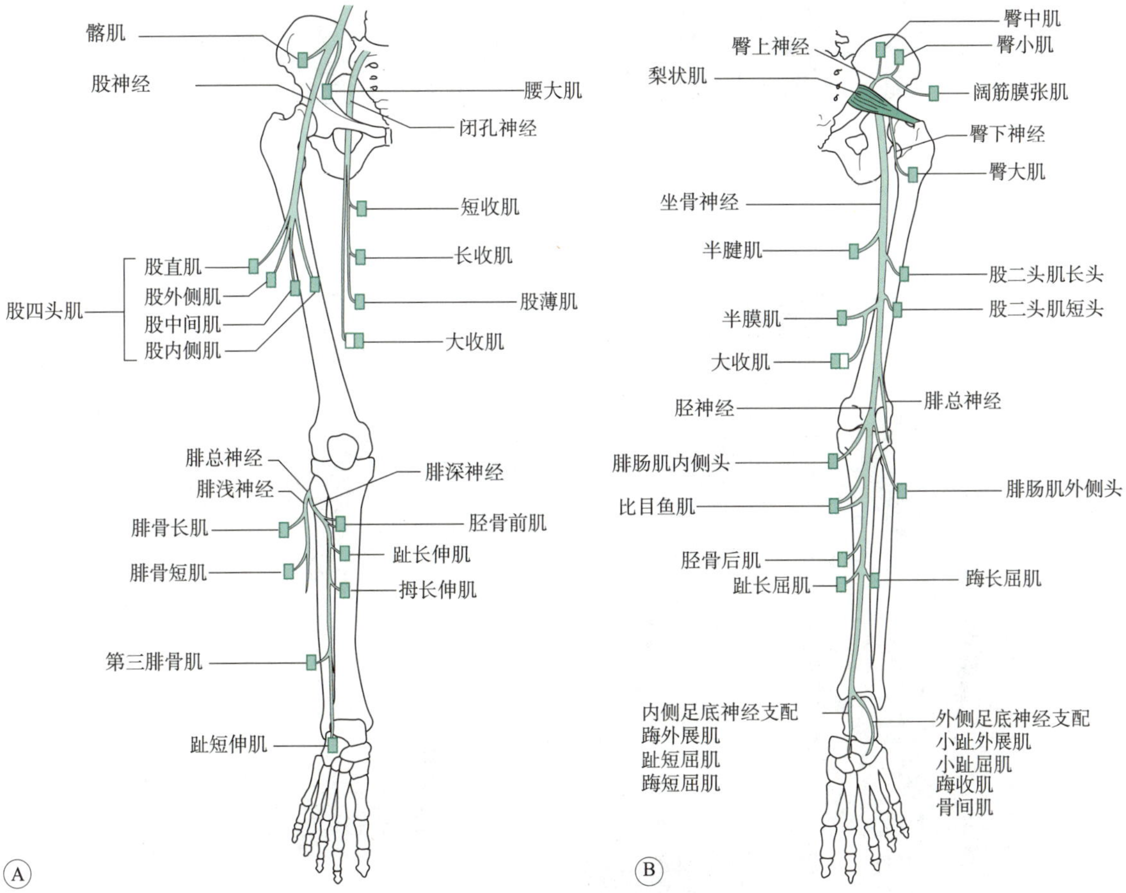

（A）前侧　　（B）后侧

图 4-19　下肢神经分布图及其支配的肌肉

（医学研究委员会，外周神经损伤研究指南。HMSO，伦敦，1976 年。经医学研究委员会授权转载）

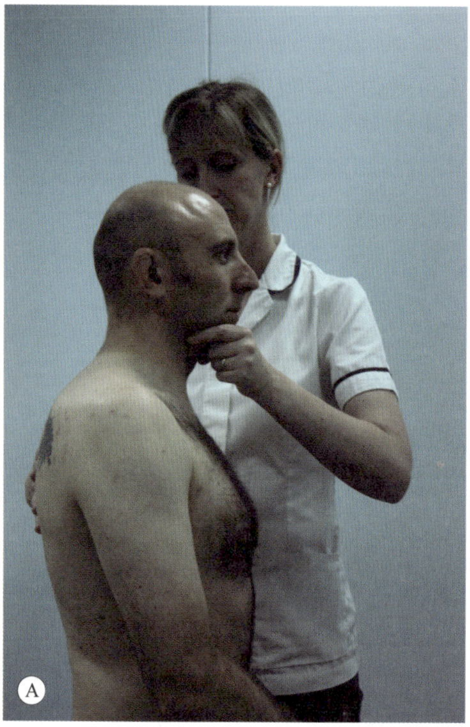

（A）C1，上颈段屈曲

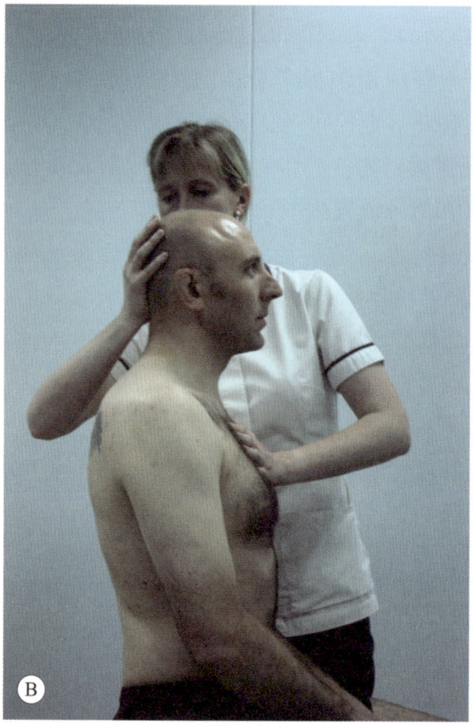

（B）C2，上颈段伸展

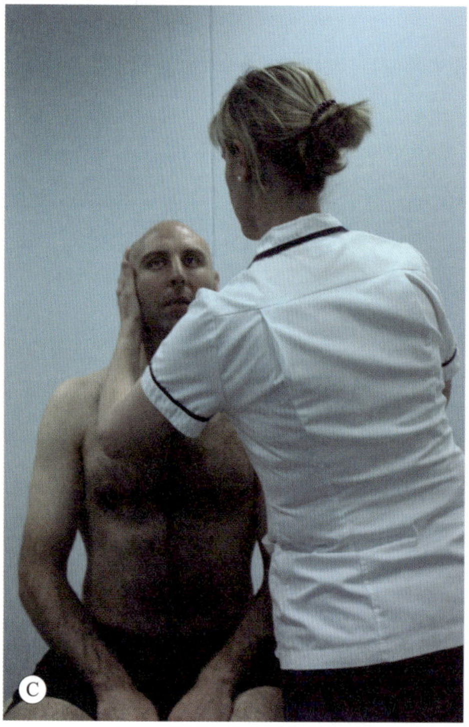

（C）C3，颈侧屈

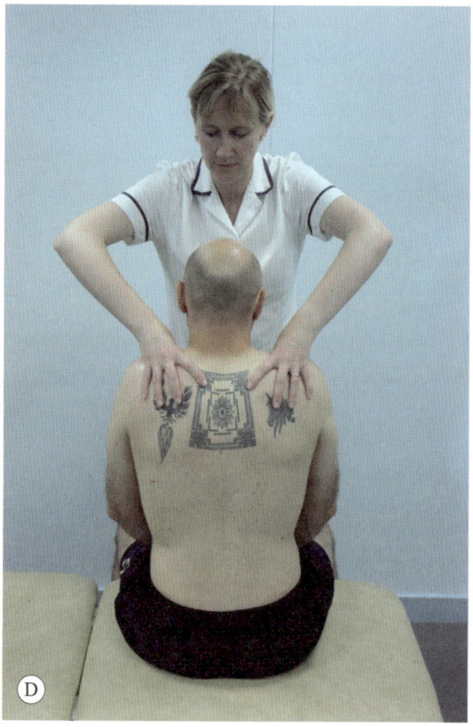

（D）C4，肩带抬高

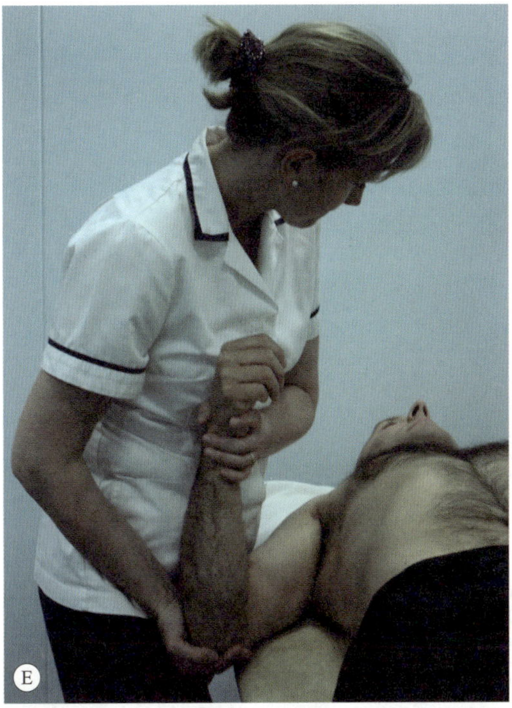

(E) C5,肩外展

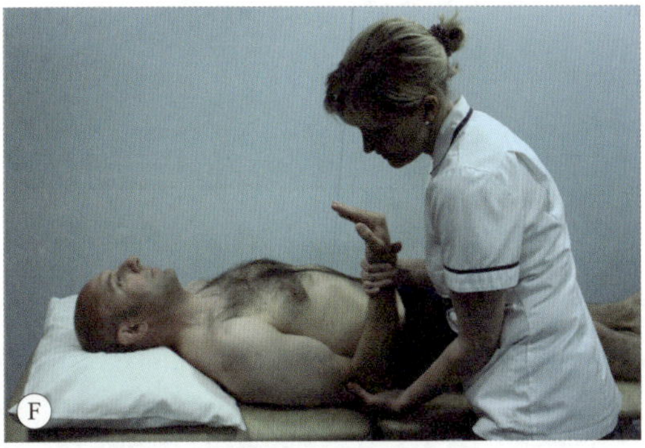

(F) C6,肘屈曲

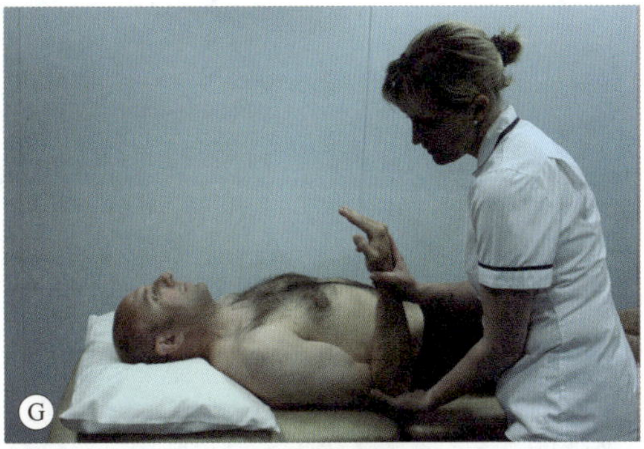

(G) C7,肘伸展

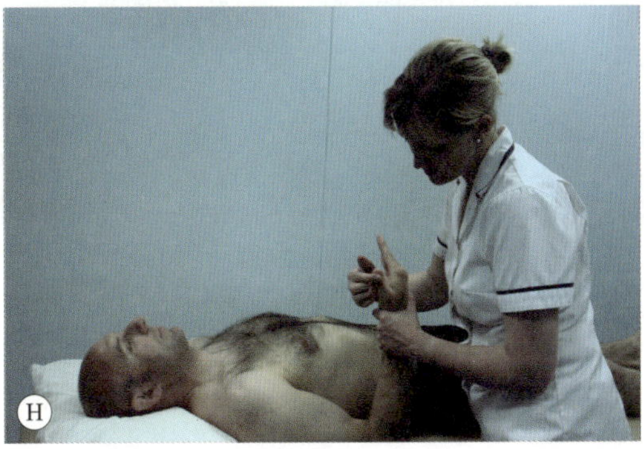

(H) C8,拇指伸展

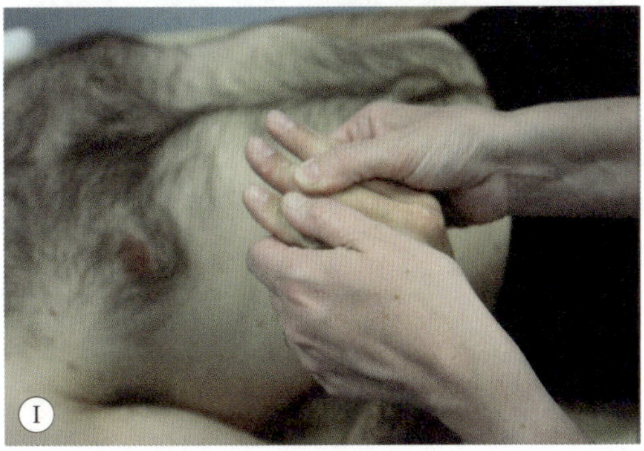

(I) T1,手指内收

图 4-20　颈椎和上胸椎神经根的肌节测试

要求受试者在测试者施加的力量下保持姿势

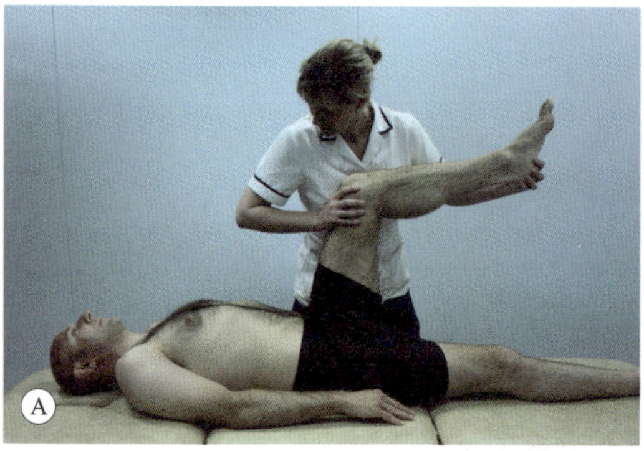

(A) L2,髋屈曲

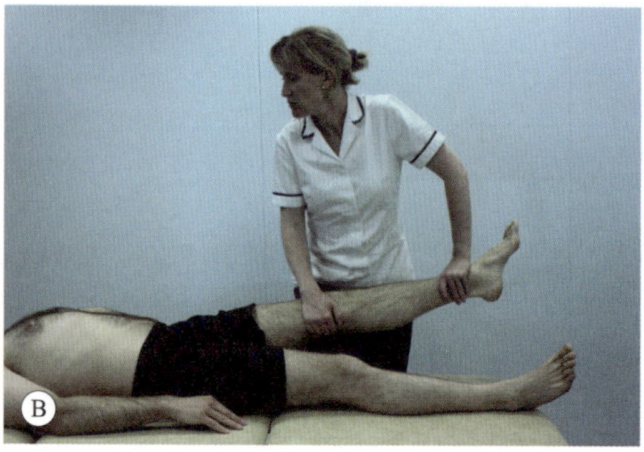

(B) L3,膝伸展

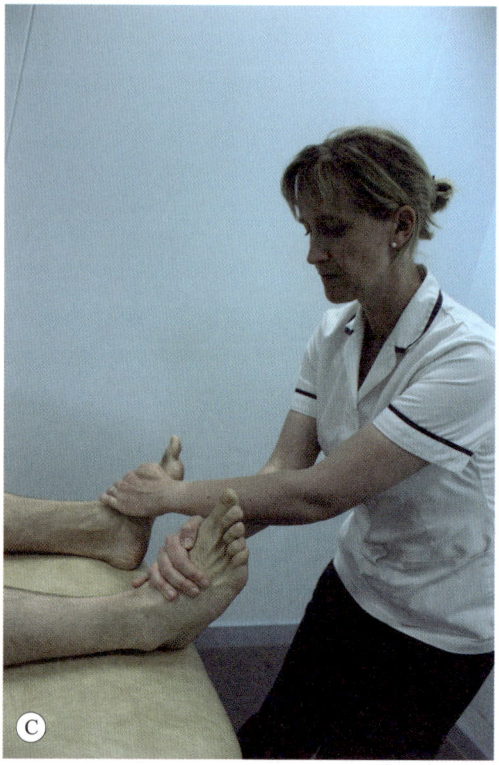

(C) L4,足背屈

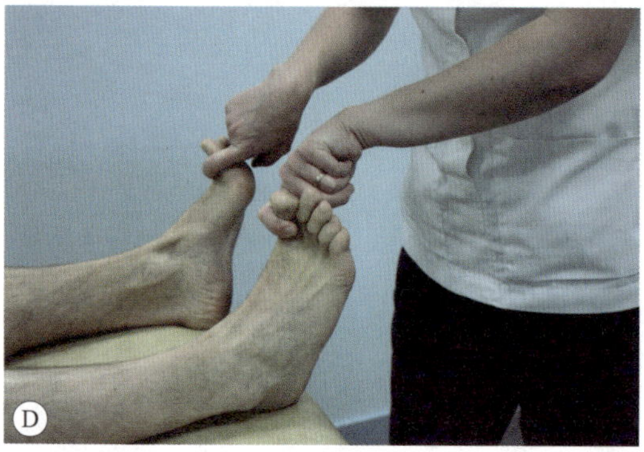

(D) L5,大脚趾伸展

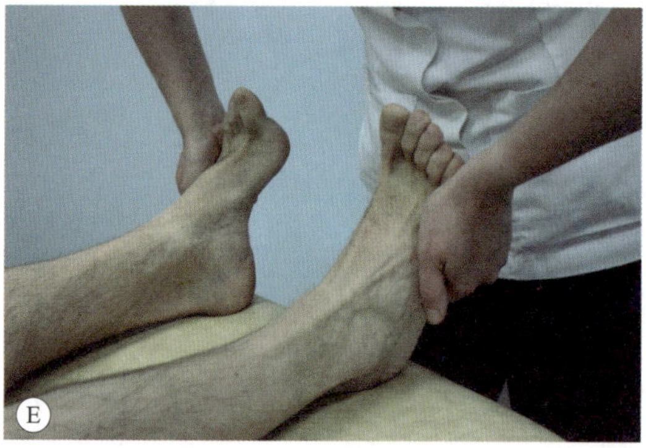

(E) S1,足外翻

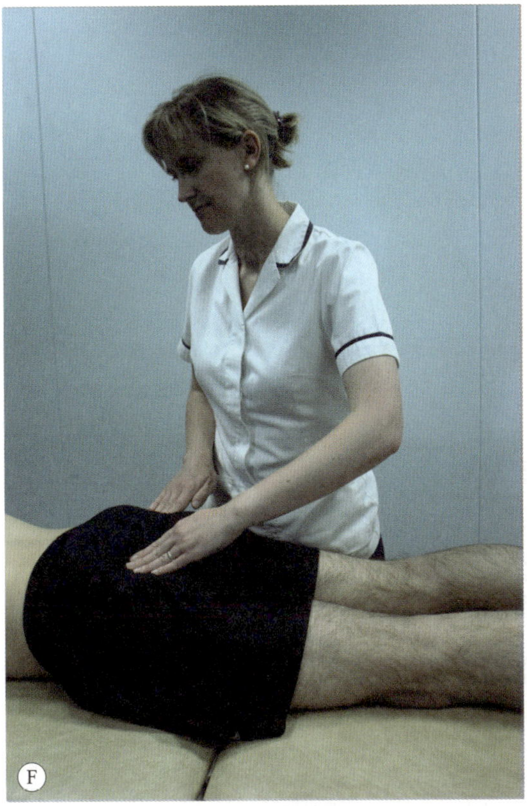

（F）S1，收缩臀部

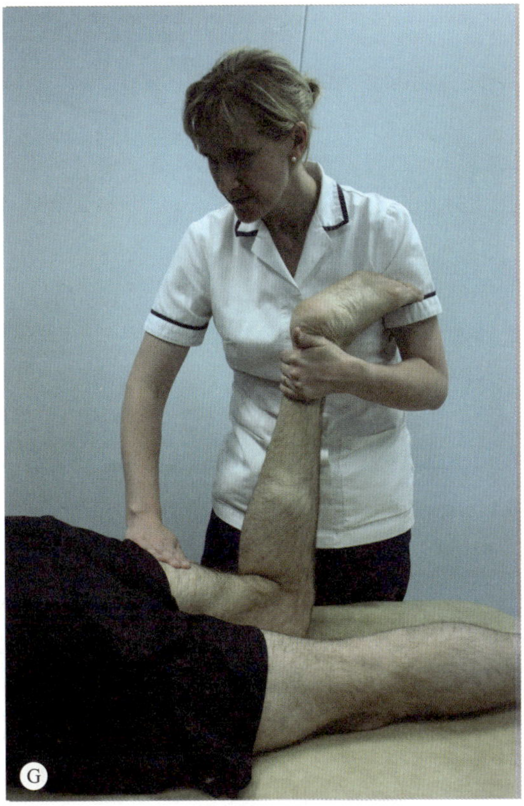

（G）S1 和 S2，膝屈曲

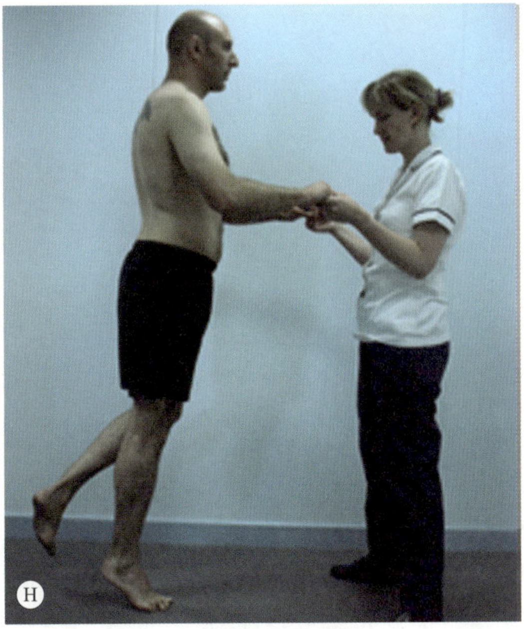

（H）S2，脚趾站立

图 4-21　腰骶神经根的肌节测试

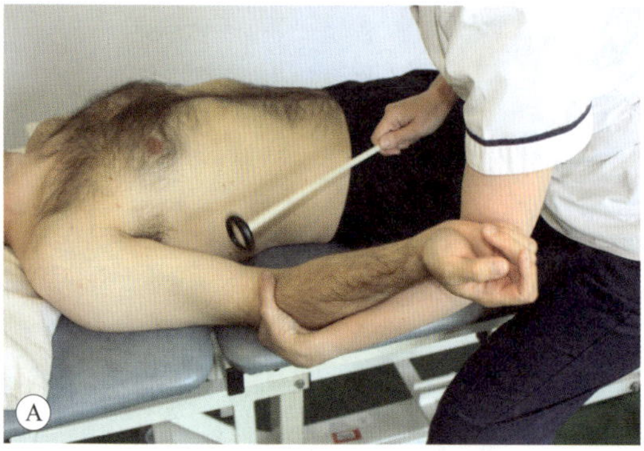

(A) 肱二头肌反射(C5 和 C6)

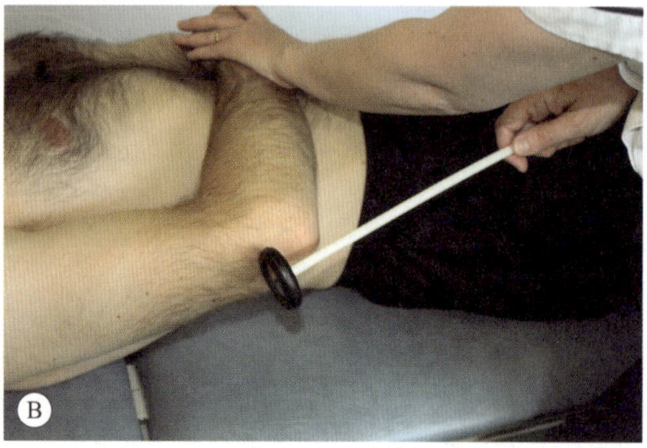

(B) 肱三头肌反射(C7)

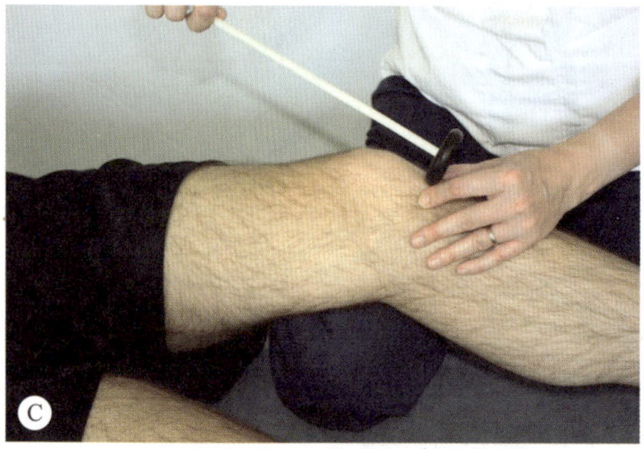

(C) 膝反射(L3 和 L4)

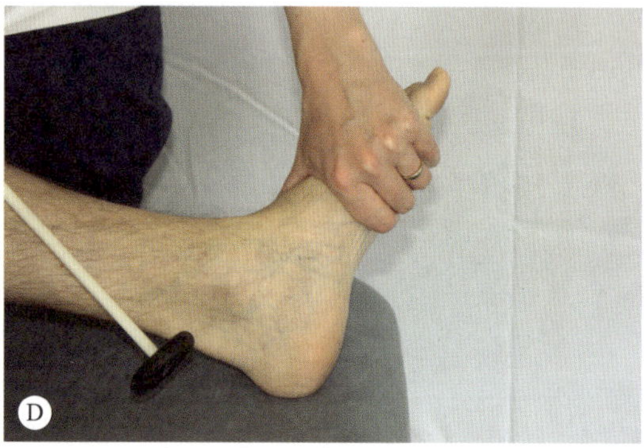

(D) 踝反射(S1)

图 4-22 反射测试

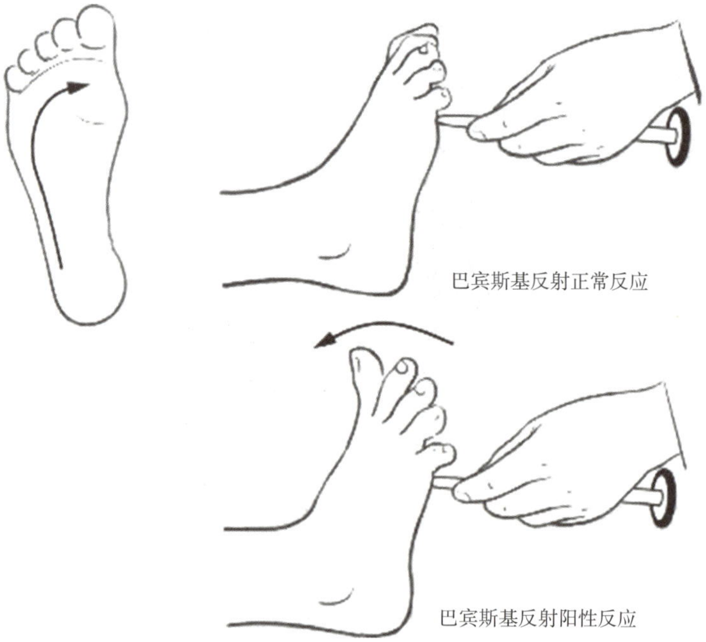

图 4-23 巴宾斯基(足底)反射(Moini, 2020)

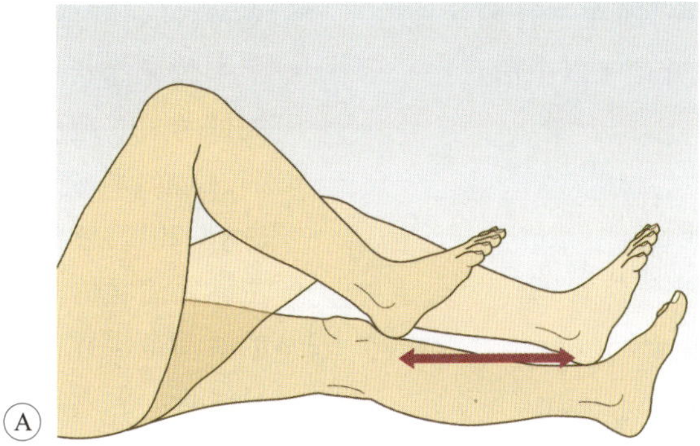

（A）跟膝胫测试

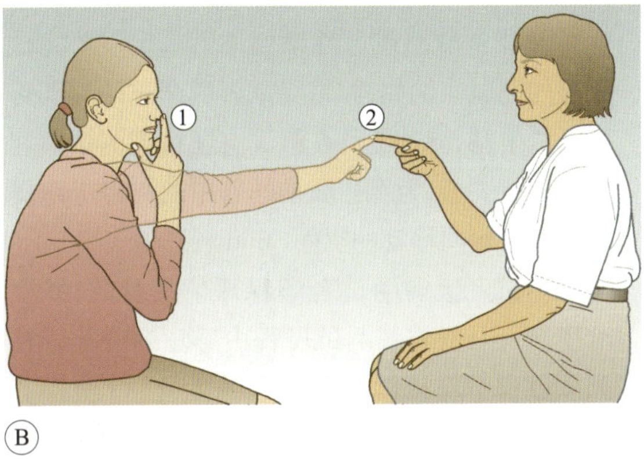

（B）指鼻测试

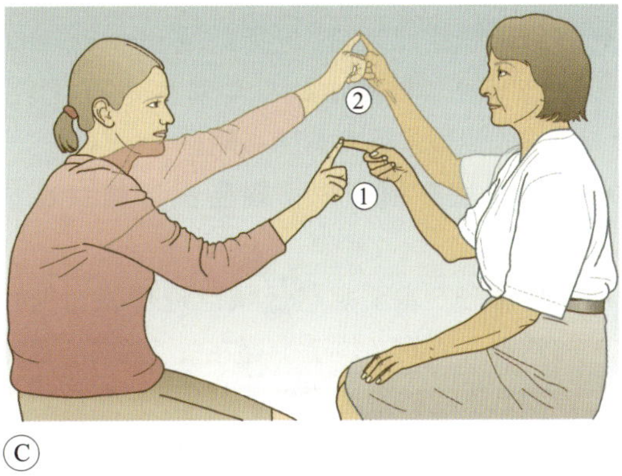

（C）检查者移动目标手指

图 4-24　协调筛查测试（Porter，2021）
①肘部屈曲；②肘部伸直

> **知识校验**
> 1. 患者病史中可能暗示神经起源的症状有哪些？
> 2. 神经完整性和神经敏感性的区别是什么？您能举例说明吗？
> 3. 如何检测上运动神经元损伤（upper motor neuron lesion，UMNL）？

神经敏感性测试

通过神经动力学测试检查感觉神经系统的机械敏感性（Butler，2000）。这些测试已有超过 100 年的历史（Dyck，1984），在过去 30 年里已成为康复治疗评估的重要部分（Elvey，1985；Butler，2000）。相关研究仍不断有人进行，以进一步理解和改进这些测试（Coppieters 和 Nee，2015；Ridehalgh 等，2015）。神经敏感性测试的具体理论依据和执行方法可参考相关文献（Butler，2000；Shacklock，2005）。除了常见的神经敏感性测试外，测试者还可进行神经处张力状态和非张力状态下的外周神经触诊评估；详细内容会在后续章节进行介绍。其他常见的外周神经敏感性测试包括叩击（Tinel 征）和加压（如 Phalen 测试），这些也将在后续章节中详细讲述。

神经动力学测试是指通过对神经系统特定部分施加张力来评估其机械敏感性。通过在外周神经和脊髓不同部位增加和减少张力并记录症状的变化，测试者可以推断是否存在机械性敏感及其涉及的神经结构。

在进行神经动力学测试之前，应先进行基线的神经完整性测试。神经动力学测试程序遵

循与关节运动相同的程序,即在进行测试前先确定静息状态下的症状,并记录以下信息:

- 运动质量。
- 运动范围。
- 运动范围内及末端的阻力。
- 运动范围内的疼痛及疼痛位置。

测试原则

测试原则如下:

- 与其他所有评估一样,所选的测试应具备合理坚实的证实和应用。
- 仔细记录症状反应,包括区域和性质(Butler,2000)。将测试结果与对侧进行比较。应首先测试未受影响的一侧。
- 阳性测试必须至少再现受试者的一部分症状。
- 结构区分。主要症状区域与进行张力变化的活动关节间必须至少存在一个关节,否则该测试不能被视为阳性。例如,上臂症状因肘部位置的变化而变化,可能导致的原因有很多。如果这些症状能由手腕伸展或颈椎侧屈诱发,则表明存在机械敏感性。改变上肢的位置进行测试能表明是否为一条或多条外周神经参与症状。
- 一致性。为了保证测试的阳性结果是真实的,针对神经系统的特定部分进行的结构区分测试的反应必须一致。因此,测试者的测试方法必须保持一致(例如在脖颈下放一个枕头)。
- 张力施加顺序。测试结果的阳性应识别相同的神经结构,不受施加张力顺序变化的影响(Nee 等,2010)。在上述示例中,张力可以从近端到远端或相反方向进行施加。

测试者应注意以下几点以避免出现假阳性结果:

- 重要的是,不要只是寻找症状,要小心针对肢体进行评估,感受组织的阻力(Butler,2000)。
- 对于机械敏感性的正常值尚无明确的数据支持(Nee 等,2010)。
- 大多数无症状主诉的受试者在神经动力学测试的末端范围内会有感觉,如拉扯感、酸痛、疼痛、灼烧感或刺痛(Walsh 等,2007;Boyd,2012;Martínez 等,2014)。
- 主诉无症状的受试者在神经动力学测试中的活动范围差异很大(Herrington 等,2008;Martínez 等,2014)。
- 神经动力学检查中,正常双侧活动范围可能相差 5%~10%(Boyd 和 Villa,2012;Covill 和 Peterson,2012)。

在非常敏感或急性案例中不一定需要完成完整的测试。例如,如果受试者因严重的腿部疼痛无法平躺,测试者可在测试直腿抬高测试前屈曲对侧膝关节,为脊柱和椎间管中的神经组织提供更多的侧向移动的空间(Butler,2000)。

测试者应向受试者解释评估的目的,并要求受试者及时告知测试过程中感觉的变化。在测试过程中应持续监测症状的变化,以获得有用的主观数据。测试中使用的每个单一动作应被依次添加,逐步引导上肢或下肢完成一系列动作。测试动作的顺序会影响相关组织的反应(Coppieters 等,2006)。例如,对于可能涉及腓神经的慢性踝关节扭伤,首先进行跖屈和足内翻,再进行直腿抬高和髋部的其他敏化动作。如果症状剧烈,优先添加局部刺激可能会过于刺激。重复测试时的顺序一致性至关重要。每个动作都要缓慢、仔细地进行。为了保证测试的有效性,非测试身体部位必须保持静止。测试者需持续监测受试者的症状变化。若患者的症状在测试中再现,测试者需移动至少一个关节远离症状区域的脊柱或肢体部分,以便:

- 增加受影响的神经系统部分的张力(敏化动作或张力技术)。
- 减少张力(去敏化运动)。
- 检查神经与相邻组织的关系及其“滑动”能力。

如果去敏化运动能够减轻受试者的症状,则测试者可将结果视为阳性。例如,肩外展、外旋和肘伸展可能会引起受试者的前臂疼痛。如果肩胛带抬高能减少前臂症状，则认为测试结果为阳性，提示存在神经动力学问题成分。

以下内容可能包含在神经动力学测试中：

- 被动颈椎屈曲。
- 直腿抬高(straight leg raise, SLR)。
- 俯卧屈膝(prone knee bend, PKB)。
- 股神经塌陷测试。
- 隐神经测试。
- 塌陷测试。
- 闭孔神经测试。
- 上肢神经动力学测试(upper limb neurodynamic tests, ULNT)1、2a、2b和3。

被动颈椎屈曲。 仰卧位下，测试者被动屈曲患者的颈部(图4-25)。正常的反应是全活动范围内无痛。敏感化测试包括直腿抬高或上肢神经动力学测试。如果症状与颈椎伸展有关，则需要检查颈椎的被动伸展。被动颈椎屈曲具有重要意义，可能会引起脊髓、腰椎硬膜以及坐骨神经的运动和张力的变化(Breig, 1978; Tencer等, 1985)。

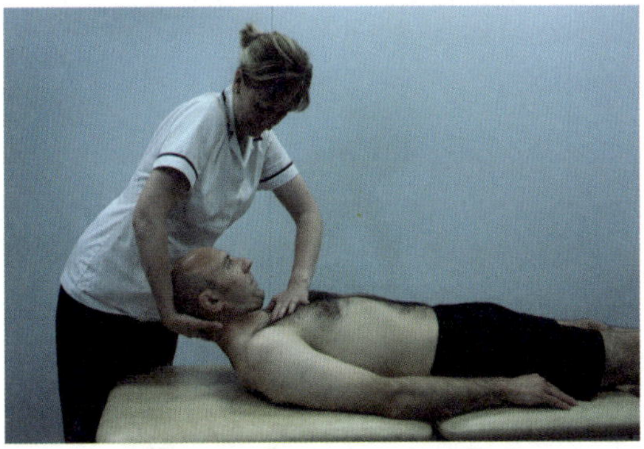

图4-25 被动颈椎屈曲

直腿抬高。 直腿抬高测试能够移动或拉紧从脚到脑的神经系统(包括交感神经干)(Breig, 1978)。

受试者于仰卧位进行测试。直腿抬高测试的执行方式取决于具体的症状部位。与坐骨神经相关的测试动作包括屈髋、伸膝、髋内收和髋内旋。脚可以放在任意位置，但足的背屈和外翻可使胫神经敏感化，足的跖屈和内翻使腓总神经敏感化，而足的背屈和内翻则使腓肠神经敏感化。足的其他动作可诱发内侧和外侧足底神经，若症状在足部，可考虑以上动作(Alshami等, 2008)。可考虑增加颈部屈曲以影响脊髓、脑膜和坐骨神经，也可以使用躯干侧屈，以拉长对侧的脊髓。

对于髋屈曲/内收/内旋与膝伸展和足背屈的正常反应是在大腿后侧、膝后侧、小腿后侧和足部有强烈的拉紧感或刺痛感(Miller, 1987; Slater, 1994)。测试者通过比较两侧肢体来确定受试者的正常情况(图4-26)。

俯卧位屈膝试验。 研究表明，此测试会对股神经和中腰段的神经根(L2~L4)施加张力，是提示侧方椎间盘病变(L3~L5)的良好指标(Butler, 2000; Nadler等, 2001; Kobayashi等, 2003; Suri等, 2011)。测试应在俯卧位进行，测试者帮助稳定骨盆，将受试者的膝关节被动屈曲至最大位置。如果受试者的腰椎、臀部、后侧大腿或前侧再现疼痛，则视为检测结果阳性。如果膝关节屈曲受限于90°以下，可以加入髋关节伸展来进行股神经加压。通过脚踝或头部的敏感化动作可以区分股神经和股直肌的效应。

股神经塌陷测试。 此测试于侧卧位进行时更具针对性，患侧在上，并在头部放置一个枕头(以避免颈椎的侧屈/旋转)。屈曲颈部和躯干，使得颈部伸展可以作为去敏测试使用(图4-27)。测试动作如下：

- 确定静息症状，并要求受试者及时告知测试期间的症状变化情况。
- 要求受试者将双膝抱于胸前。
- 受试者松开上侧膝关节，由测试者被动屈膝然后伸展髋关节，同时保持骨盆和躯干稳定。测试者还可以加入髋关节的外展/内收以引发症状。
- 当症状出现时，由测试者保持躯干、骨盆和腿部的相对位置不变，要求受试者伸展颈部。若受试者症状发生变化，无论是增加还是减少，则视为测试结果阳性。

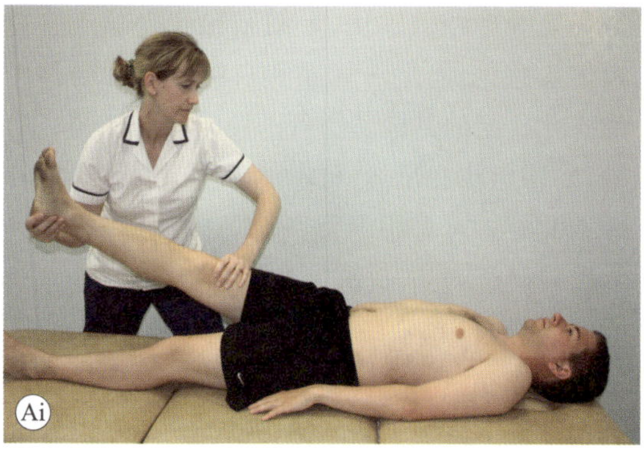

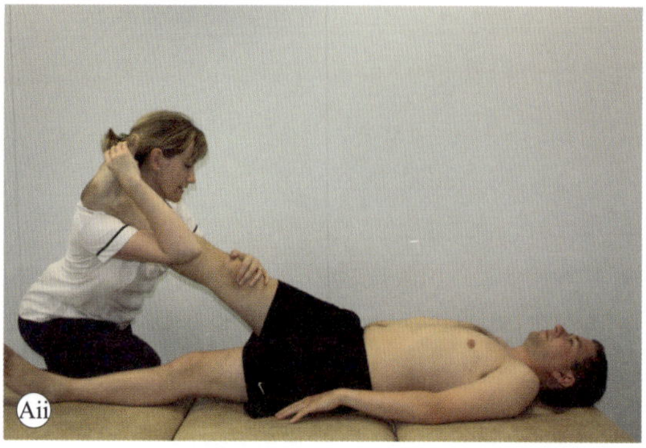

（i）髋关节内收、内旋，然后屈曲至引发患者大腿后侧症状

（ii）测试者随后加入踝背屈和足外翻。如果在背屈/外翻时大腿后侧症状增加（或减少），则测试结果为阳性

（A）假设患者的症状出现在大腿后侧

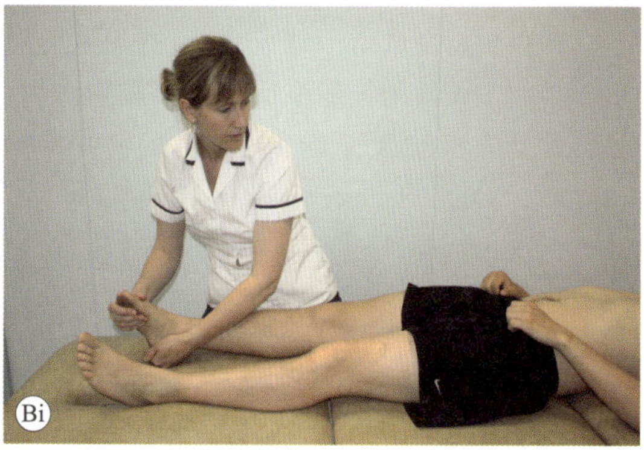

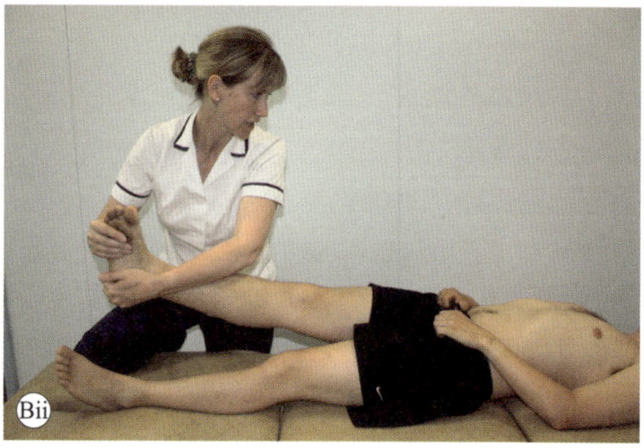

（i）被动进行跖屈和足内翻，直到引发小腿外侧的症状

（ii）测试者随后加入髋关节内收、内旋和屈曲。如果在加入髋部动作时小腿外侧症状增加（或减少），则测试结果为阳性

（B）假设患者的症状出现在小腿外侧，并在跖屈和足内翻时引发

图 4-26　直腿抬高试验

正常测试反应：无论躯干处于塌陷还是中立位置，大腿前部均存在紧张感，且在颈部伸展时减轻（Lai 等，2012）。

隐神经检查。受试者俯卧，髋关节置于伸展和外展位，膝关节伸直。测试者被动外旋髋关节，并背屈踝关节和内翻足部（图 4-28A）。Shacklock（2005）考虑到缝匠肌的位置，建议测试时内旋髋关节，但同时也建议尝试不同的摆放位置。Butler（2000）基于对青少年隐神经卡压的研究（Nir-Paz 等，1999），建议外旋髋关节。测试者可以通过如跖屈（如果症状位于膝关节以上）（图 4-28B）、髋关节内旋（如果症状位于膝关节以下）或添加脊柱对侧侧屈来增加测试的敏感度。

塌陷测试。Hengeveld 和 Banks（2014）及 Butler（2000）对此测试进行了详细描述，见图 4-29。

塌陷测试的执行步骤如下：

- 测试者确定患者的静息症状，请受试者及时告知症状的诱发情况。
- 受试者坐于床缘，大腿由床面完全支撑，双手置于背后。腰椎保持中立位置，骶骨置于水平位置。
- 要求受试者屈曲躯干，指令："将肩膀向腹股沟方向弯曲"。
- 测试者监测躯干的屈曲情况。
- 增加主动屈曲颈部的活动，维持监测。
- 无症状的一侧进行主动膝关节伸展活动。

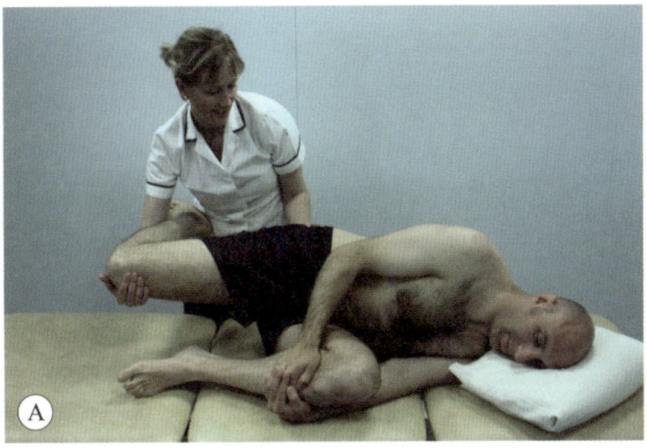

（A）在膝关节屈曲的情况下，测试者被动伸展髋关节至引发患者大腿前侧症状的位置

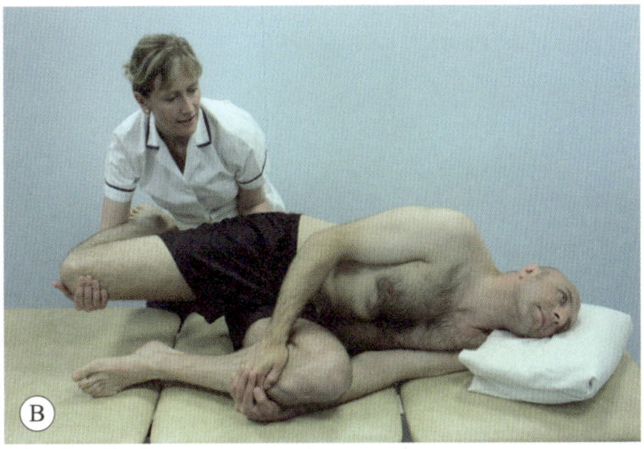

（B）受试者伸展颈椎。如果在颈部动作时大腿前侧的症状减轻（或增加），则此测试结果为阳性

图 4-27　股神经塌陷测试（侧卧位）

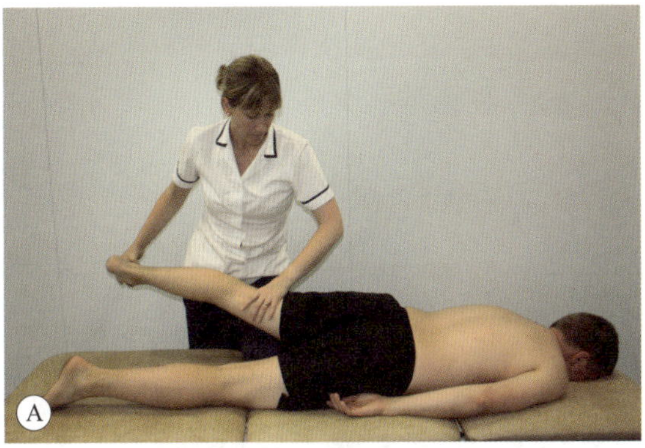

（A）髋关节于伸展、外展和外旋位置，膝关节伸直，测试者将足部移至背屈和外翻位置

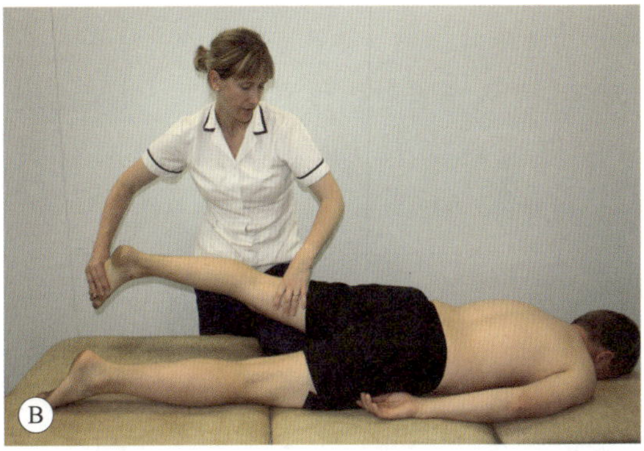

（B）如果症状出现在膝盖以上，测试者可以将足部移至跖屈和内翻位置。如果足部移动后症状减轻（或加重），则该测试为阳性

图 4-28　隐神经检查

- 增加主动足背屈活动。
- 将足部和膝盖恢复至中立位置。
- 在有症状的一侧进行主动的膝关节伸展。
- 增加主动的足背屈活动。
- 将足部和膝盖恢复至中立位置。
- 进行主动双侧足背屈活动。
- 增加主动双侧膝关节伸展活动。
- 将足部和膝盖恢复至中立位置。

测试者应确保测试中没有代偿性运动的发生。一旦探索了所有可能的下肢运动组合后，测试者选择最合适的运动，再添加敏化运动。常见的步骤如下：

- 在有症状的一侧进行主动膝关节伸展。
- 增加症状侧的主动足背屈活动。
- 要求受试者伸展颈部，并及时告知任何症状的变化。测试者应确保在颈部伸展时，躯干和下肢的位置不变。若在颈部伸展时患者的症状发生变化，则可能提示神经动态成分的存在。

正常的测试反应包括：

- 躯干和颈部屈曲时在胸部中段区域感到疼痛或不适。
- 躯干和颈部屈曲伴膝关节伸展时，在膝关节后侧或腘绳肌部位感到疼痛或不适，症状在足背屈时加重。
- 躯干和颈部屈曲时膝关节伸展受限。

- 躯干和颈部屈曲伴膝关节伸展时，足背屈受限，且这种受限应是对称的。
- 颈部屈曲释放后，疼痛减少。
- 颈部屈曲释放后，膝关节伸展和/或足背屈的活动度增加。

敏化测试为颈部伸展。敏化测试还可以包括颈部旋转、颈侧屈、髋关节屈曲、髋关节内收、髋关节内旋、胸椎侧屈及足和踝部的变化。

大多数人在塌陷测试的某步或全程中会有感觉变化（Walsh 等，2007），包括紧张、紧绷、感觉异常和不适感。

闭孔神经测试。 塌陷测试可用于区分肌肉或神经功能障碍是否为腹股沟拉伤的原因。使受试者坐下并将髋关节外展至症状开始出现的位置后，加入塌陷姿势和颈部屈曲。如果出现症状的加重，则表明可能存在闭孔神经受累；若症状没有变化，则可能是局部的腹股沟拉伤。

上肢神经动力学测试。 共有四项测试，每项测试都偏向于特定的神经：

1. ULNT 1：正中神经。
2. ULNT 2a：正中神经。
3. ULNT 2b：桡神经。
4. ULNT 3：尺神经。

以下概述了每个测试的动作内容。如果患者主诉关于上臂、前臂或手部的不适症状，则可使用上肢神经动力学测试。动作顺序的选择是为了让最后一个动作足够清晰，方便测试者进行视觉判断。测试者将根据患者主诉的症状部位决定最合适的上肢神经动力学测试。例如，如果症状主要出现在桡神经的分布区域，应进行 ULNT 2b 测试。

ULNT 1：正中神经测试 如图 4-30。

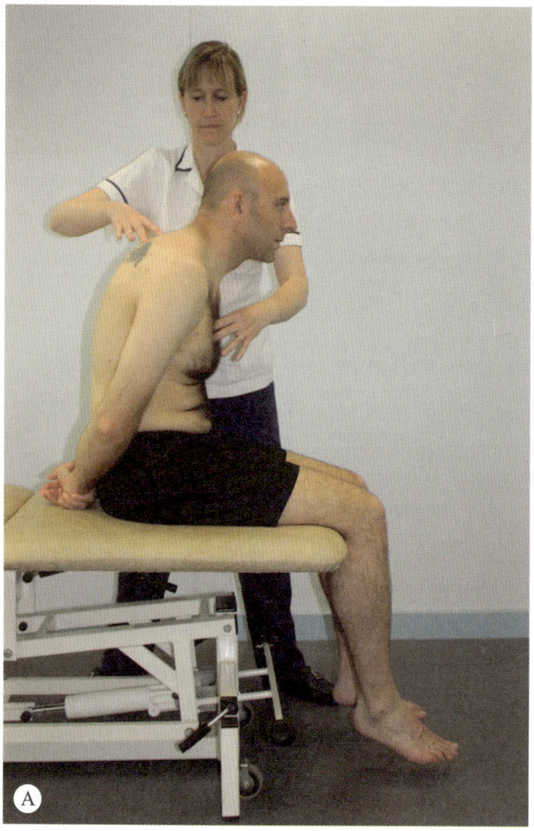

（A）主动屈曲躯干，双臂置于背后

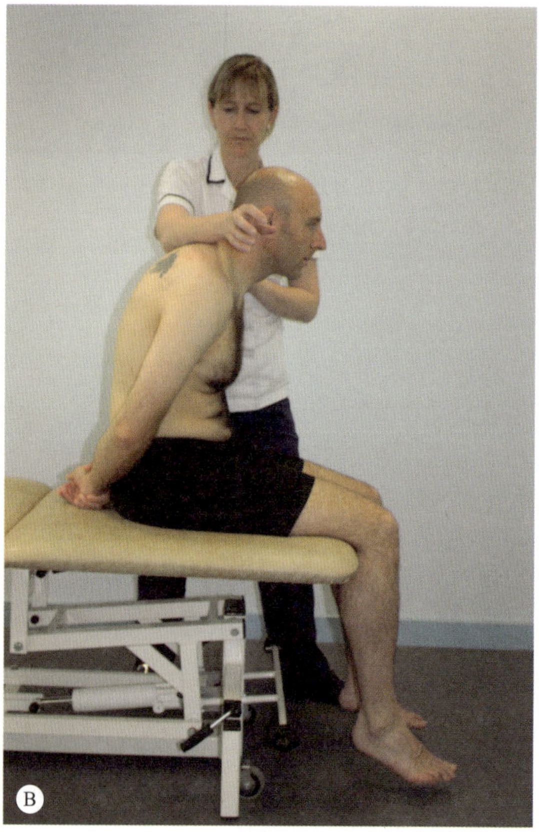

（B）监测躯干屈曲的情况

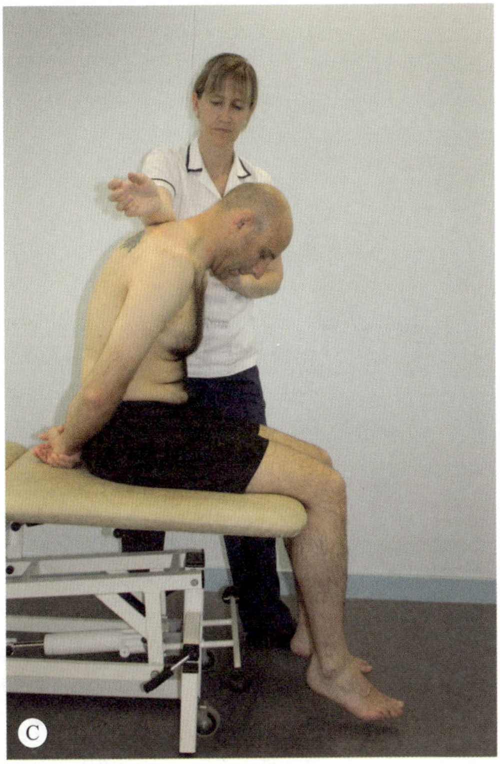

（C）主动屈曲颈部

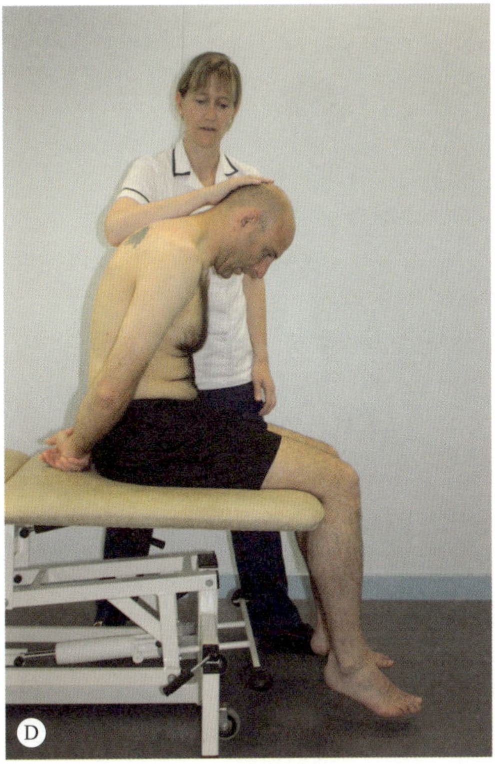

（D）监测颈部屈曲

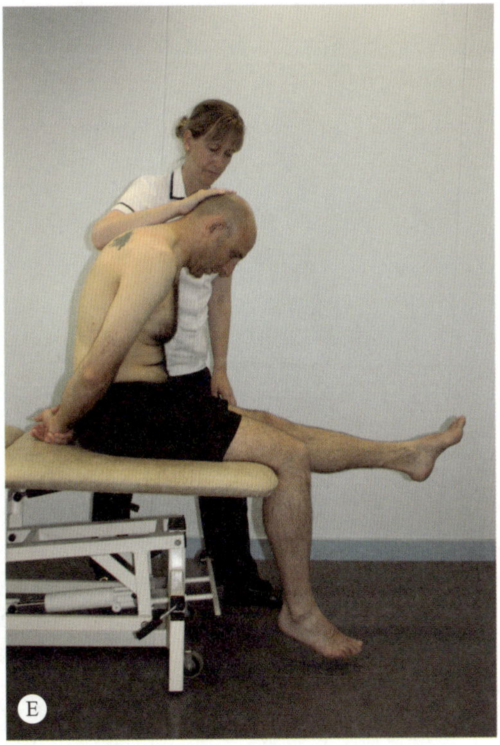

（E）左腿：膝关节伸展

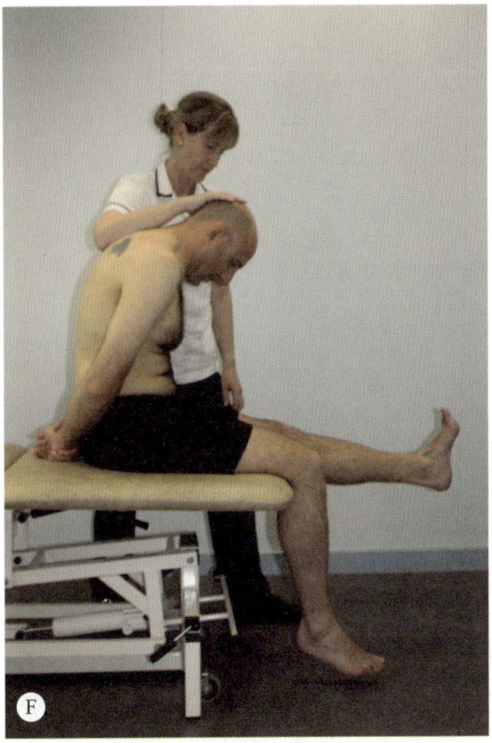

（F）左腿：踝关节背屈

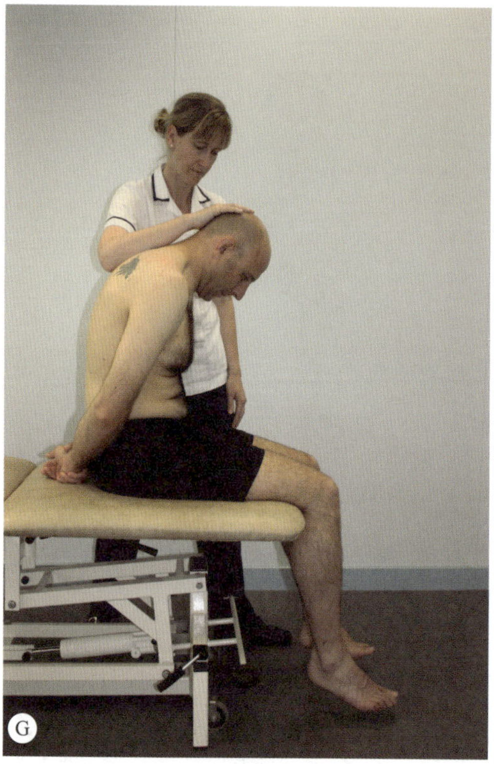

(G) 返回起始位置

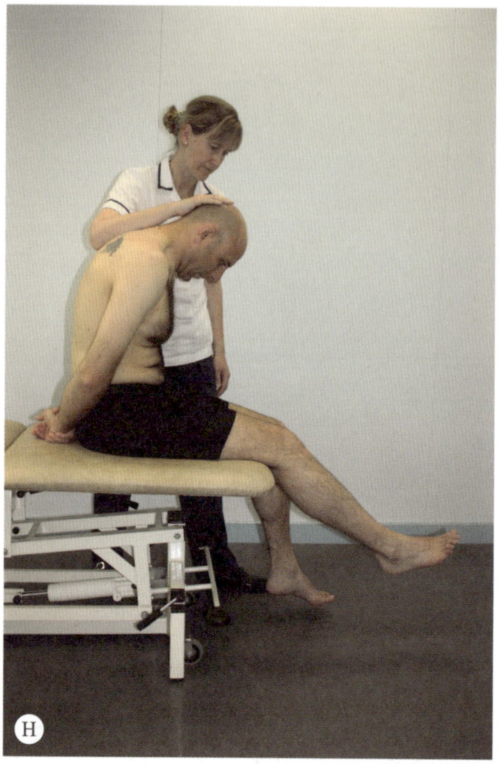

(H) 右腿:膝关节伸展(由于右大腿疼痛开始,活动范围减小)

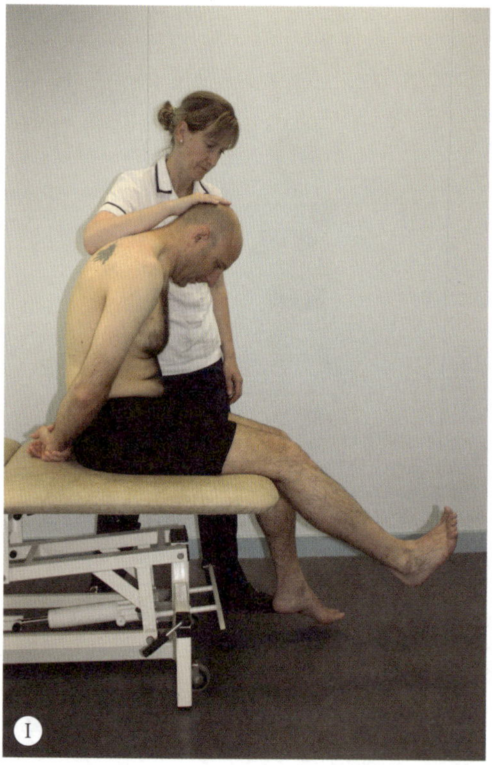

(I) 右腿:膝关节伸展(由于左大腿疼痛开始,活动范围减少)加入踝关节背屈加重右大腿疼痛

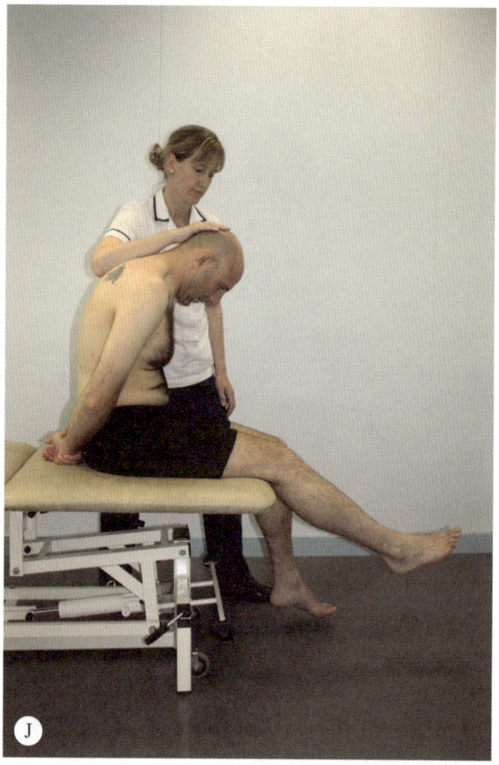

(J) 右腿:释放踝关节背屈减轻右大腿疼痛

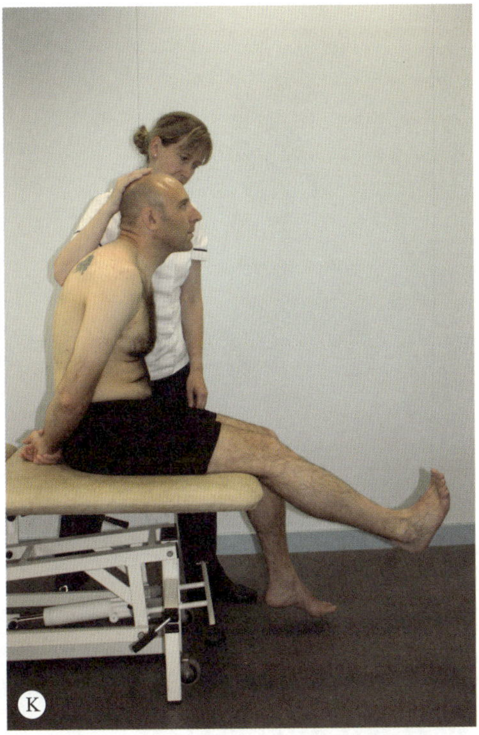

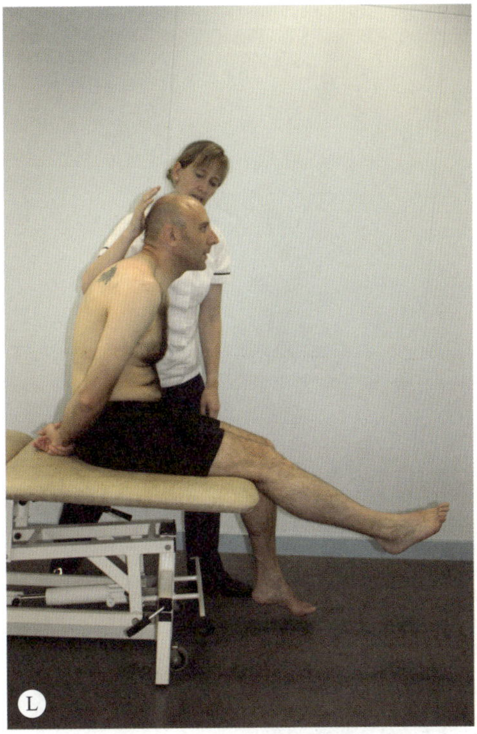

（K）主动颈部伸展。如果颈部伸展减轻（或加重）患者右大腿后侧的疼痛，则测试结果为阳性

（L）主动伸展颈部可能会增加活动范围，并在释放踝关节背屈时进一步增加

图 4-29 塌陷测试（针对左大腿后侧疼痛的患者演示）

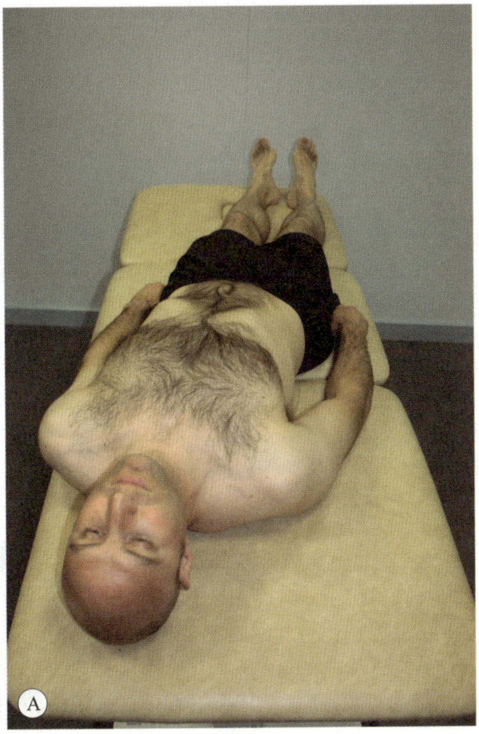

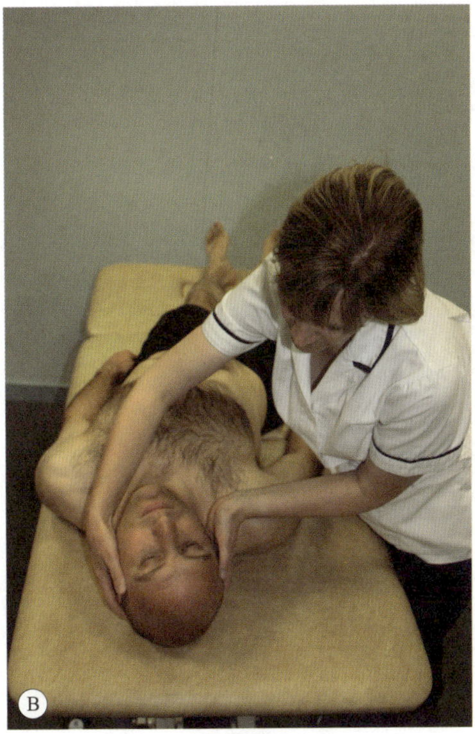

（A）中立起始位置

（B）颈椎对侧侧屈

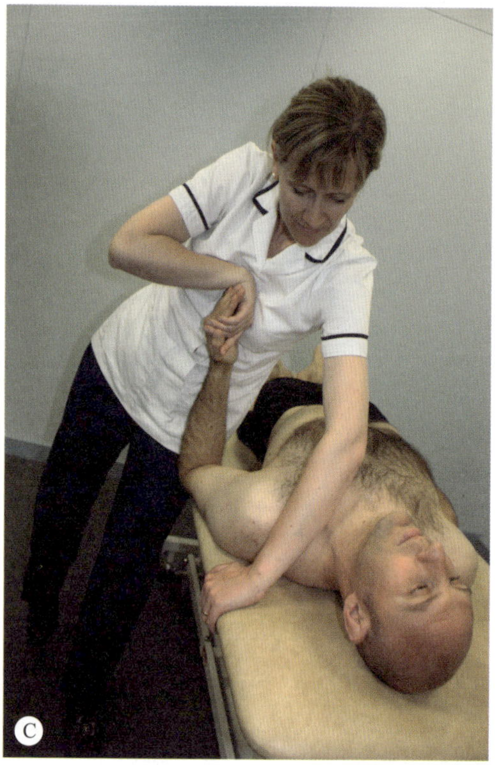

(C) 肩带下压

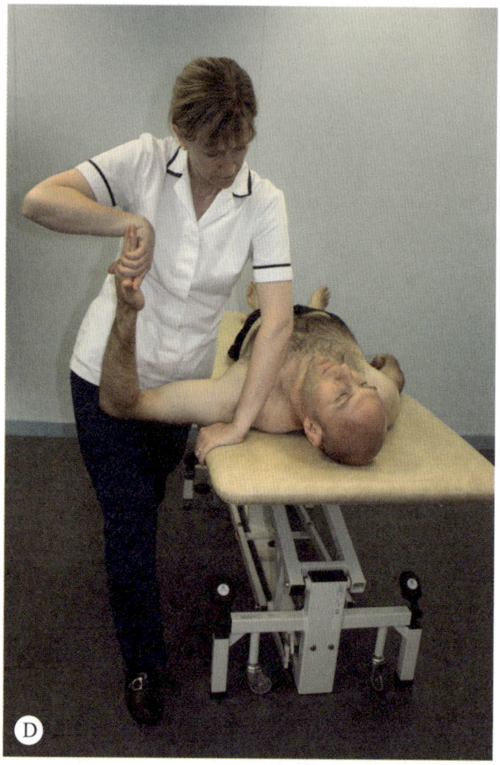

(D) 肩关节外展

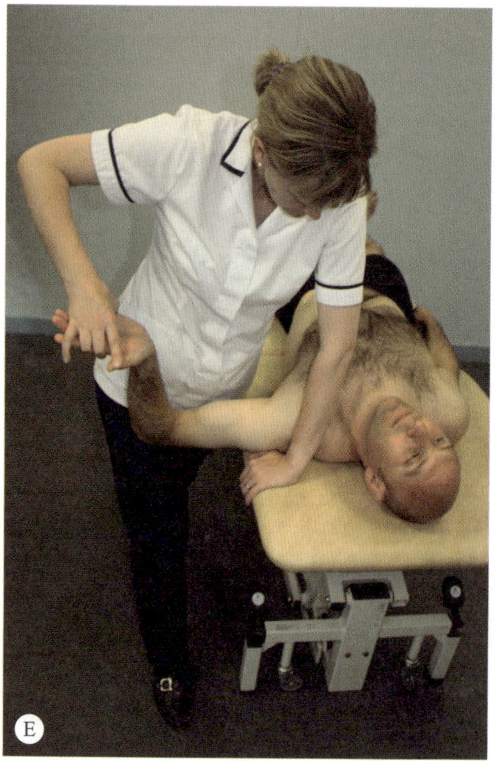

(E) 手腕和手指伸展

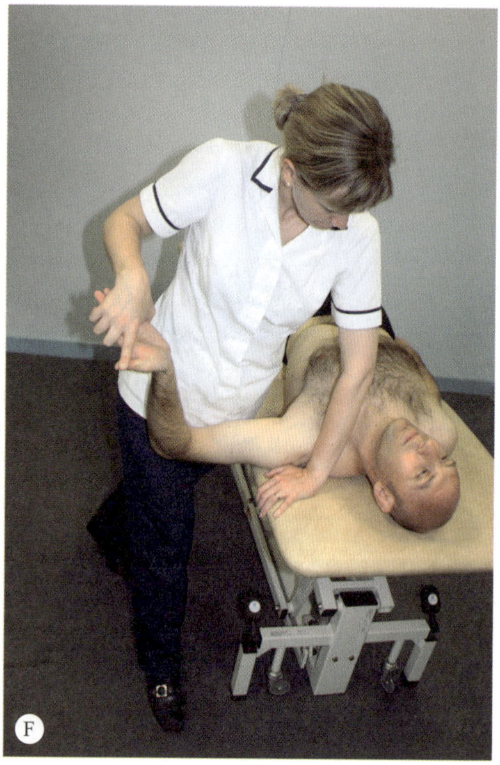

(F) 前臂旋后

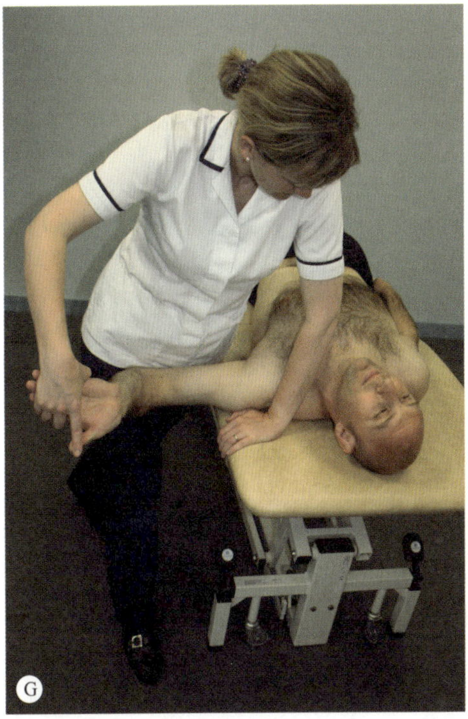

（G）肩关节外旋

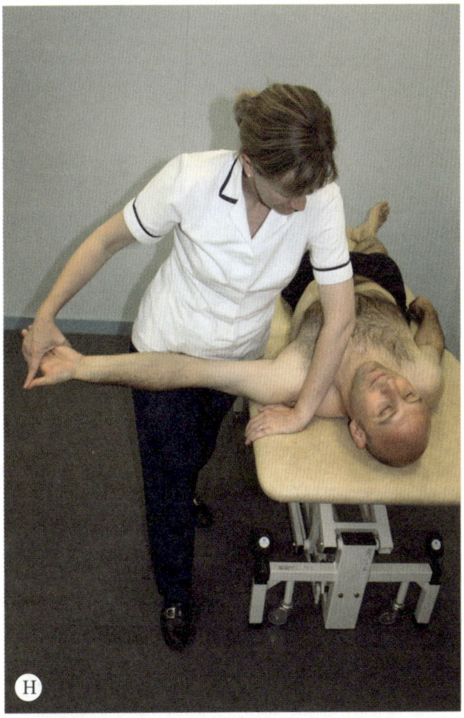

（H）肘关节伸展

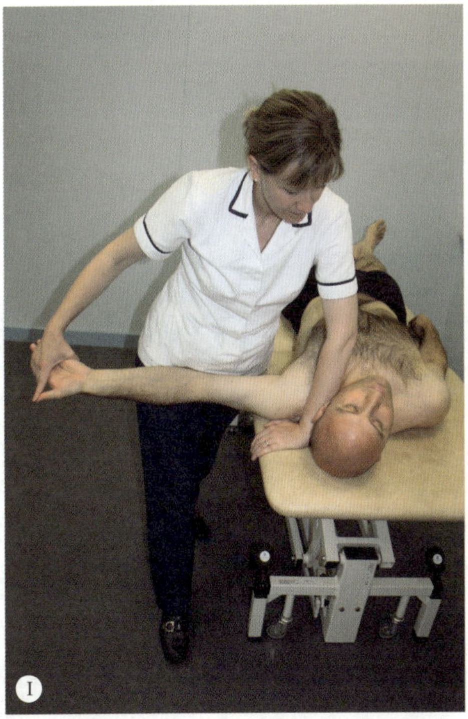

（I）如果症状出现在手臂，进行同侧的颈椎侧屈。若患者症状减轻（或加重），则该测试为阳性

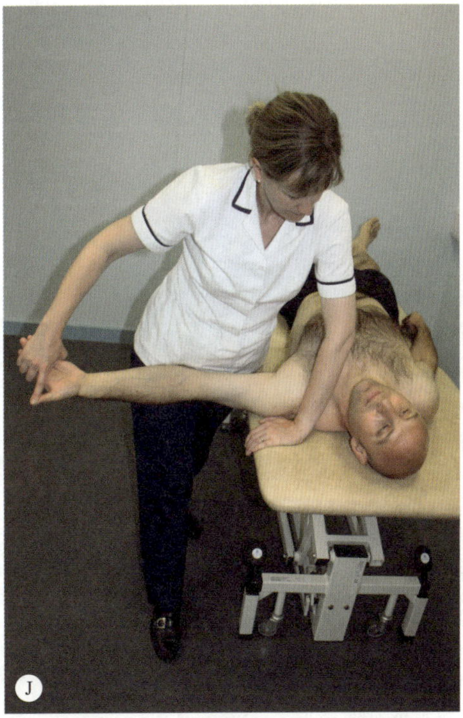

（J）如果患者的症状接近颈椎区域，如斜方肌上束区域，则可以使用手腕屈曲来减张。如果手腕屈曲减轻（或加重）患者的颈部症状，则该测试结果为阳性

图 4-30 上肢神经动力学测试（ULNT 1）

1. 受试者仰卧于检查床上并保持中立位。
2. 颈椎进行对侧的侧屈。
3. 肩带下压。
4. 肩关节外展。
5. 手腕和手指伸展。
6. 前臂旋后。
7. 肩关节外旋。
8. 肘关节伸展。
9. 颈椎同侧侧屈。

如果症状出现在斜方肌上束区域，则：

10. 使用手腕屈曲代替颈椎同侧侧屈。

颈椎同侧侧屈的动作作用于检测受试者的症状是否具有神经动力学成分。若存在神经动力学因素，患者在"2"到"8"的手臂动作过程中会产生症状。这些症状在颈椎同侧侧屈时会有所减轻(或增加)。这一原则同样适用于以下的每个上肢神经动力学测试。

ULNT 2a：正中神经偏向测试 如图4-31。如果患者肩关节活动范围受限，可使用此测试替代ULNT1。

1. 身体在床上的中立位置，肩胛带位于床边缘。
2. 颈椎对侧侧屈。
3. 肩胛带下压。
4. 手腕、手指和拇指伸展。
5. 前臂旋后。
6. 肘关节伸展。
7. 肩关节外旋。
8. 肩关节外展。
9. 颈椎同侧侧屈作为脱敏动作。

如果症状靠近颈椎区域，例如斜方肌上束区域，可以使用手腕屈曲作为脱敏动作。

ULNT 2b：桡神经测试 如图4-32。

1. 身体在床上的中立位置，肩胛带悬于床缘。
2. 颈椎对侧侧屈。

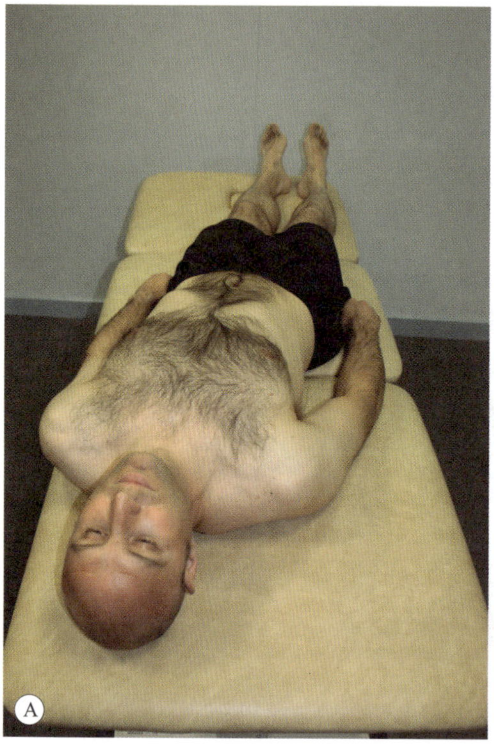

(A) 身体在床上的中立位置，但肩胛带悬于床边缘

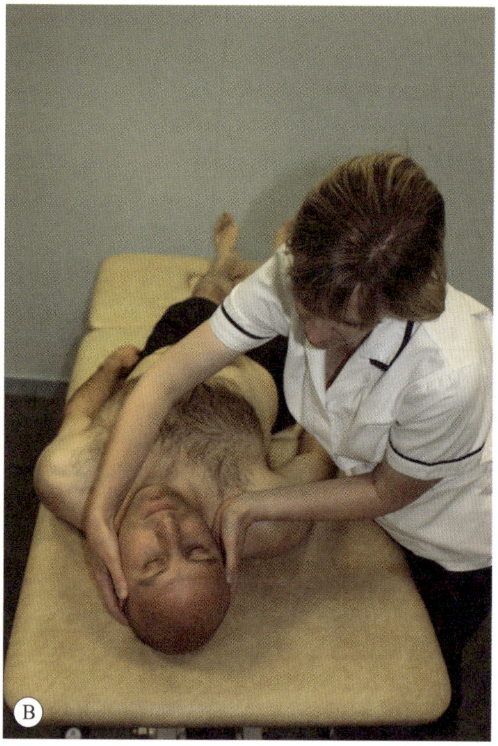

(B) 颈椎对侧侧屈

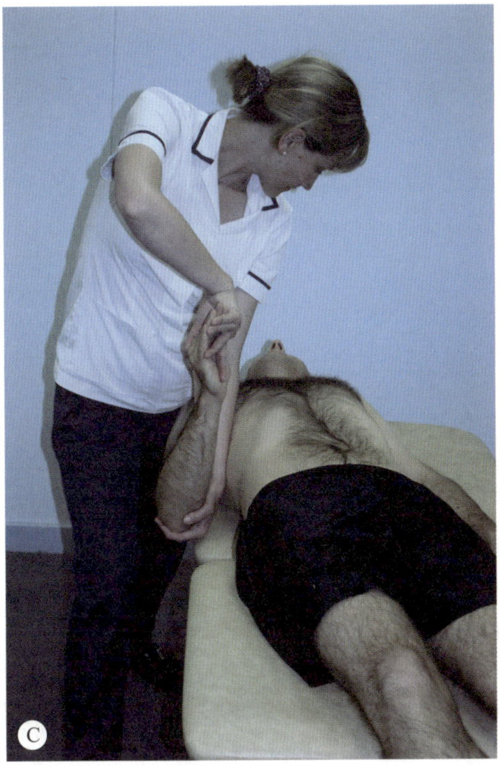
(C) 肩胛带下压

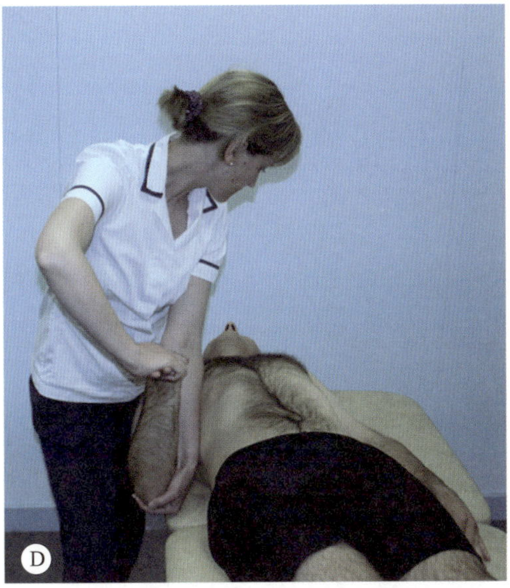
(D) 手腕、手指和拇指伸展

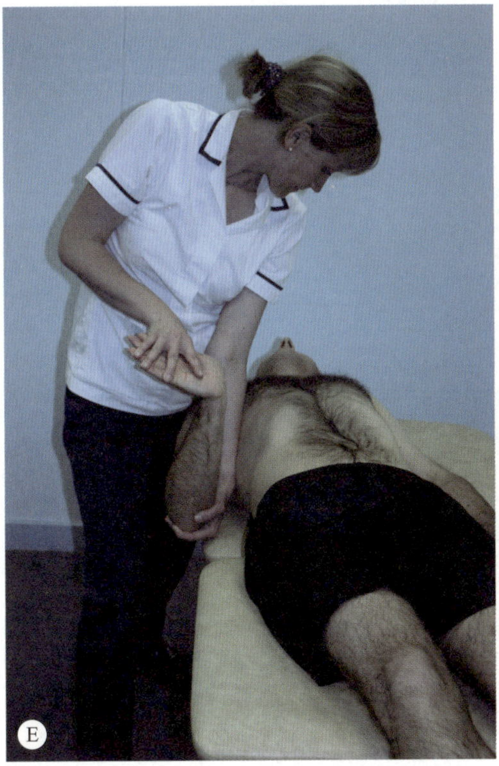
(E) 前臂旋后

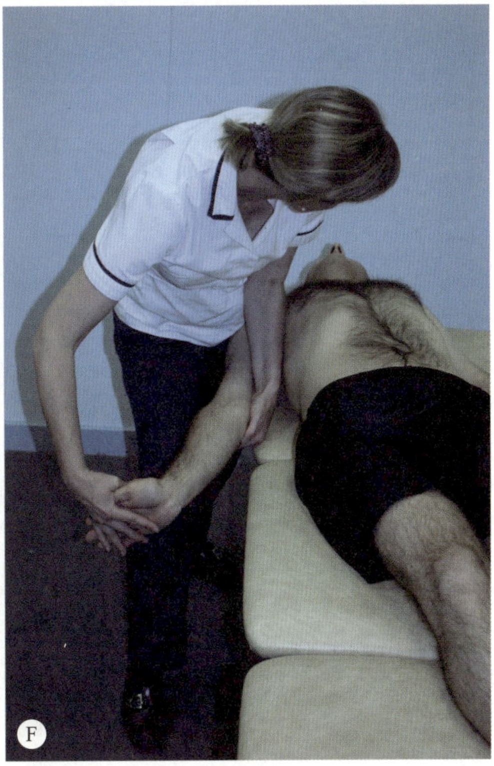
(F) 肘关节伸展

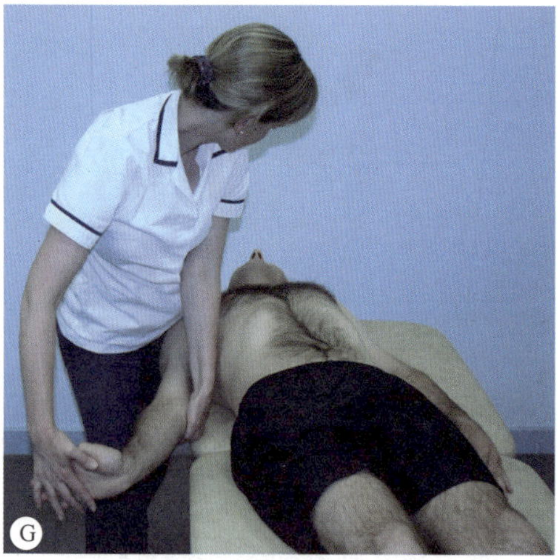

（G）肩关节外旋

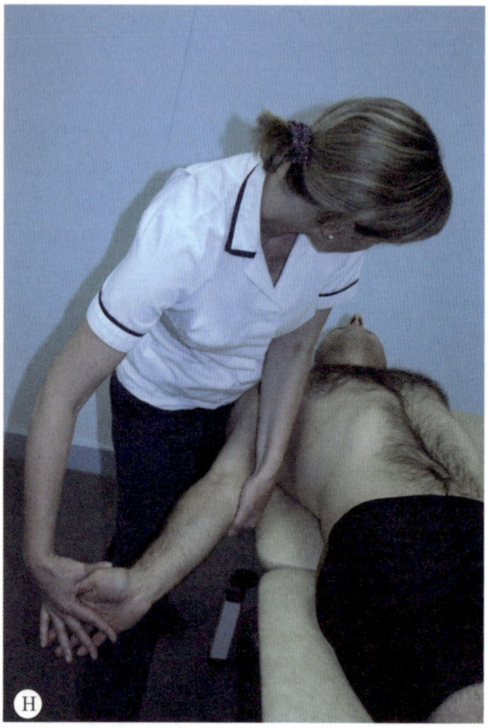

（H）肩关节外展

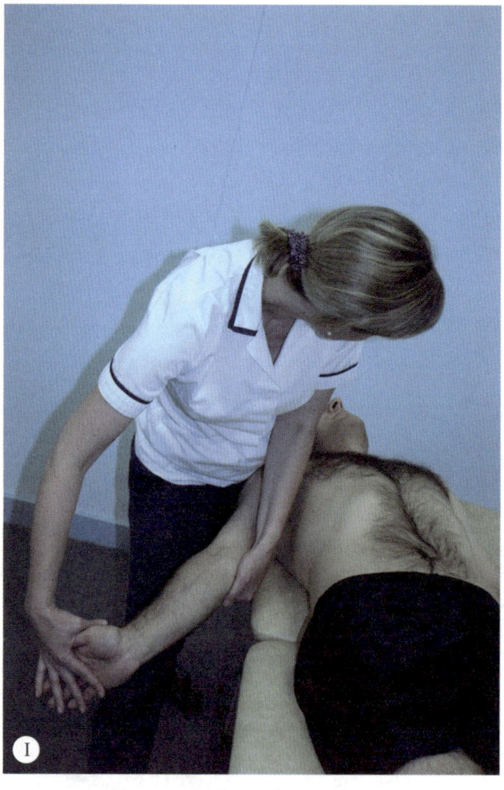

（I）通过同侧侧屈颈椎进行脱敏动作

图 4-31 上肢神经动力学测试（ULNT）2a

3. 肩胛带下压。

4. 手腕、手指和拇指屈曲。

5. 肩部内旋。

6. 肘部伸展。

7. 同侧侧屈颈椎作为脱敏动作。

或

8. 如果症状接近颈椎，例如在斜方肌上束区域，则使用手腕伸展作为脱敏动作。

ULNT 3：尺神经偏向测试 如图 4-33。

1. 身体在床上的中立位置。

2. 颈椎对侧侧屈。

3. 肩胛带固定。

4. 手腕和手指伸展。

5. 前臂旋前。

6. 肘部屈曲。

7. 肩部外展。

8. 肩部外旋。

9. 进一步的肩部外展。

10. 颈椎同侧侧屈作为脱敏动作。

或

11. 如果症状接近颈椎，例如在斜方肌上束区域，则使用手腕屈曲作为脱敏动作。

上肢神经动力学测试的其他测试包括将另一只手臂置于测试位置或添加直腿抬高或下蹲测试。测试也可以在其他体位进行。例如，上肢神经动力学测试可以在俯卧位进行，可以同时进行附加动作；也可以在 ULNT 1 中加入前臂的旋前/旋后或桡偏/尺偏等其他上肢动作。

无症状受试者的上肢神经动力学测试正常反应如下：

ULNT 1：肘窝处酸痛或拉伸感，延伸到前臂和手的前方和桡侧，拇指和前三指的刺痛感，以及肩前部的拉伸感（Kenneally 等，1988）。颈椎对侧侧屈会加重症状，而同侧侧屈会减轻症状。

ULNT 2b：前臂近端桡侧的拉伸痛感（Yaxley 和 Jull，1993）。这些症状通常会在对侧颈椎侧屈幅度增加时加剧。

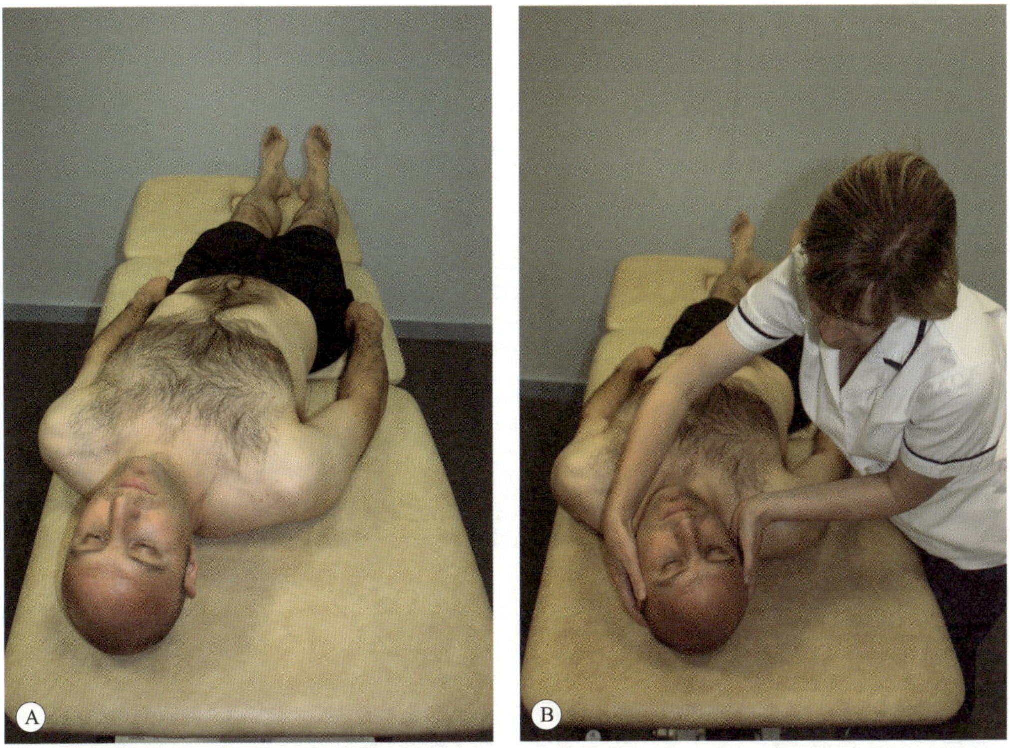

（A）身体在床上的中立位置，肩带悬空于床缘

（B）颈部对侧侧屈

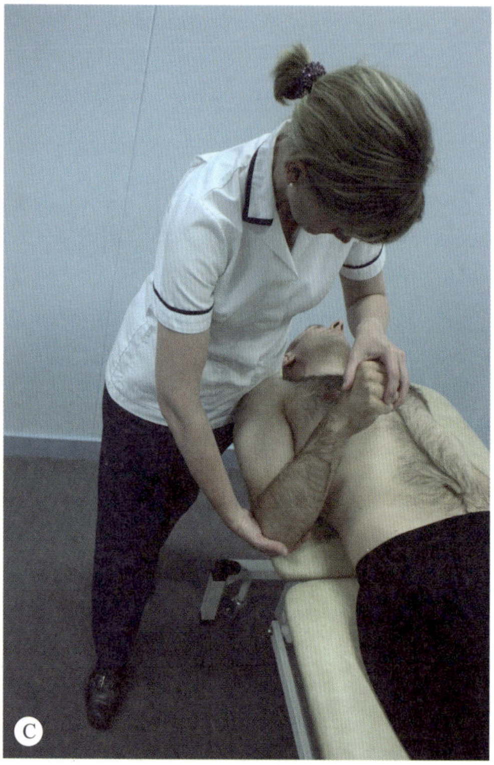

(C) 肩带下压

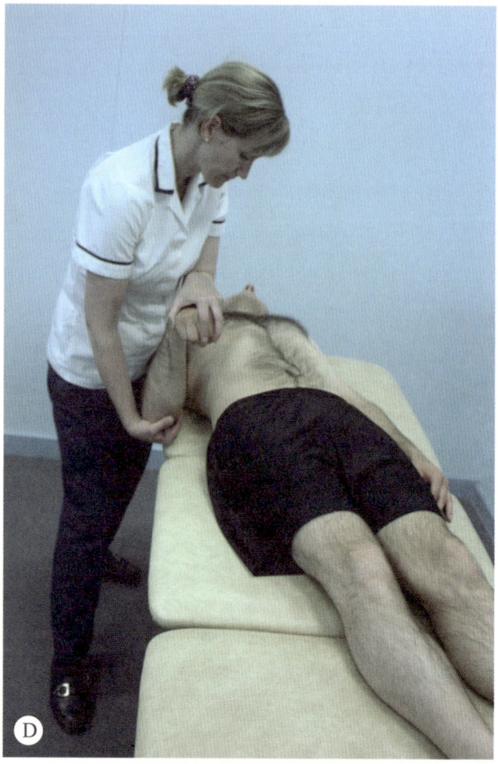

(D) 手腕、手指和拇指屈曲

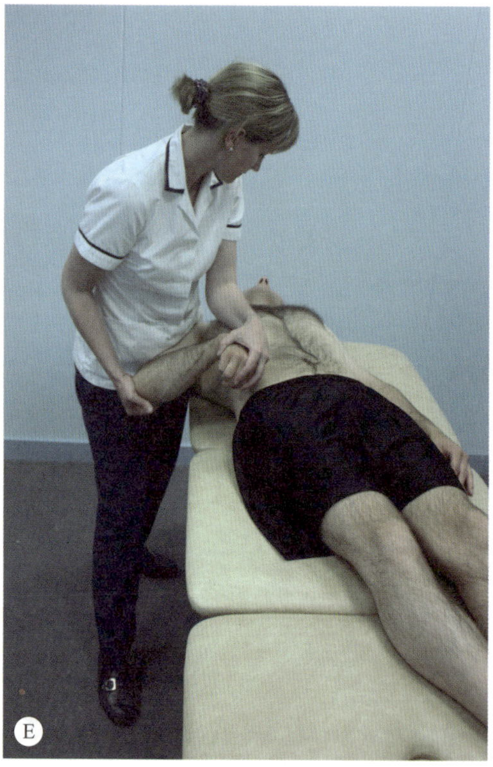

(E) 肩内旋

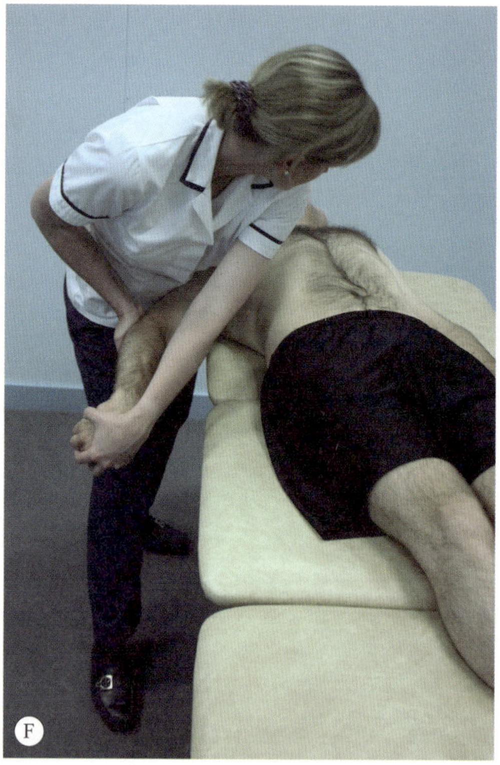

(F) 肘部伸展

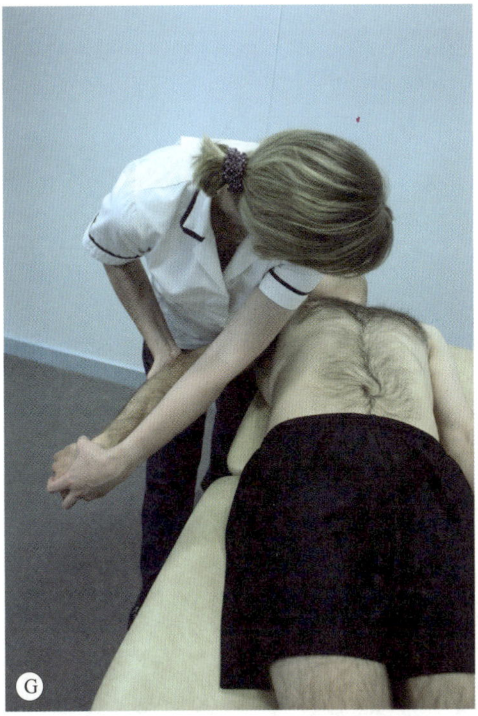

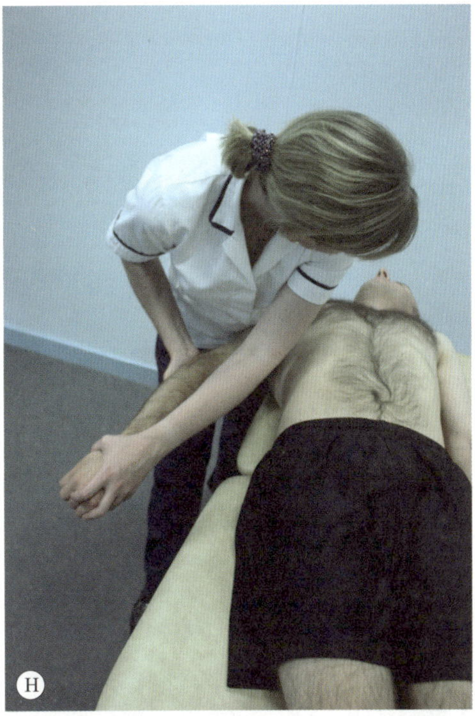

(G) 同侧颈部侧屈作为脱敏动作，或者

(H) 如果症状接近颈部，例如在斜方肌上束区域，可使用手腕伸展作为脱敏动作

图 4-32 上肢神经动态测试(ULNT)2b

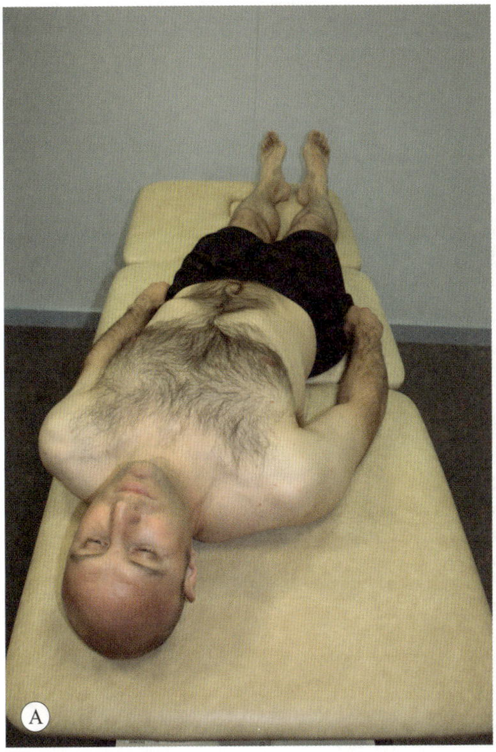

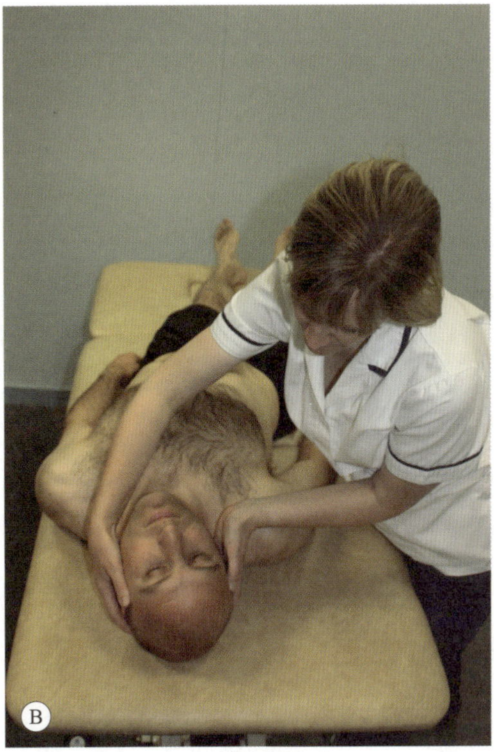

(A) 身体于床上的中立位置

(B) 对侧颈部侧屈

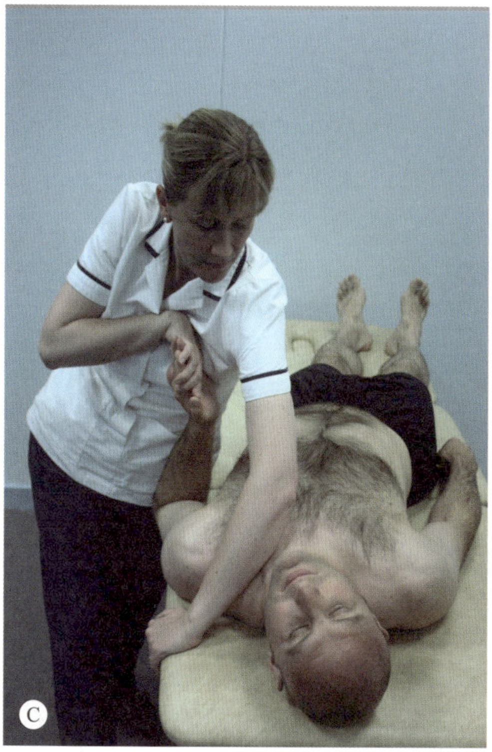

（C）肩带固定

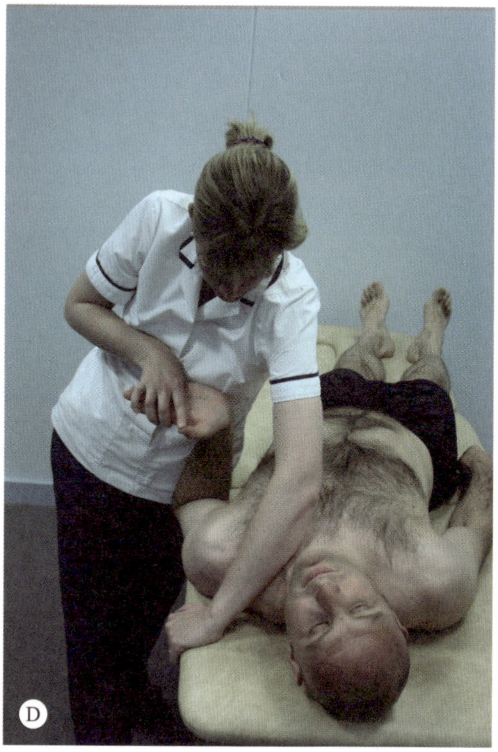

（D）手腕和手指伸展

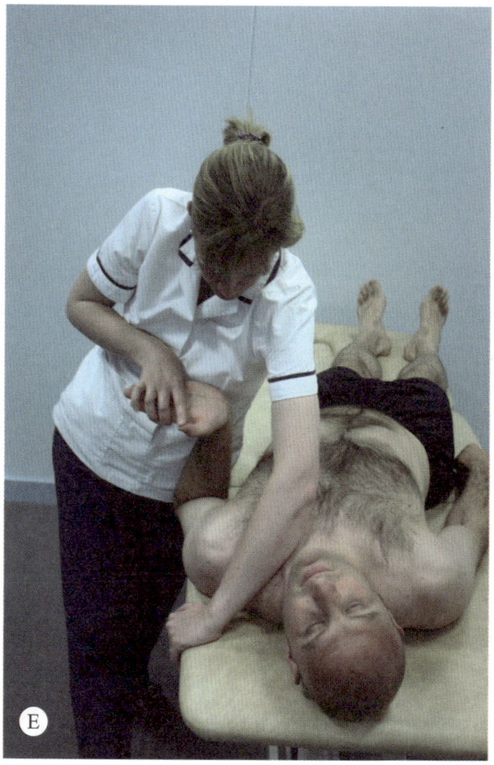

（E）前臂旋前

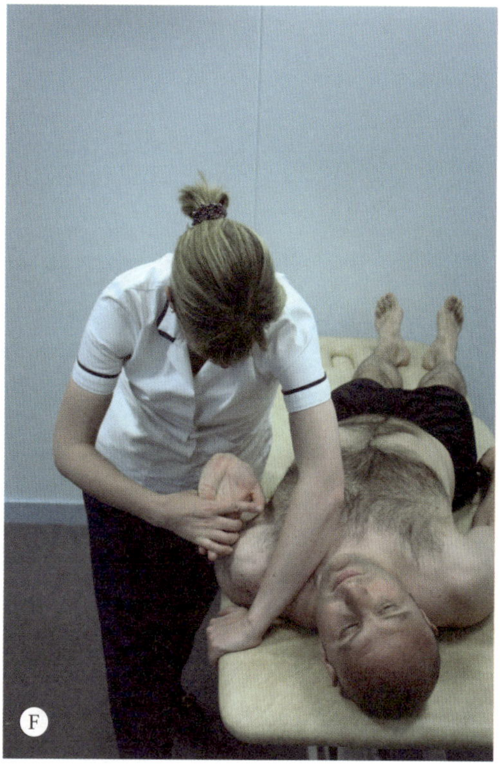

（F）肘部屈曲

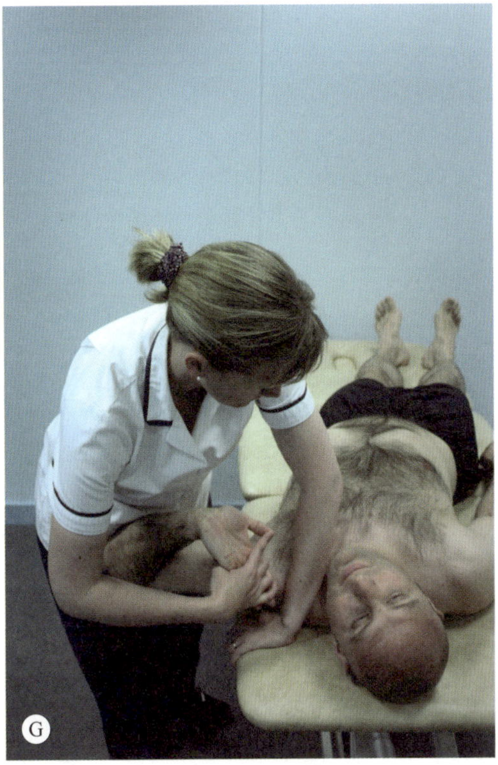

（G）肩外展

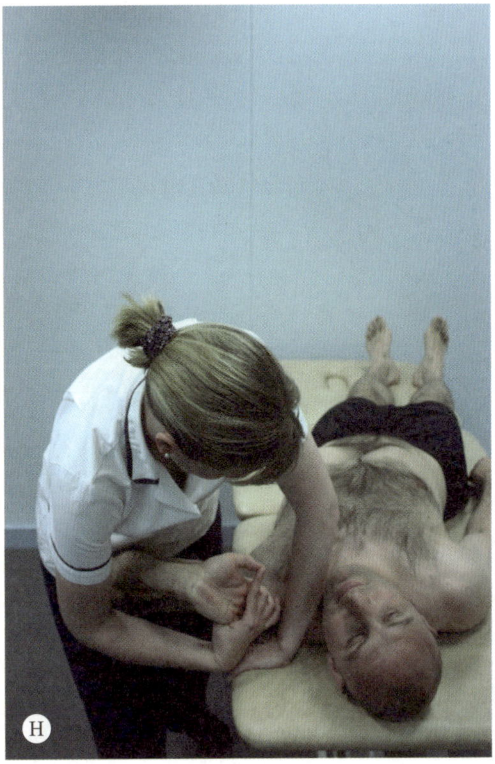

（H）肩外旋

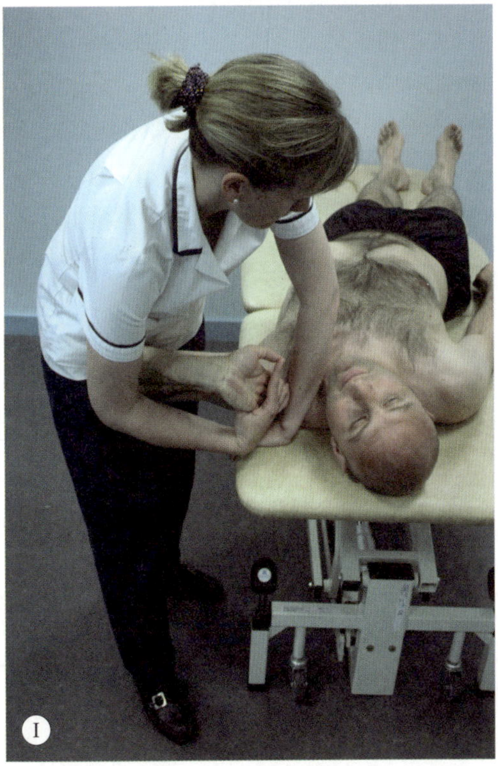

（I）进一步肩外展

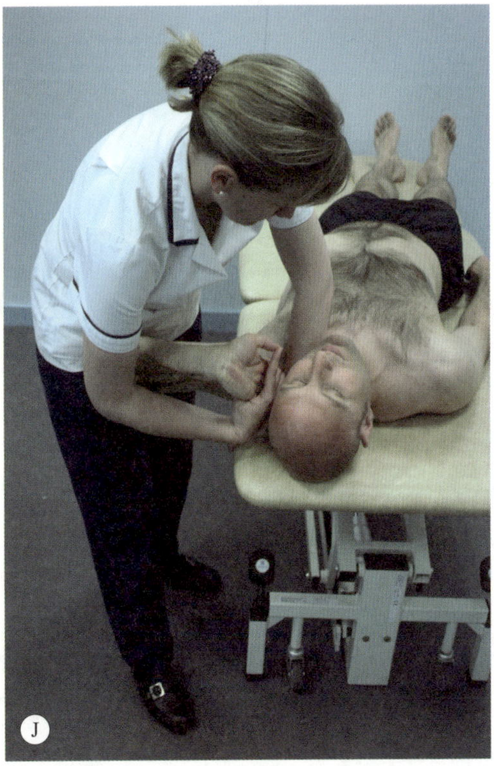

（J）颈椎同侧侧屈的脱敏动作（如果症状在前臂或手部）

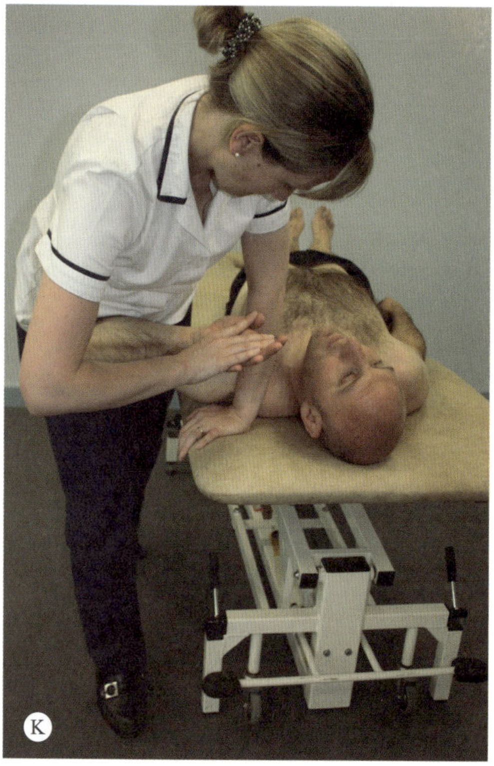

（K）手腕屈曲的脱敏动作（如果症状接近颈椎或肩部）

图 4-33 上肢神经动力学测试（ULNT）3（尺神经）

ULNT 3：小鱼际隆起、无名指和小指部位的拉伸痛感和感觉异常（Martínez 等，2014）。

神经组织触诊

通过对神经表面区域和其在张力增加或减少位置的直接触诊，测试者可以进一步确认神经组织的情况（Walsh 和 Hall，2009）。神经触诊可能引起的感觉反应各有不同。当神经包含更多的束膜和结缔组织时，神经反应较难诱发，如腓骨头周围的腓总神经（common peroneal nerve，CPN）。通常，神经的触感较硬、呈圆形，类似琴弦。当神经处于张力增高状态或与周围结构粘连时，其横向运动将会减少。

其他信息，详见相关文献（Butler，2000）及本书的特定区域章节。

其他神经学检查

包括针对脊髓和周围神经损伤的各种检查，具体内容将在相关章节中进一步讨论。

> **知识校验**
>
> 1. 如何修改直腿抬高测试的各个组成部分，以测试下肢不同周围神经的敏感性？
> 2. 俯卧屈膝测试中哪些腰椎神经根会被牵拉？
> 3. ULNT 3 测试的是哪个神经？

触诊

测试人员应注意触诊对受试者的心理影响。触诊会产生神经生理效应，可能会改变患者的症状（Bjorbækmo 和 Mengshoel，2016）。测试过程中应保证沟通清晰，确保受试者位于舒适体位。

在触诊软组织和骨骼组织时，应注意以下几点：

- 局部温度（温度升高可能提示炎症）。
- 局部皮肤湿度的增加或减少（提示自主神经紊乱）。
- 水肿和/或积液的存在。
- 表层组织的活动性和感觉，如囊肿或结节。
- 肌肉痉挛的存在或触发。
- 骨骼、韧带、肌肉、肌腱、腱鞘和神经的压痛。
- 扳机点的存在。
- 骨骼突起的增加或减少。
- 关节积液或肢体肿胀。可以使用卷尺测量，并比较左右两侧。
- 触诊时引发或减轻的疼痛。

有关触诊方法的提示见方框 4-2。有关软组织触诊的进一步指导可以参见相关文献（Hunter，1998）。触诊可以为治疗师提供有关组织状态的信息。由于触诊存在主观性、可靠性和有效性等问题，其诊断用途曾受到质疑；但在临床推理检查中，娴熟应用触诊可以提供很多有用的信息。触诊结果可以记录在身体图表（图 3-2）和/或脊柱触诊图表（图 4-34）中。

> **方框 4-2 触诊提示**
>
> - 受试者保持舒适的姿势，确保理解测试目的
> - 调整检查床至舒适的高度
> - 先触诊未受影响的一侧，并与受影响侧进行比较
> - 由浅至深地进行触诊
> - 使用适当的力度感知，过大的力量会降低触感的灵敏度
> - 不要认为某个相关区域不需要触诊

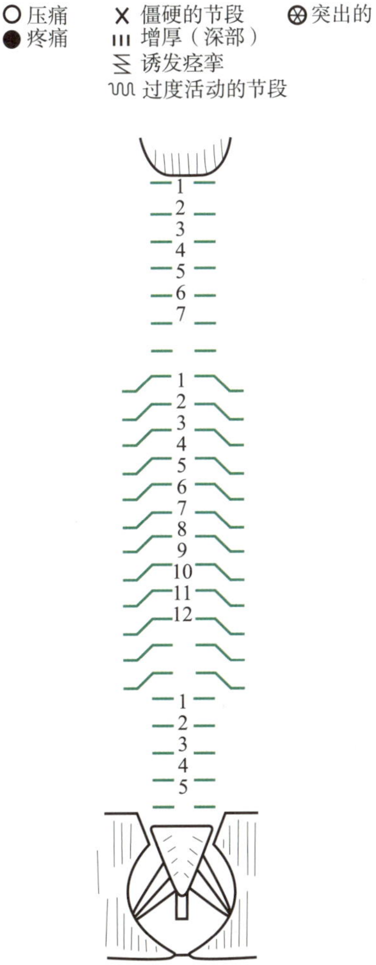

图 4-34 触诊图
（经 Grieve，1991 授权使用）

扳机点

第三章中有描述扳机点的概念。扳机点可以是潜伏的或活跃的，且都能引起异常疼痛和牵涉痛。在潜伏的扳机点中，疼痛仅在刺激时出现，如通过触诊，而活跃的扳机点则会自发地产生症状（Dommerholt，2011）。检查扳机点时，需将肌肉轻微拉伸，用手指在肌肉上使用中度压力搜索扳机点。若发现以下三种现象中的两种，则认为存在扳机点：具备显著的高敏感性的接触点，肌肉中有紧张带，以及牵涉痛（Fernández-de-las-Peñas 和 Dommerholt，2018）。只有当触诊能再现患者的症状时，才应将其归类为活跃扳机点。

附属运动检查

附属运动是指人无法主动完成，但可以通过外力进行的运动（Hengeveld 和 Banks，2014）。这些运动包括关节表面的滑动（有时称为平移或滑动）（向内、向外、向前或向后）、关节表面的牵引和压缩，还包括某些关节中的旋转运动，例如手指的掌骨和指间关节的旋转。附属运动存在是由于所有关节在关节囊和周围韧带中都有一定的松弛或余量（Kaltenborn，2002）。

生理活动范围的限制可能与关节的附属运动范围的限制有关。近年来，多项研究表明在病理状态下关节表面的运动会有所不同，基于凹凸定律的外周关节评估和脊柱耦合理论的生物力学模型的应用也发生了变化（Schohmacher，2009）。

事实上，支持单纯的生物力学测试基础的证据是有限的。对附属运动测试的神经生理效应的理解能够增强人们的推理和思维，帮助更好地理解中枢神经系统内部发生的复杂交互作用（Bialosky 等，2009）。这些效应在心理上也同样有效，在进行测试时，受试者的反应会受到情绪、预期和条件反射的影响（Bialosky 等，2011）。这意味着临床工作人员必须意识到测试进行时的情境，综合考虑身体与心理之间的各个方面的相互关系。

附属运动评估能够：

- 确定症状性关节。
- 探索关节运动异常的性质。

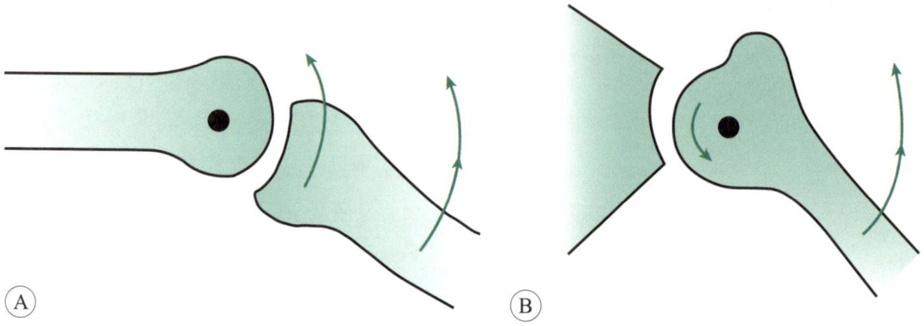

（A）凹面在凸面上运动　　（B）凸面在凹面上运动

图 4-35　关节面在生理运动过程中运动的凹凸定律
（经 Kaltenborn，2002 授权使用）
单箭头表示关节面运动方向，双箭头表示生理运动方向

- 为选择治疗技术提供依据。

进行附属运动时的提示详见方框 4-3。

方框 4-3　进行附属运动时的提示

- 确保受试者处于舒适的姿势，确保了解测试目的。
- 将检查床调整到舒适的高度。
- 首先检查未受影响侧的关节运动，并将其与受影响侧进行比较。
- 在整个过程中，通过与受试者的持续交流获取反馈。
- 尽可能多地与皮肤接触，以最大限度地提高患者的舒适度。
- 使用体重而不是手部的内在肌肉施加力量，这对受试者和测试者而言都更舒适。
- 如果可能，测试者的前臂应与施加的力量方向一致。
- 在整个范围内平稳、缓慢地施加力量，可带或不带振荡。
- 在可用的运动结束时，施加小幅振荡以感受范围末端的阻力。
- 使用足够的力量感受运动——按压得越用力，感觉越少。

在附属运动评估的过程中，压力应施加在接近关节线的骨骼上。测试者逐步增加活动，通过整个关节活动范围并记录以下内容：

- 运动质量。
- 运动范围。
- 运动时引起或减轻的疼痛（局部和放射痛）。
- 活动期间和到达活动度末端的阻力。
- 肌肉痉挛。

附属运动应在每个可能是症状来源的关节上进行；其后，重新评估所有标注星号的项目，以确定附属运动对症状和体征的影响。例如，对于颈椎、肩部和肘部疼痛的患者，附属运动对颈椎和肩关节的改善可能会增加活动范围并减少疼痛，但对肘部的活动没有影响。然而，对肘关节的附属运动可能会改善肘部的活动范围。这种情形表明，颈椎是导致颈椎和肩部疼痛的原因，肘关节周围组织是肘部疼痛的来源。这个过程被 Maitland 等（2001）称为分析性评估，如图 4-36 所示。

附属运动评估的改进

附属运动可以通过以下方式进行调整：

- 施加力的速度。压力可以缓慢或快速地施加，也可以在范围内进行振动。
- 施加力的方向。
- 施加力的作用点。
- 关节的静息位置。

关节可以被置于不同的起始位置。临床工作人员应根据已知的加重和缓解因素、易激惹性和严重程度，利用临床推理选择适当的评估起始位置。例如，可以在膝盖处于完全屈曲到完全伸展之间的任何位置对髌骨进行附属运动评估。对脊柱的附属运动可以在屈曲、伸展、侧屈、旋转或这些位置的任意组合下进行。这种

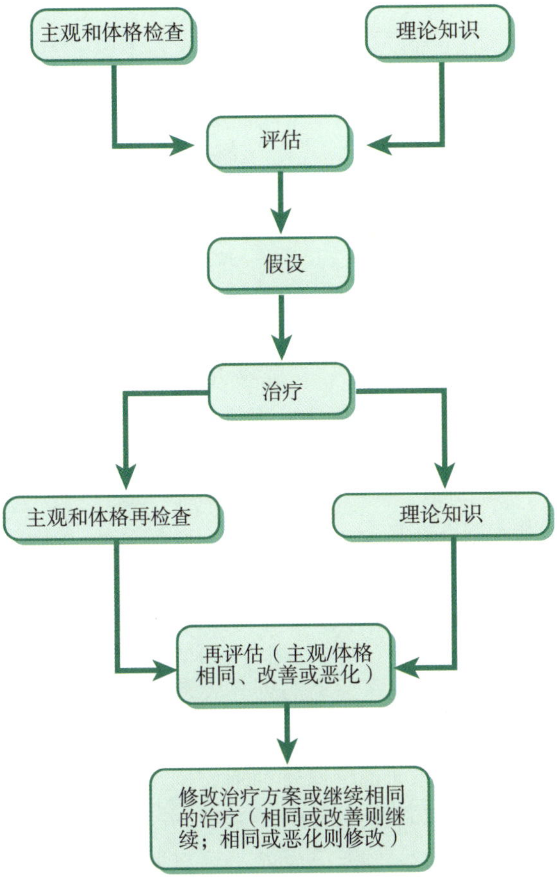

图 4-36 分析性评估

定位会改变附属运动的效果。例如，在 C5 位置施加的由后向前的压力会导致 C5 的上关节突在 C4 的下关节突上向上滑动，这种运动类似于颈部伸展；通过将颈椎定位在伸展位，可以增强这种向上运动。对于在颈椎伸展时具有低易激惹性和轻微症状的患者较为合适。

> **知识检测**
> 1. 如何定义附属运动？
> 2. 附属运动测试如何为临床推理提供信息？

运动图

运动图可用于记录关节活动范围内的疼痛、阻力或肌肉痉挛之间的关系，是在学习如何检查关节运动时的一种有用工具，也是记录关节运动信息的一种快速简便的方法。运动图最初由 Geoffrey Maitland 提出。有关绘制运动图的全部细节和临床实例，请参见相关文献（Hengeveld 和 Banks，2014）。

运动图是描述疼痛、阻力和肌肉痉挛之间关系的图表，显示在关节被动附属运动或被动生理运动中感觉到的疼痛、阻力和肌肉痉挛的强度和范围位置（图 4-37）。

基线 *AB* 代表关节的活动范围。*A* 点代表活动的起点，可以是活动范围内的任何位置。*B* 点是被动活动范围的终点。

纵轴 *AC* 代表正在绘制因素的严重程度、激惹性和性质。*A* 点表示没有任何疼痛、阻力或痉挛，*C* 点则是测试者准备激发的最大强度。临床工作人员需要判断激惹程度和出现症状的根本原因，从而推断受试者可接受的刺激程度。水平线 *CD* 是标记运动极限的位置。

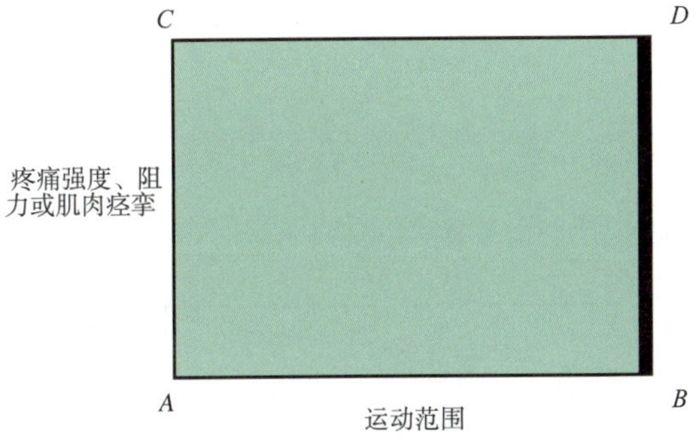

图 4-37 运动图

基准线 *AB* 表示关节的活动范围，垂直轴 *AC* 则表示疼痛、阻力或肌肉痉挛的强度

绘制运动图的步骤

绘制阻力图（图 4-38）。 首先，在感受到明显阻力的第一个点称为 R_1，并在基准线 *AB* 上标记该点。一个正常的关节在被动活动时，感觉就像是上了油一样，几乎没有摩擦，直到接近活动范围的末端才会开始感觉到一些阻力。如前所述，活动范围末端的进一步运动受限可能是由于骨性接触、周围韧带的张力增加以及肌肉和其他软组织的接触。

接着，将关节活动至最大范围，并在 *AB* 线

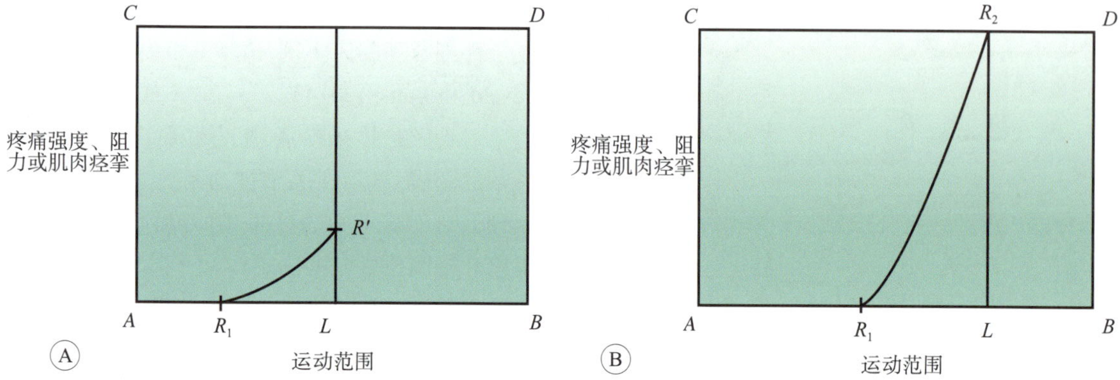

(A) 该图描述的关节活动中，活动范围被限制（L）为半程。阻力首次出现在大约全程的 1/4 处（R_1），并在可用范围的末端（R_0）略有增加

(B) 该图描述的关节活动中，运动范围被限制（L）为 3/4 程。阻力首次出现在全程的中点左右（R_1），并逐渐增加，直到达到运动的极限范围（R_2）

图 4-38 生理运动中阻力的运动图示

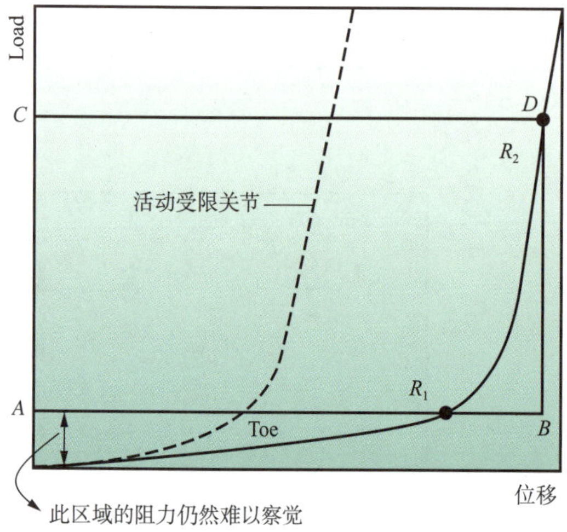

图 4-39 运动图(*ABCD*)与载荷位移曲线的关系
（引自 Lee 和 Evans，1994，已获许可）

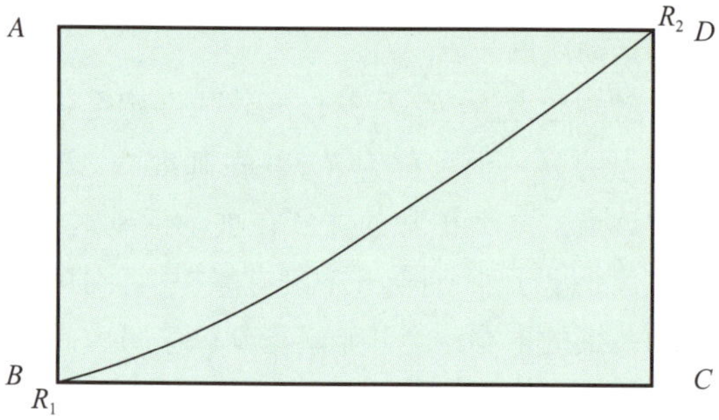

图 4-40 附属运动的运动图
R_1 从活动范围的起始点（A 点）开始

上标记限制点 L。如果阻力限制了活动范围，则将限制点标记为 R_2，垂直标于 L 点之上，位于 CD 线上，表示阻力限制了活动范围。R_2 是治疗师不愿继续活动的点。从 R_1 到 R_2 之间画一条线，以描绘阻力的变化。

如果活动范围因疼痛而受限，则在可用活动范围的末端估计阻力的强度，并将其垂直标记在 L 点之上，标记为 R'。可以通过在 R_1 和 R'之间绘制一条线，来表示阻力的变化。

运动图的阻力曲线，代表生理性运动，本质上是软组织的负载-位移曲线的一部分，如图 4-39 所示（Panjabi，1992；Lee 和 Evans，1994）。在一个正常的关节中，初始的运动范围几乎没有阻力，这部分称为“足趾区”（toe region）（Lee 和 Evans，1994）。随着关节活动到更大的范围，阻力增加，这称为线性区（linear region）（Lee 和 Evans，1994）。R_1 是测试者感知到阻力增加的点，通常位于脚趾区和线性区之间。这种阻力变化容易程度的感知可能取决于关节的活动范围和正在检查的运动类型。在关节活动范围较大且脚趾区相对较长的情况下（例如肘部屈曲），感知 R_1 较为容易。相反，附属运动可能只有几毫米的运动，并且没有明显的脚趾区（Petty 等，2002）。在这种情况下，R_1 可能在活动范围的开始处被感知，如图 4-40 所示。在寻找 R_1 时，脊柱附属运动也可能会增

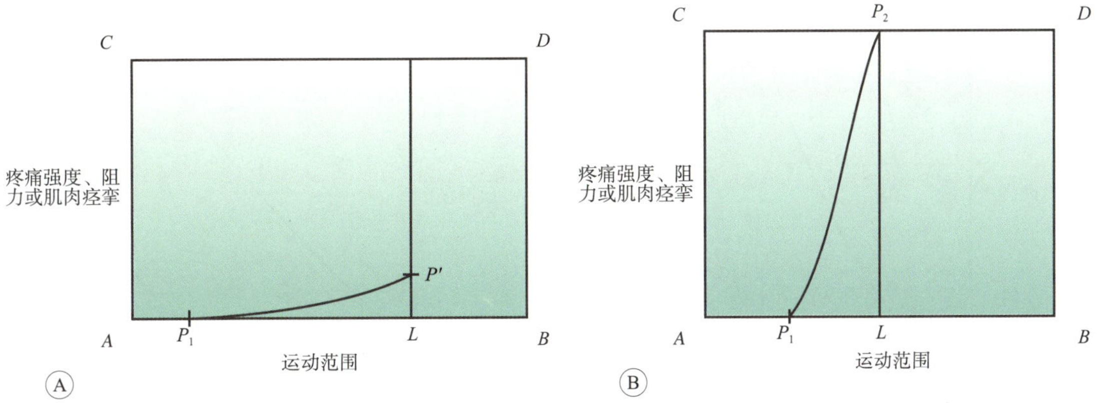

（A）图中描述的关节运动，范围限制在 3/4（L）。疼痛在全范围的 1/4 处首次出现（P_1），并在可用范围的末端略有增加（P_0）

（B）图中描述的关节运动，范围限制在一半（L）。疼痛在全范围的 1/4 处首次出现（P_1），并逐渐增加到运动范围的极限（P_2）

图 4-41　运动图中的疼痛表现

加复杂性，因为这种运动无法局限于某一个关节，而是整体脊柱的活动（Lee 和 Svensson，1990）。

绘制疼痛图（图 4-41）。在这种情况下，治疗师必须确认受试者在关节活动前是否存在静息疼痛，并要求及时汇报任何不适感的出现。

然后，对被动地在关节活动范围内移动关节进行评估。可以进行几次小的振荡活动，后逐渐深入全关节活动范围，直到首次感受到疼痛的位置。将疼痛首次出现的位置标记为 P_1，位于基线 AB 上。

接下来，将关节移动到 P_1 之外，以确定疼痛在关节活动范围内的表现。如果疼痛限制了活动范围，则限制点标记为 L，位于基线 AB 上。在 L 的正上方，标记 P_2 在 CD 线上，以指示疼痛限制的运动范围。此时，P_1 和 P_2 之间的疼痛表现已被绘制。

然而，如果是阻力限制了关节活动范围，则在范围的末端对疼痛强度进行估计，并在 L 的正上方标记为 P'。然后，通过在这两点之间绘制一条线来表示 P_1 和 P' 之间的疼痛表现。

肌肉痉挛图的绘制（图 4-42）。将关节在活动范围内移动，首次感受到由于肌肉痉挛产生阻力时，在基线 AB 上标记该点为 S_1。

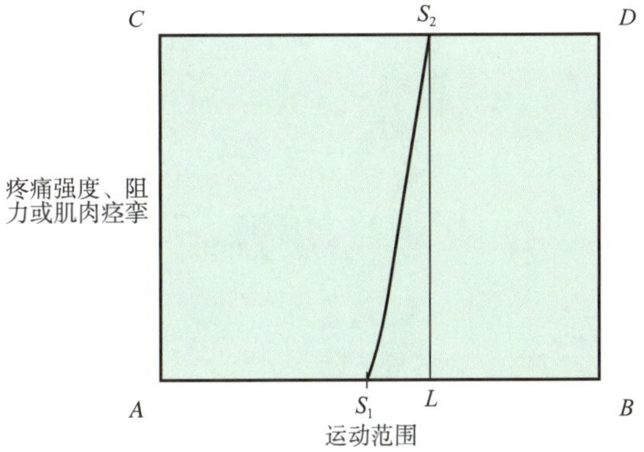

图 4-42　显示运动图上的肌肉痉挛

该图描述的关节运动，其范围限制在 3/4 的范围内（L）。肌肉痉挛在接近 3/4 的全范围（S_1）时首次感受到，并迅速增加，限制了运动的范围（S_2）

接着，将关节移动到活动范围的极限。如果肌肉痉挛限制了活动范围，则限制点标记为 L，位于基线 AB 上。L 的正上方，在 CD 线上标记 S_2，以表明肌肉痉挛正在限制活动范围。然后在 S_1 和 S_2 之间绘制痉挛的行为。限制活动范围的痉挛很快达到其最大值，在线上表现为一条几乎垂直向上的直线。肌肉痉挛的阻力会根据关节移动的速度而变化——速度越快，阻力越大。

运动图的几个例子见图 4-43。

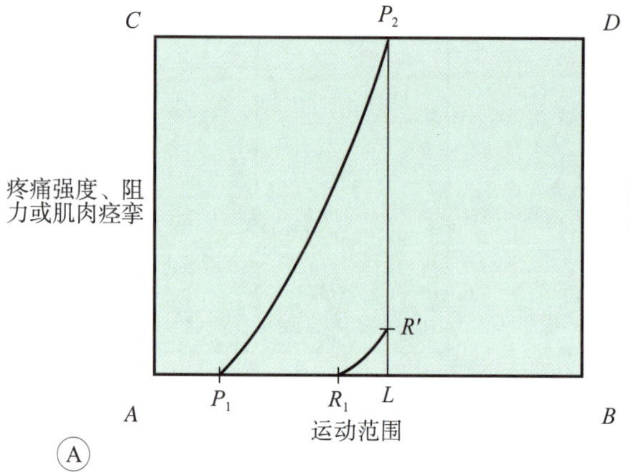

（A）肩关节屈曲

肩关节屈曲的活动范围仅超过正常关节活动范围的1/2（L）。疼痛约在关节活动范围的四分之一处首次出现（P_1），后不断增加直至限制运动范围（P_2）。抵抗感在关节活动范围的终末首次出现（R_1），并略微增加（R_0）。因此，运动主要受到疼痛的限制

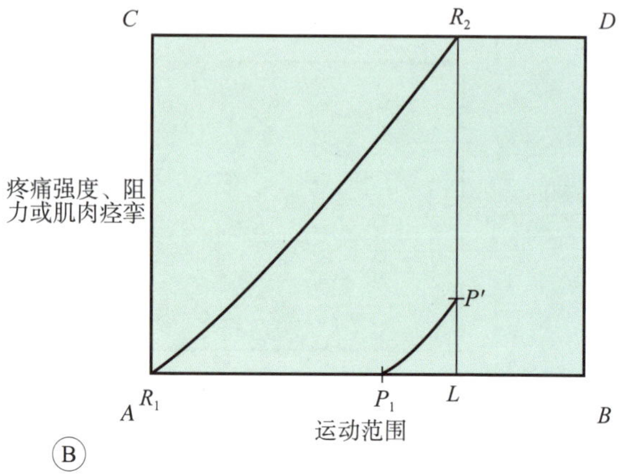

（B）L_3 阶段中心处由后向前（PA）施加压力

由后向前的活动范围限于正常关节活动范围的3/4（L）。在活动的开始处（R_1）立即感到抵抗，并增加到最终受限处（R_2）。疼痛在关节活动范围受限之前首次出现（P_1），并略微增加（P'）。因此，运动主要受到抵抗的限制

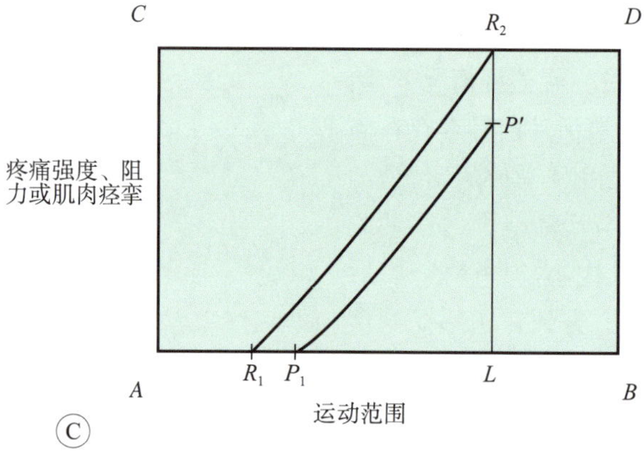

（C）颈部左侧旋转

颈部左侧旋转的活动范围限于正常关节活动范围的3/4（L）。在关节活动范围的1/4处首次感到抵抗（R_1），并增加到受限位置（R_2）。在感到抵抗后不久（P_1）即感到疼痛，并不断增加（P_0），强度约为8/10级（0表示没有疼痛，10表示患者曾感受到的最大疼痛）。因此，颈部旋转主要受到抵抗的限制，疼痛也是一个重要因素

图4-43 运动图示例

其他运动图示例见图4-44。

完成体格检查

以上所有步骤一旦完成，体格检查就结束了。准确记录检查结果并用星号（*）标出主要发现是非常重要的（Hengeveld，2014）。这些发现必须在后续治疗过程中重新检测，以评估治疗对患者状况的影响。表4-9为体格检查内容的概括。

具体的与关节、神经或肌肉组织相关的鉴别症状来源的体格检查程序总结在表5-2中。

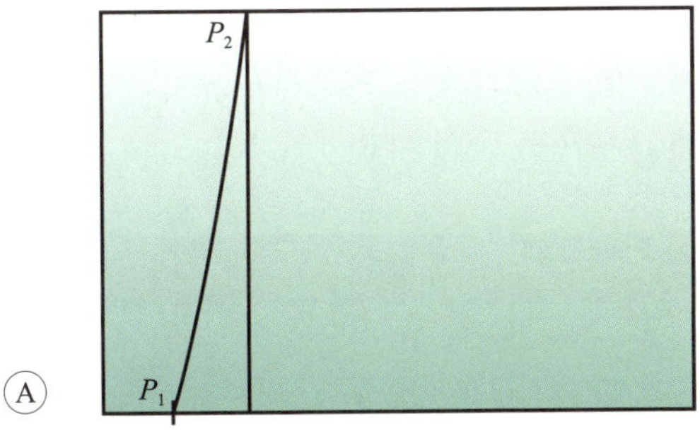

（A）疼痛在早期即限制了运动的范围

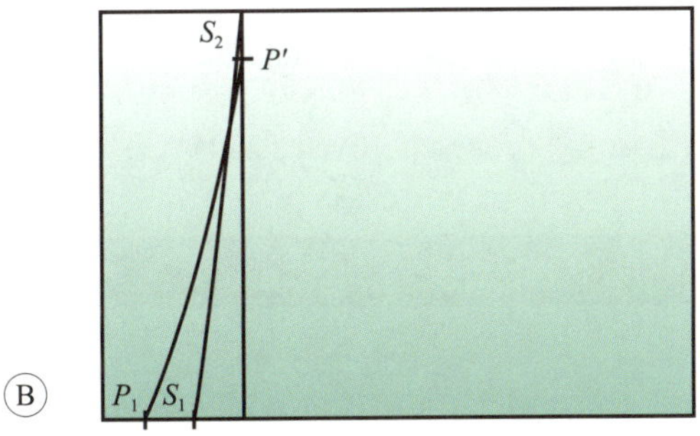

（B）痉挛和疼痛在早期即限制了运动的范围

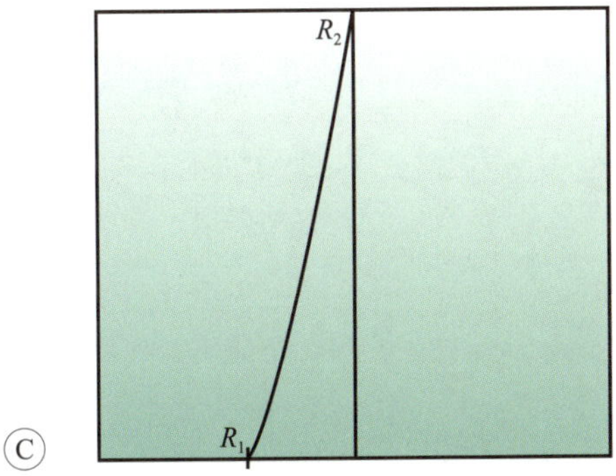

（C）阻力限制了关节活动至正常范围的 1/2

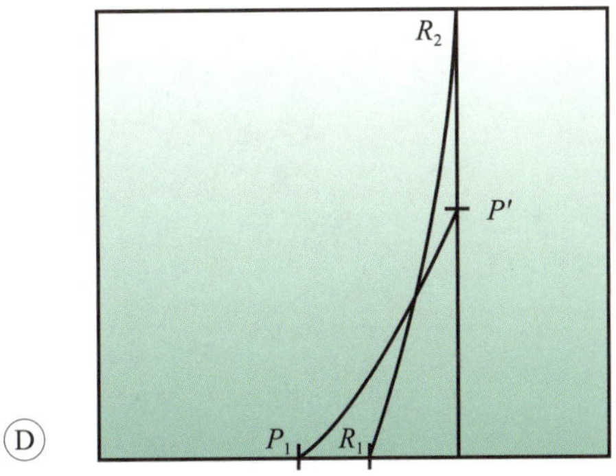

（D）由于阻力，关节活动至正常范围的 3/4 左右，且从 1/2 的位置开始引发疼痛

图 4-44　运动图和关节图片的比较

表格的一端代表依据强而有力，而另一端代表依据支撑性较弱。这两个极端之间可能存在各种表现情况。其他有关更多信息请参见第五章。

表 4-10 所示为管理计划表，可以帮助治疗师处理复杂的临床推理。

完成体格检查后，治疗师应：

- 给予受试者提问的机会，并澄清任何可能出现的误解。
- 用适当的语言向受试者解释体格检查的结果，以及这些结果如何与症状相关联。
- 告知受试者在检查后 24～48 小时可能会出现症状加重的情况。症状严重和/或易激惹的患者在检查后可能会感到症状加重。
- 要求受试者在下次就诊时及时告知检查后的症状情况。
- 对检查结果进行分析评估，利用临床推理来细化初步假设。这包括编写问题清单，即在检查时发现的患者问题的简明列表。例如，髌股关节功能障碍的体征和症状可能包括膝盖疼痛和上下楼梯困难，原因可能是臀外侧肌群的控制不足和股四头肌的功能受限。问题清单还应反映出如整体健康状况、人体工效学和睡眠情况等会影响患者症状的因素。
- 与受试者共同确定一致的长期和短期目标。上述例子的短期目标可能是缓解上下楼梯时的膝盖疼痛。长期目标可能是恢复运动能力。
- 通过与患者讨论，制订初步的治疗计划，实现短期和长期目标。包括与管理相关的选项，是选择不做任何处理，或积极参与管理、讨论治疗方法和频率。在髌股关节的例子中，这包括在上下楼梯时使用症状改良法，合理开具针对近端肌肉力量和外侧臀肌耐力的运动处方；进行髌骨的被动附属运动；使用贴扎促进髌骨对位；以及使用生物反馈进行特定锻炼，以促进股内侧斜肌在深蹲站立时的收缩，并逐步过渡到台阶和特定的功能性锻炼和活动。

至体格检查结束时，临床工作人员将能够根据主观检查的结果回顾或进一步确认临床假设（图 4-45）（Jones 和 Rivett，2004）。

更多有关肌肉骨骼功能障碍患者治疗与管理的信息，请参阅本书的配套资料："治疗与管理"分册（Barnard 和 Ryder，2024）。

表 4-9　体格检查表

视诊	等长肌力测试
关节完整性检查	其他肌肉测试
主动和被动生理运动	神经完整性测试
	神经动力学测试
	其他神经测试
	其他测试
肌肉力量	触诊
肌肉控制	附属运动和对每个相关区域的重新评估
肌肉长度	

<table>
<tr><th colspan="5">表 4-10 体格检查后可参考的管理计划表(Maitland,1985)</th></tr>
<tr><td colspan="5">列出您将使用的患者主观重新评估星号（*）</td></tr>
<tr><td colspan="3">主观</td><td colspan="2">体格检查</td></tr>
<tr><td colspan="3"></td><td colspan="2"></td></tr>
<tr><td colspan="3">您将使用哪些结果测量来评估管理干预</td><td colspan="2"></td></tr>
<tr><td colspan="3"></td><td colspan="2"></td></tr>
<tr><td colspan="5">指明您认为导致患者症状的主要假设（H1）并明确支持该决策的证据</td></tr>
<tr><td>主要假设（H1）</td><td>替代假设</td><td>替代假设</td><td>替代假设</td><td>替代假设</td></tr>
<tr><td>证据</td><td></td><td></td><td></td><td></td></tr>
<tr><td></td><td></td><td></td><td></td><td></td></tr>
<tr><td colspan="5">列出考虑患者预后的积极和消极因素(来自主观和体格检查结果)</td></tr>
<tr><td colspan="3">积极因素</td><td colspan="2">消极因素</td></tr>
<tr><td colspan="3"></td><td colspan="2"></td></tr>
<tr><td colspan="5">管理选项</td></tr>
<tr><td colspan="5">1.1 基于您的主要假设,简要概述一个临床合理的治疗方案</td></tr>
<tr><td colspan="5">1.2 第 1 天您的管理方案是什么？为什么选择这个而不是其他选项？</td></tr>
<tr><td colspan="5">1.3 您对患者在接下来的 24 小时内反应的预期是什么？</td></tr>
<tr><td colspan="5">如果患者改善,您将如何调整治疗？</td></tr>
<tr><td colspan="5">如果患者情况相同,您将如何调整治疗？</td></tr>
<tr><td colspan="5">如果患者情况恶化,您将如何调整治疗？</td></tr>
<tr><td colspan="5">评论该患者的预后(包括您对该患者预计改善百分比的估计、所需治疗次数及其发生的时间段)</td></tr>
</table>

1. 活动和参与能力/受限

活动能力	限制
参与能力	限制

2. 患者对其经历的看法
示例：
—他们的理解
—他们的感受
—他们的应对策略
—对自我管理和身体活动的态度
—他们的信念/这一经历对他们意味着什么？
—他们的期望
—他们的目标

3. 病理生理机制

3.1 组织来源/组织愈合，例如，您认为主要病变处于炎症/愈合过程的哪个阶段？

3.2 疼痛机制。列出支持每种特定症状机制的主观证据

输入机制		处理机制	输出机制
感觉神经痛症状	神经病理性症状	感觉可塑性变化	行为、运动功能、思想、信念、认知、自主神经系统

在此圆形图中反映疼痛机制的相对参与度

感觉神经痛
外周神经病理性
感觉塑性变化
自主神经系统

4. 症状来源：按可能性顺序列出每个区域/症状组成部分的可能受损结构

组织来源	症状 1:	症状 2:	症状 3:	症状 4:
局部				
放射性				
神经源性				
血管性				
内脏性				

5. 影响因素

示例：
·身体
·环境
·心理社会
·健康相关

6. 症状历史

发作/身体损伤/阶段/对体格检查的影响

7. 列出每个症状区域

	加重活动	加重时间	停止活动	缓解活动	缓解时间	激惹性 是/否	严重程度 是/否
症状1(P_a)							
症状2(P_a)							

8. 表示此患者疼痛表现中炎症与机械成分的比例，以及支持或否定您的临床假设

机械性	炎症性
证明	证明

9. 健康考虑、体格检查和管理的预防措施与禁忌

9.1 患者是否有任何健康问题、警示信号或预防措施限制您的体格检查？

考虑以下与警示信号相关的内容

9.2 症状的再现是容易还是困难？您将多么小心地对待该患者每个症状区域的检查？

症状	缺少P_1	仅限P_1	25%疼痛表现	疼痛完全再现
P_1				
P_2				
P_3				

9.3 是否需要进行神经完整性检查？

是　　　　否 解释你的决定：

10. 指明您对患者主诉原因的主要（工作）假设(H1)，并识别支持该决策的证据。

主要假设（H1）	备选H	备选H	备选H	备选H
证据：				

测试　神经完整性　是　否		预期结果
必须	→	
应该	→	
可以	→	

图 4-45　临床推理回顾量表

复习问题

1. 姿势视诊如何为临床推理提供信息？
2. 如何测试关节稳定性？请列举一些常用测试的例子。
3. 在检查主动生理运动时，主要寻找什么？
4. 缩写 PPIVM 代表什么？
5. 在临床中如何评估轻触觉感知，测试的是哪种纤维和通路？
6. 当测试运动变化时，如何区分脊神经根病变和外周神经病变？
7. 如何记录反射减弱？
8. 如何测试神经组织的敏感性？
9. 运动图上可以记录哪些内容？
10. 标有 *（星号）的检查结果表示什么？

（肖剑秋　译，伊文超、刘守国　校）

参考文献

[1] Alshami, A. M., Souvlis, T., Coppieters, M. W., 2008. A review of plantar heel pain of neural origin: differential diagnosis and management. Man. Ther. 13, 103–111.

[2] Beighton, P. H., Solomon, L., Soskolne, C. L., 1973. Articular mobility in an African population. Ann. Rheum. Dis. 32, 413–418.

[3] Bergmark, A., 1989. Stability of the lumbar spine. A study in mechanical engineering. Acta Orthop. Scand. 230 (Suppl. 1.), 20–24.

[4] Bialosky, J. E., Bishop, M. D., George, S. Z., Robinson, M. E., 2011. Placebo response to manual therapy: something out of nothing? J. Man. Manip. Ther. 19 (1), 11–19.

[5] Bialosky, J. E., Bishop, M. D., Price, D. D., Robinson, M. E., George, S. Z., 2009. The mechanisms of manual therapy in the treatment of musculoskeletal pain: a comprehensive model. Man. Ther. 14, 531–538.

[6] Binkley, J. M., Stratford, P. W., Lott, S. A., Riddle, D. L., 1999. The lower extremity functional scale (LEFS): scale development, measurement properties, and clinical application. North American orthopaedic rehabilitation research network. Phys. Ther. 79, 371–383.

[7] Bjorbækmo, W. S., Mengshoel, A. M., 2016. 'A touch of physiotherapy'—the significance and meaning of touch in the practice of physiotherapy. Physiother. Theory Pract. 32 (1), 10–19. https://doi.org/10.3109/09593985.2015.1071449.

[8] Boyd, B. S., Villa, P. S., 2012. Normal interlimb differences during the straight leg raise neurodynamic test: a cross sectional study. BMC Musculoskelet. Disord. 13, 245.

[9] Boyd, B. S., 2012. Common interlimb asymmetries and neurogenic responses during upper limb neurodynamic testing: implications for test interpretation. J. Hand Ther. 25, 56–64.

[10] Breig, A., 1978. Adverse Mechanical Tension in the Central Nervous System. Almqvist and Wiksell, Stockholm.

[11] Butler, D. S., 2000. The Sensitive Nervous System. Neuro Orthopaedic Institute, Adelaide.

[12] Cole, J. H., Furness, A. L., Twomey, L. T., 1988. Muscles in Action: An Approach to Manual Muscle Testing. Churchill Livingstone, Edinburgh.

[13] Comerford, M. J., Mottram, S. L., 2013. Kinetic Control the Management of Uncontrolled Movement. Churchill Livingstone Elsevier, Edinburgh, pp. 23–42.

[14] Comerford, M. J., Mottram, S. L., 2001. Movement and stability dysfunction—contemporary

developments. Man. Ther. 6, 15-26.

[15] Cook, N., van Griensven, H., Jesson, T., in press. Neuropathic pain and complex regional pain syndrome. In: van Griensven, H., Strong, J. (Eds.), Pain. A Textbook for Health Professionals. Churchill Livingston, Edinburgh.

[16] Coppieters, M., Nee, R., 2015. Neurodynamic management of the peripheral nervous system. In: Jull, G., Moore, A., Falla, D., Lewis, J., McCarthy, C., Sterling, M., Khan, K. (Eds.), Grieves Modern Musculoskeletal Physiotherapy, fourth ed. Elsevier, Edinburgh, pp. 287-297.

[17] Coppieters, M. W., Alshami, A. M., Babri, A. S., Souvlis, T., Kippers, V., Hodges, P. W., 2006. Strain and excursion of the sciatic, tibial, and plantar nerves during a modified straight leg raising test. J. Orthop. Res. 24, 1883-1889.

[18] Covill, L. G., Peterson, S. M., 2012. Upper extremity neurodynamic tests: range of motion asymmetry may not indicate impairment. Physiother. Theory Into Pract. 28, 535-541.

[19] Cyriax, J., 1982. Textbook of Orthopaedic Medicine—Diagnosis of Soft Tissuc Lesions, eighth ed. Baillière Tindall, London.

[20] Dankaerts, W., O'Sullivan, P. B., Strakera, L. M., Burnett, A. F., Skouen, J. S., 2006. The inter-examiner reliability of a classification method for nonspecific chronic low back pain patients with motor control impairment. Man. Ther. 11 (1), 28-39.

[21] Dommerholt, J., 2011. Dry needling—peripheral and central considerations. J. Man. Manip. Ther. 19 (4), 223-237.

[22] Donaghy, M., 1997. Neurology. Oxford University Press, Oxford.

[23] Downs, M. B., Laporte, C., 2011. Conflicting dermatome maps: educational and clinical implications. J. Orthop. Sports Phys. Ther. 41, 427-434.

[24] Drake, R. L., Vogl, W., Mitchell, A. W. M., 2005. Gray's Anatomy for Students. Churchill Livingstone, Philadelphia.

[25] Duncan, P. W., Weiner, D. K., Chandler, J., Studenski, S., 1990. Functional reach: a new clinical measure of balance. J. Gerontol. 45 (6), 192-197.

[26] Dyck, P., 1984. Lumbar nerve root: the enigmatic eponyms. Spine 9, 3-6.

[27] Edwards, B. C., 1999. Manual of Combined Movements: Their Use in the Examination and Treatment of Mechanical Vertebral Column Disorders, second ed. Butterworth-Heinemann, Oxford.

[28] Elvey, R. L., 1985. Brachial plexus tension tests and the pathoanatomical origin of arm pain. In: Glasgow, E. F., Twomey, L. T., Scull, E. R. (Eds.), Aspects of Manipulative Therapy, second ed. Churchill Livingstone, Melbourne, p. 116.

[29] Fernández-De-Las-Peñas, C., Dommerholt, J., 2018. International consensus on diagnostic criteria and clinical considerations of myofascial trigger points: a Delphi study. Pain Med. 19, 142-150.

[30] Fuller, G., 2004. Neurological Examination Made Easy. Churchill Livingstone, Edinburgh.

[31] Galindo, H., 2005. Assessment of function. In: van Griensven, H. (Ed.), Pain in Practice: Theory and Treatment Strategies for Manual Therapists. Butterworth Heinemann, Edinburgh, pp. 153-180.

[32] Gardner, E., 2021. Receptors of the somatosensory system. In: Kandel, E., Koester, J., Mack, S., Siegelbaum, S. (Eds.), Principles of Neural Science. McGraw Hill, New York.

[33] Gerhardt, J. J., 1992. Documentation of Joint Motion, third ed. Isomed, Oregon.

[34] Grieve, G. P., 1981. Common Vertebral Joint Problems. Churchill Livingstone, Edinburgh.

[35] Grieve, G. P., 1991. Mobilisation of the Spine, fifth ed. Churchill Livingstone, Edinburgh.

[36] Harding, V. R., de C. Williams, A. C., Rich-

ardson, P. H., Nicholas, M. K., Jackson, J. L., Richardson, I. H., Pither, C. E., 1994. The development of a battery of measures for assessing physical functioning of chronic pain patients. Pain 58, 367-375.

[37] Hengeveld, E., 2014. Recording. In: Hengeveld, E., Banks, K. (Eds.), Maitlands's Vertebral Manipulation. Churchill Livingston, Edinburgh, pp. 433-443.

[38] Hengeveld, E., Banks, K., 2014. Maitlands's Vertebral Manipulation. Churchill Livingston, Edinburgh.

[39] Herrington, L., Bendix, K., Cornwell, C., Fielden, N., Hankey, K., 2008. What is the normal response to structural differentiation within the slump and straight leg raise tests? Man. Ther. 13, 289-294.

[40] Hunter, J. M., 2002. Rehabilitation of the Hand and Upper Extremity, fifth ed. Mosby, St. Louis.

[41] Hunter, G., 1998. Specific soft tissue mobilization in the management of soft tissue dysfunction. Man. Ther. 3, 2-11.

[42] Inman, V. T., Saunders, J. B. D. M., 1944. Referred pain from skeletal structures. J. Nerv. Mental Dis. 99, 660-667.

[43] Institute for Work and Health, 2006. The QuickDASH Outcome Measure. A Faster Way to Measure Upper-Extremity Disability and Symptoms. Information for Users. Institute for Work and Health, Toronto.

[44] Ivanusic, J. J., 2007. The evidence for the spinal segmental innervation of bone. Clin. Anat. 20, 956-960.

[45] Janda, V., 1993. Muscle strength in relation to muscle length, pain and muscle imbalance. In: Harms-Ringdahl, K. (Ed.), Muscle Strength. Churchill Livingstone, Edinburgh, p. 83.

[46] Janda, V., 1994. Muscles and motor control in cervicogenic disorders: assessment and management. In: Grant, R. (Ed.), Physical Therapy of the Cervical and Thoracic Spine, second ed. Churchill Livingstone, Edinburgh, p. 195.

[47] Janda, V., 2002. Muscles and motor control in cervicogenic disorders. In: Grant, R. (Ed.), Physical Therapy of the Cervical and Thoracic Spine, third ed. Churchill Livingstone, New York, p. 182.

[48] Jones, M. A., Rivett, D. A., 2004. Clinical Reasoning for Manual Therapists. Butterworth-Heinemann, Edinburgh.

[49] Jull, G. A., Janda, V., 1987. Muscles and motor control in low back pain: assessment and management. In: Twomey, L. T., Taylor, J. R. (Eds.), Physical Therapy of the Low Back. Churchill Livingstone, Edinburgh, p. 253 (Chapter 10).

[50] Jull, G. A., Richardson, C. A., 1994. Rehabilitation of active stabilization of the lumbar spine. In: Twomey, L. T., Taylor, J. R. (Eds.), Physical Therapy of the Low Back, second ed. Churchill Livingstone, Edinburgh, p. 251.

[51] Kaltenborn, F. M., 2002. Manual Mobilization of the Joints In: The Extremities, sixth ed., vol. I. Olaf Norli, Oslo.

[52] Kendall, F. P., McCreary, E. K., Provance, P. G., 1993. Muscles: Testing and Function, fourth ed. Lippincott, Williams & Wilkins, Baltimore.

[53] Kendall, F. P., McCreary, E. K., Provance, P. G., Rodgers, M., Roamni, W., 2010. Muscles: Testing and Function with Posture and Pain, fifth ed. Lippincott, Williams & Wilkins, Baltimore.

[54] Kenneally, M., Rubenach, H., Elvey, R., 1988. The upper limb tension test: the SLR test of the arm. In: Grant, R. (Ed.), Physical Therapy of the Cervical and Thoracic Spine. Churchill Livingstone, Edinburgh, p. 167.

[55] Kobayashi, S., Suzuki, Y., Asai, T., Yoshizawa, H., 2003. Changes in nerve root motion and intraradicular blood flow during intraoperative

femoral nerve stretch test. Report of four cases. J. Neurosurg. 99 (3), 298–305.

[56] Lai, W.-H., Shih, Y.-F., Lin, P.-L., Chen, W.-Y., Ma, H.-L., 2012. Normal neurodynamic responses of the femoral slump test. Man. Ther. 17, 126–132.

[57] Leak, S. V., 1998. Measurement of physiotherapists' ability to reliably generate vibration amplitudes and pressures using a tuning fork. Man. Ther. 3, 90–94.

[58] Lee, M., Svensson, N. L., 1990. Measurement of stiffness during simulated spinal physiotherapy. Clin. Phys. Physiol. Meas. 11, 201–207.

[59] Lee, R., Evans, J., 1994. Towards a better understanding of spinal posteroanterior mobilisation. Physiotherapy 80, 68–73.

[60] Lewis, J. S., 2009. Rotator cuff tendinopathy/subacromial impingement syndrome: is it time for a new method of assessment? Br. J. Sports Med. 43, 259–264.

[61] Magee, D., Manske, R., 2021. Orthopedic Physical Assessment, seventh ed. Saunders Elsevier, St. Lois.

[62] Martínez, M. D., Cubas, C. L., Girbés, E. L., 2014. Ulnar nerve neurodynamic test: study of the normal sensory response in asymptomatic individuals. J. Orthop. Sports Phys. Ther. 44, 450–456.

[63] May, S., Clare, H., 2015. The McKenzie method of mechanical diagnosis and therapy—an overview. In: Jull, G., Moore, A., Falla, D., Lewis, J., McCarthy, C., Sterling, M., Khan, K. (Eds.), Grieves Modern Musculoskeletal Physiotherapy, fourth ed. Elsevier, Edinburgh, pp. 460–462.

[64] Medical Research Council, 1976. Aids to the Investigation of Peripheral Nerve Injuries. HMSO, London.

[65] Miller, A. M., 1987. Neuro-meningeal limitation of straight leg raising. In: Dalziel, B. A., Snowsill, J. C. (Eds.), Manipulative Therapists Association of Australia. 5th Biennial Conference Proceedings, Melbourne, pp. 70–78.

[66] Moini, J., Piran, P., 2020. Functional and Clinical Neuroanatomy: A Guide for Health Care Professionals, first ed. Elsevier, Edinburgh.

[67] Mooney, V., Robertson, J., 1976. The facet syndrome. Clin. Orthop. Relat. Res. 115, 149–156.

[68] Muscolino, J., 2016. The Muscle Bone Palpation Manual, second ed. Elsevier Mosby, Missouri.

[69] Nadler, S. F., Malanga, G. A., Stitik, T. P., Keswani, R., Foye, P. M., 2001. The crossed femoral nerve stretch test to improve diagnostic sensitivity for the high lumbar radiculopathy: 2 case reports. Arch. Phys. Med. Rehab. 82, 522–523.

[70] Nee, R. J., Yang, C. H., Liang, C. C., Tseng, G. F., Coppieters, M. W., 2010. Impact of order of movement on nerve strain and longitudinal excursion: a biomechanical study with implications for neurodynamic test sequencing. Man. Ther. 15, 376–381.

[71] Nir-Paz, R., Luder, A. S., Cozacov, J. C., Shahin, R., 1999. Saphenous nerve entrapment in adolescence. Paediatrics 103, 161–163.

[72] Norkin, C., White, D. J., 2016. Measurement of Joint Motion A Guide to Goniometry. F. A. Davis, Philadelphia.

[73] O'Connaire, E., Rushton, A., Wright, C., 2011. The assessment of vibration sense in the musculoskeletal examination: moving towards a valid and reliable quantitative approach to vibration testing in clinical practice. Man. Ther. 16, 296–300.

[74] Panjabi, M. M., 1992. The stabilizing system of the spine. Part II. Neutral zone and instability hypothesis. J. Spinal Disord. 5, 390–396.

[75] Petty, N. J., Maher, C., Latimer, J., Lee, M., 2002. Manual examination of accessory movements—seeking R1. Man. Ther. 7, 39–43.

[76] Porter, S., Wilson, J., 2020. A Comprehensive Guide to Sports Physiology and Injury Management: An Interdisciplinary Approach, first ed. Elsevier, St. Louis.

[77] Ridehalgh, C., Moore, A., Hough, A., 2015. Sciatic nerve excursion during a modified passive straight leg raise test in asymptomatic participants and participants with spinally referred leg pain. Man. Ther. 20, 564-569.

[78] Ridehalgh, C., Sandy-Hindmarch, O. P., Schmid, A., 2018. Validity of clinical small-fiber sensory testing to detect small-nerve fiber degeneration. J. Orthop. Sports Phys. Ther. 48, 767-774.

[79] Roland, M., Fairbank, J., 2000. The Roland-Morris disability questionnaire and the oswestry disability questionnaire. Spine 25 (24), 3115-3124.

[80] Russek, L. N., Stott, P., Simmonds, J., 2019. Recognizing and effectively managing hypermobility-related conditions. Phys. Ther. 99, 1189-1200.

[81] Sahrmann, S. A., 2002. Diagnosis and Treatment of Movement Impairment Syndromes. Mosby, St Louis.

[82] Schmid, A. B., 2015. The peripheral nervous system and its compromise in entrapment neuropathies. In: Jull, G., Moore, A., Falla, D., Lewis, J., McCarthy, C., Sterling, M., Khan, K. (Eds.), Grieves Modern Musculoskeletal Physiotherapy, fourth ed. Elsevier, Edinburgh, pp. 78-89.

[83] Schmid, A. B., Fundaun, J., Tampin, B., 2020. Entrapment neuropathies: a contemporary approach to pathophysiology, clinical assessment, and management. Pain Rep 5 (4), e829.

[84] Schmid, A. B., Nee, R. J., Coppieters, M. W., 2013. Reappraising entrapment neuropathies—mechanisms, diagnosis and management. Man. Ther. 18, 449-457.

[85] Schohmacher, J., 2009. The convex-concave rule and the lever law. Man. Ther. 14, 579-582.

[86] Shacklock, M., 2005. Clinical Neurodynamics. Churchill Livingstone, Edinburgh.

[87] Singh, S. J., Morgan, M. D., Scott, S., Walters, D., Hardman, A. E., 1992. Development of a shuttle walking test of disability in patients with chronic airways obstruction. Thorax 47 (12), 1019-1024.

[88] Slater, H., 1994. The Sensitive Nervous System. Neuro Orthopaedic Institute, Adelaide.

[89] Slater, D., Korakakis, V., O'Sullivan, P., Nolan, D., O'Sullivan, K., 2019. 'Sit up straight': time to re-evaluate. Orthop. Sports Phys. Ther. 49 (8), 562-564.

[90] Sterling, M., Rebbeck, T., 2005. The neck disability index (NDI). Aust. J. Physiother. 51 (4), 271.

[91] Sueki, D. G., Cleland, J. A., Wainner, R. S., 2013. A regional interdependence model of musculoskeletal dysfunctions: research, mechanisms, and clinical implications. J. Man. Manip. Ther. 21 (2), 90-102.

[92] Suri, P., Rainville, J., Ktaz, J., Jouve, C., Hartigan, C., Limke, J., Pena, E., Li, L., Swaim, B., Hunter, D. J., 2011. The accuracy of the physical examination for the diagnosis of midlumbar and low lumbar nerve root impingement. Spine (Phila Pa 1976 36 (1), 63-73.

[93] Tencer, A. F., Allen Jr., B. L., Ferguson, R. L., 1985. A biomechanical study of thoracolumbar spine fractures with bone in the canal. Part III. Mechanical properties of the dura and its tethering ligaments. Spine 10, 741-747.

[94] Threlkeld, A. J., 1992. The effects of manual therapy on connective tissue. Phys. Ther. 72 (12), 893-902.

[95] Valdes, K., LaStayo, P., 2013. The value of provocative tests for the wrist and elbow: a literature review. J. Hand Ther. 26, 32-43.

[96] Van Dillen, L. R., Maluf, K. S., Sahrmann, S. A., 2009. Reliability of physical examination

items used for classification of patients with low back pain. Man. Ther. 14, 52-60.

[97] Walsh, J., Hall, T., 2009. Reliability, validity and diagnostic accuracy of palpation of the sciatic, tibial and common peroneal nerves in the examination of low back related leg pain. Man. Ther. 14, 623-629.

[98] Walsh, J., Flatley, M., Johnston, N., Bennett, K., 2007. Slump test: sensory responses in asymptomatic subjects. J. Man. Manip. Ther. 15, 231-238.

[99] Walton, J. H., 1989. Essentials of Neurology, sixth ed. Churchill Livingstone, Edinburgh.

[100] Wernli, K., O'Sullivan, P., Smith, A., Campbell, A., Kent, P., 2020. Movement, posture and low back pain. How do they relate? A replicated single-case design in 12 people with persistent, disabling low back pain. Eur. J. Pain 24, 1831-1849.

[101] Williams, P. L., 1995. In: Williams, P. L., Bannister, L. H., Berry, M. M. (Eds.), Gray's Anatomy, thirty-eighth. Churchill Livingstone, Edinburgh.

[102] Yaxley, G. A., Jull, G. A., 1993. Adverse tension in the neural system. A preliminary study of tennis elbow. Aust. J. Physiother. 39, 15-22.

第五章

临床推理与评估：检查结果解读

Dionne Ryder，Matthew Low 和 Neil Langridge

学习目标

学习本章后，您应该能够：

- 解释临床推理术语的含义，并描述不同的推理模型。
- 讨论临床推理如何影响决策制定和其过程中可能出现的错误。
- 探索证据、指南分类和预测规则是如何影响推理的。
- 确定让患者作为推理过程的中心的重要性。
- 解释来自主观检查和体格检查的信息如何有助于临床推理。
- 确定治疗师不断发展其推理能力所需的技能和属性。
- 确定治疗师如何使用推理来识别那些有出现持续症状风险的人。
- 利用临床推理，以确保制订适当的管理方案并提供给患者。

章节目录

概述

前几章描述了主观评估和体格检查的详细方法。本章旨在回顾包括在前面的章节中的一些信息，以探索数据是如何由治疗师解读的。希望这些章节综合起来将能够提供一个广泛的临床推理过程，以支持有效、稳健的治疗与管理决策。

临床推理

临床推理可描述为治疗师解释患者信息及其病史以及体检结果的过程，以便为个体患者确定最合适的治疗计划。然而，这种描述掩盖了一个更为复杂的过程，该过程涉及解释多种观点，了解自己以管理自己的偏见，同时始终致力于与患者建立治疗关系。在整个临床过程中,治疗师需要接受来自言语和非言语线索的证据,以了解临床表现、其影响、康复目标并确保安全。协作的决策制定从患者访谈开始,直到体格检查,现已被认为是达成一致目标的、共同构建的共享管理计划(Politi 和 Street,2011)。肌骨物理治疗已经从经验分析模式发生了转变,经验分析模式曾导致患者与治疗师疏远。例如,治疗师提出问题并作出解释,而不纳入检查的社会背景,也不关注与健康相关的行为变化、心理和背景因素,仅纯粹关注身体症状(Houtman 等, 1994; Petty 等, 2012a, 2012b; Vargas-Prada 和 Coggon, 2015)。

成功的推理必须具备解释力,能够同时处理多项信息,并在医疗保健体系中优先考虑患者需求,确保以协作的方式完成诊断、预后和规划,从而改善治疗结果或为患者提供进一步的指导。推理的过程受到多种因素的影响,治疗师必须意识到这些影响并在面对复杂情况时作出适当调整。临床推理是肌肉骨骼实践的核心能力,要求治疗师系统地解决在评估患者、客户和服务用户时的一系列挑战(Higgs,1992;Cruz 等,2012;Wijbenga 等,2019)。

在探索潜在解决方案的过程中,有效的沟通技巧对于信息的搜集、与患者之间的协商与合作具有至关重要的作用。先进的认知技能对于整合一系列知识以及(若存在)相关研究证据以支撑思维过程很重要。与患者的互动不是在真空中进行的,因此识别患者的人文背景并反思治疗师自己的生活经历如何塑造和影响临床实践的能力也是有效推理的核心(Higgs 和 Jones,2008)。

临床推理是有效诊治患者的基础,通过批判性思维的过程,结合现有的最佳证据并反思该过程,与患者共同做出针对每个患者最合适的治疗决策(Higgs 和 Jones,2008)。

临床推理的复杂过程已被研究并以多种理论模型的形式呈现(Jones,1995;Gifford,1998;Edwards 等,2004;Jones 和 Rivett,2004;Danneels 等,2011)。此过程随着新知识的变化而发展,从而使临床实践不断演变。

肌肉骨骼实践的早期模型深受假设演绎模型的影响。此类模型在医学领域有着悠久的历史,要求从业者利用有关症状可能原因的先验知识,并产生一系列潜在假设。Elstein 等于 1978 年发现了假设演绎模型在医疗中的使用,他们建议通过生成许多假设或问题表述来解决诊断问题,然后指导临床数据收集。该模型侧重于线索获取、假设生成、线索解释和假设评估的过程(Loftus 和 Smith,2008)。该技术通过收集数据,然后构建假设,从问题构建出可能的解决方案。接下来,系统的方法是通过实施测验或问一些问题以支持或反驳可能的解决方案。然后,通过提问题、体格检查或两者组合来验证这些假设,以得出潜在的诊断,该诊断通常基于病理解剖模型以及作为症状原因的组织来源,例如椎间盘、小关节、关节炎或神经。虽然这些模型意在重现治疗师在实践中的工作方式,但研究表明,无论是专家还是新手医生,经常会同时使用多种不同的推理策略(Doody 和 McAteer,2002)。人们发现,经验丰富的治疗师会在患者就诊的早期就使用模式识别推理。模式识别需要临床检查者做出快速、有效且与个人记忆结构相关的假设(Patel 等,1997)。这是从认知心理学发展而来的,且涉及治疗师使用"疾病脚本",这些脚本是由治疗师既往的经验所支撑展现的(Arocha 等,1993)。Schmidt 和 Rikers (2007) 认为,模式识别是将记忆与既往所见进行匹配。人们认为,专家医生能够利用其组织良好且广泛的知识库来快速搜索熟悉的模式,以进行推进或归纳总结。人们认为,使用疾病脚本创建模式为快速识别常遇情况的表现特征提供了机会(Feltowich 和 Barrows,1984)(图 5-1)。

尽管模式识别可以实现快速有效的归纳推理,但很容易出现错误,包括治疗师有使特征匹配的倾向(Maitland 等,2005)。这可能会导致信息筛选出现偏差,接受支持偏好或熟悉模式的数据,拒绝相矛盾的数据。这是 Grant

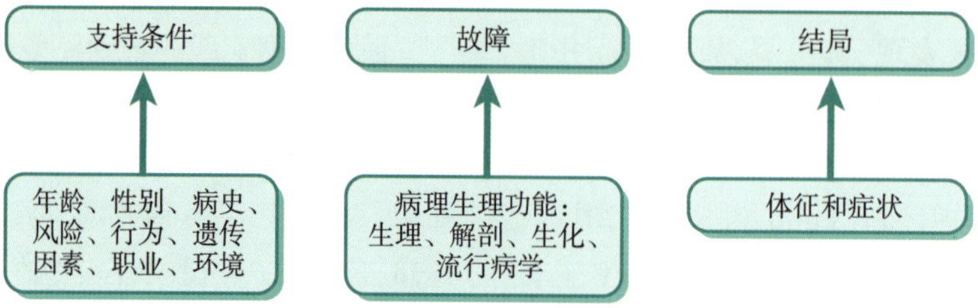

图 5-1 疾病脚本

(引自 Feltowich 和 Barrows,1984,已获许可)

专家将为他们所知道的每种状况/疾病制定一份疾病脚本。其完整性取决于他们遇到此类患者的频率

(2008)所定义的三种推理错误中的第一种,其他错误是解读信息的含义和错误判断信息的相关性。

由于错误风险较高,经验丰富的治疗师并不会完全依赖于模式识别,但会寻求进一步探索和测试通过模式识别所产生的初始假设。通过运用演绎推理的方法,并借助进一步的提问以及精心挑选的体检测试来搜集数据,以验证或推翻工作假设。尽管比模式识别更耗时,但假设演绎推理过程更为稳健。然而,这取决于治疗师解释主观和体检发现的能力。

治疗师如何解释信息将取决于他们的命题和非命题知识库。命题知识被认为是源自文献的科学/理论知识。非命题知识可以进一步细分为通过经验或正规教学所积累的专业技能知识和个人知识。这些知识形式为所有治疗师提供了一个参考框架,其中也包括由他们的经验所塑造的信念和价值观(Higgs 和 Titchen,1995)(图 5-2)。

模式识别和假设演绎推理被认为是诊断推理的形式,不涵盖治疗实施的认知、心理、社会和智力背景(Kerry,2010)。通过解释性的方法,治疗师可通过聆听患者的故事,使用叙事性推理来破译和理解患者的问题(Edwards 等,2006)。直觉性实践可能会发生于当治疗师产生共情、寻求理解和与患者沟通时,因此需要关注社会背景(Orme 和 Maggs,1993)。直觉在医学文献中有详细记录,其通常与围绕警报或担忧的感觉所做出决策有关(Langridge 等,

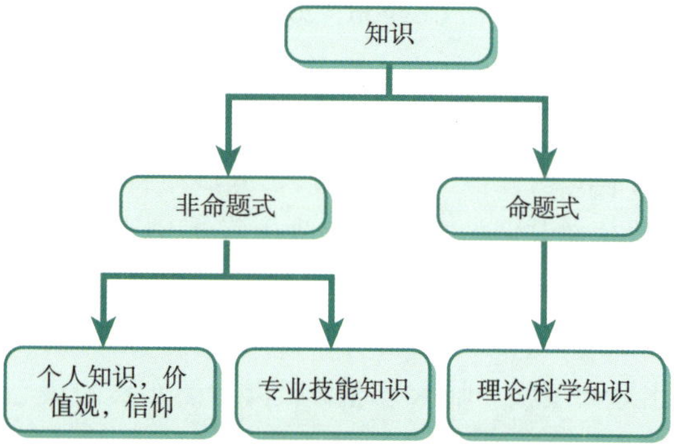

图 5-2 知识流程图

(引自 Higgs 和 Tichen,1995,已获许可)

2016)。直觉思维和直觉似乎都符合难以解释的潜意识决策的定义(Hammond,1996)。由于没有明确地表达出来,直觉思维和直觉在很大程度上仍然是不可见的(Standing,2008)。Lens 模型(Cooksey,1996)提供了一种可以解释直感、直觉与模式识别有何不同的体系。该模型采用不确定的情况(难以确定的状态),并使用该情况的线索构建按重要性排列的信息模型。如果可以对这些足够多的信息进行分组,它们可能会构成启发(经验法则),这将产生行为或结果。该模型表明,决策的准确性受到许多指标以及如何整合和判断这些指标的影响。这些线索如果脱离特定环境可能意义不大,但作为一个群体或模式则意味着需要采取相应的行动。因此,区分这三种思维模式的不仅仅是对模式的识别,而且是这些模式的优先顺序。“Lens 模型”采用的是不确定的状态(例如直

感),并通过知识和对支持该判断的相关指标的理解来验证其判断。直感可认作为引起担忧的直觉想法;这些模式导致治疗师在特定情境下产生警觉,从而触发神经生理反应(Bechara 和 Damasio,2005)。这将直觉与直感区分开来,直觉属于无意识的思维,并未通过生理途径提升意识水平,因为相关线索未能整合以激发治疗师对身体反应的直觉性技能(Stolper 等,2010)。直觉反应可能会产生神经生理学的优先反应,从而提高意识水平(McCutcheon 和 Pincombe,2001)。总体理论中提及了"协同作用"这一概念,将患者与治疗师间关系相关的诸多因素关联起来。

相比之下,患者被视为决策过程中不可或缺的一部分。该模型现已被进一步重构,并描述为以人为本(图 5-3)。这种以人为本的协作模型,真正地将两种观点(治疗师和患者)联系起来,有目的地对临床中可能导致症状或原因的因素进行设计。随后,治疗师与患者合作,将这些因果因素相互关联,构建出一个反映患者视角和需求的个性化模型,并最终制定出一个基于患者经历的共同构建的管理方案(Low,2017)。

该修订后的模型认可患者的思想和信念是

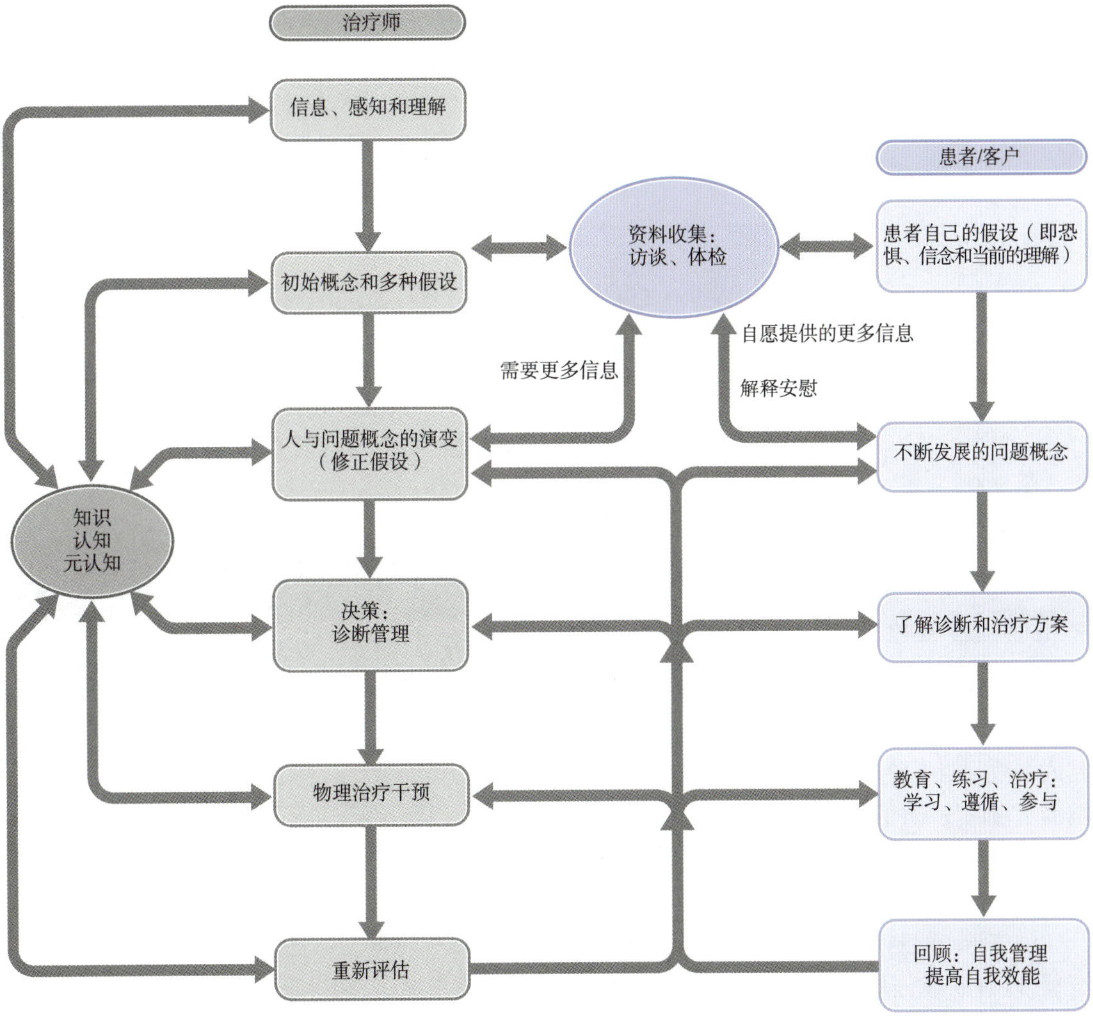

图 5-3 临床推理过程
(引自 Jones,1995,已获许可)

推理过程中不可或缺的一部分，因此应通过解释性推理将其纳入其中，以涵盖以患者/人为中心的照护（Cooper 等，2008）。

临床专业知识不应以资质年限来衡量，而应以辩证推理技能发展的有效反应程度来衡量，辩证推理技能包括诊断和解释范式（Terry 和 Higgs，1993；Jones 和 Rivett，2004；Wainwright 等，2011）。需要认识到，临床推理与专家实践乃是一个不断发展的过程，该过程强调了通过自我反思来持续推动专业成长的重要性（Higgs 和 Jones，2008）。培养反思技能的有力工具有参与案例分析、同行辅导、完成临床推理模板或开发思维导图。读者可阅读 Higgs 和 Jones（2008）的著作《健康专业的临床推理》（*Clinical Reasoning in the Health Professions*）的第六章，以深入探索培养临床推理技能的相关策略。

知识校验

1. 列出肌肉骨骼物理治疗实践中常用的不同临床推理模型。
2. 描述在参与临床推理过程中可以得到的不同形式的知识。
3. 哪些工具可能有助于培养与临床推理发展相关的反思技能？

决策制定的发展

卫生经济的压力一直是变革的驱动力，治疗师越来越倾向于向服务专员负责，以提供最具成本效益的照护。这导致了一系列临床推理辅助手段的发展，例如临床指南、临床预测规则（clinical prediction rules，CPRs）、治疗方案和诊断/治疗分类系统。

临床指南的制定旨在整合可能存在的大量证据，以确立最佳的实践方法。1994 年，临床标准咨询小组制定了下背痛治疗指南，旨在减轻持续性下背痛给卫生服务和经济带来的负担。在英国，政府专员依据 2016 年国家卫生与临床优化研究所（National Institute for Health and Care Excellence，NICE）制定的下背痛管理指南，进行肌肉骨骼相关服务的采购。

类似的是，CPRs 的开发旨在为临床决策提供信息。CPRs 是一种工具，它结合患者病史和体格检查结果来确定特定病症存在的可能性（诊断）或预测特定结果（预后）或选择最有效的治疗方案（处方）。CPRs 是从实践中通过患者资料收集或患者分组而发展起来的。诊断性 CPR 的一个例证为 Ottawa 足踝损伤鉴别诊断标准（Stiell 等，1993）。这些标准有助于治疗师排除踝关节扭伤患者发生骨折的可能性。需依据骨骼压痛的具体部位及患者承受重量的能力来做出是否进行 X 线检查的决定。已发现，该标准在排除 18 岁以上患者的踝关节骨折和中足骨折方面显示出准确性，其敏感度达 100%，还减少了 30%～40% 的非必要 X 线检查，从而带来了经济和患者福利效益（Bachmann 等，2003）。

Flynn 等研发了一种用于管理急性非特异性下背痛的预后 CPR（2002）。这是一个规则的实例，据此发现，满足五项标准中四项的患者被认定为最有可能对脊柱手法有良好反应（表 5-1）。

表 5-1　脊柱手法临床预测规则标准（Flynn 等，2002）
症状持续时间少于 16 天
恐惧回避信念量表得分 19 分及以下
腰椎活动度低
髋内旋活动度>35°
膝关节远端无症状

这些标准中的预测规则包括心理测量，即恐惧回避信念量表（fear avoidance belief questionnaire，FABQ）。恐惧回避被认为是一个不良预后指标：表现出恐惧回避行为的患者对于特定治疗手法干预不太可能产生反应（Leeuw 等，2007）。当然，应对 CPRs 进行严格评估。例如，有人认为手法治疗等单一干预措施并不

能反映出实际操作，手法治疗应被整合到一套治疗方案中，通常包括功能相关练习、宣教和建议（Moore 和 Jull，2010）。其中一个例证是治疗导向型算法。Stanton 等（2011）开发了一种基于治疗的方案，使用 CPRs 对患者进行分组，从而预测哪种治疗最适合该特定情况。然而，手法、稳定、特定运动和牵引这四个类别存在着根本性的差距。手法组必须在疼痛持续 16 天内才能适用，稳定组要求患者进行所谓的“异常运动”，特定运动组应用了一系列物理疗法，而牵引组则基于一项仅显示 2 周效果的研究。因此，虽然这种治疗导向型算法据称是一种选择性的治疗方案，但其基础证据依然存在缺陷。该方案还得到了进一步后续研究，并强调 25% 的下背痛患者不属于任何类别，而 25% 的患者符合其中任意两个类别的标准（Stanton 等，2013）。因此，尽管该方案可能有助于确定如何为特定群体服务，但这些系统通常无法代表所有患者群体，虽然 CPRs 已被视为临床推理中的有效辅助手段，但人们担心，如若治疗师不再依赖自己的临床推理技能且不加区别地使用它们，它们可能会对患者造成伤害（Learman 等，2012）。

还有更为复杂的分类系统的例证，如基于重复运动的力学诊断和治疗的麦肯基方法（May 和 Clare，2015）。正如题目所暗示的，此类分类依据的是生物力学原理，因而可能适用于特定患者群体而非所有患者。相比之下，O'Sullivan（2005）首次提出针对持续非特异性下背痛患者基于分类的认知功能疗法，该疗法根据症状的主要驱动因素对患者进行分组。对患者进行的一系列不同领域的评估，包括身体损伤、疼痛、功能丧失、活动受限和心理适应。该分类系统继而发展成为有针对性地评估和管理下背痛的临床推理框架（O'Sullivan 等，2015），对于有持续症状和心理因素（例如恐惧和焦虑）的人来说，这些因素将导致行为的产生，而这些行为是导致其症状的主要驱动。如要取得良好结果，这些心理驱动将需要被认识和管理（McCarthy 等，2004）。

现在人们普遍意识到，具有相同主诉（例如持续性非特异性下背痛）的患者会表现出不同的症状，因此需要不同的治疗方法。STarT 背部工具的开发明显地将患者分为更具体的亚组（Hill 和 Fritz，2011）。该算法将下背痛患者分至三组中的一组。那些通过初步调查问卷确定为发生“低风险”持续性疼痛的患者，仅需接受宣教建议；那些处于“中等风险”的患者需转介接受标准的肌肉骨骼治疗，而那些被确定为“高风险”的患者则需接受精神心理的干预。

虽然这些方法都影响了实践，但治疗师面临的挑战是如何将它们纳入推理中所需的决策，以便他们能够提供安全、循证、以人为本的治疗。

从临床推理理论的发展可以明显看出，实践在不断发展。人们已经从寻求基于潜在病理生物学过程诊断的生物医学模式转变为社会心理范式，认为身体和心理是不可分割的（Chapman 等，2008）（图 5-4）。

那么，治疗师如何理解主观检查和体格检查中收集的所有数据，以便为患者确定“明智之举”呢？世界卫生组织（2001）《国际功能、残疾和健康分类》（*International Classification of Functioning, Disability and Health*，ICF）第三章中有所介绍（图 3-1），为之提供了一个有用的起点，因为该框架包含了能够影响个人健康和幸福的所有因素（Atkinson 和 Nixon-Cave，2011）。

建立在该框架之上的是 Jones 等开发的推理类别（2002），该类别也在第三章中有所介绍（方框 3-1），并在第三章末尾重新讨论。

这些推理类别包含在第四章末尾的临床推理文档中。推理的行星模型（Danneels 等，2011）是世界卫生组织（2001）ICF 框架的垂直展示。该模型展示了疼痛和心理社会因素的连续影响，被作为围绕 ICF 框架的其他组成部分的运行行星（图 5-5）。

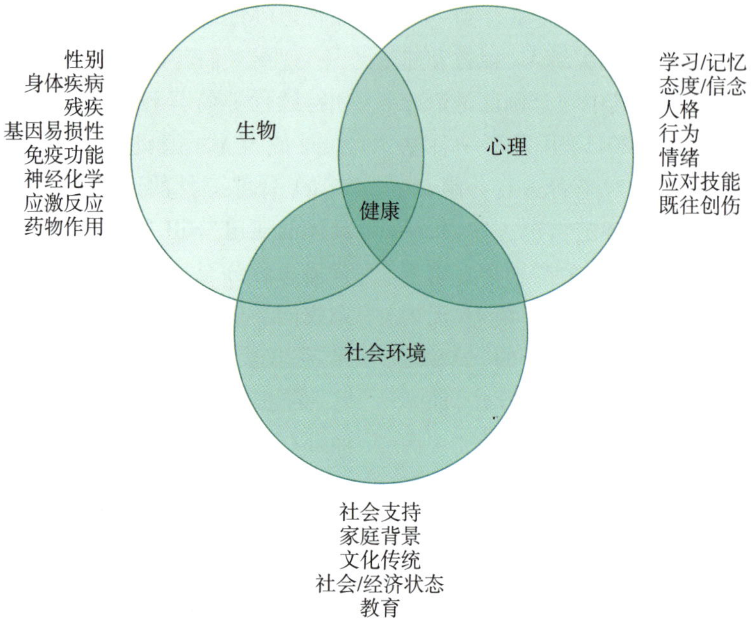

图 5-4 健康生物-心理-社会模型

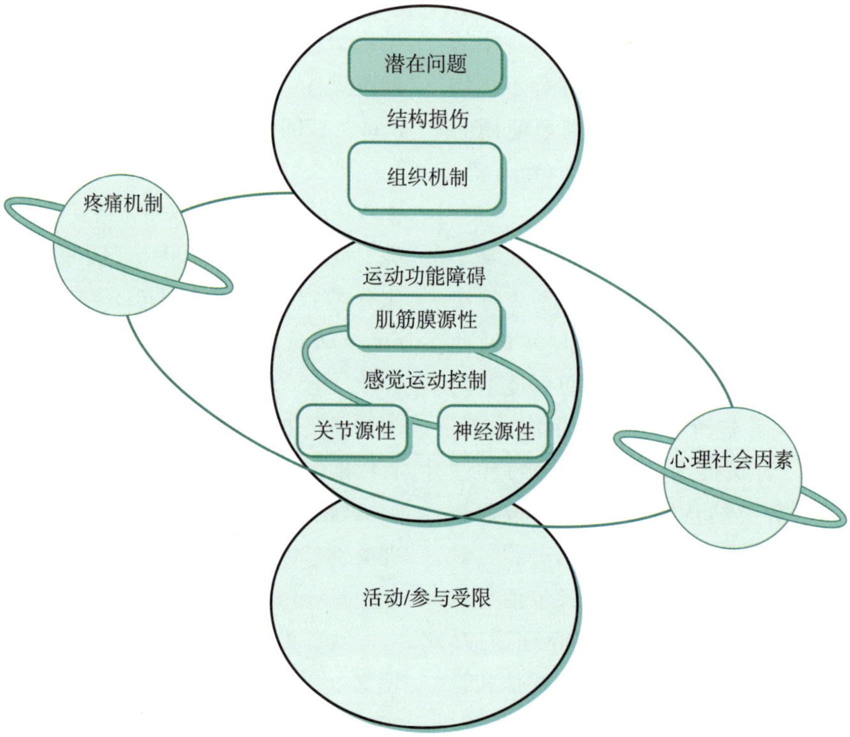

图 5-5 行星模型
（引自 Danneels 等，2011，已获许可）

> 知识校验
> 1. 临床预测规则、分类策略和分层模型有何区别？
> 2. 什么是恐惧回避信念问卷？
> 3. 临床预测规则有哪些局限性？

本章将使用这些推理类别作为框架来回顾前两章中收集的一些数据，以探索这些信息如何指导临床推理。

走进一个人的故事

系统撰写物理治疗记录的传统方法是将临床经历分为主观（subjective）、客观（objective）、分析（analysis）和计划（plan）（或称 SOAP）（Jaroudi 和 Payne，2019）。尽管这种方法可以组织复杂的信息，并为治疗师评估患者时提供框架，但并非毫无问题。这种方法会将临床接触切分成不同的层面，一方面是治疗师，另一方面是患者。经历的主观方面通常归因于患者层面（例如他们的病史、想法、感受和行为），换言之即患者的体验。治疗师的观点通常视为是客观的，例如已完成的测量、思维过程、体格检查结果以及分析和计划。以这种方式构思的治疗经历令人担忧的是，主观性被视为纯粹存在于患者层面内，而这是有问题的。将患者和治疗师之间的关系分别视为主观和客观，会在不知情、非理性的患者和无所不知的理性治疗师之间产生并维持权力差异，这是全然不合适的。以这种方式设想的接触需要进行大量深思，并且可能需要重新考虑。临床推理、意义建构和治疗方法制定的过程则要求摆脱这种惯例，因为这种接触本质上是主体性的（Øberg 等，2015；Low，2017）。人类主体性是指人与人之间交流时，不只是一个人在理解某一特定情境，且与另一个人密不可分。医疗保健要求对患者困境的解释和协商性理解几乎完全是主体性的。以这种方式看待临床接触，使得我们非常重视患者的故事或叙述，因为它们提供了丰富的视角指导，能够引导和促进临床推理过程、体格检查和协作决策。

了解患者病史的主要目的是通过与患者建立融洽的关系来建立治疗关系（Roberts 等，2013）。治疗师会询问患者为什么来接受评估以及他们对初次治疗的目标和期望是什么（Chester 等，2014）。开放式问题，例如“对您来说理想的结果是什么？”有助于确定患者可能的需求。通常，患者会经常（但并非总是）表示由于疼痛而出现一些功能或身体障碍。这种早期讨论为治疗师提供了非常有用的视角，有助于了解患者的生活方式、体力活动水平以及病情对其生活的影响（Opsommer 和 Schoeb，2014）。早期讨论为患者提供了讲述自己故事的机会，也为治疗师提供了与患者进行叙事推理的机会（Fleming 和 Mattingly，2008）。这种类型的推理要求治疗师使用点头、目光接触、停顿和提出反思性问题等线索来展示出积极的倾听（Maguire 和 Pitceathly，2002）。第二章中更全面地探讨了沟通的作用。

治疗师将有机会展示其在诊断、治疗以及更广泛的医疗保健管理领域所能提供的服务，其核心在于恢复功能和促进健康生活（Chartered Society of Physiotherapy，2008；Middleton，2008；Banks 和 Hengeveld，2014）。从一开始就了解患者的期望将有助于促进患者和治疗师之间的合作伙伴关系。提供治疗选择和设立商定目标被认为可以增强患者的积极性和依从性。参与决策的患者对自己的管理承担更大的责任，并且更有可能取得更好的结果（Jones 等，2008；Main 等，2010）。

活动和参与的能力和限制

通过使用世界卫生组织（2001）框架，治疗师可以考虑患者的活动水平、患者能够做的和不能做的（例如运动）来探索患者状况对其生活的影响。行走、上举、坐下以及他们有能力/无能力参与的生活情境，即工作、家庭和休闲活动。

从一开始,治疗师就应该从生物-心理-社会的角度进行推理,首先对患者症状的可能原因使用前向或归纳推理(Rivett 和 Jones,2004)。这将有助于对可能的组织/结构提出假设,以在体格检查中检查可能限制患者活动或影响生活的因素。或者,由于恐惧和过度警惕的行为,心理因素也可能会限制患者表达自己的情况。此时,识别这些因素将为治疗师转换他们的语言方式提供提示,并非寻求完全消除恐惧,而是解释和理解患者对其症状的看法(Barker 等,2009;Darlow 等,2013)。在此阶段,治疗师可能会开始制定旨在促进正常活动和参与的初步建议和宣教方面的管理策略。与患者共享信息有助于加强治疗关系,因为这将使他们成为治疗过程中的积极参与者。回答患者的具体问题并根据他们的情况制定信息,有助于增强患者的自我管理能力,这是以人为本的治疗的重要组成部分(Moseley 等,2004;Caladine 和 Morris,2015)。

同样的是,有关患者参与日常活动能力的信息也将非常具有相关性。例如,自营职业和无法工作的经济压力,或者无法参加休闲活动可能导致的社会孤立(Froud 等,2014)。需意识到的是,失去亲人对个人和家庭的影响可能是重大的(Nielsen,2014)。

寻求有关患者仍然有能力做的事情的信息同样重要。Gifford (2005) 将这些标记为"粉旗征(pink flags)"。他认为,治疗师可能会专注于患者在解决问题时无法做到的事情。他提倡积极识别患者能够做的所有事情。例如,鼓励患者继续工作,利用正常活动促进康复。对活动和参与能力的评估为治疗师提供了鼓励活动并传递积极希望信息的机会,从而降低了患者接受医疗的可能性(MacKereth 等,2014)。

患者对其经历的观点

患者经常因为疼痛而寻求治疗,因此从患者的角度理解疼痛的意义或可增加达成融洽治疗关系的可能性。

疼痛是"一种与实际或潜在的组织损伤相关或类似的令人不愉快的感觉和情感体验"。

患者对疼痛的反应是独特的,并且受到信仰、文化和社会结构以及过去经历记忆的影响(Main 等,2010)。患者的信念是习得性的,并且被认为是可以改变的,有证据表明疼痛教育可以有效地重塑患者的疼痛体验(Moseley 等,2004;Louw 等,2011)。人们还认识到,持续疼痛可能会影响情绪,更广泛的症状会增加患抑郁症的可能性。因此应了解患者对下列简单筛查问题的反应:

- 在过去的 1 个月中,您的疼痛是否严重到足以阻止您进行许多日常活动?
- 在过去的 1 个月中,您的疼痛是否严重到让您感到担忧或情绪低落(Aroll 等,2003;Barker 等,2014)?

患者对这样问题的回答将能够协助治疗师判断是否应将患者转介至经过合格培训的心理健康专业人员处,以在肌肉骨骼管理的同时提供额外支持(Main 和 Spanswick,2000;Kent 等,2014)。

众所周知,疼痛和信念会影响患者的行为。在急性阶段,回避策略,或称为适应性策略,可以帮助保护组织免受进一步伤害,从而实现组织的愈合。然而,对于持续疼痛的患者来说,回避行为是没有帮助的,并且被定义为适应不良。适应不良的运动模式和负荷改变可能会导致本体感觉的不足和身体模式的改变(Luomajoki 和 Moseley,2011)。与保护或失调相关的肌肉活动变化被认为是导致原始症状组织以外疼痛产生的原因。通过利用组织愈合的知识,治疗师可以推断行为是适应性的还是适应不良的,并用它来为评估和管理决策提供信息(Diegelmann 和 Evans, 2004)。越来越多的物理治疗学科治疗师正接受相关培训,将认知行为疗法和接纳与承诺疗法等心理治疗技术整合到实践中,以管理适应不良的行为(Henschke 等,2010)。

采用心理治疗方法需要治疗师关注临床推理的情感维度。治疗师对疼痛的推理也会受到他们主观的影响,这可能与患者表达的观念大有不同(Langridge 等,2016)。已有很多文章阐述了错误信念(例如疼痛等于伤害)如何成为患者康复过程中的障碍,但治疗师持有的信念也会对临床推理产生负面影响。有证据表明,持有消极信念的治疗师不大可能采用最佳实践临床指南(Darlow 等,2012;Nijs 等,2013)。意识到这些信念的存在,将要求治疗师进行充分的自我反省,以认识到他们自身的观点和信念如何影响其做出的决策(Bishop 等,2008;Nijs 等,2013)。在以患者为中心的推理模型中(图 3-2),此类反思被称为元认知,对于治疗师而言,若要维持一种开放的心态以促进其实践的持续发展,这种反思是不可或缺的。

病理机制

尽管前述情况表明,研究重点已从单一的生物医学领域转移,治疗师仍需准确地关注组织层面所发生的事件。病理生物学机制可分为两部分考虑:①组织反应和愈合;②疼痛机制。

组织反应与愈合

治疗师可以利用其组织愈合知识将病情分为急性、亚急性或慢性/反复。例如,在急性踝扭伤中,医生会在初始阶段致力于减轻受损组织的负荷,并可能建议使用拐杖,推荐采用 PEACE 方案:保护(protection)、抬高(elevation)、避免抗炎药物(avoidance of antiinflammatory modalities)、压迫(compression)和教育(education)。同时,鼓励在疼痛耐受范围内进行运动。继而施行 LOVE 方案:渐进式负荷计划(a progressive loading programme),对康复持乐观态度(optimism in recovery),血管形成(vascularization)和锻炼(exercise)(Dubois 和 Esculier,2020)。

然而,对于在踝关节扭伤后经历持续性疼痛,且疼痛时间超过正常组织愈合周期,并且持续抗拒负重的患者,在排除其他潜在原因后,应当鼓励患者采取分级负荷干预措施,以重建对踝关节的"信心",致力于恢复其正常功能(Woods 和 Asmundson,2008)。

推理还会受到患者潜在健康状况的影响,患者是否伴有糖尿病等合并症,是否有吸烟等生活方式的选择,均可能会对组织愈合过程产生负面影响。合并症可能会导致恢复速度减慢,因此组织健康的推理需考虑患者的个体差异。此类推理将指导所给出的建议,并有助于干预措施的选择和康复策略的制定。

疼痛机制

识别疼痛机制可以了解组织水平、周围神经病理和中枢神经系统水平,并作为支持临床推理过程的"经验法则"。通过使用 Gifford 成熟生物推理模型(图 5-6),可以让治疗师根据外周组织的输入来考虑疼痛,这种输入包括伤害性的,可以根据其特征(方框 3-2)将其识别为机械性、炎症性或缺血性的,又或者是周围神经病性的,由体感组织(例如神经根)产生。其他疼痛机制可以广泛地描述为敏化形式。例如由伤害感受改变引起的可塑性疼痛,尽管没有明确的证据表明实际或威胁的组织损伤所导致外周伤害感受器激活,也没有证据表明体感系统疾病或病变(IASP,2022)和中枢敏化。中枢敏化是一种"适应性、活动依赖性和动态的神经生理学现象,由背角神经元的神经生物学产生变化形成,例如兴奋性增加、突触传递增强和抑制减少"(Van Griensven 等,2020)。

了解疼痛机制如何存在,有助于治疗师制定治疗与管理计划。

Smart 等(2012)识别出了一系列症状,而这些症状有助于治疗师辨识特定的疼痛机制。

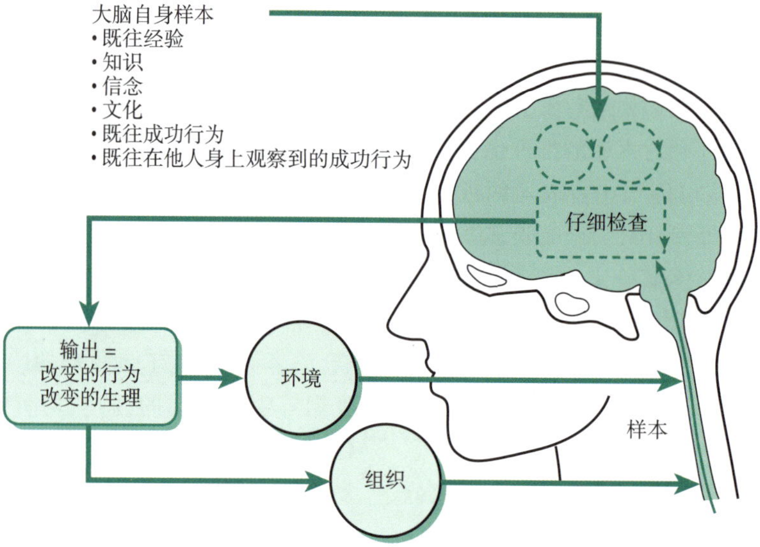

图 5-6 成熟生物模型
（引自 Gifford，1998，已获许可）

尽管他们的研究主要集中在患有或未患有腿部疼痛的腰痛患者上，但其研究成果可能适用于身体的其他部位。Van Griensven 明确阐述了在诊断、识别、治疗与管理具有中枢敏化特征的患者的挑战，特别是他们如何在临床实践中逐渐恶化（方框 5-1）。

显然，长期疼痛的患者可能会陷入一种恶性循环（Main 等，2010）。为了获得组织诊断，例如腰椎间盘突出，患者可能会向众多从业者寻求帮助，在“众多专业人士的海洋”中逡巡（Butler 和 Moseley，2003）。这可能会使过去的疼痛之旅进一步复杂化，因为患者需要兼顾许多不同的诊断和意见。即便问题可能源自外周，针对特定组织的治疗亦可能无法取得预期成效。因此，对于这些患者来说，他们的治疗重点将包括心理方法，以减少异常的中枢处理过程和对中枢介导的疼痛的影响，以及其他物理干预。

方框 5-1 使用症状和体征来推理疼痛机制

疼痛机制	一系列症状和体征
伤害性疼痛（Smart 等，2012c）	疼痛局限于受伤部位，机械/解剖结构清晰，自然加重和缓解，通常是间歇性的，运动/机械刺激可激惹：可能是休息时持续的钝痛或搏动。与其他炎症症状相关的疼痛 无与其他感觉迟钝相关的疼痛，无夜间疼痛/睡眠障碍
周围神经性疼痛（Smart 等，2012b）	皮节或皮肤分布中涉及的疼痛，可通过移动/施压/压紧神经组织的机械/运动性测试（例如主动/被动、神经激惹，如直腿抬高测试）引起疼痛/症状
可塑性疼痛-神经生理学机制为中枢敏化（Smart 等，2012；VanGriensven 等，2020）	由多种/非特异性加重/缓解因素引起的不成比例的、非机械性、不可预测的疼痛激发模式 持续的、自发的、广泛的疼痛。尽管刺激看似无害，但仍出现严重且持续的疼痛 存在继发性痛觉过敏（远离疼痛病变部位的未受损组织的疼痛敏感性增加） 三级痛觉过敏（疼痛病变对侧的疼痛敏感性增加）

疼痛还会导致输出机制改变，导致运动反应改变，这与适应不良的运动或次优的运动模式有关，如肌张力增加。

自主神经系统激活与疼痛时的上调调节和保护机制相关，导致神经内分泌变化，如皮质醇水平升高。皮质醇水平长期升高与抑郁、组织愈合不良和睡眠不足有关（Hannibal 和 Bishop，2014）。因此，当患者主诉他们缺乏睡眠时，需要将这些信息与他们生理上的压力关联起来（Sapolsky，2004）。

为了成功地推断患者表现的各个方面，治疗师需要对身体系统以及它们如何相互作用和相互影响具备良好的生理知识。

身体损伤和相关结构/组织来源

患者的描述和症状位置将有助于推断有症状的潜在组织。在完成身体图示的同时，治疗师将利用解剖学和疼痛机制知识来考虑在其之下并涉及症状区域的所有结构（Woolf，2004；Bogduk，2009）。此信息与主诉活动限制相对应，并将在分析患者关于加重和缓解因素的主诉时进行探讨。这些主观线索将为规划体检时列出的“必须、应该和可以”清单提供解释。鉴于此，治疗师将首要采取测试措施，旨在验证或否定初步工作假设。为了提供有效的治疗，治疗师将需要假设出能够诱发患者症状的可能靶组织。

自诊疗之初，治疗师即会对患者所呈现的症状提出关于其潜在成因的假设。然后使用假设演绎推理来测试这些假设，并通过进一步的主观和体检数据收集来完善这些假设。治疗师将依据当前病情的历史信息，对组织病理学进行判断。若患者能够识别出如踝内翻损伤等特定的损伤机制，治疗师则可提出关于该组织损伤的假设。该假设将涵盖可能受到压力并能够产生患者所主诉的踝关节外侧症状并映射到身体图示上的所有结构。该假设还需包含受伤程度的考量，如骨折的可能性。这将引发有关跌倒速度、患者的承重能力（Stiell 等，1993）以及肿胀程度的后续问题。此过程展示了治疗师如何使用模式识别或前瞻性推理对熟悉的情况（如踝扭伤）进行分析。

正如第四章中所讨论的，体格测试通常不具备组织特异性，治疗师需要运用诊断推理整合来自多个体格测试的结果，以识别出症状的可能来源。如要得出有意义的结论，治疗师则需权衡所选用测试的灵敏度和特异度，并对自己处理能力的准确性进行批判性反思（Christensen 等，2008）。

进一步的医学检查可能是识别导致症状的特定组织来源的解决方案，但非绝对。血液检查可以确认是否存在炎症，例如类风湿关节炎，或者可以用于排除恶性病变。影像学检查在临床上很有帮助，例如怀疑或确诊骨折时需要进行 X 线检查，抑或进行超声检查以识别 Morton 神经瘤，借此进行进一步干预（Bignotti 等，2015）。持续疼痛的患者可能认为影像学检查可以显示出组织缺陷，从而诊断疼痛的原因，然而检查报告的内容与患者在诊所中的表现之间往往缺乏相关性（Brinjikji 等，2015）。而这对患者来说可能是很难接受的。事实上，有证据表明，在没有正常无症状人群的流行病学数据的情况下，磁共振成像检查结果会增加持续性非特异性下背痛患者对麻醉药物的依赖（McCullough 等，2012）。开立检查应基于非常合理的临床推理，并由治疗师提供明确的理由。

在某些患者群体中，能够辨识出明确的组织来源。例如，反应性跟腱病的公认表现模式为局部疼痛和肿胀，通常与特定的激惹性活动有关（Kountouris 和 Cook，2007）。可使用现有证据来假设组织愈合的潜在病理过程，以对病情进行分期（Cook 等，2016）。治疗师解释组织出现症状的原因。

- 是否与活动发生了变化有关？该线索应在患者当前主诉的病史中提取，例如负荷或训练的变化。
- 运动链的其他部位是否存在增加肌腱负荷

的问题？也许既往的损伤限制了其运动范围或强度，导致负荷模式的改变（Cook 和 Purdam，2012）。

- 患者的性别、年龄和生活方式选择是影响因素吗？跟腱病在男性中更为常见，并且与活动水平的变化有关（Cook 等，2007；Gaida 等，2010）。

在临床上，运用组织愈合的专业知识进行推理，以识别出可能引发组织症状的所有可能因素，将有助于治疗师选择适当的治疗策略。

> **知识校验**
> 1. 首字母缩写“LOVE”的含义？
> 2. 本章描述的疼痛机制是什么？它们在临床实践中可能如何表现？
> 3. 给出被认为是延迟组织愈合因素的示例。

导致问题发展与维持的影响因素

在整个主观检查过程中，治疗师一直在寻找确定导致患者症状发展和/或持续存在的因素，例如环境、行为和身体因素。

考虑患者的环境已被强调为残疾的一个重要方面（WHO，2011），因此在主观检查的早期对其进行探索通常是有用的。

- 患者在家中的生活状况如何？
- 患者有家人支持吗？这对其有无帮助？
- 患者的工作涉及什么内容？
- 工作可能是组织应激的一个原因吗？
- 患者的工作环境适应性如何？

这些信息将帮助治疗师选择现实且针对患者的治疗方案。另请参见表 3-2 中的黑旗征（black flags）（Waddell，2004；Linton 和 Shaw，2011）。与此相关的，还有患者对其工作的看法。患者可能认为工作是导致他们症状的原因，或者他们的同事或经理对其没有同情心或不支持。请病假的想法可能会影响到他们重返工作岗位的动力。为了提供以患者为中心的建议，治疗师可能需要提出其他问题，例如：

- 您是否担心工作上的身体需求可能会延迟您重返工作岗位的时间？
- 您是否期望您的工作可以暂时调动，以便您可以更快返回工作岗位（Nicholas 等，2011）？

心理社会因素也可能导致症状的发展或持续，这些则被识别为“黄旗征”（yellow flags）（表 3-2）。将这些内容概括为 ABCDEFW，每个标题进行了示例：

- 态度（Attitudes）：警惕或恐惧运动、灾难化、外部归因。
- 行为（Behaviours）：休息、减少活动、超涨超跌循环节奏不佳。
- 薪酬问题（Compensation issues）：索赔历史、缺乏重返工作岗位的动力、长期病假。
- 诊断和治疗（Diagnosis and treatment）：相互矛盾的诊断、寻求完全治愈、被动接受治疗。
- 情绪（Emotion）：恐惧、焦虑、绝望感、情绪低落。
- 家庭（Family）：过度保护或缺乏支持。
- 工作（Work）：低技能体力劳动、信仰工作有害论、轮班工作、对工作不满。

重要的是，治疗师要意识到，不同的心理标志在患者整个病程的不同阶段可能很重要。应鼓励通过叙述性推理来定期重新评估这些因素。治疗师可以利用主观检查信息支持的直觉来评估黄旗征（Beales 等，2016）。此外，使用经过验证的简明问卷，如 STarT Back 工具组（Hill 和 Fritz，2011）或 Orebro 肌肉骨骼疼痛问卷（Linton 和 Boersma，2003），可以帮助确认治疗师的判断。筛查工具可能会产生假阳性和假阴性，从而使没有心理危险因素的患者可能被识别为高风险，反之亦然（Nicholas 等，2011）。筛查不是诊断，而是慢性病的预测指标。筛查工具的结果应在全面检查的背景下进行阅读和推理（Beales 等，2016），并用于提供信息而不是直接进行临床推理。

心理因素有可能驱动影响身体功能的行为。这些行为可能会导致避免活动，从而导致极端的失调；对于那些耐力应对者来说，则会抑制思想，导致另一极端的过度适应（Hasenbring

等,2012)。

由此产生的身体因素则可能会产生症状。治疗师将借助其对正常运动的知识,在临床上推理肌肉激活模式改变对运动功能障碍的影响。观察并结合患者主诉的加重和缓解因素,将指导选择适当的主动运动检查方法。肌肉长度、力量和控制性测试将进一步促进治疗师思考。当治疗师感受出可用范围和组织反应时,被动运动测试将能够检查出相关关节组成部分的参与情况。然而,不能认为活动亢进或活动低下的部位就是患者症状的原因,因为这些可能是偶发的。其间的因果关系应通过矫正或少量治疗是否能产生症状改变来予以验证。其中一种方法是肩关节症状矫正程序。该程序包括系统评估胸部姿势、肩胛骨位置和肱骨头位置对肩部症状的影响(Lewis,2016)。而另一个例子是使用麦肯基所倡导的理念对重复运动进行评估,治疗师利用临床推理来选择重复性运动。患者对重复性运动的反应使治疗师能够将下背痛患者分为以下几类:间盘移位、功能紊乱、姿势综合征或其他(May 和 Clare,2015)。在此示例中,治疗师将寻求确认或反驳身体损伤的假设。

值得注意的是,患者对徒手测试的反应可能会受到安慰剂的影响(Bialosky 等,2011),这取决于患者的情绪、期望和条件反射。这意味着治疗师必须了解测试发生的背景,以便推理身体和心理之间复杂相互作用的各个方面。如需了解更多详细信息,请读者参阅“治疗与管理”分册中 Hubert Van Griensven 撰写的第九章(Barnard 和 Ryder,2024)。

体格检查、治疗与管理的注意事项/禁忌证

为了确保患者采取明智的行动,当评估和治疗有禁忌时,以及预防性改变体格检查的范围和强度时,治疗师必须能够进行临床推理。

作为自主从业者,治疗师必须能够筛查出患者的危险信号,这些危险信号是严重病变的指标,例如肿瘤。这不仅仅关乎提出标准的一系列问题,还需要相关的推理来确定相对权重和可疑的怀疑指数(Goodman 等,2018)。提出这些筛选问题的情景也很重要,但治疗师需要注意不要惊动患者。还需要进行明确的解释,以便患者理解问题的相关性。鉴于他们会与治疗师一起推理,因此可能下意识或有意识地隐瞒他们认为不相关的信息(Greenhalgh 和 Selfe,2004)。

危险信号系统随着时间的推移不断发展(最新列表见表 3-4;Greenhalgh 和 Selfe,2010),治疗师必须持续更新他们的知识库,掌握严重的病理表现。治疗师还需要警惕由于症状错误归因、生物医学伪装和可能导致推理错误的明显疾病行为而引起的“转移注意力”。

为指导推理、筛查注意事项和禁忌证,治疗师还会寻求有关家族史的信息,如癌症。遗传因素在一些肌肉骨骼疾病的发展中发挥了作用,例如强直性脊柱炎和类风湿关节炎。类风湿关节炎等炎症性关节疾病会限制上颈椎的附属运动和生理运动,在向其他关节施加力时也需要小心。有关严重病症的进一步推理,请参阅“治疗与管理”分册第十一章(Barnard 和 Ryder,2024)。

识别特定的病理可以帮助确定是否需要谨慎对待患者。骨折可能是最为直接的例子。应用力度的技术取决于骨折愈合的阶段。患者的总体健康状况和骨质疏松等合并症的存在将影响治疗的质量和愈合的时间(Gandhi 等,2005;Marsell 和 Einhorn,2011)。骨质疏松可由多种因素引起,包括长期使用类固醇、提前绝经或子宫切除术,因此需要医生进行详细询问(NICE,2012)。

糖尿病也会导致愈合延迟;特别是在控制不佳的情况下,糖尿病还与周围神经病变相关(Brem 和 Tomic-Canic,2007)。患者可能会抱怨双手和/或双脚双侧刺疼或麻木,继而导致活动能力下降。患者主诉感觉变化或行走困难的

原因有很多。值得关注的是出现危险信号病变的可能性，例如脊髓、马尾受压或上运动神经元病变（例如脑卒中）。

颈动脉功能障碍的早期特征可能与肌肉骨骼疼痛的表现类似，因为患者经常出现颈部/枕骨疼痛和异常/严重的头痛。为了做出鉴别诊断，后续问题应追问危险因素的详细信息，以及有关任何表明缺血或出血特征的信息，例如视觉障碍、平衡或步态紊乱、言语/吞咽困难或肢体无力或感觉异常（Rushton 等，2014）（有关该主题的深入讨论，请参阅本书的第七章以及“治疗与管理”分册的第八章）。

若存在脊椎峡部裂或脊椎滑脱，需禁止对受影响椎骨水平直接施加强力，因为可能会损害神经组织。

若患者为怀孕或产后状态，激素的变化可能会导致关节僵硬程度减少和关节运动范围增加，特别是骨盆周围，因此禁止施加过度的力量（Calguneri 等，1982；Stuber 等，2012）。对于患有过度活动谱系障碍（hypermobility spectrum disorder，HSD）和 Erhlers-Danlos 综合征（Erhlers-Danlos syndrome，EDS）等活动过度的患者，过度用力也需禁忌（Russek 等，2019）

抗凝治疗会导致血液凝固时间增加，因此治疗师需意识到可能会在施力时导致软组织瘀伤。相反，口服避孕药和吸烟会增加血栓形成的风险。

心脏疾病或呼吸系统疾病可能无法进行某些治疗，如患者可能无法忍受平卧位姿势。

为了安全地进行推理，治疗师需要了解各种病理状况、临床表现以及常用处方药物不良反应等实用知识。读者可参阅病理学教科书（例如 Goodman 等，2018）以获取更多信息。

知识校验

1. ABCDEFW 是什么的缩写？
2. 什么是“红旗征”？
3. 注意事项和禁忌证有什么区别？

严重性和激惹性

治疗师对每种症状的严重程度和激惹程度的判断（如第三章中所定义的）也将指导体格检查的范围和强度。

无论症状是持续性的还是间歇性的，如果患者主诉单个动作会加剧疼痛，并且严重到足以必须停止该运动，那么该症状都视作是严重的。严重的症状可能会限制体格检查的范围。在这种情况下，治疗师的目标是尽可能全面地检查患者，但要在患者症状的限制范围内进行，因此医生需决定诱发多少症状，例如，在接近疼痛点时停止（P_1）（图 4-41）。

下方给出了剧烈疼痛对主动和被动运动测试的影响，作为如何适应身体测试的示例。

主动运动将涉及患者移动至症状出现（或增加）之前的点，或者正好移动到症状出现（或增加）的点，然后立即返回到起始位置。避免过度施压。而这就需要治疗师给患者明确的指示。

在进行被动运动时，医生可能会要求患者在认为自己即将感受到症状（间歇性）时立即指出，或者如果症状持续存在，患者则可能会感到症状加剧。在这两种情况下，都需要避免疼痛的显著增加，亦或者在患者能够忍受症状出现（或加重）前进行。治疗师需在患者的指示下进行被动运动至第一个疼痛点，接着立即远离症状再现点。在这两种情况下，治疗师都应该向患者给出明确的指示。治疗师必须能够控制运动并且非常缓慢地进行。这是必要的，以避免引起不必要的症状并获得准确的运动范围测量结果以进行重新评估（方框 5-2）。

症状的激惹性是指症状随着刺激而增加且在刺激停止后消退所需的时间。例如，当执行一个动作，疼痛激发，即使运动停止，这种激发的疼痛仍持续存在一段时间，那么这种疼痛就被称为激惹。在体格检查中，症状恢复到静息水平所需的任何时间都被归类为激惹。若患者出现症状，并需暂停检查以充分缓解才能重新开始检查,此举将导致预约时间延长,这对于繁忙的科室来说可能会构成问题。除此之外,反复诱发症状然后等待症状缓解并不会增加治疗师对患者病情的了解,还会给患者带来不佳的体验。因此,需采用另一种不会诱发激惹症状的策略,即在无症状范围内进行运动。

对于间歇性症状患者的主动运动检查,患者需移动到症状即将出现之前的某点,然后立即返回到运动起始位置。如此操作便不会引发症状,因此不会有任何症状迁延。而被动运动时,患者可能会被要求在认为自己即将感受到症状(间歇性)或感觉症状即将加剧(持续)时立即说出。在这两种情况下,都可以避免进一步的疼痛刺激。治疗师必须向患者给出明确的指示(方框 5-3)。

对于激惹症状,无论是间歇性还是持续性,治疗师在每次运动后让患者休息以避免症状恶化尤为重要。对于症状严重但无激惹的患者,治疗师需确定使患者症状再现的可容忍水平,故而可以寻求再现 25%的症状(图 4-41)。

治疗师对潜在疼痛机制的推理,也将为评估严重程度和激惹性提供信息。对于认作具有高度疼痛的神经病理性表现的患者,其组织可能会变得激惹(Butler,2000)。为了证实神经性疼痛驱动因素的假设,治疗师可以使用主观和体格检查的结果(典型特征见方框 3-2)(Hansson 和 Kinnman,1996;Cook 和 van Griensven,2013)。治疗师可通过应用经过验证的筛查工具和使用感觉运动测试来评估系统的传导基线,确认神经性疼痛的假设(Bennett 等,2007)。神经性疼痛的状态要求治疗师在处理时需保持谨慎,并需对病情的严重程度及其激惹性进行细致评估。减少而非重现症状的策略将进一步证实神经病变的假说。免负荷体位以缓解神经

方框 5-2 评估重症患者时的沟通建议

主动运动	被动运动
例如,治疗师可能会按以下方式指导患者进行主动肩关节屈曲检查(**重点内容以斜体表示**) 间歇性严重症状:"*把您的手臂在前方举起,当您认为您将要感到手臂疼痛时,再放下手臂*" 持续性严重症状:"*把您的手臂在前方举起,当您觉得将要感到手臂疼痛加重时,再放下手臂*"或"*把您的手臂在前方举起,一旦手臂疼痛加重,便放下手臂*"	例如,治疗师可能会按以下方式指导患者进行被动肩关节屈曲(**重点内容以斜体表示**) 间歇性严重症状:"*我想要移动您的手臂,但我需要在您认为将要感到手臂疼痛时立即告诉我,我会把您的手臂放下*" "*我想要移动您的手臂,但我需要您在感到手臂疼痛时立即告诉我,我会把您的手臂放下*" 持续性严重症状:"*我想要移动您的手臂,但我需要在您认为将要感到手臂疼痛加重时立即告诉我,我会把您的手臂放下*" "*我想要把您的手臂举起,但我需要在您感到手臂疼痛加重时立即告诉我,我会把您的手臂放下*"

方框 5-3 评估易激惹患者时的沟通建议

主动运动	被动运动
间歇性症状(**重点内容以斜体表示**):"*把您的手臂在前方举起,当您认为将要感到手臂疼痛或一旦感知疼痛时,将您的手臂立即放下*" 持续性症状:"*把您的手臂在前方举起,当您觉得将要感到手臂疼痛加重或一旦感知到疼痛加重时,将您的手臂立即放下*"	例如,治疗师可能会按以下方式指导患者进行被动肩关节屈曲(**重点内容以斜体表示**): 间歇性症状:"*我想要移动您的手臂,但我需要在您认为将要感到手臂疼痛时立即告诉我,我会把您的手臂放下*" 持续性症状:"*我想要移动您的手臂,但我需要在您认为将要感到手臂疼痛加重时立即告诉我,我会把你的手臂放下*"

组织敏感性，这一措施可以让患者安心并为管理决策的推理提供依据（Butler，2000）。

> 知识校验
>
> 1. 描述严重性和激惹性之间的区别。
> 2. 为什么考虑所呈现案例的严重性和激惹性很重要？
> 3. P_1 是什么意思？

管理策略和治疗计划

管理方案将在推理所有主观检查和体格检查的基础上制定，并可分两个阶段考虑：第一天的初诊预约和后续预约。

该过程的第一步发生在主观检查和体格检查之间。在主观检查中，为了理解患者的症状，需确定主要假设和其他可能的替代假设。并使用假设演绎推理，将这些假设在体格检查中得到证实、完善或反驳（Jones 等，2008）。此过程包括将可能存在问题的结构按优先顺序排列，以制定“必须、应该和可以”的体格检查计划，同时还需考虑到任何预防措施或禁忌证。

体格检查的目的：

- 如有必要，确认所有预防措施或禁忌证。
- 确定患者症状最可能的来源。
- 如果相关，进一步探讨导致患者病情的任何因素。

为了确定症状的来源，治疗师需使用主观检查的信息来推断体格检查结果。包括：

- 认为有问题的结构。
- 哪些测试可能会重现/改变患者的症状。
- 需要如何进行测试来重现/改变患者的症状，如可能需要哪些组合动作。
- 还需要检查哪些其他结构才能证明它们是症状的来源。

表 5-2 总结了表明关节、神经或肌肉组织是患者症状来源的体格检查顺序。

在表格的一侧，研究结果提供了强有力的证据，而另一侧，则提供较弱的证据。当然，两侧之间可能存在多种表现。

关节是患者症状主要来源最有力的证据是主动和被动生理运动、被动附属运动和关节触诊。这些证据都能够重现患者的症状，并且在基于关节的治疗后，重新评估可发现患者的体征和症状有所改善。例如，假设患者患有由桡肱关节功能障碍引起的肘关节外侧疼痛，体格检查时由于患者肘部疼痛的再现，肘关节屈伸动作受限并伴有一定阻力。主动运动在范围、阻力和疼痛再现方面与被动运动非常相似。桡肱关节的附属运动检查显示，由于患者肘部疼痛再现并伴有一定阻力，桡骨的后-前和前-后滑动受限。应用附属运动后，肘部生理运动的重新评估提示活动范围和疼痛得以改善。这种情况首先表明，桡肱关节功能存在显著障碍，具体表现为肘关节在进行主动及被动生理性运动，以及附属运动过程中，均能再现患者的症状。其次，在附属运动实施后，患者的肘关节主动活动得到了改善。即使主动运动变差，其仍然表明关节功能障碍，因为附属运动主要影响关节，对该区域周围的神经和肌肉组织的影响要小得多。总的来说，这些证据表明主要存在的是关节功能障碍。

肌肉是患者症状主要来源的最有力的证据是：肌肉的主动运动、等长收缩、被动拉长和触诊都能够重现患者的症状，并且在治疗后重新评估发现患者的体征和症状都有所改善。例如，假设患者患有由外上髁痛引起的肘关节外侧疼痛。在此情况下，患者在腕和手指主动伸展、腕伸肌和/或指伸肌等长/等张/离心收缩，以及伸肌被动伸长至腕和手时会诱发肘关节外侧疼痛。若软组织放松检查后发现这些体征和症状均有所改善，那么其足以被视为治疗性剂量。总的来说，如若伴有关节和神经测试阴性结果，那么这些证据表明存在的是肌肉功能障碍。

神经是患者症状来源的最有力的证据是：当主动和/或被动生理运动再现患者症状时，这

表 5-2　体格检查的阳性结果表明关节、神经和肌肉是患者症状的根源

检查	强证据	弱证据
关节		
主动生理运动	再现患者症状	运动功能障碍:范围减小、范围过大、运动质量改变、阻力增加、阻力减小
被动生理运动	再现患者症状;该检查与主动生理运动相同	运动功能障碍:范围减小、范围过大、阻力增加、阻力减小、运动质量改变
附属运动	再现患者症状	运动功能障碍:范围减小、范围过大、阻力增加、阻力减小、运动质量改变
关节触诊	再现患者症状	压痛
附属运动治疗剂量后再评估	再现患者症状的检查结果改善	再现患者症状的体格检查结果没有变化
肌肉		
主动运动	再现患者症状	力量下降
被动生理运动	患者症状未现	
等长收缩	再现患者症状	力量下降
被动延长肌肉	再现患者症状	范围缩小 阻力增加 阻力减小
肌肉触诊	再现患者症状	压痛
附属运动治疗剂量后再评估	再现患者症状的检查结果改善	再现患者症状的体格检查结果没有变化
神经		
被动延长和敏化运动,如通过运动远离患者症状的部位以改变神经的长度	再现患者症状,且敏化运动改变了患者症状	范围缩小 阻力增加
神经触诊	再现患者症状	压痛

些症状随着与患者症状相距一定距离的额外神经敏化运动而增强或减弱。此外,神经触诊时会再现患者的症状,并且在针对神经组织进行治疗后,上述体征和症状出现改善。例如,假设肘关节外侧疼痛是由支配该区域的桡神经的神经动力学功能障碍引起的。患者的肘关节外侧疼痛在上肢神经动力学测试(upper-limb neurodynamic test,ULNT) 2b 的部分运动中重现,并能够通过同侧颈椎侧屈脱敏运动缓解。上臂桡神经沟处压痛,在 ULNT 2b 测试后患者体征和症状有所改善,那么其足以被视为治疗性剂量。总的来说,如若伴有关节和肌肉测试阴性结果,那么这些证据表明存在神经动力学功能障碍。

可以看出,识别患者症状是关节、神经和肌肉来源的功能障碍的共同因素包括:患者症状的再现,针对性治疗后患者体征和症状的改变,以及缺乏其他潜在症状来源的证据。据推测,测试如果重现了患者的症状,那么就会以某种方式对有问题的结构施加压力。如前所述,每

个测试并不纯粹为针对一种结构的测试，每个测试都或多或少地涉及其他结构。因此，无论采取何种治疗，都必须通过改变患者的体征和症状来证明其价值。识别关节、神经或肌肉功能障碍的另一个常见因素是在其他可能的组织中缺乏阳性发现。例如，当关节测试结果呈阳性而肌肉和神经测试结果呈阴性时，则考虑关节功能障碍。因此，治疗师收集能够提示该组织的证据和否定该组织的证据都同样重要。

对上述证据的持续分析有助于治疗师推断患者症状的主要驱动因素，以便正确地进行治疗。例如，症状的来源可能是腰椎活动过度的节段，其症状可能是由于邻近节段运动活动不足引起的。在这种情况下，可以假设针对活动受限节段的治疗应该能够改善症状。该分析还需要考虑运动系统的其他组成部分，例如肌肉活动、正常运动模式和相关行为。

治疗师的初步假设可以总结为临床诊断或临床印象的陈述。该陈述不会确定特定的结构，而是包括有关症状、相关运动功能障碍、潜在疼痛机制、社会心理因素和关键体格检查结果的详细信息。例如：

一名15岁的曲棍球运动员出现非严重/非激惹性机械伤害性膝关节前侧疼痛，继发于膝关节屈曲的离心控制过程中，其侧方稳定髌骨的外侧支持带过紧。髌骨内侧滑动可缓解疼痛。

一位45岁的女性牙医出现右侧C4～C5关节突关节功能障碍，疼痛为炎症性、机械性和伤害性的，疼痛位于颈部右侧和上臂外侧，非严重性且无激惹性。有规律的压迫模式颈椎运动结合ULNT 2a显示阳性，偏向正中神经。

或者，阅读下方的临床印象陈述。尽管两个病例的损伤相同，但治疗重点、治疗方法和目标却有明显不同。这表明一种方法并不适用于所有情况。

案例1：临床印象

一名28岁的女性田径运动员在2级踝关节内翻损伤后，患有左踝关节外侧起点、距腓前韧带机械性和炎性伤害性疼痛3周。距小腿背屈/内翻、主动和被动活动范围减少，并伴有本体感觉和力量缺陷。她希望能够尽快恢复训练。

案例2：临床印象

一名45岁警察，身体状况不佳，体重指数为27，左踝关节内翻损伤。病程6个月，侧方持续感到不适，距骨背屈/内翻减少，主动和被动活动范围、本体感觉下降，力量不足，且不愿移动，身体状况不佳，并对即将进行的体能测试感到焦虑。

治疗师将能够运用程序性推理，对功能性问题进行识别，从而为患者提供可能的管理策略选择（Fleming，1991）。所采取的干预措施必须基于证据，并确保其合理性（Sackett，2000）（图5-7）。掌握组织如何对损伤和疾病作出反应的相关知识，是阐述治疗作用机制的重要基础。

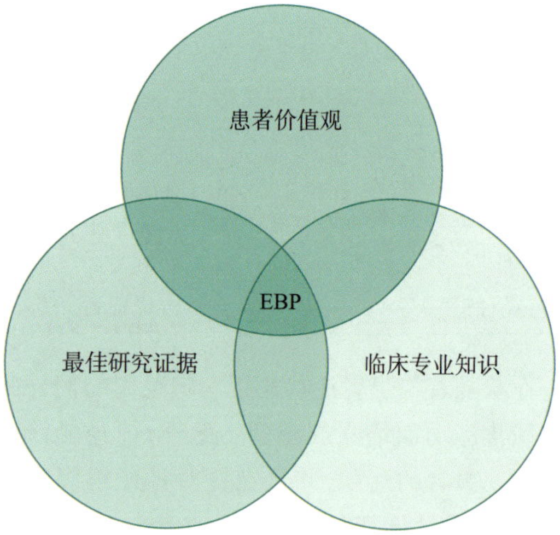

图5-7 循证实践（evidence-based practice，EBP）
（引自Sackett等，2000，已获许可）

治疗师应当具备熟练应用协商性干预措施的能力（Banks和Hengeveld，2014），并全面向患者展示所有可行的治疗选项，以便双方能够协商并制订出双方认可的治疗计划，确保该计划符合 SMART 原则,即具体的(specific)、可测量的(measurable)、可达成的(attainable)、有相关性的(relevant)以及有时间限制的(time-bound)原则(图 5-8)。

S	具体的
M	可测量的
A	可达成的
R	有相关性的
T	有时间限制的

图 5-8 SMART 目标

治疗目标的实现还取决于患者充分参与该过程的能力。若患者未能充分准备或难以调整可能妨碍康复的行为,则可能导致治疗失败。Prochaska 和 DiClemente(1982)所描述的阶段变化模型可用于帮助人们做出对他们的人生幸福产生积极影响的改变。例如,更加积极地锻炼身体,并且广纳建议(图 5-9,表 5-3)。

表 5-3 转变分期

前预期	此人不考虑改变——此为"无知是福"阶段
预期	此人对于改变自己显得矛盾——个体正处于"骑墙观望"阶段
准备	此人已经有了一些改变的经验,并且正在尝试改变。个体正处于"试水"阶段
行动	此人已采取措施改变其行为,并改变了他/她的生活方式,以努力争取想要的结果
维持	此人正在努力保持正轨并避免故态复萌 积极的经验再次肯定此人可以取得成功
复现	虽然不是原始模型的一部分,但这指的是一个人在经历了其他阶段后又重新陷入既往有害的行为

Prochaska 等(1992)

患者是否正在考虑改变,但尚未准备好进入行动阶段?患者在实现行为改变以达到商定目标的信心或自我效能水平也是参与的一个因

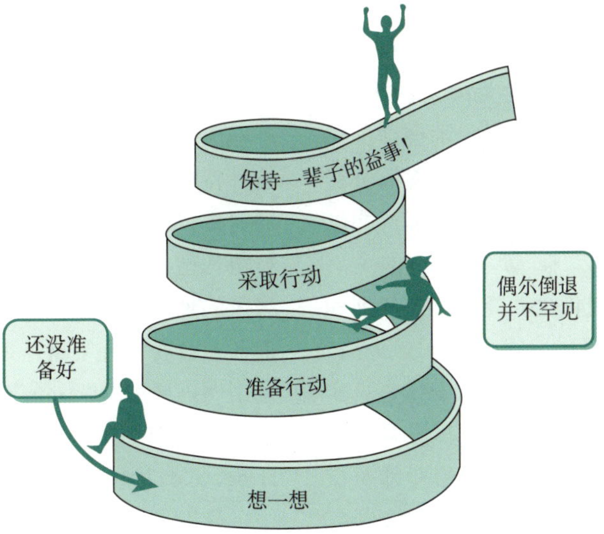

图 5-9 变化阶段模型

数据来自 Prochaska, J. O., DiClemente, C. C., 1982. Transtheoretical therapy: toward a more integrative model of change. Psychotherapy 19(3), 276-288

素(Nicholas, 2007; Menezes Costa 等, 2011)。在理想情况下,如要最大化干预措施的益处,管理应该针对促进自我效能、适应患者的动机程度、兴趣和准备阶段进行调整(Rollnick 等, 1993)。欲了解更多详情,请参阅第二章。

临床推理借助使用 Maitland 称之为“分析评估”的患者管理方案,始终不断完善有关患者症状原因的假设(Banks 和 Hengeveld, 2014)。治疗结束后,无论是在治疗期间还是治疗过程中,治疗师都将通过重新评估主观和物理标记或星号(Maitland 使用术语“可比标志”),来严谨地评估患者对治疗的反应,以寻求识别出变化。这些用于重新评估的个体标记/ * 来自主观检查,可能与身体图示上的症状、功能缺陷、严重程度和激惹性评估,以及控制症状所需的药量相关。体格检查标记(*)表示重新测试功能活动、主动和被动运动、肌肉重新评估以及对测试的神经反应。

主观症状的改善似乎成了发生变化的有力证据。例如,患者能够延长熨烫衣物或行走的时间,或者改善睡眠质量,尽管这些反应部分受到患者对病情、治疗师以及治疗态度的影响,影响可能是正面的或负面的。我们始终需要对任何变化进行深入的质询,以明确其是否真正代表了病情的改善,而非其他无关因素的干扰。例如,当睡眠状况出现改善时,治疗师会详细检查这一改善的本质,并探究是否存在其他可能的解释。例如,考虑镇痛方法的变化是否能够对其做出解释。

体格检查结果的变化也需要治疗师仔细和公正地推理。检查必须采取可靠的方式进行,以确保治疗师能够确信所观察到的变化是真实存在的。显然,某些检查比其他检查更容易重复开展。例如,主动运动的变化比治疗师对被动生理运动的“感觉”更容易量化。治疗师应当采取批判性思维重新评估所标记的星号,并在考虑解释变化时施加力量的合理范围。

对主观和身体的重新评估需同时结合患者和治疗师的观点,以提高有效性(Cook 等, 2015)。这些标记提供了针对个体患者的结果测量,可以将其与已经验证的结果工具联系起来,以衡量干预措施对患者以及患者健康和幸福的影响(Banks 和 Hengeveld, 2014)。结果涵盖了一系列领域的测量,例如功能、一般健康状况、工作残疾、患者满意度以及疼痛,最适合捕捉接受肌肉骨骼治疗患者的多维性质(Bombadier, 2000)。

每次就诊时,治疗师都会获得上次治疗对症状和体征影响的详细信息。这将包括上次治疗后的即时效果、自上次治疗以来患者的相关活动以及询问患者在治疗当天的表现如何。对于自上次治疗后病情恶化的患者,应仔细询问,因为这可能是由于他们参与的某些活动或生活压力的增加,而非直接归咎于先前所接受的治疗。那些自称感觉好转的患者也需要仔细询问,因为这种好转可能与治疗无关。如果患者在主观和身体重新评估后保持不变,治疗师可能需考虑改变治疗方法。评估、治疗和再评估的过程如图 5-10 所示。

定期的回顾性评估使得治疗师有机会在后续预约面诊时与患者就总体进展进行反思和临床推理,以比较主观和身体标记与初始评估的结果。反思性推理考虑到过去对有效措施的看法,以及实现商定目标所取得的进展,将使治疗师能够考虑是否需要进一步额外的干预措施。这种持续的分析评估将能够确定进展陷入停滞的时机,从而促使对可能出现此情况的原因进行协作性检查。复评参数的选择是否有问题?患者的观点是什么?治疗是否针对正确的根源展开?自我管理策略是否存在问题?是否有迹象表明需要采取额外的医疗干预措施?如需了解更多信息,读者可参阅相关文献(Banks 和 Hengeveld, 2014)。

最后,治疗过程结束时的分析将全面考虑治疗师和患者所学的知识。未来问题复现的可能性有多大?患者是否有可能能够自我管理任何残余的功能缺陷?这将取决于患者的参与程度和能动性。越来越多的治疗师还应该考虑他

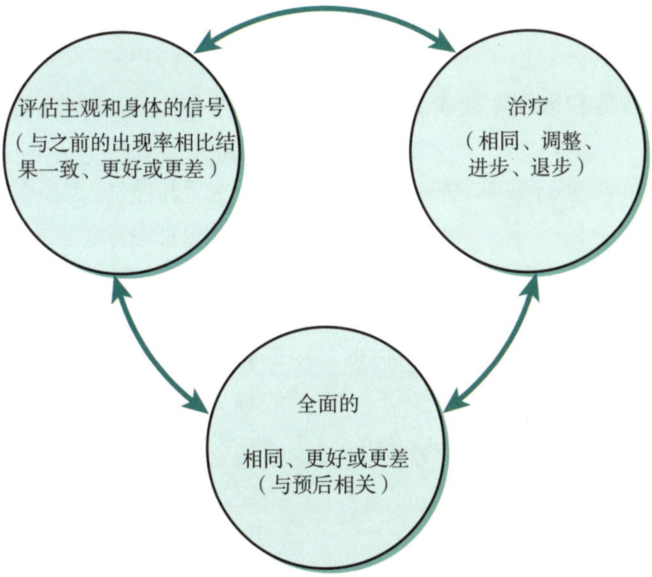

图 5-10 治疗的调整、进步和退步

们的干预措施对患者未来健康预期寿命的贡献(Middleton,2008)。

预后

在同意临床合理的管理计划后,患者通常会询问他们需要多长时间才能康复以及他们需要接受治疗的频率。

来自主观和体格检查的许多积极和消极因素将帮助治疗师推理出对这些问题的预测性答案。需要考虑的因素可能包括:总体健康水平;生活方式;自我效能水平;性格;期望和心理社会因素,例如患者对自己的状况、对自己和对治疗师的态度以及疼痛的驱动因素;症状的严重程度和激惹程度;组织损伤的程度;病情的自然史和进展。预测预后的身体因素可能包括主要的疼痛机制、身体受限的程度、涉及的系统数量、对运动和徒手评估的反应以及本体感觉意识。

通过考虑所有个体因素,治疗师就能够以百分比的形式预测症状对治疗的反应程度,以及实现这种改善所需的预期治疗次数。出院时,治疗师将最终结果与预测结果进行比较是非常有用的,因为这种反思将帮助治疗师学习并增强他们对未来预后进行假设的能力。

知识校验

1. 体格检查的目的是什么?
2. SMART 指的是什么?为什么在治疗过程中可能有用?
3. 什么决定预后?

总结

本章试图通过使用假设类别的主观检查和体格检查过程来探索临床推理(Jones 和 Rivett,2004)。临床推理技能的持续发展取决于反思实践和对持续专业发展的责任。本章引用的大部分证据都是从非特异性下背痛文献中推断出来的。未来存在着挑战,即治疗师需要适应目前不完整且不断发展的证据基础,旨在为改善患者的健康做出贡献。而这需要治疗师能够反思每一次与患者的互动,以便通过有效的沟通继续进行推理、提问和向患者学习。

考虑到治疗与管理方法的相关信息,读者可参阅"治疗与管理"分册(Barnard 和 Ryder,2024)。

复习问题

1. 治疗师需要哪些技能和特性才能成功进行临床推理?
2. 我们对于专家如何进行临床推理了解多少?
3. 非命题知识包括个人知识和专业知识。对或错?
4. 您如何解释临床推理中直觉和直感之间的相关性和差异?
5. 给出关于积极倾听可以使患者感到被倾听并使其安心的例子。
6. 哪些因素可以使患者对疼痛的反应如此独特?
7. 什么是粉旗征,为什么它们有助于识别?
8. 模式识别也称为后向推理或演绎推理。对或错?
9. 哪些体格检查结果可以支持肌肉功能障碍是患者症状的主要驱动因素?
10. 如何理解持续分析评估一词?它的含义是什么?

(肖悦 译,伊文超、刘守国 校)

参考文献

[1] Aroll, B., Khin, N., Kerse, N., 2003. Screening for depression in primary care with two verbally asked questions: cross sectional study. Br. Med. J. 327, 1144-1146.

[2] Arocha, J. F., Patel, V. L., Patel, Y. C., 1993. Hypothesis Generation and the Coordination of Theory and Evidence in Novice Diagnostic Reasoning. Med Decis Making 13 (3), 198-211. https://doi.org/10.1177/0272989X9301300305.

[3] Atkinson, H. L., Nixon-Cave, K., 2011. A tool for clinical reasoning and reflection using the international classification of functioning, disability and health (ICF) framework and patient management model. Phys. Ther. 91, 416-430.

[4] Bachmann, L. M., Kolb, E., Koller, M. T., Steurer, J., ter Riet, G., 2003. Accuracy of Ottawa ankle rules to exclude fractures of the ankle and mid-foot: systematic review. Br. Med. J. 326, 417.

[5] Banks, K., Hengeveld, E., 2014. The Maitland concept as a clinical practice framework for neuromusculoskeletal disorders. In: Hengeveld, E., Banks, K. (Eds.), Maitland's Peripheral Manipulation. Churchill Livingstone, Edinburgh (Chapter 1).

[6] Barker, C., Taylor, A., Johnson, M., 2014. Problematic pain—redefining how we view pain? Br. J. Pain 8, 9-15.

[7] Barker, K. L., Reid, M., Minns Lowe, C. J., 2009. Divided by a lack of common language? A qualitative study exploring the use of language by health professionals treating back pain. BMC Musculoskelet. Disord. 10, 123.

[8] Barnard, K., Ryder, D., 2024. Principles of Musculoskeletal Treatment and Management: A Handbook for Therapists, fourth ed. Elsevier, Edinburgh.

[9] Beales, D., Kendell, M., Chang, R. P., Håmsø, M., Gregory, L., Richardson, K., et al., 2016. Association between the 10 item Orebro musculoskeletal pain screening questionnaire and physiotherapists' perception of the contribution of biopsychosocial factors in patients with musculoskeletal pain. Man. Ther. 23, 48-55.

[10] Bechara, A., Damasio, A. R., 2005. The somatic marker hypothesis: a neural theory of economic decision. Games Econ. Behav. 52 (2), 336-372.

[11] Bennett, M. I., Attal, N., Backonja, M. M., Baron, R., Bouhassira, D., Freynhagen, R., et al., 2007. Using screening tools to identify neuropathic pain. Pain 127, 199-203.

[12] Bialosky, J. E., Bishop, M. D., George, S. Z., Robinson, M. E., 2011. Placebo response to manual therapy: something out of nothing? J. Man. Manip. Ther. 19, 11-19.

[13] Bignotti, B., Signori, A., Sormani, M. P., Molfetta, L., Martinoli, C., Tagliafico, A., 2015. Ultrasound versus magnetic resonance imaging for Morton neuroma: systematic review and meta-analysis. Eur. Radiol. 25, 2254-2262.

[14] Bishop, A., Foster, N. E., Thomas, E., Hay, E. M., 2008. How does the self-reported clinical management of patients with low back pain relate to the attitudes and beliefs of health care practitioners? A survey of UK general practitioners and physiotherapists. Pain 135, 187-195.

[15] Bogduk, N., 2009. On the definitions and physiology of back pain, referred pain, and radicular pain. Pain 147, 17-19.

[16] Bombadier, C., 2000. Outcome assessments in the evaluation of treatment of spinal disorders. Introduction. Spine 25, 3097-3099.

[17] Brem, H., Tomic-Canic, M., 2007. Cellular and molecular basis of wound healing in diabetes. J. Clin. Invest. 117, 1219-1222.

[18] Brinjikji, W., Luetmer, P. H., Comstock, B., Bresnahan, B. W., Chen, L. E., Deyo, R. A., et al., 2015. Systematic literature review of imaging features of spinal degeneration in asymptomatic populations. AJNR Am. J. Neuroradiol. 36, 811-816.

[19] Butler, D., 2000. The Sensitive Nervous System. NOI Group Publications, Adelaide.

[20] Butler, D., Moseley, L., 2003. Explain Pain. NOI Group Publications, Adelaide.

[21] Caladine, L., Morris, J., 2015. Patient education: a collaborative approach. In: Jull, G., Moore, A., Falla, D., Lewis, J., McCarthy, C., Sterling, M. (Eds.), Grieve's Modern Musculoskeletal Physiotherapy, fourth ed. Elsevier, Edinburgh, pp. 250-253.

[22] Calguneri, M., Bird, H. A., Wright, V., 1982. Changes in joint laxity occurring during pregnancy. Ann. Rheum. Dis. 41, 126-128.

[23] Chapman, R., Tuckett, R. P., Song, C. W., 2008. Pain and stress in a systems perspective: reciprocal neural, endocrine, and immune interactions. J. Pain 9, 122-145.

[24] Chartered Society of Physiotherapy, 2008. Scope of physiotherapy practice. Available online at: http://www.clinicaledge.com.au/app/webroot/uploads/pd001_scope_of_practice_2008.pdf. (accessed 30 January 2017).

[25] Chester, E. C., Robinson, N. C., Roberts, L. C., 2014. Opening clinical encounters in an adult musculoskeletal setting. Man. Ther. 19, 306-310.

[26] Christensen, N., Jones, M., Higgs, J., Edwards, I., 2008. Dimensions of clinical reasoning capability. In: Higgs, J., Jones, M. A., Loftus, S., Christensen, N. (Eds.), Clinical Reasoning in the Health Professions. Elsevier Butterworth-Heinemann, Oxford, pp. 101-110.

[27] Clinical Standards Advisory Group (CSAG), 1994. Report on Low Back Pain. HMSO, London.

[28] Cook, C., Learman, K., Showalter, C., O'Halloran, B., 2015. The relationship between chief complaint and comparable sign in patients with spinal pain: an exploratory study. Man. Ther. 20, 451-455.

[29] Cook, J., Purdam, C., 2012. Is compressive load a factor in the development of tendinopathy? Br. J. Sports Med. 46, 163-168.

[30] Cook, J. L., Bass, S. L., Black, J. E., 2007. Hormone therapy is associated with smaller Achilles tendon diameter in active post-menopausal women. Scand. J. Med. Sci. Sports 17, 128-132.

[31] Cook, J. L., Rio, E., Purdam, C. R., Docking, S. I., 2016. Revisiting the continuum model of tendon pathology: what is its merit in clinical practice and research? Br. J. Sports Med. 50 (19), 1187-1191. https://doi. org/10. 1136/bjsports-2015-095422.

[32] Cook, N., van Griensven, H., 2013. Neuropathic pain and complex regional pain syndrome. In: van Griensven, H., Strong, J., Unruh, A. (Eds.), Pain: A Textbook for Health Professionals, second ed. Churchill Livingstone, Edinburgh, pp. 137-158.

[33] Cooksey, R., 1996. The Methodology of Social Judgement Theory Thinking & Reasoning, 2 (2-3), 141-173.

[34] Cooper, K., Smith, B. H., Hancock, E., 2008. Patient centredness in physiotherapy from the perspective of the chronic low back pain patient. Physiotherapy 94, 244-252.

[35] Cruz, E. B., Moore, A. P., Cross, V., 2012. A qualitative study of physiotherapy final year undergraduate students' perceptions of clinical reasoning. Man. Ther. 17 (6), 549-553.

[36] Danneels, L., Beernaert, A., De Corte, K., Descheemaeker, F., Vanthillo, B., Van Tiggelen, D., et al., 2011. A didactical approach for musculoskeletal physiotherapy: the planetary model. J. Musculoskelet. Pain 19, 218-222.

[37] Darlow, B., Dowell, A., Baxter, G. D., Mathieson, F., Perry, M., Dean, S., 2013. The enduring impact of what clinicians say to people with low back pain. Ann. Fam. Med. 11, 527-534.

[38] Darlow, B., Fullen, B. M., Dean, S., Hurley, D. A., Baxter, G. D., Dowell, A., 2012. The association between health care professional attitudes and beliefs and the attitudes and beliefs, clinical management, and outcomes of patients with low back pain: a systematic review. Eur. J. Pain 16, 3-17.

[39] Diegelmann, R. F., Evans, M. C., 2004. Wound healing: an overview of acute, fibrotic and delayed healing. Front. Biosci. 9, 283-289. https://doi. org/10. 1097/ACM. 0000000000002483.

[40] Doody, C., McAteer, M., 2002. Clinical reasoning of expert and novice physiotherapists in an outpatient orthopaedic setting. Physiotherapy 88, 258-268.

[41] Dubois, B., Esculier, J., 2020. Soft-tissue injuries simply need PEACE and LOVE. Br. J. Sports Med. 54, 72-73.

[42] Edwards, I., Jones, M., Carr, J., Braunack-Mayer, A., Jensen, G. M., 2004. Clinical reasoning strategies in physical therapy. Phys. Ther. 84, 312-330.

[43] Edwards, I., Jones, M., Hillier, S., 2006. The interpretation of experience and its relationship to body movement: a clinical reasoning perspective. Man. Ther. 11, 2-10.

[44] Feltowich, P. J., Barrows, H. S., 1984. Issues of generality in medical problems solving. In: Schmidt, H. G., Volder, M. I. (Eds.), Tutorials in Problem Based Learning: A New Direction in Teaching the Health Professional. van Gorcum, Assen, the Netherlands, pp. 128-141.

[45] Fleming, M., Mattingly, C., 2008. Action and narrative: two dynamics of clinical reasoning. In: Higgs, J., Jones, M. A., Loftus, S., Christensen, N. (Eds.), Clinical Reasoning in the Health Professions, third ed. Butterworth Heinemann, Elsevier, Amsterdam (Chapter 5).

[46] Fleming, M. H., 1991. The therapist with the three track mind. Am. J. Occup. Ther. 45, 1007-1014.

[47] Flynn, T., Fritz, J., Whitman, J., Wainner, R., Magel, J., Rendeiro, D., et al., 2002. A clinical prediction rule for classifying patients with low back pain who demonstrate short-term improvement with spinal manipulation. Spine 27, 2835-2843.

[48] Froud, R., Patterson, S., Eldridge, S., Seale,

C., Pincus, T., Rajendran, D., et al., 2014. A systematic review and meta-synthesis of the impact of low back pain on people's lives. BMC Musculoskelet. Disord. 15, 50.

[49] Gaida, J., Alfredson, H., Kiss, Z. S., Bass, S. L., Cook, J. L., 2010. Asymptomatic Achilles tendon pathology is associated with a central fat distribution in men and a peripheral fat distribution in women: a cross sectional study of 298 individuals. BMC Musculoskelet. Disord. 11, 41.

[50] Gandhi, A., Beam, H. A., O'Connor, J. P., Parsons, J. R., Lin, S. S., 2005. The effects of local insulin delivery on diabetic fracture healing. Bone 37, 482–490.

[51] Gifford, L., 1998. Pain, the tissues and the nervous system: a conceptual model. Physiotherapy 84, 27–36.

[52] Gifford, L. S., 2005. Editorial. Now for pink flags. PPA News 22, 3–4.

[53] Goodman, C. C., Heick, J., Lazaro, R., 2018. Differential Diagnosis for Physical Therapists: Screening for Referral, sixth ed. Elsevier, St Louis.

[54] Grant, J., 2008. Using open and distance learning to develop clinical reasoning skills. In: Higgs, J., Jones, M. A., Loftus, S., Christensen, N. (Eds.), Clinical Reasoning in the Health Professions. Elsevier Butterworth-Heinemann, Oxford, pp. 441–450.

[55] Greenhalgh, S., Selfe, J., 2004. Margaret: a tragic case of spinal red flags and red herrings. Physiotherapy 90, 73–76.

[56] Greenhalgh, S., Selfe, J., 2010. Red Flags II: A Guide to Solving Serious Pathology of the Spine. Elsevier, Edinburgh.

[57] Hannibal, K. E., Bishop, M. D., 2014. Chronic stress, cortisol dysfunction, and pain: a psychoneuroendocrine rationale for stress management in pain rehabilitation. Phys. Ther. 94, 1816–1825.

[58] Hansson, P., Kinnman, E., 1996. Unmasking mechanisms of chronic peripheral neuropathic pain in a clinical perspective. Pain Rev. 3, 272–292.

[59] Hammond, K. R., 1996. Human Judgment and Social Policy: Irreducible Uncertainty, Inevitable Error, Unavoidable Justice. Oxford University Press, London.

[60] Hasenbring, M. I., Hallner, D., Klasen, B., Streitlein-Böhme, I., Willburger, R., Rusche, H., 2012. Pain-related avoidance versus endurance in primary care patients with subacute back pain: psychological characteristics and outcome at a 6-month follow-up. Pain 153, 211–217.

[61] Henschke, N., Ostelo, R. W., van Tulder, M. W., Vlaeyen, J. W., Morley, S., Assendelft, W. J., et al., 2010. Behavioural treatment for chronic low-back pain. Cochrane Database Syst. Rev. 7, CD002014.

[62] Higgs, J., 1992. Developing clinical reasoning competencies. Physiotherapy 78 (8), 575–581.

[63] Higgs, J., Jones, M. A., 2008. Clinical decision making and multiple problem spaces. In: Higgs, J., Jones, M. A., Loftus, S., Christensen, N. (Eds.), Clinical Reasoning in the Health Professions. Elsevier Butterworth-Heinemann, Oxford, pp. 3–18.

[64] Higgs, J., Titchen, A., 1995. The nature, generation and verification of knowledge. Physiotherapy 81, 521–530.

[65] Hill, J., Fritz, J. M., 2011. Psychosocial influences on low back pain, disability, and response to treatment. Phys. Ther. 91, 712–721.

[66] Houtman, I. L., Bongers, P. M., Smulders, P. G., Kompier, M. A., 1994. Psychosocial stressors at work and musculoskeletal problems. Scand. J. Work. Environ. Health 20, 139–145.

[67] Jaroudi, S., Payne, J. D., 2019. Remembering Lawrence Weed: a pioneer of the SOAP note. Acad. Med. 94 (1), 11.

[68] Jones, M., Edwards, I., Gifford, L., 2002.

Conceptual models for implementing biopsychosocial theory in clinical practice. Man. Ther. 7, 2-9.

[69] Jones, M., Jensen, G., Edwards, I., 2008. Clinical reasoning in physiotherapy. In: Higgs, J., Jones, M. A., Loftus, S., Christensen, N. (Eds.), Clinical Reasoning in the Health Professions, third ed. Butterworth Heinemann/Elsevier, Amsterdam, pp. 245-256.

[70] Jones, M. A., 1995. Clinical reasoning and pain. Man. Ther. 1, 17-24.

[71] Jones, M. A., Rivett, D. A., 2004. Clinical Reasoning for Manual Therapists. Butterworth-Heinemann, Edinburgh.

[72] Kent, P., Mirkhil, S., Keating, J., Buchbinder, R., Manniche, C., Albert, H. B., 2014. The concurrent validity of brief screening questions for anxiety, depression, social isolation, catastrophization, and fear of movement in people with low back pain. Clin. J. Pain 4, 479-489.

[73] Kerry, R., 2010. The theory of clinical reasoning in combined movement therapy. In: McCarthy, C. (Ed.), Combined Movement Theory: Rational Mobilization and Manipulation of the Vertebral Column. Churchill Livingstone, Edinburgh, pp. 19-47.

[74] Kountouris, A., Cook, J., 2007. Rehabilitation of Achilles and patellar tendinopathies. Clin. Rheumatol. 21, 295-316.

[75] Langridge, N., Roberts, L., Pope, C., 2016. The role of clinician emotion in clinical reasoning: balancing the analytical process. Man. Ther. 14, 277-281.

[76] Learman, K., Showalter, C., Cook, C., 2012. Does the use of a prescriptive clinical prediction rule increase the likelihood of applying inappropriate treatments? A survey using clinical vignettes. Man. Ther. 17, 538-543.

[77] Leeuw, M., Goossens, M. E., Linton, S. J., Crombez, G., Boersma, K., Vlaeyen, J. W., 2007. The fear-avoidance model of musculoskeletal pain: current state of scientific evidence. J. Behav. Med. 30, 77-94.

[78] Lewis, J., 2016. Rotator cuff related shoulder pain: assessment, management and uncertainties. Man. Ther. 23, 57-68.

[79] Linton, S. J., Boersma, K., 2003. Early identification of patients at risk of developing a persistent back problem: the predictive validity of the Örebro musculoskeletal pain questionnaire. Clin. J. Pain 19, 80-86.

[80] Linton, S. J., Shaw, W. S., 2011. Impact of psychological factors in the experience of pain. Phys. Ther. 91, 700-711.

[81] Loftus, S., Smith, M., 2008. A history of clinical reasoning. In: Clinical Reasoning in the Health Professions, third ed. Elsevier, London, pp. 205-212.

[82] Louw, A., Diener, I., Butler, D. S., Puentedura, E. J., 2011. The effect of neuroscience education on pain, disability, anxiety, and stress in chronic musculoskeletal pain. Arch. Phys. Med. Rehabil. (12), 2041-2056. https://doi.org/10.1016/j.apmr.2011.07.198.

[83] Low, M., 2017. A novel clinical framework: the use of dispositions in clinical practice. A person centred approach. J. Eval. Clin. Pract. 23 (5), 1062-1070. https://doi.org/10.1111/jep.12713.

[84] Luomajoki, H., Moseley, G. L., 2011. Tactile acuity and lumbopelvic motor control in patients with back pain and healthy controls. Br. J. Sports Med. 45, 437-440.

[85] MacKereth, P., Carter, A., Stringer, J., 2014. Complementary therapy approaches to pain. In: van Griensven, H., Strong, J., Unruh, A. (Eds.), Pain: A Textbook for Health Professionals, second ed. Churchill Livingstone, Edinburgh, pp. 237-253.

[86] Maguire, P., Pitceathly, C., 2002. Key communication skills and how to acquire them. Br.

Med. J. 325, 697-700.

[87] Main, C. J., Buchbinder, R., Porcheret, M., Foster, N., 2010. Addressing patient beliefs and expectations in the consultation. Best Pract. Res. Clin. Rheumatol. 24, 219-225.

[88] Main, C. J., Spanswick, C. C., 2000. Pain Management: An Interdisciplinary Approach. Churchill Livingstone, Edinburgh.

[89] Maitland, G. D., Hengeveld, E., Banks, K., English, K., 2005. Maitland's Vertebral Manipulation, seventh ed. Butterworth-Heinemann, London, p. 57.

[90] Marsell, R., Einhorn, T., 2011. The biology of fracture healing. Injury 42, 551-555.

[91] May, S., Clare, H., 2015. The McKenzie method of mechanical diagnosis and therapy—an overview. In: Jull, G., Moore, A., Falla, D., Lewis, J., McCarthy, C., Sterling, M. (Eds.), Grieve's Modern Musculoskeletal Physiotherapy, fourth ed. Elsevier, Edinburgh, pp. 460-462.

[92] McCarthy, C. J., Arnall, F. A., Strimpakos, N., Freemont, A., Oldham, J. A., 2004. The biopsychosocial classification of nonspecific low back pain: a systematic review. Phys. Ther. Rev. 9, 17-30.

[93] McCullough, B. J., Johnson, G. R., Martin, B. I., Jarvik, J. G., 2012. Lumbar MR imaging and reporting epidemiology: do epidemiologic data in reports affect clinical management? Radiology 262, 941-946.

[94] McCutcheon, H. H., Pincombe, J., 2001. Intuition: an important tool in the practice of nursing. J. Adv. Nurs. 35 (3), 342-348.

[95] Menezes Costa, L., Maher, C. G., McAuley, J. H., Hancock, M. J., Smeets, R. J., 2011. Self-efficacy is more important than fear of movement in mediating the relationship between pain and disability in chronic low back pain. Eur. J. Pain 15, 213-219.

[96] Middleton, K., 2008. Framing the Contribution of Allied Health Professionals Delivering High Quality Health Care. UK Department of Health, London, pp. 1-38.

[97] Moore, A., Jull, G., 2010. The primacy of clinical reasoning and clinical practical skills. Man. Ther. 15, 513.

[98] Moseley, G. L., Nicholas, M. K., Hodges, P. W., 2004. A randomized controlled trial of intensive neurophysiology education in chronic low back pain. Clin. J. Pain 20, 324-330.

[99] National Institute for Health and Care Excellence (NICE), 2012. Osteoporosis: assessing the risk of fragility fracture. Available online at: https://www.nice.org.uk/.

[100] National Institute for Health and Clinical Excellence (NICE), 2006. Guidelines on the management of low back pain. Available online at: https://www.nice.org.uk/.

[101] Nicholas, M. K., 2007. The pain self-efficacy questionnaire: taking pain into account. Eur. J. Pain 11, 153-163.

[102] Nicholas, M. K., Linton, S. J., Watson, P. J., Main, C. J., 'Decade of the Flags' Working Group, 2011. Early identification and management of psychological risk factors ("yellow flags") in patients with low back pain: a reappraisal. Phys. Ther. 91, 737-753.

[103] Nielsen, M., 2014. The patient's voice. In: van Griensven, H., Strong, J., Unruh, A. M. (Eds.), Pain: A Textbook for Health Professionals, second ed. Churchill Livingstone, Edinburgh, pp. 9-20.

[104] Nijs, J., Roussel, N., Paul van Wilgen, C., Köke, A., Smeets, R., 2013. Thinking beyond muscles and joints: therapists' and patients' attitudes and beliefs regarding chronic musculoskeletal pain are key to applying effective treatment. Man. Ther. 18, 96-102.

[105] Øberg, G., Normann, B., Gallagher, S., 2015. Embodiedenactive clinical reasoning in physical therapy. Physiother. Theory Pract. 21

(4), 244 - 252. https://doi. org/10. 3109/099593985. 2014. 1002873.

[106] Opsommer, E., Schoeb, V., 2014. 'Tell me about your troubles': description of patient - physiotherapist interaction during initial encounters. Physiother. Res. Int. 19, 205-221.

[107] Orme, L., Maggs, C., 1993. Decision-making in clinical practice: how do expert nurses, midwives and health visitors make decisions? Nurse Educ. Today 13 (4), 270-276.

[108] O'Sullivan, P., 2005. Diagnosis and classification of chronic low back pain disorders: maladaptive movement and motor control impairments as underlying mechanism. Man. Ther. 10, 242-255.

[109] O'Sullivan, P., Dankaerts, W., O'Sullivan, K., Fersum, K., 2015. Multidimensional approach for targeted management of low back pain. In: Jull, G., Moore, A., Falla, D., Lewis, J., McCarthy, C. (Eds.), Grieve's Modern Musculoskeletal Physiotherapy, fourth ed. Edinburgh, pp. 465-470.

[110] Patel, V. L., Groen, G. J., Patel, Y. C., 1997. Cognitive aspects of clinical performance during patient workup: the role of medical expertise. Adv. Health Sci. Educ. 2, 95-114.

[111] Petty, N. J., Thomson, O. P., Stew, G., 2012a. Ready for a paradigm shift? Part 2: introducing qualitative research methodologies and methods. Man. Ther. 17 (5), 378-384.

[112] Petty, N. J., Thomson, O. P., Stew, G., 2012b. Ready for a paradigm shift? Part 1: introducing the philosophy of qualitative research. Man. Ther. 17 (4), 267-274.

[113] Politi, M., Street, R., 2011. The Importance of Communication in Collaborative Decision Making: Facilitating Shared Mind and the Management of Uncertainty. J. Eval. Clin. Pract. 17 (4), 579-584. https://doi. org/10. 1111/j. 1365-2753. 2010. 01549. x.

[114] Prochaska, J. O., DiClemente, C. C., 1982. Transtheoretical therapy: toward a more integrative model of change. Psychother. Theory Res. Pract. 19, 276-287.

[115] Prochaska, J. O., DiClemente, C. C., Norcross, J. C., 1992. In search of how people change. Applications to addictive behaviors. Am. Psychol. 47, 1102-1114.

[116] Rivett, D., Jones, M., 2004. Improving clinical reasoning in manual therapy. In: Higgs, J., et al. (Eds.), Clinical Reasoning in the Health Professions, third ed. Butterworth Heinemann/Elsevier, Amsterdam, pp. 403-419.

[117] Roberts, L., Whittle, C. T., Cleland, J., Wald, M., 2013. Measuring verbal communication in initial physical therapy encounters. Phys. Ther. 93, 479-491.

[118] Rollnick, S., Kinnersley, P., Stott, N., 1993. Methods of helping patients with behaviour change. Br. Med. J. 307, 188-190.

[119] Rushton, A., Rivett, D., Carlesso, L., Flynn, T., Hing, W., Kerry, R., 2014. International framework for examination of the cervical region for potential of cervical arterial dysfunction prior to orthopaedic manual therapy intervention. Man. Ther. 19, 222-228.

[120] Russek, L. N., Stott, P., Simmonds, J., 2019. Recognizing and effectively managing hypermobility-related conditions. Phys. Ther. 99, 1189-1200.

[121] Sackett, D. L., 2000. Evidence-Based Medicine: How to Practice and Teach EBM, second ed. Churchill Livingstone, Edinburgh.

[122] Sapolsky, R., 2004. Why Zebras Don't Get Ulcers. St Martin's Press, New York.

[123] Schmidt, H. G., Rikers, R. M., 2007. How expertise develops in medicine: knowledge encapsulation and illness script formation. Med. Educ. 41 (12), 1133-1139.

[124] Smart, K. M., Blake, C., Staines, A., Thacker, M., Doody, C., 2012a. Mechanisms-based classifications of musculoskeletal pain: part 1 of

3：symptoms and signs of central sensitization in patients with low back（±leg）pain. Man. Ther. 17（4），336–344. https://doi. org/10. 1016/j. math. 2012. 03. 013.

[125] Smart，K. M.，Blake，C.，Staines，A.，Thacker，M.，Doody，C.，2012b. Mechanisms-based classifications of musculoskeletal pain：part 2 of 3：symptoms and signs of peripheral neuropathic pain in patients with low back（±leg）pain. Man. Ther. 17（4），345–351. https://doi. org/10. 1016/j. math. 2012. 03. 003.

[126] Smart，K. M.，Blake，C.，Staines，A.，Thacker，M.，Doody，C.，2012c. Mechanisms-based classifications of musculoskeletal pain：part 3 of 3：symptoms and signs of nociceptive pain in patients with low back（±leg）pain. Man. Ther. 17（4），352–357. https://doi. org/10. 1016/j. math. 2012. 03. 002.

[127] Standing，M.，2008. Clinical judgement and decision-making in nursing-nine modes of practice in a revised cognitive continuum. J. Adv. Nurs. 62（1），124–134.

[128] Stanton，T. R.，Fritz，J. M.，Hancock，M. J.，Latimer，J.，Maher，C. G.，Wand，B. M.，et al.，2011. Evaluation of a treatment based classification algorithm for low back pain：a cross-sectional study. Phys. Ther. 91（4），496–509.

[129] Stanton，T. R.，Hancock，M. J.，Apeldoorn，A. T.，Wand，B. M.，Fritz，J. M.，2013. What characterizes people who have an unclear classification using a treatment-based classification algorithm for low back pain? A cross-sectional study. Phys. Ther. 93（3），345–355.

[130] Stiell，I. G.，Greenberg，G. H.，McKnight，R. D.，Nair，R. C.，McDowell，I.，Reardon，M.，et al.，1993. Decision rules for the use of radiography in acute ankle injuries. Refinement and prospective validation. J. Am. Med. Assoc. 269，1127–1132.

[131] Stolper，E.，van Royen，P.，Dinant，G.，2010. The'sense of alarm'（'gut feeling'）in Clinical Practice. A Survey Among European General Practitioners on Recognition and Expression. Eur. J. Gen. Pract. 16（2），72–74. https://doi. org/10. 3109/13814781003653424.

[132] Stolper，E.，van Royen，P.，Dinant，G. J.，1996. The'sense of alarm'（'gut feeling'）in clinical practice. A survey among European general practitioners on recognition and expression. Acute renal infections. Radiol. Clin. North Am. 34（5），965–995.

[133] Stuber，K. J.，Wynd，S.，Weis，C. A.，2012. Adverse events from spinal manipulation in the pregnant and postpartum periods：a critical review of the literature. Chiropr. Man. Therap. 20，8.

[134] Terry，W.，Higgs，J.，1993. Educational programmes to develop clinical reasoning skills. Aust. J. Physiother. 39，47–51.

[135] Van Griensven，H.，Schmid，A.，Trendafilova，T.，Low，M.，2020. Central sensitization in musculoskeletal pain：lost in translation? J. Orthop. Sports Phys. Ther. 50（11），592–596.

[136] Vargas-Prada，S.，Coggon，D.，2015. Psychological and psychosocial determinants of musculoskeletal pain and associated disability. Best Pract. Res. Clin. Rheumatol. 29（3），374–390.

[137] Waddell，G.，2004. The Back Pain Revolution，second ed. Churchill Livingstone，Edinburgh.

[138] Wainwright，S. F.，Shepard，K. F.，Harman，L. B.，Stephens，J.，2011. Factors that influence the clinical decision making of novice and experienced physical therapists. Phys. Ther. 91，87–101.

[139] Wijbenga，M. H.，Bovend'Eerdt，T. J. H.，Driessen，E. W.，2019. Physiotherapy students' experiences with clinical reasoning during clinical placements：a qualitative study. Health Pro-

fessions Educ. 5 (2), 126–135.

[140] Woods, M. O., Asmundson, G. J. G., 2008. Evaluating the efficacy of graded in vivo exposure for the treatment of fear in patients with chronic back pain: a randomized controlled clinical trial. Pain 136, 271–280.

[141] Woolf, C. J., 2004. Pain: moving from symptom control toward mechanism-specific pharmacologic management. Ann. Intern. Med. 140, 441–451.

[142] World Health Organization, 2001. International Classification of Functioning, Disability and Health. World Health Organization, Geneva.

[143] World Health Organization, 2011. World Report on Disability. World Health Organization, Geneva.

第六章

颞下颌区检查

Helen Cowgill

学习目标

学习本章后,您应该能够:

- 描述颞下颌关节(temporomandibular joint, TMJ)的关键解剖结构和生物力学,了解颞下颌关节与其他解剖结构的关系。
- 了解颞下颌关节功能障碍(temporomandibular dysfunction, TMD)的体征和症状,并使用诊断标准对颞下颌关节功能障碍进行分类。
- 描述颞下颌关节功能障碍的常见体征和症状,并能讨论与之具有相似症状表征的其他解剖结构异常及病理状态之间的鉴别诊断关联性。
- 了解功能异常习惯如何导致颞下颌关节功能障碍,了解牙齿问题和咀嚼与颞下颌关节功能障碍的关系。
- 了解颞下颌关节功能障碍的多种类型。
- 列出颞下颌关节全面检查的核心部分。
- 能够检查与颞下颌关节功能障碍相关的口腔内环境,了解面部和口腔内环境检查时的注意事项。
- 解释体格检查结果如何有助于理解常见颞下颌关节紊乱的症状,并理解多学科团队(multidisciplinary team,MDT)在颞下颌关节功能障碍检查中的重要性。

章节目录

概述

咀嚼系统主要负责咀嚼、说话和吞咽。颞下颌关节(TMJ)在咀嚼系统中起着不可或缺的作用,是人体最复杂和最常用的关节之一(Okeson, 2020; Magee 和 Manske, 2021)。

解剖回顾

颞下颌关节由下颌骨的髁状突和颞骨的关节窝组成(Okeson,2020)。左右颞下颌关节,及其相关的韧带和肌肉,在U形下颌骨和颅骨的颞骨之间形成双侧关节(Pertes 和 Gross, 1995)。下颌骨与头盖骨之间没有骨性连接,这两块骨的关节由关节盘连结,并由关节囊和各种韧带支撑。关节盘将颞下颌关节分为上下两个关节腔,这使得颞下颌关节能够进行各种复杂的运动,包括咬合运动和横向滑动运动(Pertes 和 Gross,1995;Okeson,2020)并被认为是一个屈戌关节(Okeson, 2020)。

颞下颌关节被归类为滑膜关节,关节内的滑液能帮助关节承受摩擦力和压缩力,同时保持关节润滑(Okeson, 2020)。关节盘通过关节囊韧带附着于下颌骨,关节盘的后部与盘后组织(后带)相连,关节盘的前部与翼外肌相连。关节盘后组织(后带)是一种松散的弹性结缔组织,高度血管化和神经支配,并附着在鼓板的后部(Okeson,2020)。

下颌骨的运动是一系列的旋转和平移运动,并依赖于两个颞下颌关节的同时运动(Pertes 和 Gross, 1995)。因此,一侧关节的运动不能孤立地发生,也不能不受另一侧关节的影响。负责颞下颌关节运动和功能的主要肌肉是咀嚼肌,包括咬肌、颞肌、翼内肌和翼外肌。咀嚼肌的问题和关节盘的活动性可能是疼痛、运动受限和功能障碍的主要来源。在检查过程中,评估双侧颞下颌关节以确定功能障碍侧很重要,因为疼痛并不总是与功能障碍侧相关(Cowgill, 2014)。颞下颌关节是身体中唯一一个受牙齿限制的关节(Magee 和 Manske, 2021),因此在评估颞下颌关节时,考虑牙颌关系或咬合是重要的。

颞下颌关节功能障碍

和所有其他关节类似,颞下颌关节有适应功能需求的能力,并且这取决于许多因素,如关节负荷、全身疾病和年龄。颞下颌关节结构的任何损伤都可能干扰正常功能,从而导致功能障碍。颞下颌关节功能障碍(TMD)是一个统称,包括由咀嚼肌肉引起的疼痛以及颞下颌关节的紊乱,如关节囊炎、退行性关节疾病和关节内排列紊乱(Schiffman 等, 1990, 2014; Dimitroulis, 1998)。功能受限、持续性疼痛和残疾是颞下颌关节功能障碍的三个主要后果(Sharma 和 Ohrbach, 2019)。

颞下颌关节功能障碍的病因尚不清楚。然而,它似乎是多因素的,并反映了身体、功能和心理社会因素之间的相互作用,更可能是多种危险因素的结果,而不是单一的疾病(Sladeet 等,2016)。造成颞下颌关节功能障碍的危险因素包括创伤、咬合不正、性别、磨牙症、头痛、偏头痛、紧咬牙、磨牙、消极思维、抑郁、遗传因素、吸烟和肥胖等(Kumar 等,2019)。颞下颌关节功能障碍的发生可能是由于一次急性活动引起的大创伤,或者是随时间推移,频繁低强度活动引起的慢性微创伤导致。功能异常的习惯,包括咬牙和磨牙症(夜间磨牙),都是微小损伤的例子(Okeson, 2020)。任何使关节复合体过载的力都可能导致关节结构损伤或干扰髁突、关节盘和颞骨关节隆起之间的正常功能关系,导致疼痛或功能障碍,也可能两者同时产生。

为了解关节源性颞下颌关节功能障碍的潜在原因和临床表现,了解关节盘和髁突的关系是很重要的。关节盘移位的特征为关节盘、下颌髁突与颞骨关节结节之间的异常位置关系,关节盘移位主要分为可复性移位和不可复性移位两种类型(Pertes 和 Gross, 1995; Okeson,

2020)。

- 可复性关节盘移位是指当口腔闭合时关节盘向前或前内方位发生移位,而在张口过程中可恢复至相对于髁突更为正常的位置。
- 不可复性关节盘移位的特征是在下颌运动过程中,关节盘永久性移位,髁突不能重新复位到关节盘下方。

颞下颌关节功能障碍的症状和体征

颞下颌关节功能障碍的表现形式多种多样,主要症状和体征包括面部疼痛、弹响、下颌松动、运动时下颌偏斜和运动受限(Pertes 和 Gross, 1995; Okeson, 2020; Magee 和 Manske, 2021)。颞下颌关节紊乱病常伴有耳闷、耳痛、耳鸣、平衡失调和感知听力丧失(Porto De Toledo, 2016),因此对患者进行全面的听力测试以排除任何非颞下颌关节功能障碍病变是重要的。

颞下颌关节功能障碍通常与头痛密切关联;国际头痛障碍分类(International Classification of Headache Disorder 3,ICHD-3)(2018)将颞下颌关节功能障碍归类为继发性头痛(由颞下颌关节功能障碍 ICHD-3,11.7 引起的头痛),诊断标准中包括一个特定的亚类——颞叶头痛(Schiffman 等,2014)。颞下颌关节功能障碍和头痛将在本章后面进一步描述。

颞下颌关节功能障碍的分类

颞下颌关节功能障碍有很多不同的分类(International Classification of Orofacial Pain, 2020; Schiffman 等,2014; Michelotti 和 Svensson, 2019)。现行使用的颞下颌关节功能障碍分类诊断标准发表于 2014 年,可参考 Schiffman 等(2014),其囊括众多分型并具有一定的效度。该诊断标准最初用于科学研究,是辅助颞下颌关节功能障碍患者诊断与筛查的综合性工具。表 6-1 列出了诊断标准中最常见的疾病。

表 6-1 颞下颌关节功能障碍最常见的疼痛类型与关节内病变

伴随颞下颌关节功能障碍出现的最常见疼痛类型	颞下颌关节功能障碍常见类型
肌痛 局部疼痛 肌筋膜痛 点按后压痛 关节痛 颞下颌关节功能障碍引起的头痛	• 关节盘移位伴复位 • 关节盘移位伴间歇性交锁复位 • 关节盘移位不复位,张口受限 • 关节盘移位不复位,活动不受限 • 退行性关节病 • 半脱位

Schiffman 等(2014)

由于颞下颌关节功能障碍的复杂性和多因素成因,此诊断标准强调在治疗颞下颌关节功能障碍时准确诊断的重要性。这是由于患者临床表现往往无法完全归属于单一分类,且可同时存在多种病变。这可能会使颞下颌关节功能障碍的治疗与管理变得复杂,因为颞下颌关节功能障碍患者经常同时接受治疗并转诊到多个专科(Ahmed 等,2014)。所以确定主要和次要诊断以及可能导致患者疼痛或疾病的任何影响因素是非常重要的。

颈胸椎与颞下颌关节功能障碍的关系

由于颞下颌关节、颈椎和胸椎的功能相互关联,这导致它们具有解剖学上的紧密关系和生物力学上的相关性。例如,在张口期间,大约 50%的运动将来自通过上颌骨提起嘴巴,这涉及颈椎伸展(Eriksson 等,1998)。头部、颞下颌关节和颈椎三者之间通过三叉神经及其核团而存在着神经生理学联系。头前额部、眶后、颞部和枕骨区的症状可能是由颈椎和颞下颌关节介导的,这是由于上颈椎和颞下颌关节的三叉神经汇聚于脑干处(Bogduk 和 Bartsch, 2008; Bogduk 和 Govind, 2009; Cairns, 2019)。因此,检查颞下颌关节的同时检查颈椎和胸椎也很重要。

其他非颞下颌关节源性病因

作为综合临床推理过程的一部分，鉴别诊断始终是至关重要的。血管源性疾病（如动脉炎）或神经源性疾病（如三叉神经痛），以及脑神经疾病和耳、鼻、喉病理症状都可能与颞下颌关节功能障碍相似，并可能与颞下颌关节功能障碍共存，因此全面检查和再现患者症状至关重要。如果诊断不明确且非肌肉骨骼问题，则需要继续转诊至适当的专家。

关于问诊期间提出的问题和体格检查期间进行测试的进一步详情，请分别参阅第三章和第四章。本章着重探讨颞下颌关节相关病症，因此其主客观评估方法将针对性调整。

以下描述的主观询问和查体的顺序，可以根据被检查的患者而适当地改变。

> **知识校验**
> 1. 关节盘有哪三个主要附件？
> 2. 说出咀嚼的四块主要肌肉。
> 3. 颞下颌关节功能障碍的三个主要后果是什么？
> 4. 说出三个颞下颌关节功能障碍的危险因素。

问诊/病史采集

患者自述

对于探讨患者对其病情看法的一般性问题，可直接阅读第三章。该章节会阐述对颞下颌关节产生的直接和/或间接性影响因素。

在问诊时，应确定患者的职业，并考虑其对患者表现产生的影响，包括心理社会方面。众所周知，患者对疼痛的个人认知、行为和情绪反应与疼痛的实际来源无关（Schiffman 等，2014）。颞下颌关节功能障碍确实有显著的心理社会联系和影响因素，第三章节中有标注治疗师可以用来解释心理社会因素的提问类型。适当在颞下颌关节功能障碍患者身上使用结果推测法探究他们潜在的心理因素是可行的（Kraus，2014；Ohrbach 和 Knibbe，2016），读者可参考诊断标准（axisII）了解更多详情（Schiffman 等，2014）。从这些筛查中获得的信息可以在会诊中适当使用，并在有需要时进行转诊。

通常与颞下颌关节功能障碍相关的职业是歌手、演员、接线员和音乐家。由于考试和评估的压力，所有年龄段的学生也需要考虑。

身体图示

在记录头部和面部症状时，建议使用更为精确的单独的面部图表（图6-1）。

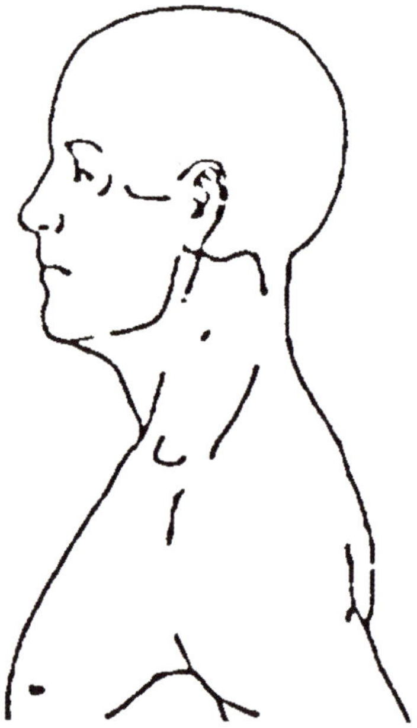

图6-1 记录头部和面部症状的面部图

当前发生症状的区域

在记录症状的区域时要准确。与颞下颌关节功能障碍相关的症状在本章前面已经讨论过，包括位于耳、眼和牙齿的疼痛，并放射到下颌和颞区（Feinstein 等，1954；Rocabado，1983），颈部疼痛和头痛（Kraus，2014）。治疗师总是需要检查危险信号和预防措施，以评估受影响的区域（表3-3，表7-3）。

询问患者是否有过平衡失调、头晕或其他与颈动脉功能障碍（Cervical Arterial Dysfunction，CAD）或椎基底动脉供血不足相关的症状（Kerry, 2013)。更多详情请参阅本书第七章和“治疗与管理”分册第八章(Barnard 和 Ryder, 2024)。读者也可以参加 Taylor 和 Kerry(2010)的研究生班。其余可疑症状需转诊以便进行医疗检查(Bogduk,1994; Kerry 和 Taylor, 2006)。

与检查区域相关的其他区域

如前所述,所有其他相关区域都需要检查是否有症状,包括颈椎和胸椎。询问疼痛甚至僵硬的情况很重要,因为这可能与患者的主要症状相关。在身体图示上用记号标记未受影响的区域。

疼痛性质

确定疼痛性质。口面部疼痛可能由肌肉骨骼、神经或血管变化引起,每种变化都具有不同的疼痛特征。未进行不同解剖结构的鉴别诊断时,此类信息对确定疼痛主要来源具有重要参考价值。

疼痛强度

疼痛的强度可以用视觉模拟量表来测量,见图 3-4。疼痛日记(见第三章)可能有助于患者确定一段时间内的疼痛模式和触发因素。

异常感觉

检查颞下颌区域和面部的局部感觉是否有改变,如果合适,也可检查颈椎、上胸椎或上肢的感觉是否有改变(见第四章)。

持续或间歇性症状

在诊断时需要确定患者出现症状的频率,以及它们是持续的还是间歇性的。如果症状持续存在,需进一步检查症状的强度是否存在变化,因为持续不断的疼痛表明患者可能患有肿瘤疾病(Greenhalgh 和 Selfe,2010)。

症状间的关系

医生需要确定症状区域之间的关系,它们是一起出现还是分开出现?例如:患者可能出现下巴疼痛,但其没有颈部疼痛,或疼痛可能同时存在。这可以帮助临床推理,并可以帮助规划体格检查。

症状表现

症状加重的因素

颞下颌区域的常见加重原因是张口、长时间说话、打哈欠、唱歌、尖叫和咀嚼较硬的食物。对于其他区域的加重因素,读者可以参考本书的相应章节。

考虑咀嚼的功能,患者咀嚼时是否伴有疼痛,是否能够将食物送入口中,他们的饮食改变了多久,以及他们是否可以双侧咀嚼。这些信息会在我们考虑关节负荷、肌肉激活和其他脑神经功能时,发挥重要作用。

关于疼痛评估的严重程度、激惹程度和性质等更多信息,请参阅第三章。

治疗师需要了解症状如何影响功能以及功能如何影响症状。例如,头部向前的姿势将改变下颌骨的休息位,并可能改变肌肉活动和张力,这些可能会发生在办公室工作人员中(Olivo 等,2006)。

有关如何记录加重和减轻因素的详细信息,请参阅第三章。

症状减轻的因素

治疗师应该询问患者一些已知的理论情况,这些因素可能是症状的来源。例如,颞下颌关节的症状可以通过将关节置于特定位置来缓解,而上颈椎的症状则可以通过支撑头部或颈部来缓解。然后,治疗师可以分析缓解症状的位置或动作,以帮助确定产生病痛的原因。

磨牙等不良习惯

咀嚼肌的活动可以大致分为两大类:功能性活动,如咀嚼和说话;以及功能异常活动,如磨牙或咬牙(Okeson, 2020)。功能异常的活动可能发生在白天，也可能发生在睡眠中。它们可以是单一的活动（咬紧牙关）或有节奏地收缩（磨牙）；也可以一起发生，并且很难分开，因此被称为磨牙事件。能够表明磨牙症和/或过度功能或功能异常活动的临床体征是扇形舌、颊黏膜摩擦角化或白线以及口内检查时观察到的后磨牙或犬齿磨损（Okeson，2020）。常见的不良习惯的例子如表6-2。

表6-2 常见的咀嚼肌活动

功能性活动	功能异常活动
咀嚼食物 吞咽 说话	磨牙 咬牙 过度咀嚼口香糖 咬舌 唆嘴 咬指甲 咬嘴唇 关节有异响

24小时症状

如果需要确定哪些症状会全天候地发生，请参阅第三章。以下附加问题可能对寻找颞下颌关节功能障碍原因有帮助。

夜间症状

- 您晚上是否会磨牙或咬牙？通常，患者不会意识到夜间磨牙，但他们的伴侣可能能够提供这些信息。
- 您是否患有睡眠呼吸暂停症？
- 您现在或曾经在晚上戴过夹板吗？如果是，则需要考虑以下问题：
  - 夹板对您的症状有什么影响？
  - 当前是否还在使用牙科夹板（如果可能，查看牙科夹板是否有磨损迹象）。
  - 上次更换是什么时候？这可以提示患者磨牙症的强度。
- 对接受牙齿矫正治疗的患者，询问是使用弹性矫正器还是塑料保持器过夜？

清晨和晚上的症状

夜间磨牙的患者可能会因头痛和/或面部、下颌或牙齿症状而醒来（Kraus，1994）。然而，如果患者有很强烈的不良习惯，他们可能会在白天疼痛，并随着时间的推移而恶化。如果压力或工作/学习环境被认为是一个症状加重因素，那么工作/学习日与非工作/非学习日的症状是否有不同非常值得探索。

特殊/筛查问题

医生必须始终询问特殊问题，因为这些问题可能会确定体格检查和/或治疗的某些注意事项或禁忌证（表3-3）。读者可参考Greenhalgh和Selfe（2010）以及第三章了解更多信息。对于颞下颌关节功能障碍患者，需要考虑以下额外的特殊问题。

关节弹响

关节弹响通常与异常的关节盘-髁状突力学有关（Okeson，2020；Magee和Manske，2021），并且确定关节弹响的性质可以帮助诊断和预测预后。听诊检查中，可复性关节盘移位可闻及弹响，而不可复性关节盘移位可能伴或不伴弹响（Pertes和Gross，1995；Magee和Manske，2021）。

重要的是，关节盘移位的解剖学证据并不总是与患者症状相关。通常，关节盘移位伴有咔嗒声和下颌运动受限。然而，无痛的关节弹响并不总是提示关节功能障碍（Okeson，2020；Schiffman等，2014；Magee和Manske，2021）。

夜间磨牙症

医生需要确定牙齿磨削的程度和性质，并考虑其与目前状况的关系。在磨削过程中产生的机械力会加重颞下颌关节功能障碍。夜间磨牙症通常是压力过大的表现，因此考虑可能导致和/或介导当前状况的相关心理因素非常重要。

咬牙

咬牙可能发生在晚上，也可能发生在白天。

下颌骨的正常休息位置是后牙稍微分开，舌尖在口腔的顶部。咬紧牙关会导致咀嚼肌的过度活动，从而导致肌源性疼痛。

牙齿问题

上下牙齿接触（咬合）和通过颞下颌关节的力之间的关联应予以考虑。应记录所有牙科疾病的完整病史，包括手术、拔牙、牙齿矫正史、牙齿骨折（可能表明磨牙症）和牙科检查/治疗期间的张嘴时长。应注意患者是否有任何松动的牙列或佩戴假牙，因为这与计划客观检查有关。咬合不对称或缺牙会影响颞下颌关节的负荷和咀嚼肌（Magee 和 Manske，2021），这可能导致颞下颌关节内部和周围的病理力学变化。

牙关紧闭症

牙关紧闭或张口受限是颞下颌关节功能障碍常见的症状。值得注意的是，它也可能是恶性肿瘤的主要表现（Beddis 等，2014）。提示：30 mm 的张口度是牙关紧闭的上限。

脑神经疾病

颞下颌关节功能障碍相关的体征和症状可能与明显的脑神经疾病相似。因此，必须确定是否需要进一步检查有无脑神经障碍（Okeson，2020）。或者说，已知的脑神经病变可导致或促成颞下颌关节功能障碍，反之亦然。需要确定任何疾病的相关性，例如：

- 前额和面部的疼痛和/或感觉改变需要与三叉神经痛（第Ⅴ对脑神经，cranial nerve Ⅴ，CN Ⅴ）鉴别。
- 对于张口有困难者，应考虑咀嚼肌的三叉神经支配问题。
- 面部不对称需要与面神经麻痹（CN Ⅶ）相鉴别。
- 听觉症状应与前庭耳蜗神经（CN Ⅷ）麻痹相鉴别，后者可能与严重的肿瘤病理有关。
- 吞咽问题应与舌咽（CN Ⅸ）和迷走（CN Ⅹ）神经麻痹相鉴别。
- 舌不对称应与舌下神经（CN Ⅻ）障碍做区分（Kerry，2013）。

表 7-6 详细评估了脑神经功能。

颈动脉功能障碍

治疗师需要识别椎动脉（例如椎基底动脉供血不足）或颈内动脉相关的血管病变的症状。这些血管的病变可以产生与颞下颌关节功能障碍相关的颅面体征和症状（见第七章）。症状包括平衡失调、头晕、视力改变（包括复视）、恶心、共济失调、跌倒、面部感觉改变、说话困难、吞咽困难、交感神经麻痹、偏侧感觉缺失和偏瘫（Bogduk，1994；Kerry 和 Taylor，2006）。眼睑下垂可能与颈内动脉病变有关，可能被误认为是面部不对称。具体而言，与颈动脉病变相关的颞下颌功能紊乱与机械性颞下颌关节功能障碍相仿。如果存在，治疗师以常规方式确定加重和缓解因素。类似的症状也可能与上颈椎不稳和内耳疾病有关。重要的是，在颈动脉缺血前阶段，颈部血管病变可能仅表现为上颈部和头部疼痛（Kerry 和 Taylor，2006；Bogduk 和 Govind，2009），正如图 7-8 所展示的那样，了解血管损伤的诱发因素和有关患者血压的信息有助于诊断（Kerry 和 Taylor，2006，2008，2009）。见表 7-5 所筛选 CAD 相关症状，第七章是 CAD 测试指南，读者还可以参考“治疗与管理”分册中的第八章（Barnard 和 Ryder，2024）。对于颞额叶头痛的表现，治疗师也需要考虑颞动脉炎作为鉴别诊断。

耳部症状

有关耳的症状，常见的主诉是耳痛和耳鸣。需要注意，颞下颌关节不是耳部症状的来源，应立即转诊至适当的专科医生。更多信息见前一章。

头痛

头痛在颞下颌关节功能障碍患者中非常普遍（Franco 等，2010），会加重颞下颌关节功能障碍的症状(Costa 等,2017),并会增加患颞下颌关节功能障碍的可能性(Tchivileva 等,2017)。颞下颌关节功能障碍相关性头痛通常位于颞区,并因下颌运动、功能和/或功能异常而加重,刺激咀嚼系统可重现头痛(Schiffman 等,2014)。国际头痛协会在 *International Classification of Orofacial Pain (2020) Code 3* 中进一步将颞下颌关节功能障碍和伴有头痛的颞下颌关节功能障碍进行了分类。

现病史

关于目前状况及病史的一般性问题的详细章节,请参阅第三章。对于每一个症状区域,治疗师需要发现症状已经存在多久,是否有突然或缓慢的发作,以及是否有已知的原因引起症状的发作,如创伤、压力、手术或职业。如果发病缓慢,治疗师需要了解患者的生活方式是否有任何变化,如新的饮食习惯、最近的牙科治疗或其他因素。症状出现也可能是隐匿的,由于特定事件或创伤,包括挥鞭伤、颌骨直接创伤、长期牙科治疗或手术(Kraus, 2014)。了解之前与其他医疗保健专业人员的咨询情况很重要,据报道,颞下颌关节功能障碍患者在初次物理治疗咨询之前平均会咨询 3.2 名医疗保健专业人员(Kraus,2014)。

既往史

从患者和/或牙科/医疗记录中需获得以下附加的既往史信息。

- 任何相关牙科/病史的详细信息,特别是涉及牙齿、颌骨、颅骨或颈椎的病史。
- 以前的任何一次疼痛的历史:有多少次?什么时候的事?原因是什么?频率是多少?每一次疼痛的持续时间是多少?患者在两次发作之间是否完全恢复?
- 确定任何过去治疗相同或类似问题的结果。
- 患者是否正在服用任何药物或试验药物治疗该问题,以及其对症状是否有影响?
- 患者最近是否完成了任何可能相关的美容整形手术,例如面部填充物?填充物可能在体格检查期间移动,因此治疗师需要明确面部填充物被注射的位置并避免该区域。

> **知识校验**
> 1. 颞下颌关节的弹响可能意味着什么?
> 2. 描述三个功能异常的习惯。
> 3. 什么是磨牙症?你对患者全天候会发生的症状有什么期望?

体格检查计划

当所有这些信息都被收集后,主观检查就完成了。有关体格检查的一般考虑,请参阅第三章。

在安排针对颞下颌区域的体格检查时需要考虑的要点如下。

- 颞下颌关节检查应始终伴随着颈椎和胸椎的检查。
- 对于需要进一步探讨的体检内容,如椎基底动脉功能不全、神经系统受累、近期骨折、创伤、类固醇治疗或类风湿关节炎,是否有任何预防措施和/或禁忌证?也可能有进一步检查和治疗的禁忌证,例如脊髓受压症状。由于检查包括口内评估,因此应考虑癫痫等病史,因癫痫发作期间若患者处于强力紧咬状态,手部定位操作存在潜在风险,故不建议实施附属运动评估。
- 注意任何最近的美容化妆工作,如面部填充物,以避免在体格检查期间移动。

体格检查

以下描述的体格检查的顺序和细节应适合被检查的患者。作为检查标准的一部分,Ohrbachetal 等(2013)提供了非常详细的检查程序(Schiffman 等,2014)。新手治疗师最初可能想复现患者们的症状,但随后迅速反应过来什么是最适合他们的程序（Kerry，2013）。治疗师应始终获得患者的同意，并向患者解释体格检查，包括口腔内检查。

视诊

非正式视诊

非正式观察将从治疗师开始进行主观检查的那一刻开始。例如，观察说话时的清晰度或存在的不良习惯，观察将持续到体格检查结束。第四章提供了关于非正式观察的进一步资料。

正式视诊

治疗师需要在动态和静态情况下观察患者；注意颈部和下颌运动的质量，以及姿势特征和面部表情。

体态视诊

治疗师观察一般姿势和颈部体位。颈部和颌骨之间的肌筋膜关系意味着一个部位的姿势障碍可能会影响另一个部位。对于颅面观察，治疗师使用图 6-2 所示的解剖标志观察面部对称性。

检查面部的视、瞳孔、耳、咬合线是否平行（图 6-2）。除此之外，下颌骨的长度（后-前）可以从颞下颌关节线到下巴的前切迹测量，并且注意任何双侧差异。治疗师应注意任何麻痹，如嘴角下垂，这可能表明 Bell 麻痹。

治疗师应检查面部和颞下颌关节的骨骼和软组织轮廓。治疗师观察下颌骨的静止位置，也称下颌骨的上体位。在下颌骨的静止位置，后牙稍微分开，下颌骨处于松弛位置，舌尖紧靠上中切牙内表面后面的上腭。治疗师检查后牙闭合在一起的牙尖交错位置，并观察患者牙齿是否出现咬合不正。例如：

- 反颌（指下颌或下门齿前突，超出上颌或上门齿）或第Ⅲ类咬合（Okeson，2020）。
- 覆咬合（上颌牙在下颌牙前 2 mm 为正常）或第Ⅱ类咬合（Okeson，2020）。如果覆咬合明显，则用尺子测量并记录覆咬合的程度（上颌门牙相对于下颌门牙闭合的距离（Ohrbach 等，2013；Okeson，2020）。
- 反咬合（下颌骨向一侧偏斜，使用两个中切牙之间的切牙间隙作为下颌和上颌两组的参考点）。

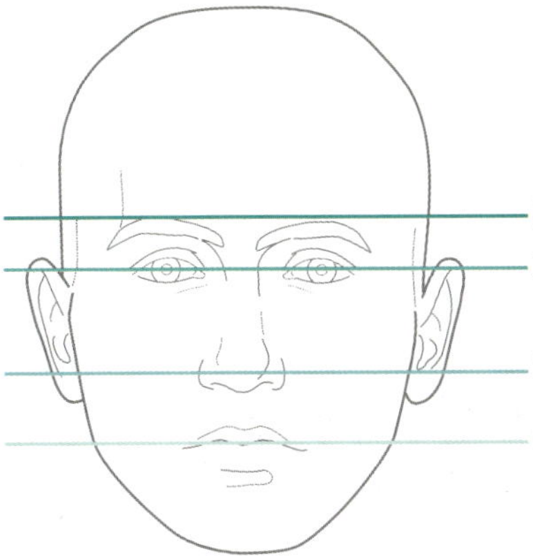

图 6-2　面部的对称性
（引自 Magee 2014，已获许可）
面部的对称性可以通过比较眶上线、双瞳孔线、耳线和咬合线来测试，这些线应该是平行的

需要特别注意咬合不正和咬合冲突，通常见于牙齿缺失、形成不良，或正在佩戴牙支架、假牙或种植体被磨损等情况。

肌肉形态视诊

咀嚼的主要肌肉是咬肌、颞肌、翼内肌和翼外肌，这些肌肉中，只有咬肌和颞肌是可见的，并且可能增大或萎缩。如果有一种被认为是肌肉不平衡引起的姿势异常，颈椎和肩带周围的肌肉可能需要检查。

口腔内环境视诊

治疗师观察患者牙龈的健康状况，并检查口内环境是否有任何紧咬或磨牙症的迹象。会出现如下提示磨牙症或磨牙事件的三种常见临床体征：

1. 颊黏膜白线或摩擦性角化病（内颊隆起），如图 6-3。

2. 后磨牙磨损面退化，如图 6-3。
3. 扇形舌部(舌痕齿的凹陷)，如图 6-4。

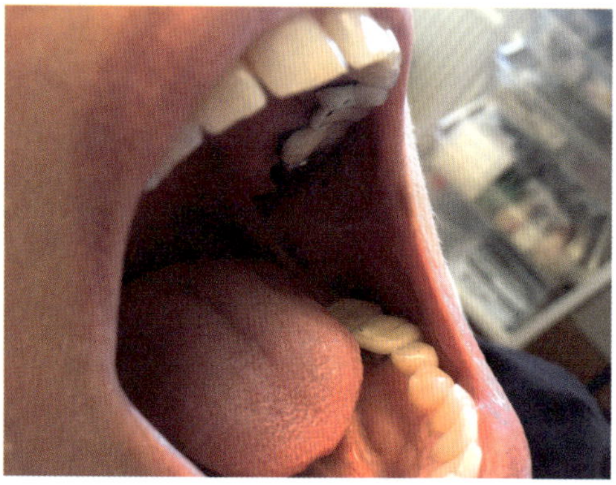

图 6-3 磨牙事件的迹象
口腔内检查时可发现内颊有白斑(颊黏膜摩擦性角化病)和后磨牙磨损面的退化或变平

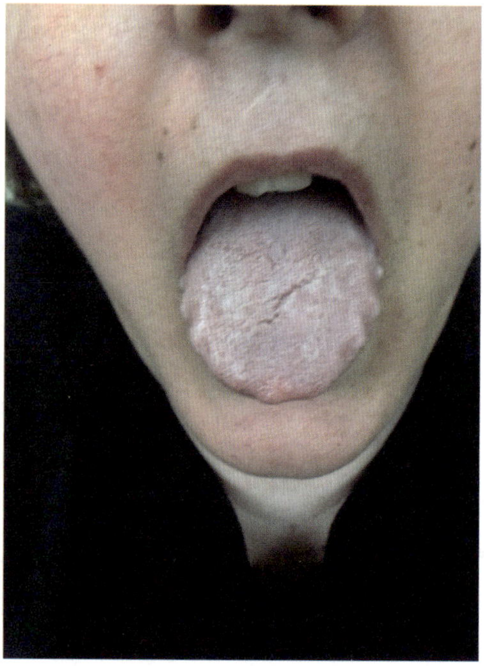

图 6-4 磨牙或舌推压牙齿的表现
口腔内检查时可能会发现舌头呈扇形

手电筒和压舌板在观察口内环境时很有帮助，但不是必需的。在口腔内检查中发现的临床体征可能表明过度的功能或功能异常活动(Okeson, 2020)。如果患者的症状有昼夜变化，重要的是通过观察他们在清醒时、中午和晚上的临床体征来确定，他们的不良习惯是夜间的还是在白天持续的。

软组织视诊

治疗师观察患者皮肤的颜色和颞下颌关节、面部或牙龈的任何肿胀，并为进一步检查寻找线索。治疗师观察淋巴腺和淋巴结，触诊时如果感觉到或怀疑有异常，应适时转诊。

主动生理运动

对于主动被动生理运动，治疗师应注意第四章中提到的常见程序和注意事项。此外，治疗师需要考虑与颞下颌关节功能障碍相关的以下事项：

- 评估运动质量：轻微半脱位、捻发音或张口和/或闭口时的关节弹响声。
- 评估活动范围：活动范围过大，特别是发生在张口时，可能表明颞下颌关节过度活动。
- 观察颈前肌是否过度活动，尤其是张口时。
- 观察张口时口腔是否有任何变化：下颌骨在张口时偏离，但在张口到最大时恢复到中线的行为称为偏移(deviation)(Okeson, 2020)；下颌骨在张口时向一侧移位，并且不能恢复到中线的行为称为偏斜(deflection)(Okeson, 2020)。

颞下颌关节的运动可以用直尺测量，测量前牙切缘之间的距离如图 6-5 所示。通过切口间距离测量的无痛张口范围已被证明是有一定信度和效度的(de Wijer 等，1995；Beltran-Alacreu 等，2014)(Dworkin 等，1990；Walker 等，2000)。

颞下颌关节运动可以如图 6-5 所示或在活动范围运动图表中记录。表 6-4 中列出的张口/闭口、前伸/后缩和过度侧向滑动的主动运动在图 6-7 展示，可在患者坐着或躺着的情况下进行测试(Kerry, 2013)。治疗师在患者休息时和每次运动前需确定患者的症状，并纠正任何运动偏差，以确定其与患者症状的相关性。正常的张口大小一般在 53～58 mm(Okeson,

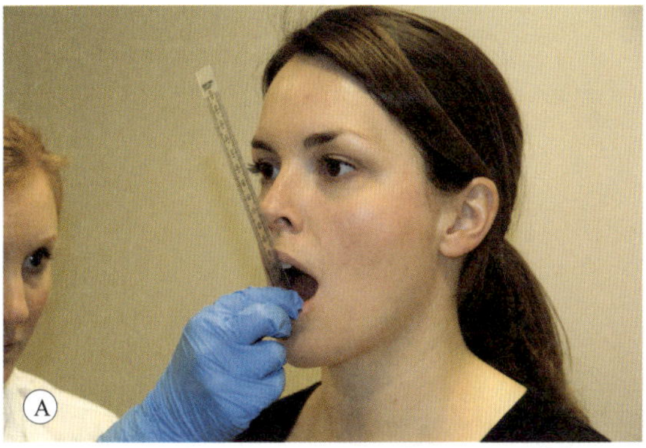

（A）最大舒适张口程度和最大张口程度
要求患者在感觉到疼痛之前尽最大可能张大嘴，这被称为最大舒适张口程度。该测量值是前牙切缘之间的距离。即使在疼痛的情况下，患者也要尽可能张大嘴重复上述操作，这被称为最大张口程度

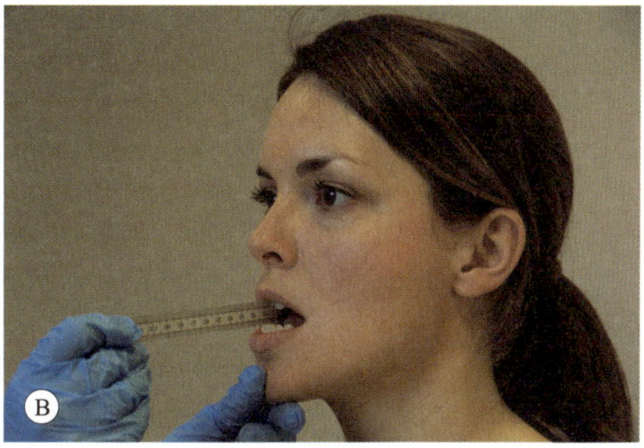

（B）前伸

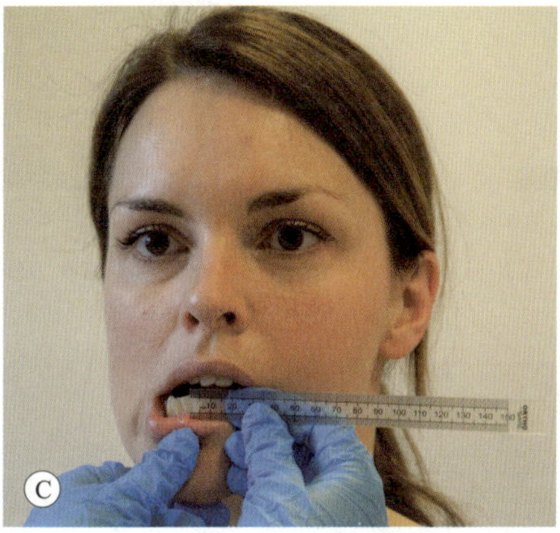

（C）侧向滑动

图 6-5 用直尺测量口腔运动及颞下颌关节活动度

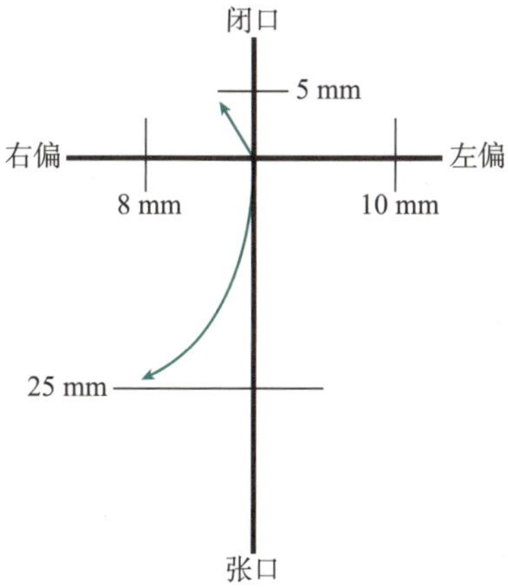

图 6-6 记录颞下颌关节运动结果的示例
（From Rocabado, 2004）
通常张口大小为 35～45 mm。关节力学通常以 4∶1 的比例发挥作用，即 4 mm 的张口大小对应于每一毫米的侧向滑动/前伸

2020），有人建议女性和男性的最大张口下限分别为 35 mm 和 40 mm（Beddis 等，2014），因此考虑到患者的年龄、性别和一般体型，35 mm 以上可视为正常。

在主动运动中触诊髁状突的运动对于感受运动的质量是有帮助的（Ohrbach 等，2013），并且还可了解关节的生物力学，先是 20～25 mm 的张口旋转运动，随后是嘴的平移运动。下颌髁状突外侧的过度前移可能提示颞下颌关节过度活动。如图 6-8 所示，在颌骨运动过程中对关节进行听诊，治疗师能够听到任何关节弹响，包括咔嗒声或捻发音。

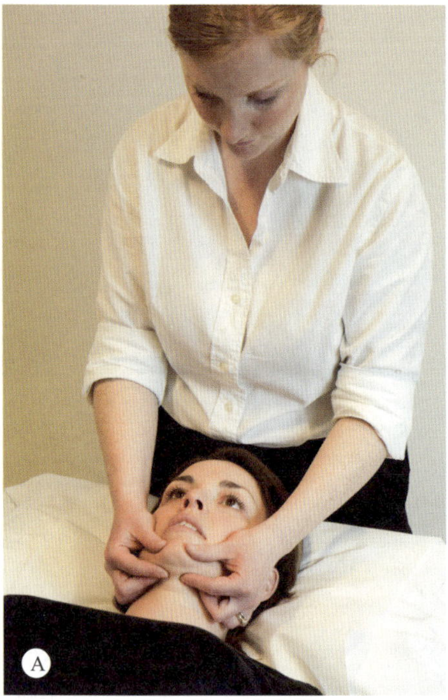

(A)张口和闭口

双手的示指和拇指轻轻抓住下颌骨,使下颌骨下压和抬起(即张口闭口)

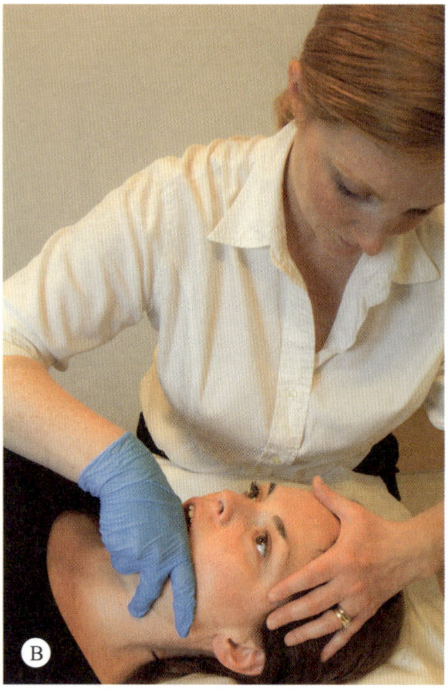

(B)前伸和后缩

戴手套的拇指放在口腔内下门牙的后面,然后,拇指压力可使下颌骨前伸和后缩

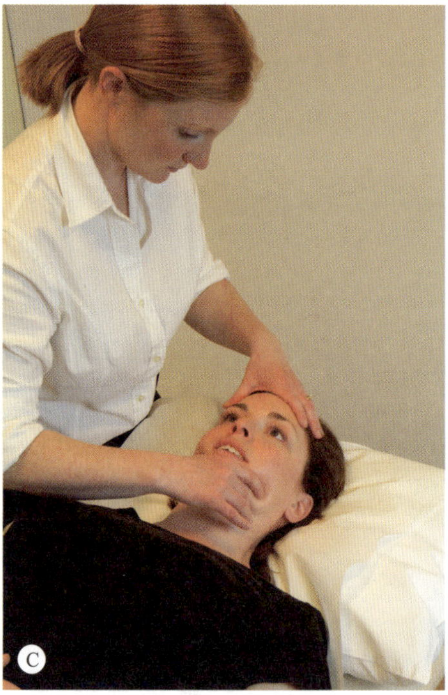

(C)侧向滑动

左手稳定头部。右手呈杯状卡在患者下颌骨周围,并将下颌骨向左和向右移动

图6-7 对颞下颌关节施加较大压力

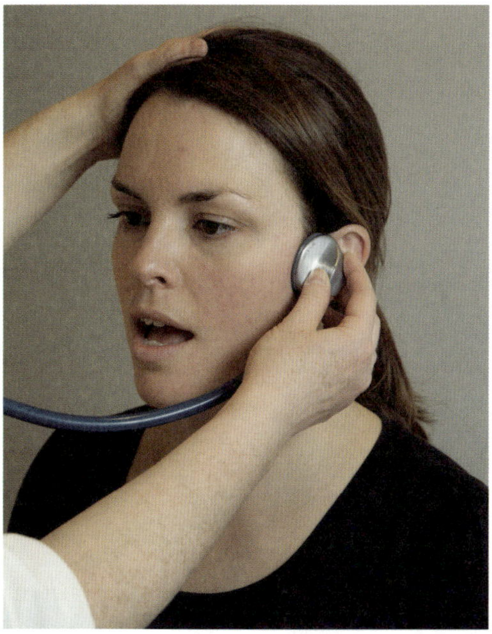

图 6-8 颞下颌关节噪声的听诊

治疗师将听诊器放置在颞下颌关节上，并在患者的活动范围内，让患者张口/闭口、前伸和侧向滑动期间进行听诊，检查是否有关节弹响或摩擦音

表 6-3 主动活动及其可能的调整

主动活动	主动活动调整
颞下颌关节 张口 闭口 前伸 后缩 后缩位张口 左侧向滑动 右侧向滑动 ？上颈椎动作 损伤动作 ？颈椎活动 ？胸椎活动	重复 速度变化 组合，例如： • 张口后侧向滑动 • 侧向滑动后张口 • 前伸位张口 • 后缩位张口 保持 不同的测试 功能性活动

颞下颌关节的运动和其调整见表 6-3。根据患者的症状和表现可以选择（Rocabado，2004；Hengeveld 和 Banks，2014；Magee 和 Manske，2021）各种不同的鉴别试验进行测试。

在主观检查过程中，通过观察患者言语时下颌运动的常规检查，已对其部分功能能力进行了初步评估。任何进一步的测试都可以在检查中进行。主观检查结果可以帮助找到合适的测试，特别是加重因素。

> **知识校验**
> 1. 磨牙症的三种临床症状是什么？
> 2. 如何判断颞下颌关节是否发出关节弹响声？
> 3. 你可以用什么测试来帮助确定疼痛是关节性的还是肌源性的？

被动生理运动

治疗师可以在患者处于仰卧位时被动地移动颞下颌关节。比较主动和被动运动对症状的反应有助于确定发生问题的结构。被动的生理运动也可以决定功能障碍的一侧，这可能并不总是有症状的一侧。可能需要检查其他区域以确定被动运动与患者症状的相关性。

肌肉测试

肌肉测试包括检查肌肉力量、控制力、耐力和等长收缩。

肌力

如图 6-9 所示，治疗师可以测试患者的下压、上抬、前伸、后缩和侧向滑动下颌骨的肌群，以及颈部肌肉组织（如适用）。然而，Kraus（1994）考虑到有时下颌肌无力是罕见的颞下颌关节疾病，难以徒手确认。重要的是要考虑翼外肌，它附着在前关节盘和下颌髁上，可能会导致关节盘功能障碍、患者疼痛或痉挛。

肌肉控制

过度的咀嚼肌活动被认为是颞下颌关节病症的一个因素。颈椎肌肉，特别是颈深屈肌，由于与咀嚼肌肉的协同关系，应进行相应的检测。

等长肌肉测试

如图 6-9 所示，测试下颌骨在静止位置下压、上抬、前伸、后缩和侧向滑动的肌肉群。另

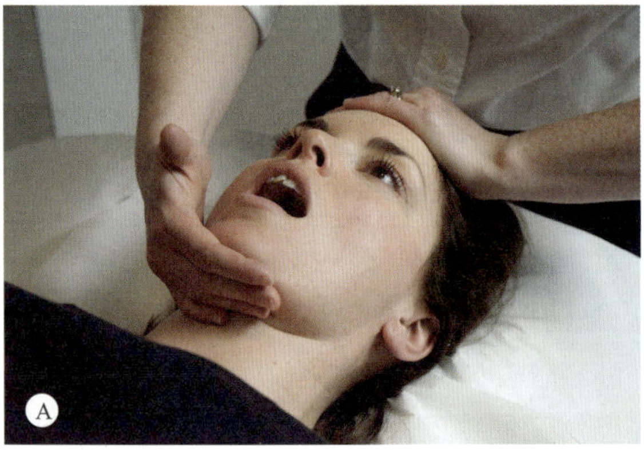

(A) 张口抗阻

治疗师将一只手放在患者下巴下方以提供阻力,另一只手稳定头部

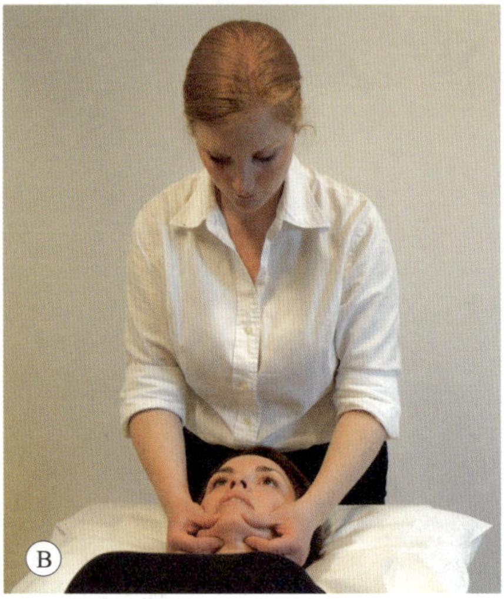

(B) 闭口抗阻

治疗师将双手放在患者下巴上方,并阻止患者闭合嘴巴

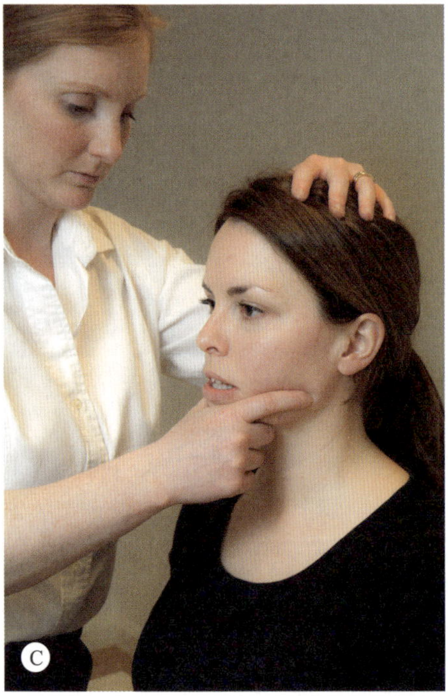

(C) 下颌骨前伸抗阻

治疗师将虎口放置在患者的下巴上,并阻止下巴向前伸展

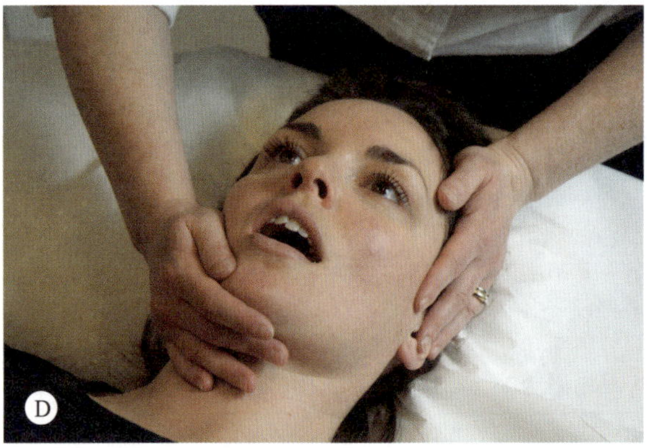

(D) 侧向滑动抗阻

治疗师将一只手放在下颌骨上,另一只手稳定头部,对下颌骨的侧向运动进行抗阻

图6-9 颞下颌关节的力量测试

外,如果可以,需测试颈椎肌肉组织。并且,治疗师还要观察保持这个体位所必需的肌肉收缩的质量(这可以在患者闭上眼睛的情况下进行)。例如,患者可能无法阻止关节运动,或者肌肉活动过度,这两种情况都可能提示神经肌肉功能障碍(Kerry, 2013)。

耐力测试

治疗师可通过施加或不施加阻力的重复性运动评估肌肉功能,并观察其运动质量和活动幅度。对于经常使用颞下颌关节的患者,如歌手和演员,这一点尤为重要。

神经测试

神经系统检查包括神经系统完整性检查、神经动力学检查和其他一些神经检查。

神经系统完整性测试

一般来说,如果症状局限于上颈椎和头部,神经系统检查可限于脑神经和 C1～C4 神经根(表 7-6)。

皮节/周围神经

面部、头部和颈部的轻触和痛感分别用棉线和针刺进行测试,具体方法见第四章。了解神经根(皮节)和周围神经的皮肤分布,治疗师能够区分感觉丧失是由神经根病变引起的还是由周围神经病变引起的。

肌节/周围神经

对以下肌节进行测试,结果见第四章表 4-8。

- 三叉神经(CN Ⅴ)。
- 面神经(CN Ⅶ)。
- 副神经(CN Ⅺ)。
- C1～C2。
- C2。
- C3。
- C4 和 CN Ⅺ。

反射测试

下颌抽搐反射(CN Ⅴ 控制)是在嘴微张位,通过反射锤给予下颌一尖锐敲击诱发。轻度抽搐是正常的,过度的抽搐提示双侧上运动神经元损伤。

神经动力学测试

如有需要,可进行以下神经动力学测试,以确定神经组织对患者症状产生的影响程度:

- 被动颈屈。
- 上肢神经动力学试验。
- 直腿抬高试验。
- Slump 测试。

这些测试的细节在第四章有描述。

舌下颌反射(由 CN Ⅴ 支配)

当舌头主动贴近软腭后,正常反射应该是咀嚼肌的放松。这种反射的丧失不一定是严重的,而是与颞下颌关节/上颈椎功能障碍相关的感觉运动功能障碍的表征(Kerry,2013)。

辅助性测试

为了便于鉴别诊断,可以进行以下进一步测试。

- 脊椎和颈动脉检查(Kerry 和 Taylor, 2006, 2009)(见第七章)。
- 触诊颞动脉以检查是否有可疑的颞动脉炎。当发现疼痛和过强的脉搏时,说明检查结果为阳性(Kerry, 2013)。
- 进一步进行脑神经检查。如果怀疑存在明显神经病变,则需要转诊行进一步医学检查(见第七章)。

触诊

触诊颞下颌关节和上颈椎(见第七章),建议将触诊结果记录在身体图示(图 6-1)和/或触诊图表上(图 4-34)。

关于触诊的一般注意事项和指导原则,请参考第四章(方框 4-2)。除了这种一般触诊,以下触诊是特定于颞下颌关节区域:

- 下颌骨和颞下颌关节的位置检查和突出程度检查。
- 咀嚼肌出现肌肉痉挛。
- 触诊检查骨性标志(颧弓、下颌支和髁突)、韧带、肌肉(咬肌、颞肌、翼内肌和翼外肌、头夹肌、枕下肌、耻骨肌、胸锁乳突肌、二腹肌)和肌腱是否有压痛,并检查舌骨和甲状软骨。如图 6-10 所示,颞肌肌腱附着在下颌骨的冠状突。
- 咬肌的深层纤维可在口内被触及。
- 翼内肌也可在口内触诊;但是这会使普通人感觉不舒服。
- 触诊发现淋巴结肿大。
- 翼外肌能否被触诊到尚存争议。一般认为可以在口内间接触诊(Rocabado 和 Iglarsh, 1991)。

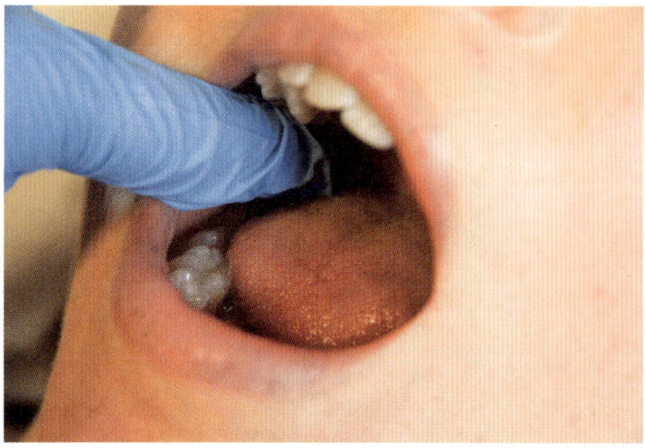

图 6-10 在口腔内检查时触诊冠状突以确定颞肌肌腱止点

治疗师的手指沿着下颌支的前缘向上移动,直到感觉到冠状突和颞肌肌腱

附属运动

建议使用查体图和解剖图记录发现的症状。这些在第四章中有详细的解释。治疗师在进行附属运动时的一般考虑参考第四章。除一般因素外,以下考虑是针对颞下颌关节区域的。

颞下颌关节附属运动如表 6-4、图 6-11 所示,具体如下。

- 前后向移动(由于会压迫到高度神经支配的关节盘后区,通常不进行评估),见文献(Kerry,2013)体位检查。
- 后前向移动。
- 内向横移。
- 外向横移。
- 尾端纵向滑动。
- 头端纵向滑动。

辅助运动可以在仰卧位进行,如图 6-11 Kerry(2013)所展示的那样,也可以在半坐位进

表 6-4 附属运动、应用选择及患者症状的再评估

附属运动	应用选择	确定附属运动对患者体征和症状的影响
颞下颌关节 ↕ 前后向 ↕ 后前向 ↔ 向内横移 ↔ 向外横移 ↔ 向尾端纵向滑动 ↔ 向头端纵向滑动	起始位置,例如:下颌骨下压、上抬、前伸、后缩、侧向平移或这些位置的组合 施力速度 施力方向 施力点的改变	重新评估所有症状
? 上颈段	同上	重新评估所有症状
? 胸段	同上	重新评估所有症状
? 腰段		重新评估所有症状

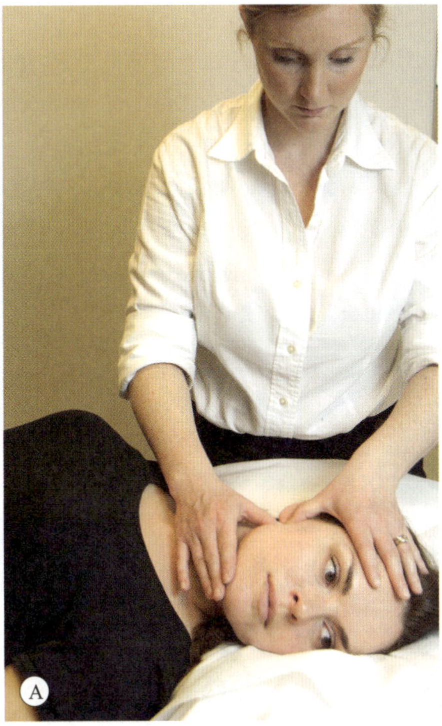

(A) 后前向滑动

当患者侧身时，医生的拇指对髁状突的后侧施加后前向的压力

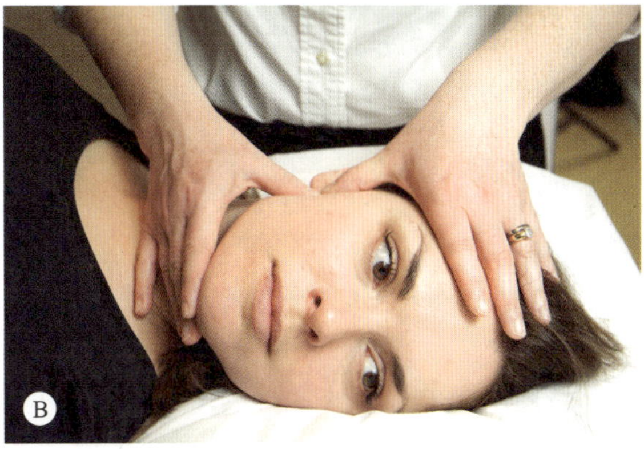

(B) 内向横移

当患者侧卧时，拇指对髁状突的外侧施加一个向内的压力

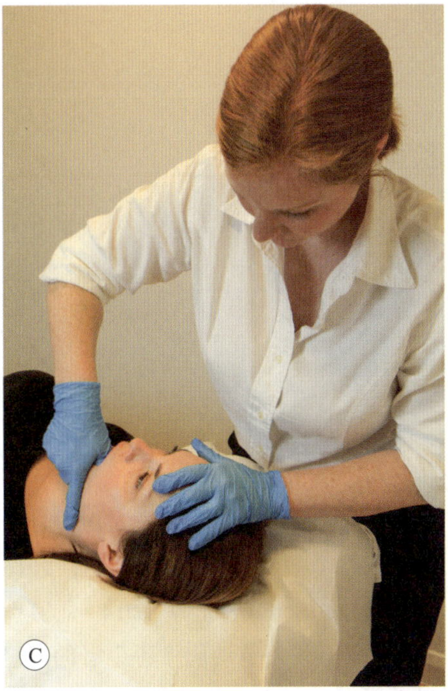

(C) 外向横移

一只手支撑头部，戴手套的手放在嘴里，这样拇指就放在下颌的内侧表面(下牙的内侧)。拇指按压会造成下颌骨的侧向滑动

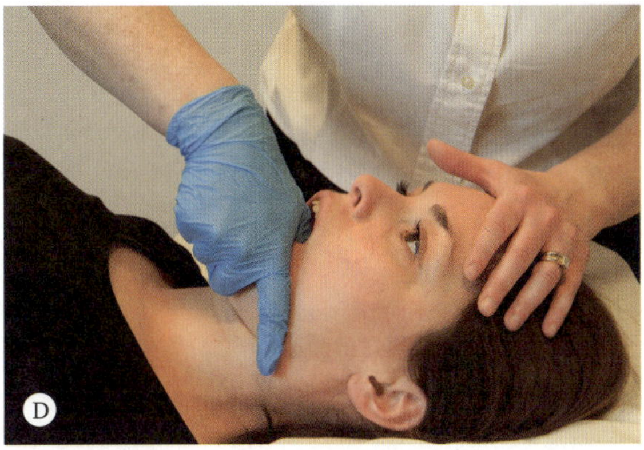

(D) 头端和尾端纵向滑动

患者仰卧，一只手支撑头部，戴手套的手放在患者嘴中，这样拇指就放在下侧后牙的顶端。拇指和示指紧握下颌骨，施加向下的压力(向尾端)和向上的压力(向头端)

图 6-11 颞下颌关节的附属运动

行。在实施颞下颌关节附属运动后,治疗师需重新评估所有体征指标(即能够诱发患者症状的动作或测试),以明确附属运动对患者体征与临床症状的影响效应。然后可以测试附属运动是否是其他疑似症状来源的区域。

颞下颌关节其他测试

动态负荷和牵引

治疗师在一侧的上下第三臼齿之间放置一个棉花球,并要求患者咬住棉花球并注意产生的任何疼痛。这是由于咬住棉花球一侧的颞下颌关节会发力,使同侧颞下颌关节分离,压迫对侧颞下颌关节,因此左侧或右侧颞下颌关节都有可能会感到疼痛(Hylander, 1979)。

负荷咬合试验(压舌板咬合试验)

当患者单侧咬压舌板时,压舌板一侧的颞下颌关节间的压力降低,对侧颞下颌关节间压力升高。这可以帮助确定颞下颌关节的疼痛是关节性的还是肌源性的(Rocabado 和 Iglarsh, 1991; Okeson, 2020)(图 6-12)。

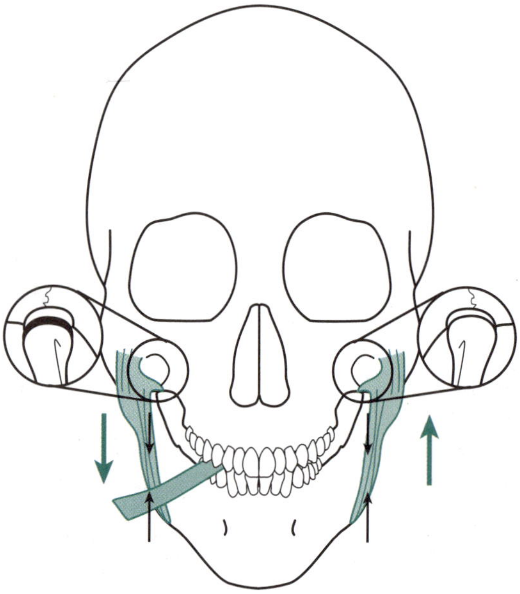

图 6-12 医生要求患者咬住压舌板

(根据 Okeson,2013 修改,已获许可)

当单侧牙齿咬合在硬物上时,咬合侧关节的关节间压力会突然降低,而对侧则相反。这可以帮助确定有问题的关节侧

经外耳道的触诊

正如图 6-13 所示,颞下颌关节可在耳屏稍前或经外耳道稍后触诊(DeWijer 和 Steenks, 2009)。颞下颌关节可以在下颌运动过程中被触诊,治疗师可以感觉到每个髁突是否有相等的旋转和平移,以及返回到休息位置时是否有相等的运动(Magee 和 Manske, 2021)。正常的运动参数和生物力学相关联。

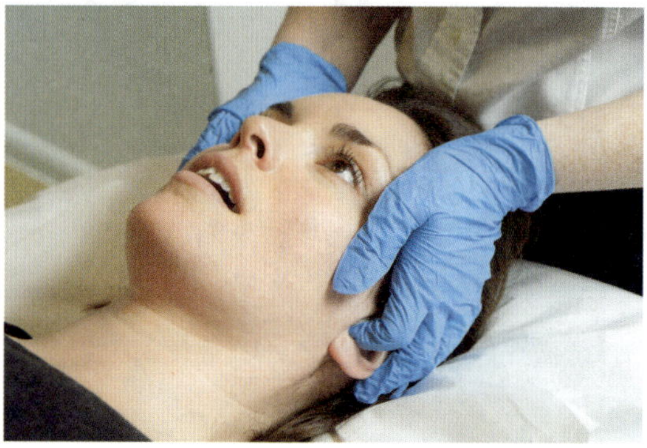

图 6-13 经耳道触诊下颌骨髁状突

颞下颌关节触诊于耳屏稍前的外侧,手掌会放在外耳道向后的位置,感受口腔张开或闭合,以及感受在张口和闭口运动期间的变化

完成检查

完成上述检查后,颞下颌区域的检查就已完成。

临床检查的效度

一般来说,颞下颌关节功能障碍的单一测试效度较差(Chaput 等, 2012; Julsvoll 等, 2016)。然而,一组检测同时阳性可以帮助诊断不可复位性前关节盘移位(Julsvoll 等, 2016)。新的检查标准(Schiffman 等, 2014)是识别简单到复杂的颞下颌关节功能障碍患者的理想方案,被认为适合用于临床和研究环境。读者可以参考检查标准(Schiffman 等, 2014)的物理(Axis Ⅰ)和心理(Axis Ⅱ)筛选工具,这些工具已得到验证。

颞下颌关节功能障碍的多学科协作治疗

在评估和管理颞下颌关节功能障碍患者时，由于颞下颌关节功能障碍的多因素性质及其相关性，必须考虑多学科团队的方法。没有一个单一的因素可以解释患者描述的颞下颌关节功能障碍的所有体征和症状，所以没有一个单一的治疗策略可以推荐给颞下颌关节功能障碍患者。现在更多人推荐了一种多模式和多学科的联合方法，这已被证明是管理颞下颌关节功能障碍的最有效方法（Medlicott 和 Harris，2006；Ahmed 等，2014）。

颞下颌关节功能障碍治疗的初步保守方法（Dimitroulis，1998；Lyons，2008；Wright 和 North，2009）包括物理治疗、教育、药物治疗和使用塑牙器。手术干预，包括关节穿刺术或颞下颌关节关节镜检查，这些治疗方式只适用于少数的患者（Guo 等，2009）。许多研究表明，手法治疗及多模式治疗方法对机械性颞下颌关节问题已在多项研究中证明是有效的（Cleland 和 Palmer，2004；McNeely 等，2006；Medlicott 和 Harris，2006；Shin 等，2007；Martins 等，2016）。因此，对于治疗师最理想的情况，是对一个颞下颌关节功能障碍患者进行全面的评估和有效的管理。

复习问题

1. 填空题

(1) 关节盘前移位发生在__________，位于________髁的前部。若张口时关节盘位于髁状突头上正确位置，这被称为______________关节盘前移位；若张口时关节盘没有出现在髁状突上，这被称为________关节盘前移位。

(2) 头部额叶、眶后、颞叶和枕叶区域的症状可由____________和____________导致，这是由于位于______的______核团。

2. 判断题

不可复位性关节盘移位总是与张口程度降低有关。

3. 简答题

由于颞下颌关节的解剖学和生物力学的关系，颞下颌关节评估应检查其他哪两个区域？

案例分析

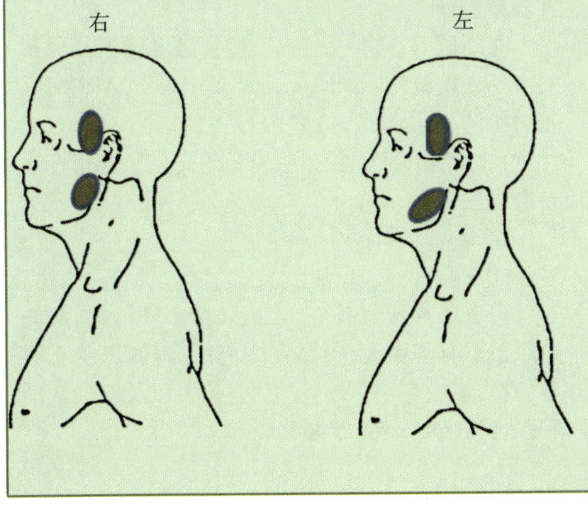

女性，34 岁

两侧脸颊和颞部有面部凹陷。

查体表上没有其他疼痛报告。未报告疼痛或面部麻木。

间歇性症状通常一起出现，NPS 评分 6/10。

加重因素：张口，吃耐嚼和硬的食物。

缓解因素：吃更软的饮食，避免在晚上说话，服用对乙酰氨基酚（扑热息痛）。

24 小时症状：疼痛和症状会在上午时加剧，持续约 30 分钟。白天的情况会根据患者的活动而有所不同。在夜间时症状会增加，患者难以入睡。每次睡眠都会被打断。丈夫提到在晚上没有注意到任何磨牙和咬牙的行为。

没有其余症状。

既往史：没有既往史，无特殊病史，曾有 2 次剖宫产（计划性）。

用药情况：按需服用对乙酰氨基酚（扑热息痛）。

检查情况-无

筛查问题

患者没有与颈椎或面部相关的红旗征。

患者没有一般红旗征。

关节弹响。患者报告自青少年时期以来双颞下颌关节的关节弹响从未影响患者生活。

关节闭锁。双颞下颌关节均无闭锁病史。

牙关紧闭。患者感觉她的张口程度降低了约 30%，这可能是一个危险信号（Beddis 等，2014）。

头痛。患者在颞叶出现头痛，已存在 6 个月余，并逐渐恶化。

结局测量

NPS：6/10

GAD-7：7/21 提示中度焦虑（Ohrbach 等，2016）

患者特异性功能量表：

张口：6

咀嚼：7

说话：5

既往史

患者大约 6 个月前开始疼痛，没有明显的原因。该区域没有外伤或受伤史。疼痛最初出现于早晨和一天结束的时候，但现在她的症状已经恶化，疼痛更频繁地出现，并且在日间也会出现疼痛。

最近没有接受过牙科治疗；然而，由于 COVID-19 的全球封锁措施，她未能看到牙医。

她确实记得从十几岁开始，两个颞下颌关节都会发出咔嗒声，但这从来没有真正困扰过她。

生活方式/作业活动/家庭生活

已婚，有两个孩子，年龄分别为 7 岁和 10 岁（3 年级和 6 年级在校），目前在家教育两个孩子。

工作：担任一家 IT 公司的首席执行官，但由于 COVID-19，目前在家工作。丈夫从事金融工作，工作时间很长。

喜欢瑜伽/普拉提/HIT 锻炼并前往健身房（目前因 COVID-19 而关闭），因此不像全国封锁限制之前做那么多运动。

对功能、信念和期望的影响

我们感觉她处于痛苦之中，这限制了她与家人和朋友交谈的能力，也限制了她享受生活的能力。她不知道为什么会出现疼痛，但觉得她是为此花费了很多时间。她希望能够没有任何疼痛，并且可以正常饮食。

与颞下颌关节相关的其他问题：

- 功能异常习惯：咬指甲和吃唇皮（可能对颞下颌关节造成微创伤。Okeson，2020）
- 饮食：由于疼痛存在，现在吃非常软的食物症状严重度以及易激惹性：
- 严重程度：中度，VAS 6/10（visual analogue scale，视觉模拟评分），影响张口、吃某些食物的能力
- 易激惹性：中度，需要 30 分钟缓解

初步诊断：颞下颌关节功能障碍引起的肌肉疼痛和头痛（Schiffman 等，2014）。可能是由于疼痛区域和咀嚼肌的咀嚼导致，此外，她早上醒来时的症状在磨牙症患者中很普遍（Kraus，1994）。

鉴别诊断：患者患有不可复位性关节盘前移位伴活动受限（Schiffman 等，2014）。这可能是由于她从十几岁起就有的颞下颌关节弹响史有关，所以她大概率可能是一个患有关节盘前移位的人（Okeson，2020），然后发展为不可复位性关节盘前移位。她有咀嚼疼痛，这也会使颞下颌关节产生大量负荷（Okeson，2020）。张口时疼痛，这会拉伸关节盘后组织，这可能是疼痛的来源。

根据客观的检查，还需要考虑牙关紧闭症以及这是否是一个红旗征（Beddis 等，2014）。

颞下颌关节功能障碍的潜在危害因素：性别、磨牙症、头痛（Kumar 等，2019）。

客观检查计划

必须做的事情——触诊，检查患者颞下颌关节的主动活动范围（active range of motion，AROM），咀嚼肌的力量测试，口腔内检查，排除颈椎问题。注意：在检查过程中需关注患者的高症状严重性和易激惹性。

非正式观察

患者眼神接触良好，言语表达不够清晰，双侧咬肌似乎有些增大，头部轻微前倾，两侧肩膀有圆肩（这可能会影响下颌骨的休息位置以及肌肉活动和张力）（Olivo 等，2006）。

口腔内观察

存在白舌和明显的舌两侧呈扇形(磨牙症的迹象。Okeson, 2020),后臼齿的磨损面没有退化。

颈椎评估:AROM/PAIVM-NAD 无疼痛再现

主动活动范围(AROM)

张口:

最大舒适张口程度:28 mm(低于 30 mm,被认为是张口困难;Beddis 等,2014)

最大张口幅度:40 mm,伴随双侧弹响,无下颌偏斜,但诱发疼痛;这一数值在正常范围内(Beddis 等,2014),因此不属于张口困难,也不被视为危险信号

侧向滑动(LD):右侧:13 mm;左侧:12 mm,无疼痛

前伸:4 mm,在活动末端出现疼痛

触诊

双侧咬肌疼痛,测试评分为 6/10。颞肌的前部和中部纤维在触诊时出现疼痛,并会重现患者的头痛,评分为 6/10。

双侧颞下颌关节无压痛,髁状突的运动良好,伴有可触及的弹响。深层咬肌和翼外肌区域触诊时出现疼痛,评分为 7/10(NPS)。

听诊:双侧颞下颌关节中间张开和闭合时发出弹响。

强度测试

所有咀嚼肌肉都能充分发挥力量,但咬肌和颞肌用力闭口时会产生疼痛。

附属运动:

牵引:弹性终末感(springy end feel)

张口:弹性终末感,张口幅度增加至 50 mm(在正常范围内;Beddis 等,2014; Okeson, 2020)

诊断

因为疼痛在触诊时沿着肌肉的边界辐射蔓延,初步假设为肌筋膜疼痛综合征引起的肌肉疼痛(Schiffman 等,2014)。患者还存在与颞下颌关节紊乱相关的头痛(Schiffman 等,2014)。因为没有活动限制,所以没有明确的客观迹象表明存在前向的不可复位性移位症状(尽管在没有运动受限的情况下,也可能存在前向的不可复位性移位症状,Schiffman, 2014)。张口和闭口时可听到关节弹响。

在本案例中,因为 COVID-19 大流行期间的封锁压力,患者可能在夜间甚至白天出现咬紧牙关的情况。这一病例反映了颞下颌关节功能障碍的多因素特性,包括心理因素(在封禁期间产生的轻度焦虑和压力)、身体因素(长期存在的关节弹响)和相关风险因素,如性别和磨牙症(Slade 等,2016; Kumar 等,2019)。

(刘强　译,伊文超、刘守国　校)

参考文献

[1] Ahmed, N., Poate, T., Nacher-Garcia, C., Pugh, N., Cowgill, H., Page, L., et al., 2014. Temporomandibular joint multidisciplinary team clinic. Br. J. Oral Maxillofac. Surg. 52, 827-830.

[2] Beddis, H. P., Davies, S. J., Budenberg, A., Horner, K., Pemberton, M. N., 2014. Temporomandibular disorders, trismus and malignancy: development of a checklist to improve patient safety. Br. Dent. J. 217, 351-355.

[3] Beltran-Alacreu, H., López-de-Uralde-Villanueva, I., Paris-Alemany, A., Angulo-Díaz-Parreño, S., La Touche, R., 2014. Intra-rater and inter-rater reliability of mandibular range of motion measures considering a neutral craniocervical position. J. Phys. Ther. Sci. 26, 915-920.

[4] Bogduk, N., 1994. Cervical causes of headache and dizziness. In: Boyling, J. D., Palastanga, N. (Eds.), Grieve's Modern Manual Therapy, second ed. Churchill Livingstone, Edinburgh, p. 317.

[5] Bogduk, N., Bartsch, T., 2008. Cervicogenic headache. In: Silberstein, S. D., et al. (Eds.), Wolff's Headache, eighth ed. Oxford University Press, New York, pp. 551-570.

[6] Bogduk, N., Govind, J., 2009. Cervicogenic

headache: an assessment of the evidence on clinical diagnosis, invasive tests, and treatment. Lancet Neurol. 8, 959–968.

[7] Cairns, B. E., 2019. Trigeminal nociceptive processing. In: Fernandez-de-las-Pemas, Mesa-Jimenez (Eds.), Temporomandibular Disorders, first ed. Handspring Publishing, Edinburgh.

[8] Chaput, È., Gross, A., Stewart, R., Nadeau, G., Goldsmith, C. H., 2012. The diagnostic validity of clinical tests in temporomandibular internal derangement: a systematic review and meta-analysis. Physiother. Can. 64, 116–134.

[9] Cleland, J., Palmer, J., 2004. Effectiveness of manual physical therapy, therapeutic exercise, and patient education on bilateral disc displacement without reduction of the temporomandibular joint: a single case design. J. Orthop. Sports Phys. Ther. 34, 535–548.

[10] Costa, Y. M., Alves da Costa, D. R., de Lima Ferreira, A. P., Poporatti, A. L., Svensson, P., Rodrigues Conti, P. C., et al., 2017. Headache exacerbates pain characteristics in temporomandibular disorders. J. Oral Facial Pain Headache 31, 339–345.

[11] Cowgill, H., 2014. Physiotherapy management of temporomandibular disorders. Touch 146, 18–23.

[12] de Wijer, A., Lobbezon-Scholte, A. M., Steenks, M. H., Bosman, F., 1995. Reliability of clinical findings in temporomandibular disorders. J. Orofac. Pain 9, 181–191.

[13] de Wijer, A., Steenks, M. H., 2009. Clinical examination of the orofacial region in patients with headache. In: Cesar Fernandez-de-las-Penas, C., et al. (Eds.), Tension-type and Cervicogenic Headache – Physiology, Diagnosis, and Management. Jones & Bartlett, Sudbury, MA, pp. 197–206.

[14] Dimitroulis, G., 1998. Temporomandibular disorders: a clinical update. Br. Med. J. 317, 190–194.

[15] Dworkin, S. F., LeResche, L., DeRouen, T., Von Korff, M., 1990. Assessing clinical signs of temporomandibular disorders: reliability of clinical examiners. J. Prosthet. Dent. 63, 574–579.

[16] Eriksson, P. O., Zafar, H., Nordh, E., 1998. Concomitant mandibular and head-neck movements during jaw opening-closing in man. J. Oral Rehabil. 25 (11), 859–870.

[17] Feinstein, B., Langton, J. N. K., Jameson, R. M., Schiller, F., 1954. Experiments on pain referred from deep somatic tissues. J. Bone Joint Surg. Am. 36A, 981–997.

[18] Franco, A. L., Goncalves, D. A. G., Castanharo, S. M., Speciali, J. G., Bigal, M. E., Camparis, C. M., 2010. Migraine is the most prevalent primary headache in individuals with temporomandibular disorders. J. Orofacial Pain 24, 287–292.

[19] Greenhalgh, S., Selfe, J., 2010. Red Flags II: A Guide to Identifying Serious Pathology of the Spine. Elsevier, Edinburgh.

[20] Guo, C., Shi, Z., Revington, P., 2009. Arthrocentesis and lavage for treating temporomandibular joint disorders. Cochrane Database Syst. Rev. (4), CD004973.

[21] Hengeveld, E., Banks, K., 2014. Maitland's Peripheral Manipulation, fifth ed. Elsevier, Churchill Livingstone.

[22] Hylander, W. L., 1979. An experimental analysis of temporomandibular joint reaction forces in macaques. Am. J. Phys. Anthropol. 51, 433.

[23] International Classification of Headache Disorders, third edition, 2018. www. Icdh-3. org. (accessed 6. 6. 2021.)

[24] International Headache Society, 2020. International Classification of Orofacial Pain, first ed. Cephalalgia 40(2), 129-221.

[25] Julsvoll, E. H., Vøllestad, N. K., Robinson, H. S., 2016. Validation of clinical tests for patients

with long-standing painful temporomandibular disorders with anterior disc displacement with reduction. Man. Ther. 21, 109–119.

[26] Kerry, R., 2013. Examination of the temporomandibular region. In: Petty, N. J. (Ed.), Neuromusculoskeletal Examination and Assessment. Churchill Livingstone, Edinburgh, pp. 169–187.

[27] Kerry, R., Taylor, A. J., 2006. Cervical arterial dysfunction assessment and manual therapy. Man. Ther. 11, 243–253.

[28] Kerry, R., Taylor, A. J., 2008. Arterial pathology and cervicocranial pain-differential diagnosis for manual therapists and medical practitioners. Int. Musculoskelet. Med. 30, 70–77.

[29] Kerry, R., Taylor, A. J., 2009. Cervical arterial dysfunction: knowledge and reasoning for manual physical therapists. J. Orthop. Sports Phys. Ther. 39, 378–387.

[30] Taylor, A. J., Kerry, R., 2010. A'system based' approach to risk assessment of the cervical spine prior to manual therapy. Int. J. Osteopath. Med. 13 (3), 85–93.

[31] Kraus, S., 2014. Characteristics of 511 patients with temporomandibular disorders referred to physical therapy. Oral Surg. Oral Med. Oral Pathol. Oral Radiol. 118, 432–439.

[32] Kraus, S. L., 1994. Physical therapy management of TMD. In: Kraus, S. L. (Ed.), Temporomandibular Disorders, second ed. Churchill Livingstone, Edinburgh.

[33] Kumar, A., Exposto, F. G., You, H., Svensson, P., 2019. Pathophysiology of temporomandibular pain. In: Fernandezde-las-Pemas, Mesa-Jimenez (Eds.), Temporomandibular Disorders, first ed. Handspring Publishing, Edinburgh.

[34] Lyons, M. F., 2008. Current practice in the management of temporomandibular disorders. Dent. Update 35, 314–318.

[35] Magee, D. J., Manske, R. C., 2021. Orthopedic Physical Assessment, seventh ed. Elsevier, Saunders.

[36] Manual for Self Manual for Self-Report Instruments. Version 29 May 2016. www. rdc-tmdinternational. org. (accessed on 6. 6. 2021.)

[37] Martins, W. R., Blasczyk, J. C., de Oliveira, M. A. F., Gonçalves, K. F. L., Bonini-Rocha, A. C., Dugailly, P. M., et al., 2016. Efficacy of musculoskeletal manual approach in the treatment of temporomandibular disorder: a systematic review with meta-analysis. Man. Ther. 21, 10–17.

[38] McNeely, M. L., Armijo Olivo, S., Magee, D. J., 2006. A systematic review of the effectiveness of physical therapy interventions for temporomandibular disorders. Phys. Ther. 86, 710–725.

[39] Medlicott, M. S., Harris, S. R., 2006. A systematic review of the effectiveness of exercise, manual therapy, electrotherapy, relaxation training, and biofeedback in the management of temporomandibular disorders. Phys. Ther. 86, 955–973.

[40] Michelotti, A., Svensson, P., 2019. Classification of temporomandibular disorders. In: Fernandez-de-las-Pemas, Mesa-Jimenez (Eds.), Temporomandibular Disorders, first ed. Handspring Publishing, Edinburgh.

[41] Ohrbach, R., Knibbe, W., 2016. Diagnostic criteria for temporomandibular disorders: DC/TMD Scoring Manual for self-report Instruments 18.

[42] Ohrbach, R., Gonzalez, Y., List, T., Michelotti, A., Schiffman, E., 2013. Diagnositc Criteria for Temporomandibular Disorders (DC/TMD) Clinical Examination Protocol: Version 02 June 2013. www. rdc-tmdinternational. org. (accessed 6. 6. 2021).

[43] Okeson, J. P., 2020. Management of Temporomandibular Disorders and Occlusion, eighth ed. Elsevier, St Louis, MO.

[44] Olivo, S. A., Bravo, J., Magee, D., Thie, N. M., Major, P. W., Flores-Mir, C., 2006. The

association between head and cervical posture and temporomandibular disorders: a systematic review. J. Orofacial Pain 20, 9–23.

[45] Pertes, R. A., Gross, S. G., 1995. Clinical Management of Temporomandibular Disorders and Orofacial Pain. Quintessence, Chicago.

[46] Porto De Toledo, I., Stefani, F. M., Poporatti, A. L., Mezzono, L. A., Peres, M. A., Flores-Mir, C., et al., 2016. Prevalence of otologic signs and symptoms in adult patients with TMD: a systematic review and meta-analysis. Clin. Oral Invest. 21 (2), 597–605. https://doi.org/10.1007/s00784-016-1926-9.

[47] Rocabado, M., 1983. Biomechanical relationship of the cranial, cervical and hyoid regions. Cranio 1, 62–66.

[48] Rocabado, M., 2004. A university student with chronic facial pain. In: Jones, M. A., Rivett, D. A. (Eds.), Clinical Reasoning in Manual Therapy. Butterworth Heinemann, Edinburgh, pp. 243–260.

[49] Rocabado, M., Iglarsh, A., 1991. Musculoskeletal Approach to Maxillofacial Pain. J. B. Lippincott, Philadelphia, PA.

[50] Schiffman, E., Ohrbach, R., Truelove, E., Look, J., Anderson, G., Goulet, J. P., et al., 2014. Diagnostic criteria for temporomandibular disorders (DC/TMD): for clinical and research applications: recommendations of the international RDC/TMD consortium network and orofacial pain special interest group. J. Oral Facial Pain Headache 28, 6–27.

[51] Schiffman, E. L., Fricton, J. R., Haley, D. P., Shapiro, B. L., 1990. The prevalence and treatment needs of subjects with temporomandibular disorders. J. Am. Dent. Assoc. 1, 295–303.

[52] Sharma, S., Ohrbach, R., 2019. Definition, epidemiology and etiology of painful temporomandibular disorders. In: Fernandez-de-las-Pemas, Mesa-Jimenez (Eds.), Temporomandibular Disorders, first ed. Handspring Publishing, Edinburgh.

[53] Shin, B. C., Ha, C. H., Song, Y. S., Lee, M. S., 2007. Effectiveness of combining manual therapy and acupuncture on temporomandibular dysfunction: a retrospective study. Am. J. Chin. Med. 35, 203–208.

[54] Slade, G. D., Ohrbach, R., Greenspan, J. D., Fillingim, R. B., Bair, E., Sanders, A. E., et al., 2016. Painful temporomandibular disorder: decade of discovery from OPPERA Studies. J. Dental Res. 95, 1084–1092.

[55] Tchivileva, I. E., Ohrbach, R., Fillingim, R. B., Greenspan, J. D., Maxiner, W., Slade, G. D., 2017. Temporal change in headache and its contributions to the risk of developing first onset temporomandibular disorders in the Orofacial Pain: Prospective Evaluation and Risk Assessment (OPPERA) Study. Pain 158, 120–129.

[56] Walker, N., Bohannon, R. W., Cameron, D., 2000. Discriminant validity of temporomandibular joint range of motion measurements obtained with a ruler. J. Orthop. Sports Phys. Ther. 30, 484–492.

[57] Wright, E. F., North, S. L., 2009. Management and treatment of temporomandibular disorders: a clinical perspective. J. Man. Manip. Ther. 17, 27–54.

第七章

上颈椎区检查

Neil Langridge 和 Gail Forrester Gale

学习目标

学习本章后，您应该能够：

- 描述上颈椎的解剖结构。
- 识别与上颈椎功能障碍和病理相关的常见症状。
- 识别在肌肉骨骼诊所中常见的头痛表现。
- 描述上颈椎的临床检查。
- 列举出全面主观检查的关键组成部分。
- 了解临床推理如何指导上颈椎功能障碍患者的主观检查。
- 了解主观资料如何指导该区域的体格检查。
- 列举上颈椎区域全面体格检查的关键组成部分。
- 解释体格检查结果如何帮助推断该区域的常见病理。

章节目录

概述

解剖与功能

枕骨、寰椎（C1）、枢椎（C2）及其周围软组织统称为头颈脊柱（craniocervical spine，CCS）。这是一个解剖学和生物力学上独特的区域，也是脊柱中活动性最大的部分。C1 椎骨，也被称为寰椎，位于颅骨下方，其形状适合承载颅骨后部的曲线。C2椎骨被称为枢椎,是一个独特的结构,可以实现点头运动,并通过齿突实现颈部的旋转。枕骨和C1之间以及C1和C2之间没有椎间盘的存在。C1椎骨缺少棘突;它类似于一个骨环,经常被称为枕骨和C2之间的"垫圈"(Bogduk, 2002)。C2有一个垂直向上的骨性突起,称为齿突,可以提供稳定性以及增加活动性。上述椎骨与C3一起形成了一个独特的关节复合体,被称为:

- C0~C1:寰枕关节(atlantooccipital joint, A-O关节)。
- C1~C2:寰枢关节(atlantoaxial joint, A-A关节)。
- C2~C3:关节突关节。

寰枕关节是一个双髁状关节,关节面较长而薄,呈前后方向排列。这种排列有助于上颈椎在矢状面上进行屈曲和伸展运动,也被称为后缩和前伸,类似头颈的点头动作(Bogduk和Mercer, 2000; Amiri等, 2003; Chancey等, 2007)。寰枢关节由三个关节组成:寰枢正中关节位于齿突与寰椎横韧带及前弓共同构成的骨韧带环之间,同时,关节的两侧各有一个双凸面、水平排列的关节突关节。这三个关节的联结促进了头部的旋转运动,这是头颈脊柱(CCS)乃至整个脊柱中最大范围的运动,两侧旋转角度为38°~56°(Ishii等,2004;Salem等,2013)(图7-1)。由于枕寰枢关节面的特殊构造,旋转和侧屈运动不是纯粹独立的,而是相互耦合的。上颈椎区域(upper cervical spine, UCS)的旋转始终与对侧侧屈相耦合(Salem等,2013)。

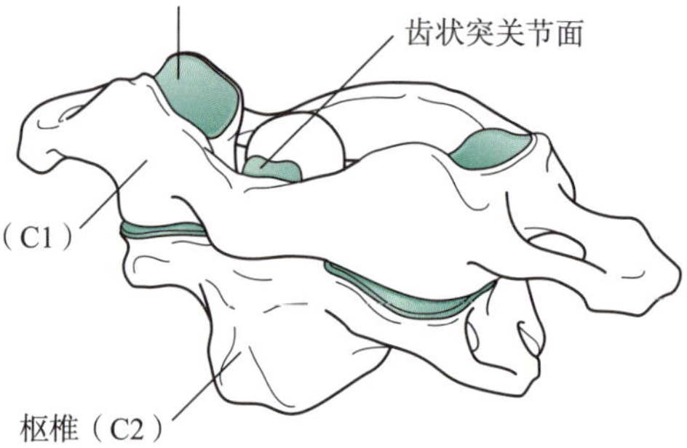

图7-1 寰枕关节和寰枢关节
(McCarthy,2010,已获许可)

CCS的稳定性依赖于韧带系统的机械支撑以及神经肌肉系统的运动感觉控制的共同作用。在这一区域,主要提供稳定性的韧带包括横韧带(图7-2A)和翼状韧带,其他如覆膜等韧带则起次要稳定作用(Krakenes等,2001; Brolin和Halldin, 2004; Krakenes和Kaale, 2006; Tubbs等,2007; Osmotherly等,2013)(图7-2B)。直接作用于头颈脊柱(CCS)并提供动态稳定性和本体感觉的主要肌群包括前方的头颈屈曲肌群(craniocervical flexor, CCF)(图7-

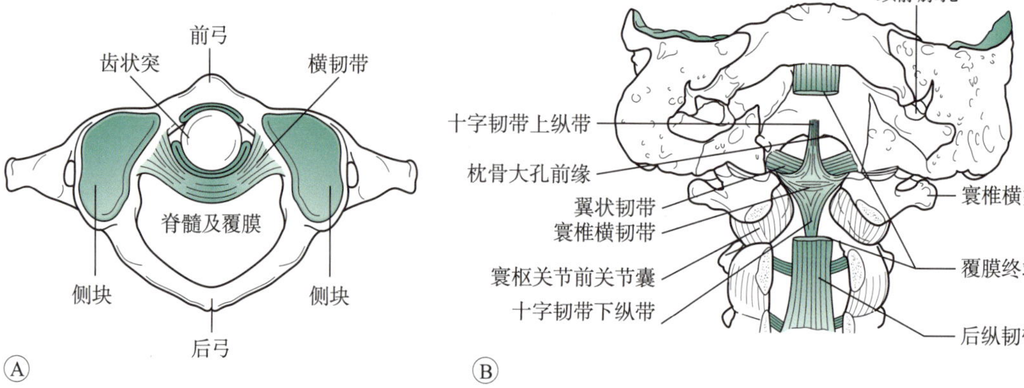

(A)横韧带　(B)翼状韧带和覆膜

图7-2 CCS的稳定性组织
(McCarthy,2010,已获许可)

3A)和后方的枕下肌群(suboccipital muscle, SOM)(图 7-3B)(McPartland 和 Brodeur, 1999;Falla, 2004;Schomacher 和 Falla, 2013)。

头部、上颈椎区域(UCS)和颈部是由前四对颈神经支配。从 C0~C1 向下,每个节段水平的神经根都会发出并分为背侧和腹侧分支,称为神经支。颈丛由 C1~C4 的前支形成,支配颈前外侧区域、枕部、耳区和外侧乳突区域的皮肤和体表组织(图 7-4)。C1~C4 脊神经的背侧支则支配头颈后侧的皮肤和体表组织。

上颈椎脊神经根和周围神经干可能是头部、颈部和面部疼痛的来源。在神经根病变的情况下,疼痛会按照皮节分布。如果是周围神经病变,疼痛将出现在神经支配的皮肤区域内(图 4-15)。

大脑和脑干的血液供应由颈内动脉(inter-

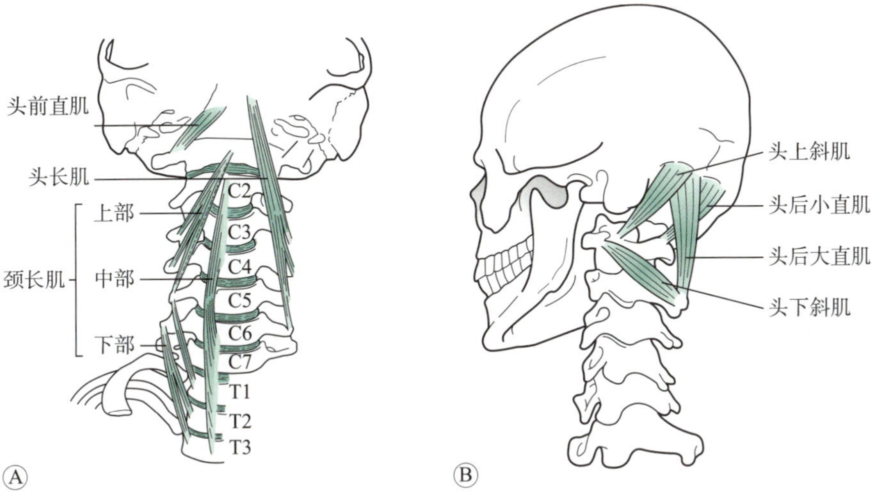

(A) 头颈屈肌群,头颈脊柱肌群 (B) 枕下肌群

图 7-3 直接作用于头颈脊柱(CCS)并提供动态稳定性和本体感觉的主要肌群

(McCarthy, 2010, 已获许可)

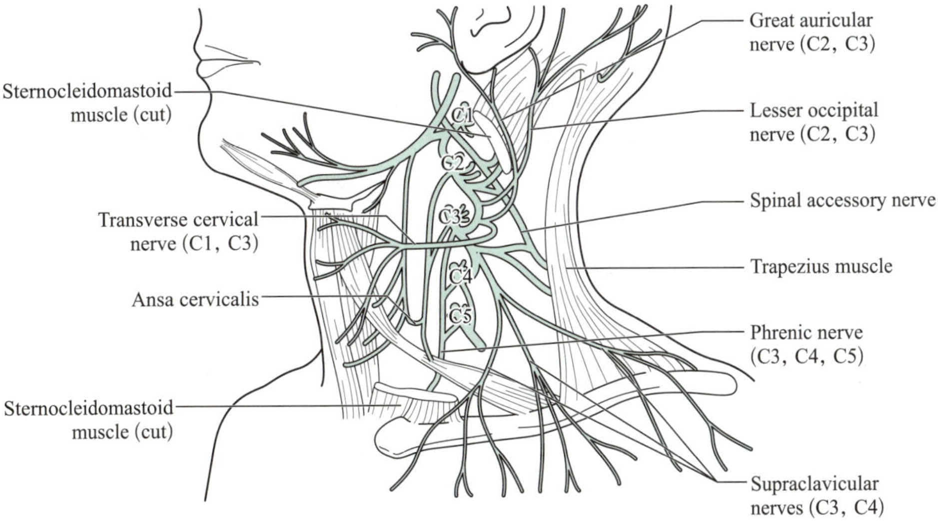

图 7-4 颈丛由前四条颈神经(C1~C4)的腹侧支组成

颈丛支配上颈部前外侧、枕部、耳部和外侧乳突区域

(因版权方要求,本图保留英文使用)

nal carotid artery,ICA)和椎动脉(internal carotid artery,VA)提供,二者通过Willis环(图7-5)相互联通。颈内动脉和椎动脉分别由颈内动脉丛和椎动脉神经支配。这些神经与三叉神经脊束核(trigeminocervical nucleus,TCN)和颈丛相连接。椎动脉与上颈椎关系密切,这意味着它们在颈椎运动(特别是旋转和伸展)时会受到拉伸和变形(Thomas 等,2015)。因此,颈内动脉和椎动脉可能成为上颈部疼痛和症状的来源,原因可能是动脉本身受损或由于动脉血流减少导致大脑或脑干的供血不足(Taylor 和 Kerry,2010)。读者可参阅“治疗与管理”分册第八章(Barnard 和 Ryder,2024)。

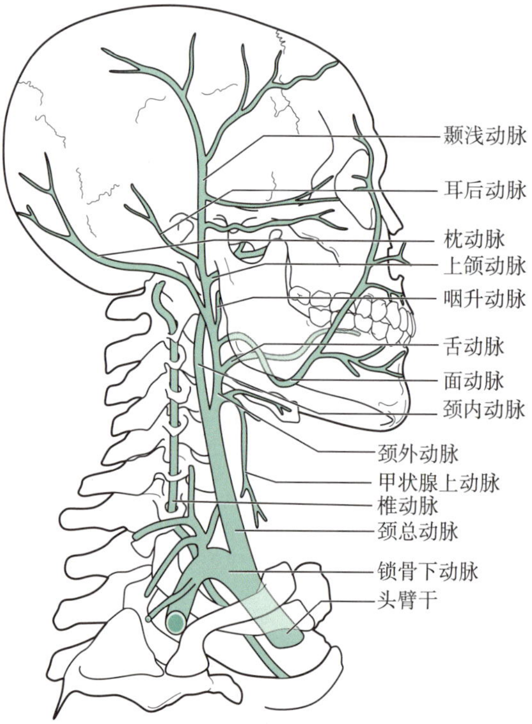

图7-5 颈动脉系统
(引自 McCance 等,已获许可)

> **知识校验**
> 1. 上颈椎由哪些关节构成?
> 2. 上颈椎的稳定性由什么提供?
> 3. 上颈椎常见症状的放射性模式是什么?

头颈脊柱的相关症状

头颈脊柱(CCS)是引起头痛、颈痛和面部疼痛、眩晕和恶心等症状的常见来源。这些症状可能由上三个颈椎节段的肌肉骨骼结构功能障碍引起。然而,由于上部颈椎段紧邻脑干、脊髓和椎动脉,因此在鉴别诊断上颈椎疾病时也必须考虑这些结构。上颈椎段的症状通常放射至头部和面部,其机制是通过上三个颈椎段传入纤维与三叉神经颈支(第五对脑神经)传入纤维在三叉神经脊束核(位于脑干中)的汇聚来实现(Van Griensven, 2005;Bogduk 和 Bartsch, 2008;Bogduk 和 Govind, 2009)。有关牵涉痛的更多信息,请参阅第三章。

头痛

上颈椎(UCS)常被认为是头痛的来源之一。然而,头痛的病因非常复杂。《国际头痛分类》(Olesen, 2018)列出了超过100种不同类型的头痛。在肌肉骨骼临床实践中,了解常见的头痛表现仍然十分重要。与上颈椎直接相关的头痛患病率为0.1%~4.1%(Antonaci 和 Inan,2021)。在基层医疗保健中最常见的三种头痛都属于原发性头痛,包括紧张性头痛、偏头痛和颈源性头痛。在任何临床推理中,第一步应首先排除“红旗征”。在此基础上,治疗师应能够识别典型的体征和症状,并针对其他常见的头痛类型形成清晰的临床推理(表7-1)。

紧张型头痛(tension type headache,TTH)是最常见的原发性头痛(Robbins 和 Lipton,2010)。偶发性紧张性头痛的患者很少寻求医疗帮助。当TTH发作频率增加时,疼痛的严重程度往往加剧,患者也更可能寻求治疗。年轻患者在这种情况下更倾向于咨询医生(Holroyd 等,2000)。这种头痛通常表现为持续数小时至数天的轻至中度的双侧肌肉紧绷或压力感,且不伴有全身或神经系统症状。患者可能会描述疼痛呈现为头部周围的“束带感”。此外,患者可能会出现颈椎肌肉的双侧紧张，以及颅周的压痛，这些症状患者可自行感觉到，也能在体格检查中发现（Loder 和 Rizzoli，2008）。

偏头痛是一种常见的致残性原发性头痛障碍。在 2010 年全球疾病负担研究（the Global Burden of Disease Study，GBD）中，偏头痛被列为全球第三大常见疾病。大量流行病学研究表明，偏头痛具有高发病率，并对社会和个人生活产生了深远影响。偏头痛分为两种主要类型：

- 无先兆偏头痛：一种临床综合征，特点是单侧头痛，具有特定特征和相关症状，如恶心、畏光/畏声。
- 有先兆偏头痛：以短暂的局灶性神经系统症状为特征，通常先于头痛或有时伴随头痛（Viana 等，2017）。

无先兆偏头痛通常表现为单侧搏动性疼痛，强度中等，会因身体活动加重。与紧张型头痛相比，其主要区别是伴有恶心、畏光或畏声等相关症状，并且没有先兆症状。先兆性偏头痛占所有偏头痛的 15%～30%，是一种伴有短暂神经症状相关的头痛，其先兆可以是视觉上、运动上或感觉上相关的。视觉先兆最为常见，可能出现闪光和/或锯齿线条；感觉先兆可以是麻木或感觉异常；而运动先兆则可能严重到导致偏瘫（Martin，2004）。偏头痛症状的具体机制尚未完全明确。影像学检查发现脑血流改变、皮质扩散性抑制（cortical spreading depression，CSD）以及神经源性炎症可能是导致这些症状的原因（De-Simone 等，2013；Lauritzen，2001）。皮质扩散性抑制（CSD）表现为一种逐渐扩散的去极化波，随后带来脑活动的暂时性抑制。这一过程涉及神经与血管功能的明显改变，构成了一个复杂的生理现象（Charles 和 Baca，2013）。早期研究者，例如 Leao，曾认为这一现象中的血管变化主要由血管扩张造成（Dalkara 和 Moskowitz，2017）；但是，后来的研究显示，这种血管扩张很快就会转变为脑血管的收缩（Borgdorff，2018）。

颈源性头痛（cervicogenic headache disorder，CGH）是肌肉骨骼从业最常接诊的头痛类

表 7-1 头痛的鉴别诊断

	颈源性头痛	偏头痛	紧张性头痛
发作	通常从颈部或枕部开始，并向前放射	通常从头部开始，并向后放射	从头部开始
位置	枕部到额顶部和眶部	额部、眶周、颞部	弥散性
偏侧性	单侧无偏移	多为单侧有偏移	弥散性双侧
频率	慢性或偶发性	每月 1～4 次	偶发性，每月 1～30 次
严重程度	中度至重度	中度至重度	轻度至中度
持续时间	1 小时到数周	4～72 小时	数天至数周
疼痛特征	非搏动性，非刺痛性	搏动性，脉动性	钝痛，压迫感，紧绷感
诱因	颈部活动，持续不良的头部姿势	多种。颈部活动不是典型诱因	多种。颈部活动不是典型诱因
伴随体征和症状	颈部活动范围受限。症状侧上三颈椎节段压痛。头颈屈肌无力。可能有恶心，畏光，但较偏头痛轻	恶心，呕吐，视觉变化，畏光，畏声	无恶心或呕吐。可能有畏光或畏声

改编自 Haldeman 和 Dagenais（2001），Antonaci 等（2006），Zito 等（2006），Jull 等（2008b）

型。CGH被定义为由上三个颈椎节段或枕区的痛觉感受结构的肌肉骨骼功能障碍引起的继发性头痛。据推测,起源于颈部的疼痛通过TCN传导至头部,TCN向下延伸至脊髓的C3/4水平。TCN在解剖和功能上与这些脊柱节段的背侧灰质连续。三叉神经核分为感觉主核和位于颈脊髓尾端的三叉神经脊束核。初级传入神经元汇聚形成了CGH的神经解剖基础,因为已证实了来自颈椎上三个水平初级传入纤维与TCN之间存在汇聚(Choi和Sang, 2016)。因此,大部分来自上三个颈神经根的感觉输入将被感知为头部疼痛。

研究表明,上颈部结构的伤害性传入纤维受到刺激可引起头痛(Bogduk和Bartsch, 2008)。对上颈段(C0~C3)的肌筋膜组织施加强压力,刺激机械性伤害性传入反应,已被证明会诱发患有CGH、TTH和偏头痛患者的头痛症状,这给鉴别诊断带来了挑战(Jull和Hall, 2018;Anarte等,2019;Cescon等,2019)。疼痛的软组织结构可能致使后角的"宽动态范围细胞"敏感化,从而导致TCN分布区域的疼痛症状。在患有颈源性头痛的患者中可以观察到颈部关节和肌肉的功能障碍。考虑到C2后根(枕大神经)和TCN之间的神经生理联系,对于头痛患者而言,大多数颈椎骨骼肌肉功能障碍出现在UCS不足为奇(Zito等,2006;Amiri等,2007)。因此,徒手治疗评估可以包括对枕下肌群和斜方肌的触诊、C0~C3颈椎节段的局部活动受限的评估,以及对UCS关节施加压力以评估直接触诊是否会再次引发头痛,从而明确诊断(Luedtke等, 2016)。主要诊断标准见表7-2。

表7-2 颈源性头痛的辅助诊断标准
从颈椎放射出的头痛
1. 颈部活动受限
2. 对症状侧枕骨或上颈椎区域施加外部压力可产生症状
3. 同侧的;非神经根源性的颈、肩、臂部疼痛
4. 对上颈椎诊断性阻滞治疗有阳性反应

改编自Sjaastad等(1998)和Arnold(2018)

颈源性头痛的临床评估

建议将颈椎结构的徒手检查纳入多模式评估的一部分,评估局部肌张力和疼痛反应,并试图诱发患者已有的颈部疼痛和头痛症状。颈部屈曲旋转测试等特定测试(Ogince等,2007)已在颈源性头痛(CGH)存在的情况下被验证具有有效性。此外,作为全面评估的一部分,还必须考虑导致结构敏感化和疼痛体验的其他重要因素。在全面的肌肉骨骼评估中,建议考虑肌肉力量、整体脊柱灵活性和感觉运动能力。

对患者的体位及活动范围的初步观察可以进一步提供可能的诊断线索。没有证据表明头部前倾姿势与患者自主报告的CGH之间存在关联,但Dumas等(2001)、Watson和Trott(1993)发现其与颈椎角度(颈椎与胸椎所成角)的减少有弱相关性。然而,Gadotti等(2008)进行的一项荟萃分析发现,与匹配的对照组相比,CGH组的头部活动范围有所降低。

屈曲旋转测试在评估CGH方面的有效性和可靠性已有报道(Hall等,2016b)。屈曲旋转试验是在颈椎完全屈曲的情况下进行的,以尽可能地阻止C1/2上方和下方的旋转运动。然后将头部向左和向右旋转。如果在预期的终末范围之前遇到坚硬的阻力且旋转范围受限,则被认为在临床上具有重要意义,可能推断出寰椎在枢椎上旋转受限(Hall和Robinson, 2004)(图7-6)。徒手检查在检测是否存在颈椎关节功能障碍方面具有很高的敏感性和特异性(Jull等,1988)。此外,Zito等(2006)发现,与姿势评估、活动度、颈椎本体感觉和头颈肌肉功能的测量相比,通过徒手检查发现上颈椎关节功能障碍更能清楚地识别CGH患者。"徒手检查(manual examination)"这一术语包含了被动的椎间生理运动(passive physiological intervertebral motions,PPIVMs)和椎间关节被动附属运动(passive accessory intervertebral motions, PAIVMs)的测试,如后前方加压试验。运动受限和症状反应可反映颈椎功能障碍中疼痛最明

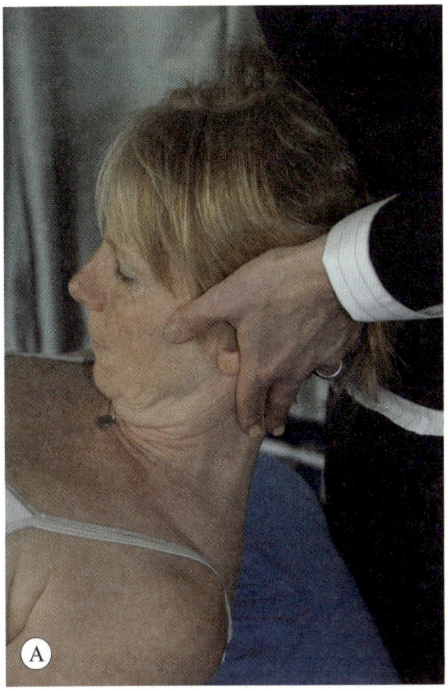

（A）医生充分屈曲颈椎以“锁定”下颈椎，并使旋转集中在C1～C2水平

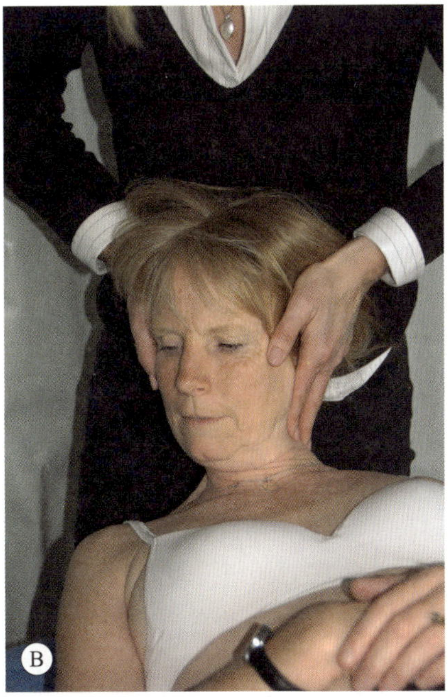

（B）将患者的头部旋转到右侧，然后向左转动，比较转动的幅度

图7-6 屈曲旋转试验

患者仰卧，颈部弯曲，头部伸出治疗床尾

显的活动节段（Jull, 1997），尽管这些测试的可靠性尚有存疑（Jonsson和Rasmussen-Barr, 2018）。

Olivier等（2018）发现颈源性头痛患者的上斜方肌疼痛敏感性与非CGH患者相比有显著相关性。肌肉敏感性通常与肌肉紧张（即肌肉张力增加）相关（Chen和Ayata, 2016）。Jull等（1999）调查了15名CGH患者和15名无症状对照受试者的上颈部肌肉紧张度。他们发现，CGH组上斜方肌的被动肌肉拉伸阻力显著增加，但在其他肌肉测试中，即肩胛提肌、斜角肌（前、中、后部分）和上颈部短伸肌未发现有任何增加。

> **知识校验**
> 1. 列举一下在骨骼肌肉临床实践中常见的头痛疾病。
> 2. 颈源性头痛的常见关键特征是什么？
> 3. 哪些体格检查对于诊断颈源性头痛是有用的？

上颈椎眩晕和本体感觉

位于上颈椎（UCS）深层的枕下肌群（SOMs，包括头直肌、头后大直肌、头后小直肌、头上斜肌和头下斜肌）具有较高的肌梭密度，这使其能够进行灵活的运动和感知（Kulkarni等, 2001）。颈部的长屈肌（颈长肌和头长肌）也通过提供本体感觉输入来控制颈部运动（Falla等，2004）。诸如“挥鞭样”等损伤会改变来自肌肉群的感觉反馈，扰乱颈部本体感觉，从而可能导致眩晕感（Sung, 2020）。颈源性眩晕（cervicogenic dizziness，CGD）是一种没有明确诊断标准的临床综合征，因此很难将其与其他常见的眩晕原因（如前庭和血管性眩晕）相区分。然而，颈痛的存在应该与CGD的假设相关。通常来说，CGD不包括耳鸣或听力丧失。如果出现这些症状，那么治疗师应该警惕，内耳问题的可能性更大。以眩晕为主要表现的良性阵发性位置性眩晕（benign paroxysmal positional vertigo, BPPV）是一种常见的前庭疾病，与无机物质附着于后半规管壶腹有关(Schmidt, 1998)。颈椎扭转试验可用于鉴别诊断。该测试是在患者头部固定的情况下旋转其躯干进行的。这同样会导致颈部旋转,但是保持头部位置静止(图7-7)。如果出现眩晕症状,则更有可能是由颈椎问题引起的。CGD的进一步临床检查如下所示。

挥鞭样损伤相关的眩晕

有颈部挥鞭样损伤相关疾病(whiplash-associated disorders,WAD)的患者会报告不稳定感、疼痛和眩晕,其中超过50%的人会出现视觉问题(Treleaven 等,2003)。视觉的改变可能与维持眼睛注视目标的眼动系统有关。眼球运动取决于头部位置和眼球在头部内的位置(Corneil, 2011)。WAD会干扰颈部传入信息,导致颈部肌肉活动增加、本体感觉改变,最终导致动眼功能障碍、平衡改变和头晕(Fischer 等,1997;Boo 等,2020)。有三种已知的反射作用于这个系统。颈眼反射(cervico-ocular reflex,COR)、前庭眼反射(vestibulo-ocular reflex,VOR)和视动反射(optokinetic reflex,OKR),其中颈眼反射(COR)接受来自颈部深层肌肉的肌梭和C1到C3关节囊中的输入(Ischebeck 等,2016)。

动眼功能测试:

1. **凝视稳定性。**患者在旋转颈部的同时保持眼睛聚焦于前方的一个点上。

2. **平滑跟踪颈部扭转试验。**有助于区分由颈椎问题引起的眩晕与其他原因,如前庭系统问题。在测试中,观察眼球运动,可以是正面朝向的位置或躯干旋转的情况下进行。患者在颈椎中立位和45°旋转时,视线水平地跟随一条直线或移动的红色圆点(Treleaven 等,2005)。治疗师在两种测试中全程密切观察患者的眼球运动,寻找不平稳或快速的运动,以及患者是否报告感到费力、疼痛或头晕等情况。Tjell 和 Rosenhall(1998)已经证明,患有颈部功能障碍的患者会在颈部旋转位置时出现眼球追随运动的变化,而患有前庭功能障碍的患者则不会出现这种变化。如果在颈部旋转时发现有任何差异,可能表明颈部问题导致了受损的本体感觉和头晕。

> **知识校验**
>
> 1. 上颈椎部位的运动感知是由哪些肌肉参与的?
> 2. 涉及头部本体感觉的颈部反射有哪些?
> 3. 你可以用哪些测试来评估动眼功能障碍,什么指标表明有异常发现?

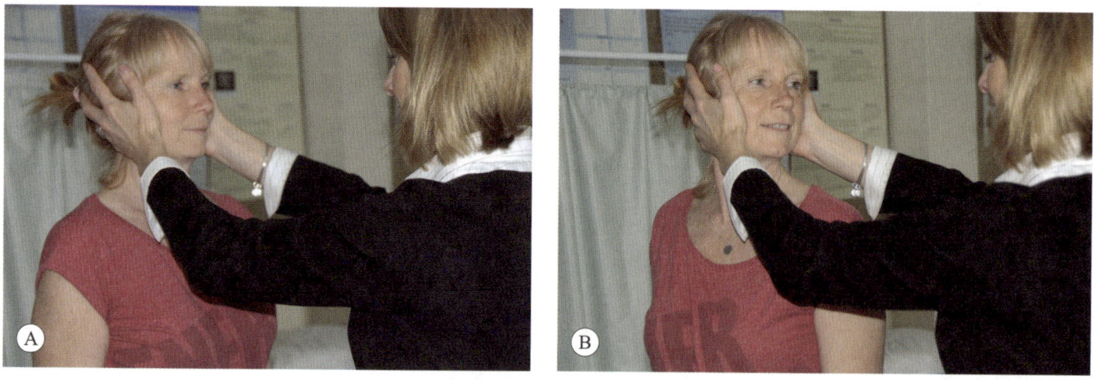

(A) 站立时,治疗师使患者头部保持中立;这阻止了前庭系统内的运动

(B) 患者将躯干向左转动,然后向右转动,以产生颈部旋转。每个姿势保持10秒,在两个方向之间休息10秒

图7-7 头晕的鉴别诊断

(引自 Magarey 等,2004)

主观检查/病史采集

患者对其经历的观点

与 UCS 功能障碍相关的症状，如疼痛、头晕和视觉变化，可能会让患者感到特别担忧。患者解释他们的症状会受到他们的想法、信仰、情绪和社会背景的影响（Linton 和 Shaw，2011）。为了对患者进行适当的治疗，应在开始就探讨这些问题。

有一些自我评估工具可用于测量患者对残疾的感知，并帮助识别可能成为阻碍康复的个人和环境因素，例如头痛残疾指数调查问卷和头痛残疾调查问卷（Jacobson 等，1994；Niere 和 Quin，2009）（附录 7-1，附录 7-2）。

身体图示

首先，需要仔细地描绘患者症状的部位和类型。通常情况下，UCS 患者会出现枕部周围局部疼痛，并伴有头和/或面部疼痛。CGH 患者通常表现为单侧且持续的一侧头痛（Bogduk 和 Govind，2009）。

询问是否有其他症状也很重要，如平衡失调、头晕和感觉异常。CGH 患者可伴有恶心、畏光、头晕、视物模糊等症状，但由于这些也是颈动脉功能障碍（cervical arterial dysfunction，CAD）的症状，而 CAD 在早期也可表现为头痛，因此需要仔细筛查 CAD 的危险因素以及脑干缺血的症状和体征。欲了解更多信息，读者可以参阅相关文献（Rushton 等，2020；“治疗与管理”分册第八章，Barnard 和 Ryder，2024）。如果患者描述的症状提示有 CAD，治疗师应对潜在的神经血管病理情况进行全面评估（Kerry 和 Taylor，2006；Rushton 等，2014）。

症状之间的关系

确定症状出现的区域以及症状是同时出现还是单独出现。例如，如果患者头痛，是否伴有颈部疼痛？如果有，哪种疼痛先开始？它们是同时出现，还是独立出现？CGH 的患者通常会主诉头痛从枕下区开始，并向前放射至头部、面部和/或眼睛（Hall 等，2008b；Jull 等，2008b；Bogduk 和 Govind，2009）。

症状表现

加重因素

对于每个症状区域，找出哪些动作或姿势会加重患者的症状，以及症状出现（或恶化）所需的时间。患者能否保持这种姿势或动作？当这种症状出现（或恶化）时，其他症状会发生什么变化？停止该姿势或动作后，症状缓解需要多长时间？这些问题有助于确认症状与病情易激惹性之间的关系。

治疗师还可以询问患者关于理论上已知的可能加重症状的因素。例如，反复或持续的颈部动作（例如旋转），或持续的、不自然的头部姿势（例如下巴前伸姿势）可能是 CGH 的诱发因素（Gadotti 等，2008）。

了解患者是左利手还是右利手，以及哪只眼睛是主导眼是很有帮助的。这两个因素均可能会改变施加在上颈椎结构上的压力。同时，了解症状如何影响患者的功能也很重要。例如，在涉及上颈椎的静态和动态姿势中的症状表现，如坐着、驾驶、阅读、电脑前工作、看电视、运动和社交活动等。

缓解因素

治疗师可以询问患者关于理论上已知的能缓解症状的因素，这些因素可能与引发症状的结构有关。例如，支撑头部或颈部可能会缓解来自上颈椎的症状。治疗师可以分析缓解症状的姿势或动作，以帮助确定受累的结构并指导治疗方案的选择。

24 小时症状表现

治疗师会根据患者的症状表现来确定其病情，包括晨起时、白天、傍晚以及夜间的表现。

表 7-3 颈椎一般红旗征的筛查

红旗征		
起病年龄 20~55 岁	暴力创伤	
持续的渐进性疼痛	系统性使用类固醇	
持续的夜间疼痛	药物滥用/人类免疫缺陷病毒	
体重减轻	系统性不适	
广泛的神经病变	既往癌症病史	
胸部疼痛	结构畸形	
颈椎严重脊柱病变的症状和体征		
脊髓肿瘤	**脊髓压迫**	**脊柱骨折**
年龄>50 岁 既往癌症病史 不明原因的体重减轻(>5%的体重) 超过 1 个月的保守治疗无效	四肢笨拙:手部精细动作困难 步态不稳 L'Hermitte 征 单侧或双侧感觉异常或麻木 肠道或膀胱功能障碍	年龄>50 岁 创伤病史 骨质疏松病史 系统性使用类固醇史
四个红旗征的组合提供了高度脊柱癌症怀疑指数,其诊断准确率为敏感性 1.0+特异性 0.6		

Greenhalgh 和 Selfe (2009)

夜间症状:

- 你通常的睡姿是什么?你是趴着睡吗?
- 你现在的睡姿是什么?
- 你使用多少个枕头?枕头是什么类型的?你的床垫是硬的还是软的?
- 你的症状会使你在夜间醒来吗?如果会,是哪些症状?
- 一晚或一周有多少次?
- 您能否重新入睡?需要多长时间?为此您需要做什么?

特殊问题和筛查红旗征

治疗师必须区分 UCS 中哪些情况适合保守治疗。第三章提供了用于识别任何体检和/或治疗的注意事项或禁忌证的常规筛查问题的详细信息。红旗征筛查的目的是排除上颈椎中严重或危及生命的病理情况,如颅内肿瘤、脊柱转移肿瘤、脊髓压迫、脊髓感染、炎症性关节炎和蛛网膜下腔出血,这些情况需要转诊给医疗专业人员(Rubio-Ochoa 等,2016)。关于颈椎相关的一般红旗征筛查,参见表 7-3(Greenhalgh 和 Selfe,2009)。"SNOOP"是一个有用的助记符,有助于颈椎的红旗征筛查(表 7-4)。

表 7-4 SNOOP 是辅助颈椎红旗征筛查的有用记忆法

体征或症状	相关头痛
系统性(Systemic)	与感染或非血管性颅内疾病相关的头痛
肿瘤(Neoplasm) 神经系统	脑部肿瘤:转移瘤 头痛归因于血管性和非血管性颅内病变
突然发作(Onsetd-abrupt)	颈动脉/颅内血管病变
年龄(Older)>50 岁	巨细胞动脉炎
创伤后(Post trauma)、体位性(Positional)、止痛药(Painkiller)	硬膜下血肿。颅内高压/低压。药物滥用

有关更多信息,参见《佩蒂肌肉骨骼治疗与管理:治疗师手册》(原著第 4 版)中的第九章。

颈动脉功能障碍

颈动脉与颈椎紧密相邻，这意味着 UCS 的运动，特别是旋转和伸展，会影响颈动脉的血流（Thomas，2016）。在 Willis 动脉环完整且侧支循环良好的情况下，身体能够有效地补偿血流的变化，通常不会出现问题。然而，针对 UCS 的手法治疗和运动训练可能对那些有颈动脉血管异常或侧支循环不足的患者产生不良影响。这可能导致处于"高风险"状态的患者因物理治疗而发生血流动力学事件。颈动脉功能障碍（CAD）的早期体征和症状可能与 UCS 的肌肉骨骼功能障碍相仿（见"治疗与管理"分册第八章，Barnard 和 Ryder，2024；Kerry 和 Taylor，2006；Bogduk 和 Govind，2009）。在缺血的早期阶段，CAD 可表现为 UCS 和头部的疼痛（图 7-8）。

如果病情继续发展，可能出现脑缺血的体征和症状（表 7-5）。虽然 CAD 较罕见，但需要注意区分血管源性疼痛和肌肉骨骼源性疼痛，主要目的是避免任何灾难性神经血管事件（Bogduk 和 Govind，2009；Thomas，2016）。

目前的证据表明，识别颈部血流动力学改变或预测物理治疗诱发的神经血管事件的最适当方法是全面评估整个血管系统，检查患者的整体心血管健康状况，并筛查与 CAD 相关的症状和体征（Rushton 等，2014；Thomas，2016）。这些内容列在表 7-5 中，治疗师可以将其作为 CAD 筛查问题的基础。

许多患者出现了可治疗的头颈部肌肉骨骼症状，如颈部疼痛、颈源性头痛（CGH）和颈源性眩晕，同时也存在表 7-5 中所列的许多危险因素。这并不一定意味着这些患者不能接受手法治疗。对这些患者的管理需要谨慎地临床推理和症状体征监测（Taylor 和 Kerry，2010）。从患者的病史中识别出血管病变的潜在风险因素对临床推理的过程至关重要（Hutting 等，2021），如近期创伤、血管畸形和吸烟。建议读者查阅 IFOMPT（International Federation of Orthopaedic Manipulative Physical Therapists，国际矫形手法治疗师联合会）框架（Rushton 等，2020），该框架为检查颈椎潜在的血管病变提供了指导。该框架精准地识别了颈椎血管病变的风险因素，并详细阐述了相应的治疗策略，同时特别突出了可能导致动脉剥离及非剥离事件的潜在风险，并对这些疾病状况下出现的症状及其相关性进行了明确的标注。头痛被认为是两者中最常见的症状，而视觉变化、感觉异常和眩晕应该引起对血管性因素的怀疑。临床体征包括身体平衡不稳定感、吞咽困难、构音障碍、无力、语言障碍、眩晕和认知变化。如果明确发现血管病变，IFOMPT 框架建议确保遵循当地政策，进行紧急转诊以进行进一步检查。

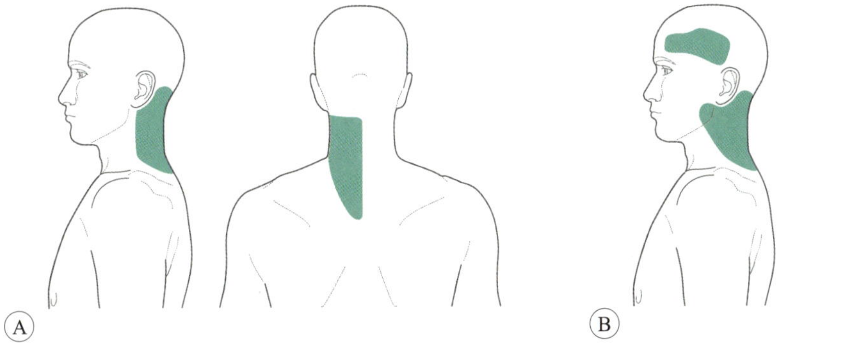

（A）椎动脉夹层的典型疼痛表现　（B）颈内动脉夹层的典型疼痛表现

图 7-8 缺血早期颈动脉功能障碍（CAD）表现
（引自 McCarthy，2010，已获许可）

表 7-5 颈动脉功能障碍的风险因素、征兆和症状

	缺血前期	缺血期
颈内动脉功能障碍	颈部/颞部/顶叶/额叶疼痛 Horner 综合征 搏动性耳鸣 脑神经麻痹（CN Ⅸ～Ⅻ）	短暂性脑缺血发作、视网膜梗死、卒中
椎动脉功能障碍	急性/近期发生的异常同侧后颈部疼痛或枕骨部位头痛	5个"D"：头晕（dizziness）、复视（diplopia）、言语不清（dysarthria）、吞咽困难（dysphagia）、突然跌倒（drop attacks） 3个"N"：面部麻木（facial numbness）、眼球震颤（nystagmus）、恶心（nausea）
颈动脉功能障碍的风险因素	近期轻微创伤史 近期感染或病毒性疾病 动脉粥样硬化的风险因素 高血压 高胆固醇血症 心脏病、缺血性病史或短暂性脑缺血发作史 糖尿病 口服避孕药 长期使用类固醇 吸烟 上颈部不稳定性	

知识校验

1. 上颈椎红旗征的助记法是什么？
2. 哪些症状可能表明上颈椎存在颈动脉功能障碍？
3. 颈动脉功能障碍的危险因素有哪些？

体格检查

体格检查轮廓表可能对一些治疗师有用，图 3-8 中提供了一个示例。重要的是，治疗师不能以僵化的方式进行检查。每个患者的表现不同，这一点应该在检查过程中体现出来。下面描述的测试及其顺序并不适用于所有患有上颈椎（UCS）障碍的患者。需要根据假设的严重程度和刺激性选择适当的测试。例如，如果怀疑周围神经病理性疼痛机制，则需要进行神经学检查。

视诊

治疗师根据患者的具体情况，观察患者在无支撑的坐姿或站姿中的表现。评估姿势相关性的一项关键因素是观察患者能否保持某个姿势，以及该姿势是否会改变症状的表现。一旦患者在某个姿势下感受到症状的变化，这种变化可以作为治疗的指导依据。

主动生理运动

治疗师观察以下内容：

运动范围及其质量，例如运动发生的部位：

- 在完全前屈时，患者是否能在下颈椎前屈之前进行下颌点头动作？
- 在完全后伸时，患者可以在进行下颈部伸展之前将下巴抬向天花板吗？
- 患者在完成颈部完全后伸后是否以"下巴前伸"的姿势返回，这表明患者依赖于胸锁乳

突肌（sternocleidomastoid, SCM）；或者患者能否在不借助外力的情况下，收下巴并将伸展位的脊柱向前卷曲恢复原位。

- 在侧屈时，下巴是否向一侧摆动，表明上颈椎发生了一些侧屈。或者下巴是否基本保持在中线位置，表明下颈椎主导侧屈，可能存在上颈椎的活动受限。
- 在旋转时，头颈是否呈自然“旋转”动作，或者患者是否“托着”头部进行上颈椎旋转，表明中下颈椎运动主导，C1～C2 可能存在活动受限。

疼痛和抗拒的表现：在运动范围内及末端的运动范围中，任何肌肉痉挛的诱发情况。

治疗师确定患者在静止和每次运动时的症状，并纠正任何运动偏差，以确定其与患者症状的相关性。只有在患者完成全范围运动且无疼痛的情况下才施加额外的压力，以确定主动和被动运动范围是否相似，以及是否在活动范围的末端产生疼痛（图 7-9）。

主动运动测试可作为再评估的指标。

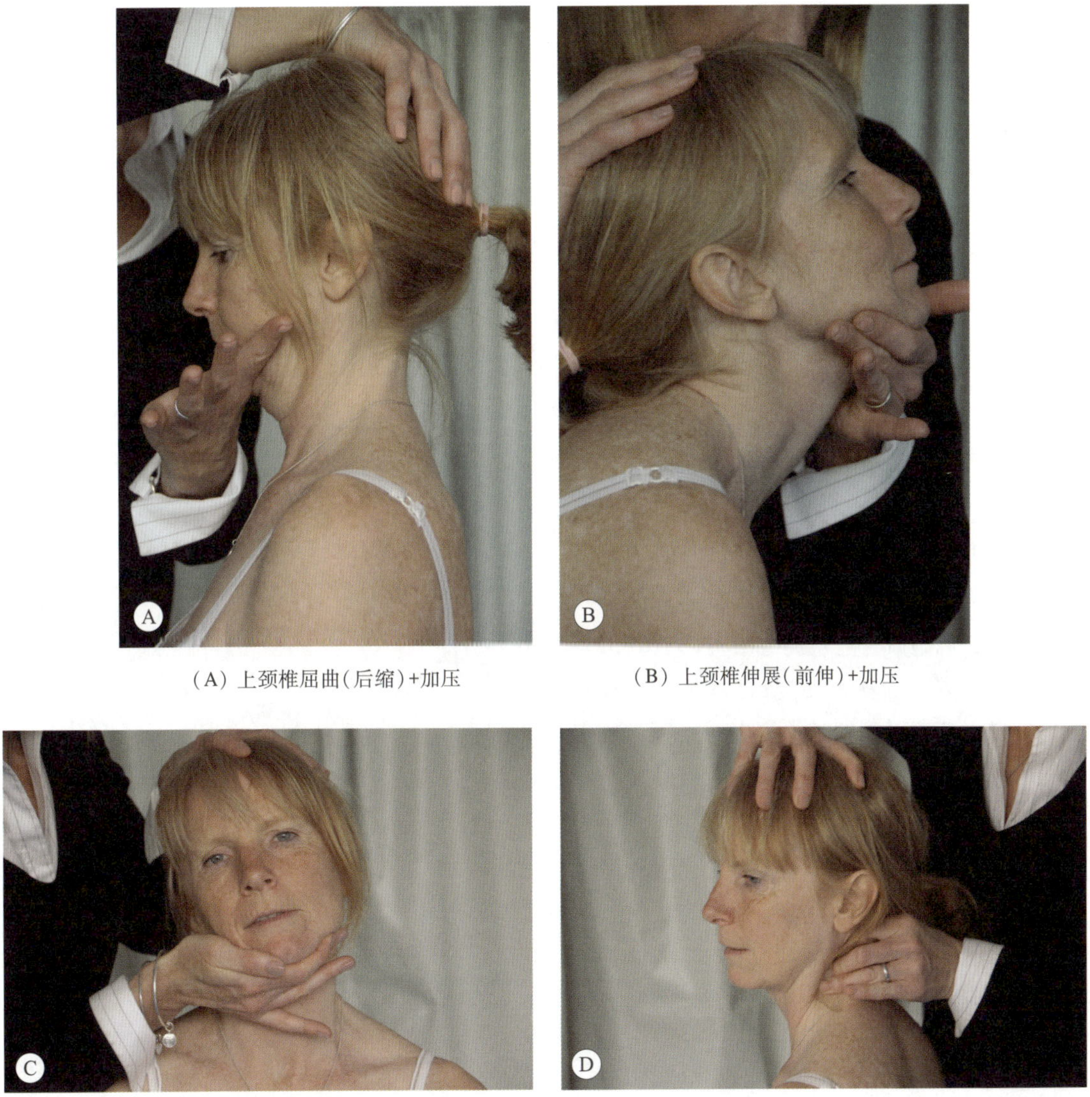

（A）上颈椎屈曲（后缩）+加压

（B）上颈椎伸展（前伸）+加压

（C）上颈椎侧屈+朝向对侧肩部施加压力

（D）上颈椎旋转+通过头顶施加压力并且使用钳式握法稳定 C2

图 7-9 确定患者静止和运动时的症状、纠正偏差以确定与患者症状的相关性

鉴别测试

可能需要检查其他区域，以确定它们与患者症状的相关性。这些区域可能是症状的来源或促成因素。最可能相关的区域是颞下颌关节（TMJ）、下颈椎和胸椎。研究表明，上颈椎的前伸和后缩运动的30%来自C7～T4区域，10%来自T5～T12区域，这表明胸椎和上颈椎在生物力学上的相互依赖（Persson 等，2007）。这些区域的关节可以通过全面检查（参见相关章节）或通过筛查测试进行部分评估（表4-4）。

神经系统测试

全面的神经学检查包括神经功能完整性检查和神经动力学测试。

从安全角度考虑，如果需要进行神经功能完整性测试，通常会在检查过程的早期进行。

神经系统的完整性

通常，如果症状只局限于上颈椎和头部，神经学检查可仅限于脑神经和颈丛（C1～C4神经根）（表7-6）。

皮节/周围神经

分别使用棉签和大头针测试面部、头部和颈部的轻触觉和痛觉，如第四章所述和表7-6所示。了解上颈段神经根的皮节分布模式以及上颈部周围皮肤的神经支配，可以帮助治疗师区分神经根病变引起的感觉丧失与周围神经病变引起的感觉丧失。上颈椎皮肤的神经分布和皮节区域如第四章图4-16所示。

肌节/周围神经

请参阅表7-6和图4-8，了解上颈椎和脑神经中适当的肌节测试描述。

反射测试

C1～C4神经根没有深腱反射。下颌反射（脑神经V）可通过在张开的嘴上尖锐地敲击下巴来诱发。轻微的下颌反射是正常的，过度的下颌反射可能提示双侧上运动神经元损伤。

上运动神经元损伤的病理反射检查

以下反射可用于检查上运动神经元损伤（Fuller，1993）。这两项测试在第四章中有所描述，并且与头颈脊柱（CCS）神经学检查相关：

- 跖反应。
- 阵挛。

神经动力学测试

以下神经动力学测试可以用来确定神经组织在患者上颈椎症状产生中的作用程度：

- 被动颈屈曲。
- 上肢神经动力学测试。
- 直腿抬高测试。
- 塌陷测试。

这些测试在第四章中已有详细描述。

触诊

PPIVMs（被动椎间生理运动）用于检查每个上颈椎节段所提供的运动范围和运动质量。这些测试包括：

C0～C1的屈曲-伸展PPIVM。

技术应用见图7-10A和B。

C0～C1的侧屈PPIVM。

技术应用见图7-10C。

C1～C2的旋转PPIVM。

技术应用见图7-10D。

屈曲-旋转测试

屈伸-旋转测试可以在颈部主动活动范围正常的情况下，判断C1～C2节段的功能障碍。研究表明，这一测试在区分C1～C2来源的颈源性头痛（CGH）与其他类型头痛时，具有非常高的诊断效用（敏感性90%，特异性88%），并且研究表明治疗师能够可靠地检测到这些差异（Ogince 等，2007；Hall 等，2008a，2010a、b）。

表 7-6　头颈脊柱的神经传导检测

脑神经检查			
神经	传入	传出	测试
Ⅰ. 嗅神经	嗅觉		闭眼，嗅闻 2~3 种熟悉的物品，如咖啡、香皂、巧克力
Ⅱ. 视神经	视觉		视野测试：Snellen 视力表
Ⅲ. 动眼神经 Ⅳ. 滑车神经		眼球运动：向上、向下、向内侧注视 眼球运动：向下和向外侧注视	患者保持头部不动，眼球跟随测试者手指运动。测试者在患者面前画“H”形。然后，测试者将手指移到患者的鼻子处，测试目光聚焦能力
Ⅴ. 三叉神经	面部皮肤	咀嚼肌	轻触和针刺前额、脸颊和下颌侧面 咬紧牙齿：检查者双手触诊咬肌和颞肌，评估双侧收缩强度 分离上下颌：检查者评估在中等阻力下张口的力量
Ⅵ. 外展神经		眼球运动：向外侧注视	“H”形运动测试
Ⅶ. 面神经	舌前部味觉（甜）	面部肌肉	让患者微笑、皱眉、抬眉、鼓腮
Ⅷ. 前庭蜗神经	听觉和平衡		听觉：患者闭眼，检查者将拇指和示指的指腹放在患者耳边摩擦。测试患者是否能听到声音。每次测试一侧耳朵，测试单耳听觉是否对称 平衡：让患者闭眼站立 30 秒，不借助任何支撑物
Ⅸ. 舌咽神经	舌后部触觉和味觉（酸）	咽反射、吞咽能力	嘱患者张口发音“啊”：观察软腭是否偏离中线，它不应该向一侧偏移 吞咽能力：要求患者吞咽，观察有无吞咽困难及喉部运动问题
Ⅹ. 迷走神经		咽肌和喉肌	测试同上
Ⅺ. 副神经		胸锁乳突肌和斜方肌	让患者进行抗阻耸肩，检查对称性和肌肉力量，观察有无肌肉萎缩
Ⅻ. 舌下神经		舌部运动	让患者伸舌，舌应伸直；观察舌头有无偏斜

颈丛神经		
神经	传入（皮节）	传出（肌节）
C1		上颈椎屈曲
C2	颅骨后方的皮肤	上颈椎伸展
C3	颈部后侧的皮肤	颈椎侧屈
C4 和脑神经Ⅺ	肩带区的皮肤	肩胛骨上提

无症状个体的 C1~C2 旋转的平均范围为 39°~42°（Hall 和 Robinson，2004）。

测试的实操见图 7-6。

测试解释：如果 C1~C2 向疼痛侧旋转的角度小于 32°，则屈曲旋转测试为阳性。很多 CGH 患者在症状侧的旋转范围通常约为 20°

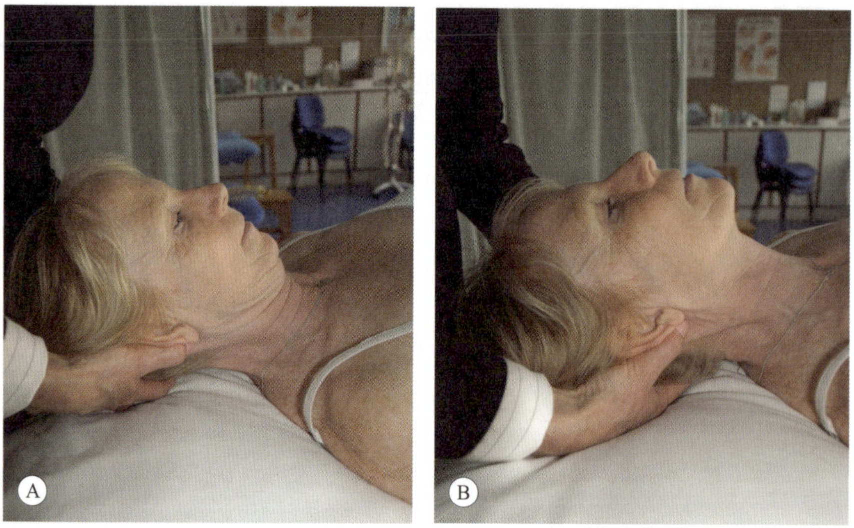

（A）和（B）屈伸被动椎间生理运动（PPIVM）C0～C1

患者仰卧，头在枕头上。治疗师用第3～5指托住患者的枕骨，用拇指尖在乳突和C1的外侧之间进行触诊。治疗师控制患者的头部前后运动，模拟头在颈部上的点头动作（head-on-neck nodding moment）。分别评估两侧骨性点的微小运动距离

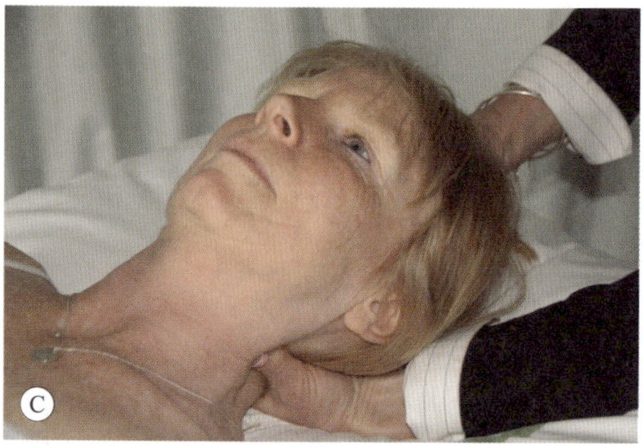

（C）侧屈被动的椎间生理运动 C0～C1

与屈伸被动椎间生理性运动的起始姿势相同。治疗师将患者的头部移至上颈椎侧屈位置。如果技术正确，治疗师应该看到与侧屈方向相反的“下巴摆动”（例如，右侧的“下巴摆动”对应左侧的侧屈）。评估两侧骨性点的微小运动距离

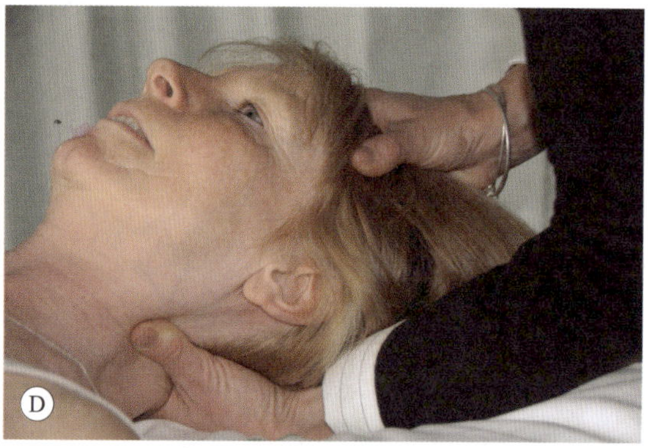

（D）旋转被动椎间生理运动 C1～C2

患者仰卧，头枕在枕头上。治疗师左手钳式抓握住C2棘突，右手握住患者头顶。将患者头部向右旋转，评估C2棘突向左移动的距离。然后重复上述步骤，将患者头部向右旋转。通常换手进行测试会更准确。最后比较两侧旋转的幅度

图7-10　被动椎间生理运动（PPIVMs）

（Hall 和 Robinson，2004）。

附属运动

被动附属运动测试（PAIVMs）在上颈部常用于获取每个上颈椎节段水平的附属运动的量、质量以及疼痛反应等相关信息（Zito 等，2006；Jull 等，2007）。PAIVMs 可以在患者的上颈椎处于中立位或组合位置下进行检查，并可根据需要在偏内侧、外侧、头侧或尾侧时进行应用（Maitland 等，2005）。了解如何进行辅助运动，请参见方框4-3。

C1～C4 节段在中立位下通常测试的附属运动包括：

- 中央后前向运动。
- 单侧后前向运动。
- 单侧前后向运动。

在测试附属运动时，考虑到患者的严重程度和易激惹性，治疗师在活动范围的初期、中期和末期应注意到以下几点：

- 活动的范围和质量。
- 在活动范围内和终末范围的阻力。
- 活动范围内的疼痛表现。
- 任何肌肉痉挛的诱发。

见图 7-11。其他颈椎节段见第八章。

在触诊图和/或运动示意图上记录结果是有用的（图 4-38～图 4-45）。这些内容已在第四章中详细说明。

作为组合技术的附属运动

作为一种复合技术，附属运动可以结合不同的姿势来增加或减少对上颈椎小关节、关节囊或周围椎旁肌肉的拉伸。表 7-7 展示了一些起始位置和辅助运动的可能组合，可以增加 A-O 和 A-A 关节不同部位的伸展程度。要了解上颈椎附属运动在复合姿势中的完整描述，请参阅 Edwards（1994，1999）。

在对 UCS 进行附属运动之后，治疗师会重新评估所有的星号征（即已被发现能再现患者症状的运动或测试），以确定附属运动对患者体征和症状的影响。

被动生理运动和附属运动也可以在其他可

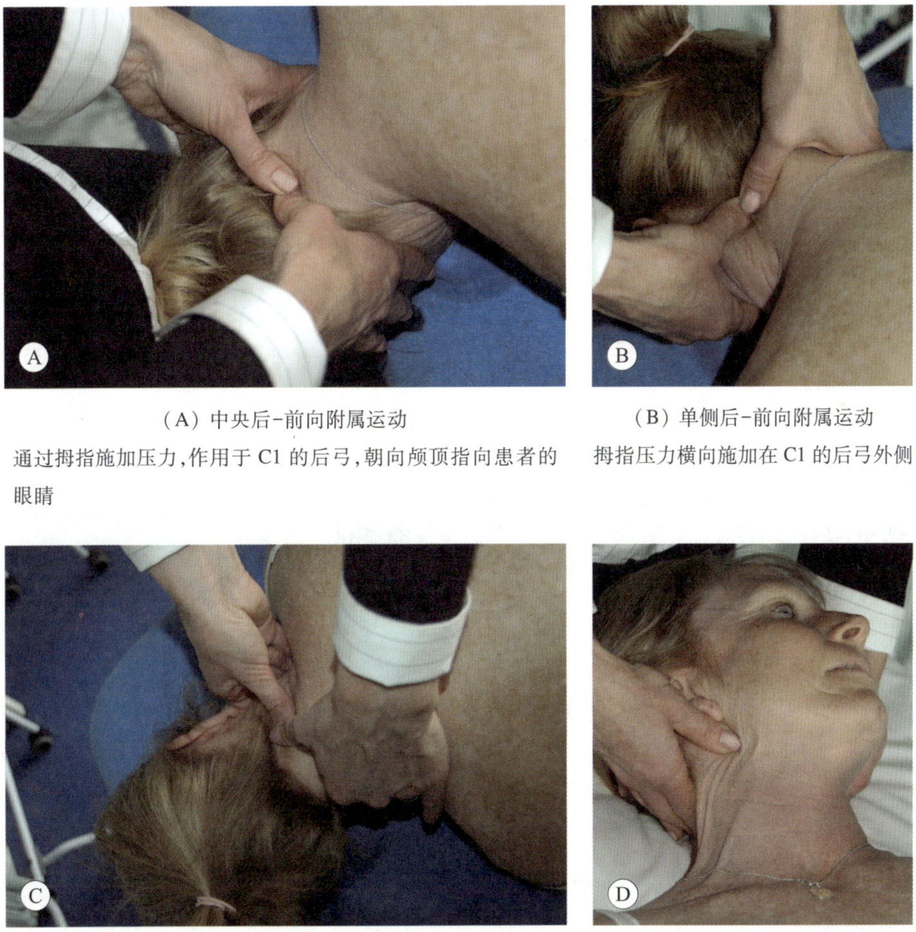

（A）中央后-前向附属运动
通过拇指施加压力，作用于 C1 的后弓，朝向颅顶指向患者的眼睛

（B）单侧后-前向附属运动
拇指压力横向施加在 C1 的后弓外侧

（C）横向压力
拇指压力施加在 C1 的横突上

（D）单侧前-后向附属运动
拇指压力施加在 C1 横突的前侧

图 7-11 C1 的附属运动

表 7-7 作为组合技术的被动附属椎间运动

部位	组合起始位置	附属运动	作用
寰枕关节	俯卧位：屈曲+右旋(鼻子保持在治疗床头孔内)	右侧 C1 后前方向单向运动	增加 C0~C1 后部的拉伸
	仰卧位：伸展+左旋转	右侧 C1 前后方向单侧运动	增加 C0~C1 前部的拉伸
寰枢关节	俯卧位：右旋转 30°(鼻子从治疗床头孔中旋转出来)+屈曲	右侧 C2 后前方向单侧运动	增加 C1~C2 后部的拉伸
	俯卧位：右旋转 30°(鼻子从治疗床头孔中旋转出来)+伸展	右侧 C2 后前方向单侧运动	增加 C1~C2 前部的拉伸

能导致或加剧症状的区域进行测试。可能需要检查的区域包括颞下颌关节、下颈椎和上胸椎。

持续生理性小面关节滑动

持续生理性小面关节滑动(sustained natural apophyseal glides，SNAGs)主要用于治疗周围神经性疼痛、关节性疼痛和机械性障碍。当正确选择并应用 SNAGs 时会出现：

- 立即减少或缓解患者的疼痛。
- 增加活动范围。
- 提高功能。

对于主诉头痛的患者，Mulligan (2010)描述了四种检查技术：

- 头痛 SNAGs(图 7-12A)。
- 反向头痛 SNAGs(图 7-12B)。
- 上颈椎牵引(图 7-12C)。
- C1~C2 颈部旋转受限 SNAGs。

对于患有上颈部疼痛和活动受限的患者，建议采用的技术包括：

- 将 SNAGs 施加到 C2~C4 棘突上+向活动受限方向运动，如旋转。
- 将 SNAGs 施加到 C2~C4 横突上+向活动受限方向运动。

有关每种技术的详细描述，请参见相关文献(Mulligan，2010)。

症状改善和微治疗

除了在体格检查过程中收集有关疼痛再现和运动功能障碍的信息外，治疗师还可能决定对症状或功能障碍的脊椎节段进行“微调”，使用经过仔细地推理和选择的技术，如被动的椎间生理运动(PPIVMs)、椎间关节被动附属运动(PAIVMs)、生理性小面关节滑动(NAGs)和持续生理性小面关节滑动(SNAGs)、扳机点或“保持-放松”肌肉技术。通过选择合适的躯体指标来评估这些微调的效果，可以帮助治疗师确认患者疾病的工作假设，并有助于确定哪种治疗可能产生最大的效果。

肌肉测试

肌肉力量

患有颈部疼痛和颈源性头痛(CGH)的患者，无论是隐匿性还是创伤性发病，其颈部屈肌、伸肌和脊柱-肩胛肌的力量、耐力和疲劳性都会发生变化(Jull 等，1999，2004，2008a；Jull，2000；Falla，2004；Falla 等，2004；O'Leary 等，2007)。

等张测试

治疗师可能希望通过等张测试评估颈部肌肉的整体力量，同时观察肌肉收缩的质量和运

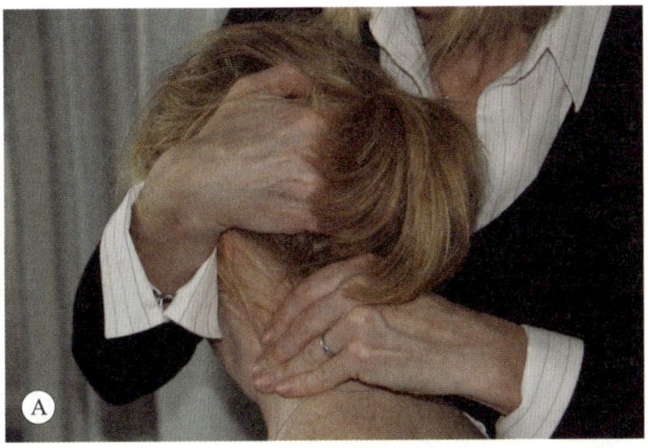

（A）头痛的持续生理性小面关节滑动

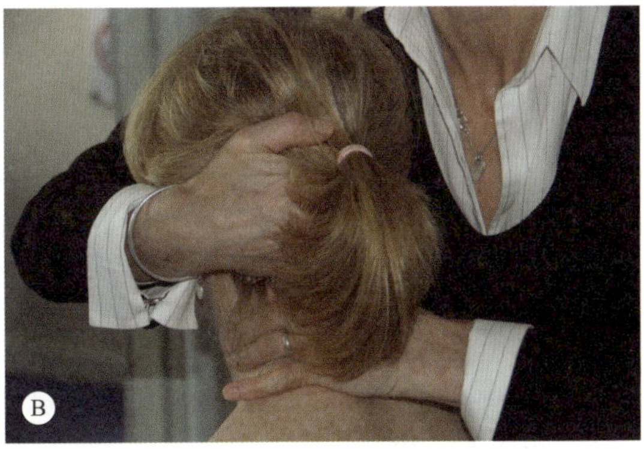

（B）反向头痛的持续生理小关节滑动

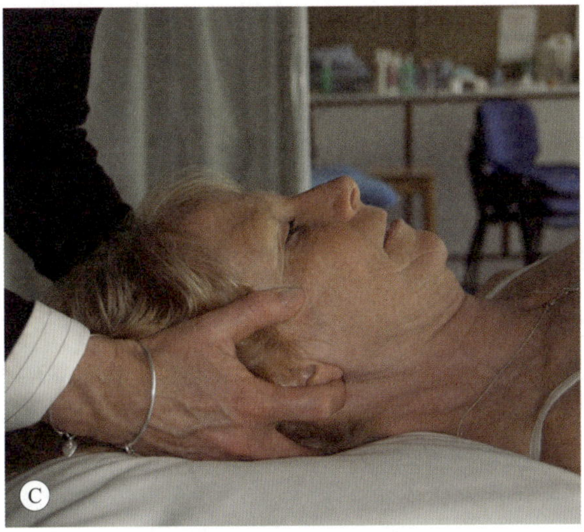

（C）C1~C2 的颈椎牵引

图 7-12　持续生理性小面关节滑动(SNAGs)

动募集模式。这可以在仰卧或俯卧位进行，头部保持中立或旋转位置，要求患者简单地将头抬离床面。不同的起始姿势会将力量测试偏重于不同的肌肉群。可以使用枕头使测试更加容易。

等长测试

等长测试有助于区分症状来源于非收缩组织还是收缩性组织。将头颈脊柱置于中立位，要求患者在对抗治疗师的阻力下保持该姿势。治疗师可以向任何方向的运动施加阻力，也可以在运动的不同范围内施加阻力。如果在收缩时出现症状，可能表明存在收缩性组织的病变。

有关这些一般性测试的详细信息，请参见相关文献(Jull 等，2008c)。这些肌肉力量的测试也在第四章中有所描述。

运动感觉控制

运动感觉控制是由中枢神经系统整合和协调感觉与运动信息，以调节关节稳定性、运动精度、协调性和平衡的能力(Roijezon 等，2015)。来自周围的传入信息(视觉、前庭觉和本体感觉系统)被整合并用于在运动前和运动过程中引发姿势肌的适当运动反应（Treleaven，2008）。

临床上，CCS 区域的运动感觉功能的改变与持续性疼痛、运动丧失、头晕、恶心、视觉障碍、听力障碍和姿势稳定性丧失有关(Jull 等,2008;Treleaven, 2008)。

越来越多的证据表明,颈椎的本体感觉和运动控制会因疼痛、积液、创伤和疲劳而发生改变。这些变化包括:

- 颈部关节位置觉误差增加。
- 动眼功能下降。
- 头颈深屈肌(CCF)和半棘肌抑制。
- 浅层颈部肌肉(斜角肌、胸锁乳突肌、头夹肌)激活增加。
- 头颈深屈肌激活延迟。
- 头颈深屈肌和深层颈伸肌的力量和耐力下降。
- 平衡能力差。

研究表明,不同肌肉群之间和深浅层肌肉之间的不良募集策略,以及颈部区域的本体感觉的障碍,与 UCS 的症状相关(O'Leary 等,2007;Falla 等,2011;Lindstrøm 等,2011;Schomacher 和 Falla, 2013;Schomacher 等,2013;de Vries 等,2015)。

运动感觉测试

运动感觉缺陷可以通过评估本体感觉系统和运动控制来测试。可以采用多种测试方法,包括颈椎关节位置觉测试、姿势稳定性测试、动眼功能测试和运动控制测试。本体感觉系统的评估描述在第八章。运动控制的评估描述见下文。更多资料请参见相关文献(Jull 等,2008c;Treleaven, 2008; Clark 等, 2015; Roijezon 等, 2015)。

运动控制的间接评估方法包括:

- 观察姿势,如头部前倾的患者可能存在颈深屈肌(CCF)延长和无力。
- 注意在主动运动期间肌肉募集模式的变化。
- 观察运动的质量和运动发生的部位。
- 在不同体位下触诊肌肉活动。

此外,还可以针对 UCS 进行特定的肌肉测试。

颈深肌测试

研究表明,颈深肌(CCF 和 SOM 群)具有高密度的肌梭,尤其是 SOMs。这表明颈深肌除了控制头颈部运动外,还在头颈部本体感觉中扮演着重要角色(Boyd-Clark 等,2001,2002;O'Leary 等,2009)。

头颈深屈肌

对头颈深屈肌(颈长肌、头长肌、前直肌和外侧直肌)的募集和耐力评估是通过低负荷的头颈屈曲测试进行的(Jull 等,2008c,2008d)。使用压力生物反馈装置[PBU(pressure biofeedback unit):Chattanooga, Australia]来测量头颈深屈肌的功能。

- 起始姿势见图 7-13。
- 指导患者正确地进行上颈部屈曲动作,类似于点头表示"是"的动作。

指导患者将舌头放在上腭,闭上嘴唇但不紧咬牙齿。这有助于避免其他肌群的代偿。

重要的是头部不能抬起或后缩。当 CCFs 无力时,胸锁乳突肌(SCM)会启动,导致下颌过度运动并引起上颈椎过度伸展。

分阶段测试:测试分两个阶段进行,因为疼痛会抑制 CCF 的活动,测试过程中不应引发任何症状(Arendt-Nielsen 和 Falla, 2009)。

第一阶段——运动模式分析。这是一项五级测试,患者尝试以正确的运动策略逐步增加 PBU 的压力。在 PBU 的视觉反馈下,患者尝试通过轻微点头的动作保持压力计维持在 22 mmHg、24 mmHg、26 mmHg、28 mmHg 和 30 mmHg,每个阶段之间休息几秒钟。理想情况下,受试者能够顺利完成所有五个级别。需要观察并触诊浅层肌肉(如胸锁乳突肌、斜角肌和舌骨肌群)的过度使用情况;这些肌肉可能活跃,但不应占主导地位。当患者在测试中无法在不进行回缩运动或不以浅层屈肌为主要肌群的情况下达到预期水平时,记录为阳性结果。最后记录达到的压力级别和动作质量(Jull 等,2008c)。

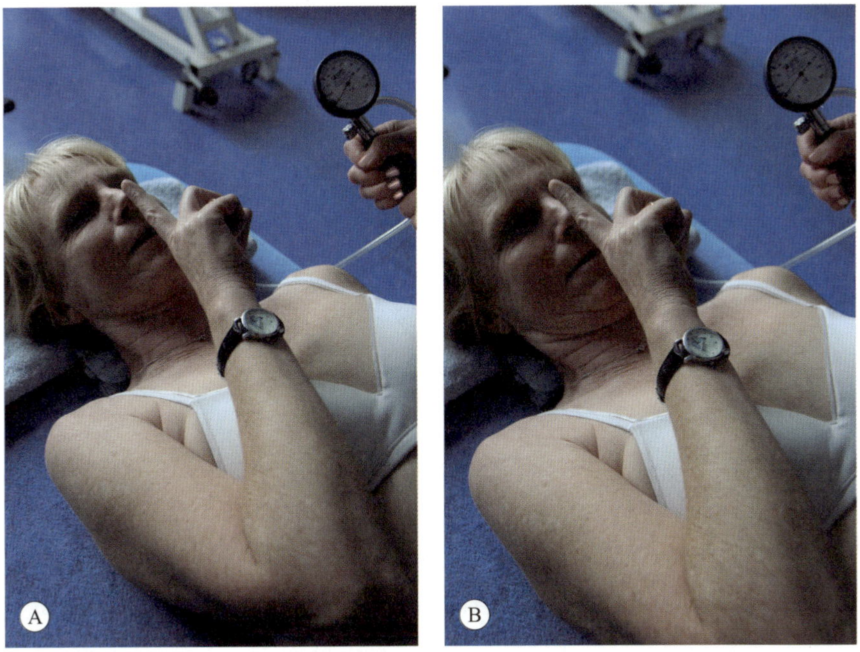

图 7-13 头颈屈曲试验

患者仰卧屈膝。将毛巾折叠垫于枕骨下方处以确保头部和颈部处于中立位置。将压力生物反馈装置放于颈椎下方处，抵住枕骨并充气至 20 mmHg，要求患者做头部“点头”动作。为促使患者做出正确运动，要求患者将鼻子沿着手指向下滑动

第二阶段——颈深屈肌的保持能力。在第一阶段的测试中，如果患者在所有五个级别的运动都显示正常动作模式后，则进入第二阶段。从 22 mmHg（比基线 20 mmHg 高出 2 mmHg）开始，患者尝试保持测试姿势（点头）10 秒钟。每个压力水平的目标是完成 10 次 10 秒的重复。记录 10 秒重复动作的次数，作为患者的基线评分。与第一阶段相同，阳性结果是指出现浅层肌肉主导或颈部后缩的情况。治疗师还应观察动作的质量，寻找头部不平稳和对头控不佳的情况（Jull 等，2008c）。

颈深伸肌群

虽然大部分临床和研究的关注点都集中在 CCF 上，但深层伸肌群也为头部在颈部上的运动感觉控制发挥着作用。因此，评估这些肌肉群是有必要性的，尤其是对于头前倾姿势、颈痛或头痛的患者（Schomacher 等，2015）。

在以下两项测试中，若无法进行流畅、协调地运动，并且下颈椎过度运动，则表明伸展运动控制能力不佳（Jull 等，2008c）。

头颈后伸测试（头后直肌群）：

- 让患者采用四点跪位或俯卧坐姿，进行头颈屈伸运动（即头颈“点头”运动），同时保持下颈椎中立位，治疗师可通过触诊该肌群来评估其激活策略。

头颈旋转测试（头后斜肌群）：

- 让患者保持与上述相同体位，进行头颈旋转（不超过 40°）的动作，类似于在说“不”，同时保持下颈椎处于中立位。通过触诊该肌群，治疗师能够评估肌肉的募集策略。

颈深伸肌群测试（半棘肌和多裂肌群）：

如图 7-14 所示进行测试。

这个姿势会使肌肉的活动偏向于颈椎半棘肌，并抑制浅层半棘肌和头夹肌的活动。

如果 CCF（保持 CCS 中立状态）和颈深伸肌群之间有良好的控制，那么运动应该发生在颈胸交界处，而非头颈交界处，或者不应出现 C5 处的剪切性伸展运动。

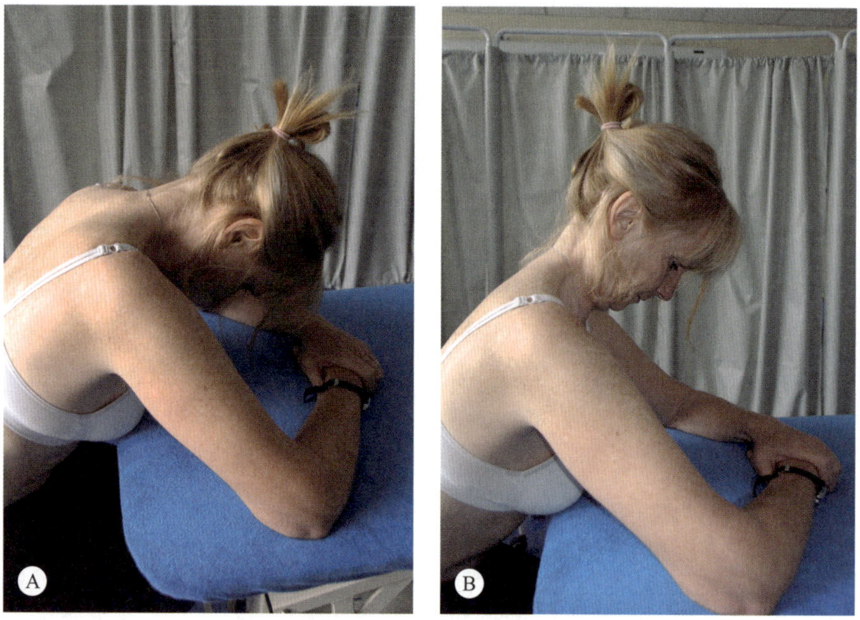

图 7-14 颈深伸肌群测试

患者俯卧位，双肘部支撑身体，下颈椎处于完全屈曲位，头颈脊椎处于中立位。患者进行颈椎伸展动作，动作范围在颈胸椎交界处，将头部回到中立位，同时保持上颈椎处于中立位

脊柱-肩胛肌

由于该肌群附着于上颈椎（UCS）和枕骨，上斜方肌、肩胛提肌、斜角肌群和胸锁乳突肌的活动会影响UCS的运动模式。此外，肩胛骨的位置和控制与颈椎的功能障碍有关，尤其见于颈部挥鞭样损伤后（Jull 等，2008c）。因此，应考虑评估这些肌肉群的控制和运动模式，以及通过斜方肌中下部和前锯肌对肩胛骨的控制。

肌肉长度

治疗师会对肌肉的长度进行测试，特别关注容易出现短缩的肌肉（Janda，2002），如肩胛提肌、上斜方肌、胸锁乳突肌、胸大肌、胸小肌、斜角肌和深层枕部肌群。有关这类肌肉长度的测试方法已在第四章中有详细描述（表4-9，图4-13）。

颈动脉功能障碍测试

如果在主观检查后怀疑存在血管功能障碍，可通过以下检查程序进一步了解颈部动脉系统的完整性。建议进一步阅读以加深对以下检查程序的理解（"治疗与管理"分册第八章，Barnard 和 Ryder，2024；Kerry 和 Taylor，2010）。

1. 血压。如果出现急性动脉功能障碍，很可能会出现全身心血管反应，表现为血压的剧烈变化（通常是升高）。可以在坐位或卧位下使用适当的检查程序和设备测量血压。

2. 功能性定位测试。由于这些测试在检测椎动脉（vertebral artery，VA）或颈内动脉（internal carotid artery，ICA）血管功能障碍时的诊断准确性不佳，因此近年来颈动脉系统的物理测试逐渐不再是重点（Rushton 等，2014）。

3. 脉搏触诊。椎动脉（VA）的脉搏因其大小和深度而难以触及。颈内动脉（ICA）在颈中部位置，靠近胸锁乳突肌内侧，容易触及。在明显的病理情况下，如动脉瘤形成，其脉搏特征为脉动性、可扩张的包块。颞动脉触诊时出现的疼痛和过度搏动可能支持颞动脉炎的假设。

4. 脑神经检查。脑神经是周围神经，大部分起源于脑干。脑神经功能障碍可能是颈动脉受限的结果。虽然这种情况较少见，但其往往会影响下位脑神经，尤其是舌下神经（与吞咽相关）（Thomas，2016）。如怀疑患有 CAD，应仔细筛查脑神经功能是否存在明显的不对称或与正常情况的差异（Kerry 和 Taylo，2010）。表 7-6 展示了脑神经评估的方法（“治疗与管理”分册第八章，Barnard 和 Ryder，2024）。

5. 本体感觉测试。椎基底动脉供血不足引起的后脑缺血可能导致本体感觉功能的严重丧失。通过一些简单的本体感觉测试，如踵趾步态测试、跟膝胫测试、Romberg’s 试验（闭目直立试验）和 Hautant 测试等方法，可以评估本体感觉障碍。

知识校验

1. 确定在上颈椎障碍中需要评估的神经。
2. 说出可能影响上颈椎的肩胛肌有哪些。
3. 屈曲-旋转测试检查的是哪些关节，什么情况构成阳性结果？

完成检查

在完成上述检查后，UCS 的检查就完成了。主观检查和体格检查会产生大量需要及时准确记录的信息。在这个阶段，重要的是要在检查过程中发现的任何异常情况旁边用星号（ * ）标记。这些异常情况将在随后的治疗过程中重新评估，以评估相应治疗对患者病情的影响。

具体指示关节、神经或肌肉组织作为患者症状来源的物理测试程序见表 4-9。

完成体格检查后，治疗师将回顾并完善在主观检查期间提出的假设（方框 3-1）。

随后，治疗师将：

1. 评估检查结果，进行临床诊断，列出问题清单。

2. 与患者共同制定治疗目标，制定初步治疗计划和后续的管理策略。

3. 向患者解释检查结果，探讨患者对于损伤或疾病的相关误解，并讨论预后情况。

4. 提醒患者在检查后的 24～48 小时内可能会加重症状。

5. 请患者在下次就诊时阐述检查后症状的变化情况。

关于治疗与管理原则的指导，请参阅“治疗与管理”分册（Barnard 和 Ryder，2024）。

附录 7-1　头痛残疾指数调查问卷

患者姓名：＿＿＿＿＿＿＿＿＿＿＿＿＿＿＿＿　日期：＿＿＿＿＿＿＿＿

说明：请圈出正确答案：

1. 我有头痛：　（1）每月1次　（2）每月1次以上但不到4次　（3）每周1次以上
2. 我的头痛是：　（1）轻度的　（2）中度的　（3）严重的

请仔细阅读：本量表的目的是确定您因头痛可能遇到的困难。请在每一项上勾选“是”、“有时”或“否”。
请仅针对您的头痛情况回答问题。

是	有时	否	
＿＿	＿＿	＿＿	因为头痛，我觉得自己残疾了。
＿＿	＿＿	＿＿	由于我的头痛，我觉得在进行日常活动时受到限制。
＿＿	＿＿	＿＿	没有人理解头痛对我生活的影响。
＿＿	＿＿	＿＿	由于头痛，我限制了自己的娱乐活动（如运动、业余爱好）。
＿＿	＿＿	＿＿	我的头痛让我很生气。
＿＿	＿＿	＿＿	有时我觉得我会因为头痛而失去控制。
＿＿	＿＿	＿＿	由于头痛，我不太可能参加社交活动。
＿＿	＿＿	＿＿	我的配偶（重要的另一半）、家人和朋友不了解我因头痛所经历的感受。
＿＿	＿＿	＿＿	我头痛得厉害，觉得自己快要发疯了。
＿＿	＿＿	＿＿	我对世界的看法受到头痛的影响。
＿＿	＿＿	＿＿	当我感到头痛时，我不敢出门。
＿＿	＿＿	＿＿	我因头痛而感到绝望。
＿＿	＿＿	＿＿	我担心自己因为头痛而在工作中或家里受到惩罚。
＿＿	＿＿	＿＿	我的头痛给我与家人或朋友的关系带来压力。
＿＿	＿＿	＿＿	当我头痛的时候，我会避免与人接触。
＿＿	＿＿	＿＿	我认为我的头痛让我很难达成我的人生目标。
＿＿	＿＿	＿＿	由于头痛，我无法清晰地思考。
＿＿	＿＿	＿＿	我因头痛而感到紧张（如肌肉紧张）。
＿＿	＿＿	＿＿	因为头痛，我不喜欢社交聚会。
＿＿	＿＿	＿＿	我因为头痛而感到易怒。
＿＿	＿＿	＿＿	我因头痛而避免旅行。
＿＿	＿＿	＿＿	我的头痛让我感到困惑。
＿＿	＿＿	＿＿	我的头痛让我感到沮丧。
＿＿	＿＿	＿＿	因为头痛，我觉得阅读很困难。
＿＿	＿＿	＿＿	我发现很难将注意力从头痛上转移到其他事情上。

说明：①使用该评分系统，如果在任何一行上勾选“是”，则该答案得4分；回答“有时”得2分；回答“否”得0分。②使用该系统，得分在10%～28%为轻度残疾；30%～48%为中度残疾；50%～68%为重度残疾；72%或以上为完全残疾。

患者签名：＿＿＿＿＿＿＿＿＿＿＿＿＿＿＿＿　日期：＿＿＿＿＿＿＿＿

引自 Jacobsonetal（1994）

附录 7-2　头痛残疾调查问卷

患者姓名:____________________　日期:__________　得分:________/90

请阅读每个问题，并圈出最适合您的答案

1. 在0～10的范围内，你如何评价你的头痛?

0	1	2	3	4	5	6	7	8	9	10
没有疼痛										最剧烈的疼痛

2. 当你头痛时，疼痛剧烈的频率是多少?

从不	1%~9%	10%~19%	20%~29%	30%~39%	40%~49%	50%~59%	60%~69%	70%~79%	80%~89%	90%~100%	总是
0	1	2	3	4	5	6	7	8	9	10	

3. 上个月有多少天你因为头痛而躺了一个小时或更长时间?

没有	1~3	4~6	7~9	10~12	13~15	16~18	19~21	22~24	25~27	28~31	每天
0	1	2	3	4	5	6	7	8	9	10	

4. 当你头痛时，你在一天中的全部或部分时间里缺勤或缺课的频率如何?

从不	1%~9%	10%~19%	20%~29%	30%~39%	40%~49%	50%~59%	60%~69%	70%~79%	80%~89%	90%~100%	总是
0	1	2	3	4	5	6	7	8	9	10	

5. 当你在工作（或上学）时头痛，你的工作（学习）能力会降低多少?

未减少	1%~9%	10%~19%	20%~29%	30%~39%	40%~49%	50%~59%	60%~69%	70%~79%	80%~89%	90%~100%	无法工作
0	1	2	3	4	5	6	7	8	9	10	

6. 在过去的一个月里，你有多少天因为头痛而至少有一半的时间无法做家务或做其他事情?

没有	1~3	4~6	7~9	10~12	13~15	16~18	19~21	22~24	25~27	28~31	每天
0	1	2	3	4	5	6	7	8	9	10	

7. 当你头痛时，你做家务或其他事情的能力降低了多少?

未减少	1%~9%	10%~19%	20%~29%	30%~39%	40%~49%	50%~59%	60%~69%	70%~79%	80%~89%	90%~100%	总是
0	1	2	3	4	5	6	7	8	9	10	

8. 在过去的一个月里，你有多少天因为头痛而无法参加非工作活动（家庭、社交或娱乐活动）?

没有	1~3	4~6	7~9	10~12	13~15	16~18	19~21	22~24	25~27	28~31	每天
0	1	2	3	4	5	6	7	8	9	10	

9. 当你头痛时，你从事非工作活动（家庭、社交或娱乐活动）的能力降低了多少?

未减少	1%~9%	10%~19%	20%~29%	30%~39%	40%~49%	50%~59%	60%~69%	70%~79%	80%~89%	90%~100%	总是
0	1	2	3	4	5	6	7	8	9	10	

引自 Niere 和 Quin（2009）

复习问题

1. 说出对上颈椎起作用的肌肉，并说明它们的作用。
2. 说出通过上颈椎向大脑和脑干供血的血管。
3. 解释颈源性头痛的发病机制假说。
4. 说出支持动眼功能的三种反射。
5. 从完全颈部伸展运动返回时的“收下巴”姿势表明过度使用了哪块颈部肌肉？
6. 说出支配面部皮肤感觉的神经名称。
7. 头晕是常见的挥鞭样损伤后症状，解释目前认为的机制。
8. 前庭性头晕与颈源性头晕如何鉴别？
9. 识别对本体感觉重要的颈椎肌肉和可能存在功能障碍的症状。
10. 下颌反射测试涉及哪个神经，什么情况表明存在异常发现？

案例分析　G 先生

男性，48 岁

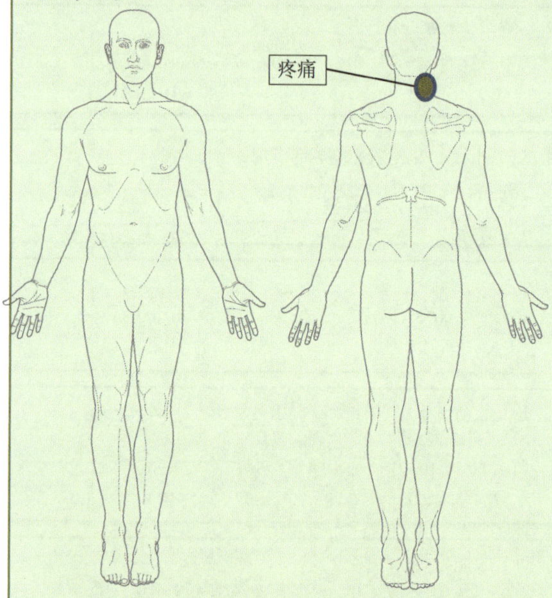

疼痛：颅底/上颈椎的间歇性疼痛延伸至颞区，疼痛发生时加剧，疼痛从 0/10 上升至 8/10，1～2 天后减轻。

加重因素：长途驾驶时，睡眠后。

缓解因素：非处方止痛药、休息、躺下、热敷。

24 小时模式：颈椎晨僵，30 分钟后消失，但可持续 2 天。

睡眠：可能需要一段时间才能入睡，且在转动头部时经常因颈部僵硬而醒来，身体其他部位没有出现任何症状。

现病史

间歇性右侧头痛 3 年。没有外伤史或明显的原因。从颈部开始，向上延伸到颞部。发现颈部活动僵硬。没有 5Ds（头晕、复视、言语不清、吞咽困难、突然跌倒）3Ns（面部麻木、眼球震颤、恶心）的症状。无手臂或腿部疼痛或牵伸痛。没有出现任何先兆。每周发生 3 次。没有任何外伤史。疼痛似乎始于一次长途飞行之后。

生活方式/职业/家庭生活

与妻子同住，没有孩子。工作压力大，锻炼不如以前多。自认为饮酒过多。在招聘部门工作，整天在电脑和电话上与客户交谈。驾驶++。

右利手

对功能/信念和期望的影响

颈部疼痛导致患者使用电脑工作时遇到困难。颈部僵硬会影响驾驶。患者由于情况没有改善且不想长期服用药物，因此感到担忧。目前寻求物理治疗方案，并非常愿意尝试运动管理。此前未接受任何治疗，但由于疾病影响越来越大，因此希望得到帮助。

既往史　轻度胆固醇升高，通过饮食控制。有痛风病史。

偶尔服用对乙酰氨基酚。

无影像学检查、转诊或其他治疗。

家族史：无特殊。

一般健康状况：良好。在甲状腺、心脏、类风湿关节炎（rheumatoid arthritis，RA）、癫痫、哮喘、糖尿病等方面没有需要关注的问题。

临床推理

G 先生颈部相关头痛起病隐匿，似乎发生在一次飞行旅程之后。他的间歇性疼痛正在影响他的工作、家庭和社交生活，他也越来越担忧做事情会引发症状。他感觉症状正在恶化，并急切希望找到物理治疗方案。

心理方面（**黄旗征**）：尚无明确诊断，对未来感到担忧，且无自然好转的迹象。

社会方面（**蓝/黑旗征**）：受到轻度影响，社交活动略有减少，但仍在工作。

未观察到**红旗征**症状。

严重性、激惹性和性质评估

- **严重性（疼痛）—中度**（无夜间干扰，规律用药，开始影响工作注意力，疼痛评分（numerical pain rating scale，NPRS）为 8/10 级。
- **激惹性（疼痛）—中度至高度**（使用电脑 30 分钟后出现症状，可能需要数天才能缓解）。
- **性质**—颈部相关的慢性头痛，伴有小关节和软组织结构的外周伤害性感受，导致三叉神经核敏感化，从而引起牵涉痛。

您在治疗什么？目前来看，我们可能正在治疗一种原发性颈部疼痛，并伴有向头部放射的牵涉性疼痛。这种疼痛正在加剧，敏感度不断增强，患者难以应对。这种情况正在对他的生活和社交环境产生负面影响。

晨起颈部僵硬和驾驶似乎都是问题所在，这些因素似乎影响很大。他通常是久坐的，这一点需要加以解决。可能还存在一些次要因素，如胸部僵硬、肩部控制不佳和/或颈部本体感觉丧失，这些都可能是症状出现的原因。

G 先生的主要**功能受限**是长时间驾驶会出现头痛和颈部僵硬。

主观标记（与遗传因素相关）

1. 连续驾驶 2 小时不出现颈部疼痛和头痛
2. 早晨醒来时颈部僵硬导致头痛

病史中是否有值得注意的问题？

症状严重程度有所增加。

您能预测相应的体征吗？（与主观症状相联的客观体征）

颈部向右旋转。

疼痛和抵抗之间的关系是什么？

Pa-疼痛>抵抗

您能识别出哪些疼痛机制？

有证据表明，存在外周敏感化和继发的伤害性（颈部）症状，伴有继发性牵涉模式。

百分比权重分析（疼痛来源）

肌源性 50%，关节源性 50%。

百分比权重分析（驱动因素/贡献因素）

鉴于 G 先生的主诉的持续性，有必要考虑以下问题：

（1）他为什么会出现这种主诉？

（2）为什么当前尚未解决该问题（患者是年轻、体健的男性）？

基于主诉的持续时间（适应性变化和错误的运动模式）和年龄（退行性改变），建议的权重分配：颈椎关节活动度降低 50%，颈部肌肉耐力降低 30%，颈部本体感觉 10%，信念/心理因素 10%。

假设测试/工作诊断？（区别于遗传因素）

1. 颈部肌肉的工作能力/耐力降低
2. 姿势意识/本体感觉
3. 颈胸椎的主动和被动运动(肌肉 vs 关节)

体格检查计划

观察 内容包括坐姿（下巴前伸）以及在车内就座时的颈部姿势。考虑要求患者展示睡眠和醒来时的姿势。

观察动作 以评估上颈椎和下颈椎的左右旋转和伸展。注意观察动作的起始部位（包括动作质量、范围以及是否引发任何症状）。进行屈曲旋转测试。

通过对颈椎进行右旋转的被动椎间生理运动（PPIVM）评估上颈椎的被动活动度（ROM）。进行局部疼痛诱发触诊，观察是否会引发头痛，由于刺激可能会激发不适体验，进行此测试时需要十分谨慎。进行屈曲旋转测试。

肌肉

评估颈部肌肉

- 深层颈部屈肌耐力测试，坐位是最佳的评估体位（能最好地反映主要症状），也可以采用仰卧位
- 颈深伸肌群耐力测试

本体感觉

使用关节位置误差（joint position error，JPE）测试评估本体感觉功能。

G 先生的主要临床发现：

颈胸椎姿势表现为中段胸椎呈屈曲状态，颈椎呈右侧屈曲状态，头部向右倾斜。可以部分实现姿势矫正，但矫正受到疼痛和耐力不足的限制。

姿势矫正后，关节活动度没有改善，疼痛仍然存在。

向右旋转受限，仅能达到正常关节活动度的2/3，且右侧屈曲旋转测试呈阳性。这表明上颈椎存在明显的活动受限。

胸椎在各个方向均呈现出僵硬状态，但没有特定方向的活动丧失或疼痛。

其他发现包括颈部屈肌和伸肌的耐力均有下降。

JPE测试显示随着重复次数增加，本体感觉的不准确性和误差增加（与肌肉疲劳有关），并出现一些平衡感丧失的感觉。

管理措施包括：

教育和建议 向患者解释症状的性质以及导致运动能力丧失和肌肉无力的原因。同时，解释JPE的明显缺失与当前症状的关联。

肌肉强化训练 每天2次，每次10分钟。

右侧旋转PAIVM C1/2 运用Ⅲ/Ⅳ级手法减少局部关节活动受限，改变肌肉张力，从而改善关节活动度和本体感觉反馈（此区域的肌梭密度很高）。

家庭锻炼计划

1. 颈部旋转活动度训练
2. 平衡和本体感觉训练
3. 上颈椎屈伸耐力训练
4. 一般的胸椎灵活性训练

结局

G先生在1周后复诊，报告病情有所改善：颈部关节活动度有所改善，头痛持续时间缩短，且头部放射性疼痛减少。他表示能够感受到运动疗法的益处。

（王鹤玮 译，刘强、刘守国 校）

参考文献

[1] Amiri, M., Jull, G., Bullock-Saxton, J., 2003. Measurement of upper cervical flexion and extension with the 3-space fastrak measurement system: a repeatability study. J. Man. Manip. Ther. 11, 198–203.

[2] Amiri, M., Jull, G., Bullock-Saxton, J., Darnell, R., Lander, C., 2007. Cervical musculoskeletal impairment in frequent intermittent headache. Part 2: subjects with concurrent headache types. Cephalalgia 27 (8), 891–898.

[3] Anarte, E., Carvalho, G. F., Schwarz, A., Luedtke, K., Falla, D., 2019. Can physical testing be used to distinguish between migraine and cervicogenic headache sufferers? A protocol for a systematic review. BMJ Open 9 (11), e031587.

[4] Antonaci, F., Bono, G., Chimento, P., 2006. Diagnosing cervicogenic headache. J. Headache Pain 7, 145.

[5] Antonaci, F., Inan, L. E., 2021. Headache and neck. Cephalalgia 41 (4), 438–442.

[6] Arendt-Nielsen, L., Falla, D., 2009. Motor control adjustments in musculoskeletal pain and the implications for pain recurrence. Pain 142, 171–172.

[7] Arnold, M., 2018. Headache classification committee of the international headache society (IHS) the international classification of headache disorders. Cephalalgia 38 (1), 1–211.

[8] Barnard, K., Ryder, D., 2024. Principles of Musculoskeletal Treatment and Management: A Handbook for Therapists, fourth ed. Elsevier, Edinburgh.

[9] Bogduk, N., 2002. Biomechanics of the cervical spine. In: Grant, R. (Ed.), Physical Therapy of the Cervical and Thoracic Spine, third ed. Churchill Livingstone, New York.

[10] Bogduk, N., Bartsch, T., 2008. Cervicogenic headache. In: Silberstein, S. D., et al. (Eds.), Wolff's Headache, eighth ed. Oxford University Press, New York, pp. 551–570.

[11] Bogduk, N., Govind, J., 2009. Cervicogenic headache: an assessment of the evidence on clinical diagnosis, invasive tests, and treatment. Lancet Neurol 8, 959–968.

[12] Bogduk, N., Mercer, S., 2000. Biomechanics of the cervical spine. I: normal kinematics.

Clin. Biomech. (Bristol, Avon) 15, 633-648.

[13] Boo, M., Matheson, G., Lumba-Brown, A., 2020. Smooth pursuit eye-movement abnormalities associated with cervical spine whiplash: a scientific review and case report. Cureus 12 (8), e9872.

[14] Borgdorff, P., 2018. Arguments against the role of cortical spreading depression in migraine. Neurol. Res. 40 (3), 173-181.

[15] Boyd-Clark, L., Briggs, C. A., Galea, M. P., 2001. Comparative histochemical composition of muscle fibres in a pre- and. post-vertebral muscle of the cervical spine. J. Anat. 199, 709-716.

[16] Boyd-Clark, L., Briggs, C. A., Galea, M. P., 2002. Muscle spindle distribution, morphology and density in longus colli and multifidus muscles of the cervical spine. Spine 27, 694-701.

[17] Brolin, K., Halldin, P., 2004. Development of a finite model of the upper cervical spine in a parameter study of ligament characteristics. Spine 29, 376-385.

[18] Calais-Germain, B., 2007. Anatomy of Movement. Revised Edition.. Eastland Press, Seattle.

[19] Cescon, C., Barbero, M., Zuin, P., Falla, D., Palacios-Cena, M., Arendt-Nielsen, L., et al., 2019. Referred pain maps of myofascial trigger points in tension type headache. WCPT. http://repository. supsi. ch/10582/.

[20] Chancey, V., Ottaviano, D., Myers, B. S., Nightingale, R. W., 2007. A kinematic and anthropometric study of the upper cervical spine and the occipital condyles. J. Biomech. 40, 1953-1959.

[21] Charles, A. C., Baca, S. M., 2013. Cortical spreading depression and migraine. Nat. Rev. Neurol. 9 (11), 637.

[22] Chen, S. P., Ayata, C., 2016. Spreading depression in primary and secondary headache disorders. Curr. Pain Headache Rep. 20 (7), 1-8.

[23] Choi, I. L., Sang, J. R., 2016. Neuralgias of the head: occipital neuralgia. Korean Med. Sci. 31 (4), 479-488.

[24] Clark, N., Röijezon, U., Treleaven, J., 2015. Proprioception in musculoskeletal rehabilitation. Part 2 clinical assessment and intervention. Man Ther. 20, 378-387.

[25] Corneil, B. D., 2011. The Oxford Handbook of Eye Movements. Oxford University Press, Oxford, pp. 303-322.

[26] Dalkara, T., Moskowitz, M. A., 2017. From cortical spreading depression to trigeminovascular activation in migraine. Neurobiol. Basis Migraine 27 (2), s86-s90.

[27] De Simone, R., Ranieri, A., Montella, S., Bonavita, V., 2013. Cortical spreading depression and central pain networks in trigeminal nuclei modulation: time for an integrated migraine pathogenesis perspective. Neurol. Sci. 34 (1), 51-55.

[28] de Vries, J., Ischebeck, B. K., Voogt, L. P., Van Der Geest, J. N., Janssen, M., Frens, M. A., et al., 2015. Joint position sense error in people with neck pain: a systematic review. Man. Ther. 20, 736e-744.

[29] Do, T. P., Remmers, A., Schytz, H. W., Schankin, C., Nelson, S. E., Obermann, M., et al., 2019. Red and orange flags for secondary headaches in clinical practice: SNNOOP10 list. Neurology 92 (3), 134-144.

[30] Dumas, J. P., Arsenault, A. B., Boudreau, G., Magnoux, E., Lepage, Y., Bellavance, A., et al., 2001. Physical impairments in cervicogenic headache: traumatic vs. nontraumatic onset. Cephalalgia 21 (9), 884-893.

[31] Edwards, B., 1994. Examination of the high cervical spine (occiput - C2) using combined movements. In: Boyling, J. D., Palastanga, N. (Eds.), Grieve's Modern Manual Therapy, second ed. Churchill Livingstone, Edinburgh.

[32] Edwards, B., 1999. Manual of Combined Movements: Their Use in the Examination and Treatment of Mechanical Vertebral Column Dis-

orders, second ed. Butterworth-Heinemann, Oxford.

[33] Falla, D., 2004. Unravelling the complexity of muscle impairment in chronic neck pain. Man. Ther. 9, 125-133.

[34] Falla, D., Jull, G., Hodges, P. W., 2004. Feedforward activity of the cervical flexor muscles during voluntary arm movements is delayed in chronic neck pain. Exp. Brain Res. 157, 43-48.

[35] Falla, D., O'Leary, S., Farina, D., Jull, G., 2011. Association between intensity of pain and impairment in onset and activation of deep cervical flexors in patients with persistent neck pain. Clin. J. Pain 27, 309-314.

[36] Fischer, A. J. E. M., Verhagen, W. I. M., Huygen, P. L. M., 1997. Whiplash injury. A clinical review with emphasis on neuro-otological aspects. Clin. Otolaryngol Allied Sci. 22 (3), 192-201.

[37] Fuller, G., 1993. Neurological Examination Made Easy. Churchill Livingstone, Edinburgh.

[38] Gadotti, I., Olivo, S. A., Magee, D. J., 2008. Cervical musculoskeletal impairments in cervicogenic headache: a systematic review and a meta-analysis. Phys. Ther. Rev. 13, 149-166.

[39] Global Burden of Disease, 2017. Global, regional, and national incidence, prevalence, and years lived with disability for 328 diseases and injuries for 195 countries, 1990-2016: a systematic analysis for the Global Burden of Disease Study. Lancet 390 (10100), 1211-1259. https://doi.org/10.1016/S0140-6736(17)32154-2.

[40] Greenhalgh, S., Selfe, J., 2009. Red Flags II: A Guide to Identifying Serious Pathology of the Spine. Elsevier, Edinburgh.

[41] Haldeman, S., Dagenais, S., 2001. Cervicogenic headaches: a critical review. Spine J. 1 (1), 31-46.

[42] Hall, T., Briffa, K., Hopper, D., 2008b. Clinical evaluation of cervicogenic headache: a clinical perspective. J. Man. Manip. Ther. 16, 73-80.

[43] Hall, T., Briffa, K., Hopper, D., Robinson, K., 2010a. Reliability of manual examination and frequency of symptomatic cervical motion segment dysfunction in cervicogenic headache. Man. Ther. 15, 542-546.

[44] Hall, T., Briffa, K., Hopper, D., Robinson, K., 2010b. Comparative analysis and diagnostic accuracy of the cervical flexion rotation test. J. Headache Pain 11, 391-397.

[45] Hall, T., Robinson, K., 2004. The flexion-rotation test and active cervical mobility: a comparative measurement study in cervicogenic headache. Man. Ther. 9, 197-202.

[46] Hall, T., Robinson, K. W., Fujinawa, O., Akasaka, K., Pyne, E. A., 2008a. Inter-tester reliability and diagnostic validity of the cervical flexion-rotation test in cervicogenic headache. J. Manipulative Physiol. Ther. 31, 293-300.

[47] Holroyd, K. A., Stensland, M., Lipchik, G. L., Hill, K. R., O'Donnell, F. S., Cordingley, G., 2000. Psychosocial correlates and impact of chronic tension-type headaches. Headache Head Face Pain 40 (1), 3-16.

[48] Hutting, N., Wilbrink, W., Taylor, A., Kerry, R., 2021. Identifying vascular pathologies or flow limitations: important aspects in the clinical reasoning process. Musculoskelet. Sci. Pract. 53, 102343.

[49] Ischebeck, B. K., de Vries, J., Van der Geest, J. N., Janssen, M., Van Wingerden, J. P., Kleinrensink, G. J., et al., 2016. Eye movements in patients with Whiplash Associated Disorders: a systematic review. BMC Musculoskelet. Disord. 17 (1), 1-11.

[50] Ishii, T., Mukai, Y., Hosono, N., Sakaura, H., Nakajima, Y., Sato, Y., et al., 2004. Kinematics of the cervical spine in rotation in vivo three-dimensional analysis. Spine 29, E139-E144.

[51] Jacobson, G. P., Ramadan, N. M., Aggarwal,

S. K., Newman, C. W., 1994. The Henry Ford hospital headache disability inventory (HDI). Neurology 44, 837-842.

[52] Janda, V., 2002. Muscles and motor control in cervicogenic disorders. In: Grant, R. (Ed.), Physical Therapy of the Cervical and Thoracic Spine, third ed. Churchill Livingstone, New York.

[53] Jonsson, A., Rasmussen-Barr, E., 2018. Intra- and inter-rater reliability of movement and palpation tests in patients with neck pain: a systematic review. Physiother. Theory Pract. 34 (3), 165-180.

[54] Jull, G., 1997. Management of cervical headache. Man. Ther. 2 (4), 182-190.

[55] Jull, G., 2000. Deep cervicalflexor dysfunction in whiplash. J. Musculoskelet. Pain 8, 143-154.

[56] Jull, G., Amiri, M., Bullock-Saxton, J., Darnell, R., Lander, C., 2007. Cervical musculoskeletal impairment in frequent intermittent headache. Part 1: subjects with single headaches. Cephalalgia 27, 793-802.

[57] Jull, G., Barrett, C., Magee, R., Ho, P., 1999. Further clinical clarification of the muscle dysfunction in cervical headache. Cephalalgia 19, 179-185.

[58] Jull, G., Bogduk, N., Marsland, A., 1988. The accuracy of manual diagnosis for cervical zygapophysial joint pain syndromes. Med. J. Aust. 148 (5), 233-236.

[59] Jull, G., Hall, T., 2018. Cervical musculoskeletal dysfunction in headache: how should it be defined. Musculoskelet. Sci. Pract. 38, 148-150.

[60] Jull, G., Kristjansson, E., Dall'Alba, P., 2004. Impairment in the cervical flexors: a comparison of whiplash and insidious onset neck pain patients. Man. Ther. 9, 89-94.

[61] Jull, G., O'leary, S. P., Falla, D. L., 2008d. Clinical assessment of the deep cervical muscles: the craniocervical; flexion test. J. Manipulative Physiol. Ther. 31, 525-533.

[62] Jull, G., Sterling, M., Falla, D., Treleaven, J., O'Leary, S., 2008a. Alterations in cervical muscle function in neck pain. In: Whiplash, Headache and Neck Pain. Research Based Directions for Physical Therapists. Churchill Livingstone, Elsevier, Edinburgh (Chapter 4).

[63] Jull, G., Sterling, M., Falla, D., Treleaven, J., O'Leary, S., 2008b. Cervicogenic headache: differential diagnosis. In: Whiplash, Headache and Neck Pain. Research Based Directions for Physical Therapists. Churchill Livingstone, Elsevier, Edinburgh (Chapter 9).

[64] Jull, G., Sterling, M., Falla, D., Treleaven, J., O'Leary, S., 2008c. Clinical assessment: physical examination of the cervical region. In: Whiplash, Headache and Neck Pain. Research Based Directions for Physical Therapists. Churchill Livingstone, Elsevier, Edinburgh (Chapter 12).

[65] Jull, G., Sterling, M., Falla, D., Treleaven, J., O'Leary, S., 2008e. Disturbances in postural stability, head and eye movement control in cervical disorders. In: Whiplash, Headache and Neck Pain. Rcsearch Based Directions for Physical Therapists. Churchill Lıvingstone, Elsevier, Edinburgh (Chapter 6).

[66] Kerry, R., Taylor, A., 2006. Cervical arterial dysfunction assessment and manual therapy. Man. Ther. 11, 243-253.

[67] Kerry, R., Taylor, A., 2010. Haemodynamics. In: McCarthy, C. (Ed.), Combined Movement Theory. Elsevier, London (Chapter 6).

[68] Krakenes, J., Kaale, B., 2006. Magnetic resonance imaging assessment of craniovertebral ligaments and membranes after whiplash trauma. Spine 31, 2820-2826.

[69] Krakenes, J., Kaale, B., Rorvik, J., Gilhus, N., 2001. MRI assessment of normal ligamentous structures in the craniovertebral junction. Neuro-

radiology 43, 1089-1097.

[70] Kulkarni, V., Chandy, M. J., Babu, K. S., 2001. Quantitative study of muscle spindles in suboccipital muscles of human foetuses. Neurol India 49, 355-359.

[71] Lauritzen, M., 2001. Relationship of spikes, synaptic activity, and local changes of cerebral blood flow. J. Cereb. Blood Flow Metab. 21 (12), 1367-1383.

[72] Lindstrøm, R., Schomacher, J., Farina, D., Rechter, L., Falla, D., 2011. Association between neck muscle coactivation, pain, and strength in women with neck pain. Man. Ther. 16, 80-86.

[73] Linton, S. J., Shaw, W. S., 2011. Impact of psychological factors in the experience of pain. Phys. ther. 91 (5), 700-711.

[74] Loder, E., Rizzoli, P., 2008. Tension-type headache. BMJ 336 (7635), 88-92.

[75] Luedtke, K., Boissonnault, W., Caspersen, N., Castien, R., Chaibi, A., Falla, D., et al., 2016. International consensus on the most useful physical examination tests used by physiotherapists for patients with headache: a Delphi study. Man. Ther. 23, 17-24.

[76] Magarey, M., Rebbeck, T., Coughlan, B., Grimmer, K., Rivett, D. A., Refshauge, K., 2004. Pre-manipulative testing of the cervical spine review, revision and new clinical guidelines. Man. Ther. 9, 95-108.

[77] Maitland, G., Hengeveld, E., Banks, K., English, K., 2005. Maitland's Vertebral Manipulation, seventh ed. Butterworth-Heinemann, Oxford.

[78] Martin, V. T., 2004. Menstrual migraine: a review of prophylactic therapies. Curr. Pain Headache Rep 8 (3), 229-237.

[79] McCarthy, C., 2010. Combined Movement Theory: Rational Mobilization and Manipulation of the Vertebral Column. Elsevier, Edinburgh.

[80] McPartland, J., Brodeur, R., 1999. Rectus capitis posterior minor: a small but important suboccipital muscle. J. Bodyw. Mov. Ther. 3, 30-35.

[81] Mulligan, B., 2010. Manual therapy 'nags', 'snags', 'MWMs' etc. In: Orthopaedic Physical Therapy Products, sixth ed. New Zealand.

[82] Netter, F. H., 2006. Atlas of Human Anatomy, fourth ed. Elsevier, Philadelphia.

[83] Niere, K., Quin, A., 2009. Development of a headache-specific disability questionnaire for patients attending physiotherapy. Man. Ther. 14, 45-51.

[84] Ogince, M., Hall, T., Robinson, K., Blackmore, A. M., 2007. The diagnostic validity of the cervical flexion-rotation test in C1/2-related cervicogenic headache. Man. Ther. 12, 256-262.

[85] O'Leary, S., Jull, G., Kim, M., Vicenzino, B., 2007. Craniocervical flexor muscle impairment at maximal, moderate, and low loads is a feature of neck pain. Man. Ther. 12, 34-39.

[86] O'Leary, S., Falla, D., Elliott, J. M., Jull, G., 2009. Muscle dysfunction in cervical spine pain: implications for assessment and management. J. Orthop. Sports Phys. Ther. 39, 324-333.

[87] Olesen, J., 2018. International classification of headache disorders. Lancet Neurol 17 (5), 396-397.

[88] Olivier, B., Pramod, A., Maleka, D., 2018. Trigger point sensitivity is a differentiating factor between cervicogenic and non-cervicogenic headaches: a cross-sectional, descriptive study. Physiother. Canada 70 (4), 323-329.

[89] Osmotherly, P., Rivett, D. A., Mercer, S. R., 2013. Revisiting the clinical anatomy of the alar ligaments. Eur. Spine J. 22, 6-64.

[90] Persson, P., Hirschfeld, H., Nilsson-Wikmar, L., 2007. Associated sagittal spinal movements in performance of head pro- and retraction in healthy women: a kinematic analysis. Man. Ther. 12, 119-125.

凤凰医学康复图书 **新书预告 ◆ 诚邀译者**

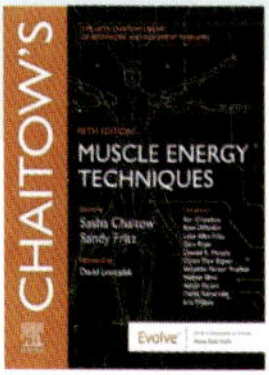

Chaitow 肌肉能量技术（第 5 版）

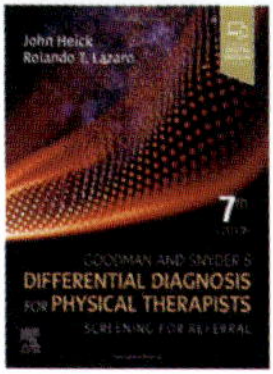

Goodman 和 Snyder 物理治疗鉴别诊断（第 7 版）

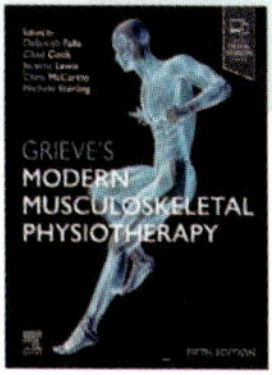

Grieve 现代肌肉骨骼物理治疗（第 5 版）

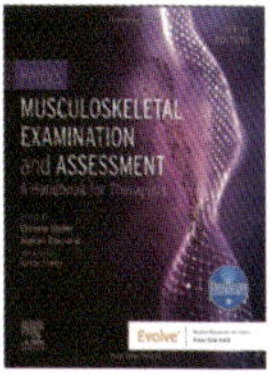

Petty 肌肉骨骼检查和评估：治疗师手册（第 6 版）

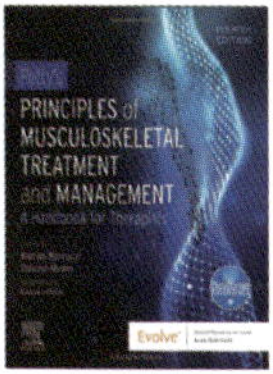

Petty 肌肉骨骼治疗和管理：治疗师手册（第 4 版）

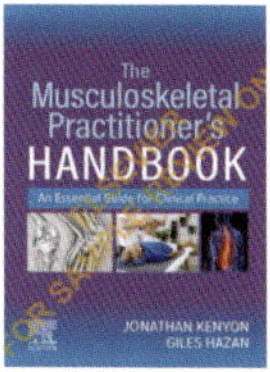

肌肉骨骼治疗师手册：临床实践基本指南

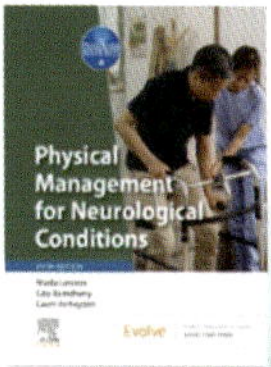

神经系统疾病的物理治疗（第 5 版）

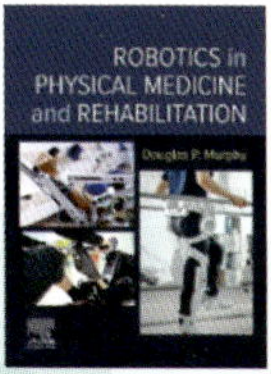

物理医学和康复中的机器人技术

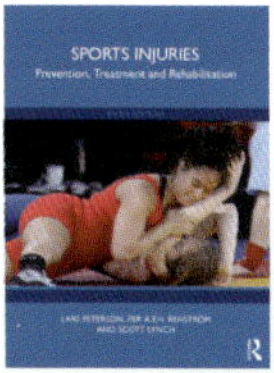

运动损伤的预防、治疗和康复（第 5 版）

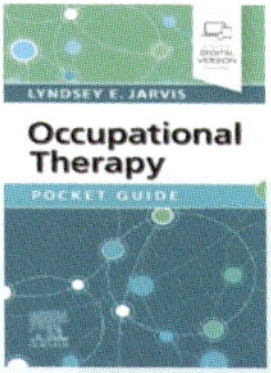

作业治疗袖珍指南

[91] Robbins, M. S., Lipton, R. B., 2010. The epidemiology of primary headache disorders, 30. Thieme Medical Publishers, New York, pp. 107–119. Seminars in Neurology 2.

[92] Roijezon, U., Clark, N. C., Treleaven, J., 2015. Proprioception in musculoskeletal rehabilitation. Part 1: basic science and principles of assessment and clinical interventions. Man. Ther. 20, 368–377.

[93] Rubio-Ochoa, J., Benítez-Martínez, J., Lluch, E., Santacruz-Zaragozá, S., Gómez-Contreras, P., Cook, C. E., 2016. Physical examination tests for screening and diagnosis of cervicogenic headache: a systematic review. Man. Ther. 21, 35–40.

[94] Rushton, A., Carlesso, L. C., Flynn, T., Hing, W. A., Kerry, R. R., SM, V., 2020. International Framework for Examination of the cervical region for potential of vascular pathologies of the neck prior to orthopaedic manual therapy (OMT) intervention: International IFOMPT Cervical Framework. IFOMPT, Auckland.

[95] Rushton, A., Rivett, D., Carlesso, L., Flynn, T., Hing, W., Kerry, R., 2014. International framework for examination of the cervical region for potential of cervical arterial dysfunction prior to orthopaedic manual therapy intervention. Man. Ther. 19, 222–228.

[96] Salem, W., Lenders, C., Mathieu, J., Hermanus, N., Klein, P., 2013. In vivo three-dimensional kinematics of the cervical spine during maximal axial rotation. Man. Ther. 18, 339–344.

[97] Schmidt, C. L., 1998 Sep. Mechanism of benign, peripheral, paroxysmal positional vertigo (BPPV). Laryngo-Rhino-Otologie. 77 (9), 485–495. https://doi.org/10.1055/s-2007-997011.

[98] Schomacher, J., Boudreau, S. A., Petzke, F., Falla, D., 2013. Localized pressure pain sensitivity is associated with lower activation of the semispinalis cervicis muscle in patients with chronic neck pain. Clin. J. Pain 29, 898–906.

[99] Schomacher, J., Erlenwein, J., Dieterich, A., Petzke, F., Falla, D., 2015. Can neck exercises enhance the activation of the semispinalis cervicis relative to the splenius capitis at specific spinal levels? Man. Ther. 20, 694–702.

[100] Schomacher, J., Falla, D., 2013. Function and structure of the deep cervical extensor muscles in patients with neck pain. Man. Ther. 18, 360–366.

[101] Sjaastad, O., Fredriksen, T. A., Pfaffenrath, V., 1998. Cervicogenic headache: diagnostic criteria. The CGHA International Study Group. Headache 38, 442–445.

[102] Sung, Y. H., 2020. Upper cervical spine dysfunction and dizziness. J. Exer. Rehabil. 16 (5), 385.

[103] Taylor, A., Kerry, R., 2010. A 'system based' approach to risk assessment of the cervical spine prior to manual therapy. Int. J. Osteopath. Med. 13, 85–93.

[104] Taylor, A., Kerry, R., 2015. Haemodynamics and clinical practice. In: Jull, G., Moore, A., Falla, D., Lewis, J., McCarthy, C., Sterling, M. (Eds.), Grieve's Modern Musculoskeletal Physiotherapy, fourth ed. Elsevier, Edinburgh. Chapter 35.2.

[105] Thomas, L. C., 2016. Cervical arterial dissection: an overview and implications for manipulative therapy practice. Man. Ther. 21, 2–9.

[106] Thomas, L. C., McLeod, L. R., Osmotherly, P. G., Rivett, D. A., 2015. The effect of end-range cervical rotation on vertebral and internal carotid arterial blood flow and cerebral inflow: a sub analysis of an MRI study. Man. Ther. 20, 475–480.

[107] Tjell, C., Rosenhall, U. Smooth pursuit neck torsion test: a specific test for cervical dizziness. Am, J. Otol. 19, 76–81.

[108] Treleaven, J., 2008. Sensorimotor disturbances

in neck disorders affecting postural stability, head and eye movement control. Man. Ther. 13, 2–11.

[109] Treleaven, J., 2011. Dizziness, unsteadiness, visual disturbances and postural control implications for the transition to chronic symptoms after a whiplash trauma. Spine 36, S211–S217.

[110] Treleaven, J., Jull, G., LowChoy, N., 2005. Smooth pursuit neck torsion test in whiplash-associated disorders: relationship to self-reports of neck pain and disability, dizziness and anxiety. J. Rehabil. Med. 37 (4), 219–223.

[111] Treleaven, J., Jull, G., Sterling, M., 2003. Dizziness and unsteadiness following whiplash injury: characteristic features and relationship with cervical joint position error. J. Rehabil. Med. 35 (1), 36–43.

[112] Tubbs, S., Kelly, D. R., Humphrey, E. R., Chua, G. D., Shoja, M. M., Salter, E. G., 2007. The tectorial membrane: anatomical, biomechanical, and histological analysis. Clin. Anat. 20, 382–386.

[113] Viana, M., Sances, G., Linde, M., 2017. Clinical features of migraine aura: results from a prospective diary-aided study. Cephalalgia 37 (10), 979–989.

[114] Van Griensven, H., 2005. Pain in Practice Theory and Treatment Strategies for Manual Therapists. Elsevier, Edinburgh.

[115] Watson, D. H., Trott, P., 1993. Cervical headache: an investigation of natural head posture and upper cervical flexor muscle performance. Cephalalgia 13 (4), 272–284.

[116] Zito, G., Jull, G., Story, I., 2006. Clinical tests of musculoskeletal dysfunction in the diagnosis of cervicogenic headache. Man. Ther. 11, 118–129.

第八章

颈胸区检查

Nicola R. Heneghan 和 Chris Worsfold

学习目标

学习本章后，您应该能够：

- 识别临床推理如何在主观检查时对颈痛患者进行病史采集。
- 了解筛查问题在颈胸椎常见病症中的重要性。
- 基于症状的位置和相关的加重因素，推测可能出现问题的结构。
- 讨论颈胸椎疼痛的多重因素，以及社会心理因素在患者表现中的作用。
- 列举全面的颈胸椎物理检查的关键要素。
- 识别主观数据如何指导颈胸椎的物理检查。
- 考虑颈胸椎关键体格检查的敏感性和特异性。
- 讨论在考虑加重因素时，功能性测试和症状改变的价值，同时理解这些测试在某些物理测试中缺乏有效性和可靠性。
- 解释体格检查结果如何有助于推断常见临床表现中的颈胸椎疼痛原因。

章节目录

概述

颈椎是人体最复杂的关节系统，包含 37 个独立的关节，每小时运动超过 600 次（Giles 和 Singer，1998），每天在矢状面上的总活动超 100 万度（Sterling 等，2008）；关节系统的其他部分并没有如此频繁的运动。与该区域相关的常见疾病包括神经根、椎间盘和小关节病变以及与挥鞭相关疾病。可能存在椎孔和椎管的狭窄以及骨异常（如颈肋）（Giles 和 Singer，1998）。然而，结构变化与疼痛并无强关联，且常见于无症状的患者中（Nakashima 等，2015）。本章将颈胸区定义为C3～T4的区域，包含这些椎体间的关节及其周围的软组织。需要注意的是，以下描述的主观问询和体格检查的顺序可以根据患者的实际情况进行调整。

主观检查/病史采集

患者对其经历的观点

这一部分包括患者的观点、经历和期望、年龄、就业情况、家庭状况以及任何休闲活动的详细信息。为了对患者进行适当的治疗，重要的是要在患者的社会和工作环境的背景下管理其病情。

需要评估心理社会因素（黄旗征），因为这些因素会严重影响患者的康复和预后。在与挥鞭相关损伤中，筛查社会心理风险因素（如创伤后应激反应）非常重要。创伤后应激反应的特征包括与创伤（即机动车碰撞）有关的侵入性记忆和幻觉重现，以及可能涉及易怒、难以集中注意力和夜间入睡困难的高警觉状态（Worsfold，2014）。建议读者参阅第三章了解更多信息。

评估工具和患者报告的结果测量

可以使用额外的工具或患者报告的结果测量来支持和指导初步评估和/或管理，例如包括：

- 颈椎功能障碍指数：最常用的患者报告工具与颈部疼痛相关的残疾评估工具（Vernon 和 Mior，1991）。
- STarT MSK 筛查工具：一种风险分层测量工具，有助于根据患者可能发展为更持久病症的风险等级（低、中、高），来帮助制定相应的管理策略（Dunn 等，2021）。
- 特定疾病的测量工具：如纤维肌痛影响问卷。
- 通用领域特定的测量工具：例如，恐惧回避信念问卷用于恐惧评估，患者特定功能量表用于自选功能活动（Horn 等，2012）。

身体图示

以下关于当前症状区域和类型（如疼痛、僵硬、感觉异常等）的信息可以记录在身体图示上（图3-2）。

当前症状区域

绘制症状区域时要精确。患者可能会在大范围内有症状。除了颈椎区域的症状外，他们可能在头面部、胸椎或腰椎、上肢/手部等区域出现症状，如疼痛（锐痛、钝痛、深痛、跳痛、烧灼痛等）、僵硬、感觉异常等。确定他们的主诉是什么，并记录患者感觉症状来自哪里。

与正在检查部位相关的区域

检查所有其他相关区域的症状。重要的是要询问疼痛或甚至僵硬，因为这可能与患者的主要症状相关。在图表上用勾（√）标记未受影响的区域。检查头部、颞下颌关节、胸椎和腰椎、肩膀、肘部、手腕和手部，并确定患者是否曾有过任何身体失去平衡或头晕的情况。存在且加重的症状，如疼痛、感觉异常、麻木或无力，包括下背部、下肢和步态障碍，这些症状不应被忽视，可能表明更严重的疾病，如脊髓型颈椎病。头晕和不稳感通常与挥鞭样损伤相关疾病有关，可能提示存在感觉运动障碍，较少见于非创伤性的颈部疼痛（Treleaven，2008）。

头部和/或颈部疼痛可能是潜在血管病变或功能障碍的症状，并可能与肌肉骨骼疾病的症状一致。两者具有相似的风险因素，包括近期创伤以及一些常见症状的存在，如头痛、颈部疼痛、上肢或面部感觉异常和头晕。详见“治疗与管理”分册第八章（Barnard 和 Ryder，2024），并建议读者参阅国际骨科手法治疗师联盟的颈椎标准（Rushton，2020）。在采集患者病史的过程中，治疗师的目标是获取足够高质量的信息，以便对疾病的严重程度和治疗禁忌证做出最佳判断。此外，建议采用“风险因素”与“干预收益”模型（Rushton 等，2014）。

疼痛的性质

确定疼痛的性质。对于烧灼痛、电击样疼痛以及自发性疼痛，可能提示存在神经病理性疼痛，这在挥鞭伤中是预后不良的危险因素（Sterling 和 Pedler，2009）。如果患者有头痛或面部症状，考虑进行全面的上颈椎区检查（参见第七章）。

疼痛的强度

疼痛的强度可以使用量表进行测量，例如数字疼痛评分量表（numerical pain rating scale，NPRS），见图 3-4 所示。对于有慢性颈痛伴或不伴头痛的患者，疼痛日记可能有助于确定疼痛模式和触发因素。疼痛的强度可以帮助临床判断疼痛的严重程度，可以提供引发症状的结构线索，并指导检查的范围和性质。除了 NPRS 的主观评分外，还通过询问止痛药的使用情况（及其效果）、对日常生活活动的影响（包括工作和爱好）以及疼痛是否影响睡眠，来确定疼痛的严重性（低、中、高）。

异常感觉

检查在颈椎和胸椎区域及其他相关区域（如上肢或面部）是否存在任何感觉改变，如对触觉、温度的敏感性增强。

持续或间歇的症状

确定症状的发生频率，是持续性的还是间歇性的。如果症状是持续性的，检查其强度是否有变化，因为持续且无法缓解的疼痛可能表明存在肿瘤性疾病。

症状之间的关系

确定各症状区域之间的关系——各区域的症状是同时出现还是分开出现？例如，患者可能在颈部没有出现疼痛的时候，出现肩部、手臂、手腕或手的疼痛，或者这些症状可能总是同时出现。

症状表现

加重因素

对于每个症状出现的区域，找出哪些动作和/或体位会加重患者的症状。

治疗师还会询问患者理论上已知的可能加重症状的因素，如仰头或颈部旋转可能会引发来自关节突关节的症状。治疗师需要了解症状如何影响功能表现以及怎样受功能活动的影响，如静态和动态的姿势（坐、站、躺、洗漱、熨烫、打扫、驾驶、阅读、写作、工作、运动和社交活动等）。记录所有运动活动的训练方案细节。

常见的加重颈椎症状的动作和姿势包括仰头。例如，粉刷天花板时的颈椎后伸、倒车时的颈部旋转、用笔记本电脑或台式电脑阅读或工作时持续屈曲以及颈部旋转和侧屈的睡眠姿势）。洗头、刮胡子、化妆、系鞋带和过马路这些日常生活活动需要颈椎有相对较大的活动范围，都可能是加重因素（Bible，2010）。治疗师还需要了解患者是左利手还是右利手。

缓解因素

对于每个症状区域，治疗师需要询问是什么缓解了患者的症状，以帮助确认症状之间的关系，并确定它们的激惹性（见第三章）。治疗师还需要询问患者理论上已知的可能导致症状的与结构相关的缓解因素。

例如，颈椎的症状可能通过支撑头部或颈部来缓解，而来自颈肋引起的症状可能通过肩带的上提和/或下沉来缓解。治疗师可以通过分析缓解症状的姿势或动作，以帮助确定可能的症状来源。例如，患者可能通过将手臂/手放在头顶上来缓解神经根炎症，从而减少对敏感神经结构的压力（Malanga 等，2003）。

24 小时的症状表现

治疗师通过询问夜间、早晨和傍晚的症状来确定 24 小时的症状变化。

症状随时间的变化

治疗师通过询问夜间、早晨和傍晚的症状来确定 24 小时内每个症状区域的变化情况。除此之外，还可以考虑症状在每周和每月中的变化，特别是在特定活动（如工作/娱乐或女性的激素水平影响）中的表现。

夜间症状。 详见第三章以了解必须询问问题的详细信息。此外，针对脊柱定位的具体问题有：

- 哪种体位最舒适/最不适？
- 您平时的睡姿是怎么样的（包括颈椎、胸椎、手臂和腿部的位置）？
- 您使用多少个枕头？是什么类型的枕头？
- 您的床垫是硬的还是软的？最近有更换吗？您是否尝试过在另一张床上睡觉，这是否产生了任何不同？
- 您晚上醒来多少次？醒来时您会做什么？您需要多长时间才能再次入睡？

早晨和傍晚的症状。 治疗师确定早晨（醒来和起床时）、全天以及一天结束时的症状表现。通过询问患者刚醒时的症状，可以判断患者症状是否可以通过休息来改善。醒来时的疼痛或僵硬可能提示存在炎症，而醒来时没有疼痛但起床时疼痛则可能表明更机械性的疼痛模式。几分钟的晨僵可能表明骨关节炎或椎关节强直；僵硬和疼痛持续数小时可能提示炎症性疾病，如强直性脊柱炎。如果上班后的症状比不上班时更严重，那么重要的是要探索与工作相关的因素，如享受程度、压力、职业活动和其他环境因素，这些因素可能会导致患者的症状。

病情当前的状态

为了确定病情的当前状态，治疗师询问自发病以来，症状是变得更好、更糟还是保持不变。

特殊/筛查问题

如第三章所详述，治疗师必须区分适合保守治疗的疾病和其他系统的、肿瘤性及非肌肉骨骼疾病。

颈椎骨折

虽然在物理治疗实践中，颈椎骨折较为罕见，但对于持续性创伤包括危险创伤机制（如从超过 1 m 的高处坠落或超过 5 级台阶跌落）、高速机动车碰撞、头部轴向负荷（如潜水）以及超过 65 岁并出现双侧颈部旋转小于 45°及四肢感觉异常的患者，治疗师应高度怀疑颈椎骨折。这种筛查方法称为“加拿大颈椎规则（Canadian C-spine rule）”（Stiell 等，2001）。有任何颈椎骨折的疑虑都需要紧急转诊进行医学检查。

颈部血管病变

颈动脉夹层虽然罕见，但与手法治疗、挥鞭伤以及运动损伤有关（Hauser 等，2010；Willett 和 Wachholtz，2011）。颈动脉夹层的早期表现可能有颈部僵硬和疼痛。因此，治疗师需要保持高度警惕。治疗师应询问患者与颈动脉血管病变相关的症状，这些血管穿过颈部，即椎动脉和颈内动脉的病变相关的症状。此类血管病变可能导致脑神经血管损伤（脑卒中）。这些病变的表现症状与上颈椎的肌肉骨骼功能障碍表现类似（Rushton，2020）。治疗师必须谨慎区分血管性疼痛源与肌肉骨骼性疼痛源。如果发现有明显的血管病变，应立即进行医学检查。许多患者虽然表现出可治疗的肌肉骨骼性症状，但也伴有一些已知的危险因素（如目前或过去的吸烟史、高血压等）。这并不一定排除这些患者接受手法治疗的可能性，但在对这些患者进行治疗时，需要仔细进行临床推理并对生命体征和症状进行监测（Rushton，2020）。详见本书第三章和“治疗与管理”分册中的第八章（Barnard 和 Ryder，2024）。

家族史

记录与患者疾病的发作和进展相关的家族史。

当前疾病（转诊的原因或当前主诉）

记录症状、表现、加重和缓解因素，以确定当前主诉的严重性和激惹性。

现病史

对于每个症状区，治疗师需要了解症状出现的时间，是突然发作还是逐渐出现，以及是否有已知的发病原因（如跌倒、受伤或活动变化）。损伤机制（何时、何地、如何发生）为发现潜在损伤结构提供了一些重要线索。如果起病缓慢，治疗师需要了解患者的生活方式是否发生任何变化（如新工作、新爱好或运动活动的变化），这些变化可能影响了颈胸椎及相关区域所承受的压力。是否因外伤或反复轻微外伤而突然出现疼痛？肋骨损伤通常是由外伤（如运动损伤、交通事故或跌倒）引起。为了确认症状之间的关系，治疗师会询问其他症状发生了什么变化，以及每个症状是何时开始出现的。明确从本次发作开始到目前为止的时间过程、进展情况以及症状对患者正常功能的影响。了解任何治疗或管理干预措施和给出的建议的详细信息：干预和建议的内容及效果如何？这些干预措施是否与患者对自己病情的理解和信念保持一致？

既往史

从患者和/或病历中获得以下信息：

任何以往的类似的病史，包括与以下相关的详细信息：①病程、严重程度；②检查结果（血液、影像等）；③以前的治疗（药物治疗、保守治疗、手术干预）及其结果/影响。

以前的损伤或事故（如运动损伤、交通事故、跌倒等），手术史（如腹部或脊柱手术），医疗状况（如癌症或内分泌疾病）及其他可能相关的因素（如饮食、压力、过去对肌肉骨骼病症治疗）。

一般健康状况

治疗师了解患者的一般健康状况，以确定患者是否患有可能导致其病情或可能影响治疗计划的其他并发症（如骨质疏松症、呼吸系统疾病、心血管疾病、呼吸困难、胸痛、不适、疲劳、发热、压力、焦虑或抑郁）。某些合并疾病可能是某些治疗方法的预防或禁忌证（如骨质疏松症的手法治疗）。可能需要询问与呼吸和呼吸系统疾病（如呼吸困难、哮喘史等）相关的问题，因为呼吸辅助肌（如胸锁乳突肌、斜角肌）的活动可能增加，且内脏症状的反射性表现可能存在。

模式识别与鉴别诊断

了解某些病理过程及其症状表现（如骨关节炎）适用于所有滑膜关节。第九章的表 9-1 详细列出了与颈胸区相关的一些病症的疼痛症状位置、发病模式、伴随症状和特征，以帮助识别这些病症。

特殊问题的完整细节请参见第三章。

药物史

如果患者服用的药物是专门针对颈胸椎疾病的，需询问患者是否定期服用该药物？效果如何？患者在本次就诊前多长时间服用了药物？患者是否长期（6 个月或以上）使用类固醇或抗惊厥药物，因为这些药物可能对骨密度产生影响。患者是否接受过激素替代疗法（hormone replacement therapy，HRT）？

检查、注射和影像学检查

患者是否被全科医生转诊或因该病症就诊了专科医生？患者目前是否正在接受其他病症的检查？患者是否进行了任何检查（如用于系统性炎症疾病或感染的血液检查）、注射（脊柱或肌内）或为此病症或任何类似病症进行了X线或其他影像学检查（MRI、CT）。如果有，检查了哪个身体区域以及结果如何？患者是否进行了双能X线吸收测定（dual-energy X-ray absorptiometry，DEXA）扫描以确定骨密度？

神经系统症状

患者是否出现脊髓压迫症状（被称为“脊髓病”，可能继发于外伤、退行性疾病或椎间盘突出症）？例如手脚麻木、刺痛和/或电击感，这些症状可能是单侧或双侧的，取决于压迫部位。此外，患者是否出现了手脚无力或使用困难的症状，包括有绊倒或掉东西的情况？交感神经功能难以测量，但需询问是否有肿胀、出汗、皮肤变化（如凹陷性水肿、皮肤发亮且缺乏弹性）和循环变化等症状。表现出交感神经功能改变的患者可能报告一些奇怪和不寻常的症状（如流水感、爬行感）。

血管症状

上肢的血管供应经过胸廓出口。问题应包括患者的血液循环是否良好，上肢有无出现肿胀、寒冷、发绀、容易疲劳或痉挛的症状。这些症状可能是胸廓出口综合征等的征兆。

> **知识检验**
>
> 1. 描述可能引起颈胸椎疼痛的疾病类别和类型。
> 2. 哪些风湿性疾病可以引起颈胸椎疼痛？
> 3. 哪些内脏结构会引起颈胸椎疼痛？
> 4. 咳嗽或打喷嚏引起的疼痛可能预示着什么？

体格检查计划

在给患者提供机会补充可能未提及的内容后，需要解释体格检查的目的和计划，并征得患者的同意。

一张计划表可以帮助治疗师完成临床推理过程，并确保对患者主诉的最可能病因或诱因提出可行的假设（见附录3-1）。使用“必须、应当、可以”的列表有助于确定体格检查程序的优先顺序，以确保您的假设得到支持（详见第三章）。

根据患者的病史提出假设，具体方法如下：

- 作为主诉的可能原因或诱因而需要检查的区域和结构。通常情况下，在第一次就诊时无法进行全面检查，因此必须在随后的治疗中优先检查这些结构（必须、应该、可以）。
- 需要检查的其他因素，例如工作、休闲和日常姿势、呼吸模式、感觉运动功能障碍和肌无力。
- 可能引发患者症状的主要疼痛机制。疼痛被分为伤害性（机械性、炎症性或缺血性）、周围性、神经源性、中枢性、自主神经性和情感性。疼痛机制的临床特征见第三章中的表3-2。
- 应该以何种方式进行体格检查？再现每个症状是容易还是困难？是否需要使用联合运动或重复运动来再现患者的症状？症状是否严重和/或易激惹？如果症状严重，体格检查可能会在症状出现之前或在无负荷位置下进行。不会进行加压测试。如果症状易激惹，体格检查可能会在初始症状出现之前进行检查，并减少体格检查的次数。
- 体格检查中是否有需要进一步探讨的注意事项和/或禁忌证，例如神经系统受累、近期骨折、外伤、骨质疏松症、类固醇或抗凝药物治疗和炎症性疾病？进一步检查和治疗也可能存在某些禁忌证（如脊髓压迫症状）。

体格检查

病史信息有助于治疗师制订适当的体格检查计划。病情的严重程度、激惹性、性质和疼痛机制是影响体格检查的选择和优先顺序的主要因素。治疗师可能会问的首要问题是："这个患者的病情是否适合由我来处理?"例如,出现脊髓压迫症状的患者可能只需要进行神经系统完整性测试,然后再紧急转诊。患者病情的性质对体格检查有重大影响。治疗师可能问的第二个问题是："这个患者是否有我可以帮助解决的颈胸肌肉骨骼功能障碍?"为了回答这个问题,治疗师需要进行全面的体格检查。然而,如果症状严重和/或易激惹,则可能无法进行全面的体格检查。治疗师会使用非诱发性体格检查来支持或否定他们的假设,如在无症状范围内测试运动。如果患者的症状不严重且不易激惹,那么治疗师会尝试找到能够再现患者每种症状的体格检查,以支持或否定他们的假设。

每项重要的体格检查都会引起或缓解患者的症状,如果与年龄/性别/患者参考标准不同,都会在患者的记录中以星号(＊)标出,以便于参考。

以下描述的体格检查的顺序和详细程度需要适应患者的具体情况和所制定的假设(主要假设或替代假设)。某些测试可能与患者无关,某些测试可能只需简要进行,而有些测试则有必要进行全面调查。重要的是,读者要明白本章所展示的只是众多技术中的一部分,选择取决于治疗师和患者的相对体型以及治疗师的偏好等因素。因此,临床新手最初可能会模仿所展示的内容,但随后应迅速调整为适合自己的方式。

视诊

非正式视诊

治疗师在动态和静态情况下视诊患者,注意动作的质量、姿势特征以及面部表情。非正式视诊贯穿整个问诊过程,从第一次接触(如走进诊所)开始。

正式视诊

姿势视诊。正式视诊可能要求治疗师从正面(前方)、背面(后方)和两侧(侧面)对患者进行检查。诊所环境中的镜子可以提高效率(减少治疗师在患者周围移动的次数)并能同时视诊多个平面。治疗师在患者坐位和站位下检查其脊柱姿势,注意头部和颈部、胸椎和上肢的姿势。需要注意的是,尽管物理治疗有很强的"纠正姿势"传统,但在颈胸区,头部前倾"下颌前伸"姿势与颈部疼痛的关联度较低(Richards等,2016)。在视诊患者时,特别是视诊对称和对位时,应注意患者可能会表现出与其主诉症状无关的差异或偏离正常的现象。在临床推理过程中,需要考虑所有发现,以确定其与患者当前主诉的潜在相关性或不相关性。

肌肉形态视诊。治疗师通过比较左右两侧,视诊患者肌肉的体积和紧实度。需要记住的是,利手和身体活动的频率和强度可能很好地解释两侧肌肉体积的差异。

软组织视诊。治疗师视诊患者皮肤的质地和颜色以及是否有肿胀或瘢痕的存在,并以此为进一步检查提供线索。

患者态度和感受视诊。患者的年龄、性别和种族以及其文化、职业和社会背景都会影响他们对自己、病情和治疗师的态度和感受。治疗师需要意识到这些,并对其保持敏感,通过同情和适当的沟通来与患者建立融洽的关系,从而增强患者对治疗的依从性。

主动生理运动

对于主动生理运动,治疗师注意:

- 运动质量。
- 关节活动度。
- 关节活动范围内的疼痛表现。
- 关节活动范围及关节活动范围结束时的阻力。
- 任何诱发肌肉痉挛的情况。

图8-1所示的加压主动运动都是在患者坐位情况下进行的测试。通过使用组合动作可以增强评估效果(Edwards, 1980)(图8-2)。治疗师要确定患者在休息时和每次运动前的症状,并纠正任何运动偏差,以确定任何运动偏差与患者症状的相关性。

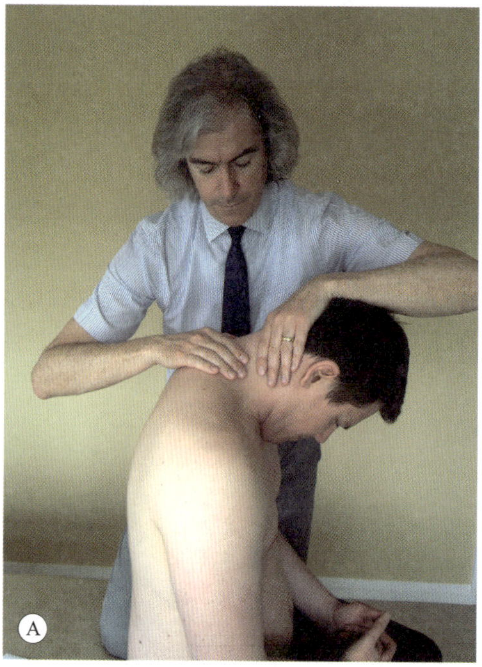

(A) 屈曲
右手稳定躯干,同时左手将头部向下移动,使下颌靠近胸部

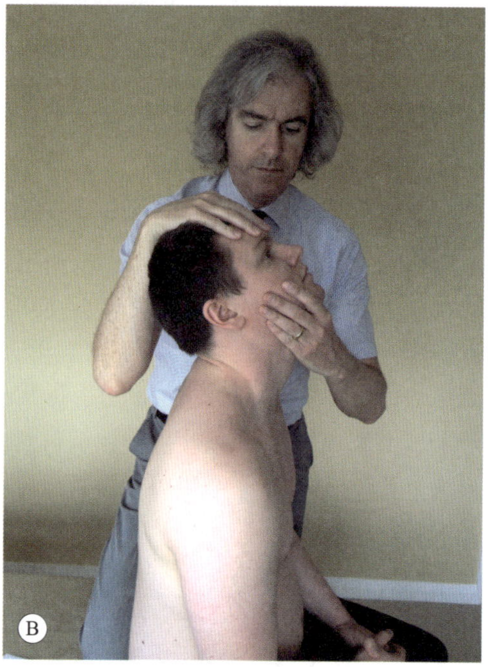

(B) 伸展
右手放在前额处,左手握住下颌骨。两只手同时施加力量,使头部和颈部向后伸展

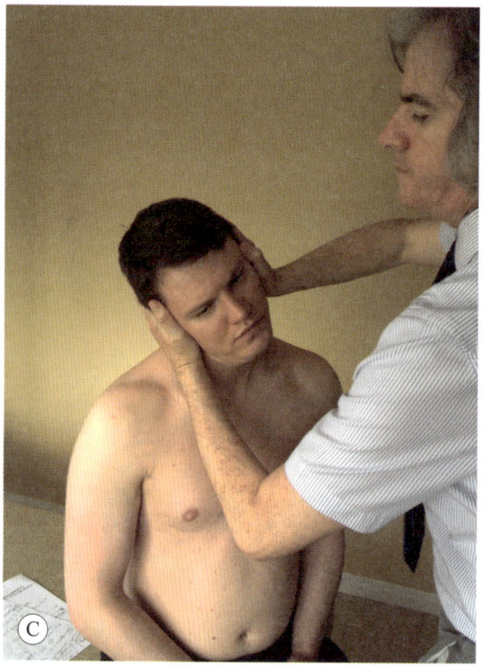

(C) 侧屈
两只手放在患者头部两侧耳朵附近,施加力量使头部和颈部侧向倾斜

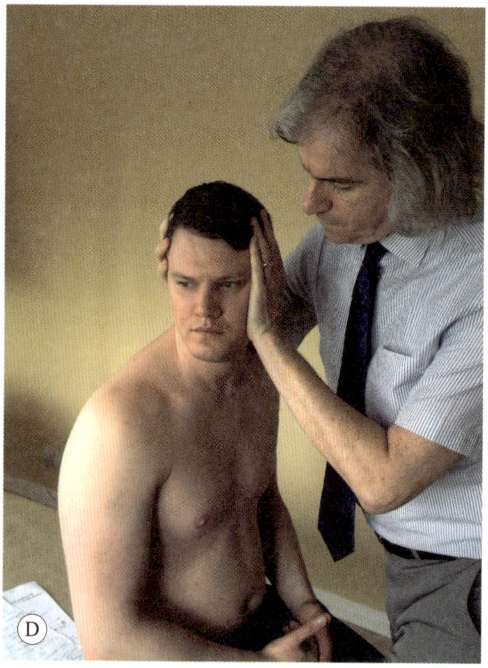

(D) 旋转
左手放在颧弓上,右手放在枕骨上。两只手同时施加压力,使头部和颈部旋转

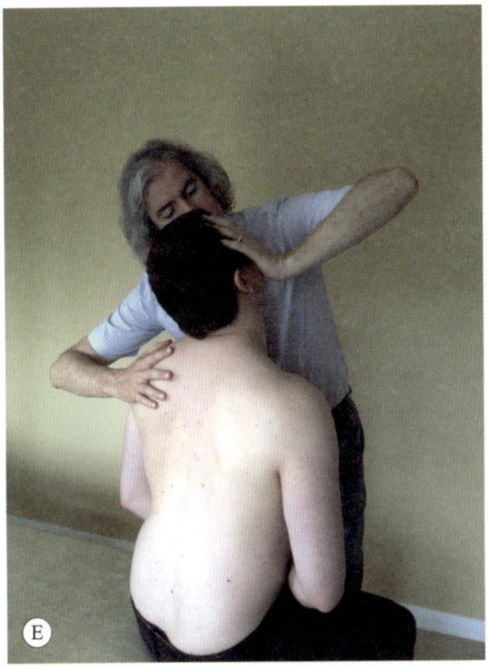

（E）左侧后伸象限

这是一个将伸展、左旋转和左侧屈结合在一起的动作。患者主动进行伸展动作，一旦动作完成，治疗师被动地将头部旋转至左侧，然后通过左手在前额施加轻微压力，使头部进行侧屈

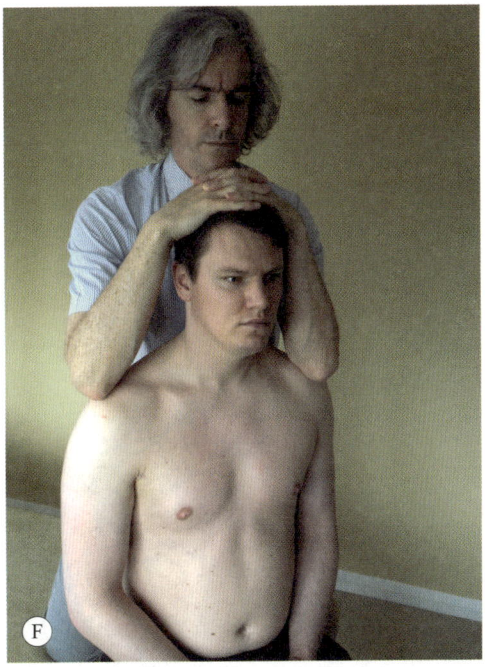

（F）加压

双手放在患者头顶，并施加向下的力量

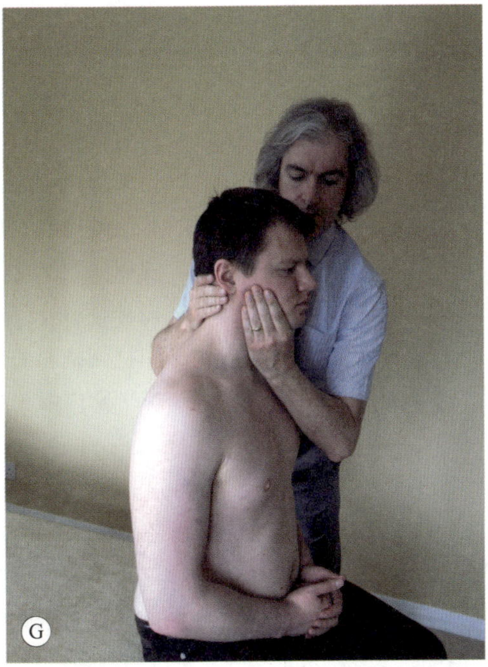

（G）牵引

左手握住下颌下方，右手握住枕骨下方。两只手同时施加力量，将头部向上提拉

图 8-1　颈椎的加压测试

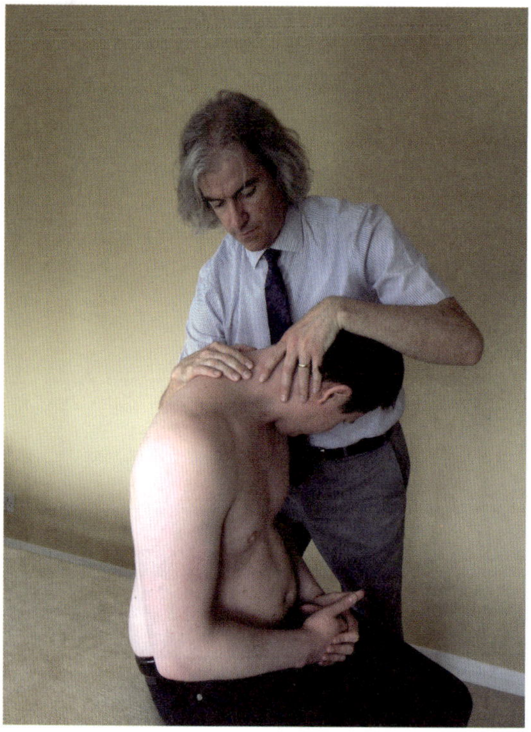

图 8-2 颈椎的组合运动
右手支撑躯干，同时左手将头部移动到屈曲位置，然后进行侧屈，最后进行旋转

对于颈椎，主动生理运动及其可能的运动改良如表 8-1 所示。治疗师可以执行多个鉴别测试（Hengeveld 和 Banks，2013）；具体选择取决于患者的症状和体征。例如，如果患者主诉向右转动时疼痛，治疗师可以要求患者重复该动作，然后将颈部旋转回到中立位。如果症状减轻，这在一定程度上证明症状源与颈椎而非胸椎有关（见第九章，图 9-3）。可能需要检查其他区域以确定它们与患者症状的相关性；它们可能是症状的源头，也可能是症状的诱因。最有可能相关的区域是胸椎、颞下颌关节、肩部、肘部、腕部和手部。可以通过筛查测试对这些部位的关节进行全面测试（见相关章节）或部分测试（详见第四章的表 4-4）。

在主观检查和体格检查期间，已经通过对患者的总体视诊测试了一些功能能力，如主观检查期间采用的姿势以及在检查前脱衣服的难易程度。可以在此检查中进行进一步的功能测试，包括坐姿和上肢激惹动作的测试。适当测试的线索可以从主观检查结果中获得，特别是加重因素。

触诊

治疗师触诊颈胸椎，如果适合，还会触诊患者的上颈椎、下胸椎及其他相关区域。将触诊结果记录在身体图示上（图 3-2）和/或触诊图表上（图 4-34）。

治疗师注意以下几点：

- 该区域的温度。
- 皮肤水分增加。
- 水肿或积液的存在。
- 浅表组织的活动度和触感（如神经节、结节）。
- 任何肌肉痉挛的存在或诱发。
- 骨骼、韧带、肌肉、肌腱、腱鞘和神经的压痛；上肢的神经可以在以下位置进行触诊：
  - ✓ 肩胛上神经，位于肩胛骨上缘的肩胛上切迹处。
  - ✓ 臂丛，位于颈后三角，胸锁乳突肌下 1/3 处。
  - ✓ 肩胛背神经，位于肩胛骨内缘的内侧。
  - ✓ 正中神经，位于肘关节横纹上方，肱二头肌肌腱内侧；也可以在腕部掌长肌和桡侧腕屈肌之间触诊。
  - ✓ 桡神经，位于肱骨桡神经沟周围，肱桡肌和桡侧腕屈肌之间；也可以在前臂和腕部鼻烟窝内触诊桡神经。
- 触诊时对轻触觉的敏感性增加（痛觉过敏），提示神经病理性或“中枢敏化”疼痛状态。
- 骨骼突出程度增加或减少。
- 触诊时症状（通常是疼痛）加重或减轻。中线后方压痛可能表明脊椎骨折（Stiell 等，2001）。

表 8-1 主动生理运动及其可能的改良运动

主动运动	改良运动
颈椎 屈曲 伸展 左侧屈 右侧屈 左旋转 右旋转 加压 牵引 上颈椎伸展/前伸(pro) 重复前伸(rep pro) 重复屈曲(rep flex) 上颈椎屈曲/后缩(ret) 重复后缩(rep ret) 重复后缩和伸展(rep ext) 左重复侧屈(rep lat flex) 右重复侧屈(rep lat flex) 左重复旋转(rep rot) 右重复旋转(rep rot) 仰卧位后缩和伸展 仰卧位重复后缩和伸展 静态(最大 3 分钟)仰卧位或俯卧位后缩和伸展 ? 颞下颌 ? 肩部 ? 肘部 ? 腕和手部	重复运动 改变速度 组合运动(McCarthy, 2017) • 伸展象限:伸展、同侧旋转和侧屈 • 屈曲后旋转 • 伸展后旋转 • 屈曲后侧屈再旋转(图 8-2) • 伸展后侧屈 持续压缩或牵引等伤害动作 差异化测试 功能性测试

椎间关节被动检查

颈椎的椎间关节被动检查旨在获取有关特定运动节段的定量(范围)和定性(关节活动范围内和运动终末感)的信息,并进一步确认患者症状的来源。近年来,这一概念的信度和效度受到了质疑,研究结果各不相同(Pool 等,2004; Piva 等,2006)。尽管存在这种差异,但这些技术仍然被广泛使用,人们相信被动检查的结果有助于做出有效的诊断、临床决策和管理计划(van Trijffel 等,2005, 2009; Abbott 等,2009)。当椎间关节被动检查技术与其他测试相结合时,它们既可用于诊断疼痛是否来源于小关节,也可以用于临床决策 De Hertogh 等,2007; Schneider 等,2014)。这些测试的敏感性和特异性见表 8-2。

椎间关节被动生理运动

我们可以采用椎间关节被动生理运动(passive physiological intervertebral movement, PPIVM)的形式,检查每个节段的运动。PPIVM 可以作为椎间关节被动附属运动(passive accessory intervertebral movements, PAIVM)的有效补充手段,用于识别节段的过度活动或活动不足。患者仰卧位,治疗师触诊相邻的棘突和

表 8-2 诊断小关节疼痛:被动椎间检查的敏感性和特异性

诊断测试	敏感性(%)	特异性(%)
被动椎间检查(PIE)	92	71
节段压痛的触诊(PST)	94	73
组合伸展-旋转(ER)	83	59
PIE, PST 和 ER 组合	79	84

改编自 Schneider, 2014
PIE, passive intervertebral examination
PST, palpation for segmental tenderness
ER, extensionrotation

关节突关节之间的间隙,以感受屈曲、伸展、侧屈和旋转期间的关节活动范围。图 8-3 展示了 C4~C5 节段水平的旋转 PPIVM。可能需要检查其他区域以确定其与患者症状的相关性。其他区域可能是症状的源头,也可能是症状的诱因。最有可能相关的区域是胸椎、颞下颌、肩部、肘部、腕部和手部。

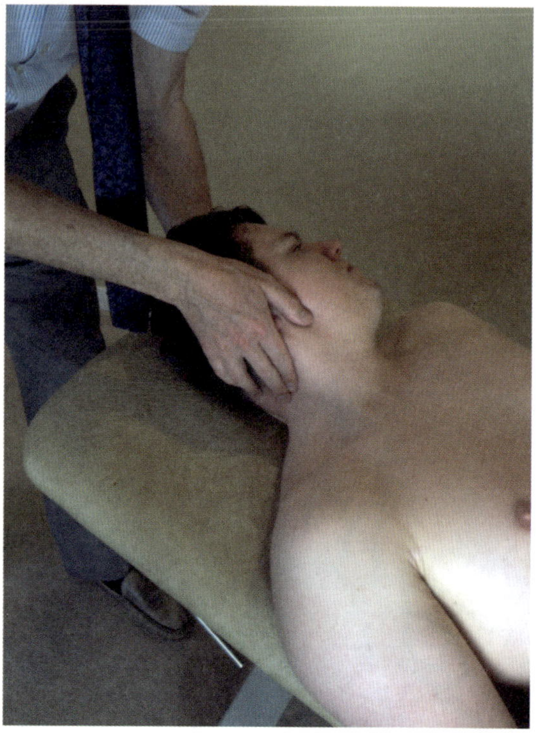

图 8-3 C4~C5 节段水平的旋转,椎间关节的被动生理运动

治疗师将示指放在右侧 C4~C5 小关节区域,随着头部被动旋转至左侧,感知组织质地的变化

椎间关节被动附属运动

使用触诊图表和运动图(或关节图)记录检查结果非常有用。详见第四章。

治疗师注意以下几点:

- 运动质量。
- 关节活动度。
- 关节活动范围及关节活动范围结束时的阻力。
- 关节活动范围内的疼痛表现。
- 任何诱发肌肉痉挛的情况。

颈椎及上胸椎(C2~T4)的附属运动如图 8-4 所示,具体内容列于表 8-3 中。

在颈胸区进行附属运动后,治疗师会重新评估所有体格检查中的标星号结果(即那些已被发现能够再现患者症状的动作或测试),以确定附属运动对患者体征和症状的影响。然后可以测试其他可能是症状来源或诱因的区域的附属运动(图 8-5)。再次强调,在任何一个区域进行附属运动后,治疗师需要重新评估所有标星结果。可能需要检查的区域包括上颈椎、下胸椎、肩部、肘部、腕部和手部(表 8-3)。

生理性小面关节滑动

生理性小面关节滑动(natural apophyseal glide, NAG)可以应用于 C2~T3 的小面关节。患者坐位,治疗师支撑患者的头部和颈部,对棘突或关节突施加静态或振荡力,方向沿每个椎骨小面关节平面的方向(Mulligan, 2019)。图 8-6 展示了 C5 节段的单侧 NAG。治疗或小剂量治疗时,操作重复 6~10 次。患者不应感到疼痛,但可能会感到轻微的不适。

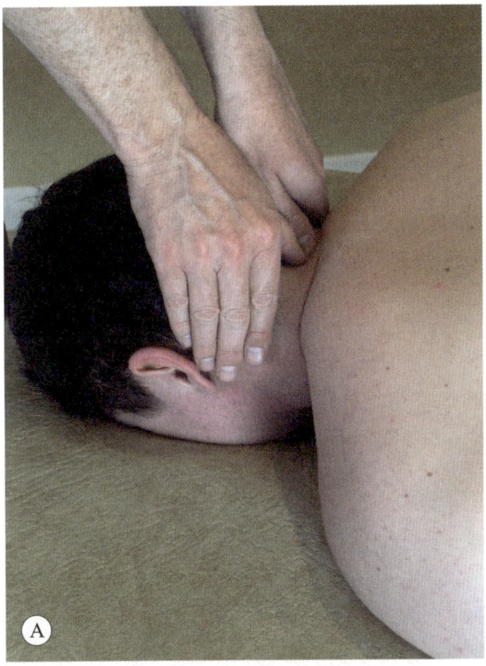

（A）中央后向前运动。拇指施加压力于棘突

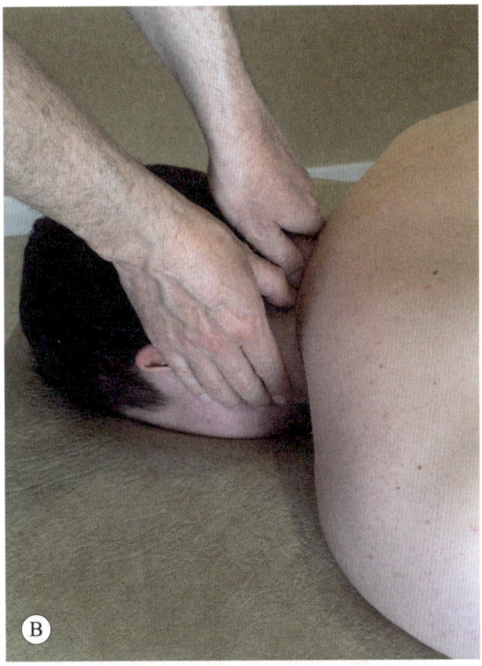

（B）单侧后向前运动。拇指施加压力于关节突

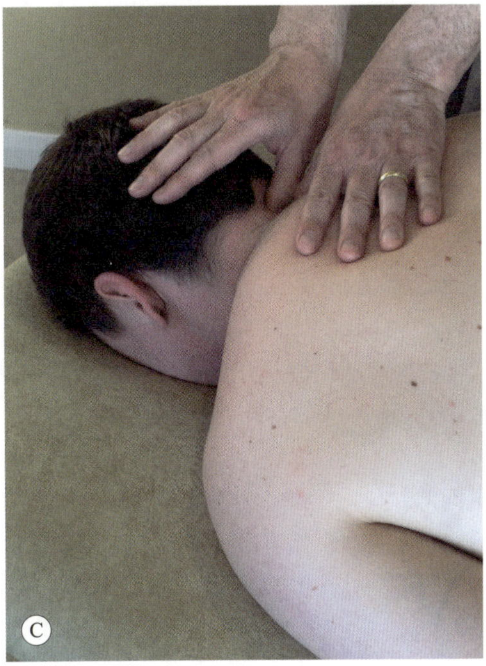

（C）横向运动
拇指施加压力于棘突的侧面

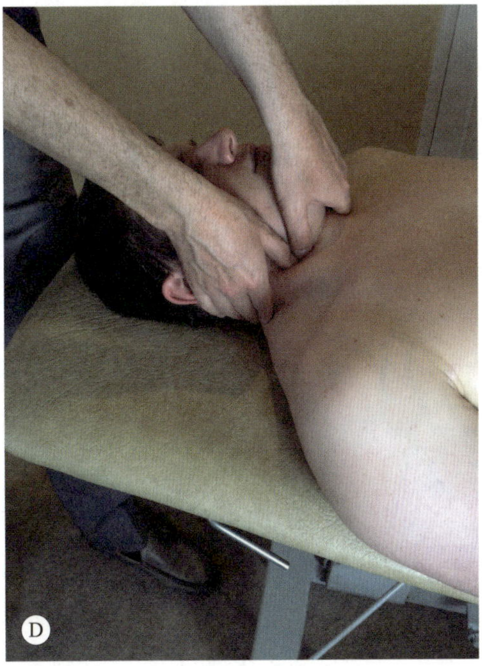

（D）单侧前后运动
在仰卧位下，拇指施加压力于横突的前面。注意避免对颈动脉施加压力

图 8-4　颈椎的附属运动

表 8-3 附属运动、应用选择和患者标星的重新评估

附属运动		应用选择	附属运动对患者体征和症状的影响识别
C2～T4		改变力的应用速度	重新评估所有标星
肋骨 1～4 尾侧 中央	中央后向前 单侧后向前 横向 单侧前向后 （仅限 C2～T1）	起始位置，如： • 屈曲 • 伸展 • 侧屈	
			• 在屈曲和旋转中
	纵向尾侧第一肋 前向后 后向前 内侧滑动	• 在屈曲和旋转中 • 在屈曲和侧屈中 • 在伸展和旋转中 改变应用力的方向 力的应用点	
上颈椎		同上	重新评估所有标星
下胸椎		同上	重新评估所有标星
肩部		同上	重新评估所有标星
肘部		同上	重新评估所有标星
腕和手部		同上	重新评估所有标星

反向生理性小面关节滑动

患者坐位，治疗师支撑头部和颈部，用手的示指和拇指对椎骨的关节突施加力（图 8-7）。然后沿小关节突关节平面方向对关节突施加力。

持续生理性小面关节滑动

在坐位下检查疼痛的颈椎运动。治疗师在患者慢慢移动到疼痛位置时，对每个颈胸椎的棘突和/或横突施力，方向为小关节平面的方向。可以用这种方式测试所有的颈椎运动。图 8-8 展示了 C5 节段的持续生理性小面关节滑动（sustained natural apophyseal glide，SNAG）在颈椎伸展时的操作。有关这些技术的更多详细信息，请参阅相关文献（Mulligan，2019）。

肌肉测试

肌肉测试包括肌肉力量、控制、长度和等长肌肉收缩的检查。

运动控制

可以使用一系列测试来正式检查运动控制（表 8-4）。这些测试已被证明具有“显著到极好”的信度（k=0.86 和 k=0.69，分别对应测者内和测者间的信度）（Segarra 等，2015）。这些测试已被证明能够区分无症状对照组与有颈部

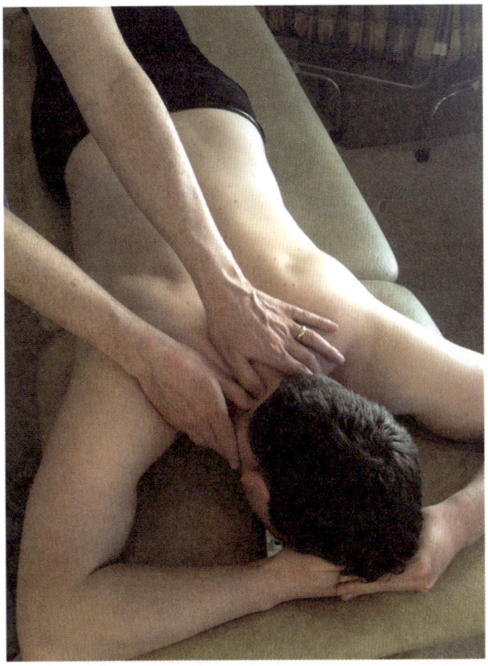

图 8-5 使用组合运动进行附属运动的触诊
当颈椎处于左侧屈位置时，拇指对 C5 右侧关节突施加压力

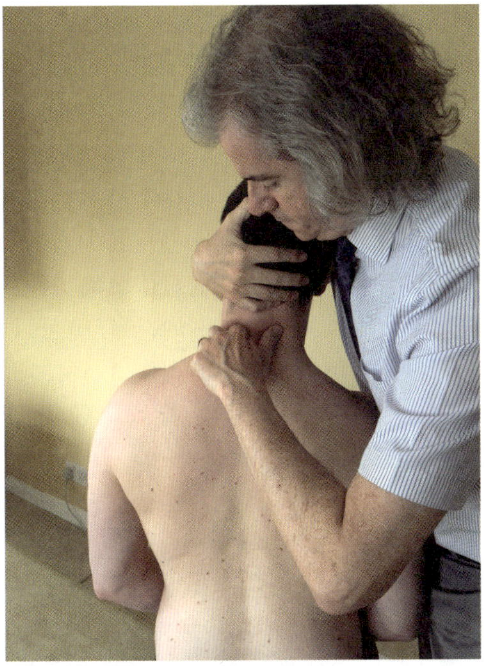

图 8-7 对 C5 进行反向屈曲生理性小面关节滑动
右手支撑头部和颈部，左手的示指和拇指对 C5 关节柱施加前向力

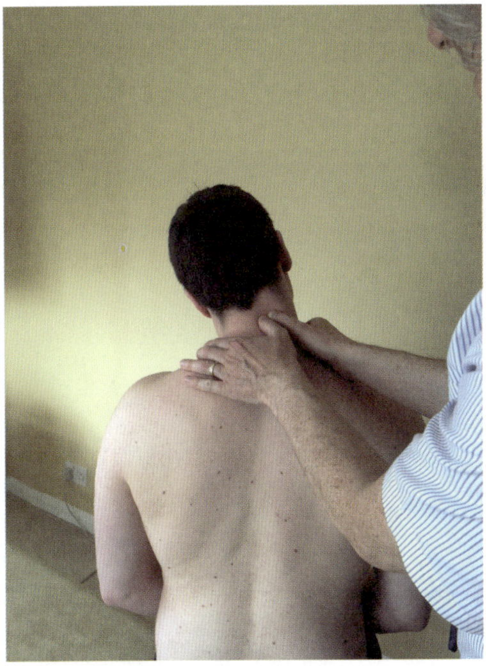

图 8-6 对 C6 进行单侧生理性小面关节滑动
患者向左侧屈时，拇指对 C5 右侧关节突施加压力

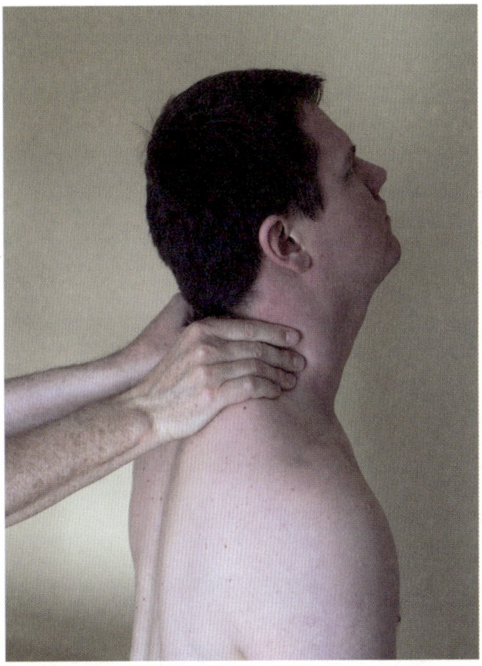

图 8-8 对 C5 进行伸展的持续生理性小面关节滑动
患者缓慢伸展时，拇指对 C5 的棘突施加压力

疼痛的个体（Elsig 等，2014）。测试包括颈胸椎伸展、坐姿颈椎前伸和后缩，以及四点跪位的颈椎旋转（图 8-9）。

可以按如下方式进行特定肌肉的测试。

深层颈部肌肉测试。 颈椎的深层肌肉在头颈部支撑和控制中起着重要作用。深层颈屈肌和伸肌的测试详见第七章。

肩胛骨力量。 为了评估总体肌肉功能，可以进行特定的功能测试。例如，治疗师可以视诊患者从俯卧位缓慢推起的动作，以评估前锯肌的功能。前锯肌的无力会导致肩胛骨翘起（肩胛骨内侧缘远离胸壁）。

等长肌肉测试

颈屈肌耐力测试时患者仰卧位，在下颏前伸即疲劳之前，记录头部能维持在距床面上方 2 cm 位置的时间（图 8-10）。治疗师将示指放在患者下颏上，以确定第一次出现疲劳或“下颏前伸”的时间（Grimmer，1994）。女性正常值为 14 秒，男性 18 秒（Grimmer，1994），然后进行侧屈肌耐力测试，男性为 120 秒，女性为 90 秒（Swanson 等，2020）。颈椎耐力测试已被报道具有良好的评估者内和评估者间信度（Grimmer，1994；Olson 等，2006；Domenech 等，2011）。此外，如果需要，治疗师还可以在头部中立位测试颈屈肌和伸肌的等长抗阻力强度，并在生理范围的不同部分进行测试；在结合旋转动作的情况下测试屈曲或伸展，可以对比左右侧的差异（图 8-11）。治疗师还会视诊肌肉活动的质量（如是否表现出用力过度或肌肉活动）。这些情况表明肌肉耐力不足或患者对执行动作的恐惧。对偏头痛患者使用这些测试时应谨慎，因为颈椎耐力测试有引发偏头痛发作的风险（Carvalho 等，2021）。

肌肉长度

治疗师测试肌肉的长度（如肩胛提肌、斜方肌上部、胸锁乳突肌、胸小肌、斜角肌和深层枕肌）。这些肌肉长度的测试详见第四章。

神经测试

包括神经系统完整性测试、神经动力学测试和中枢神经系统测试。

神经系统完整性

一般来说，如果症状感觉在肩峰以下，则需

表 8-4　运动控制（MC）测试

测试	指令	代偿动作
MC 1：颈胸段伸展	做一个双下颏动作，然后尽量保持双下颏的同时看向天花板，不要拱背	头前伸 上颈椎屈曲不足 耸肩或含胸
MC 2：头部前伸和后缩	将下颏水平向前和向后推	耸肩或含胸 下颈椎过度屈曲或伸展 胸椎屈曲 头部偏离中线
MC 3：四点跪位颈椎旋转	保持背部直立，慢慢将头部和颈部转向右侧，再回到起始位置，尽量绕着一条贯穿头部、颈部和脊柱的纵轴旋转，然后左侧重复	颈椎侧屈 颈椎屈曲或伸展 胸椎屈曲、伸展或侧屈 耸肩

改编自 Elsig（2014）

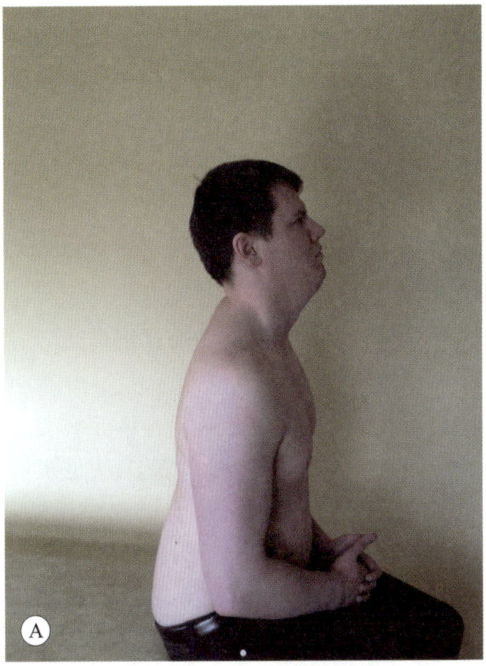

（A）颈胸段伸展

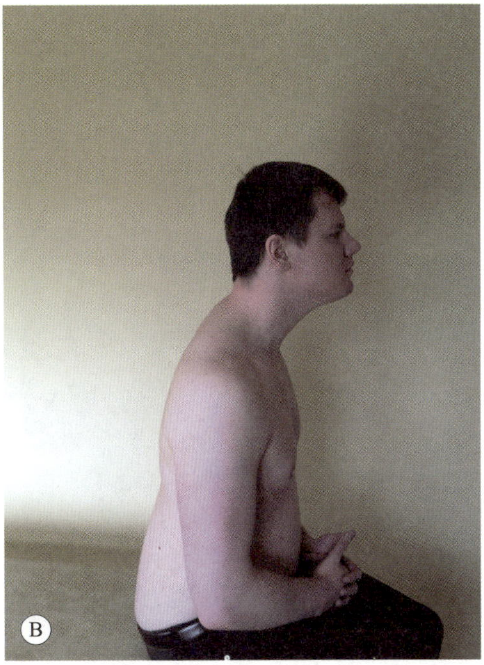

（B）坐位颈椎前伸

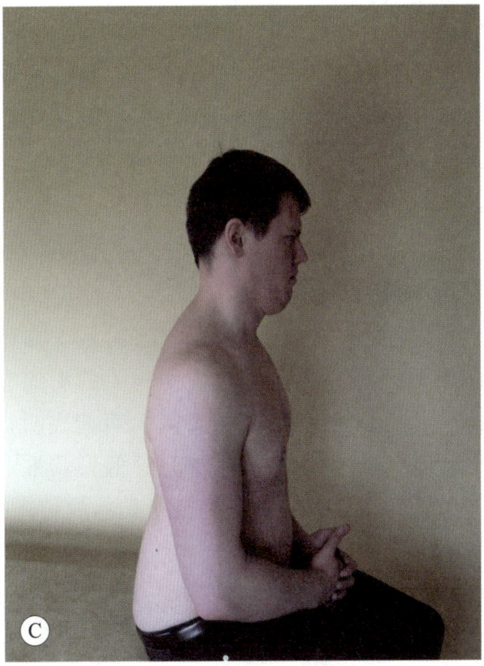

（C）坐位颈椎后缩

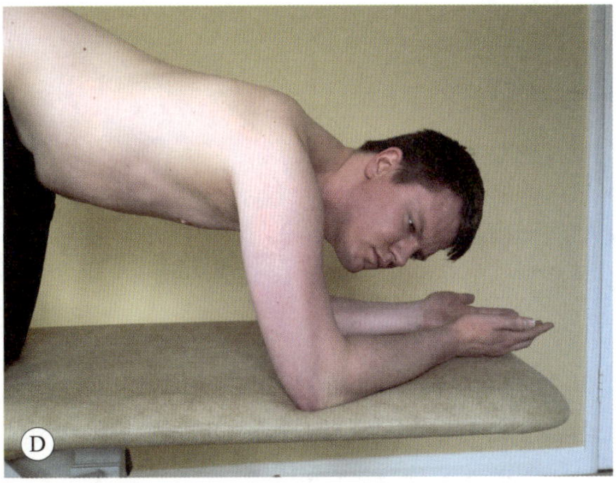

（D）四点跪位颈椎旋转

图 8-9　运动控制测试

要进行神经系统检查。

*皮节/周围神经。*使用棉絮和针刺分别测试上肢的轻触觉和痛觉，如第四章所述。了解神经根（皮节）和周围神经的皮肤分布，能够帮助治疗师区分神经根损伤引起的感觉丧失与周围神经损伤引起的感觉丧失。皮肤神经分布和

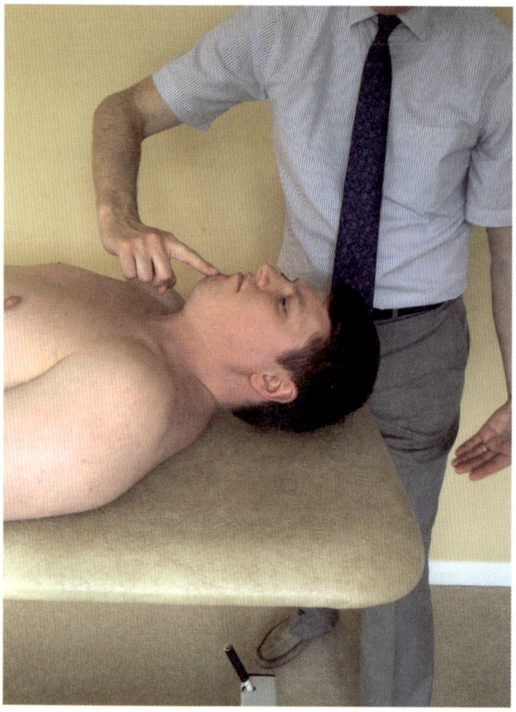

图 8-10　颈屈肌耐力测试

记录患者仰卧位时能将头部保持在距床面 2 cm 高度的时间，直至首次出现疲劳迹象。治疗师将示指放在患者的下颌上，以识别“下颏前伸”开始的时间

皮节区域见第四章。

*肌节/周围神经。*以下肌节的测试，已在第四章中解释。

- C4：肩胛带抬高。
- C5：肩外展。
- C6：屈肘。
- C7：伸肘。
- C8：拇指伸展。
- T1：手指内收。

了解肌肉的神经支配（肌节）和周围神经分布，能够帮助治疗师区分神经根损伤引起的运动功能丧失与周围神经损伤引起的运动功能丧失。周围神经分布见第四章。

*反射测试。*测试以下深肌腱反射（详见第四章）。

- C5～C6：肱二头肌。
- C7：肱三头肌和肱桡肌。

神经动力学测试

可以进行以下神经动力学测试，以确定神经组织在多大程度上导致了患者的症状：

- 颈部被动屈曲。
- 上肢神经动力学测试。
- 直腿抬高试验。
- 长坐位坍塌测试。
- 坍塌测试。

这些测试在第四章中有详细描述。

中枢神经系统测试—上运动神经元病变

*足底反应——Babinski 征。*从足跟沿着足底外侧边缘施压，正常人会引起脚趾的屈曲。大脚趾伸展并伴有其他脚趾向下扩张是上运动神经元病变的表现（Fuller，2013）。

*阵挛。*快速背屈踝关节，保持足部在该位置，并可能出现节律性收缩。超过三次节律性收缩被认为是异常的。

*Tinel 征。*治疗师轻轻敲击神经上的皮肤，以引发神经分布区域的刺痛或“针刺感”。如果触诊引发远端疼痛或感觉异常，则测试为阳性，表明受损的感觉神经正在再生（Fuller，2013）。

感觉运动测试

感觉运动控制在第四章中已讨论。临床上，头晕和不稳感通常与挥鞭伤相关的病症有关，较少见于非创伤性的颈部疼痛，可能表明有感觉运动障碍（Treleaven，2008）。假设颈椎中的传入输出（如肌梭和/或机械感受器的传入）在颈部疼痛和损伤中受到损害，进而可能导致涉及眼睛和前庭系统的反射平衡机制的破坏，表现为不稳感和头晕。因此，颈椎本体感觉、眼球运动控制和姿势稳定性可能在不同程度上受到损害（Treleaven 等，2003；Treleaven，2008；Treleaven 等，2011）。

因此，感觉运动功能障碍测试包括评估本体感觉（关节位置误差）、眼球运动控制和姿势

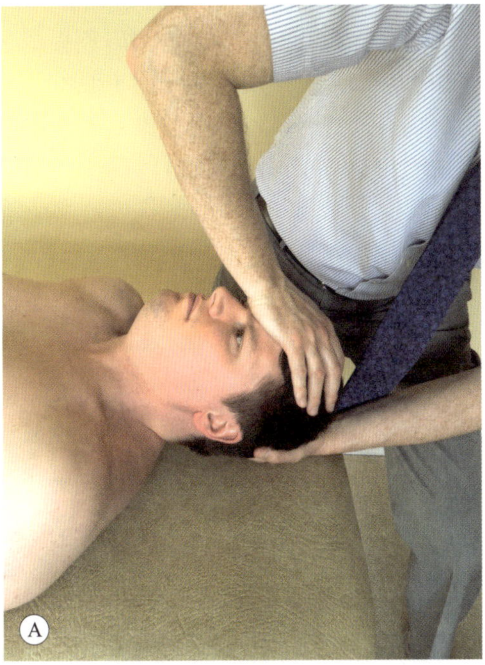

（A）屈曲-中立头位
右手抵抗患者颈部屈曲

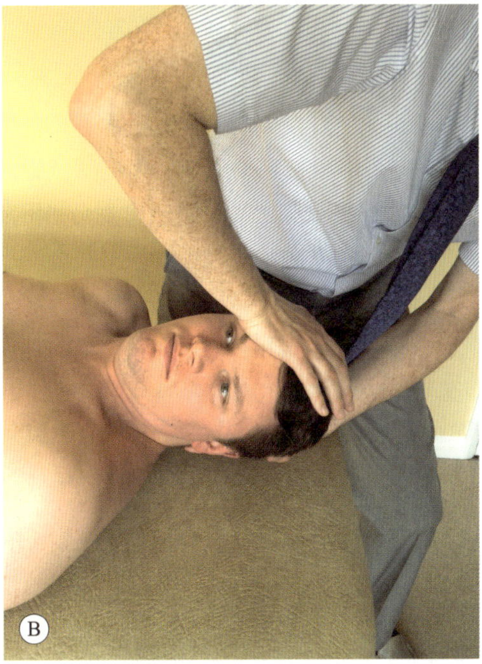

（B）屈曲和颈椎左旋测试
右手抵抗患者在矢状面内屈颈

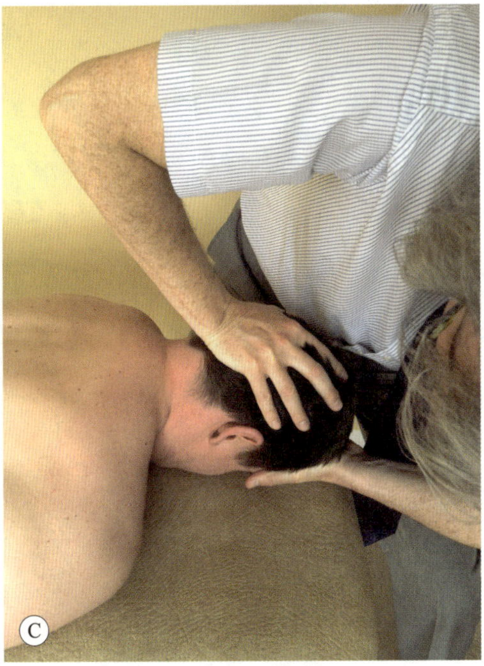

（C）伸展-中立头位
右手抵抗患者伸颈

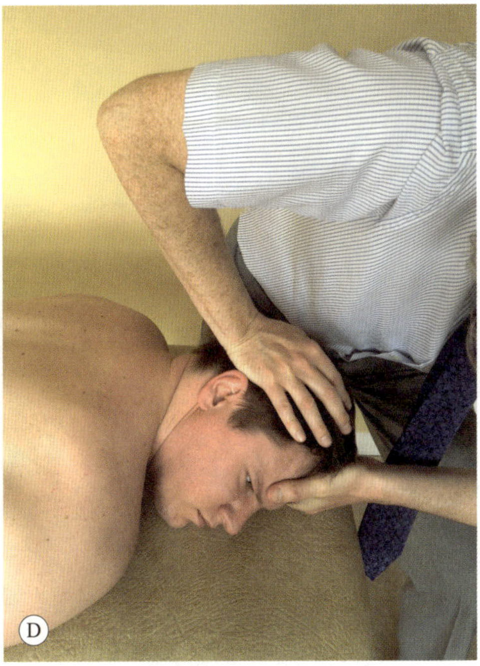

（D）伸展和颈椎右旋测试
右手抵抗患者在矢状面内伸颈

图 8-11 等长肌肉测试

治疗师测试颈部屈肌和伸肌的等长收缩。治疗师必须确保：①测试过程中没有发生任何运动；②患者的头部在整个测试过程中得到牢固支撑；③密切监测疼痛反应稳定性(图 8-12)。

本体感觉

颈椎关节位置误差测试测量个体在闭眼情况下准确将头部重新定位到空间中同一位置的能力。证据表明,在临床环境中使用激光和靶标测量的颈椎关节位置误差具有可接受的有效性[与实验室的电磁跟踪系统(例如 Fastrak 系统)相比]和可靠性(组内相关系数>0.75),并且能够区分健康对照者和颈部疼痛患者(Heikkilä 和 Aström, 1996; Heikkilä 和 Wenngren, 1998; Chen 和 Treleaven, 2013; Jørgensen 等,2014]。

动眼测试

平滑追踪测试要求患者在坐位下头部保持静止,眼睛跟随一移动的物体。追踪物体通常选用治疗师的手指,手指以 5 秒沿跨越患者中线两侧 30°弧线的速度进行缓慢移动。如果测试引发疼痛、头晕或增加的费力感,则提示感觉运动功能障碍。平滑追踪测试具有良好的测者间信度,并被证明能够区分健康对照者和慢性颈痛患者(Della Casa 等,2014)。

姿势稳定性

姿势稳定性测试包括舒适站姿、窄站姿和前后站姿,分别在睁眼和闭眼的情况下测试。测试时间为 30 秒。患者在测试中如果有跨步或需要支撑则被认为测试失败(Field 等,2008)。

其他测试

Spurling 颈部加压测试

通过伸展、侧屈并向同侧旋转颈部,然后在头部施加向下的轴向压力进行测试(图 8-13)。

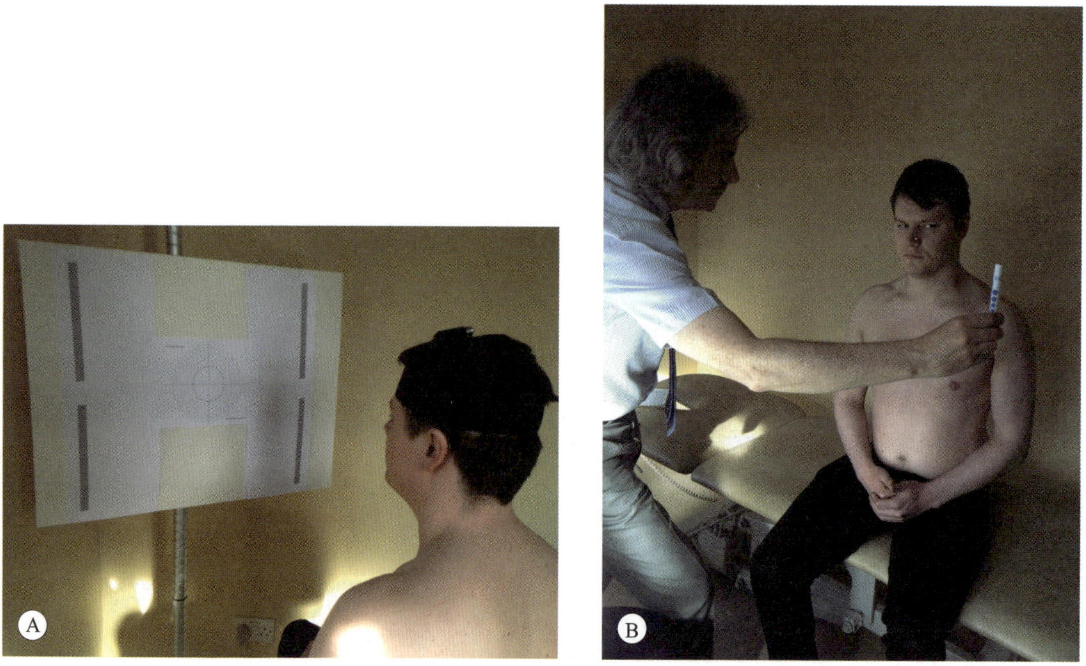

(A) 本体感受/关节位置误差(JPE)
患者在距离墙壁 90 cm 处坐下,闭眼并保持头部在中立位置。他将头部朝测试方向移动至舒适的程度,然后尝试闭眼返回到精确的起始位置。测量起始点和返回点之间的 JPE(proprioception/joint position error,以 cm 为单位)。JPE 大于 5 cm 表明可能存在功能障碍

(B) 眼球运动控制平滑追踪测试
患者保持头部在中立位置,眼睛跟随物体移动,在中线两侧各 30°的范围

图 8-12　感觉运动测试

如果神经根症状放射到同侧肢体，则该测试为阳性（Malanga 等，2003）。该测试的特异性和敏感性分别为95%和92%，并且测者间信度为良好至中等（Malanga 等，2003；Shah 和 Rajshekhar，2004）。

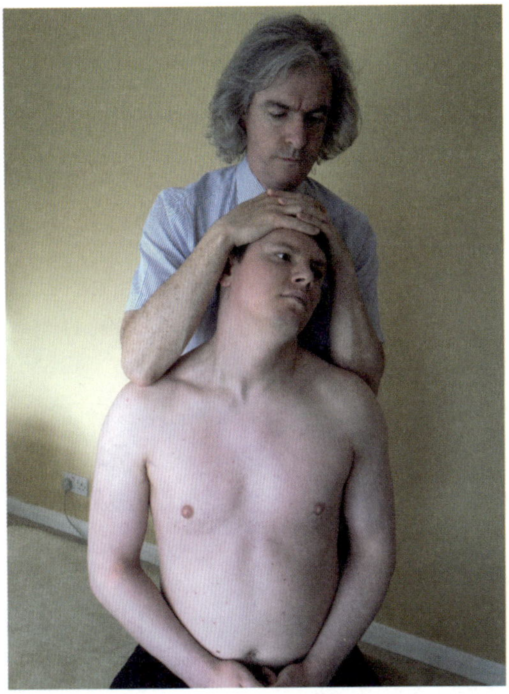

图 8-13 Spurling 的颈部加压测试
通过将颈部伸展、侧屈并旋转至同一侧，然后对头部施加向下的轴向压力来进行测试。如果症状放射到头部侧屈和旋转的同侧肢体，则该测试被视为阳性

肩外展测试

通过主动或被动外展患侧手臂，并将患者的手臂置于头顶进行测试。如果测试缓解或减轻同侧颈部神经根症状，则该测试为阳性（Malanga 等，2003）。

颈动脉病变或功能障碍测试

如果在主观检查后怀疑存在血管病变或功能障碍（见上文），可以通过以下检查程序获取有关血管系统完整性的更多信息。建议进一步阅读，以支持对这些程序的理解。

血压

急性动脉功能障碍可能会引发全身性的心血管反应，表现为血压的显著变化（通常为升高）。测量血压应使用适当的、经过验证的程序和设备，在患者坐位或仰卧位时进行。

周围神经和脑神经检查

检查周围神经和脑神经有助于评估与神经血管疾病相关的上运动神经元病变（Fuller，2013）。有关更多信息，请参见第四章。

胸廓出口综合征

对于这种综合征，有几种测试方法，该综合征主要表现为神经源性问题，包括：

- Roos 测试（敏感性 52%～84%，特异性 30%～100%）（Fernández-de-las-Peñas 等，2015）：患者的手臂外展 90°，治疗师在下压患者肩胛骨的同时要求患者反复握拳和放松手指。如果症状再现，则测试为阳性。
- Adson 测试（敏感性 79%，特异性 74%～100%）（Fernández-de-las-Peñas 等，2015）：要求患者将头部转向患侧并抬起下颌。如果患者症状侧的桡动脉脉搏消失或减弱，则测试为阳性。

完成检查

在进行上述测试后，颈胸椎的检查就已经完成了。主观和物理检查会产生大量信息，这些信息需要准确且迅速地记录下来。然而，重要的是，治疗师在检查时不要机械地按照图表中建议的顺序进行。患者的表现各不相同，这需要在检查过程中有所体现。在这一阶段，必须用星号（*）标记检查中的重要发现。这些发现将在随后的治疗过程中重新评估，以评估治疗对患者病情的影响。

表 4-9 总结了明确表明关节、神经或肌肉组织是患者症状来源的物理测试程序。最强有力的证据是，如果主动和被动生理运动、被动附

属运动以及关节触诊都能再现患者的症状，并且在治疗后重新评估时，患者的体征和症状有所改善。较弱的证据包括生理和/或附属运动范围、阻力或质量的变化以及关节的压痛，但在治疗后患者的体征和症状没有变化。这些发现中的一个或多个可能表明关节功能障碍，这可能对患者的病情有或没有贡献。

如果肌肉是患者症状的来源，最强有力的证据是主动运动、等长收缩、被动延长和肌肉触诊，都能再现患者的症状，并且在治疗后重新评估时，患者的体征和症状有所改善。肌肉功能障碍的其他证据可能包括主动生理运动和等长收缩期间的力量减弱或质量不佳、被动延长期间的范围减少和/或阻力增加或减少，以及触诊时的压痛，但在治疗后体征和症状没有变化。这些发现中的一个或多个可能表明肌肉功能障碍，这可能对患者的病情有或没有贡献。

如果神经是患者症状的来源，最强有力的证据是主动和/或被动生理运动再现患者的症状，并且通过在症状部位远处增加敏感化运动，症状增加或减轻。此外，神经触诊和神经动力学测试也再现了患者的症状，并且在施加治疗剂量后，体征和症状有所改善。神经功能障碍的其他证据可能包括（与无症状侧相比）范围减少和/或对各种手臂运动的阻力增加，以及神经触诊时的压痛。

在完成体格检查后，治疗师将：

- 说明体格检查的发现及其与主观评估的关系。应尽量澄清患者对其疾病或损伤的任何误解。
- 与患者合作，本着共同解决问题来制定治疗计划并讨论预后（共同决策）。
- 提醒患者检查后24~48小时内可能出现症状加重。
- 要求患者在下次就诊时报告检查后的症状表现。
- 评估检查结果，制定临床诊断并列出问题清单。
- 确定治疗目标。
- 制订初步治疗计划。

通过这种方式，治疗师将提出以下假设类别（Higgs 等，2008）：

- 功能：能力和限制。
- 患者对其经历的看法。
- 病因：包括被认为引发患者症状的结构或组织，与愈合过程相关的结构或组织的性质，以及涉及的疼痛机制。
- 导致问题发展和维持问题的因素：可能包括环境、心理社会、行为、身体或遗传因素。
- 治疗与管理的注意事项/禁忌证：包括患者症状的严重性和易激性以及患者病情的性质。
- 管理策略和治疗计划。
- 预后：这可能受伤情阶段和程度、患者的期望、性格和生活方式等因素的影响。

有关治疗与管理原则的指导，请参考“治疗与管理”分册（Barnard 和 Ryder，2024）。

知识检验

1. 描述患者视诊的主要类型，以及在颈胸区应视诊哪些内容。
2. 描述两种可用于胸廓出口综合征的测试。
3. 存在哪些方法来检查颈胸椎的关节？
4. 什么是 Spurling 测试，什么时候会使用它？
5. 周围神经和神经根有什么区别？

复习问题

1. 哪些生活方式和个人因素可能影响颈部疼痛？
2. 列出三种可能用于评估颈胸部疼痛患者的结果测量工具。
3. 什么是 IFOMPT 颈椎框架，如何使用该框架帮助评估颈胸部疼痛患者？

4. 颈胸部骨折可能有哪些症状表现？什么是加拿大颈椎规则？
5. 什么是 NAG（生理性小面关节滑动）？以下哪些描述是正确的？
   - 可以应用于 C1～T4 的小关节。
   - 该技术涉及在小关节平面方向对棘突或关节柱施加静态或振荡力。
   - 该技术应无痛。
   - 一次治疗的剂量是 3 组，每组 10 次。
6. 描述您在神经系统检查中所包含的内容。
7. 为什么在评估颈胸椎时考虑感觉运动测试很重要？
8. 描述 Spurling 测试及其阳性结果的标准。

案例分析　P 先生

男性，38 岁

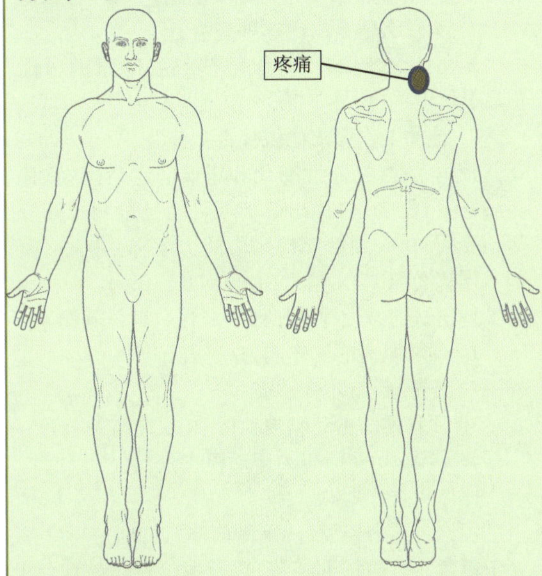

疼痛——

间歇性疼痛，疼痛消退后仍有持续的酸痛感。

疼痛评分：7/10，减轻至 2/10。

加重因素——转身伸手够安全带时立即出现疼痛，坐在电脑前工作超过 1 小时以及长时间驾驶都会加重疼痛。

缓解因素——伸展颈部和温水浴后立即缓解。

24 小时症状模式——

早晨有轻微僵硬感。经过 20 分钟左右的温水淋浴/沐浴后症状消失。一天中坐了超过 10～12 小时的情况下，感觉疲惫。

睡眠情况——

有时入睡需要一些时间，但不会因为疼痛醒来。

无其他症状。

现病史

右侧颈部疼痛已有几个月，但由于疫情防控期间在家工作的增多，疼痛似乎加重了。适当的活动和定期伸展有助于缓解，但疼痛从未完全消失。越来越难以控制症状并集中精力工作。此外，由于同事缺勤率增加，工作时间也变得更长。一天工作结束时感到疲惫，经常躺在沙发上看电视而不是坐着。

生活方式/职业/家庭生活

与妻子和两个孩子（9 岁和 7 岁）同住。家庭生活幸福，除了日常清洁、购物等，没有特别的照顾责任。以前每周踢两次五人制足球，并经常带孩子们去公园踢球；目前由于疫情无法踢足球。工作于一家 IT 公司销售部，整天在电脑和电话前与客户沟通。

右利手，开车。

对功能/信念和期望的影响

因这（疼痛）影响工作任务中的注意力而感到厌烦。

运动量减少时似乎情况更糟，尤其是不能和朋友定期去踢五人足球时。觉得自己还年轻，不该有长期问题，但不确定能做些什么来改善。知道运动让自己感觉好些，但不确定怎样做才是最好的。

既往史

约 10 年来无明显诱因导致疼痛。

开始时缓慢，当时他因工作开车增多且在电脑前花费时间增多；发病与一份新的销售工作有关，该工作要求他在国内各地长时间开车。

偶尔去看脊椎按摩师，可即刻缓解症状；治疗包括手法推拿。

药物治疗/检查

偶尔服用扑热息痛，但除此之外无其他药物，无类固醇使用史。未服用华法林。

无影像学检查、转诊或其他处理。

家族史 无特殊病史。

一般健康状况 良好。无关于 THREAD［甲状腺（thyroid）、心脏（heart）、类风湿关节炎（RA）、癫痫（epilepsy）、哮喘（asthma）、糖尿病（diabetes）］方面的担忧。

临床推理

P 先生颈部疼痛隐匿起病，与工作、家庭生活等变化同时发生。尽管过去几年该病症相对稳定，但现在因疫情防控期间政府限制其居家工作、无法外出进行休闲运动而加重。

心理方面（**黄旗征**）：无明确诊断，担心开始影响工作，因无法外出锻炼或在公园与孩子玩耍而感到沮丧。

社交方面（**蓝/黑旗征**）：与同事（和朋友）社交缺失。

无**红旗**征症状，不过积极的一面是 P 先生确实想要锻炼并与孩子共度时光（**粉旗征**）。

严重程度、易激惹性和性质评估

严重程度（疼痛）——中度（无夜间睡眠干扰，无常规用药，开始影响工作注意力，数字疼痛评分量表 NRPS 为 7/10）。

易激惹性（疼痛）——低（坐超过 1 小时出现症状，但通过伸展和四处走动相对较快缓解）。

性质——伴有炎症成分的慢性颈部疼痛以及小关节的外周伤害性感受。

治疗目标是什么？ 此时可能是治疗原发性颈部疼痛病症，因与新冠疫情相关的工作环境变化，从亚临床病症转变为临床病症；居家工作、设施关闭（例如他踢足球的场地）以及社交距离要求。

P 先生工作的部分内容要求他长时间坐着，这可能导致胸椎因缺乏运动而变得更僵硬（适应性改变）。（需注意如果组织不活动，它们会适应性缩短）。尽管 P 先生可能有一些与年龄相关的“正常”退行性改变，但额外检查（如 X 线检查）并无价值。

P 先生未接受过任何保守治疗。

P 先生的主要**功能受限**是无法长时间无痛久坐。

主观指标（与遗传学相关）

1. 能坐 3 小时而无颈部疼痛。
2. 刚醒来时颈部僵硬。

病史的任何方面是否提示需谨慎？

不，鉴于严重程度和激惹度水平，且特征符合颈部持续性疼痛模式。

能否预测可比体征？（主观指标与客观体征的关联）

向右转头

疼痛与阻力之间的关系是什么？

疼痛——疼痛>阻力

能确定哪些疼痛机制？ 有证据表明存在一些中枢情感（心理）机制以及外周炎症性伤害感受（颈部）机制在起作用。

百分比权重分析（疼痛来源）

肌源性 20%，关节源性 80%。

百分比权重分析（驱动因素/促成因素）鉴于 P 先生病症的持续性，要考虑以下问题：

1. 为什么他会出现这种病情？
2. 为什么问题没有缓解（年轻、健康的男性患者）？
3. 他的工作要求他做什么？

根据病程（适应性变化和错误的运动模式）和年龄（退行性变化）提出的加权可能是颈胸椎关节活动受限 40%，颈部肌肉耐力能力下降（40%），颈部本体感受（10%），信念/心理因素（10%）。

待测试的假设/临时诊断？（区分具体问题）

1. 颈部肌肉的工作能力/耐力下降。
2. 姿势意识/本体感受。
3. 颈胸椎的主动和被动运动（肌肉与关节）。
4. 错误/功能障碍的运动模式。

体格检查计划

视诊包括坐姿姿势（下颏前伸），特别是当患者处于键盘前时的颈部姿势，以及视诊整体外观（例如，情绪）（需要工作环境和家庭坐姿的照片）。

视诊运动以评估颈椎向左和向右旋转及伸展。视诊运动的起源（质量、范围和是否再现症状）。比较休息/习惯坐姿下的右旋与调整至中立姿势后的右旋，以帮助区分。

进行颈胸椎 PPIVM 右旋（C4/5～T2/3），以评估被动活动范围（可能扩展至中胸段旋转 PPIVM，鉴于长时间坐姿的情况）；还可以帮助区分关节（水平）和肌肉与关节之间的差异。可使用第九章中的测试来评估胸椎活动性。

肌肉

颈部肌肉评估

- 使用仰卧或更佳的坐姿进行深层颈屈肌耐力测试（以最好地反映主要问题）。
- 评估深层颈伸肌、双侧斜角肌、胸小肌和肩胛提肌的长度。

本体感觉

使用 JPE 测试检查本体感觉。

P 先生的主要临床发现包括

颈胸椎姿势固定且屈曲，伴有上颈椎伸展。姿势部分可以纠正（受肌肉缩短的限制），但患者无法维持“正确的”姿势超过几分钟（本体感觉缺陷和肌肉耐力下降）。工作姿势涉及双臂未受支撑，相对懒散的姿势，下颏前伸，以及对桌子/电脑/鼠标高度和位置的担忧。

当姿势纠正或采用更中立的姿势时，右侧旋转的范围在出现疼痛（PA）之前增加（支持与姿势/肌肉功能障碍相关的假设）。

上胸椎的 PPIVM 检查显示上胸椎在右旋时僵硬，并且在右侧旋转颈胸椎时 PPIVM 到达末端时有一定阻力。

其他发现包括：颈屈肌耐力下降（颈胸段伸肌），右侧胸小肌、左侧斜角肌、左侧肩胛提肌、左侧斜方肌的肌肉长度减少。

JPE（关节位置误差）不准确，重复测试时误差增加（与肌肉疲劳有关）。

管理计划包括：

教育与建议：提供建议和教育，以帮助 P 先生理解症状、工作姿势和活动之间的关系。通过教育将问题置于生活环境中并鼓励逐步重新引入社交和体育活动。使用以患者为中心的方法，讨论确保坐姿、工作姿势和桌子/电脑/鼠标的替代放置之间的休息方法。

肌肉牵伸：通过主动伸展来拉长缩短的肌肉（被动）。

C6/7、C7/T1、T1/2 的右旋转 PPIVM：使用Ⅲ/Ⅳ级，用于减少局部关节活动受限。家庭锻炼计划：

1. 强化深层颈屈肌的工作能力和运动控制（坐姿）。
2. 随着控制力的恢复，并在新采用的姿势下，加入右旋转（可以通过功能性动作如伸手够安全带来完成）。
3. 自我拉伸右侧胸小肌、左侧斜角肌、左侧肩胛提肌、左侧斜方肌。

结果

两周后 P 先生回访，表明有相当大的改善，早晨没有之前的僵硬感，并感觉能够通过自我伸展、姿势调整和工作环境的调整来控制症状。他感觉更积极，尽管尚未开始踢足球，但觉得这是可以实现的。

JPE，Joint position error，关节位置误差
NPRS，numerical pain rating scale，数字疼痛评定量表
PPIVM，passive physiological intervertebral movement 被动生理性椎间运动
ROM，range of motion，活动范围

（丁力　译，刘守国、李勇强　校）

参考文献

[1] Abbott, J. H., Flynn, T. W., Fritz, J. M., Hing, W. A., Reid, D., et al., 2009. Manual physical assessment of spinal segmental motion: intent and validity. Man. Ther. 14 (1), 36–44.

[2] Barnard, K., Ryder, D., 2024. Principles of Musculoskeletal Treatment and Management: A Handbook for Therapists, fourth ed. Elsevier, Edinburgh.

[3] Bible, J. E., Biswas, D., Miller, C. P., Whang, P. G., Grauer, J. N., 2010. Normal functional range of motion of the cervical spine during 15 activities of daily living. J. Spinal Disord. Tech. 23 (1), 15–21.

[4] Carvalho, G. F., Luedtke, K., Szikszay, T. M., Bevilaqua-Grossi, D., May, A., 2021. Muscle endurance training of the neck triggers migraine attacks. Cephalalgia 41 (3), 383–391.

[5] Chen, X., Treleaven, J., 2013. The effect of neck torsion on joint position error in subjects with chronic neck pain. Man. Ther. 18 (6), 562–567.

[6] De Hertogh, W., Vaes, P., Duquet, W., 2007. The validity of the manual examination in the assessment of patients with neck pain. Spine (Phila Pa 1976) 7 (5), 628–629.

[7] Della Casa, E., Affolter Helbling, J., Meichtry,

A., Luomajoki, H., Kool, J., 2014. Head-eye movement control tests in patients with chronic neck pain; inter-observer reliability and discriminative validity. BMC Musculoskelet. Disord. 15 (16).

[8] Domenech, M. A., Sizer, P. S., Dedrick, G. S., McGalliard, M. K., Brismee, J. M., 2011. The deep neck flexor endurance test: normative data scores in healthy adults. PM R 3 (2), 105-110.

[9] Dunn, K. M., Campbell, P., Lewis, M., Hill, J. C., van der Windt, D. A., Afolabi, E., et al., 2021. Refinement and validation of a tool for stratifying patients with musculoskeletal pain. Eur. J. Pain. 25 (10), 2081-2093.

[10] Edwards, B. C., 1980. Combined movements in the cervical spine (c2-7) their value in examination and technique choice. Aust. J. Physiother. 26 (5), 165-171.

[11] Elsig, S., Luomajoki, H., Sattelmayer, M., Taeymans, J., Tal-Akabi, A., Hilfiker, R., 2014. Sensorimotor tests, such as movement control and laterality judgment accuracy, in persons with recurrent neck pain and controls. A casecontrol study. Man. Ther. 19 (6), 555-561.

[12] Fernández-de-las-Peñas, C., Cleland, J., Dommerholt, J., 2015. 2015. Manual Therapy for Musculoskeletal Pain Syndromes: An Evidence-and Clinical-Informed Approach, first ed. Churchill Livingstone, UK.

[13] Field, S., Treleaven, J., Jull, G., 2008. Standing balance: a comparison between idiopathic and whiplash-induced neck pain. Man. Ther. 13 (3), 183-191.

[14] Fuller, G., 2013. Neurological Examination Made Easy, fifth ed. Churchill Livingstone, Edinburgh.

[15] Giles, L., Singer, K., 1998. Clinical anatomy and management of cervical spine pain. Clinical anatomy and management of back pain series. Elsevier, Oxford.

[16] Grimmer, K., 1994. Measuring the endurance capacity of the cervical short flexor muscle group. Aust. J. Physiother. 40 (4), 251-254.

[17] Hauser, V., Zangger, P., Winter, Y., Oertel, W., Kesselring, J., 2010. Late sequelae of whiplash injury with dissection of cervical arteries. Eur. Neurol. 64 (4), 214-218.

[18] Heikkilä, H., Aström, P. G., 1996. Cervicocephalic kinesthetic sensibility in patients with whiplash injury. Scand. J. Rehabil. Med. 28 (3), 133-138.

[19] Heikkilä, H. V., Wenngren, B. I., 1998. Cervicocephalic kinesthetic sensibility, active range of cervical motion, and oculomotor function in patients with whiplash injury. Arch. Phys. Med. Rehabil. 79 (9), 1089-1094.

[20] Hengeveld, E., Banks, K., 2013. Maitland's Vertebral Manipulation: Management of Neuromusculoskeletal Disorders, eighth ed., 1. Butterworth-Heinemann, Oxford.

[21] Higgs, J., Jones, M. A., Loftus, S., Christensen, N., 2008. Clinical Decision Making and Multiple Problem Spaces: Clinical Reasoning in Health Professions. Elseveir, Amsterdam, pp. 4-19.

[22] Horn, K. K., Jennings, S., Richardson, G., Van Vliet, D., Hefford, C., Abbott, J. H., 2012. The patient-specific functional scale: psychometrics, clinimetrics, and application as a clinical outcome measure. JOSPT 42 (1), 30-D17.

[23] Jørgensen, R., Ris, I., Falla, D., Juul-Kristensen, B., 2014. Reliability, construct and discriminative validity of clinical testing in subjects with and without chronic neck pain. BMC Musculoskelet. Disord. 15, 408.

[24] Kendall, F., Kendall, F. P., 2015. Muscles: Testing and Function With Posture and Pain. Lippincott Williams & Wilkins, Baltimore, MD.

[25] Malanga, G. A., Landes, P., Nadler, S. F., 2003. Provocative tests in cervical spine exami-

nation: historical basis and scientific analyses. Pain Physician 6 (2), 199-205.

[26] McCarthy, C., 2017. Combined Movement Theory: Rational Mobilization and Manipulation of the Vertebral Column. Elsevier, Churchill Livingstone.

[27] Mulligan, B. R., 2019. Manual Therapy 'NAGs', 'SNAGs', 'MWMs' etc, seventh ed. Orthopedic Physical Therapy Products, New Zealand.

[28] Nakashima, H., Yukawa, Y., Suda, K., Yamagata, M., Ueta, T., Kato, F., 2015. Abnormal findings on magnetic resonance images of the cervical spines in 1211 asymptomatic subjects. Spine (Phila Pa 1976) 40 (6), 292-328.

[29] Olson, L. E., Millar, A. L., Dunker, J., Hicks, J., Glanz, D., 2006. Reliability of a clinical test for deep cervical flexor endurance. J. Manipulative Physiol. Ther. 29 (2), 134-138.

[30] Piva, S. R., Erhard, R. E., Childs, J. D., Browder, D. A., 2006. Intertester reliability of passive intervertebral and active movements of the cervical spine. Man. Ther. 11 (4), 321-330.

[31] Pool, J. J., Hoving, J. L., De Vet, H. C., Van Mameren, H., Bouter, L. M., 2004. The interexaminer reproducibility of physical examination of the cervical spine. J. Manipulative Physiol. Ther. 27 (2), 84-90.

[32] Richards, K. V., Beales, D. J., Smith, A. J., O'Sullivan, P. B., Straker, L. M., 2016. Neck posture clusters and their association with biopsychosocial factors and neck pain in Australian adolescents. Phys. Ther. 96 (10), 1576-1587.

[33] RushtonA, et al., International Framework for Examination of the cervical region for potential of vascular pathologies of the neck prior to Orthopaedic Manual Therapy (OMT) Intervention: International IFOMPT Cervical Framework. 2020, International Federation of Orthopaedic Manipulative Physical Therapists (IFOMPT) https://www.ifompt.org/site/ifompt/ IFOMPT%20cervical%20framework%20final%202020. pd.

[34] Rushton, A., Rivett, D., Carlesso, L., Flynn, T., Hing, W., Kerry, R., 2014. International framework for examination of the cervical region for potential of cervical arterial dysfunction prior to orthopaedic manual therapy intervention. Man. Ther. 19 (3), 222-228.

[35] Schneider, G. M., Jull, G., Thomas, K., Smith, A., Emery, C., Faris, P., et al., 2014. Derivation of a clinical decision guide in the diagnosis of cervical facet joint pain. Arch. Phys. Med. Rehabil. 95 (9), 1695-1701.

[36] Segarra, V., Duenas, L., Torres, R., Falla, D., Jull, G., Lluch, E., 2015. Inter-and intra-tester reliability of a battery of cervical movement control dysfunction tests. Man. Ther. 20 (4), 570-579.

[37] Shah, K. C., Rajshekhar, V., 2004. Reliability of diagnosis of soft cervical disc prolapse using Spurling's test. Br. J. Neurosurg. 18, 480-483.

[38] Sterling, A. C., Cobian, D. G., Anderson, P. A., Heiderscheit, B. C., 2008. Annual frequency and magnitude of neck motion in healthy individuals. Spine (Phila Pa 1976) 33 (17), 1882-1888.

[39] Sterling, M., Pedler, A., 2009. A neuropathic pain component is common in acute whiplash and associated with a more complex clinical presentation. Man. Ther. 14 (2), 173-179.

[40] Stiell, I. G., Wells, G. A., Vandemheen, K. L., Clement, C. M., Lesiuk, H., De Maio, V. J., et al., 2001. The Canadian C-spine rule for radiography in alert and stable trauma patients. JAMA 286 (15), 1841-1848.

[41] Swanson, B. T., Bromaghin, H. M., Bubacy, N., Messick, A., Tinker, L., 2020. The lateral neck flexor endurance test: normative values in the young adult population. J. Bodyw. Mov. Ther. 24 (3), 242-245.

[42] Treleaven, J., 2008. Sensorimotor disturbances in neck disorders affecting postural stability, head and eye movement control—Part 2: case studies. Man. Ther. 3, 266-275.

[43] Treleaven, J., Jull, G., Grip, H., 2011. Head eye co-ordination and gaze stability in subjects with persistent whiplash associated disorders. Man. Ther. 16 (3), 252-257.

[44] Treleaven, J., Jull, G., Sterling, M., 2003. Dizziness and unsteadiness following whiplash injury: characteristic features and relationship with cervical joint position error. J. Rehabil. Med. 35 (1), 36-43.

[45] van Trijffel, E., Anderegg, Q., Bossuyt, P. M. M., Lucas, C., 2005. Inter-examiner reliability of passive assessment of intervertebral motion in the cervical and lumbar spine: a systematic review. Man. Ther. 10 (4), 256-269.

[46] van Trijffel, E., Oostendorp, R. A., Lindeboom, R., Bossuyt, P. M., Lucas, C., 2009. Perceptions and use of passive intervertebral motion assessment of the spine: a survey among physiotherapists specializing in manual therapy. Man. Ther. 14 (3), 243-251.

[47] Vernon, H., Mior, S., 1991. The neck disability index: a study of reliability and validity. J. Manip. Physiol. Ther. 14, 409-415.

[48] Willett, G. M., Wachholtz, N. A., 2011. A patient with internal carotid artery dissection. Phys. Ther. 91 (8), 1266-1274.

[49] Worsfold, C., 2014. When range of motion is not enough: towards an evidence-based approach to medico-legal reporting in whiplash injury. J. Forensic. Leg. Med. 25, 95-99.

第九章

胸部检查

Nicola R. Heneghan

学习目标

学习本章后，您应该能够：

- 描述关键解剖结构和胸椎区域的生物力学功能。
- 描述胸椎疼痛的患病率和相关病理。
- 了解功能性动力链和胸椎功能障碍，特别是与颈部和肩部疼痛等症状相关的功能障碍。
- 确定临床病史以及指导如何对患有胸椎疼痛和/或功能障碍的人进行主观检查，了解症状的位置、行为和性质以及筛查问题。
- 讨论导致胸椎疼痛和/或功能障碍的多种因素以及社会心理因素，以及该因素可能会影响患有胸椎疼痛和/或功能障碍的人出现哪些症状。
- 列出胸椎区域全面体检的组成部分，同时考虑胸椎区域关键体检的敏感性和特异性。
- 讨论功能测试的价值和考虑到加重因素，可以对症状进行调整，同时要理解这些测试缺乏一些体格检查的有效性和可靠性。
- 解释体格检查结果如何有助于解释常见临床表现中的胸椎疼痛和/或功能障碍。

章节目录

概述

胸椎相对稳定,有多达 12 个独立的关节(肋椎关节、肋横突关节、椎间关节和小关节),椎间盘相对较薄,椎间盘与椎体高度比较低(胸椎为 1∶5、颈椎为 2∶5、腰椎为 1∶3)。胸椎具有自然形成的脊柱后凸(后曲),与 12 根肋骨相连,并通过肋软骨间接与胸骨相连,构成胸廓或肋骨的一部分。这既为重要器官(心脏、肺、肝脏等)提供结构保护,又为呼吸提供胸腔运动。尽管每个脊柱水平的运动量相对较小(任何方向的运动量均小于 5°),但胸椎的主要功能性运动,即轴向旋转约为 40°/45°,占躯干总功能性运动范围(腰椎和胸椎的复合运动)的 80%。可能影响可用和预期运动范围的因素包括年龄(随之减少)、活动/爱好(从事骑自行车和跑步等线性活动的人轴向旋转较少)和日常活动(每天坐位超过 7 小时的人轴向旋转明显少于从事网球、健身等动态活动的人)。

作为最长且位于中心的脊柱区域,胸椎通过许多结构和组织在解剖学和生物力学上与腰椎和颈椎密不可分,包括但不限于关节、肌肉、神经、血管、筋膜等。详细了解这些内容以及应用功能生物力学和生理学很有用。将胸椎细分为:上(T1 ~ T4)、中(T4 ~ T9/10)和下(T9/T10~T12),以解释下颈椎和上腰椎的解剖学差异和过渡区是有帮助的。

胸椎疼痛

胸椎疼痛通常与特定的肌肉骨骼/骨科疾病或风湿性疾病有关,如骨关节炎、骨质疏松症、强直性脊柱炎、纤维肌痛和 Scheuermann 病。与其他脊柱区域不同,胸椎疼痛的 1 年和终身患病率相对较低,约为 20%[相比之下,颈椎和腰椎的患病率 > 40%(Leboeuf-Yde 等,2009)]和 13%[相比之下,下背部疼痛的患病率高达 70%(Briggs 等,2009)]。胸椎疼痛通常与腰痛和颈痛并存,尽管这经常被忽视。在没有明确的发病机制或症状行为(加重和缓解因素)与肌肉骨骼疾病相一致的情况下,评估应慎重地考虑“脊柱伪装者”(内脏受累,伴有躯体牵涉痛,如肝炎、胆囊炎等)或“危险信号”的指标,可能需要进行紧急转诊(见第三章)。

运动链和胸椎功能障碍

虽然胸椎相对固定,但在功能性运动链中发挥着重要作用:连续排列的关节组合构成一个复杂的运动单元。倒车时回头看或伸手去够橱柜等功能性动作需要胸椎活动,以配合颈椎和肩关节的活动(Tsang 等,2013;Heneghan 等,2019)。单臂和双臂屈曲抬高(进行抬手过头顶活动所需,例如粉刷天花板、投掷无挡板篮球等)分别包括高达 8° 和 15° 的胸椎伸展(Heneghan 等,2019);如果没有这种辅助活动性,肩部周围的结构可能会受到过度的组织压力,从而导致炎症反应和局部疼痛。

胸椎对任何涉及躯干旋转的功能性运动也有很大贡献(活动性和力量),例如高尔夫挥杆或伸手去系安全带。对于出现解剖相关区域不适(例如颈部或肩部疼痛等)的患者,应考虑评估胸椎功能障碍(例如活动性降低或僵硬)。这种功能障碍通常“临床上无症状”(无症状)或表现为次要临床症状(疼痛评分较低),患者的主要疼痛部位通常决定临床决策和管理。

对继发性“疼痛”部位或功能障碍区域的评估可能有助于治疗导致患者疼痛的“可能因素”,而不是孤立的疼痛源(例如,在颈部疼痛继发于胸椎功能障碍或与胸椎功能障碍共存的情况下)(Heneghan 等,2018)。术语“区域相互依赖”描述了这种现象,即“看似不相关的远端损伤解剖区域可能导致或与患者的主要症状相关”(Sueki 等,2013)。

> **知识校验**
>
> 1. 描述胸椎区域的主要功能。
> 2. 哪些因素可能导致胸椎功能障碍?
> 3. “区域相互依赖”的定义。

下面描述的病史采集和体格检查的顺序可以根据患者的情况进行改变。

主观检查/病史采集

有关患者病史询问的问题和体格检查中执行的检查的更多详细信息,请分别参见第三章和第四章。上胸椎和下胸椎的评估和检查通常分别涉及适当的颈椎和腰椎检查(参见第八章和第十三章)。

患者对其经历的观点

需要向患者解释初步评估的目的并获得同意。记录与患者症状发生和发展相关的社会和家族史。这包括患者的想法、经历和期望、年龄、职业(以及所有这些在身体要求和需求方面所涉及的内容)、家庭状况和任何休闲活动的细节。在考虑胸椎可能参与任何临床症状(颈部、肩部、腰痛等)时,至关重要的是要充分考虑导致患者表现的潜在因素;认识到胸椎原发性疼痛症状的患病率相对较低,以及胸椎"功能障碍"可能导致功能性运动链中的症状。请读者参阅第三章了解更多信息。

评估工具和患者报告的结果测量

可以使用其他工具或患者报告的结果测量来支持和指导初步评估。STarT MSK 工具是一种风险分层测量工具,有助于针对持续性出现身体不适症状的患者,依据风险等级(低、中和高),为患者"匹配"相对应的管理措施(Dunn 等,2021)。患者报告的结果测量包括针对特定病情的测量(例如纤维肌痛影响问卷)或更通用的特定领域测量(例如针对恐惧的恐惧回避信念问卷,针对自我选择功能活动的患者特定功能活动量表)。

身体图示

有关当前症状(如疼痛、僵硬、感觉异常等)的类型和区域的信息可记录在身体图示上(图 3-2)。

当前症状区域

准确描绘症状区域,详细描述每个症状的表现以及症状区域之间的关联。疼痛(剧烈、钝痛、深层、搏动、灼热等)、僵硬、感觉异常等症状可能出现在以下区域:胸椎后部、脊柱侧部并延伸至胸壁(包括肋骨)周围以及胸骨前部。此外,上胸椎可将症状延伸至上肢,下胸椎可将症状延伸至下腰椎和腹股沟区域。

与受检区域相关的区域

检查所有其他相关区域是否有症状;询问疼痛症状甚至僵硬的情况很重要,因为这可能与患者的主要症状有关。在身体图示上用勾号(✓)标记未受影响的区域。如果是上胸椎问题,则检查颈椎和上肢的症状;如果是下胸椎问题,则检查腰椎和下肢的症状。如果患者的症状可能源自这些部位,则可能需要对其进行更全面的评估。请参阅本书的相关章节。

疼痛性质

确定疼痛性质(见第三章)。

疼痛强度

疼痛强度可以使用数字疼痛评分量表(numerical pain rating scale,NPRS)等来测量,如图 3-4 所示。疼痛强度可指导临床推理严重程度,可为产生症状的结构提供指导,并指导检查的范围和性质。除了 NPRS 的主观评级外,严重程度(低、中、高)还通过询问镇痛药的使用(有效性)、对日常生活活动(包括工作和爱好)的影响以及疼痛干扰睡眠来确定。

感觉异常

询问胸椎、胸腔和其他相关区域的任何感觉改变,如灼热、麻木、感觉异常或对触觉或温度的敏感性增强。

持续性或间歇性症状

确定所有症状的频率，无论是持续性、偶发性还是间歇性。如果症状是持续性的，请检查症状强度是否有变化，因为持续不断的疼痛可能表明有严重的病变或骨折。症状在青少年快速生长期间可能会更严重，因此在考虑诸如 Scheuermann 病等疾病时，探索这一点很有用。与内脏功能相关的问题可能是合适的，例如，咳嗽、呼吸、进食、饮水等情况下症状会加重。

症状间的关系

确定症状区域之间的关系，即它们是一起出现还是单独出现？例如，患者可能出现肩部疼痛，但没有胸椎症状（如疼痛、僵硬），或者它们可能一直同时出现。如果一个症状区域变得更严重，其他症状区域会发生什么？

症状表现

加重因素

对于每个症状区域，探索哪些动作和/或姿势会加重患者的症状。

治疗师确定症状如何影响功能，静态和动态姿势，例如坐、站、躺、进行日常生活活动、驾驶（以及倒车，这需要躯干旋转）、工作、运动和社交活动。胸椎的常见加重因素是长时间的静态姿势（如坐着或站着）或重复运动（如躯干的伸展和轴向旋转）。具体的例子可包括办公桌的工作中需要半旋转姿势或需要重复旋转的休闲活动（高尔夫或球类运动）。工作场所人体工程学的细节和任何体育活动的训练制度（频率、内容、强度等）可用于指导针对患者进行目标导向的康复。其他加重因素可能包括呼吸、咳嗽或打喷嚏，所有这些都会影响胸椎的关节、肌肉和骨骼以及与肋骨、肋软骨和胸骨的连接。

缓解因素

对于每个症状区域，治疗师都会询问哪些因素可以缓解患者的症状，以帮助确认症状之间的关系并确定其易激惹性（见第三章）。整理加重因素和缓解因素之间的信息有助于形成假设、计划体检并为功能任务的修改提供初步建议。如果患者的症状不符合肌肉骨骼表现（模式识别），那么治疗师需要考虑其他可能的原因，无论是严重的还是其他的。

症状随时间变化的表现

治疗师通过询问有关夜间、早晨和晚上症状的问题来确定每个症状区域的 24 小时行为。其他对于症状有关的时间点是每周和每月，以及考虑与某些具体活动（例如工作/休闲或雌激素影响）的联系。

夜间症状（请参阅第三章，了解必须询问的问题的详细信息）此外，针对脊柱定位的具体问题包括：

- 什么姿势最舒服/最不舒服？
- 您的正常睡眠姿势是什么（包括颈部、胸椎、手臂和腿部的位置）？
- 您使用了多少个枕头以及哪种枕头？
- 您的床垫是硬的还是软的，最近换过吗？您试过睡在另一张床上吗？那会有什么不同吗？
- 您晚上醒来几次？醒来后您会做什么？然后需要多长时间才能再次入睡？

早晨和晚上的症状 治疗师确定早晨（醒来和起床时）、白天和一天结束时的症状模式。通过第一次醒来时的症状确定患者休息后是否会好转。醒来时疼痛/僵硬可能表明存在炎症成分，而醒来时不疼痛但起床时疼痛则表明疼痛模式为机械性。早晨最初几分钟的僵硬可能表明患有骨关节炎/脊椎病；几个小时的僵硬和疼痛可能提示患有强直性脊柱炎等炎症疾病。如果下班后症状比上班时更严重，则需要探究可能导致症状的工作相关因素，例如娱乐、压力、职业活动和其他环境因素。

病情的当前状态

为了确定病情的当前状态，治疗师会询问

自发病以来症状是好转、恶化还是保持不变。

特殊/筛查问题

如第三章所述，治疗师必须区分适合保守治疗的疾病和其他全身性、肿瘤性和非肌肉骨骼疾病。

一般健康状态

治疗师确定患者的一般健康状态，了解患者是否患有其他可能导致症状或影响治疗计划的合并症，如骨质疏松症、呼吸系统疾病、心血管疾病、呼吸困难、胸痛、不适、疲劳、发烧、腹部绞痛、恶心或呕吐、压力、焦虑或抑郁。一些合并症可能是某些治疗方法的注意事项或禁忌证，如骨质疏松症的手法治疗。由于这些结构的牵涉痛模式，有关内脏功能变化的问题可能是合适的。

有关所有特殊问题的详细信息，请参见第三章。

模式识别和鉴别诊断

了解某些病变的病理过程和症状行为，例如骨关节炎，适用于所有滑膜关节。表 9-1 详细说明了胸椎疼痛的位置、疼痛的模式、相关症状和特征，以帮助识别多种疾病的模式。

用药史

如果专门针对胸椎疾病而服用药物，患者是否定期服用该药物？药物有什么效果？服药时间是在这次就诊前多久？患者是否长期（6 个月或更长时间）服用类固醇或抗惊厥药，因为这可能会影响骨密度。患者是否在进行激素替代疗法？

检查、注射和影像学

患者是否已由其全科医生转诊或就此病症看过专科医生？患者目前是否正在接受其他疾病的检查？患者是否接受过任何检查（例如针对全身炎症或感染的血液学检查）、注射（脊柱或肌内）、X 线检查或任何其他针对此病症或任何类似病症的影像学检查（MRI、CT）。如果是，请说明检查哪个身体部位以及结果如何。患者是否接受过双能 X 线吸收仪扫描以确定骨矿物质密度？

神经系统症状

患者是否出现过脊髓压迫症状（称为“脊髓病”，可能继发于创伤、退行性疾病或椎间盘突出症）。例如，根据压迫部位的不同，手脚双侧或单侧出现麻木、刺痛和/或电击感？此外，患者是否出现过手臂或腿部无力或难以使用，包括绊倒或物品从手中掉落？交感神经功能很难测量，但需要包括肿胀、出汗、皮肤变化（如凹陷性水肿、皮肤发亮和无弹性）和循环等问题。交感神经功能改变的患者可能会报告不寻常的症状（如放电样、游走感）。

血管症状

上肢的血管供应经过胸廓出口的位置。问题排查应包括患者的血液循环是否良好，以及患者上肢是否有肿胀、寒冷、发绀、易疲劳或痉挛。相应症状可能提示有胸廓出口综合征等病症（参见“治疗与管理”分册第八章，Barnard 和 Ryder，2024）。

当前状况（转诊或当前主诉的原因）

症状、行为、加重和缓解因素，以确定当前症状的严重程度和烦躁程度。

现病史

- 对于每个有症状的区域，治疗师需要知道症状出现的时间，是否突然发作或隐匿性发作，以及是否有已知原因引发症状发作，如跌倒、受伤或活动变化。受伤机制（何时、何地以及如何发生）为潜在受伤结构提供了一些重要线索。如果发病缓慢，治疗师会了解

表 9-1　胸椎疼痛模式的识别与鉴定

健康状况		主诉	损伤机制	其他症状	危险因素
肌肉骨骼	**胸椎间盘** 椎间盘病理	胸部中央疼痛严重表现可能导致与脊髓病（步态障碍）一致的体征和症状	可能有相关的发病机制或隐匿发作	局部和牵涉的症状（包括神经症状）表明椎间盘病变的水平和程度	青年至中年 主要为 T8 及以下 咳嗽或用力时症状会加重 家族史
	小关节	双侧或单侧脊椎疼痛	可能有相关的发病机制或与活动有关	晨僵（炎症）	加重和缓解可能与特定因素有关
	骨关节炎/颈椎病	双侧或单侧脊椎疼痛	疼痛与活动相关	晨僵（炎症）	中年至老年
风湿	**骨质疏松症** 低骨密度	中下胸椎疼痛可能为局限性、剧烈、持续性	轻微创伤或无创伤导致的突发楔形骨折，例如从马路石阶走下	既往轻微创伤导致的骨折	女性>男性 家族史 绝经后 闭经（进食障碍、子宫切除术后、精英运动员） 内分泌和代谢疾病（糖尿病和甲状腺功能减退症） 药物（类固醇） 过量饮酒 吸烟 身高下降 饮食不良（钙和维生素 D 摄入量低）
	强直性脊柱炎 中轴型脊柱关节病	双侧或单侧胸椎疼痛>3 个月	年轻人 隐匿性发病，通常以大的近端关节症状或软组织疾病史开始	僵硬程度++（>30 分钟） 夜间醒来时感到疼痛 近端关节受累 软组织疾病，例如足底筋膜炎 是否与眼睛、心脏、肺和肠道有关？ 胸廓扩张减少（进展型）	年轻人 男性>女性 运动可加重症状 可伴有低烧，劳累 家族史

（续表）

健康状况		主诉	损伤机制	其他症状	危险因素
风湿	**舒尔曼病** 疾病影响椎骨终板	胸部中央疼痛 间歇性背痛	青春期或之后发病	之前的偶发症状 研究时间与快速发育期的关系 脊柱后凸（进行性）	青少年（12~17 岁） 偶发性症状 男性>女性 胸椎后凸 家族史 对症治疗，通常在骨骼成熟时消退（可能为成人）
	纤维性肌痛综合征 伴有全身多系统异常	从上胸段延伸到腰椎弥漫性非特异性疼痛 肌肉性疼痛（疼痛或灼痛）持续时间>3 个月	隐匿性发病存在一系列可能的触发因素	睡眠障碍 焦虑和抑郁 肠易激综合征 其他风湿病，如强直性脊柱炎、类风湿性关节炎、系统性红斑狼疮 症状易加剧	青年至中年人 女性>男性
感染	**结核导致的波特病** 炎症感染导致的肺部表现	下胸部疼痛 疾病晚期，神经系统症状和体征明显	-可能有接触史—旅行 -区域暴发	咳嗽时疼痛 盗汗 发烧 心动过速 体重减轻 呼吸急促	与全球旅行相关 中老年人 外国出生人士，主要来自亚洲和撒哈拉以南非洲 男性>女性 艾滋病患者中常见
	带状疱疹 病毒感染神经	剧烈疼痛（通常描述为灼烧感），通常沿着神经根的走向	突然发作疼痛，通常是由于一些其他生活事件、压力或医疗管理	疼痛发作后 2~3 天，皮肤发红，出现充满液体的小囊泡/水泡	患者 • 年龄较大 • 免疫抑制 • 严重焦虑 • 放疗 应立即将患者转诊至全科医生处进行药物治疗

(续表)

健康状况		主诉	损伤机制	其他症状	危险因素
感染	**癌症** 原发灶和转移灶的常见部位	深层的背部疼痛	隐匿发病 持续症状 先前治疗与症状	体重减轻 不适 夜间疼痛	中年至老年 无典型症状 癌症史 无明显发病机制
内脏	**内脏不适(放射痛)**	心血管(心肌梗死、主动脉瘤、心脏病发作) 肾脏(急性肾盂肾炎、肾脏疾病) 胃肠道(食管炎、消化性溃疡、急性胆囊炎、胰腺疾病、结肠炎) 妇科(疾病) 其他(感染)	深部、弥漫性、非特异性疼痛	并发症依据:现在或过去	无典型症状 无明显肌肉骨骼和发病机制 症状因相关系统的活动/参与情况而异,例如饮食、饮水、压力等

患者的生活方式是否发生了变化，例如新工作或爱好或体育活动的变化，这可能会影响胸椎和相关区域的压力。疼痛是否因创伤事件或反复轻微创伤而突然发作？肋骨损伤通常由创伤引起，如运动损伤、道路交通事故或跌倒。为了确认症状之间的关系，治疗师会询问其他症状发生了什么以及每个症状何时开始。明确从该发作首次出现到现在的时间过程、症状的进展及其对患者正常功能的影响。了解任何治疗/管理干预措施和建议的详细信息：是什么？效果如何？干预措施如何与患者对其病情的理解和信念相一致？

- 由于胸椎问题在临床上通常没有明显症状，因此治疗师在使用身体图示进行其他展示时（例如颈部、肩部、下背部），应注意探索功能性动力链上的区域，这可能包括背部、臀部等亚临床症状或不适，例如僵硬。

既往史

从患者和/或医疗记录中获取以下信息：

- 任何以前类似疾病的病史，包括如下方面：①持续时间、严重程度；②检查（血液、影像等）；③既往治疗（药物、保守、手术干预）的详细信息，以及重要的是任何治疗的结果或对疾病的影响。
- 之前的伤害或事故（如运动、道路交通事故、跌倒等）、手术（如腹部或脊柱手术）、疾病（例如癌症或内分泌疾病）和其他潜在相关因素（如饮食、压力、以前对肌肉骨骼疾病的治疗）。

> **知识校验**
>
> 1. 简述哪些种类的疾病可能会引起胸椎疼痛。
> 2. 哪些风湿性疾病可引起胸椎疼痛？
> 3. 哪些内脏结构可能导致胸椎疼痛？
> 4. 咳嗽或打喷嚏时疼痛可能表明什么？

体格检查计划

在让患者有机会补充任何目前为止可能尚未提及的事物后，需要解释体检的目的和计划并获得同意。计划表可以帮助指导治疗师完成临床推理过程，并确保制定出最可能造成患者不适的原因或促成因素的工作假设（见附录3-1）。“必须、应该、可以”列表将有助于确定体检程序的优先顺序，以确保您的假设得到支持（见第三章）。该假设是根据患者的病史制定的，具体包括如下方面。

- 需要检查的区域和结构可能是导致或促成该症状的原因。通常，第一次就诊时不可能进行全面检查，因此在进行随后的部分前，必须优先检查相关的结构和步骤（结构包括必须、应该、可以）。
- 需要检查其他因素，例如工作、休闲和日常姿势、呼吸模式和活动能力、运动控制、耐力和力量。
- 可能导致患者症状的主要疼痛机制。疼痛分为伤害感受性（机械性、炎症性或缺血性）、外周性、神经性、中枢性、自主神经性和情感性。有关疼痛机制的临床特征，请参阅方框3-2。
- 物理测试应以何种方式进行？重现每个症状是容易还是困难？是否需要使用组合动作或重复动作来重现患者的症状？症状是否严重和/或易激惹？如果症状严重，可在症状出现前或症状出现初期或在无负荷状态下进行体检，不会进行强度过大的检查。如果症状易激惹，可在症状出现前或症状出现初期进行检查，并减少检查项目。
- 体检中是否有需要进一步探索的注意事项和/或禁忌证，例如神经系统受累、近期骨折、创伤、骨质疏松症、类固醇或抗凝药物治疗和炎症情况。还可能存在进一步检查和治疗的某些禁忌证，如脊髓压迫症状。

体格检查

患者病史的信息可帮助治疗师计划适当的身体检查。病情的严重程度、易怒性、性质和疼痛机制是影响体检程序选择和优先顺序的主要因素。治疗师可能会问的第一个也是最重要的问题是:"这个患者的病情是否适合我作为治疗师来管理?"例如,在紧急转诊之前,出现脊髓压迫症状的患者可能只需要进行神经完整性测试。患者病情的性质对体检程序的选择和优先顺序有重大影响。

体格检查。治疗师可能会问的第二个问题是:"这个患者是否患有我可以帮助的胸椎肌肉骨骼功能障碍?"为了回答这个问题,治疗师需要进行全面的体格检查;然而,如果症状严重和/或烦躁不安,这可能导致检查无法进行。治疗师会使用非诱发性身体测试来支持或否定他们的假设,如在无症状范围内测试运动。如果患者的症状不严重且不烦躁,那么治疗师的目标是找到可能重现患者每个症状的身体测试来支持或否定他们的假设。

每项重要的身体检查,无论是引发还是缓解患者的症状,或对于无症状的胸椎功能障碍,产生与年龄/性别/患者相对应的常模不同的结果时,都会在患者的病例记录中以星号(*)突出显示,以便于参考。

下文所述身体检查的顺序和细节需要适合接受检查的患者和所提出的假设(主要或替代假设)。重要的是,读者要明白,本章中包含的技术只是实践中可用和使用的众多技术中的一小部分。

视诊

非正式视诊

治疗师在动态和静态情况下观察患者;注意运动质量、姿势特征和面部表情。非正式观察从第一次接触点(例如走进诊所)开始贯穿整个咨询过程。

正式视诊

可能需要治疗师从前面(前部)、后面(后部)和两侧(侧面)检查患者。诊所环境中的镜子有助于提高效率(减少治疗师在患者周围移动的次数)并同时观察多个平面。第四章详细介绍了有助于描述胸椎弯曲类型和程度的常见姿势类型。观察患者时要注意,包括对称性和对齐性,患者可能会表现出与正常情况不同但与其主诉无关的症状。在确定该症状与患者主诉的潜在相关性或其他方面时,需要将所有发现视为临床推理过程的一部分。

主动生理运动

胸椎的解剖设计在矢状面(屈曲32°,伸展25°)和冠状面(侧屈26°)仅有较少活动。最大的运动范围是轴向旋转,平均(标准差)总范围(左右旋转)为85°±15°(Heneghan 等,2016)。可能的旋转量取决于肋骨承受变形的能力。随着年龄的增长,肋软骨会骨化,变形减少,旋转也会减少。与中立或伸展姿势相比,屈曲时的旋转范围也显著减小(Edmondston 等,2007)。胸椎的旋转对于最佳功能运动至关重要。僵硬的无症状的胸椎可能会对邻近区域(例如肩部、颈部)造成过度的负荷和活动需求,最终可能会出现症状。鉴于胸椎的复杂性及其与胸腔的关系,可靠且有效的测量工具有限,大多数测量的是躯干,而不是对胸椎进行单独的测量(Heneghan 和 Rushton,2016)。躯干的主动运动(屈曲、伸展、轴向旋转和侧屈)是在患者坐下并支撑双脚(降低肌肉张力)的情况下测试的。治疗师在每次运动之前确定患者静息时的症状,并可能尝试纠正任何运动偏差以确定其与患者症状的相关性。

对于所有主动的生理运动,脊柱通常会均匀平滑地分段弯曲,不会出现过度或减少运动的区域。治疗师会记录:

- 对症状(疼痛、僵硬、感觉异常)的影响等。
- 运动范围。

- 范围内运动的质量(如从哪里开始、节段、任何偏差、耦合)。
- 相邻区域的补偿或辅助运动,如坐姿躯干旋转时骨盆抬起。

如有指征,可重复这些运动,施加过压以探索可用运动范围的末端(图 9-1A~D)。如果这些运动没有重现症状,检查"组合运动"也可能是合适的,例如屈曲和旋转、伸展和旋转等。图 9-1E 显示了屈曲和旋转的组合,患者主动屈曲胸椎(主要运动),医生应先进行一次"屈曲运动",然后用手保持屈曲位置,引导患者进行右旋。动作的组合顺序取决于加重活动和患者对主要动作的反应。

表 9-3 详细说明了主动生理运动以及建议的一系列调整。虽然并非适合所有患者,但在坐姿下脚跟锁定位置使用智能手机或测斜仪测量胸椎轴向旋转对年轻人是有效的(Bucke 等,2017;Heneghan 等,2018)(图 9-2)。

表 9-2 视诊

检查项目	临床表现
一般检查	• 一般外观-心情压力/焦虑、紧张、体格、乳房大小、重量等 • 姿势类型或畸形,例如脊柱后凸、脊柱侧弯(脊柱弯曲)、鸡胸或桶状胸(与呼吸系统疾病有关) • 瘢痕,例如手术或创伤 • 皮肤,例如一般状况、颜色、任何瘀伤、红斑、水疱、肿胀、包块、痣/瑕疵 • 肌肉萎缩、形态不对称(需要考虑优势侧)
静态姿势	• 站立,维持站立能力、转移、生物力线 • 坐姿,坐着不动的能力、对齐、通过手臂、腿部位置和支撑卸载负荷 • 功能性姿势,例如工作时的坐姿、在家洗碗时的坐姿、运动/休闲时间相关的姿势 鼓励患者采用/重复日常生活中的姿势,以了解可能的生理和生物力学压力源
动态姿势	• 从坐姿到站姿 • 躺下 • 日常生活的功能性活动,例如脱下或挂上外套、查看肩部、脱衣服进行检查等
步态	• 速度、步幅、节奏、站立阶段持续时间和重量转移 • 手臂摆动和相关躯干运动 • 头部在颈部和躯干之间的对齐和位置 • 任何行动辅助工具的使用,例如拐杖 • 包的使用(例如背包、手提包),包括负载、位置
呼吸功能	• 患者的平静呼吸模式 　• 胸腔运动的质量以及主要使用胸腔的哪个部分 　• 呼吸频率(正常值为每分钟 8~14 次呼吸)、节奏以及吸气和呼气所需力度 • 观察患者使用的肌肉将体现呼吸的难易程度 • 注意呼吸辅助肌肉(例如胸锁乳突肌、胸小肌、上斜方肌、斜角肌)是否过度使用;常见于某些呼吸系统疾病、压力/焦虑、姿势适应
临床提示	• 对于在特定活动或特定"环境"下出现症状的患者,尝试在诊所中重现或模拟这种情况;这可能涉及办公桌、键盘、鼠标、电话(如果引起不适症状涉及办公桌工作环境)或一件器材(如果引起不适症状涉及体育或休闲活动,例如高尔夫球杆、网球拍) • 在获得许可情况下,要求患者录制(手机视频)在家中、工作中或休闲环境中的姿势和活动,以更好地了解情况;这将提高治疗师的理解并为临床推理提供信息 • 工作或角色规范可用于详细说明特定职位的作业需求(持续时间、频率、任何负荷、提举、设备、高度等);这也可能有助于指导计划和分级的个性化康复

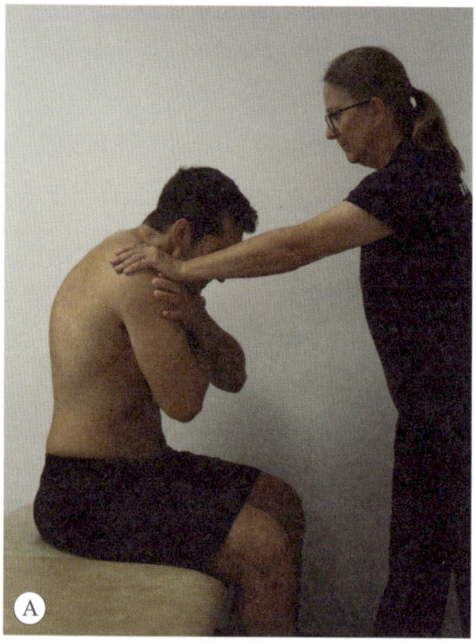

(A) 屈曲
双手放在肩膀上,通过中胸椎向下和向后施加角度压力以增加胸椎屈曲度

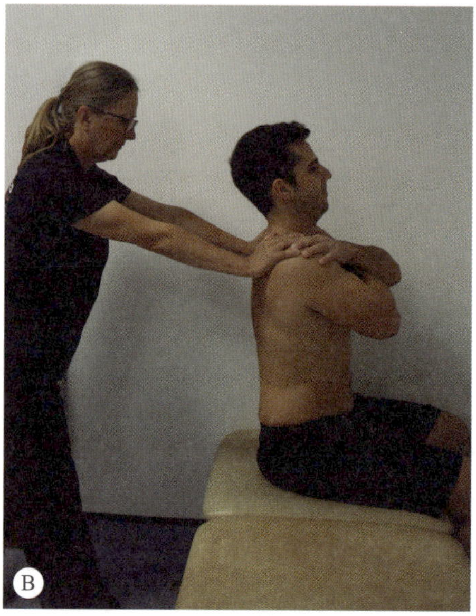

(B) 伸展
双手放在肩膀上,通过胸骨向下和向前施加角度压力。骨盆可以置于后旋状态以隔离胸椎的伸展

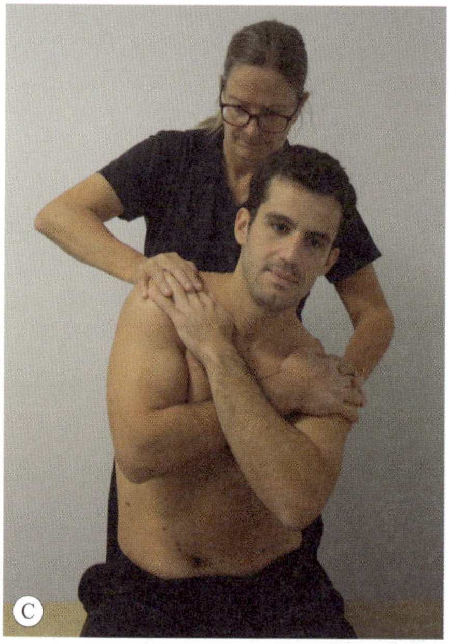

(C) 侧屈
双手放在肩膀上,施加力量以增加胸椎侧屈度

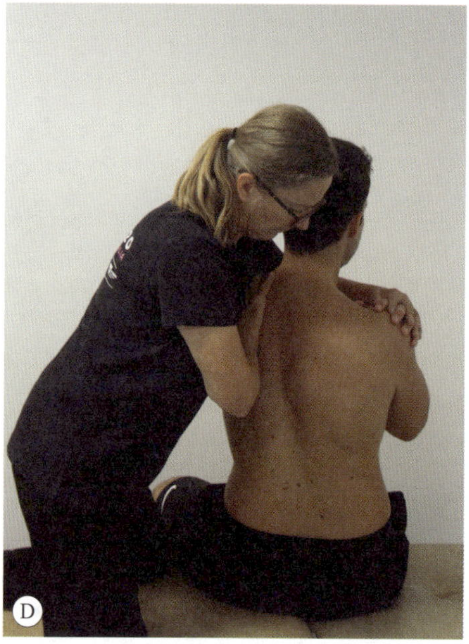

(D)旋转
右手放在患者的左肩后方,左手放在右肩前方。然后双手施加力量以增加右侧胸椎旋转

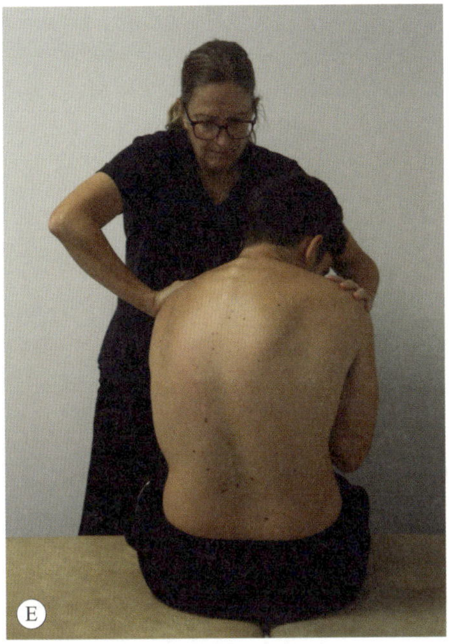

（E）屈曲和右旋相结合
双手放在肩上方，并施加屈曲力以定位到胸椎。注意任何症状的再现。保持屈曲位置，用双手施加力量以增加右旋。注意症状的任何变化

图 9-1 胸椎过度加压
这些动作都是在患者双臂交叉的情况下进行的

表 9-3 主动生理运动测试及建议的调整

主动生理活动	调整以便更好地反映功能
屈曲 伸展 左侧屈曲 右侧屈曲 左旋转 右旋转	加压 重复 速度改变/轨迹 组合，例如屈曲加旋转（图 9-1E） 负重或无负重 持续 不同的起始位置，例如前屈姿势、采用功能性姿势 鉴别测试

观察加重的功能活动或姿势

根据症状的易激惹性、严重程度和性质，观察患者的至少一个关键功能运动很重要，因为这可能导致持续的症状。改变任何一个动作并在重新测试时注意症状反应，这将指导进一步的相关测试。例如，患者可能出现左胸旋转症状。治疗师观察到这种运动是在屈曲姿势下进行。以更中立的姿势重复左胸旋转可能会减少症状，这是一种鉴别形式。

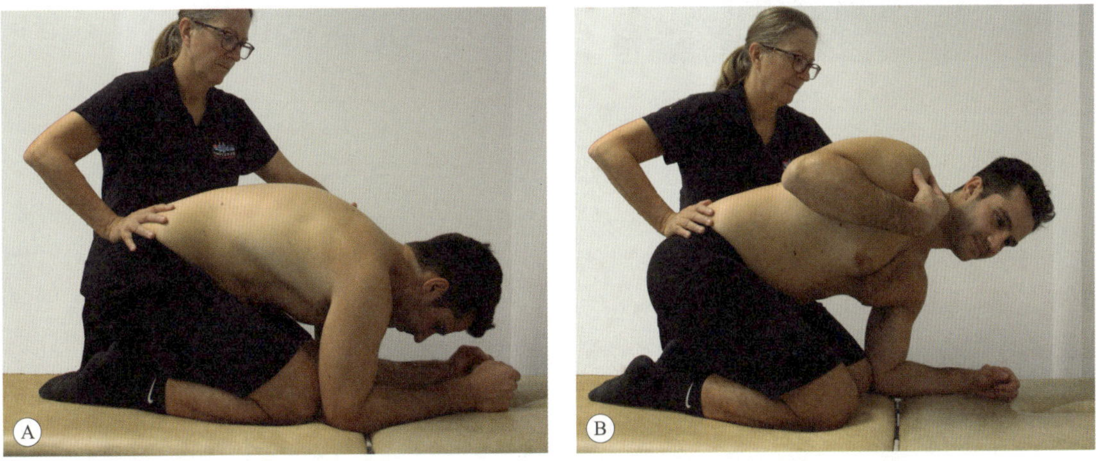

（A）起始位置　　（B）结束范围/位置

图 9-2 坐姿足跟锁定位置测试轴向旋转
患者坐在足跟上（床或地板），将肘部放在膝盖前面，前臂与大腿成一线。使用测斜仪应用程序，将智能手机放置在 C7/T1 棘突间隙中并休息（读数应接近 0~5°以考虑解剖变异性），将右上臂与躯干成一线并保持肘部弯曲，让患者将身体向右转动（允许头部自由移动）；臀部和大腿后部应始终保持接触。将智能手机重新放置在 C7/T1 棘突间隙中以记录主动运动范围

鉴别和症状改变

可以进行多种鉴别测试来确定患者症状的性质（症状来源或促成因素）和起源（例如解剖区域或组织）；测试的选择取决于患者的体征和症状。例如，如果患者抱怨向右转动时疼痛，治疗师可以要求患者重复该动作，然后旋转颈部至中立位，如果症状减轻，这在一定程度上支持症状的来源与颈椎相关，而不是与胸椎有关（图9-3）。

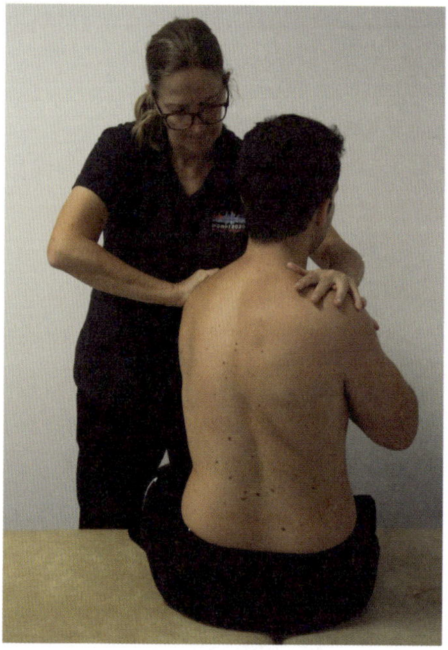

图9-3 鉴别测试

治疗师保持胸椎向右旋转，同时患者将头部恢复到中立位。记录症状的任何变化

症状改善可通过“微治疗”（被动或主动）应用于胸椎或肋骨，同时患者进行疼痛的主动运动以帮助区分。例如，可在胸椎上进行滑动（中央或单侧）或在胸椎区域进行皮肤刺激以促进运动。如果疼痛减轻，则脊柱节段可能被提示与疼痛来源有关，或者这提供了证据胸椎功能障碍导致其他区域出现症状，例如颈部或肩部疼痛（图9-4A～C）。

有必要对其他相关区域进行检查，以确认其是否为症状的源头，或者是症状的诱因（参见相关章节）。

被动椎间关节生理运动

被动椎间关节生理运动（passive physiological intervertebral movements，PPIVM，图9-5）可以检查每个节段水平的生理运动（屈曲、伸展、旋转、侧屈）。虽然可以在坐位下进行，但胸椎中段PPIVM最好在无负荷且在医生控制下以平卧姿势进行。坐位时，医生在相邻棘突或横突之间进行触诊，以感受胸椎屈曲、伸展、旋转和侧屈期间椎间运动的范围。图9-5详细说明了T8/9处胸椎左旋的PPIVM。

肌肉测试

需要测试的肌肉将取决于有关症状来源的假设生成、胸腔功能障碍和功能要求。由于该区域的相互依存性，它可能还包括其他区域。

肌肉有助于维持胸椎的完整性；活动性受肌肉长度影响，运动控制受本体感觉影响，工作能力由肌肉耐力和力量以及产生力的能力决定。基于胸椎康复锻炼处方的临床推理框架（Heneghan 等，2020），表9-1详细介绍了专家得出的定义、相关肌肉测试和其他资料来源。

神经系统测试

包括神经完整性测试、神经动力学测试和中枢神经系统测试。

神经完整性测试

症状的分布将决定进行何种适当的神经系统检查。症状局限于胸腔中部时，仅需进行皮节/皮神经测试，因为没有肌节或反射可供测试。如果症状向近端或远端扩散，则需要分别对上肢或下肢进行神经系统检查（见第四章）。

皮节/周围神经。 在胸椎中，皮节重叠程度很大，因此缺少一个皮节不太可能导致感觉丧失。轻触觉和痛觉分别用棉绒和针刺测试（见第四章）。了解神经根（皮节）和周围神经的皮肤分布，使治疗师能够区分神经根病变导致的感觉丧失和周围神经病变导致的感觉丧失。

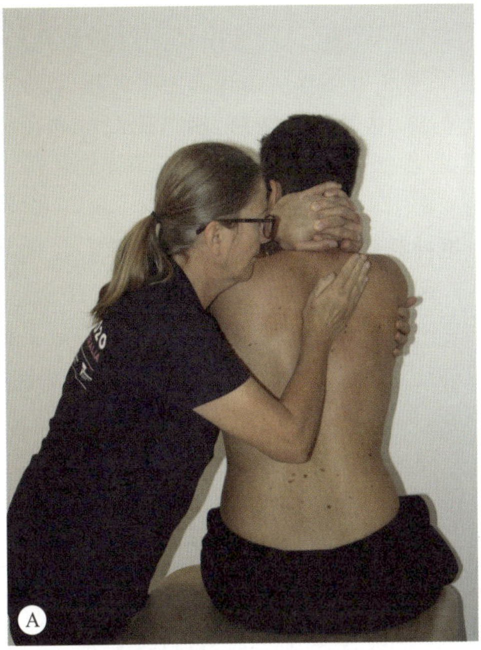

（A）T6 横突左旋转调整手法

在此示例中，该技术旨在促进 T6 右下关节突在 T7 上向上滑动。然后可将其用作治疗技术

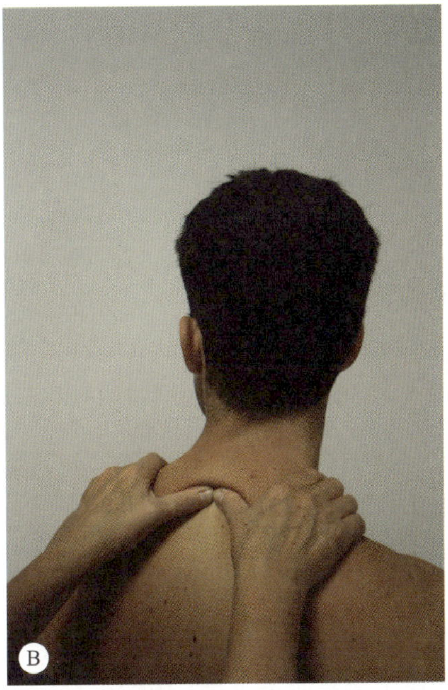

（B）T1 棘突上的左旋转调整手法

在此示例中，该技术旨在促进 T1 的旋转（C7～T1 活动性降低的假设）。然后可将其用作治疗技术或在 T2、T3 棘突下方重复进行，以促进功能性颈部运动期间上胸椎的轴向旋转

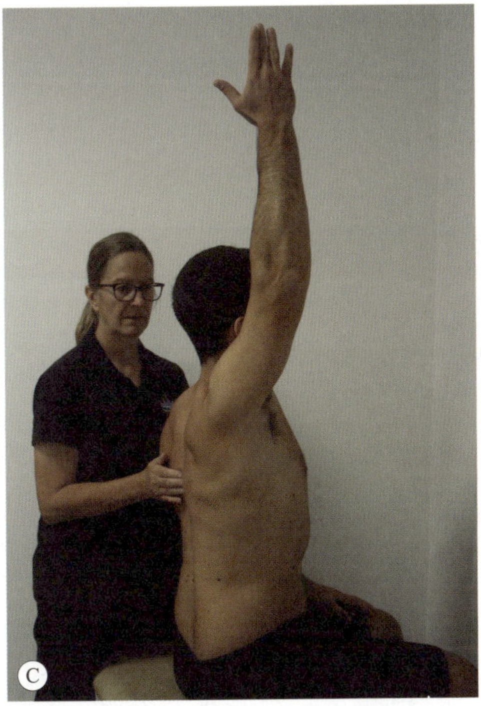

（C）手臂抬高时主动胸椎伸展

在此示例中，该技术旨在通过促进主动胸椎伸展来促进更大范围的上肢屈曲抬高

图 9-4 症状改善

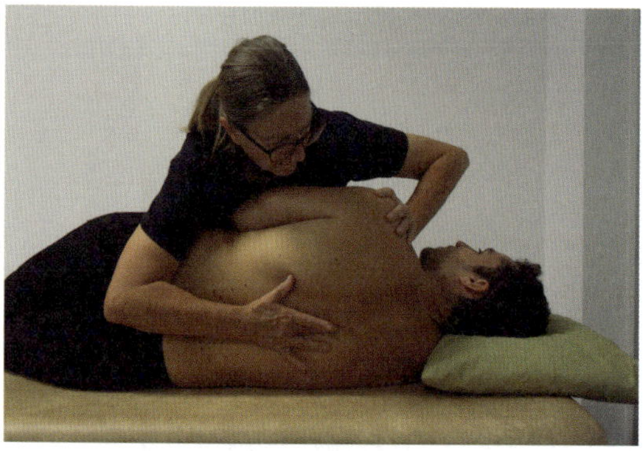

图 9-5 胸椎（T8/9）被动生理椎间旋转运动

治疗师用右臂稳定腰椎/骨盆，保持下躯干处于中立位置，用右手/手指稳定/固定T9棘突（棘突右侧）。要求患者将头向左转并向上看。治疗师将左手放在胸肌区域，用左上臂带动胸部向后被动旋转，力的方向为关节面。一旦上部节段的可用旋转范围达到极限，治疗师可感知到T8/9之间的组织阻力；此时的可旋转范围非常有限

皮肤周围神经的分布和皮节区域见图4-13 A和B所示。

神经动力学测试

可以进行以下测试以确定神经组织对患者症状产生的影响程度：

- 被动颈部屈曲。
- 上肢神经测试［特别是上肢神经动力学测试（ULNT）3，偏向尺神经C8、T1］。
- 直腿抬高测试。
- Slump测试（从静态坐位塌腰姿势开始，若在解除单侧或双侧膝关节伸直和/或踝背屈后，症状减轻或缓解，则可能提示存在神经因素）。这些测试在第四章中详细描述。

中枢神经系统测试-上运动神经病变

足底反应和巴宾斯基征（Fuller, 2013）。 从脚后跟沿足底外侧边缘施加压力会导致正常人的脚趾屈曲。上运动神经元损伤会导致大脚趾伸展，其他脚趾扇形打开。

阵挛。 快速背屈踝关节，保持脚部处于该位置，可能会发现有节奏地收缩。超过三次节拍被认为是异常的。

其他测试

呼吸

呼吸系统和肌肉骨骼系统之间有着密切的关系。一个系统的功能障碍会导致另一个系统的功能障碍（Wirth等，2014）。呼吸再训练的重要程度正被更加广泛地认可。正常的呼吸功能依赖于姿势调整、胸腔和胸腔活动以及没有过度支配的辅助肌肉。观察是关键，但可以通过使用布卷尺测量胸部扩张来确定肋椎关节运

方框 9-1 专家共识：相关肌肉测试及其定义

肌肉测试	结果和定义 （引自Spencer等，2016）	临床测量和进一步阅读 （屈肌、伸肌、侧屈肌和旋转肌以及其他相关肌肉群或必要时的单个肌肉）
肌肉长度	灵活性"通过特定的运动范围发展、维持或恢复整体脊柱运动范围"	特定肌肉长度（Kendall，2015） 胸椎轴向旋转（智能手机测斜仪）（Bucke等，2017） 视觉评估角度测量（Johnson等，2012）
运动控制与本体感觉相关	运动控制"在精细运动过程中维持脊柱完整性"	肌肉过度功能募集的观察 肌肉触诊（活动过度或活动不足） 运动质量和控制（Sahrmann等，2017；Lee等，2005）
肌肉耐力	运动能力"进行或保持不同强度和时长的运动"	等速或手持肌力测试 特殊测试，例如Biering-Srensen测试平板支撑测试
肌力	肌力"产生力量的能力和肌肉在最大收缩下产生的最大力量"	等速或手持测力仪（Kendall, 2015）测试在第四章中已给出

动；测量最大吸气和呼气之间的差异（Debouche 等，2016），要求患者深呼吸和/或咳嗽可能有助于探索症状的再现。

血管测试

胸廓出口综合征的测试在第八章中描述。

触诊。 治疗师对胸椎进行触诊检查，根据必要，还可以再对颈椎/腰椎和上肢/下肢进行触诊检查。将触诊结果记录在身体图示和/或触诊图上具有重要的价值（图 4-34）。

治疗师注意到以下几点：

- 该区域的温度。
- 骨异常：骨骼突出度增加或减少；棘突偏离中心；脊椎旋转（通过触诊横突的位置来评估）。
- 浅表组织的活动性和感觉，例如瘢痕。
- 肌肉张力。
- 骨骼和肌肉触发点的压痛。
- 症状再现（通常是疼痛）。

触诊也可用于评估软组织延展性，尤其是结缔组织，包括但不限于筋膜的延展性。治疗师可以使用不同的接触点部位（豌豆骨、拇指等）和姿势来实现这一点，因为俯卧位并不总是最佳姿势，例如可以选择坐位。

被动附属椎间运动

被动附属椎间运动（passive accessory intervertebral movements，PAIVM）能够检查每个节段水平的生理运动的组成部分。患者无法主动重现 PAIVM（例如关节滑动、牵引）。PPIVM 和 PAIVM 可作为鉴别节段性活动不足和胸椎活动过度的有用辅助手段。鉴于它们检查的是辅助运动，PAIVM 对严重程度或易激惹的患者很有用。更多详细信息可参见第四章。使用触诊图表和运动图表（或联合图片）来记录发现。第四章已详细解释这些内容。

治疗师注意以下几点：

- 运动质量。
- 运动范围。
- 运动范围内和运动范围末端的阻力。
- 整个范围内的疼痛行为。
- 任何引起肌肉痉挛的刺激。

胸椎（T1～T12）附属运动和肋骨附属运动如图 9-6 和图 9-7 所示，并列于表 9-4 中。然后，可以在可能是患者症状来源或促成因素的其他区域测试附属运动。在胸部区域进行附属运动后，治疗师会重新评估所有身体星号（已发现可重现患者症状的运动或测试），以确定附属运动对患者体征和症状的影响。

胸腔检查

肋骨通过肋椎关节和肋横关节及其相关韧带牢固地附着在胸椎上。因此，可能需要测试这些关节的活动性和疼痛刺激。关于完整胸椎和胸腔的生物力学的研究很少。然而，Lee（2018）提出的模型可用于临床评估。Lee 认为肋骨关节的运动受胸椎力学的影响。例如，屈曲会导致上位椎体的下关节面关节及其相连肋骨向上、向前滑动/滚动，因此可以通过在肋横突关节附近对每根肋骨施加向头侧的滑动来触诊每根肋骨屈曲时的活动性（图 9-7A）。伸展时情况相反，施加在肋骨上的滑动方向将是向尾侧。这尤其适用于附着在胸骨上的肋骨（肋骨 2～7）。下肋骨与胸椎的连接不太牢固，因此受胸椎运动的影响较小。

对肋骨角进行后-前滑动，进行抵抗肋骨前移解剖结构的测试。首先，固定肋骨所连接的两节椎体的对侧横突附着点。例如，在对右侧第四肋骨进行后前向滑动时，固定左侧的 T3 和 T4（图 9-7B）。如果不允许胸椎发生任何运动并重现症状，则表明胸肋关节和韧带可能存在问题。

呼吸期间肋骨力学

吸气时，第一肋骨抬高，使胸骨柄向前上方移动。第一和第二肋骨的常见功能障碍是它们处于持续抬高状态。这可能是关节僵硬或斜角肌过度活动造成的。可以通过呼吸时触诊和/或纵向尾

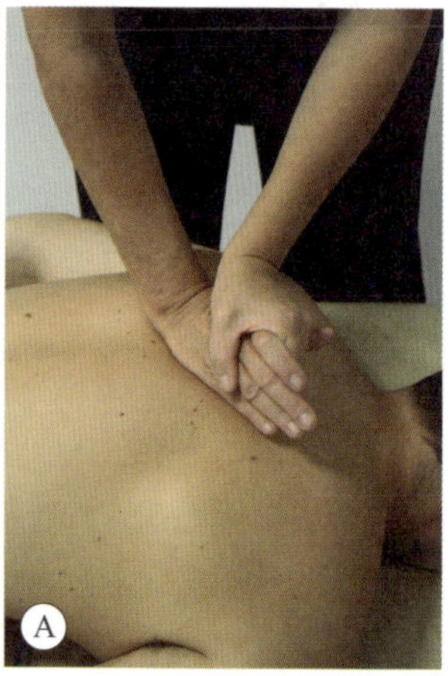

（A）中央后前滑动
使用豌豆状握法对棘突施加压力

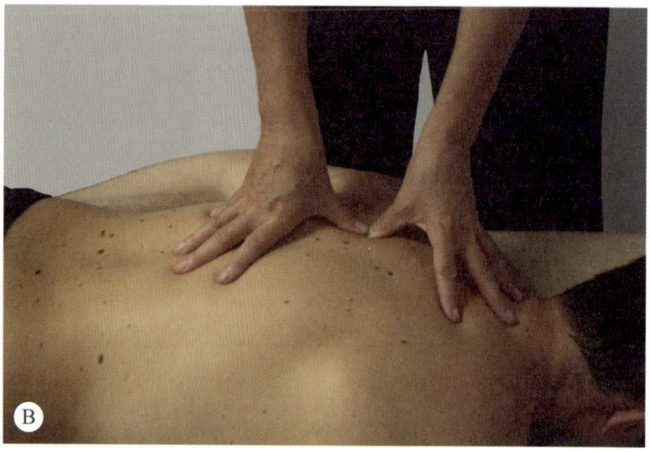

（B）单侧后前滑动
用拇指对横突施加压力

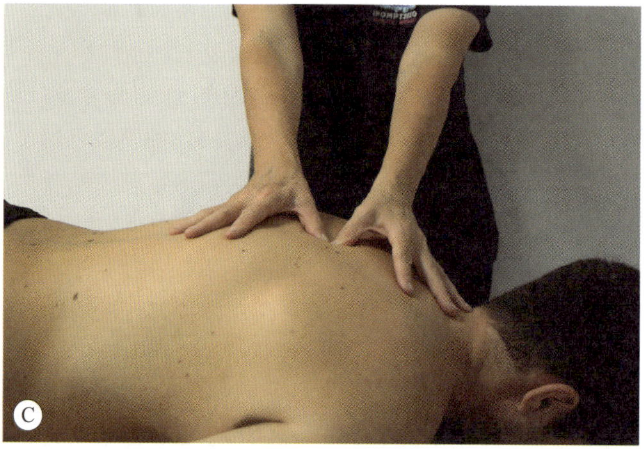

（C）横向滑动
用拇指对棘突的外侧施加压力

图9-6 胸椎（T1～T12）辅助运动

部滑动来测试这些肋骨的运动（图9-7C）。

吸气时肋骨和胸椎的生物力学与胸椎伸展时大致相同，而呼气与胸椎屈曲相似。肋骨功能障碍可以通过触诊呼吸中肋骨活动度来评估。肋骨与胸骨相连，胸肋关节的力学原理主要是为了便于在吸气期间辅助胸骨向前和向上运动，该运动被称为泵柄运动（Levangie 和 Norkin，2011）。呼气时则相反。在患者呼吸的同时，可以在前胸腔上触诊各个肋骨的活动性（图9-7D）。该评估患者最好取卧位，但也可以在功能性体位下进行。前后滑动可用于评估是否会诱发疼痛和活动度。可以触诊胸肋和肋软骨交界处是否有压痛。

下部肋骨具有更多的向上和横向运动，这样增加了吸气时下胸部的横向直径（Levangie 和 Norkin，2011）。治疗师可以对单个肋骨运动进行运动测试，同时要求患者进行肋骨侧向呼吸，同时在胸壁上进行横向触诊。沿肋骨向头侧或向尾侧滑动将评估活动性和疼痛刺激。这可以在患者仰卧时进行，这样可以进行两侧对比，或者可以让患者侧卧，对肋骨进行更详细的侧面评估（图9-8）。

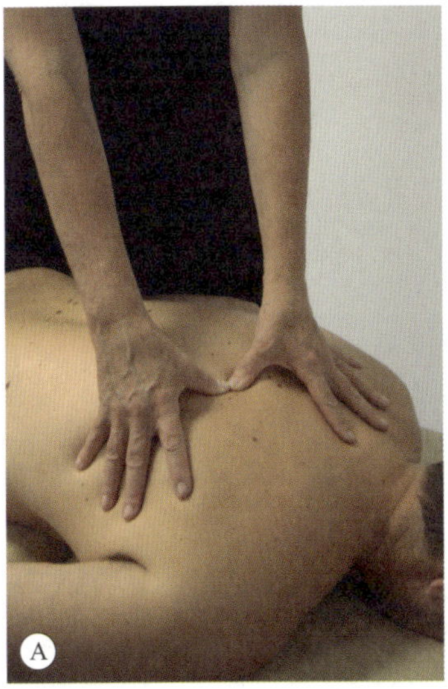

（A）单侧后前向头侧滑动
用拇指按压肋横突关节外侧的肋骨

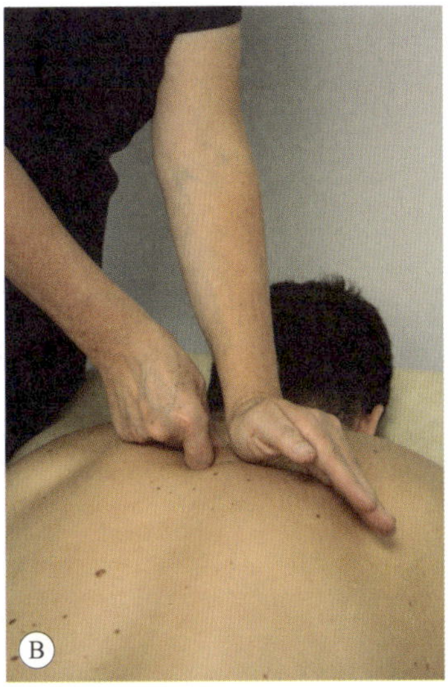

（B）后前向滑动
用豌豆骨（如图所示）或拇指按压肋骨后侧，同时固定肋骨所附着的椎骨的对侧横突

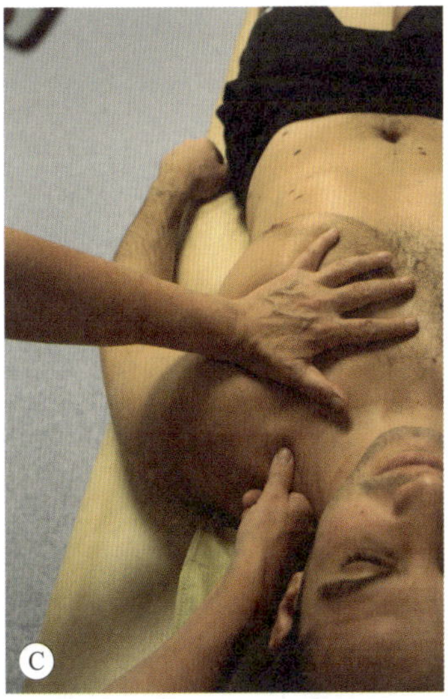

（C）纵向尾侧滑动第一肋骨
使用抓握，对第一肋骨的上方施加压力，并向下朝脚部施加压力。可沿肋骨上部的任何位置施加压力。也可在呼吸时对肋骨进行运动测试

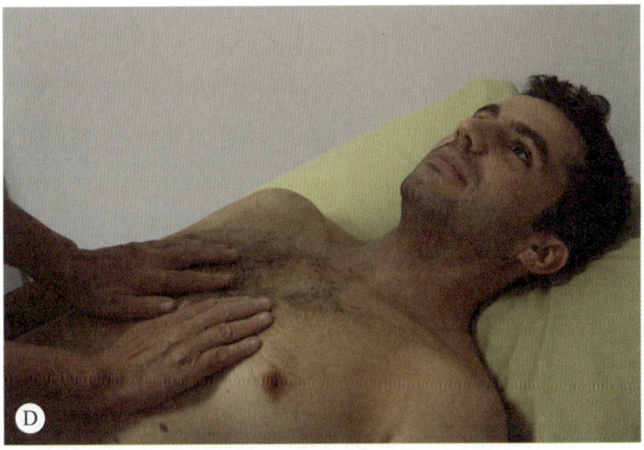

（D）在呼吸时对胸骨肋骨（2~7）进行运动测试
也可在肋骨前部施加前后压力，以测试症状再现和僵硬程度

图 9-7　肋骨的辅助运动

完成检查

- 在此阶段，治疗师用星号（ * ）标出检查中的重要发现。这些发现需要在后面重新评估，并通过后续的治疗以评估治疗对患者情况的影响。有关详细信息，请参阅第四章。
- 治疗师应根据预期的临床表现最初的主要假设和备选假设，整理信息收集、复盘调查结果并进行比较。假设类别的各个方面可能需要根据体格检查的结果进行回顾和提炼。
- 患者能做什么，不能做什么？症状和/或功能障碍对患者的生活有何影响？
- 患者的信念是什么？这些信念对驾驶行为是否有帮助？

表 9-4　胸椎附属动作、姿势选择及患者重新评估

附属运动	姿势选择	改进
胸椎	中间后前向 单侧后前向 横向	在屈曲、伸展或侧屈时(伴有不同头/尾侧角度) 施力速度
第1~12肋的附属运动	在伸展和旋转位下 向尾/头侧 前后向 后前向	伸展和旋转 施力速度 施加力的方向
肋软骨、软骨和胸肋关节	前后向	伸展和旋转 施力速度 施加力的方向

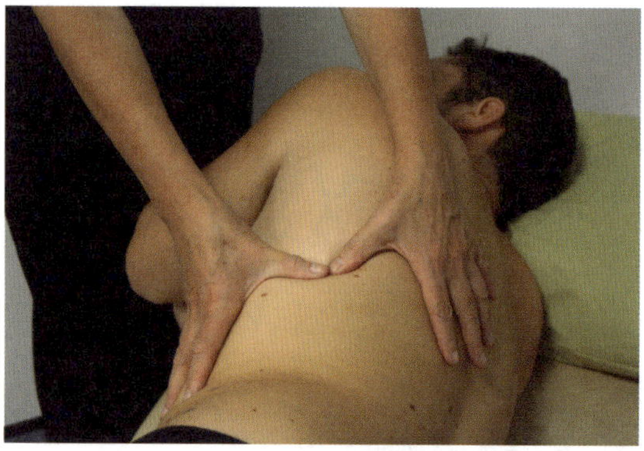

图 9-8　肋骨横向运动测试及附属运动
尾部滑动应用于肋骨的外侧部分,患者侧卧。拇指沿着肋骨线放置

- 症状来源是什么?这包括诱发患者症状的结构或组织(如关节源性、肌源性、神经源性)、损伤机制、损伤的阶段组织愈合过程和疼痛机制。
- 哪些因素会导致症状进一步发展或维持,如环境、社会心理、行为、局部或远处的身体运动障碍或遗传因素?
- 治疗中是否有注意事项/禁忌证?这包括患者的症状的严重程度、易激惹性和病情的性质。
- 初期治疗的重点是什么(建议、教育、锻炼、手法治疗)?

评估预后可能会受到影响的因素,包括损伤阶段、程度,以及患者的信念、期望、个性和生活方式。这些因素应包括对改善百分比的估计、所需治疗的数量和时间。

离开之前,治疗师需要:

- 解释体格检查的结果,以及这些结果与主观评估之间的关系。应努力消除患者对其疾病或损伤可能存在的任何误解。
- 让患者有足够的机会在经过你的检查和解释之后,讨论他们的想法和信念。
- 与患者合作制定个性化的管理计划和目标,使用咨询中的证据讨论患者预后,并在适当的情况下提供建议。
- 告诫患者在检查后24~48小时内病情可能恶化。
- 要求患者在下次就诊时报告检查后症状行为的详细信息;日记可能有助于获得有关症状行为的进一步精确信息。
- 有关治疗与管理原则的指导,请读者参阅“治疗与管理”分册(Barnard 和 Ryder, 2024)。

知识校验

1. 描述观察主要种类以及应在胸椎区域寻找什么。
2. 列举四种可用于胸椎的肌肉测试。
3. 有哪些方法可以检查胸椎关节？
4. 什么是被动小面关节运动测试，为什么选择使用这一测试而不是主动运动？
5. 列出五种可以采用主动生理运动测试来帮助症状再现的方法。
6. 描述胸椎与呼吸功能的相关性。

复习问题

1. 就解剖学而言，下列结构的哪些特点导致胸椎相对僵硬？
   (a) 椎间盘　(b) 椎体和关节　(c) 肋骨
2. 哪些生活方式和个人因素可能会影响胸椎活动度？
3. 列举胸椎被称为"灰姑娘"区域的三个可能原因。
4. 完成倒车或打网球等功能性运动分别需要胸椎具备相较于________关节和________关节更大的关节活动度。过头活动需要胸椎________；如果缺乏这一能力，________周围过度的压力可能会导致患者疼痛。
5. 胸椎与躯干有什么关系？为什么很重要？
6. 什么是骨质疏松症，以及下列哪项是真的？
   (a) 患骨质疏松症的概率男性高于女性
   (b) 内分泌和代谢疾病可能导致个体患上骨质疏松症
   (c) 药物（类固醇）对骨骼健康没有任何影响
   (d) 轻微创伤后出现骨折可能表明骨矿物质密度降低
7. 描述三种方法来鉴别胸椎受累引发的颈部疼痛。
8. 完成以下内容，并举例说明在日常活动中如何需要下列能力：
   (a) 活动性是________________
   (b) 运动控制是________________
   (c) 肌肉耐力是________________
   (d) 肌肉力量是________________
9. 下列哪项表述是正确的？
   (a) PPIVM 最好在仰卧位进行，因为治疗师希望检查单一节段的生理运动范围且肌肉处于休息状态
   (b) 在评估易激惹表现中的关节时，PPIVM 的刺激性小于 PAIVM
10. 简述胸椎在呼吸中发挥的作用。

案例分析 J女士

女性，48岁

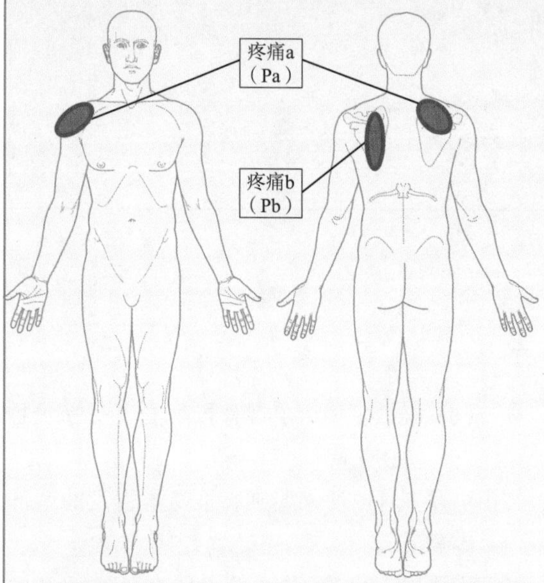

疼痛a（Pa）：间歇性剧烈疼痛，刺痛消退后伴持续性疼痛

疼痛8/10级，减少到3/10级

加重因素：举起东西、伸手够物，吹干头发和长途驾驶

缓解因素：包括休息、温水浴，但需要几个小时

疼痛b（Pb）：偶尔全身钝痛、疼痛，感觉僵硬2/10级

加重因素：工作、久坐、向前弯曲

缓解因素：散步、温水浴、伸展运动

疼痛a和疼痛b之间的关系：不确定

24小时模式：轮班后的几天内，肩膀周围早晨有点僵硬。洗澡或温水淋浴后会消失。

睡眠：会在床上翻身醒来，若服用对乙酰氨基酚（扑热息痛），会重新入睡。这种情况每周都会发生几次。

无其他症状。

现病史

10个月前接受右肩手术后，术后持续性右肩疼痛。一开始感觉恢复良好，但几周内就觉得手术没有效果。因为请假做了手术，感觉不愉快，没有真正好转。物理治疗（6次疗程）没有感受到获益，包括锻炼（力量训练和牵伸）和肩部松动技术和建议。现在她正在考虑是否需要兼职或换工作，因为工作很困难，而且影响了她与同事和家人的关系。她必须服用越来越多的药物才能正常生活和工作。出院后，专科医生和全科医生一直建议她服用更多药物（更强的止痛药和抗抑郁药，但她不愿意服用）。

生活方式/职业/家庭生活

与丈夫和十几岁的儿子一起生活。总体来说，家庭生活幸福，除了日常清洁、购物等，没有真正照顾儿子。她的丈夫非常乐于助人，已经开始做更多的事情来帮忙，尤其是吸尘之类的事情，她觉得这些事情很难也很痛苦。在超市工作、轮班，在车间堆放货架，在收银台服务。现在似乎一切都很痛苦，从收银台工作到堆放货架。以前热爱工作，与同事关系很好，无法想象离开工作了20年的地方的情景。

对功能/信念和期望的影响

试图坚持下去，但苦苦挣扎，一想到必须忍受这种情况或换工作就感到很沮丧。不喜欢残疾和无法工作（社会重要性）的想法。沮丧，因为似乎没人知道出了什么问题，出院后，全科医生只是增加药物治疗。尝试过瑜伽和游泳，但都太痛苦了，所以现在她只是每天尝试散步来保持身体健康。

既往史

右肩疼痛病史：过去3年内，她曾多次因疼痛需要请假。她感觉物理治疗没有帮助，而且每次疼痛似乎都变得更糟，于是她被转诊给专科医生。专科医生要求进行磁共振和X线检查（见下文）。

- 10个月前接受右肩峰成形术。
- 8年前接受子宫切除术，现在接受激素替代治疗。

药物史

服用对乙酰氨基酚（扑热息痛）等非甾体抗炎药来控制疼痛。偶尔服用最大剂量才能发挥作用。除激素替代治疗外，没有使用其他药物，也没有使用类固醇或抗凝剂的历史。术前做了磁共振和X线检查，被告知肩关节最上方（肩锁关节）存在关节炎且骨头刺激肌腱导致肌腱炎。医生建议通过手术刮除骨增生部分，以消除对肌腱的刺激。

家族史无。

一般健康状态良好。没有需要关注的信息（甲状腺、心脏、类风湿关节炎、癫痫、哮喘、糖尿病）。

临床推理

J女士的肩部症状开始出现，最终被建议进行肩部手术。虽然她总体上是一个积极的人，对手术持乐观态度，但她后来发现疼痛没有改善，这对她造成了多方面的影响。

- 心理上（黄旗征）-情绪低落，缺乏诊断，担心继续工作会加剧疼痛。
- 社会（蓝旗征）-关系的影响及与同事的社交。
- 身体上无法做家务，工作越来越难以完成（黑旗征）。

没有观察到明显的红旗征，尽管J女士正在努力坚持下去，尝试过游泳和瑜伽，但没有成功，现在她经常散步以保持健康（粉红旗征）。

严重程度、易激惹程度和性质的评估

严重程度（Pa）高（夜间困扰、服用药物，影响功能，NPRS为8/10级）。

易激惹（Pa）较高（简单活动后症状立即出现，需要数小时才能改善）。

一般情况肩部的慢性炎症，继发于错误的运动模式；随着时间的推移由于疼痛和功能活动而发展。

您正在治疗什么？目前我们很可能正在治疗次要问题而非主要问题（肩部不适）。J女士已接受过保守治疗和手术治疗，以治疗肩部疼痛，但迄今为止没有积极的结果。次要问题可能是由于疼痛或适应性姿势/动作导致运动模式改变/错误所致。此外，**现在的次要问题**可能是导致J女士出现肩部原发性疼痛的原因。正如我们在本章前面所讨论的那样，胸椎活动性过低可能导致肩部组织在高举活动期间承受过度压力，尤其是在末端活动范围和重复性上肢运动（例如堆放货架）期间。此外，由于J女士的工作需要长时间坐着（收银台），这可能会导致胸椎因缺乏运动而变得更加僵硬（适应性变化）。（重要的是要注意，如果组织不移动，它们会适应性缩短）。最后，由于J女士已经48岁，她的胸椎可能会出现一些与年龄相关的"正常"退行性变化，这可能导致胸椎自然衰退。

J女士的主要功能限制是无痛的上肢抬高，这是胸椎伸展（耦合旋转）、肩部屈曲抬高（运动控制、活动度和运动能力）的结果。

主观症状（与遗传学相关）

1. 能够吹干头发、吸尘和工作，不会感到肩膀疼痛。
2. 无痛睡眠，或量化使用药物帮助恢复睡眠。

病史的任何方面是否表明需要谨慎？

是，因为严重程度和激惹性很高。否，因为该特征符合肩部持续疼痛模式，胸椎区域有次要亚临床症状。

你能预测出相应的体征？（主观体征与客观体征的关联）右肩屈曲上抬或外展疼痛和阻力之间有何关系？

Pa，疼痛>抵抗。

Pb，抵抗>疼痛。

您能识别哪些疼痛机制？有证据表明，中枢情感（心理）机制以及外周炎症伤害感受（肩部）机制和外周机械伤害感受（肩部）机制在起作用。

百分比权重分析（疼痛来源）肌源性25%、关节源性70%、骨源性5%（均与肩关节的压力和组织反应有关）。

百分比权重分析（驱动因素/促成因素）鉴于J女士主诉中症状的持续性，考虑其他系统和身体部位的作用非常重要。需要问的问题包括：①她为什么会出现这种症状？②她的职业要求她做什么？③分析她的主要功能限制、高举活动以及功能性动力链中的可能促成因素，如肩关节、肩胛胸椎连接处、胸椎、腰椎和骨盆（需要考虑的大量肌肉、关节和其他软组织，如胸腰筋膜）。根据症状的持续时间（适应性变化和错误的运动模式）和年龄（退行性变化），建议的权重可以是：胸椎活动性（肌肉长度和关节）25%，胸腰筋膜30%，错误的运动模式25%，肩部肌肉工作能力下降10%，僵硬5%，心理信念5%。

测试/工作诊断的假设？（区分不同病因）

1. 错误/功能障碍的运动模式。
2. 胸腰筋膜活动性/延展性。
3. 胸椎主动和被动伸展（肌肉和关节）。
4. 右侧肩锁关节（ACT）局部僵硬。
5. 肩屈肌的肌肉力量/耐力下降。

计划物理评估**注意严重疼痛和易激惹的Pa（尽量减少和限制使用刺激性动作或控制探索范围，例如避免进行肩部末端测试）。

观察包括瘢痕（手术类型和位置）、肌肉萎缩、右臂的静止位置、皮肤状况和一般外观的观察，如情绪状态。

观察左上肢的运动（通过抬高进行屈曲和外展）以确定正常的运动范围和运动质量。重现运动和姿势以反映职业要求，例如坐姿和使用左臂复制货架堆放等任务中使用的动作。

胸椎（评估 Pb 抗阻）评估 J 女士在坐姿下和站姿时主动伸展胸椎的能力（寻找来自腰椎区域和肌肉运动控制的代偿）。评估胸椎的活动性不足（中、下胸椎右旋转 PPIVM）（基于运动耦合，这提供了有关右侧关节闭合的信息，反映了功能性上肢抬高期间所需的条件）。

为了探索胸腰筋膜的活动性，可以坐姿下（负重）触诊组织延展性（向头侧方向）［更多的信息见：Holey, L. A. , Dixon, J. 等 2014 年发表文章。Connective tissue manipulation：a review of theory and clinical evidence. J Bodyw. Mov. Ther. 18（1），112e118. https://doi. org/10. 1016/j. jbmt. 2013. 08. 003］

肩关节/肩锁关节（acromioclavicular joint, ACJ）使用被动辅助动作检查 ACJ（比主动运动刺激更少）。

检查肩部屈肌和肩袖在中度屈曲和/或外展（非诱发）时的工作能力。

检查主动肩部屈曲抬高直至疼痛发作（记录范围和 NPRS）。为了检查胸椎和肩部抬高受限之间的联系，评估可以包括图 9-4C 中详述的测试。

J 女士的主要临床发现包括：①运动控制改变；②关节活动性过低；③胸腰筋膜组织延展性降低，胸椎伸展活动受限。肩部屈肌和肩袖肌肉的工作能力明显下降，尤其是外侧活动范围。

当对胸椎区域施加皮肤刺激以促进中程肩部抬高期间的伸展时，J 女士在疼痛发作之前可以实现更大范围（5°/10°）的肩部屈曲抬高。

教育和建议提供建议和教育，帮助人们了解肩部不适/手术需求与年龄、工作姿势和活动对相关但距离较远的身体区域（胸椎和跨区域的结缔组织）的影响之间的关系。

深部软组织按摩以坐姿对受限的胸腰筋膜进行深层软组织按摩（朝头侧方向进行 10/15 分钟）：J 女士几乎完全恢复了无痛的肩部屈曲抬高，并改善了运动质量。

家庭锻炼计划

1. 提高肩部屈肌的工作能力和运动控制能力（在无痛范围内），并保留新获得的胸腰筋膜的活动范围/活动能力。

2. 胸椎主动活动练习，例如泡沫轴伸展（泡沫纸延伸方法见 Heneghan, N. R. , Lokhaug, S. , Tyros, I. , Longvastøl, S. , Rushton, A 等在 2020 年发表的文章。A clinical reasoning framework for thoracic spine exercise prescription in sport：a systematic review and narrative synthesis. BMJ Open SEM 6, e000713. https://doi. org/10. 1136/bmjsem-2019-000713）。

结果

J 女士接受了 4 次物理治疗，并进行了 1 次电话随访。6 周后出院时，她的右臂完全恢复了无痛活动能力（不是工作能力），夜间没有疼痛症状，并能够进行工作。J 女士明白，要充分发挥相关肌肉群的工作能力、恢复体能并恢复全部功能需要时间。她真实回复并告知我们，4 个月后她的病情好转了 95%，开始享受工作并开始定期练习瑜伽。

作者的思考和进一步评论

这个患者让我印象深刻，让我对病史较长的患者有了更多的分析；身体会对环境因素和个人状况产生适应，因此全面了解患者主诉可以及时地指导康复治疗。基于生物力学和生理健康的考虑，软组织需要进行运动。如果没有运动（对于 J 女士来说，由于肩膀疼痛，早期可能不方便进行），软组织将收缩、适应或变得"僵硬"。

这位患者在我的诊所就诊时，被动关节活动度（passive range of motion, PROM）还没有在临床实践中普及。经过反思，疼痛自我效能问卷里的通用 PROM 评估可能很有用，类似的量表也包括手臂、肩膀和手部残疾（disabilities of the arm, shoulder and hand, DASH）这样的肩部专用问卷。

（陈树耿　译，刘强、刘守国　校）

参考文献

［1］Barnard, K., Ryder, D., 2024. Principles of Musculoskeletal Treatment and Management：A Handbook for Therapists, fourth ed. Elsevier, Edinburgh.

［2］Briggs, A. M., Smith, A. J., Straker, L. M., Bragge, P., 2009. Thoracic spine pain in the general population: prevalence, incidence and associated factors in children, adolescents and adults. A systematic review. BMC Musculoskelet. Disord. 10 (77), 1-2.

[3] Bucke, J., Spencer, S., Fawcett, L., Sonvico, L., Rushton, A., Heneghan, N. R., 2017. Validity of the digital inclinometer and iPhone when measuring thoracic rotation. J. Athl. Train. 52 (9), 820-825.

[4] Debouche, S., Pitance, L., Robert, A., Liistro, G., Reychler, G., 2016. Reliability and reproducibility of chest wall expansion measurement in young healthy adults. J. Manipulative Physiol. Ther. 39 (6), 443-449.

[5] Dunn, K. M., Campbell, P., Lewis, M., Hill, J. C., van der Windt, D. A., Afolabi, E., et al., 2021. Refinement and validation of a tool for stratifying patients with musculoskeletal pain. Eur. J. Pain. 25 (10), 2081-2093.

[6] Edmondston, S. J., Aggerholm, M., Elfving, S., Flores, N., Ng, C., Smith, R., et al., 2007. Influence of posture on the range of axial rotation and coupled lateral flexion of the thoracic spine. J. Manipulative Physiol. Ther. 30 (3), 193-199.

[7] Fuller, G., 2013. Neurological Examination Made Easy, fifth ed. Churchill Livingstone, Edinburgh.

[8] Heneghan, N. R., Baker, G., Thomas, K., Falla, D., Rushton, A., 2018. The influence of sedentary behaviour and physical activity on thoracic spinal mobility in young adults: an observational study. BMJ Open 8, e019371.

[9] Heneghan, N. R., Lokhaug, S., Tyros, I., Longvastøl, S., Rushton, A., 2020. A clinical reasoning framework for thoracic spine exercise prescription in sport: a systematic review and narrative synthesis. BMJ Open SEM. 6 (1), e000713.

[10] Heneghan, N. R., Rushton, A., 2016. Understanding why the thoracic region is the 'Cinderella' region of the spine. Man. Ther. 21, 274-276.

[11] Heneghan, N. R., Smith, R., Tyros, I., Falla, D., Rushton, A., 2018. Thoracic dysfunction in whiplash associated disorders: a systematic review. PLoS One 13 (3), e0194235.

[12] Heneghan, N. R., Webb, K., Mahoney, T., Rushton, A., 2019. Thoracic spine mobility, an essential link in upper limb kinetic chains in athletes: a systematic review. Transl. Sports Med. 2 (6), 301-315.

[13] Johnson, K. D., Kim, K. M., Yu, B. K., Saliba, S. A., Grindstaff, T. L., 2012. Reliability of thoracic spine rotation range-of-motion measurements in healthy adults. J. Athl. Train. 47 (1), 52-60.

[14] Kendall, F., Kendall, F. P., 2015. Muscles: Testing and Function With Posture and Pain. Lippincott Williams & Wilkins, Baltimore, MD.

[15] Leboeuf-Yde, C., Nielsen, J., Kyvik, K. O., Fejer, R., Hartvigsen, J., 2009. Pain in the lumbar, thoracic or cervical regions: do age or gender matter? A population-based study of 34,902 Danish twins 20-71 years of age. BMC Musculoskelet. Disor. 10 (39), 1-12.

[16] Lee, D., 2018. The Thorax: An Integrated Approach. Handspring Pub Ltd, Edinburgh.

[17] Lee, L. J., Coppieters, M. W., Hodges, P. W., 2005. Differential activation of the thoracic multifidus and longissimus thoracis during trunk rotation. Spine (Phila Pa 1976) 30 (8), 870-876.

[18] Levangie, P. K., Norkin, C. C., 2011. Joint Structure and Function. A Comprehensive Analysis, fifth ed. F. A. Davis, Philadelphia.

[19] Sahrmann, S., Azevedo, D., Dillen, L. V., 2017. Diagnosis and treatment of movement system impairment syndromes. Braz. J. Phys. Ther. 21 (6), 391-399.

[20] Spencer, S., Wolf, A., Rushton, A., 2016. Spinal-exercise prescription in sport: classifying physical training and rehabilitation by intention

and outcome. J. Athl. Train. 51 (8), 613–628.

[21] Sueki, D. G., Cleland, J. A., Wainner, R. S., 2013. A regional interdependence model of musculoskeletal dysfunction: research, mechanisms, and clinical implications. J. Man. Manipulative Ther. 21 (2), 90–102.

[22] Tsang, S. M., Szeto, G. P., Lee, R. Y., 2013. Normal kinematics of the neck: the interplay between the cervical and thoracic spines. Man. Ther. 18 (5), 431–437.

[23] Wirth, B., Amstalden, M., Perk, M., Boutellier, U., Humphreys, B. K., 2014. Respiratory dysfunction in patients with chronic neck pain-influence of thoracic spine and chest mobility. Man. Ther. 19 (5), 440–444.

第十章

肩部检查

Kevin Hall

学习目标

学习本章后，您应该能够：

- 列举一次全面主观检查的关键要素。
- 展示对肩痛的非机械性因素的理解以及这些状况可能的表现。为了更深入地探索这些可能的非机械性状况，您可能会提出哪些问题？
- 列举全面体格检查中的关键要素。
- 了解常见的肩部状况。
- 掌握可能用于肩部的鉴别诊断检查。

章节目录

概述

理解患者肩部问题涉及的生物学、心理学和社会因素，以及这些因素的相互作用方式，对于有效管理肌肉骨骼系统疾病至关重要。通过对患者评估，我们不仅可以收集和处理这些重要信息，还可以与患者合作制定治疗策略。患者评估中的主观检查与体格检查在第三章和第四章中进行了详细讨论。

主观检查/病史采集

主观检查的原则在第三章中进行了详尽的阐述。接下来，我们将详细讨论与肩部检查的相关具体注意事项。

严重病变

肩部疼痛可能涉及局部组织或脊柱结构，或者是来自非肌肉骨骼结构的牵涉痛。对严重病变的考虑是非常重要的，并在“治疗与管理”分册的第十一章中进行了讨论（Barnard 和 Ryder，2024）。关于肩部严重病变的具体考虑因素包括创伤、恶性肿瘤、感染性及炎症性疾病以及来自内脏的牵涉痛。

- 由于创伤导致的旋转功能丧失和形状异常，可能意味着肩关节脱位尚未得到解决。
- 50 岁以上的患者如果早晨出现双侧肩部疼痛伴有无力感，且症状持续超过 45 分钟，可能患有类风湿关节炎。
- 感染性症状包括肩部疼痛、皮肤发红、发烧或感到不适，可能是感染性化脓性关节炎的迹象。
- 发现肩部的肿块或肿胀可能提示恶性肿瘤。
- 包括急性心肌梗死、心绞痛和心包炎在内的心脏病变可能引起肩部疼痛。在急性心肌梗死期间，约 70% 的患者报告感到肩痛（Song 等，2010）。

患者对其经历的观点

应详细了解与患者问题的发生和进展相关的社会生活背景。包括患者的就业状况、家庭情况及休闲活动或运动的详细信息，特别是要关注肩部平时的使用情况，如长时间保持同一姿势、进行上肢举过头顶工作或频繁的重物搬运。

最新研究显示，关于预后指标的研究表明，肩部疾病的恢复可能会受到初始时的残疾和疼痛水平、症状持续时间（Chester 等，2013）、教育背景以及基础疾病（Dunn 等，2014）的影响。与 6 周和 6 个月时预后较好的相关因素包括：基线残疾程度较低，患者期望“完全康复”而非“轻微改善”，疼痛自我效能感较高，以及静息时疼痛程度较低（Chester 等，2018）。

身体图示

以下关于当前症状类型和部位的信息可以记录在身体图示上（图 3-2）。

当前症状区域

准确地绘制症状区域非常重要。记录患者的所有症状，并评估哪些最为严重。盂肱关节的症状通常首先出现在三角肌前束，常常向三角肌远端和肱二头肌区域扩散。肩锁关节和胸锁关节的疼痛通常仅限于这些关节的周围区域。

与检查区域相关的区域

应检查所有其他相关区域的症状。询问患者是否有疼痛或僵硬是很重要的，因为这可能与患者的主要症状相关。检查颈椎、胸椎、肘部、腕部和手部的症状。

疼痛的性质

确定疼痛的性质。究竟是一种突发的疼痛，还是在上肢抬高过程中出现的弧形疼痛，这都是一些肩部疾病的典型症状。在某些情况下，肩关节内感觉到的咔嗒声可能与盂唇病变或盂肱关节不稳等状况相关。

感觉异常

检查肩周局部、脊柱以及手臂远端是否有任何感觉改变。腋神经供应肱骨上部区域的皮肤感觉，支配三角肌运动。在肩关节脱位时，腋神经有时会受到影响，因此在涉及肩部创伤时，考虑此神经的情况非常重要。

症状间关系

确定各症状区域之间的关系——它们是同时出现还是分开出现？例如，患者可能仅肩部疼痛而没有颈部疼痛，或者这些疼痛可能总是一起出现。这是检查的关键要素，因为脊柱与肩部区域之间存在密切联系。

症状表现

加重因素

常见导致肩部不适加重的活动包括穿衣（穿上衬衫和外套）、举过头顶的活动、将手伸到背后、肩部突然间的活动、举重物以及侧卧时压迫肩部。如果怀疑症状来自其他区域，与此相关的加重因素在第三章中有详细描述。要询问患者是否感觉到肩部有不稳的感觉是非常重要的。最值得注意的功能首先应在身体图示上以星号（＊）标记，在体格检查中进行探讨，并在后续治疗会议中重新评估。这些功能性动作可以被纳入检查中，以评估肩症状改善程序（shoulder symptom modification procedure，SSMPs）。

缓解因素

针对每个出现症状的部位，可以提出一系列问题，以帮助确定哪些方法能够缓解症状：

- 有哪些动作或姿势可以帮助缓解患者的症状？
- 症状要过多久才能缓解？
- 当这个症状得到缓解后，其他症状有何变化？

夜间症状

第三章将病情对患者睡眠的具体影响进行了详细讲述，特别是要分析患者目前的睡眠姿势（即他们睡觉时的体位）与平时的睡眠姿势之间的差异。比如，探讨他们是否还能够舒适地侧躺在肩部受累侧。

晨间与晚间的症状

首先，确定症状在清晨、一整天以及一天结束时的模式。如果早晨僵硬持续超过 30～90 分钟，这可能表明存在如类风湿关节炎或风湿性多肌痛等免疫性疾病。此外，当这些疾病存在时，症状更可能表现为双侧性。如果僵硬持续时间少于 30 分钟，则更可能是机械性的原因。

疾病阶段

为了确定疾病阶段，请询问患者症状是在改善、恶化还是保持不变。像肩周炎（冻结肩）这样的一些疾病更具有可预测的自然病程（1～3 年），了解患者在病程中的阶段很重要。

创伤史

询问患者是否有与当前病情相关的创伤史，以及与以前的创伤事件相关的创伤病史是很重要的。如果患者表现出盂肱关节不稳定或者最近发生过肩关节脱位的情况，在进行体格检查时必须格外小心。例如，对于前脱位的情况，治疗师在将肩部置于外旋和外展位置时需特别谨慎。

神经症状

确认患者是否有手部刺痛、力量减弱或手臂感觉异常等症状，这些可能是颈椎导致的问题、外周神经病变或臂丛神经病的迹象。

血管症状

患者是否反映过手臂或手部曾感到寒冷、手臂或手部的颜色发生改变或感觉丧失？患者在抬高手臂或进行双手举过头顶的工作时是否会出现症状？这可能是一个需要进一步考虑的血管问题［如影响血管性胸廓出口综合征（thoracic outlet syndrome，TOS）］。

现病史

询问患者以往的肩痛情况：发生过多少次肩痛？这些疼痛是在什么时间发作过？这些疼痛发作的原因是什么？每次疼痛发作持续多久？患者在两次发作之间是否完全恢复？如果

之前没有肩痛史，患者是否曾经历过颈椎、胸椎、肩部或其他相关区域的僵硬？患者是否有创伤史，包括创伤性脱位、自发性脱位/半脱位？请查明过去对这一问题或类似问题的治疗结果。

既往史

根据第三章所述，从患者或其医疗记录中搜集关于过去病史的信息，特别关注可能牵涉到肩部疼痛的内脏结构，如心脏病变或与胃、肝、胆囊、膈肌和胰腺相关的腹部问题。

可能由内脏结构牵涉引起的症状包括：

- 持续疼痛，或疼痛不因手臂位置或活动的改变而改变（非机械性疼痛）。
- 与器官功能相关的疼痛变化，如进食、排便或排尿活动、咳嗽或深呼吸时疼痛加剧或减轻。
- 在非肩部受力的活动中（如行走或爬楼梯）肩部疼痛加剧。

可能表明症状源自内脏结构的症状包括咳嗽、呼吸困难、胸痛、不适、夜间盗汗、疲劳、发热、恶心或呕吐（Perlow 和 Lucado，2014），或者存在消化不良、腹泻、便秘或直肠出血等。

进一步检查

检查可能包括以下项目：血液学检查、磁共振成像（MRI）、超声检查、关节镜检查和关节造影。

体格检查计划

从主观检查获取的信息将帮助治疗师制定合适的体格检查方案。病情的严重性、激惹性和性质是影响物理治疗评估的选择以及优先级的主要因素。体格检查的顺序和细节应根据患者的具体情况适当调整。本章所述技术是评估肩部最常用的一些技术，并不是一个全面的列举。

体格检查

第四章深入详细地描述了体格检查的原则。接下来，我们将深入探讨与肩部相关的具体检查。

视诊

检查患者的姿势，注意肩、头部和颈部的姿势、胸椎和上肢的姿势。留意该区域周围骨骼和软组织的轮廓。检查患者的肌肉体积和肌肉张力，左右比较。要特别注意肩部肌肉是否有萎缩，并确保从后面观和前面观进行观察。要记住，个人的惯用手以及从事体育活动的频率以及水平，很可能会造成两侧肌肉体积的不同。

主动生理运动

对于主动生理运动，请注意以下事项：

- 运动质量。
- 运动范围。
- 疼痛在关节活动范围中的具体表现方式。
- 在活动终末端感受到的阻力。

运动图可以用来描述这些信息。图 10-1 显示了带有加压的主动运动，患者在站立或坐着的状态下均可进行测试。主动活动需要左右两侧均进行。在进行每项运动之前，治疗师会先评估患者在静止状态下的症状，并根据需要调整运动的偏差，以判断这些偏差与患者症状的相关性。在患者症状较轻且无激惹性的情况下，可以单独检查生理运动或结合多种生理运动来诱发症状。治疗师在选择要结合的生理运动时，应以主观检查中确定的加重因素为指导。

肩部症状改善程序

一旦确定了引起症状的动作，就可以对该动作应用肩部症状改善程序（shoulder symptom modification procedures，SSMPs）（Lewis，2009，2016），以尝试减轻疼痛的严重程度。症状性运

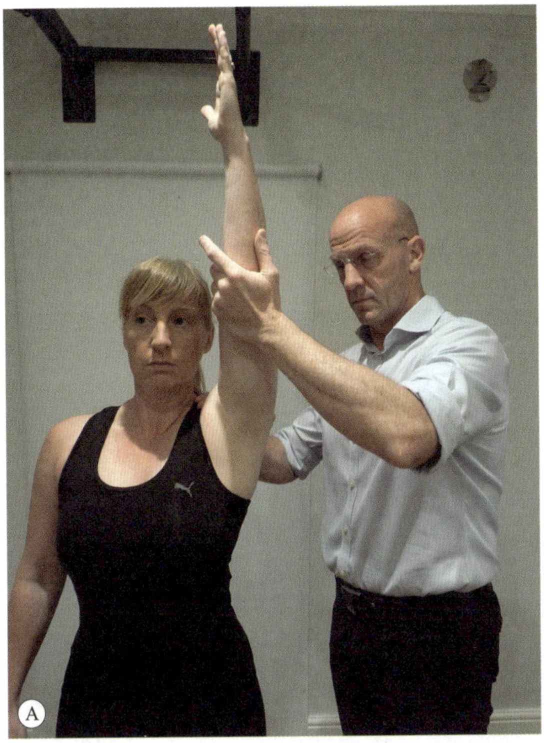

（A）屈曲

在稳定肩胛骨的同时，对肱骨施加向屈曲方向的压力

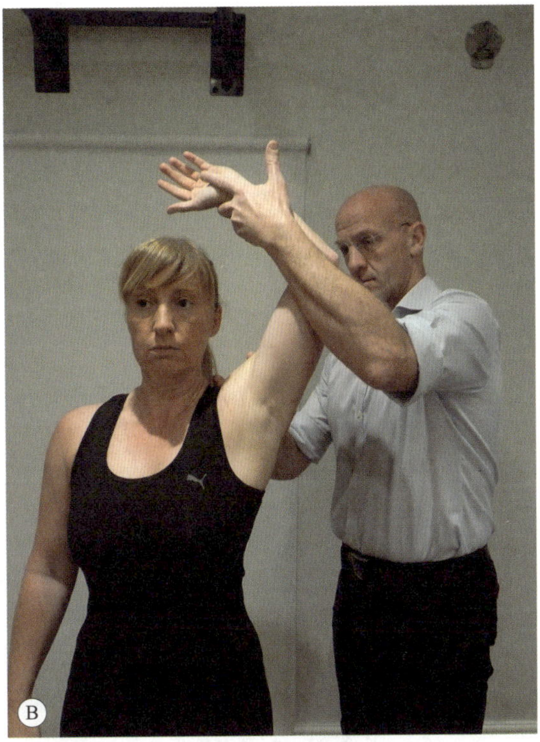

（B）向外展和外旋的功能位置施加压力

当患者手臂处于手置头后（hand behind head，HBH）位置时，继续在此姿势下，对屈曲、外展和外旋各自施加进一步的压力，以测试这些动作的各个组成部分

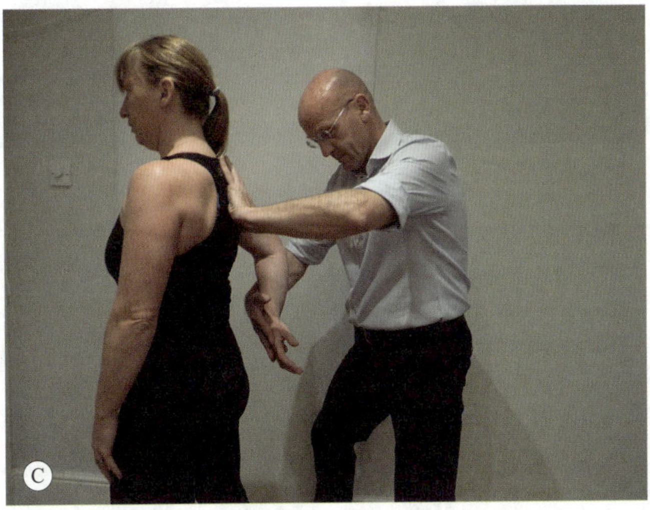

（C）手置背后（hand behind back，HBB）

当患者的手臂处于HBB位置时，继续在此姿势下，对内旋、内收和伸展各自施加进一步的压力，以测试这些动作的各个组成部分

图 10-1 加压主动运动

动可以是平面生理运动、复合运动或是患者在主观检查中描述的任何与肩部相关的功能性活动（加重因素）。一旦确定了引发肩部疼痛的运动，治疗师可以探索对该运动应用肩部症状改善程序（SSMP）的效果。SSMP包括针对胸椎、肩胛骨和肱骨头的特定操作（图10-2）。治疗师实施SSMP，并要求患者重复引发肩部疼痛的运动。如果SSMP的应用减轻了肩部疼痛，治疗师会记录疼痛缓解的程度，并以系统的方式转向下一个SSMP。例如，如果主动外展在90°时产生5/10级的肩部疼痛，而应用胸椎SSMP后疼痛减轻到2/10级，治疗师会记录下来，并可能将其纳入肩部运动和治疗方案。然后，治疗师会继续用肩胛骨或肱骨头操作重复

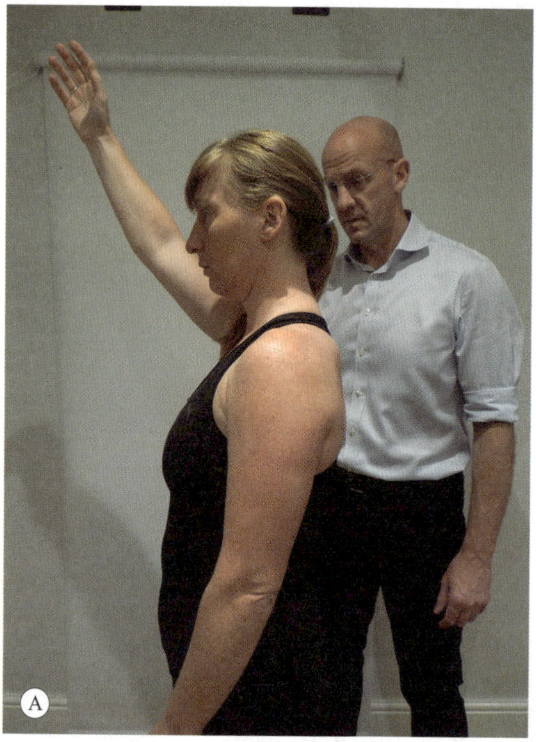

（A）注意在胸椎后凸姿势下肩关节屈曲的受限情况

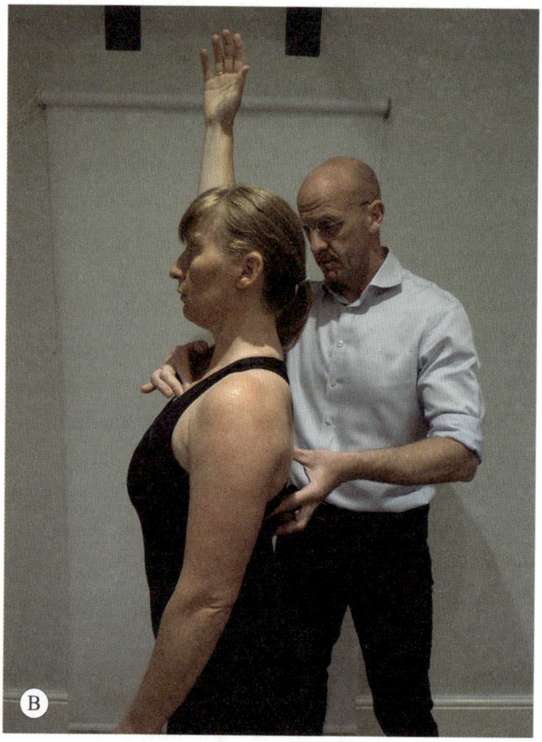

（B）改变姿势后肩关节屈曲增加

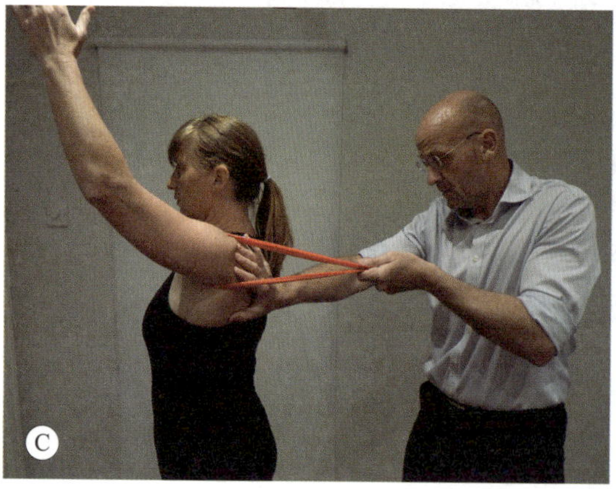

（C）使用TheraBand弹力带对肱骨头施加前后向滑动

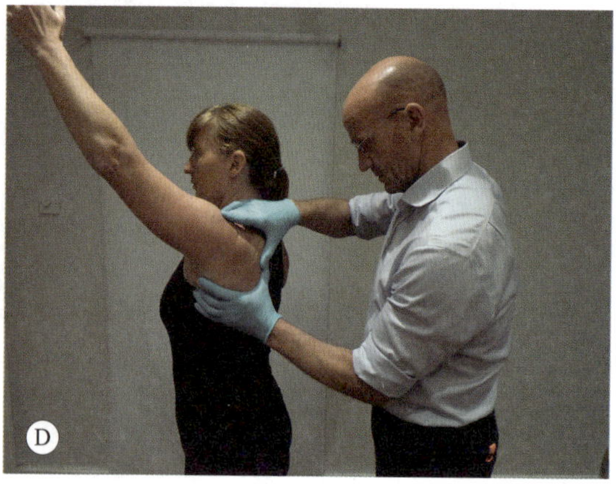

（D）肩胛骨促进技术

图10-2 肩部症状改善程序

外展动作，以观察肩部症状是否可以进一步减轻或完全消除（图 10-2）。如果这些肩部症状改善程序的加入能改善症状，那么该程序就可能成为治疗方案的一部分。根据患者的疼痛反应可以对患者使用多种肩部症状改善程序。在计划使用 SSMP 进行检查时，考虑疼痛的严重程度和激惹性非常重要，因为将使用不同的修正技术重复多次疼痛性运动。如果患者的肩部疼痛激惹性较高，症状可能会加重。

在主观检查和体格检查过程中，通过对患者的整体视诊，已经对其部分功能能力进行了初步评估，例如主观检查时的姿势以及检查前脱衣的动作。此时，可以进一步进行功能测试，测试内容可能包括各种坐姿或上肢的诱发疼痛运动，涉及工作或运动中的动作和姿势。这些运动可能成为使用 SSMPs 进行评估的重点。

被动生理运动

上述所有主动运动均可在患者站立或仰卧状态下进行被动检查，以对比左右两侧的差异。通过对比同一运动在主动和被动形式下所引起的症状反应，可以帮助判断受损结构是属于非收缩性（关节的）还是收缩性（关节外）（Cyriax，1982）。如果在进行被动运动时，运动幅度增加而疼痛减轻，那么可能涉及肩部的收缩性结构问题。

肩部的总旋转运动可以通过在 90°外展位时被动评估肩肱关节的外旋和内旋来测定。总旋转运动是患者内旋和外旋角度的总和。可以与对侧肩部进行比较，以确定是否存在运动范围受限以及受限的方向。虽然肩部旋转范围的位置常存在不对称性，但两侧肩部的总旋转运动范围应该是相似的。

肩后部紧张

肩后部紧张（posterior shoulder tightness，PST）由许多作者描述为一种与多种肩部疾病相关的躯体损伤，包括肌腱病变、关节唇病变和肩袖相关的肩部疼痛（rotator cuff-related shoulder pain，RCRSP）（Dashottar 和 Borstad，2012）。理论上认为，肩部后方结构的“紧张”会改变盂肱关节的运动，导致相关软组织结构受到刺激，从而引起疼痛和功能障碍（Hall 和 Borstad，2018）。人们对 PST 的关注源于文献中对肩部疼痛患者患侧肩部与无症状侧肩部相比，内旋或水平内收功能缺损的描述（Tyler 等，1999；Land 等，2017）。

如果 PST 与肩部疼痛之间确实存在关系，这种关系的存在究竟意味着什么？重要的是要记住，相关性并不等同于因果关系，尽管它是因果关系中的一个要素（Anjum 和 Mumford，2018）。有以下几种可能性可以解释两者（PST 和肩部疼痛）间所观察到的关系：

- PST 导致肩部疼痛。
- 肩部疼痛导致 PST。
- PST 和肩部疼痛之间没有因果关系。
- PST 和肩部疼痛之间没有因果关系，但可能有共同的原因。
- PST 导致肩部疼痛，而后者又会引起 PST。

在关于 PST 的文献中，这些可能性并未得到充分阐述。人们普遍认为 PST 可能是肩部疼痛的原因，但肩部疼痛导致 PST 的可能性却很少被讨论（Hall 和 Borstad，2018）。

PST 可以通过三种临床测试进行评估。这些试验的有效性通过尸体研究得到了支持，这些研究测量了肩部不同运动下后部关节囊的张力（Borstad 和 Dashottar，2011）。这三种测试包括：

1. 仰卧位肩关节 90°外展并内旋（图 10-3A）。通过喙突稳定肩胛骨，测量内旋角度（保持肩外展 90°）。据报道，该测试的测量者内信度（同一测量者的组内相关系数，intraclass correlation coefficient，ICC）为 0.87（Hall 等，2020）。

2. 肩关节水平内收（图 10-3B）。治疗师用靠尾侧的手稳定肩胛骨的外侧缘，将盂肱关节移动到水平内收位，同时保持中立旋转。记录肱骨与垂直线的夹角。据报道，该测试的测量者内信度（ICC）为 0.88（Hall 等，2020）。

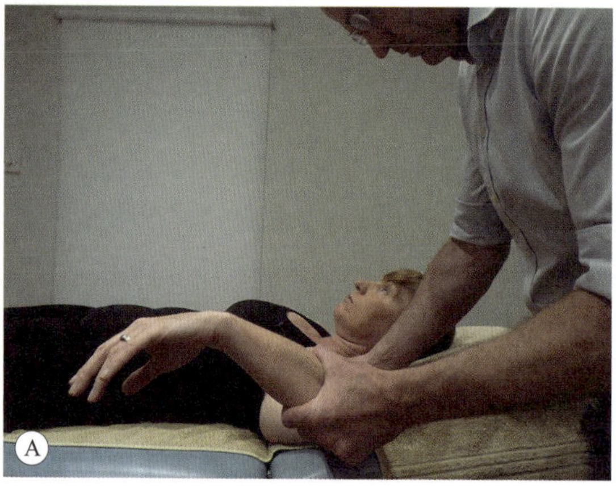

（A）仰卧位肩关节90°外展并内旋

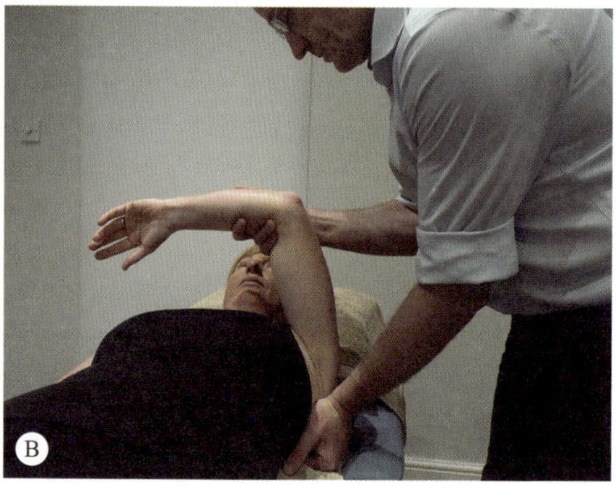

（B）肩关节水平内收

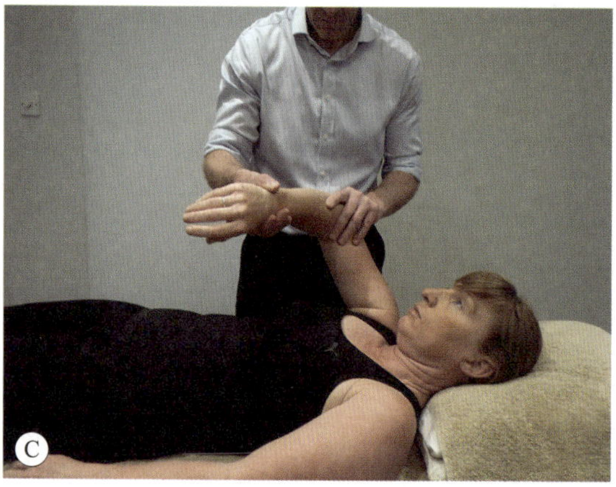

（C）低角度屈曲

图 10-3　肩后部紧张

3. 低角度屈曲（图10-3C）。患者仰卧，肘部屈曲90°，将肩关节抬高至60°屈曲位，然后内旋至关节活动范围末端。测量手臂与水平线的夹角。据报道，该测试的测量者内信度（ICC）为0.86（Hall等，2020）。

对于这三种测试，都将患侧的活动范围与无症状侧的活动范围进行比较。患侧与无症状侧之间的差异越大，测试结果就越具有临床意义。

肩关节试验

在接下来的几个部分中，将讨论对不同肩部疾病的临床诊断问题。这些病症是基于病理解剖学的诊断，即肩内部存在结构性病变。下面将描述在体格检查中进行的试验来帮助诊断每种疾病，例如肩袖病变，并讨论这些试验在病变存在时识别病变的能力（特异度）或在病变不存在时排除病变的能力（灵敏度）。需要特别注意的是，在从病理解剖角度做出临床诊断时，往往存在一定的不确定性："临床诊断过程应透过可能性和概率的透镜来看待"（Hegedus等，2015）。

通过临床试验准确诊断出症状由哪些解剖结构导致是很困难的，试验结果的阳性与否必须与诊断金标准（通常是超声、MRI或者手术观察）进行比较，后者能够"确切"地确定病变是否存在。然后将金标准检查的结果与骨科检查结果进行比较，以确定其准确性。但是这样做存在一个问题，这些调查/程序在识别相关病变情况方面不是100%准确的。进一步加剧结构诊断复杂性的是，无症状肩部病变的发生率很高；许多没有疼痛的人会通过影像学检查或手术发现与年龄相关的适应性改变。Barreto等（2019）对123名单侧肩部疼痛的患者进行了双侧MRI检查。在有症状的一侧肩部，他们发现盂肱关节关节炎和完全性肩袖撕裂的发生率增加了10%。在有症状的肩部和无症状的肩部中，所有其他发现均相似。如果无症状肩部中存在如此多的结构性病变，那么我们如何确定这些改变是患者症状的原因呢？这种不确定性意味着，在解释这些检查结果时应谨慎行事，并结合患者的整体临床表现。

> **知识校验**
> 1. 在评估肩部疼痛的患者时，您可能会考虑哪些严重的病变？
> 2. 肩部脱位时可能会损伤哪条神经？
> 3. 当在两个变量之间发现相关性时，存在哪五种可能的因果关系？
> 4. 在解释诊断测试的结果时，需要考虑哪些不确定性？

肩袖病变测试

肩袖病变被认为是导致肩部疼痛的一个非常常见的原因（Lewis，2010，2016）。肩袖病变表现似乎存在连续性，从轻微的肌腱病变到重度的全层撕裂。正常肌腱被认为会发展为肌腱病变、部分撕裂，继而变为逐渐增大的全层撕裂。众多研究表明，即使在无症状的肩部，肩袖的部分和全层撕裂也不罕见，这引发了肩袖撕裂对其临床相关性的广泛争论（Barreto 等，2019；Milgrom 等，1995）。撕裂最常见于冈上肌。单独的冈下肌撕裂罕见，但冈上肌撕裂可能会同时与其他肩袖撕裂伴随发生。在肩袖的体格检查中常用的试验包括肩袖完整性试验和减弱征。肩袖完整性试验［例如抗外旋试验（resisted lateral rotation test）、倒罐试验（empty can test）和满罐试验（full can test）］用于评估收缩力量并观察疼痛诱发情况。减弱征（外旋/下垂征/Gerber“抬离”试验）用于判定是否能维持某一位置，并用于识别肩袖的大型全层撕裂。

用于冈上肌撕裂或肌腱病变的倒罐试验和满罐试验

如图 10-4，患者将手臂在肩胛骨平面外展至 90°，同时手臂内旋，使拇指朝下。治疗师在前臂远端施加向下的力（Jobe 和 Moynes，1982）。如果出现疼痛或无力，则为阳性体征（Itoi 等，1999）。三项低至中度偏倚的研究报告称，该测试的灵敏度为 75%～90%，特异度为 32%～68%（Hegedus 等，2012）。测试也可以在手臂外旋、拇指朝上时进行（即“满罐测试”）。以前人们认为这个测试可以单独检测冈上肌的活动，然而肌电图研究表明，这个动作会使肩部大多数肌肉产生高度活动，因此无法单独检测冈上肌的活动（Boettcher 等，2009）。

用于肩胛下肌肌腱病的 Gerber“抬离”试验

对于能够完全内旋的患者，Gerber“抬离”试验可以通过以下方式完成：如图 10-5，患者将手放在背部腰椎中部区域，使手背贴紧腰椎。然后要求患者将手抬离身体。如果患者无法将手抬离身体，则视为试验阳性，这可能表明肩胛下肌腱存在病变。有四项低至中度偏倚的研究报告称，该试验的灵敏度为 6%～50%，特异度

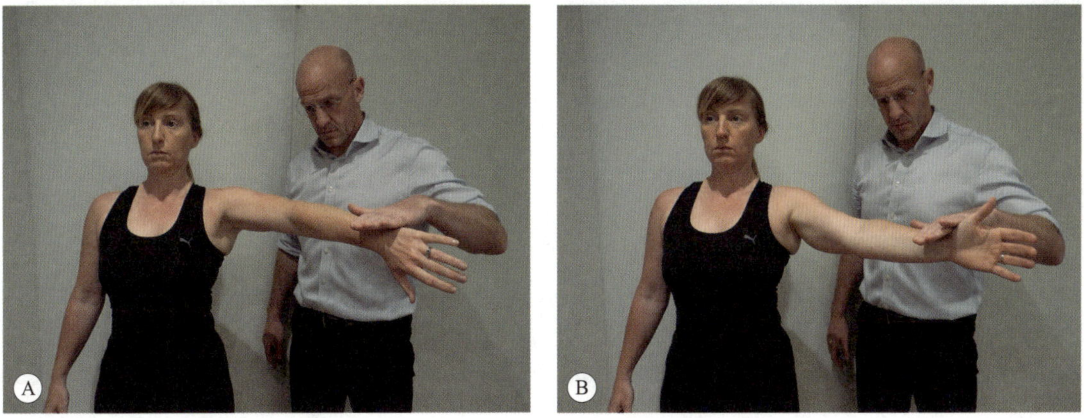

（A）倒罐试验　　（B）满罐试验

图 10-4 用于冈上肌撕裂或肌腱病变的试验

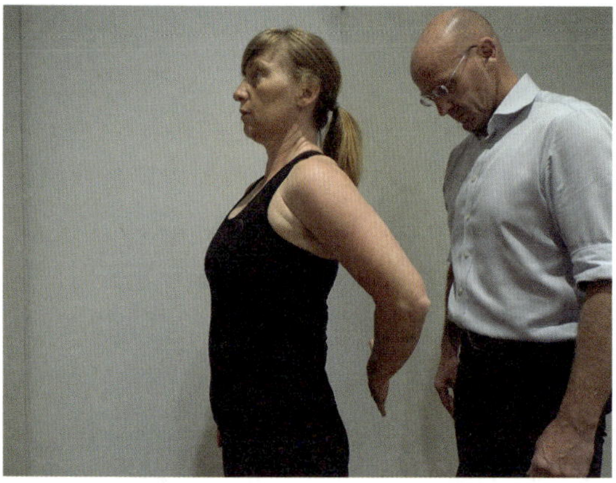

图 10-5 Gerber"抬离"试验

为 23%~79%(Hegedus 等,2012)。

用于冈上肌和冈下肌全层撕裂的外旋减弱征(Hertel 等,1996;Castoldi 等,2009)

如图 10-6,将肘部屈曲至 90°,手臂在肩胛平面外展 20°,同时肩部外旋转至终末范围(减少 5°以降低肩关节弹性回缩的影响)。要求患者在此位置进行肩关节外旋抗阻。如果患者无法抵抗,则要求患者保持手臂在此位置,治疗师随后松开手臂。如果手臂向身体方向下垂,则试验结果为阳性,表明冈上肌和冈下肌(±小圆肌)全层撕裂。两项低至中度偏移的研究报告显示,该试验的灵敏度为 46%~100%;特异度很好,为 93%~98%(Hegedus 等,2012)。

肱二头肌测试

肱二头肌长头腱(long head of the biceps tendon,LHBT)的病理可能是肩痛的主要来源,可能单独存在,也可能与其他肩部病变同时存在。有许多临床测试可用于确定 LHBT 的受累情况,然而这些测试的诊断准确性证据不足(Bélanger 等,2019)。

用于肱二头肌腱病变的 Speed 试验

在进行肩关节前屈的抗阻试验时(同时伴随前臂旋后和肘关节伸展),结节间沟出现压痛,表明此测试为阳性,如图 10-7。

Yergason 测试

如图 10-8,患者肘关节屈曲至 90°,前臂完全旋前。治疗师在结节间沟内触诊时,进行前臂旋后抗阻。若沟内肌腱出现疼痛或半脱位,则试验结果为阳性。Holtby 和 Razmjou(2004)的研究发现,该试验的特异度为 79%,灵敏度为 43%。

上盂唇前后向测试

上盂唇前后(superior labral anterior-posterior, SLAP)损伤可能由外伤(如手臂伸直时摔倒)或肱二头肌长头反复超负荷使用(如在从

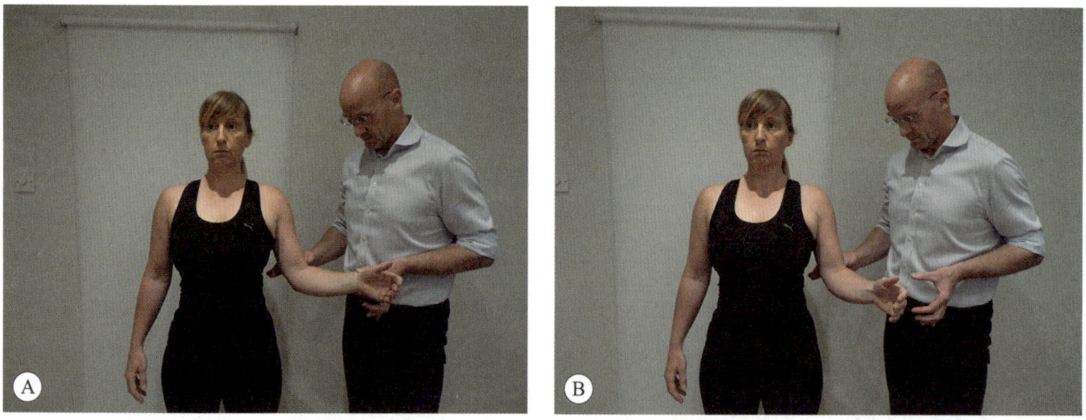

(A)患者进行肩关节外旋抗阻　(B)治疗师松开手臂

图 10-6 外旋减弱征

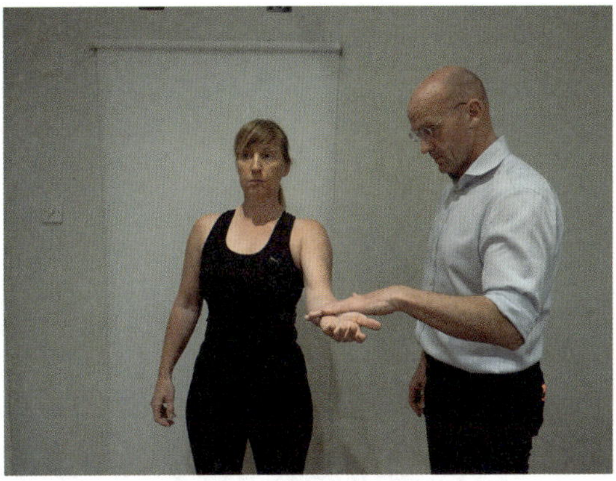

图 10-7 Speed 试验

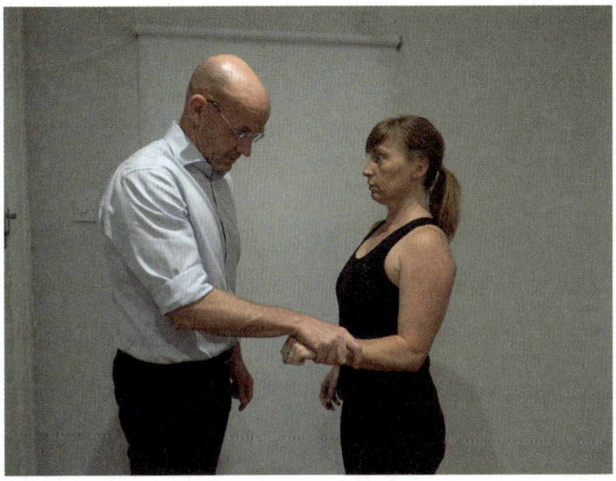

图 10-8 Yergason 试验

事上肢举过头顶动作的运动员)引起。症状包括肩关节内部发出咔嗒声,并伴有疼痛和功能障碍,尤其是在做举过头顶动作时(Powell 等,2004)。关于盂唇撕裂的临床意义,文献中存在争议,因为无症状患者中出现上盂唇撕裂的情况十分常见(Schwartzberg 等,2016)。SLAP 损伤的一些常见检查方法如下:

肱二头肌负荷测试 I 和 II

肱二头肌负荷测试 I:在患者进行肩部外展 90°,肘部屈曲 90°,前臂旋后的姿势下,治疗师对肘部屈曲施加阻力。疼痛的再次出现表明此试验为 SLAP 损伤呈阳性结果(图 10-9)。如果疼痛减轻或恐惧感消除,表明不存在 SLAP 损伤。

肱二头肌负荷测试 II 与测试 I 的步骤相同,但在外展 120°进行。选择何种测试应根据最能引起患者症状的外展范围来确定。Kim 等在 2001 年的研究表明,该试验的特异度为 96.9%,灵敏度为 89.7%。

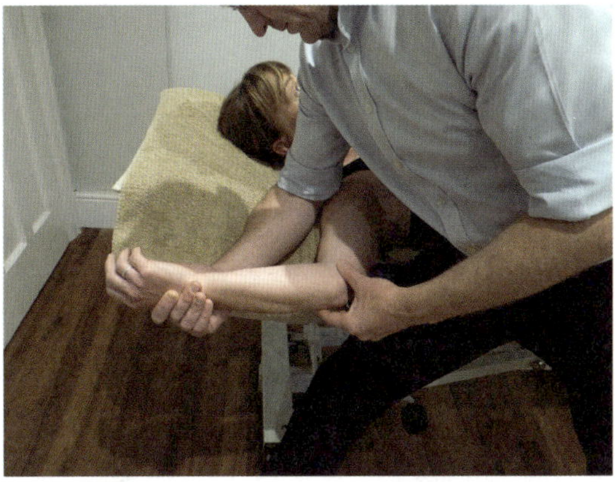

图 10-9 肱二头肌负荷测试 I

主动加压测试(O'Brien 等,1998)

如图 10-10,患者站立时,肩关节屈曲至 90°,内收 10°~15°,并使手臂内旋,拇指朝下,肘部完全伸展。治疗师施加向下的力量,患者则进行抵抗。随后,前臂进行旋后,并再次施加力量。若测试的第一部分肩部内部出现疼痛或咔嗒声,在进行旋后动作后减轻或消失,则视为测试阳性。Schlechter 等(2009)发现,被动分离和主动加压测试的组合具有 70% 的灵敏度和 90% 的特异度。

肩袖相关的肩部疼痛

"肩袖相关肩部疼痛(rotator cuff-related shoulder pain, RCRSP)"这一术语由 Lewis(2016)引入,作为一个总括性术语,涵盖了以往所称的肩袖肌腱病、肩峰下滑囊炎、部分或全层的肩袖肌腱撕裂、肩关节撞击综合征和肩峰下疼痛综合征。当其他原因不太可能时,RCRSP 通常包括涉及举高和外旋动作时经历疼痛和运动障碍(Lewis,2016)。患者的肩部活动范围基本正常,但在进行涉及手臂外展的活动,尤其是

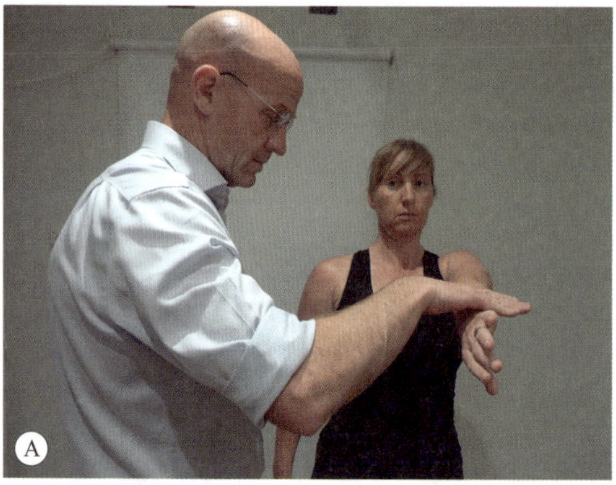

（A）手臂内旋加压

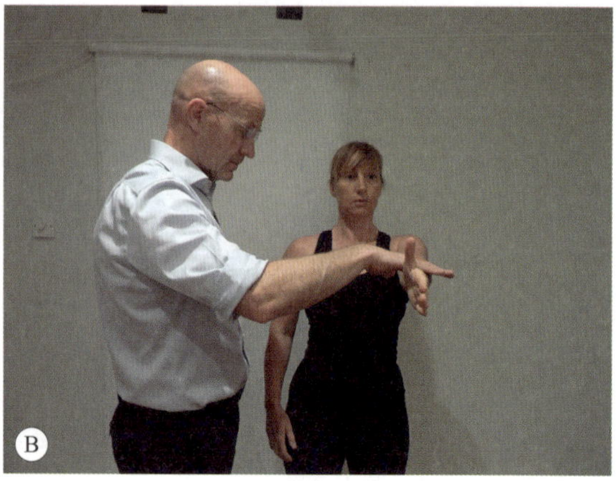

（B）前臂旋后加压

图 10-10 主动加压试验

负重时，会感到疼痛。他们可能会在举高过程中，特别是外展时，出现一个疼痛弧。RCRSP这一术语已经取代了几个既往用以描述这一患者群体的术语，包括肩关节撞击综合征（shoulder impingement syndrome，SIS）和肩峰下疼痛综合征（sub-acromial pain syndrome，SAPS）。SIS一词已不被青睐，因为新的证据显示它无法涵盖引发肩部疼痛的许多可能机制，并且可能因人们认为疼痛是由软组织结构的撞击而引发对运动的恐惧。SAPS这一术语表明这些患者的疼痛仅来自肩峰下结构，不包括来自盂唇、肱二头肌复合体或盂肱关节的可能来源。其他如"未知病因的肩部疼痛"等标签，则由于过于笼统而未能实现标签的目的，即对患者进行分类以指导治疗选择，确定干预研究的患者群体以及协助医疗保健专业人员之间的沟通（Cools和Mitchener，2017）。

这个术语已经讨论了多年，不太可能有一个标签在所有时候都能让每个人满意（Cools和Mitchener，2017）。疼痛产生的机制可能是多层面的且复杂的；可能涉及的因素包括生物、心理和社会学因素。没有任何一个术语准确描述每种状况的个人体验。

然而，RCRSP这一术语的目的是表达一个观点：在许多情况下，没有一个绝对的方法来确诊出肩部的特定结构是直接导致患者症状的原因。

下面介绍评估RCRSP时常用的两种疼痛诱发测试。

1. Neer测试（1983）。该测试可以在患者站立或坐着时进行。治疗师在稳定肩胛骨的同时，将患者的肩关节进行内旋上举。如果测试中疼痛再现，则该测试结果为阳性。如图10-11。

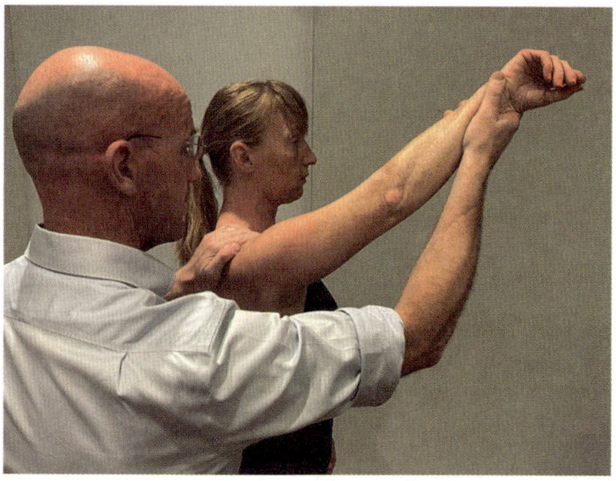

图 10-11 Neer测试

2. Hawkins-Kennedy测试（Hawkins和Bokor，1990）。检查时，患者的肩关节屈曲90°，肘关节屈曲90°。随后将肩关节内旋至极限位置。如果测试结果为阴性，则可进一步增加肩关节的外展或内收动作。如果测试中疼痛再现，则该测试结果为阳性。如图10-12。

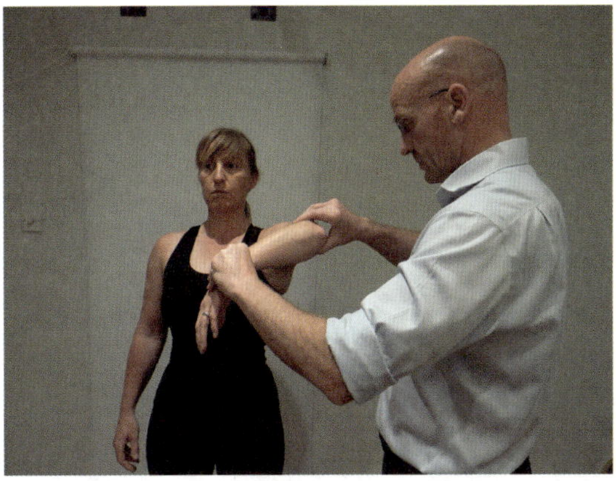

图 10-12 Hawkins-Kennedy 测试

肩关节僵硬

Cyriax（1982）将肩关节的“关节囊模式”描述为外旋、外展和内旋活动度受限。历史上，“关节囊模式”一词用于描述与关节囊病理（冻结肩）、制动后僵硬和盂肱关节骨关节炎相关的状况。然而，骨关节炎是一种涉及骨性和软组织结构的多组织病变。因此，更恰当的术语是“肩关节僵硬”，用以描述盂肱关节多方向僵硬的状况。表现为多方向僵硬的病状包括冻结肩、盂肱关节骨关节炎、骨软骨瘤病，极少数情况下还包括肿瘤。冻结肩是一种常见病症，表现为肩部疼痛和僵硬。识别冻结肩的临床特征包括：

- 发病年龄约为 50 岁。
- 主动与被动运动均受限制。
- 外旋功能明显受损，但大部分力量得以保持。
- X 线检查正常（Lewis，2015）。

在外展 90°的位置进行外旋测试可用于识别关节活动度受限，尤其是在疾病早期阶段，可与无症状的肩部进行比较。如果因疼痛难以在此位置进行评估，则可站立进行外旋测试。使用从脐部到桡骨茎突的测量带（同时保持肘部呈 90°）可以确保准确测量外旋活动度（Valentine 和 Lewis，2006）。虽然 X 线检查对于诊断冻结肩并非必需，但有助于排除其他可能导致僵硬症状的疾病，如骨关节炎、骨坏死、关节脱位、骨肉瘤或骨软骨瘤病。关于冻结肩的病因、诊断和治疗更详细的描述，可参见 Lewis（2015）的文献。

盂肱关节不稳

盂肱关节不稳是一种常见但复杂的症状。盂肱关节不稳可能是由脱位等创伤造成的（创伤性不稳），或在没有受伤时发生（非创伤性不稳）。

肩关节不稳有多种分类系统（Bateman 等，2018）。其中最受欢迎的分类系统之一是 Stanmore 三角（图 10-13）（Lewis 等，2004），它揭示了肩关节不稳的复杂性以及同一临床表现中可能存在的多种致病机制。图 10-13 描述了极端组的特征。极端类型 Ⅰ 与创伤性结构状况相关，主要表现为结构性病理，更可能需要手术修复；而类型 Ⅱ 和类型 Ⅲ 则与非创伤性松弛相关，其中类型 Ⅱ 仅涉及结构性病理的成分。Stanmore 三角允许根据疾病最显著的特征来考虑个体情况。例如，个体可能经历过创伤性脱位（极端类型 Ⅱ），但同时也存在肌肉模式功能障碍（极端类型 Ⅲ）。有关非创伤性肩关节不稳的更详细综述，请参见 Bateman 等（2018）的研究。

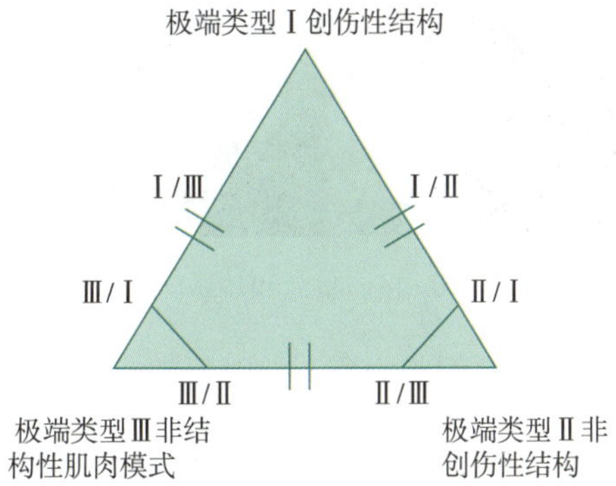

图 10-13 Stanmore 三角
（修改自 Lewis 等，2004）

关节松弛和不稳定之间存在着重要的区别。关节松弛是指关节在没有疼痛且拥有完整功能的情况下出现无症状的过度活动。而不稳定则是一种有症状的过度活动,可能表现为脱位、半脱位、疼痛和功能障碍。关节松弛可以通过体格检查中的测试来评估,如"负荷和转移"测试或"凹陷征"测试(图 10-14,图 10-15)。这些测试需要治疗师对什么是正常或过度活动做出主观判断。而不稳定诱发测试,如"恐惧感"测试或"后抽屉"测试,则是评估患者对脱位恐惧的感觉(图 10-16,图 10-17),因此这些测试评估的是患者的体验,而非仅仅是治疗师在关节松弛测试中的感知。

***负荷和转移测试*(图 10-14)**。当患者取坐姿或仰卧时,治疗师固定肩胛骨,对肱骨头施加从后向前的力量,同时触摸关节线以评估移动幅度。该试验的分级为 0~3 级,其中 0 级表示关节无移动,1~2 级表示移动程度逐渐增大,3 级表示完全性脱位。此测试也可通过向后方施加力来检测后方不稳。该试验的特异度为 100%,灵敏度为 50%(Tzannes 和 Murrell, 2002)。

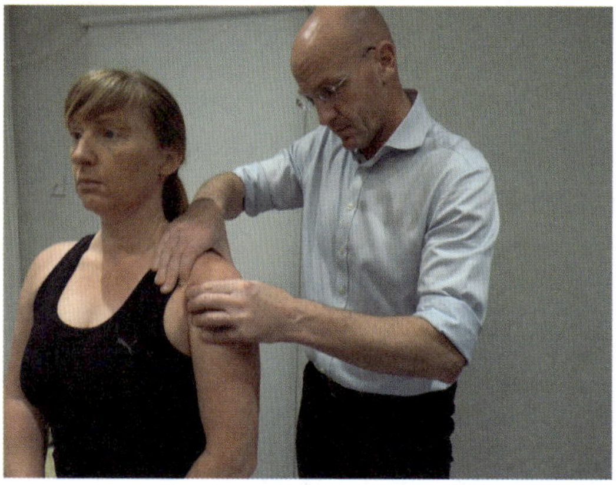

图 10-14 负荷和转移测试

***凹陷征*(Matsen 等,1990)** 如图 10-15,患者取坐位,手臂放松置于大腿上,治疗师沿患者身体纵轴向尾部方向施力,以确保肱二头肌未收缩。如果肩峰下出现凹陷,即为阳性结果,提示肩关节下方不稳。随后可进行肩关节外旋,并重复该测试。这一操作会使盂肱中韧带(Terry 等,1991)收紧,因此可能会限制肱骨头的移位。因此,如果测试仍为阳性,则可能表明存在更大程度的不稳,而在外旋时测试为阴性,则提示盂肱上韧带或喙肱韧带局部功能障碍。该测试的特异度为 72%,对于超过 1 cm 的阳性测试结果,其灵敏度为 85%(Tzannes 和 Murrell,2002)。

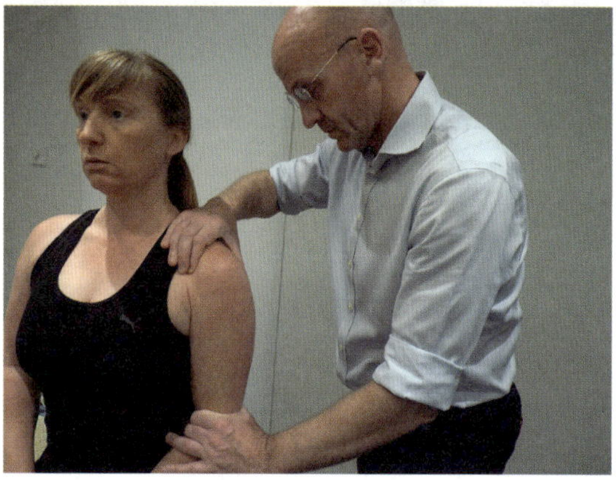

图 10-15 凹陷征

恐惧试验 如图 10-16,患者仰卧,治疗师将患者肩部外展 90°,并施加外旋动作。若患者表现出恐惧情绪,则该试验被视为阳性,提示存在肩关节前方不稳。为进一步确认,可采用复位试验(Jobe 等,1989),即用手掌根部对肱骨头施加前后方向的力;若恐惧感减轻,且治疗师能够进一步将肩部外旋,则更加证实了前方不稳的诊断。Lo 等(2004)提出,可以在此试验基础上增加一个步骤,即迅速释放向后方向的力。这种所谓的"意外试验",结合恐惧试验和复位试验的结果,其阳性预测值为 93.6%,阴性预测值为 71.9%(Lo 等,2004),但仅适用于极少数情况,使用时需谨慎。这三项试验均显示出高度的特异度。总体而言,恐惧试验的诊断比值比最高(53.6%),表明该试验与所检测状况之间存在良好的关联性(Hegedus 等,2012)。

后抽屉试验 如图 10-17,患者仰卧,肩部外展 80°~120°,屈曲 20°~30°。治疗师在接近肘部的位置控制前臂,同时内旋上臂并将其屈曲至约 90°。用另一只手,治疗师对肱骨头施加

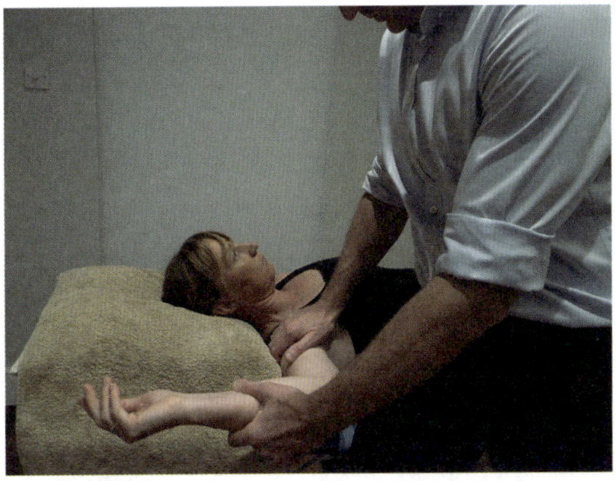

图 10-16 恐惧试验/肩关节复位试验

前后方向的滑动，感受肱骨移动的程度。该试验通常无痛，但可能会伴随一定程度的恐惧感。

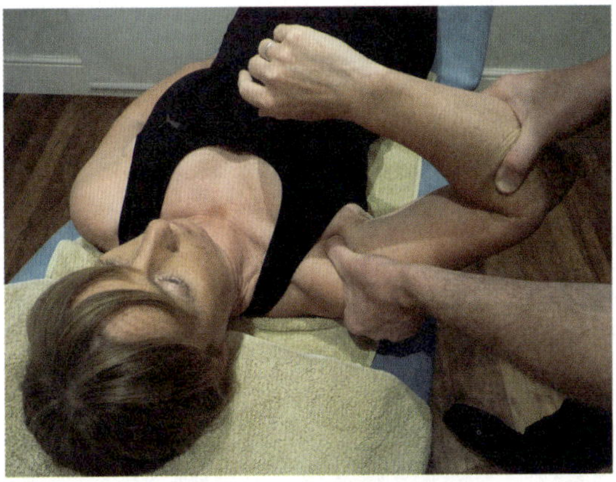

图 10-17 后抽屉试验

肌肉测试

肌肉控制

肩部肌肉控制与肩胛骨功能密切相关，尤其引人关注。肩胛骨的作用是为盂肱关节提供一个稳定的基底，并将关节盂定位在最适合肩关节功能的位置。肩胛胸壁区域缺乏骨性关节连接，这意味着肩胛骨非常灵活，其位置和功能的控制依赖于肌肉活动的良好协调。肩胛骨与肱骨之间的协调运动被称为肩肱节律（McClure 等，2009）。

当肩胛骨的活动偏离正常状态时，这种现象被称为肩胛骨运动障碍（scapular dyskinesis）（Kibler 等，2013），其中前缀 dys-表达的意义是“改变”，而“kinesis”的意思是“运动”。在文献中，肩胛骨运动障碍与多种肩部疾病有关（McClure 等，2006），但是肩胛骨运动障碍究竟是这些疾病的起因还是结果，往往并不明确。

肩胛骨运动障碍可能源于病理学原因，例如肩锁关节劳损或胸长神经损伤，也可能是由疼痛引发的，或者疼痛的发展可能与肩胛骨运动障碍有关。再次强调，考虑因果关系的方向至关重要。

肩胛骨运动障碍是一个总称，它并不确定异常运动的原因。此外，理解“异常”运动的含义之前，需要先了解什么是“正常”。肩胛骨具有很高的活动性，在复杂的三维空间中进行多方位移动，要可靠地评估其运动性质颇为困难。McClure 等（2009）描述了一种识别肩胛骨运动障碍的方法，该方法表现出良好的可靠性和有效性。该方法包括视诊和识别：

- 肩胛骨下缘翼状突出。
- 肩胛骨内侧翼状突出。
- 手臂上举时肩胛骨运动不流畅（特别是在手臂上举初期肩胛骨过早抬高），或在手臂下降时突发向下旋转。

Burn 等（2016）在无症状的普通人群中发现了肩胛骨运动障碍的高发生率，其中在从事上肢过头顶动作的运动员中发生率更高。此外，疼痛和功能的改善通常不会影响肩胛骨的运动（Clausen 等，2018）。因此，“肩胛骨运动障碍在造成或加剧肩部功能障碍中的确切作用尚不清楚”（Kibler 等，2013），这引发了关于哪些肩胛骨运动模式可能实际上是正常范围的疑问。在进行了系统回顾之后，Ratcliffe 等（2014）无法在有肩袖相关肩部疼痛（RCRSP）的患者中识别出典型的肩胛骨运动障碍模式，并推测这可能是由于该病症具有复杂的多因素性质。进一步的研究，可能会发现不同的亚组。

目前的建议是观察和识别肩胛骨运动障碍，然后评估手法矫正对症状的影响。在肩胛骨辅助试验(Seitz 等,2012)(图 10-18)中,治疗师在患者抬高手臂时协助肩胛骨上回旋和后倾,并评估对症状的影响(图 10-19)。另一种方法是,使用肩部症状改善程序(SSMP),治疗师将肩胛骨重新定位到一个新的起始位置,并重复有症状的运动,以观察调整是否能缓解疼痛。治疗师可以尝试肩胛骨的前伸、后缩、上提或下降,或者这些动作的任何组合(Lewis,2016)(图 10-2D)。矫正动作如果能够减轻症状,那么可能与治疗策略中针对患者具体症状表现及所采取的干预措施相关。

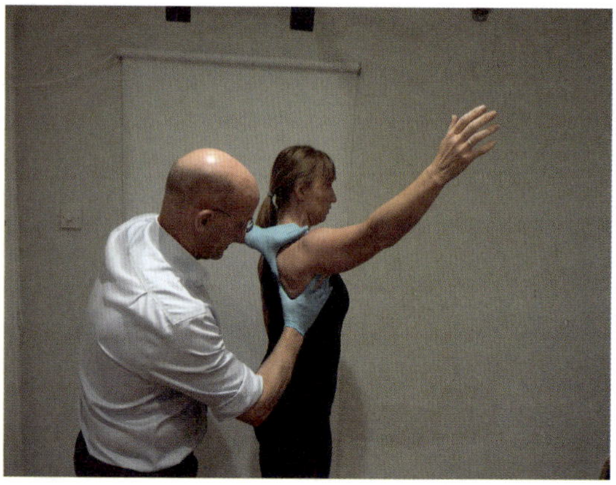

图 10-18 肩胛骨辅助试验

肌力

治疗师可以选择在整个关节活动范围内或功能受限的位置对肩胛带的上提肌、下降肌、前伸肌和后缩肌以及肩关节的屈肌、伸肌、外展肌、内收肌、内旋肌和外旋肌进行等长收缩测试。若在检查中识别出肌肉无力,治疗师必须考虑其原因。肌肉无力的可能原因包括身体状况不佳、疼痛抑制、结构性病变(如大范围肩袖撕裂)或周围神经受压(如肩胛上神经的卡压)。关于这些常规肌力测试的详细信息,读者可参考 Hislop 等(2013)和 Kendall 等(2005)的著作。

神经检查

神经检查包括神经系统完整性测试和神经动力学测试。这些通常不属于常规检查,只有在患者出现神经症状或疼痛分布可能表明有神经受累时才考虑进行。读者可以阅读第四章了解关于上肢神经完整性测试的内容。

神经动力学测试

为了确定神经组织在多大程度上影响了患者的症状,可以进行上肢神经动力学试验(upper-limb neurodynamic tests,ULNTs)。测试的选择应基于患者症状的分布。例如,如果患者有上臂后侧和肘部外侧的疼痛,则可进行偏向桡神经的 ULNTs。关于这些测试的详细描述,请参见第四章。

此外,还可以通过触诊神经来检查是否存在机械敏感性。上肢中可触诊到的神经包括:

- 肩胛上神经,可沿肩胛骨上缘在肩胛上切迹处触诊到。
- 肩胛背神经,可沿肩胛骨内侧缘的内侧部分触诊到。
- 臂丛,可在颈后三角区域触诊到;它从胸锁乳突肌的下 1/3 处延伸出来。
- 正中神经,可在肘关节前侧的皱褶处、肱二头肌腱的内侧以及腕部掌长肌与桡侧腕屈肌之间的区域触诊到。
- 桡神经,可在肱骨的螺旋槽周围、前臂的肱桡肌与桡侧腕屈肌之间以及腕部的鼻烟窝区域触诊到。

血管评估

通常,上肢血管病变相比下肢病变而言较为少见,然而将血管组织病变作为上肢疾病的鉴别诊断因素则十分重要。血管组织可能是导致手臂疼痛、不适以及紧绷感、沉重感、肌肉痉挛或无力等症状的根源。在《佩蒂肌肉骨骼治疗与管理:治疗师手册》(原著第 4 版)的第八章中,将血管因素对肌肉骨骼问题的影响进行了全面概述。

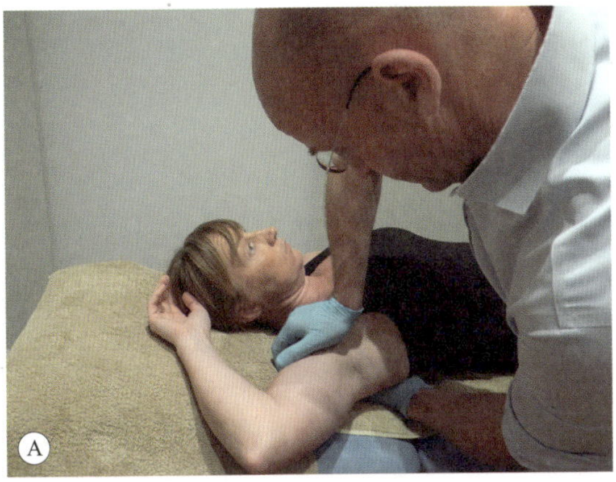

（A）盂肱关节外展/外旋时的前后向活动
用一只手稳定患者的肩胛骨，另一只手通过肱骨头施加一个前后方向的力

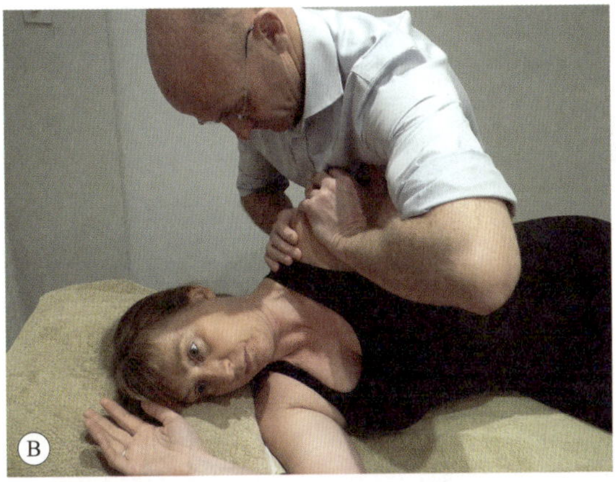

（B）手臂置于背后，侧卧位时肩关节前后向活动

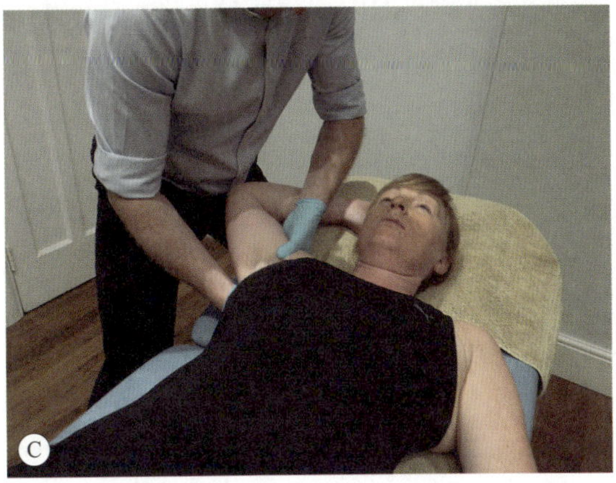

（C）外展/外旋时的纵向向下活动
用一只手稳定患者的肩胛骨，另一只手通过肱骨头向患者的脚部方向施加一个纵向向下的力

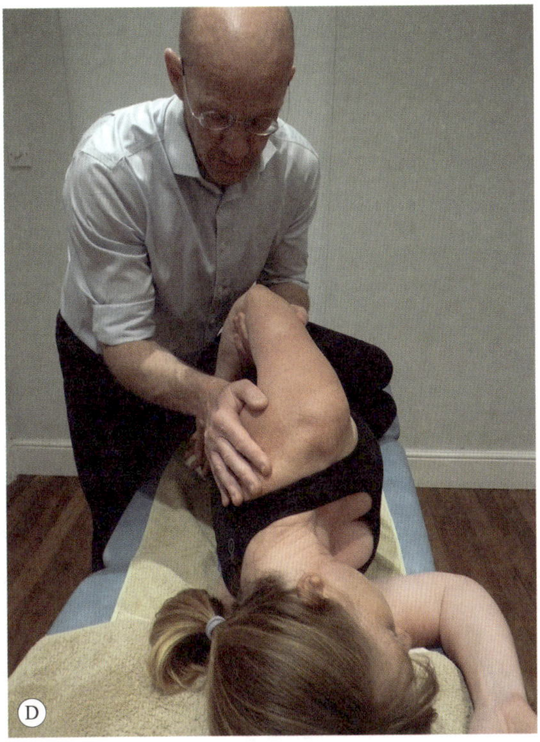

（D）手臂置于背后时的肩胛骨纵向向上活动。这些技术可以根据患者的表现，在不同的运动范围内应用

图 10-19　附属运动

与肩部相关的一个特定考虑因素是胸廓出口综合征(TOS)。TOS是一组导致从胸廓出口区域出来的神经血管束受到压迫的上肢症候群。TOS的分类基于被认为导致个体症状的具体组织类型:神经源性(neurogenic, nTOS)、静脉性(venous, vTOS)和动脉性(arterial, aTOS)。据估计,神经源性TOS占所有病例的90%以上。从历史角度看,TOS通常在20~50岁发病,且女性更为常见(Jones等,2019)。

TOS的症状从轻微的疼痛和感觉变化到严重的血管或神经源性症状不等。患者可能出现颈部、面部或胸部疼痛,肩部和上肢疼痛也很常见。其他症状可能包括感觉异常或丧失、无力、疲劳,以及手臂和手部沉重感。皮肤颜色变化或温度变化也可能出现。Jones等(2019)和Watson等(2009)对用于评估胸廓出口综合征(TOS)的体格检查进行了详细描述,检查中包括一些专门设计的测试,旨在确定颈部和肩部神经血管受压的潜在来源。需要注意的是,这些测试或激发操作可能会在无症状个体中产生假阳性结果,因此重要的是要根据患者的整体临床表现来解释测试结果(Young和Hardy, 1983; Swift和Nichols, 1984)。结合其他发现使用多项测试可以提高诊断的准确性。Gillard等(2001)的研究表明,单独使用Adson测试和Roos试验时,其特异度分别为76%和30%。然而,当这两种测试结合起来同时呈阳性时,诊断的特异度可提升至82%。

抬臂压力测试(elevated arm stress test, EAST)或Roos试验

患者双臂呈投降姿势,肩部外展至90°,肩关节外旋,肘关节屈曲至90°。患者需缓慢张开和闭合双手,持续3分钟。若测试过程中出现疼痛、感觉异常、沉重感或无力感等症状,则为阳性结果。

Adson加压测试

患者取坐位,头部向患侧手臂旋转(Magee, 2014)。随后,患者伸展头部,同时治疗师伸展并外旋患者的肩关节。接着,患者深呼吸,若桡动脉搏动消失,则表明测试结果为阳性。

脉搏触诊

在腋窝处的肱骨内侧可以触诊到肱动脉的搏动。在手腕近端、桡骨的内侧则可以触诊到桡动脉的搏动。

触诊

可以通过触诊肩部区域来确定对压力敏感增强的区域。触诊结果对于识别肩锁关节疼痛特别有用,肩锁关节在出现症状时,通常会在关节线上感到压痛。此外,还可以在结节间沟触诊肱二头肌长头,也可触诊整个锁骨和肱二头肌短头附着的喙突。有时可以在RCRSP患者肩峰前侧远端识别出压痛。有时可以在SLAP损伤的患者肩峰后侧远端发现压痛。有关触诊检查的更详细描述,请参见第四章。

附属运动

当患者症状不严重且不易激惹时,应在诱发姿势/活动范围内测试盂肱关节、肩锁关节和胸锁关节的附属运动,因为这最有可能重现症状并对治疗起到指导作用。以下内容是关于肩关节一些附属运动的展示。图10-19展示了一些盂肱关节的附属运动。中立位对于病情严重和易激惹的患者或作为让患者熟悉操作技术的初步测试程序很有用。可能需要检查其他区域,以确定它们与患者症状的关联。对肩部影响最大的区域包括颈椎、胸椎、胸锁关节、肘部、腕部和手部。这些区域内的关节可以通过筛查测试进行全部或部分检查(详见第四章)。

完成检查

肩部区域检查完成后，必须将主观和客观检查结果整合到与患者共同制定的治疗计划中。第五章已深入讨论如何理解检查结果。关于治疗与管理原则的指导，请参阅“治疗与管理”分册(Barnard 和 Ryder, 2024)。

知识校验

1. 您如何将上文描述的 SSMPs 应用于功能动作“倒水壶”中？
2. 描述用于诊断冻结肩的临床特征。
3. 在评估肩部的不稳时，可能会使用哪些临床测试？

复习问题

1. 肩痛的“病理解剖学”诊断相关的主要问题是什么？
2. 在对 RCRSP 患者进行临床检查时，您可能会观察到哪些特征？
3. 一个人描述与 RCRSP 相关的疼痛时，可能会位于哪里？
4. 如果您选择使用 Yergason 测试，您可能会考虑哪种诊断？
5. Stanmore 三角中描述的三种“极端”类型的肩关节不稳是什么？
6. 文献中经常描述的三种肩胛骨运动障碍模式是什么？
7. 哪些肌肉参与肩胛骨的外旋？
8. 在临床检查中，哪些测试可能有助于诊断肩袖肌腱病？
9. 当在临床检查中发现“肩关节僵硬”时，您应该考虑哪些可能的诊断？
10. 您可能会使用哪些测试来评估疑似胸廓出口综合征的表现？

案例分析

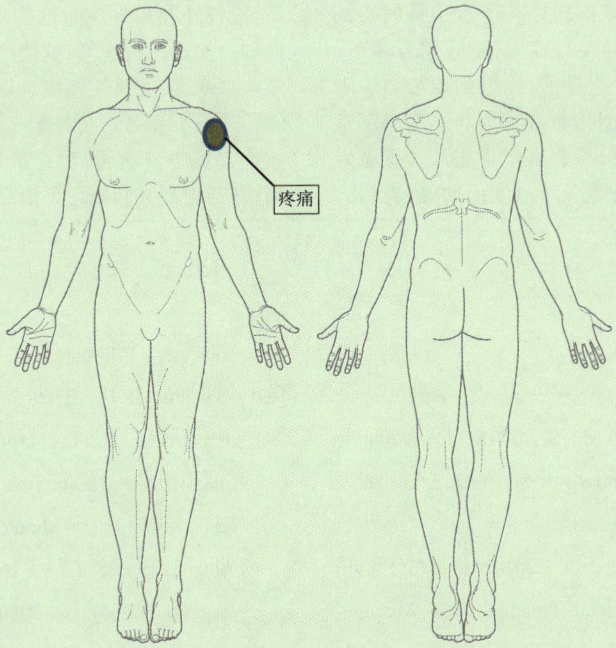

男性,36岁

疼痛——间歇性隐隐作痛,偶尔有刺痛感

加重因素——进行手举过头顶工作及够取动作。到一天结束时感觉酸痛。无法向患侧侧卧。

缓解因素——相对休息和避免加重因素。

24小时模式——晚上在床上变换姿势时,睡眠会断断续续地被打断。无法患侧卧而不被惊醒。晨起痛感减轻,但随工作时间增加而逐渐加剧。

既往史/用药史——健康良好。右膝长期疼痛,但这些症状目前稳定,未导致功能障碍。

现病史

一位36岁男性患者,主诉右侧肩部疼痛已有6个月,且症状逐渐加重,前来接受物理治疗。他描述说,疼痛起初较为隐匿,位于肩前侧、三角肌前束区域。起病前后均无外伤史。患者是一名工程师,经常需要进行长时间手举过头顶的工作,且常在不当的姿势下负重。他提到,所有平面的上举动作都会加重疼痛,其中外展动作以及负重和伸手抓取时最为严重,并担心他的"肩袖"可能已经撕裂。尽管他能够完成所有工作活动,但到了每天下班时肩部经常感到疼痛。如果避免侧卧压迫该侧肩部,他可以安然入睡。休息时和夜间他通常无痛感。到了周末,肩部状况会有所好转,但工作日内疼痛又会重新加剧。他描述了一种日间周期性的模式:早晨起床时肩部痛感较轻,但在一天的工作中逐渐加剧。他的既往病史无特殊,自述身体状况良好。

根据主诉进行临床推理——让治疗师放心的是患者在休息时或夜间没有痛感,自我感觉良好,无显著病史,且症状不严重,因此感到放心。患者的症状表现为机械性,且位置和行为与局部肩部疾病一致。目前阶段,未怀疑存在严重病理。患者近期或既往无肩部创伤史或关节过度活动史,表明肩部不稳的可能性不大。尽管需要在体格检查中进一步确认,但患者未描述出肩部僵硬导致的活动范围受限。疼痛不严重且不易激惹,但同样需要在体格检查中进行监测。治疗师希望在体格检查期间进一步了解患者对肩袖病理的看法。此时,治疗师的主要假设是患者的表现与RCRSP一致,且预后良好,因为患者未表现出预示预后不良的特征。

体格检查

初次检查时并未发现需要评估颈椎或胸椎的迹象。肩关节活动范围评估显示,在上举的各个平面上活动度完整,但在外展和屈曲过程中存在疼痛,且在80°~120°出现疼痛弧。在屈曲或外展时,肩胛骨运动障碍并不明显。肩部肌力完整,但在抵抗外展和外旋时会引起疼痛,其他方向相对无痛。总旋转运动对称,外旋90°,内旋60°,显示出相当标准的肩部活动范围。由于肩外展是症状最明显的动作,也是患者描述的最大问题,因此对该动作进行了SSMPs。由于症状不严重且不易激惹,也对抗阻外旋进行了SSMPs。唯一影响症状的SSMPs是肱骨头的前后(anterior-posterior,AP)运动,两处*的疼痛减轻了约80%。此外,肩胛骨辅助试验使外展时的疼痛减轻了约50%。

根据体格检查进行临床推理——治疗师对RCRSP诊断持有信心,原因是患者在90°外展位置时具有完整的活动范围,外展过程中出现疼痛弧,以及抵抗外展和外旋时诱发疼痛。进行SSMPs后,抵抗外展和外旋时的疼痛显著减轻,且两个方向的力量均保持正常,这使治疗师确信没有显著的结构性病变,并将这些信息以同情和令人安心的方式传达给了患者。将减轻症状的改善程序整合到治疗方案中。随后,治疗师向患者解释了检查结果,并与患者共同制订了治疗方案。

(朴政文 译,伊文超、李勇强、刘守国 校)

参考文献

[1] Anjum, R., Mumford, S., 2018. Causation in Science and the Methods of Scientific Discovery. Oxford University Press.

[2] Barnard, K., Ryder, D., 2024. Petty's Principles of Musculoskeletal Treatment and Management: A Handbook for Therapists, fourth ed. Elsevier, Edinburgh.

[3] Barreto, R. P., Braman, J. P., Ludewig, P. M., Ribeiro, L. P., Camargo, P. R., 2019. Bilateral magnetic resonance imaging findings in individuals with unilateral shoulder pain. J. Shoulder Elbow Surg. 28 (9), 1699-1706. https://doi.org/10.1016/j.jse.2019.04.001.

[4] Bateman, M., Jaiswal, A., Tambe, A. A.,

2018. Diagnosis and management of atraumatic shoulder instability. J. Arthrosc. Joint Surg. 5 (2), 79-85. https://doi.org/10.1016/j.jajs.2018.05.009.

[5] Bélanger, V., Dupuis, F., Leblond, J., Roy, J. S., 2019. Accuracy of examination of the long head of the biceps tendon in the clinical setting: a systematic review. J. Rehabil. Med. 51 (7), 479-491. https://doi.org/10.2340/16501977-2563.

[6] Boettcher, C. E., Ginn, K. A., Cathers, I., 2009. The 'empty can' and 'full can' tests do not selectively activate supraspinatus. J. Sci. Med. Sport 12, 435-439.

[7] Borstad, J. D., Dashottar, A. B., 2011. Quantifying strain on posterior shoulder tissues during 5 simulated clinical tests: a cadaver study. J. Orthop. Sports Phys. Ther. 41, 90-99.

[8] Burn, M. B., McCulloch, P. C., Lintner, D. M., Liberman, S. R., Harris, J. D., 2016. Prevalence of scapular dyskinesis in overhead and nonoverhead athletes: a systematic review. Orthop. J. Sports Med. 4 (2). https://doi.org/10.1177/2325967115627608, 2325967115627608.

[9] Castoldi, F., Blonna, D., Hertel, R., 2009. External rotation lag sign revisited: accuracy for diagnosis of full thickness supraspinatus tear. J. Shoulder Elbow Surg. 18, 529-534.

[10] Chester, R., Jerosch-Herold, C., Lewis, J., Shepstone, L., 2018. Psychological factors are associated with the outcome of physiotherapy for people with shoulder pain: a multicenter longitudinal cohort study. Br. J. Sports Med. 52 (4), 269-275. https://doi.org/10.1136/bjsports-2016-096084.

[11] Chester, R., Shepstone, L., Daniell, H., Sweeting, D., Lewis, J., Jerosch-Herold, C., 2013. Predicting response to physiotherapy treatment for musculoskeletal shoulder pain: a systematic review. BMC Musculoskelet. Disord. 14,203.

[12] Clausen, M. B., Bandholm, T., Rathleff, M. S., Christensen, K. B., Zebis, M. K., Graven-Nielsen, T., et al., 2018. The strengthening exercises in shoulder impingement trial (The SExSI-trial) investigating the effectiveness of a simple add-on shoulder strengthening exercise programme in patients with long-lasting subacromial impingement syndrome: study protocol for a pragmatic, assessor blinded, parallel-group, randomised, controlled trial. Trials 19 (1), 154. https://doi.org/10.1186/s13063-018-2509-7.

[13] Cools, A. M., Michener, L. A., 2017. Shoulder pain: can one label satisfy everyone and everything? Br. J. Sports Med. 51 (5), 416-417. https://doi.org/10.1136/bjsports-2016-096772.

[14] Cyriax, J., 1982. Textbook of Orthopaedic Medicine—Diagnosis of Soft Tissue Lesions, eighth ed. Baillière Tindall, London.

[15] Dashottar, A., Borstad, J. D., 2012. Posterior glenohumeral joint capsule contracture. Shoulder Elbow 4, 230-236.

[16] Dunn, W. R., Kuhn, J. E., Sanders, R., An, Q., Baumgarten, K. M., Bishop, J. Y., et al., 2014. Symptoms of pain do not correlate with rotator cuff tear severity: a cross-sectional study of 393 patients with a symptomatic atraumatic full-thickness rotator cuff tear. J. Bone Joint Surg. 96, 793-800.

[17] Gillard, J., Pérez-Cousin, M., Hachulla, E., Remy, J., Hurtevent, J. F., Vinckier, L., et al., 2001. Diagnosing thoracic outlet syndrome: contribution of provocative tests, ultrasonography, electrophysiology, and helical computed tomography in 48 patients. Joint Bone Spine 68 (5), 416-424. https://doi.org/10.1016/s1297-319x(01)00298-6.

[18] Hall, K., Borstad, J. D., 2018. Posterior shoulder tightness: to treat or not to treat? J. Orthop. Sports Phys. Ther. 48 (3), 133-136. https://doi.org/10.2519/jospt.2018.0605.

[19] Hall, K., Lewis, J., Moore, A., Ridehalgh, C.,

2020. Posterior shoulder tightness; an intersession reliability study of 3 clinical tests. Arch. Physiother. 10, 14. https://doi.org/10.1186/s40945-020-00084-w.

[20] Hawkins, R. J., Bokor, D. J., 1990. Clinical evaluation of shoulder problems. In: Rockwood, C. A., Matsen, F. A. (Eds.), The Shoulder. W. B. Saunders, Philadelphia, p. 149.

[21] Hegedus, E. J., Cook, C., Lewis, J., Wright, A., Park, J. Y., 2015. Combining orthopedic special tests to improve diagnosis of shoulder pathology. Phys. Ther. Sport 16 (2), 87–92. https://doi.org/10.1016/j.ptsp.2014.08.001.

[22] Hegedus, E. J., Goode, A. P., Cook, C. E., Michener, L., Myer, C. A., Myer, D. M., et al., 2012. Which physical examination tests provide clinicians with the most value when examining the shoulder? Update of a systematic review with meta-analysis of individual tests. Br. J. Sports Med. 46, 964–978.

[23] Hertel, R., Ballmer, F. T., Lombert, S. M., Gerber, C., 1996. Lag signs in the diagnosis of rotator cuff rupture. J. Shoulder Elbow Surg 5, 307–313.

[24] Hislop, H., Avers, D., Brown, M., 2013. Daniels and Worthingham's Muscle Testing, Techniques of Manual Examination, ninth ed. Elsevier Saunders, St Louis.

[25] Holtby, R., Razmjou, H., 2004. Accuracy of the Speed's and Yergason's tests in detecting biceps pathology and SLAP lesions: comparison with arthroscopic findings. Arthroscopy 20, 231–236.

[26] Itoi, E., Kido, T., Sano, A., Urayama, M., Sato, K., 1999. Which is more useful, the 'full can test' or the 'empty can test', in detecting the torn supraspinatus tendon? Am. J. Sports Med. 27, 65–68.

[27] Jobe, F. W., Kvitne, R. S., Giangarra, C. E., 1989. Shoulder pain in the overhand or throwing athlete. The relationship of anterior instability and rotator cuff impingement. Orthop. Rev. 18, 963–975.

[28] Jobe, F. W., Moynes, D. R., 1982. Delineation of diagnostic criteria and a rehabilitation program for rotator cuff injuries. Am. J. Sports Med. 10, 336–339.

[29] Jones, M. R., Prabhakar, A., Viswanath, O., Urits, I., Green, J. B., Kendrick, J. B., et al., 2019. Thoracic outlet syndrome: a comprehensive review of pathophysiology, diagnosis, and treatment. Pain Ther 8 (1), 5–18. https://doi.org/10.1007/s40122-019-0124-2.

[30] Kendall, F. P., McCreary, E. K., Provance, P. G., Rodgers, M. M., Romani, W. A., 2005. Muscles: Testing and Function With Posture and Pain, fifth ed. Williams & Wilkins, Baltimore.

[31] Kibler, W. B., Ludewig, P. M., McClure, P. W., Michener, L. A., Bak, K., Sciascia, A. D., 2013. Clinical implications of scapular dyskinesis in shoulder injury: the 2013 consensus statement from the 'scapular summit'. Br. J. Sports Med. 47, 877–885.

[32] Kim, S. H., Ha, K. I., Ahn, J. H., Kim, S. H., Choi, H. J., 2001. Biceps load test II: a clinical test for SLAP lesions of the shoulder. Arthroscopy 17, 160–164.

[33] Land, H., Gordon, S., Watt, K., 2017. Clinical assessment of subacromial shoulder impingement—which factors differ from the asymptomatic population? Musculoskelet. Sci. Pract. 27, 49–56. https://doi.org/10.1016/j.msksp.2016.12.003.

[34] Lewis, A., Kitamura, T., Bayley, J., 2004. The classification of shoulder instability: new light through old windows! Orthop. Trauma 18, 97–108.

[35] Lewis, J., 2015. Frozen shoulder contracture syndrome—aetiology, diagnosis and management. Man. Ther. 20, 2–9.

[36] Lewis, J., 2016. Rotator cuff related shoulder pain: assessment, management and uncertain-

ties. Man. Ther. 23, 57–68.

[37] Lewis, J. S., 2009. Rotator cuff tendinopathy/subacromial impingement syndrome: is it time for a new method of assessment? Br. J. Sports Med. 43, 259–264.

[38] Lewis, J. S., 2010. Rotator cuff tendinopathy: a model for the continuum of pathology and related management. Br. J. Sports Med. 44, 918–923.

[39] Lo, I. K., Nonweiler, B., Woolfrey, M., Litchfield, R., Kirkley, A., 2004. An evaluation of the apprehension, relocation, and surprise tests for anterior shoulder instability. Am. J. Sports Med. 32, 301–307.

[40] Magee, D. J., 2014. Orthopedic Physical Assessment, sixth ed. Elsevier Saunders, St Louis.

[41] Matsen, F. A., Thomas, S. C., Rockwood Jr., C. A., 1990. Anterior glenohumeral instability. In: Rockwood, C. A., Matsen, F. A. (Eds.), The Shoulder. W. B. Saunders, Philadelphia, p. 526.

[42] McClure, P., Tate, A. R., Kareha, S., Irwin, D., Zlupko, E., 2009. A clinical method for identifying scapular dyskinesis, part 1: reliability. J. Athl. Train. 44, 160–164.

[43] McClure, P. W., Michener, L. A., Karduna, A. R., 2006. Shoulder function and 3-dimensional scapular kinematics in people with and without shoulder impingement syndrome. Phys. Ther. 86, 1075–1090.

[44] Milgrom, C., Schaffler, M., Gilbert, S., van Holsbeeck, M., 1995. Rotator-cuff changes in asymptomatic adults. The effect of age, hand dominance and gender. Bone Joint Surg. Br. 77-B, 296–298.

[45] Neer, C. S., 1983. Impingement lesions. Clin. Orthop. Relat. Res. 173, 70–77.

[46] O'Brien, S. J., Pagnani, M. J., Fealy, S., McGlynn, S. R., Wilson, J. B., 1998. The active compression test: a new and effective test for diagnosing labral tears and acromioclavicular joint abnormality. Am. J. Sports Med. 26, 610–613.

[47] Perlow, E., Lucado, A. M., 2014. Persistent shoulder pain: possible visceral or systemic sources. Phys. Ther. Rev. 19 (2), 124–130. https://doi.org/10.1179/1743288X13Y.0000000129.

[48] Powell, S. E., Nord, K. D., Ryu, R. K., 2004. The diagnosis, classification, and treatment of SLAP lesions. Oper. Tech. Sports Med. 12, 99–110.

[49] Ratcliffe, E., Pickering, S., McLean, S., Lewis, J., 2014. Is there a relationship between subacromial impingement syndrome and scapular orientation? A systematic review. Br. J. Sports Med. 48, 1251–1256.

[50] Schlechter, J. A., Summa, S., Rubin, B. D., 2009. The passive distraction test: a new diagnostic aid for clinically significant superior labral pathology. Arthroscopy 25, 1374–1379.

[51] Schwartzberg, R., Reuss, B. L., Burkhart, B. G., Butterfield, M., Wu, J. Y., McLean, K. W., 2016. High prevalence of superior labral tears diagnosed by MRI in middle-aged patients with asymptomatic shoulders. Orthop. J. Sports Med. 4 (1), 2325967115623212.

[52] Seitz, A. L., McClure, P. W., Lynch, S. S., Ketchum, J. M., Michener, L. A., 2012. Effects of scapular dyskinesis and scapular assistance test on subacromial space during static arm elevation. J. Shoulder Elbow Surg. 21 (5), 631–640.

[53] Song, L., Yan, H. B., Yang, J. G., Sun, Y. H., Hu, D. Y., 2010. Impact of patients' symptom interpretation on careseeking behaviors of patients with acute myocardial infarction. Chin. Med. J. 123 (14), 1840–1845.

[54] Swift, T. R., Nichols, F. T., 1984. The droopy shoulder syndrome. Neurology 34, 212–215.

[55] Terry, G. C., Hammon, D., France, P., Norwood, L. A., 1991. The stabilizing function of passive shoulder restraints. Am. J. Sports Med. 19, 26–34.

[56] Tyler, T. F., Roy, T., Nicholas, S. J., Gleim, G. W., 1999. Reliability and validity of a new method of measuring posterior shoulder tightness. J. Orthop. Sports Phys. Ther. 29 (5), 262–269. https://doi.org/10.2519/jospt.1999.29.5.262; discussion 270–264.

[57] Tzannes, A., Murrell, G. A. C., 2002. Clinical examination of the unstable shoulder. Sports Med 32, 447–457.

[58] Valentine, R. E., Lewis, J. S., 2006. Intraobserver reliability of 4 physiologic movements of the shoulder in subjects with and without symptoms. Arch. Phys. Med. Rehabil. 87 (9), 1242–1249. https://doi.org/10.1016/j.apmr.2006.05.008.

[59] Watson, L. A., Pizzari, T., Balster, S., 2009. Thoracic outlet syndrome part 1: clinical manifestations, differentiation and treatment pathways. Man. Ther. 14 (6), 586–595. https://doi.org/10.1016/j.math.2009.08.007.

[60] Young, H. A., Hardy, D. G., 1983. Thoracic outlet syndrome. Br. J. Hosp. Med. 29, 459–461.

第十一章

肘区检查

Val Jones

学习目标

学习本章后，您应该能够：

- 阐述肘关节复合体的主要解剖结构和生物力学功能。
- 讨论这一区域的常见病理表现。
- 明确临床推理是如何通过症状位置、表现和性质，以及筛查问题的作用，从而指导对肘关节复合体疼痛和/或功能障碍患者进行主观检查的。
- 探讨引起肘痛的多种因素及心理社会因素在肘功能障碍患者的临床表现中可能产生的影响。
- 明确主观资料如何指导对肘关节复合体的物理检查。
- 基于临床推理，证明所选测试的合理性，并且对测试结果进行合理解读。
- 列举肘关节复合体全面体格检查的关键要素，包括主要的物理测试的灵敏度和特异度。
- 解释体格检查的结果如何帮助对于肘关节常见病变的诊断。

章节目录

概述

肘关节复合体由肱骨、尺骨和桡骨组成，它们共同形成三个独立的关节：肱尺关节、肱桡关节和上桡尺关节。关节囊将这三个关节包裹为一体，并且通过侧副韧带的加强来提供额外的稳定性。肱骨滑车与尺骨滑车切迹之间的紧密配合使得肱尺关节对于维持肘关节的结构稳定性起着至关重要的作用，并且是肘关节屈伸运动的主要关节。肱桡关节则在屈伸运动中发挥辅助作用，并在前臂的旋前和旋后运动中也起到作用（Hengeveld 和 Banks，2014）。尽管肘关节本身不常作为承重关节，但在执行推举和俯卧撑等活动时，肱桡关节会承受较大的压缩力，这一点在临床评估中必须予以重视。上尺桡关节和下尺桡关节通常被认为是一个功能单元，但是在本文中，下尺桡关节将放在第十二章进行讨论。它们主要在前臂的旋前和旋后运动中发挥着主要作用，因此在调整腕部位置和手部的精确空间定位至关重要。

与肘关节主要相关的肌肉包括三个屈肌（肱肌、肱二头肌和肱桡肌）和两个伸肌（肱三头肌和肘肌）。这些肌肉在肘关节运动中的作用取决于多种因素，包括功能位置、肌肉收缩类型及相关负荷。此外，肱骨为许多腕部和手部肌肉提供了稳定的附着点，屈肌/旋前肌肌腱和伸肌总腱构成了肘关节的内外侧动态稳定结构（O'Driscoll 等，2005）。这些肌腱的起始点也容易由于过度使用而发生退行性变化。

从解剖学角度看，肘关节是上肢运动链的一部分，位于灵活的肩关节、腕关节和手部之间。肘关节的主要作用是通过使个体能够将手置于各种位置来进行功能性活动，从而优化手功能。肘关节的正常生理屈伸范围是从过伸位的-5°到屈曲位的145°，然而大多数功能性活动通常只需要30°～140°的屈曲范围（Sardelli 等，2011），这意味着人们不需要肘关节完全的活动范围就能充分发挥其功能。

前臂的旋前大约有75°，旋后大约有85°是由上尺桡关节完成的（Neumann，2010）。这样的生理活动范围使得我们可以进行多种活动，例如在进食、穿衣和搬运物品活动中，肘关节屈曲和旋后使得手可以到达面部和身体附近。同样，肘伸展和旋前使手能够用于伸手、推、投掷和负重（比如使用拐杖）。因此，肘关节使得力量可以传递到手上或者通过手传递出去，如扭转时产生的扭矩（例如使用螺丝刀）或推力（例如推重门）。任何肘关节在屈曲或伸展中的活动受限都可能显著影响个体的功能独立性程度（Lockard，2006）。Søjbjerg（1996）指出，肘关节活动范围减少50%可能导致功能损失高达80%。此外，当腕关节或肩关节发生功能障碍时，肘关节可能出现代偿性变化，这也提醒我们对这些邻近关节区域进行检查评估的重要性。

肘关节损伤影响各个年龄段和活动水平的人群，并导致剧烈疼痛及功能障碍（Aviles 等，2008）。肘部疼痛可能会被描述为关节源性、肌源性、神经源性或这些因素的组合，这取决于所涉及的结构。涉及高空投掷、反复用力握持（高尔夫和网球）和压缩力（跳水、体操和举重）的运动通常更容易引起急性及慢性肘部病变。

特定症状可能表明某些状况。例如，打电话时小指的麻木和刺痛可能表明尺神经损伤；转动钥匙时的疼痛可能与上尺桡关节有关；肘关节不能完全伸展，可能提示滑膜炎或骨关节炎（MacDermid 和 Michlovitz，2006）。导致肘关节疼痛及活动限制的可能原因可以参考表11-1。颈椎或盂肱关节活动范围受限，伴随盂肱关节力量减弱，也可能与肘关节病理变化有关（Alizadehkhaiyat 等，2007）。

知识校验

1. 肘关节的内侧和外侧动态稳定结构包括哪些肌肉？
2. 肘关节正常功能活动所需要的关节活动范围是多少？

表 11-1 可能导致疼痛和/或活动受限的原因

创伤/明确的损伤机制	• 桡骨或尺骨的骨折——摔倒时用手撑地 • 桡骨头脱位/牵拉肘(最常见于幼儿) • 韧带扭伤——“啪”声可能提示侧副韧带损伤 • 肘关节脱位 • 肱二头肌远端断裂 • 肌肉拉伤
炎症	• 炎症性疾病:类风湿关节炎 • 滑囊炎(鹰嘴皮下滑囊炎、鹰嘴腱下滑囊炎、桡尺滑囊炎或肱桡滑囊炎)
退行性/重复性损伤	• 常见的伸肌起始点功能障碍/肘部外侧肌腱病变/网球肘 • 常见的屈肌起始点功能障碍/内上髁疼痛/高尔夫球肘 • 退行性疾病:骨关节炎和游离体 • 肌腱或肌肉的钙化(如骨化性肌炎)
外周神经敏化/神经病变受压	• 正中神经、桡神经和尺神经受压或损伤
恶性病理	• 感染(如结核病) • 原发性骨肿瘤
其他	• 关节过度松弛综合征 • 血友病 • 颈椎、胸椎、肩部、腕部或手部症状的放射性疼痛 • 前臂缺血性肌挛缩(如肱骨髁上骨折)

主观检查 / 病史采集

有关主观检查时问诊的问题及在体格检查中所进行测试的详情,可以参阅第三章及第四章。进行主观评估时,根据临床推理进行问诊及体格检查,并根据患者具体的症状表现及其预期进行个性化调整。

患者对其经历的观点

患者的社会和工作背景对提供适当的治疗和病情管理十分重要。需详细记录与患者发病和病情发展相关的社会史,包括年龄、职业、家庭情况、睡眠体位以及所有休闲活动和体育活动的细节(MacDermid 和 miclovitz, 2006)。至关重要的是,要深入了解肘关节的功能需求,了解其对关节结构的直接和/或间接机械应力的影响。例如,职业活动涉及持续或重复的动作,如生产线操作,这些动作可能会影响肘部常见的屈肌和伸肌的起始点。需要详细询问患者的工作状况和工作满意度。如果是运动员,应了解其训练计划或训练负荷的任何变化。

确定患者的期望、潜在的负面思想/信念以及心理社会因素,有助于有效规划主观检查和体格检查,并指导接下来的治疗。肘关节骨折后,无论骨折严重程度和治疗方法如何,伤后 2 周的恐惧回避信念可以预测 6 个月的功能结果(Jayakumar 等,2019)。心理社会因素的早期识别能够提醒治疗师对这些因素及时评估,这对疗效有显著影响(Linton 等,2011)。肘部外侧肌腱病变的患者可能会表现出对治疗效果产生不利影响的心理社会风险因素,如焦虑和恐惧回避以及对工作满意度低等(Alizadehkhaiyat 等,2007;van Rijn 等,2009)。以下是一些有助于评估心理社会状况的问题:

- 你最主要的困扰是什么?
- 你认为物理治疗能为你做什么?
- 你感觉最近的身体活动如何?

患者报告的结果指标同样推荐用来评估功能障碍对患者感知和功能限制的影响。有用的结果指标包括牛津肘关节功能评分(Oxford elbow score)(特指的关节)、Mayo 肘关节功能评分(Mayo elbow performance score)(特指的关节)、网球肘评分(patient-rated tennis elbow evaluation)(特殊病症)以及上肢、肩和手的残疾评估(disabilities of the arm, shoulder and hand,DASH)(The 等,2013)。

身体图示

有关患者当前的症状类型和区域的信息可以记录在身体图示上(图 3-2),包括手的优势侧。这有助于评估上肢症状对患者日常功能的具体影响。惯用手和运动习惯可能产生身体的适应变化。如在投掷运动员中,优势侧的肘、腕和手的运动范围减小而力量增强(Ellenbecker 等,2012; Wilk 等,2012)。这表明,仅仅比较投掷运动员的双侧手臂的功能可能不足以全面评估其恢复至受伤前状态的程度。

当前症状区域

在身体图示上精确标记出症状区域。肘部的症状可能局限于局部,也可能放射至前臂和手部。关节线上的局部疼痛较为常见,包括肱桡关节、鹰嘴突、尺骨切迹以及内外上髁。需明确识别并记录患者感受到的最显著症状,并详细注明患者感知症状的具体起源部位。

与检查部位相关的区域

在临床评估中,肘部的复杂症状可能源自其近端或远端的结构,包括颈椎、胸椎、肩关节、腕关节和手部。例如,源自伸肌总腱或更近端的颈椎(C5~C6)引起的肘外侧疼痛可能沿前臂向远端放射(Neumann,2010)。务必排查所有可能引起或影响疼痛的相关区域。在身体图示上以勾号(√)标记未受影响的区域。

疼痛的性质

确定疼痛的性质以协助推断可能的疼痛机制;例如,刺痛、抽搐样疼痛可能表明存在关节内功能障碍,而位于深层且定位于肘部外上髁的疼痛,无论是否伴有远端放射痛,都可能是肘部外侧肌腱病变表现。

疼痛的强度

疼痛的强度可以按照第三章所示进行测量(图 3-4),并为症状严重程度的临床推理提供依据,从而指导体格检查的范围和程度。

感觉异常

检查上肢和/或手的感觉变化,如感觉异常、疼痛或痛觉超敏,这些变化可能表明神经源性问题。考虑症状是否可能起源于周围神经,如前臂和手的正中神经、桡神经和尺神经或脊神经的分布区。这些症状是单侧的还是双侧的?患者是否存在手部无力的情况?当患者神经根压迫或脊髓压迫症状逐渐加重或恶化时需要立即转诊。

持续或间歇症状

确定症状出现的频率,是持续性的还是间歇性的。如果症状持续存在,检查症状的程度是否有变化,因为持续不变的疼痛可能提示有严重的病理变化。

症状间关系

症状区域之间的相互关系可通过详细的临床问诊来探究。例如,症状是同时出现的还是单独出现的?患者是否仅感受到肘部疼痛而没有肩部或颈部疼痛,或者疼痛是否同时出现?了解不同症状区域的关联性对于规划评估顺序、选择管理技术及制定治疗策略具有重要意义。

症状表现

加重因素

对于每个部位,确定哪些动作或姿势会加重患者的症状,即是什么引起或使症状加重?患者是否能够保持该姿势或活动(严重性)?当此症状出现或加剧时,其他症状有何变化?一旦停止姿势或动作,症状缓解需要多长时间(激惹性)?严重性和激惹性的概念已在第三章中进行讨论。

治疗师还会询问患者的功能活动,这些活动可能表明症状的来源。常见的加剧因素有哪些？例如在伸展或屈曲肘关节时的疼痛和僵硬可能涉及与肱尺关节和肱桡关节有关，而抓握时的疼痛、转动钥匙开锁和打开瓶盖时的疼痛可能涉及伸肌总腱或上桡尺关节。检查时需尽量详细指出这些加剧因素。如可能，应将动作或活动分解成单独的组成部分，这样可以在体格检查时提供诊断线索（如运动员的投掷动作）。

若怀疑其他部位的加重因素可能是该症状的直接原因或间接原因，需要考虑这些因素。

缓解因素

对于每个症状区域，治疗师需要研究其缓解因素，确认症状之间的关系，评估激惹性以判断症状的来源。

肘关节疼痛和肿胀可在屈曲约 70°并以手支撑时得到缓解，因为在此体位下肘关节囊内压力最小。同样重要的是，当改变位置或移动近端或远端关节时，探索并确认这些症状的相关性。例如，抬高肩胛带可减轻臂丛和神经根的张力，从而缓解神经组织的症状。

最显著的功能障碍用星号（ * ）标明，在之后的体格检查中深入检查，并在后续治疗中再次评估，以确定治疗效果。

24 小时症状表现

治疗师通过询问以下问题进行判断：

*夜间症状。*第三章中详细介绍了确定夜间症状的建议性问题。夜间疼痛可由睡眠姿势引起，如持续屈肘（尺神经病变）。

*晨间与晚间的症状。*治疗师首先分析患者在早晨、全天及一天结束时的症状模式。患者一觉醒来时的症状状态有助于评估患者休息后症状是否有缓解。若患者起床后的疼痛/僵硬症状持续超过 30 分钟，则表明该障碍可能具有炎症成分。

特殊/筛查问题

正如第三章所强调的需要例行进行特殊问题的筛查，因为这些问题可以识别体格检查和/或治疗的某些注意事项或禁忌证。治疗师必须区分适合治疗与管理的肌肉骨骼疾病，以及需要转诊给其他医生的系统性、肿瘤性和其他非肌肉骨骼疾病。

在进行肘部的主观性评估时，以下的病症和发现尤为关键，应仔细评估这些情况对肘关节功能障碍的具体影响。

甲状腺功能障碍与较高的肌腱病变发生率相关（Cakir 等，2003），糖尿病也与肌腱病变、组织延迟愈合和周围神经病变有关（Boissonnault，2011）。在制订治疗计划时，应将可能影响患者预后的全身性疾病考虑在内。

肘关节周围的原发性骨肿瘤通常很少见。对于持续的、不明原因的、非机械性肘关节骨痛患者（Goodman，2010a，2010b）或既往有癌症病史的患者，应提高对肿瘤的怀疑，无论是原发性的还是继发性的。

肘关节特殊问题

在受伤后，必须评估是否有挫伤的存在。肘部内侧或外侧的挫伤可能表明韧带撕裂或肘关节脱位，而肘前窝及前臂近端内侧的挫伤可能表明肱二头肌远端断裂，这两种情况均需紧急转诊。

关节锁定可能是由于关节内游离体卡在关节面之间造成的。面对关节锁定的情况，患者的年龄对检查者判断具有参考价值，因为老年患者可能患有关节炎，而年轻患者可能患有剥脱性骨软骨炎。任何二十多岁出现肘部疼痛的运动员应首先考虑为骨软骨缺损，并应立即转诊做进一步检查，除非有其他证据排除此种可能。

肘部外侧肌腱病变的症状，通常在长期的过度重复性动作后出现；然而，若症状是在某项特定活动中突然发生的，如网球中的反手击球，应当考虑伸肌总腱的全层撕裂，需要再次进一步转诊。

用药史

曾使用类固醇或氟喹诺酮类抗生素（如左氧氟沙星等）与肘部的肌腱病变或肌腱完全断裂有关。此外，吸烟还会显著增加远端肱二头肌断裂的风险，其发生率为非吸烟者的七倍（如Safran 和 Graham 在 2002 年的研究中指出）。

既往史及家族史

包括与患者状况相关的任何重大或慢性疾病、事故或手术的详细信息。还应记录与患者症状的发生和进展相关的遗传性家族病史，包括炎症性关节炎、炎性肠病、银屑病的家族史，这些家族史使个体更容易患炎症性关节炎。检查是否有外伤史或复发性轻微外伤。有肘关节脱位或骨折史的患者可能有继发于原始损伤的肘关节不稳定（Bell，2008）或继发性关节炎的风险。查明以往针对同一或类似问题的治疗效果。可以获取过去的治疗记录以了解更多详细信息。

肘关节僵硬或关节炎

肘关节僵硬，可以分为：

- 退行性（骨关节炎）。
- 炎症性，包括类风湿关节炎和强直性脊柱炎。
- 创伤后关节炎—由骨折或关节不稳定引起。
- 外伤后异位骨化（如肌肉或关节囊及韧带周围的非骨组织骨化）。
- 感染（如结核病）。

类风湿关节炎通常会影响单侧或双侧肘关节，原发性退行性关节炎比较少见。应检查患者是否患有目前容易导致肘关节僵硬的系统性疾病，如血友病（Nandi 等，2009）。在血友病患者中，肘关节容易发生血肿，被认为是仅次于膝关节的第二大最常受影响的关节（Utukuri 和 Goddard，2005）。

突发肿胀

在没有外伤的情况下突发肘关节肿胀或突然活动度降低提示关节感染或炎症。化脓性关节炎在肘关节尽管不常见，但可能见于免疫系统受抑制或患有糖尿病的患者、服用可的松药物的患者或静脉注射毒品者。鹰嘴上方的突然肿胀可能提示有鹰嘴滑囊炎。

影像学检查

肘关节外伤后，首先进行 X 线检查，以便对初步损伤情况、伴随的骨折或脱位进行评估。血液学分析、CT、MRI 或神经电生理检查可作为进一步的医学诊断测试。

现病史

对于每个受累部位，治疗师必须了解症状发作的持续时间，并判断症状是急性出现还是慢性进展。需确认是否存在导致症状的明确诱因。若症状发作与创伤事件（如跌倒）相关，医生应详细调查患者的损伤机制，因为在确立诊断过程中，明确损伤的具体机制是至关重要的（Aviles 等，2008）。

患者摔倒时手臂伸直还是肘部直接撞击？肱二头肌肌腹的轮廓有无变化？这意味着远端肱二头肌可能有撕裂。若患者主诉在进行投掷动作时伴随肘内侧疼痛，并感觉到明显的“砰”声，这可能提示有急性韧带损伤（Cain 等，2003）。

韧带损伤可能是由急性损伤（如脱位或骨折）引起的；也可能由反复过度的应力作用导致韧带的慢性不稳定所致。

不稳定模式包括：

- 后外侧旋转不稳——是最常见的，通常由先前的脱位或骨折引起。
- 外翻不稳——由内侧韧带损伤引起，常见于投掷运动员。
- 内翻不稳——由外侧韧带损伤引起。

韧带不稳定的患者可能会报告出现弥漫性疼痛以及其他相关症状，包括关节弹响、摩擦声以及伴随的不适感，或在进行负重活动时，尤其是在肘关节伸展期间可能出现关节脱位。对于慢性内侧韧带损伤的投掷运动员而言，症状可能仅在投掷动作中出现，并导致投掷速度或准确性的降低。在表现出存在慢性不稳定症状的患者中，检查者应谨慎地进行关节完整性及韧带稳定性测试(Aviles 等，2008)。

渐进起病

症状是否为慢性发展？其发展是否与患者近期的生活方式变化(例如新工作、新的休闲活动)或体育活动的改变有关？请详细描述症状最初出现时的情况以及随后的发展过程。这是否为患者首次出现此类症状，还是患者有既往肘关节问题的病史？若是有既往史，请问发生过多少次类似症状？每次发作的时间点及持续时长如何？发作期间患者是否完全康复？患者是否有过脊柱或其他上肢关节的疼痛和僵硬史？

病情阶段的评估

要评估病情的阶段，需要判断症状是否在改善、恶化或者保持不变。当所有这些信息收集完毕后，即完成了主观评估。为了便于参考，请用星号(*)高亮标示出主观发现的一个或多个功能障碍。可在随后的治疗期间重新评估这些数据，以此评价治疗干预的成效。

知识校验

1. 什么常见的休息姿势可以缓解肘关节疼痛和肿胀，为什么？
2. 肘关节锁定可能表明什么？
3. 在肘关节骨折的治疗中，为什么了解患者的想法很重要？
4. 列举与肌腱病变发病率增加相关的常见系统性疾病。
5. 肘关节突然的肿胀可能表明什么？

体格检查计划

在进行主观评估期间，治疗师将依据患者的口头表述和非言语交流初步形成假设。此类信息有助于治疗师规划随后的体格检查流程，并为治疗师提供了一个确保安全、目的明确的检查方案的框架，同时解决以下的关键问题。

注意事项与禁忌证

治疗师首先需确诊患者是否存在肌肉骨骼系统功能障碍，并评估其是否适合接受手法治疗和运动疗法。在肘关节的评估中，需特别注意的禁忌证包括近期的骨折、外伤、异位骨化的可能性以及长期类固醇治疗的病史。

对于肘关节以外的区域，还需考虑如神经根压迫症状加剧等禁忌证。对所有注意事项和禁忌证的识别与评估将提示治疗师是否需要采取谨慎的体格检查策略，并帮助其决定体格检查的顺序、范围和选择。肘关节伸展测试可用作疑似骨折的初步筛查，以确定是否需立即转诊/影像学检查(Appleboam 等，2008)。若创伤后出现伸展功能不全，则提示有95%的可能性发生骨折；相反，如果伸展功能完整，则骨折可能性不到5%。

制定工作假说和替代假说

基于患者的主观检查信息，治疗师运用临床推理确定一个工作假说，并确定可能引起患者症状的结构/组织来源，包括近端和远端结构(如关节、肌肉、神经和筋膜)。需要检查评估的远端结构包括颈椎、胸椎、肩关节、腕关节和手等。对于复杂的病例，可能无法在首次就诊时对所有潜在原因进行全面检查。因此，治疗师需利用临床推理技巧，确定在首次评估中“必须”检查的部分，以及在后续诊治中“应该”或“可以”进一步检查的部分。表 11-2 是一份建议计划表。

疼痛的主要机制是什么

疼痛被主要分类为伤害性疼痛、外周神经

表11-2 关于必须做什么、应该做什么和可以做什么的建议

必须	应该	可以
• 视诊（正式和非正式） • 身体图示与症状间关系 • 简要评估颈椎和胸椎活动度 • 简要评估肩/肩带位置与肘关节的关系 • 功能性演示 • 主动活动范围的检查，注意记录活动范围、动作质量和症状反应 • 屈曲 • 伸展 • 旋后 • 旋前 • 触诊肘关节结构 • 鹰嘴和鹰嘴窝，肱尺关节，肱桡关节和上桡尺关节 • 前关节囊，侧副韧带，环状韧带 • 尺神经、桡神经和正中神经相关触诊点 • 伸肌总腱和屈肌总腱 • 附属运动 • 肌力评估，包括握力测试、肌长度和肌力测试 • 韧带检查——仅在怀疑不稳定的情况下进行 • 吊钩测试——用于怀疑肱二头肌远端撕裂	• 简要评估肩关节、腕关节和手的主动运动 • 神经和神经动力学测试	• 鉴别测试——神经源性、关节源性和肌源性 • 简要评估胸椎主动运动 • 颈椎/胸椎的被动生理活动和椎间关节被动附属运动

测试要根据功能障碍/状况的类型进行选择，因此要将患者的症状进行优先排序

性疼痛、中枢敏化疼痛和自主神经性疼痛（van Griensven, 2014）。主观评估应使治疗师能够对患者症状的主要疼痛机制进行准确的临床推断。明确识别可能引发/维持当前症状的疼痛机制，这有助于治疗师制订适当的治疗计划和管理患者。

体格测试的顺序和范围

症状的严重性、激惹性以及性质是决定体格测试的选择和优先顺序的关键因素。对于严重且易激惹症状，可以在症状出现之前或症状刚出现的初始阶段进行体格测试，尽可能少地去进行体格测试检查。若患者表现出持续的严重和/或易激惹症状，治疗师的目标是找到能够缓解症状的体格测试。如果患者的症状不严重且不易激惹，对能够引发患者症状的体格测试都要进行，这些测试可能包括组合、持续或重复性动作。

体格检查

治疗师在完成主观检查后应有一个首选的主要临床假设，而体格检查的目的就是证实或反驳这一假设。体格检查计划表应概述需要检查的内容。后续描述的查体顺序和细节需要根据患者的具体情况进行调整，一些测试可能不适用，一些测试可能只需简单执行，有些则需要更全面地进行。重要的是要认识到本章展示的检查技术并非全部，还有许多在此基础上进行改良的技术。同时，也必须理解所有体格检查的可靠性、灵敏度和特异度都会有所不同（见第四章）。已经介绍了有最佳证据支持诊断准确

性的肘关节测试，这可能有助于治疗师评估这些肘关节测试的临床效用。每项能够诱发或缓解患者症状的体格检查都需要在患者的病历中用星号（ * ）标记，以便查阅。

视诊

非正式视诊

非正规的观察贯穿于整个诊疗过程。治疗师应在动态和静态情况下观察患者，评估患者使用上肢的能力和意愿、运动质量以及任何面部表情变化。

正式视诊

这对确定如骨性对位异常、肌肉启动顺序模式异常和静态肌肉长度异常等诱发因素是否存在很有帮助。

姿势视诊。 治疗师评估肘区的骨性标志和软组织轮廓，以及患者的颈椎、肩部、腕部和手部。对于隐匿性发作的肘关节疼痛，应仔细检查颈部和肩部，以排除可能的症状转移。

骨性对位视诊。 治疗师可以首先观察鹰嘴和内外上髁的相对位置。在肘关节伸直时，它们应该形成一条直线；在肘关节屈曲 90°时，应形成一个等腰三角形（图 11－1）（Magee 和 Manske，2021）。解剖学和性别差异可能会改变这种位置关系；然而，这种位置关系的明显改变可能表明有骨折、脱位、愈合畸形或先天性畸形。

治疗师可以通过将患者的手臂置于解剖位置来评估肘关节的提携角。男性正常的提携角为 5°～10°，女性为 10°～15°；大于 15°为肘外翻，小于 5°～10°为肘内翻（Magee 和 Manske，2021）。两侧的提携角应该是对称的。肱骨远端骨折可能导致肘内翻或“枪托”畸形。肘内翻和外翻也可能源于侧副韧带不稳定。

肘关节过伸达－5°/－10°，在女性中可能是正常的。肘关节被动伸展活动度增加可能是由于过伸/前关节囊松弛所致，这提示应考虑进行

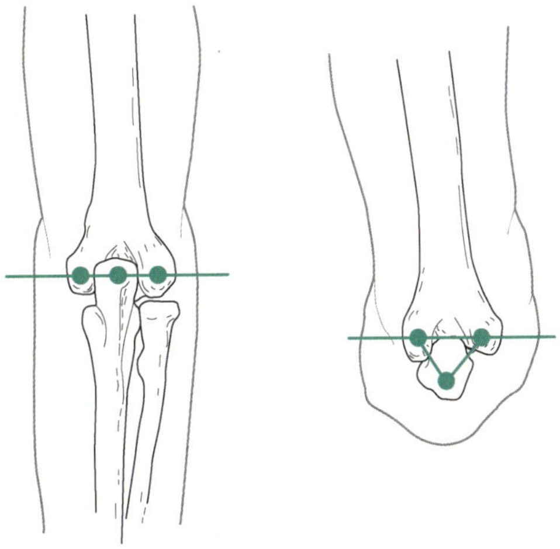

图 11－1　鹰嘴和内外上髁的相对位置
（Magee 和 Manske，2021，已获授权）
鹰嘴和内外上髁在肘关节伸直时，它们应该形成一条直线；在肘关节屈曲 90°时，应形成一个等腰三角形

关节过度松弛综合征的筛查（Simmonds 和 Keer，2007）。肘关节休息位屈曲活动度的减少可能表明肘关节僵硬或肘屈肌紧张。

挫伤视诊。 应持续关注肘部周围的挫伤情况，其意义我们在前面关于肘关节特殊问题内容中也讨论过。

肿胀视诊。 肘部的肿胀可能发生在关节内或关节周围软组织。由于肘关节被同一关节囊包裹，关节肿胀会影响所有三个关节，并且肘部可能保持在一个半屈曲位（大约 70°）。关节内肿胀可能会使肘部外侧的外上髁、桡骨头和鹰嘴尖之间的三角区域表现为充盈饱满状态。可以观察到肘后方鹰嘴滑囊的肿胀（Magee 和 Manske，2021）。鹰嘴滑囊感染可能伴有发热和红斑。

肌肉形态视诊。 治疗师检查患者上肢的肌肉体积和肌张力，并进行两侧对比。必须注意，惯用手以及身体活动的强度和频率可能会导致两侧肌肉体积产生差异。应注意观察肱二头肌轮廓的任何变化，因为肱二头肌远端撕裂会导致肱二头肌近端隆起。

手部肌肉的萎缩表明可能存在周围神经卡压。手内在肌肉特别是第一背侧骨间肌处的肌

肉萎缩,常见于尺神经损伤,同时伴随 Wartenberg 征,即小指在抓握过程中不移动或处于外展位。

功能测试

非正式视诊和正式视诊已经包括了对功能能力的一些评估。检查者要求患者演示如进食这样的功能性任务,将有助于提供发现相关潜在受累结构的宝贵线索。例如,进食涉及肘关节屈曲(多达 120°)、旋后(用于放置勺子或叉子)和肩关节前屈。任何运动缺陷都会表现得很明显。其他功能性测试包括用手臂从椅子上站起来、投掷物体、抓握和提拿袋子等。

主动生理运动

肘关节的屈曲和伸展运动主要由肱尺关节和肱桡关节进行。旋前、旋后运动主要由上/下桡尺关节进行,肱桡关节也会有所贡献(Magee 和 Manske, 2021)。应首先进行肘关节复合体的主动生理运动检查,对比两侧,依次进行,将最疼痛的运动放在最后进行。在患者每次运动前治疗师要确定其静息状态下的症状,并纠正其任何代偿性运动,以确定其与患者症状的相关性。肘关节和前臂的主动生理运动及可能需要进行的改良运动见表 11-3。治疗师应注意以下几点:

- 关节活动度。
- 运动质量——例如,在旋后和旋前过程中,可能会出现代偿性的肩关节内收和外展,从而营造出活动度正常的假象。
- 运动过程中的疼痛表现。
- 运动过程中和运动末端的抵抗。
- 任何肌肉痉挛、保护性反应或恐惧感的诱发,这可能表明存在疼痛或韧带不稳。

在适当的情况下,可以让患者在仰卧位或坐位下进行主动运动,并施加过压进行测试(图 11-2)。

表 11-3 主动生理运动及可能进行的改良运动

主动生理运动
- 肘关节屈曲
- 肘关节伸展
- 前臂旋前
- 前臂旋后

改良的生理运动
- 重复性运动
- 改变速度
- 组合运动和顺序,例如:
  - 肘关节屈曲伴旋前或旋后
  - 前臂旋前伴肘关节屈曲或伸展
- 维持姿势的运动
- 受损运动
- 鉴别测试
- 功能性运动

识别改良的生理运动对患者体征和症状的任何影响

重新评估所有带 * 的项目

如有必要,筛查可能引起该区域症状的近端和远端区域

颈椎

胸椎

肩部

腕部和手部

症状改善或鉴别测试

可以进行各种鉴别测试(Hengeveld 和 Banks, 2014),其选择取决于患者的体征和症状。例如,当肘关节屈曲时诱发出患者肘部疼痛症状,可能需要对肱桡关节和肱尺关节进行鉴别。

“抓握和研磨”试验,通过要求患者肘关节屈曲至 90°,握住检查者的手(像转动门把手一样),同时旋转前臂。检查者对患者的前臂施加轻微的阻力,以增加桡骨头关节的压力。如果测试时患者感到疼痛,尤其是在桡骨头关节区域,那么测试结果被认为是阳性,表明可能存在关节内问题,如骨关节炎、青少年患者骨软骨缺损等。

被动生理运动

所有的主动运动通常都可以在患者处于仰

卧位时进行被动运动检查，对比两侧。治疗师在以下运动中感受运动范围的限制和/或症状的诱发，并评估关节的运动终末感（图 11–3）：

- 肘关节屈曲。
- 肘关节伸展。
- 前臂旋前。
- 前臂旋后。
- 组合运动（例如，伸展/外展）。

关节完整性测试

病史中提示的慢性不稳定（如弹响声、运动控制下降或投掷表现下降）也要进行评估测试。

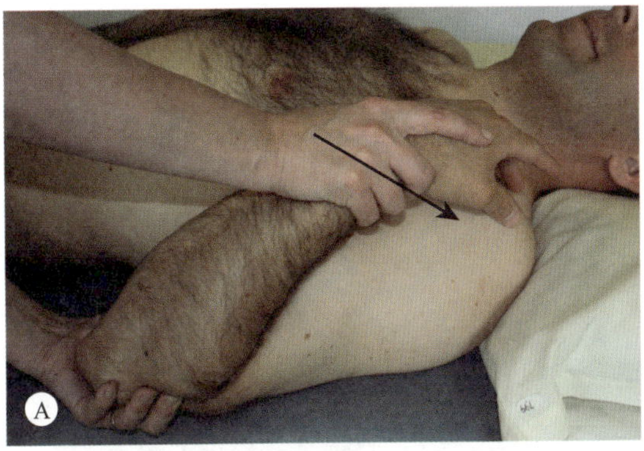

（A）屈曲

左手支撑在肘部下方，同时右手屈曲肘部

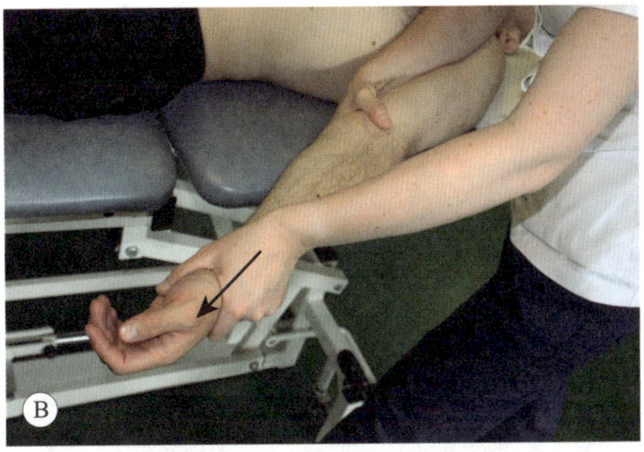

（B）伸展

右手支撑在肘部下方，同时左手伸展肘部

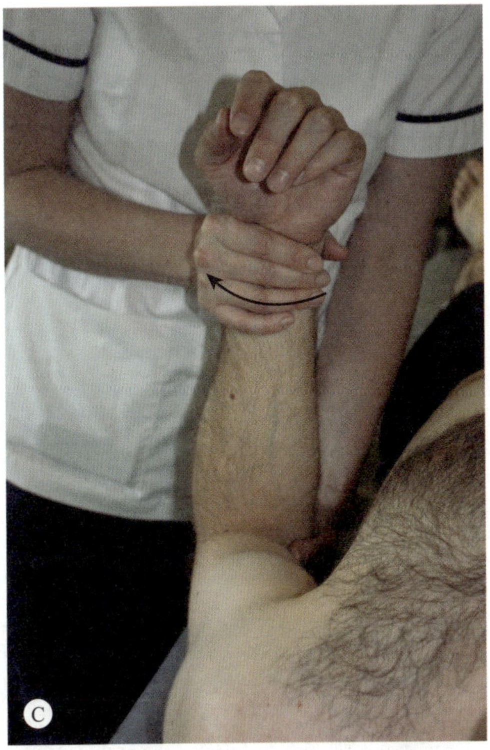

（C）旋后

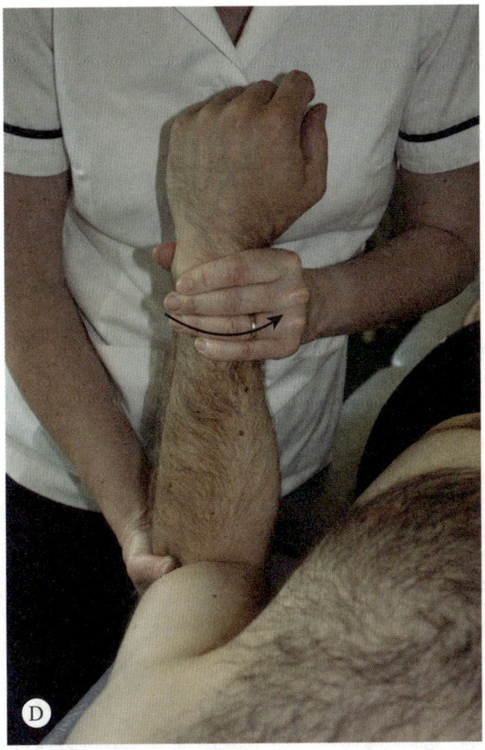

（D）旋前

图 11–2　对肘关节复合体施加过度压力

箭头表示治疗师施加力量的方向

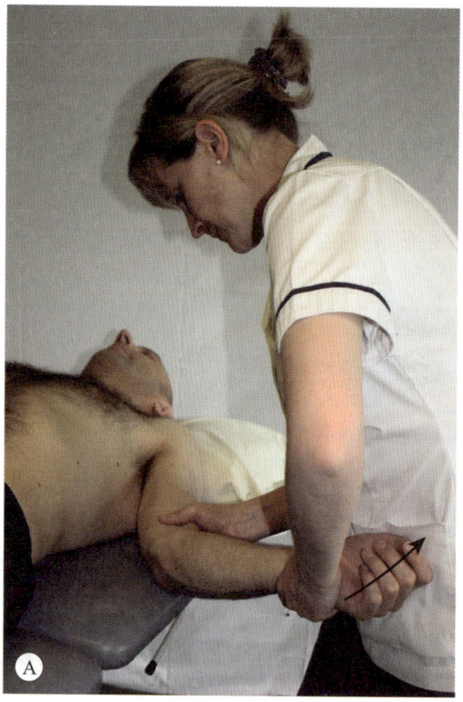

(A) 外展
右手稳定肱骨,左手外展前臂

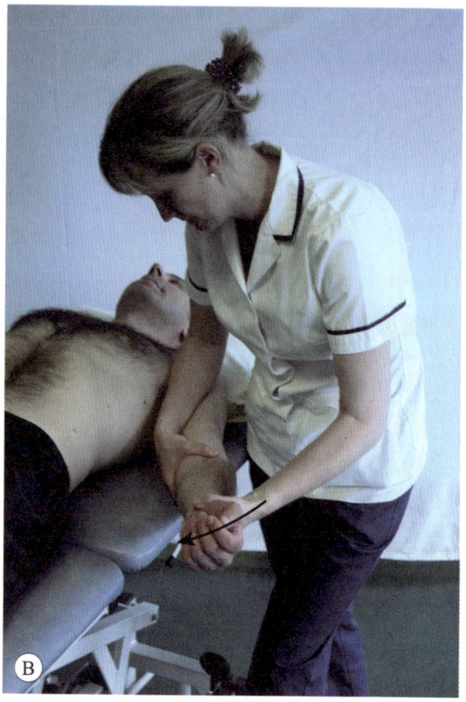

(B) 内收
右手稳定肱骨,左手内收前臂

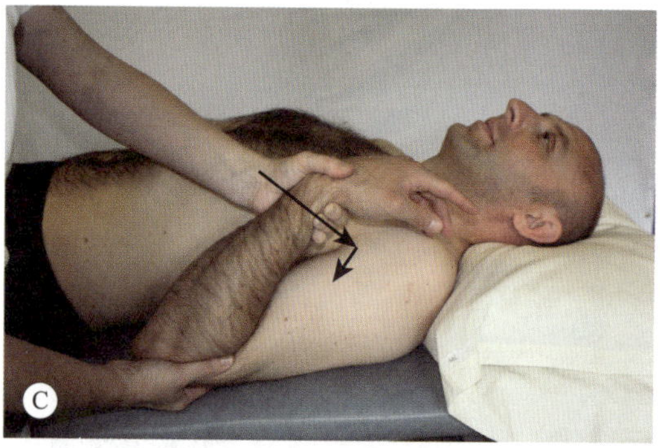

(C) 屈曲/外展
右手支撑在上臂下方,左手使手臂进行屈曲和外展

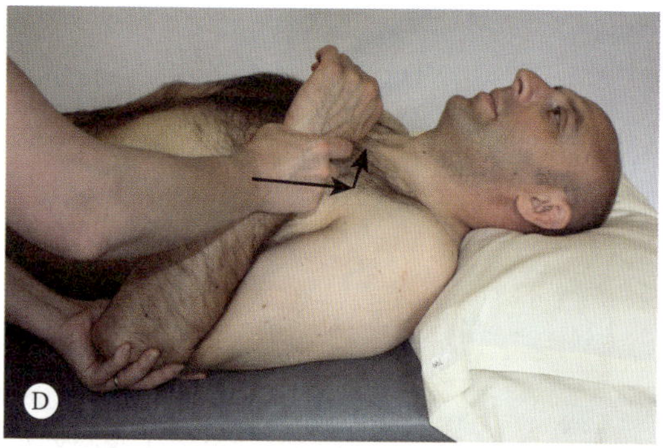

(D) 屈曲/内收
左手支撑在上臂下方,右手使手臂进行屈曲和内收

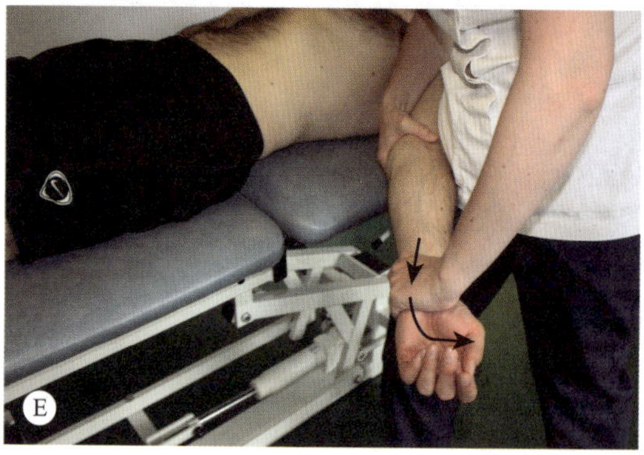

(E) 伸展/外展
右手支撑在上臂下方,左手使手臂进行伸展和外展

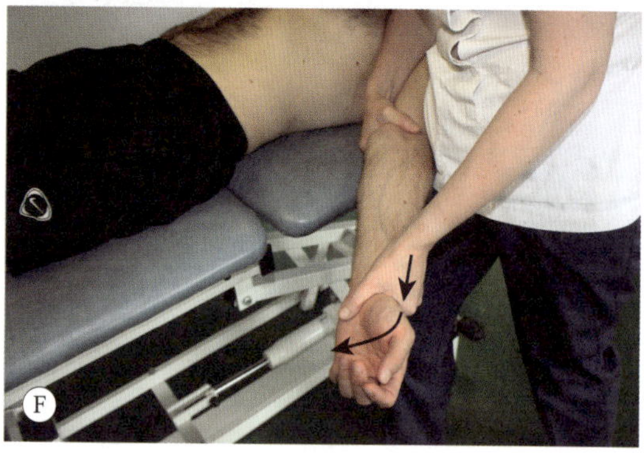

(F) 伸展/内收
右手支撑在上臂下方,左手使前臂进行伸展和内收。箭头表示治疗师施加力量的方向

图 11-3 肘关节复合体的被动生理运动

使用激发测试来评估关节不稳始终需要小心谨慎地进行。对于以下所有测试，传统意义上患侧与健侧相比存在过度运动可提示为阳性，而且，现在“患者的恐惧心理”也可以被视为阳性，患者需要进一步转诊以进行更深入的检查。

内侧副韧带检查

外翻测试。 内侧副韧带（medial collateral ligament，MCL）的完整性测试是通过检查者一手握住患者的前臂，使其肘关节屈曲约 30°，前臂处于旋后位；检查者另一手稳定患者的肱骨以确保施加的力量直接作用于内侧副韧带；最后检查者对患者的前臂施加一个向外的力，使肘关节外翻（图 11-3E）。当以肘内侧疼痛作为阳性测试的标准时，灵敏度为 65%，特异度为 50%；但当以韧带松弛作为阳性测试的标准时，灵敏度为 19%，特异度为 100%（O'Driscoll 等，2005）。

移动外翻应力测试可以在运动范围内检查内侧副韧带（MCL）（图 11-4）。患者处于坐位，治疗师将其肩关节外旋并外展至 90°，然后被动伸展肘关节，同时持续施加一个恒定的外翻力。在肘关节屈曲 70°～120°的弧线范围内出现与症状相同的疼痛被认为是阳性测试（O'Driscoll 等，2005）。O'Driscoll 等（2005）在一个小规模人群研究中发现，针对肘关节 MCL 撕裂的移动外翻应力测试具有 100% 的灵敏度和 75% 的特异度，其似然比（likelihood ratios，LRs）分别为 LR+ 4 和 LR-0。

外侧副韧带检查

检查外侧副韧带复合体的方法是，检查者在患者肘关节屈曲 30°时对前臂施加内翻力使鹰嘴与鹰嘴窝分离，检查者另一只手稳定患者肱骨并使其内旋。运动终末时的松弛感、过度活动或患者症状的出现提示是阳性测试，表明肘关节不稳定（Volz 和 Morrey，1993）。这个测试的诊断准确性尚未进行灵敏度和特异度的研究。

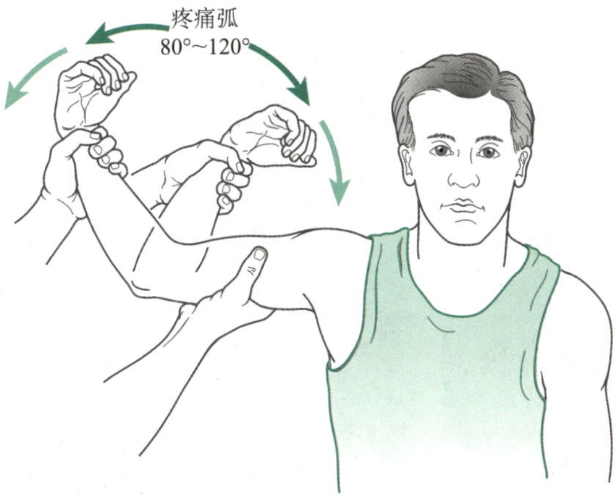

图 11-4 移动外翻应力测试
（Magee 等，2009，经许可）

后外旋转不稳测试。 肘关节复发性后外侧不稳一般很难诊断，需要详细的病史采集和检查。它由尺骨和桡骨相对于肱骨的旋转性半脱位引起，外侧尺骨副韧带被认为是导致这种肘关节不稳定的主要原因。接下来描述的三项测试应该依次进行，如果任何测试呈阳性，则放弃剩余测试（图 11-5）。

撑桌复位测试。 患者站在桌子前，手放在桌子的外侧边缘，肘关节屈曲，手朝向外侧，前臂处于旋后位。要求患者用有症状的手臂进行俯卧撑。阳性测试是在屈曲约 40°时出现疼痛或恐惧感。该测试的灵敏度为 100%（Arvind 和 Hargreaves，2006）。

站立测试/座椅撑起测试。 患者采取坐姿，双肘屈曲 90°，握住扶手，肩部外展，前臂旋后。要求患者通过双臂下压从椅子上站起来。阳性测试是指当肘关节活动到伸直位时疼痛加剧。该测试的灵敏度为 88%（Regan 和 Lapner，2006；Anakwenze 等，2014）。

俯卧撑测试。 患者俯卧位，胸部贴地，肘屈曲 90°，肩外展，前臂旋后，要求患者进行俯卧撑动作。阳性测试是在测试过程中出现恐惧、疼痛或桡骨头脱位。该测试的灵敏度为 88%（Arvind 和 Hargreaves，2006；Regan 和 Lapner，2006）。

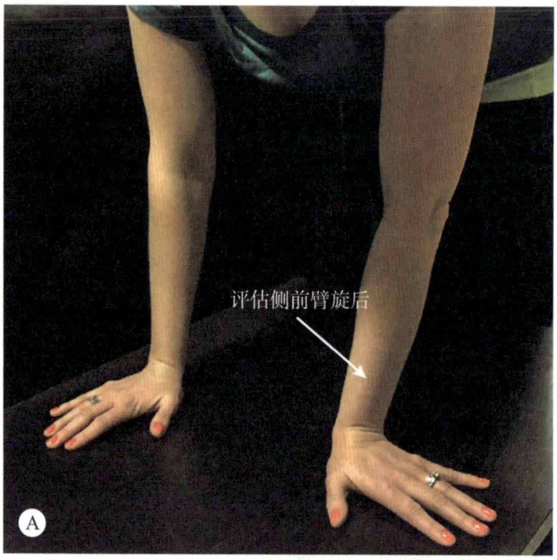

(A) 俯卧撑测试

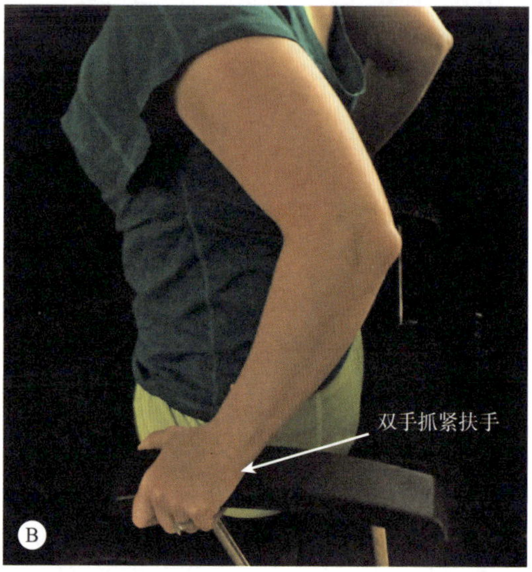

(B) 座椅撑起测试

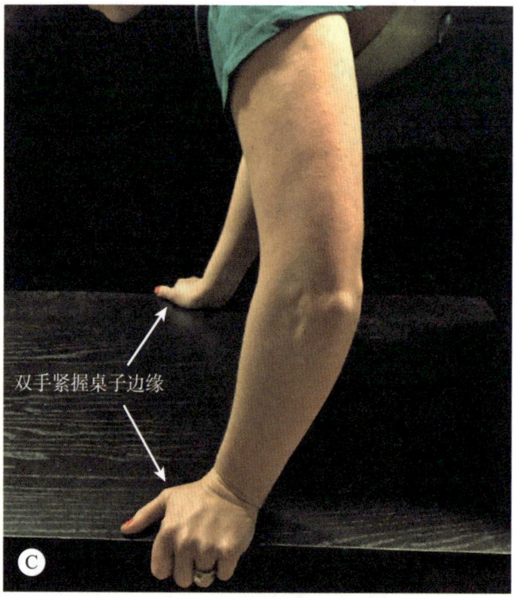

(C) 撑桌复位测试是评估后外旋转不稳的附加方法

图 11-5 推起测试(Camp 等,2017)

在这些图中,以患者左侧肘关节为例,其从屈曲和旋后位推至伸直位。患者的体重施加了必要的轴向负荷。这些检查每一种都依赖于患者自己推动自己,因为他们能够控制力量和速度所以减少了患者恐惧心理。当患者在测试中出现相同的肘部外侧疼痛症状、关节不稳或恐惧时,记录为阳性测试

肌力测试

肌力测试包括检查肌力、肌长度和等长肌力测试。需要测试的肌肉取决于症状区域和使症状加重的功能活动。

肌力

对肌力的完整评估应包括在活动范围内对肌肉进行等长肌力测试。在肘关节的体格检查中,可能需要测试肘关节屈肌和伸肌、旋前肌和旋后肌、腕部屈肌和伸肌、腕桡偏和腕尺偏的肌

力以及任何其他相关区域的肌肉群。手持测力计在进行握力测试评估时和治疗肘部外侧肌腱病变时很有帮助。

肌长度

为了确定肘部、腕部和手部的肌肉是否紧张,需要进行被动肌长度测试。肌长度测试的结果可能会受到肩部、肘部和前臂的起始位置以及肌肉是否为双关节肌的影响。例如,如果测试起始位置是肩部前屈,或者在测试过程中肩部伴随肘屈曲同时屈曲,肱三头肌的被动张力可能会限制肘部屈曲。测试肱三头肌时,患者应采取坐位,手臂被动地抬高,同时肘部保持伸展,然后被动屈曲肘关节,并记录肘关节屈曲的活动范围和运动终末感。

等长肌力测试

治疗师对肘关节的屈肌和伸肌、前臂的旋前肌和旋后肌、腕部的屈肌和伸肌、桡偏肌和尺偏肌(及其他相关肌群)进行评估,测试范围涵盖生理运动范围的不同阶段,必要时还需要在有或无负荷的情况下维持某一姿势进行评估。在肘关节屈曲角度为90°~100°,且前臂处于旋后位时,可观察到最大的等长屈曲力量;而在此角度范围之外,肘关节屈曲的力量显著降低(Magee 和 Manske, 2021)。治疗师需记录肌肉收缩的力量和质量,以及是否引发患者的症状。图11-6展示了肘部和腕部肌群的等长肌力测试。

肌肉完整性测试

在肱二头肌近端见到肌腹回缩可能提示肌腱断裂,这种情况可能伴随前臂旋后动作时的力量减弱和疼痛,以及肘关节屈曲时的轻微力量减退。吊钩测试用于评估肱二头肌远端肌腱的完整性(O'Driscoll 等,2007)。测试时,患者外展肩关节,屈曲肘关节至90°,前臂旋后,拇指朝下,检查者尝试用示指从外侧勾住肱二头肌腱(图11-7)。如果示指能够在肌腱下方插入1 cm深甚至更多,则结果为阴性;如果无法勾到类似绳索的结构,则结果为阳性。该测试的灵敏度为80%,特异度为100%(O'Driscoll 等,2007)。

肱三头肌损伤不常见,其症状可能表现为肿胀、瘀血以及肱三头肌腱处可触及明显间隙。肱三头肌功能障碍时表现为无力,患者无法抵抗重力进行肘关节伸展。

特殊试验

反复的微创伤会在肘部的屈肌和伸肌起始点引起退行性改变。虽然经常采用激发测试来评估这些损伤,但目前缺乏足够的诊断准确性研究来验证这些测试的临床效用(Cook 和 Hegedus,2013)。

*肘部外侧肌腱病变(网球肘测试)。*手抓握时伴随外上髁疼痛通常与网球肘/肘部外侧肌腱病变的诊断相关。使用以下疼痛激发测试来诱发症状:

Cozens 测试——治疗师在患者肘关节完全伸展位时稳定其手臂,并指导患者进行握拳动作,同时进行腕伸肌的等长收缩抗阻——若在肘关节外侧引发疼痛,则视为阳性。

Maudsley 测试——对第三指近端指间关节进行抗阻伸展以激活桡侧腕短伸肌。若在肘关节外上髁区域出现疼痛或力量减弱,则视为阳性。

Maudsley 试验或 Cozen 试验的诊断准确性,包括其灵敏度和特异度,目前缺乏相关数据支持。

握力测试——患者采取坐位,手持握力计,肩内收,前臂处于旋前与旋后的中立位,腕部保持中立,患者尽可能用力握持握力计。首先在肘关节90°屈曲位进行,其次在肘关节完全伸直位进行。屈曲位与伸直位之间的握力下降5%或以上,提示患有肘部外侧肌腱病变,其灵敏度报告为78%,特异度为80%(Dorf 等,2007)。

在评估两侧握力时,必须考虑惯用手对测试结果的潜在影响。无痛握力测试被认为是评

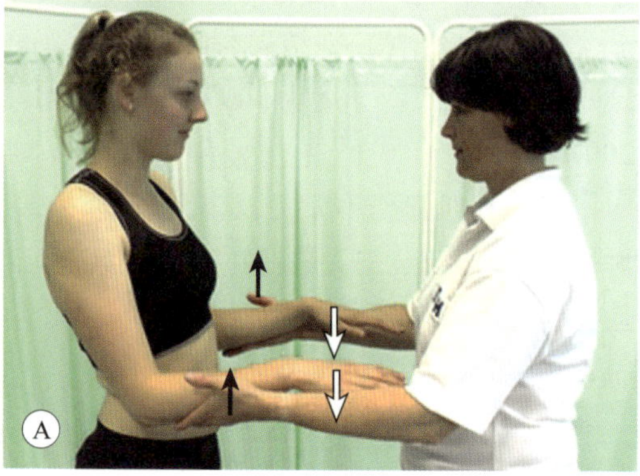

(A) 肘关节伸展

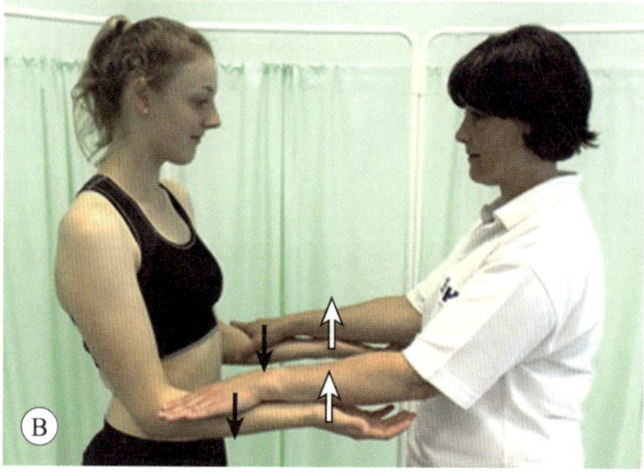

(B) 肘关节屈曲

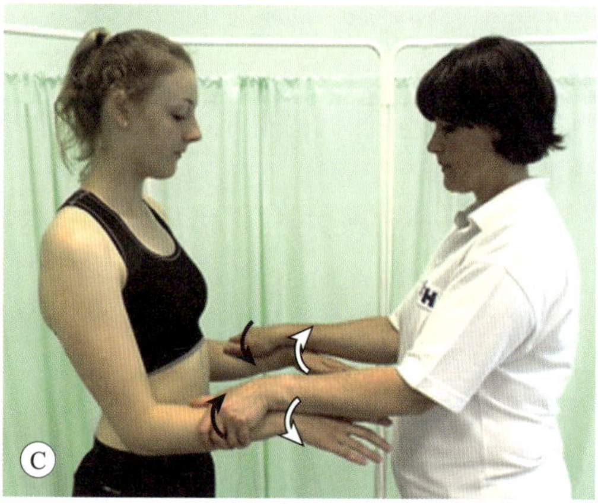

(C) 肘部/前臂旋后

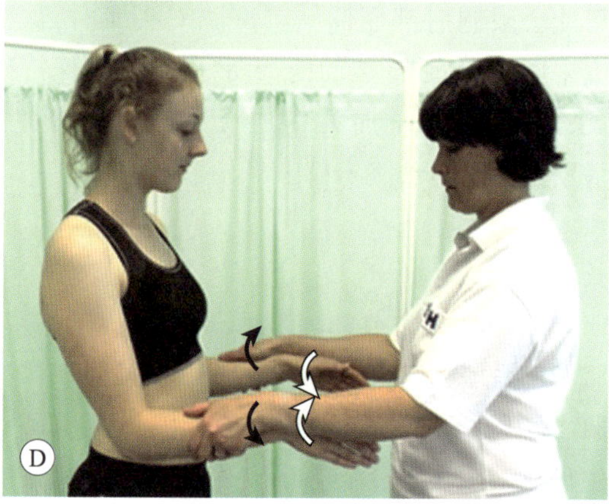

(D) 肘部/前臂旋前

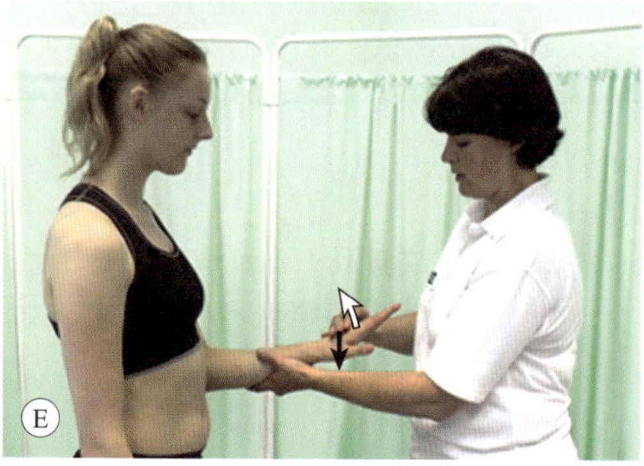

(E) 伸腕

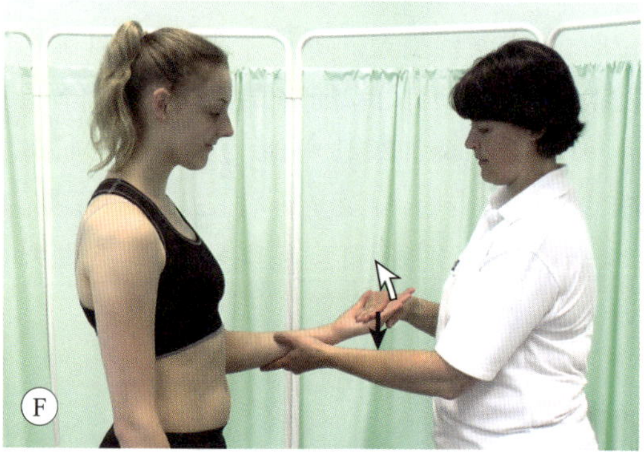

(F) 屈腕

图 11-6 等长抗阻运动的体位

黑色箭头表示治疗师施加阻力的方向,白色箭头表示患者的运动方向

估肘部外侧肌腱病变所致身体功能障碍的可靠、有效且敏感的方法(Coombes 等,2009)。大多数研究方案建议在肘关节处于放松伸展位且前臂处于旋前位时进行无疼痛握力测试,连续进行 3 次,每次测试间隔 1 分钟,再将这三次测试结果的平均值与对侧手臂的测试结果进行对比分析(Coombes 等,2009;Lim,2013)。确保记录测试时的体位,因为有时候需要使用其他测

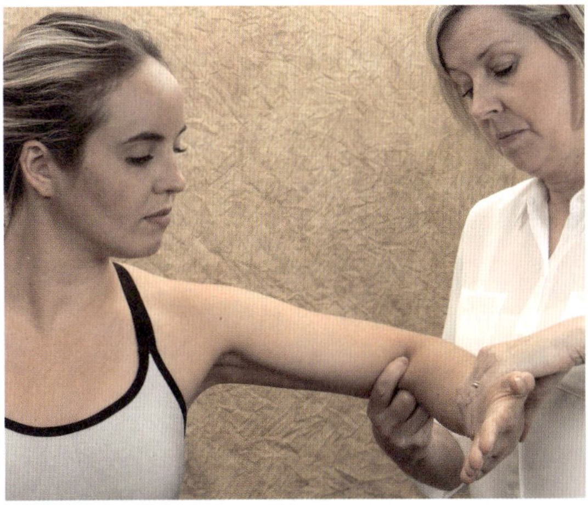

图 11-7　吊钩测试

（Magee 和 Manske，2021）

用于肱二头肌远端肌腱断裂。在进行操作时，要注意由外侧向内侧进行

试体位替代。

肘部外侧肌腱病变症状改善。 虽然动态关节松动术通常被归类为治疗手段，但其亦可作为一项有效的诊断鉴别工具。对于肘关节，患者进行握持动作时，检查者对其肱尺关节及桡骨头进行滑动运动可帮助其减轻疼痛。测试时，患者仰卧位，保持上肢位于支撑面上，同时握持一个握力计。治疗师在患者进行主动握持动作时，对其肱尺关节实施外侧滑动（图 11-8）。对于临床怀疑患有网球肘的患者，若滑动后疼痛得到缓解，则视为阳性结果。同样，对桡骨头进行后前向滑动也可能有助于缓解握持时的疼痛。这些技术不仅能够验证或排除肘部外侧肌腱病变的诊断假设，还可能对指导后续治疗计划具有重要价值。

肘部内侧肌腱病变（高尔夫球肘测试）。 对腕和手的屈肌进行等长抗阻测试，用以评估屈肌总腱起始点的疼痛。若在进行腕关节屈曲或前臂旋前动作时，内上髁出现疼痛或力量减弱，可视为阳性反应。此外，通过触诊在该区域发现压痛同样有助于确立诊断。

神经测试

神经系统检查包括神经完整性测试、神经致敏测试和神经卡压测试。症状的程度决定所要进行的适当神经系统检查。

皮节/外周神经

在外周神经受到外伤或压迫后，评估皮肤感觉至关重要。了解神经根（皮节）和外周神经（桡神经 C5～T1、正中神经 C5～T1 和尺神经 C7～T1）对应的皮肤感觉分布，使治疗师能够区分由于神经根损伤和外周神经损伤导致的感觉丧失。因此，感觉丧失的测试必须涉及整个上肢，而不仅仅是肘部。皮神经分布和皮节区

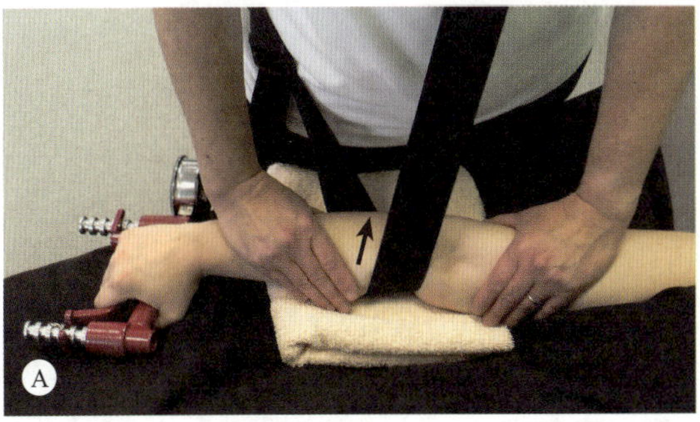

（A）肘部外侧动态关节松动术

治疗师在患者进行握力计抓握-放松动作或进行激发疼痛动作时，施以持续的肱尺关节外侧滑动。若患者在无痛抓握方面有显著提升，则重复该技术 6～10 次。如图示，可使用辅助带以增强滑动效果

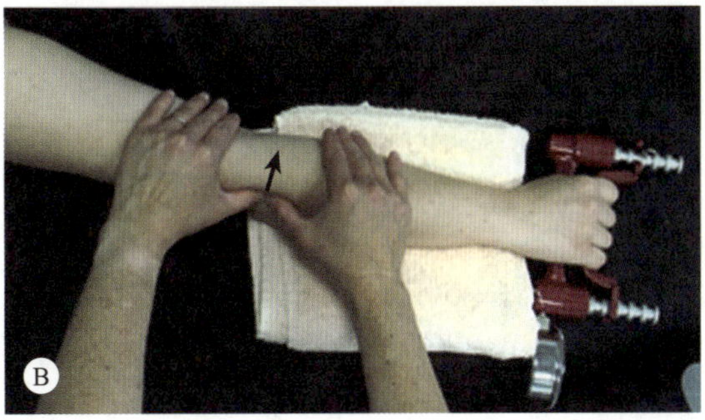

（B）桡骨头后前向动态关节松动术

治疗师在患者进行握力计抓握-放松动作或进行激发疼痛动作时，施以持续的后前向桡骨头滑动。若患者在无痛抓握方面有显著提升，则重复该技术 6～10 次

图 11-8　动态关节松动术

图中箭头标示了治疗师施加力的方向

域在第四章中有说明。

肌节/外周神经

治疗师对神经根(肌节)和外周神经支配的肌肉分布有实际了解后,能够区分由于神经根损伤导致的运动功能丧失与外周神经损伤导致的运动功能丧失。外周神经所支配的肌肉分布情况在第四章中有说明。

神经动力学测试

上肢神经动力学测试(1、2a、2b 和 3)可以用来确定神经组织在多大程度上导致了患者肘部症状的产生,确定其与患者肘关节症状的相关性。这些测试在第四章中有详细描述。

尺神经稳定性测试

尺神经不稳定现象在约 37%的肘部病例中得到诊断。该状况可通过以下方式检测:检查者用示指或无名指置于肘部内侧、肱骨内上髁后方的区域,触摸患者的尺神经沟,指导患者前臂旋后,缓慢地屈曲和伸展肘关节,如果尺神经在屈曲时向前移动(即向检查者的手指方向移动),在伸展时又回到原位,这可能表明尺神经不稳定(Calfee 等,2010)。

尺神经卡压测试。 神经卡压在肘关节很常见,尺神经肘部卡压是上肢第二常见的神经卡压综合征。尺神经卡压可能由于习惯性和重复性动作(如长时间肘支撑),或是由于外伤(包含骨折和脱位)、风湿性及退行性关节疾病,以及外科手术中的制动所致。

Tinel 测试。 治疗师通过轻轻敲击位于鹰嘴突与内上髁之间沟槽内的尺神经,重复操作 4~6 次,以进行 Tinel 征测试。若患者尺神经支配区域出现刺痛、麻木感,则视为阳性反应(Hattam 和 Smeatham, 2010; Magee 和 Manske, 2021)。Novak 等(1994)对该测试的诊断精确性进行了研究,在一个小规模样本中发现其灵敏度为 70%,特异度为 98%。尽管如此,约 30%的无症状个体同样会呈现阳性结果,这表明单独进行 Tinel 征测试不应作为肘管综合征诊断的标准。

肘管综合征的屈肘测试。 肘管,由连接尺侧腕屈肌的肱骨和尺骨头的腱性结构形成,位于内上髁远端 1~2 cm 处。当肘关节屈曲时,肘管变窄,导致神经压力增加。进行肘管综合征测试时,患者应采取坐位,肘关节完全屈曲,前臂处于旋后位,腕关节保持中立位,维持此姿势至少 1 分钟。尽管推荐的测试体位和持续时间可能不一样,但持续的肘关节屈曲是诊断肘管综合征的关键点。若患者在尺神经支配区域感到麻木或刺痛,即可视为阳性反应(Buehler 和 Thayer, 1988)。Novak 等(1994)的研究表明,持续 30 秒的肘关节屈曲测试的灵敏度为 32%,而将时间延长至 60 秒,灵敏度可提升至 75%。这种低至中等的灵敏度表明,为了提高诊断的准确性,主观检查需要和临床检查相结合以辅助肘管综合征的诊断。进一步的研究表明,当肘关节屈曲 60 秒并结合尺神经压迫时,测试的灵敏度可达 98%,特异度为 95%,这使得该测试成为诊断肘管综合征最敏感的激发测试(Novak 等,1994)。

Froment 测试。 该测试用于评估尺神经所支配的拇收肌功能。检查者将手掌伸直,相对放置,并用拇指与示指夹持一张纸片。患者需模仿检查者的姿势,并尝试将纸片向自身方向拉动。若尺神经受到压迫导致肌力下降,患者将本能地利用正中神经的骨间前支所支配的拇长屈肌,屈曲拇指的指间关节以完成动作。

正中神经卡压测试。 正中神经卡压在肘部并不常见,但近端的压迫性损伤已有明确的临床描述,特别是在骨间前神经起始部位(骨间前综合征)、旋前圆肌区域(旋前圆肌综合征)或 Struthers 韧带(髁上突综合征)附近。这些压迫点引发的症状与腕管综合征相似。虽然临床中会用一些常用的激发测试来评估正中神经的卡压,但目前缺乏诊断准确性研究,因此无法确定这些测试的灵敏度和特异度(Cook 和 Hegedus, 2013)。

*捏-握测试。*这个测试用于检查骨间前神经卡压(骨间前综合征),该卡压发生在旋前圆肌的两头之间(Magee 和 Manske, 2021)。测试结果阳性表现为患者无法主动完成示指与拇指远端指间关节的对指捏合动作。此测试亦称为OK 征。

*旋前圆肌综合征测试。*患者肘关节屈曲至90°,治疗师要求患者进行肘关节伸展、前臂旋前,同时治疗师抵抗患者前臂的旋前动作。如果在正中神经支配区域出现刺痛感,则测试结果为阳性。这一测试涉及正中神经的分支骨间前神经的卡压(Magee 和 Manske, 2021)。症状表现除骨间前神经综合征导致的握力减退外,还包括前文提到的桡侧腕屈肌、掌长肌和指深屈肌功能受到影响导致的握力减退,同时在正中神经支配区域的感觉丧失。

*桡神经卡压。*桡管综合征在临床上较为罕见,常因缺乏明显的诊断性体征和症状而难以确诊,主要表现为疼痛。在前臂近端施加持续压力,两侧进行对比评估,于伸肌总腱起点远端2~3 cm 处可诱发疼痛。此症状通常不伴随明显的运动功能障碍,且神经生理学检查结果可能正常。

骨间后神经是桡神经的一个分支,其在肘部穿过旋后肌(Frohse 弓)时可能受损,引发骨间后神经综合征。该综合征的临床表现为肘外侧疼痛,以及腕伸肌和腕部尺偏肌肌力减退,桡偏功能保持正常。通过对抗性旋后动作可诱发症状。

检查与评估中的血管注意事项

脉搏触诊

肘关节神经血管损伤较为罕见,但常见于肘关节脱位及其复位过程之后。若患者出现皮肤发绀、色泽苍白、动脉搏动消失和剧烈疼痛等症状,提示可能存在血管损伤或骨筋膜室综合征。在怀疑血液循环受损时,应对腋窝处肱骨内侧的肱动脉、肘窝处的肱动脉进行触诊,并检查腕部的桡动脉以评估循环状况(Carter 等, 2010)。

触诊

肘区的解剖结构较表浅,易于通过触诊进行评估。掌握扎实的解剖学知识和结构间的相互关系,对于治疗师进行系统化的全面检查至关重要,同时要注意以下方面:

- 区域温度。
- 检查是否存在水肿或关节积液,并使用卷尺对两侧进行测量比较。
- 浅层组织的活动度和触感(如腱鞘囊肿、结节和瘢痕组织)。
- 触诊时是否引发疼痛或缓解疼痛;神经结构触诊时是否出现 Tinel 征。
- 肘部在屈曲和旋前联合运动中桡骨头上的摩擦音或弹响,可能表明存在滑膜皱襞。

建议的系统触诊方法

- 前侧:肘窝区域、肱二头肌远端腱、肱二头肌腱内侧的正中神经及肱动脉,以及桡骨头(通过前臂旋前和旋后来验证其位置)。
- 内侧:前臂屈肌和旋前肌群、呈扇形分布的内侧副韧带复合体(MCL)以及内上髁后方的尺神经。
- 外侧:腕伸肌群、肱桡肌、旋后肌、索状外侧副韧带和环状韧带。
- 后侧:鹰嘴突、肱三头肌和肘肌的肌腱附着点。

触诊常见发现:

- 外侧:外上髁后方区域的肿胀可能表示关节滑液积聚;外上髁/伸肌总腱的压痛多见于肘部外侧肌腱病变。
- 后侧:若鹰嘴滑囊发生炎症,可能在触诊时可触及并观察到;肘部后内侧可能出现类风湿结节。

在身体图示记录触诊结果是很有用的(图3-2)。

附属运动

治疗师需要注意以下方面：

- 运动质量。
- 关节活动度。
- 在活动范围内以及在活动末端的阻力。
- 运动过程中的疼痛表现。
- 引起任何肌肉痉挛。

表11-4列举了肱尺关节(图11-9)、肱桡关节(图11-10)、上桡尺关节及下桡尺关节(图11-11,图11-12)的附属运动。需要注意的是，这些附属运动可能同时影响肘关节复合体的多个关节。例如，鹰嘴内侧滑动不仅影响上桡尺关节，同样影响肱尺关节。

进行附属运动检查后，治疗师要重新评估所有标记为星号的物理检查项目(即那些已识别出能诱发患者症状的动作或测试)，以确立这些运动对患者体征和症状的具体影响。随后，可对其他可能作为症状来源或与症状相关的区域进行附属运动测试，这些区域可能包括颈椎、胸椎、肩部、腕部和手部(表11-4)。

表11-4 附属运动的应用选择及复评标记星号的物理检查测试

肱尺关节	上桡尺关节	下桡尺关节
鹰嘴内侧滑动 鹰嘴外侧滑动 头尾向滑动 纵向	前后向滑动 后前向滑动	前后向滑动 后前向滑动

知识校验

1. 肘部出现挫伤可能提示哪些结构受损？
2. 哪种检查方法在诊断肘部外侧肌腱病变时显示出了较高的灵敏度和特异度？
3. 用于测量握力的仪器是什么？
4. 确定一种能够用于诊断肘部外侧肌腱病变且改善其症状的技术。
5. 列举并描述用于评估尺神经卡压的测试方法。

完成检查

在完成体格检查后，治疗师需要整理信息，将评估和再评估所获得的结果与基于初步工作假设的预期结果进行对比。在整个体格检查过程中，需要对假设不断地进行修正(改编自Jones和Rivett, 2004)。

- 患者能够做什么以及不能做什么？症状是如何影响患者生活的？
- 症状的机制是什么(包括解剖学、生物力学、损伤机制、疼痛机制、组织愈合阶段等)？它们是关节源性/肌肉源性/神经源性吗？
- 引起患者症状的躯体损伤和相关结构/组织来源有哪些？
- 患者的病情是否受到其他潜在因素的影响，这些因素可能导致症状的出现或持续存在(如环境因素、心理社会因素、行为习惯、物理因素或遗传因素)？
- 在治疗与管理过程中有什么注意事项/禁忌证？这涉及患者症状的严重程度及其易激惹性，以及引起症状的根本原因。
- 初期的管理/治疗的重点在于哪些方面？
- 评估预后—这可能会受到症状的阶段和原因、患者的预期、个性特征以及生活方式等因素的影响。预后评估应包括对患者预后百分比的初步估计、达到该改善所需的治疗次数，以及预计完成治疗所需的时间周期。

在患者离开前，治疗师需要：

- 解释体格检查的结果及其与主观评估的相关性，并在适当情况下给予初步建议；
- 确保患者有足够的机会表达自己的想法和诉求；
- 重新考虑患者的期望，共同确定双方同意的治疗策略，以达成共同的治疗目标；
- 提醒患者在体格检查后24~48小时内可能会出现症状加剧；
- 要求患者在下次就诊时详细报告症状的变化情况。

关于治疗与管理的指导原则，读者可以参阅“治疗与管理”分册(Petty和Barnard,2024)。

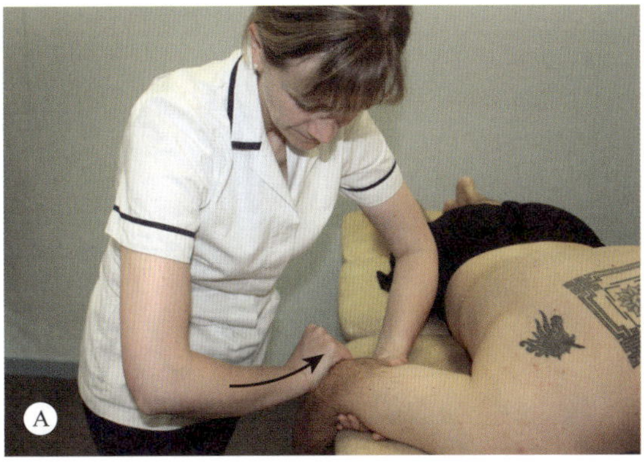

（A）鹰嘴的内侧滑动
左手托住上臂下方，右手掌根对鹰嘴施加内侧滑动

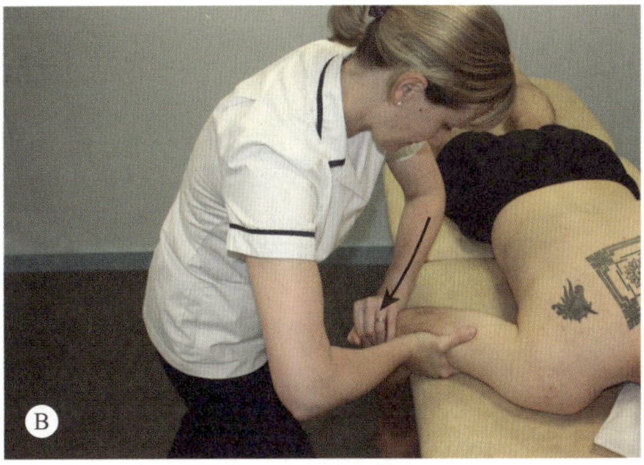

（B）鹰嘴的外侧滑动
右手托住上臂，左手对鹰嘴施加外侧滑动

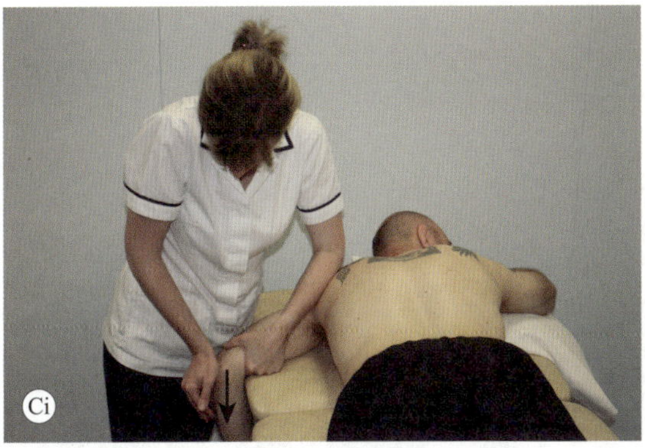

（Ci）左手支撑在上臂下方，右手的掌根对鹰嘴施加头尾向滑动

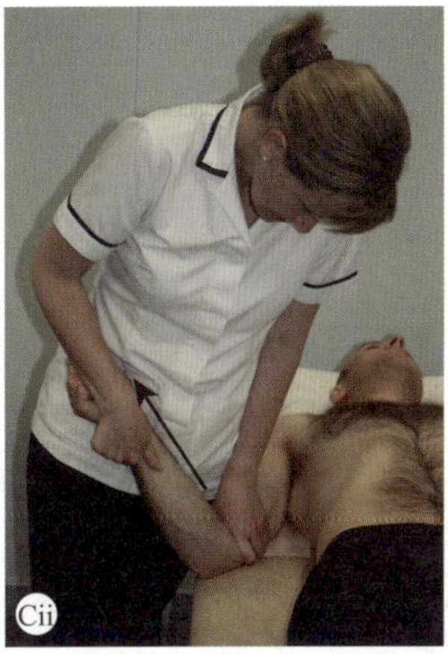

（Cii）左手固定上臂，右手握住尺骨干并向上拉动尺骨以在肱尺关节产生头尾向运动

（C）头尾向滑动
可以直接在鹰嘴上施加头尾向滑动

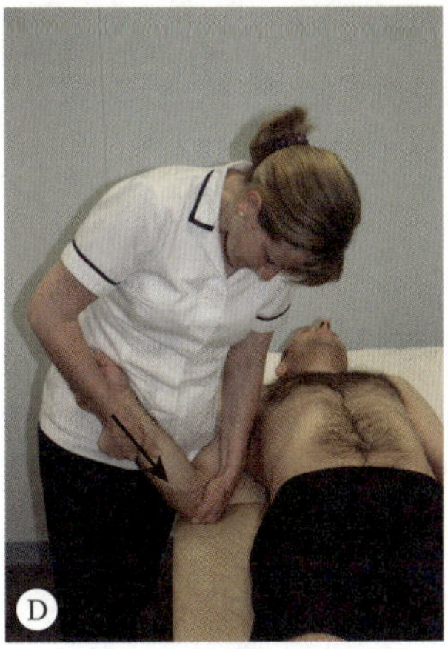

（D）挤压
左手支撑在肘部下方，右手通过尺骨干向下施加压力

图 11-9 肱尺关节附属运动
箭头表示治疗师施加力量的方向

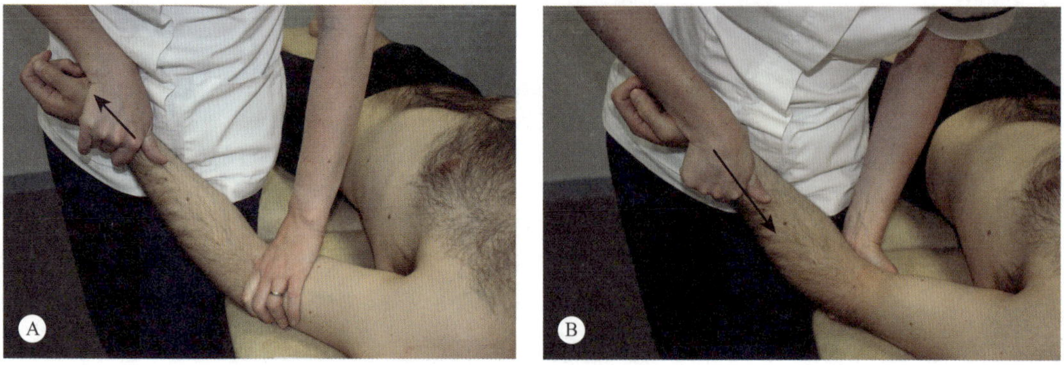

图 11-10　肱桡关节的附属运动
箭头表示检查者施加力量的方向

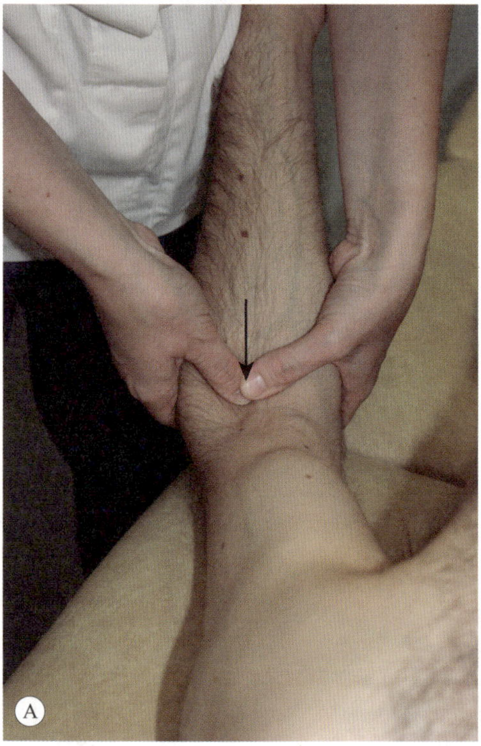

（A）前后向滑动
用拇指通过前臂软组织对桡骨小头前方施压

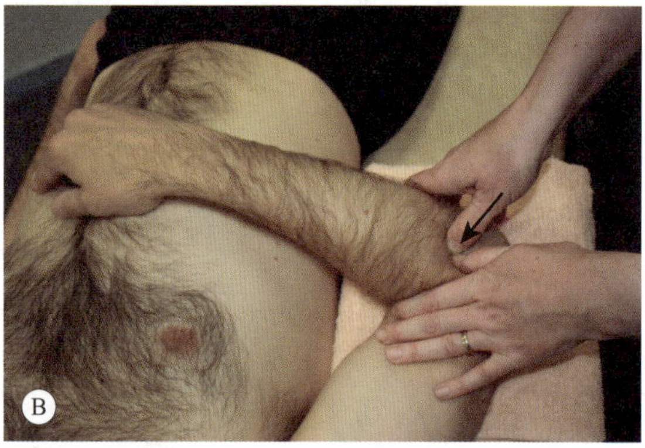

（B）后前向滑动
用拇指对桡骨小头后方施压

图 11-11　上桡尺关节的附属运动
图中箭头标示了检查者施加力的方向

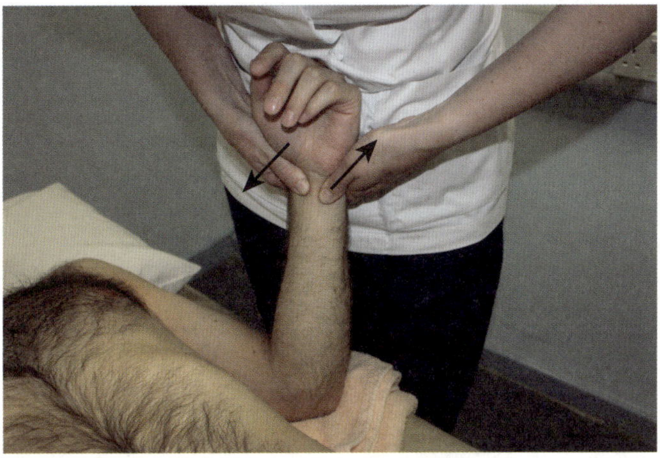

图 11-12 下桡尺关节的附属运动包括前后向滑动和后前向滑动

检查者通过左右手分别稳定桡骨和尺骨的前后面，然后对桡尺骨施加相反方向的力量，以产生前后向/后前向的滑动。图中箭头标示了检查者施加力的方向

复习问题

1. 肘关节是由________、________和________关节组成的复合体。
2. 投掷时肘部内侧疼痛可能表明什么组织结构受伤？
3. 吸烟者发生肱二头肌远端断裂的可能性是不吸烟者的七倍。正确还是错误？
4. 列举四种可能导致肘关节僵硬的病理情况。
5. 在主诉中哪些症状可能引起肘关节不稳定？
6. 请列举三种用于诊断后外侧不稳定的测试，它们的使用顺序以及何种结果被视为阳性。
7. 哪些药物可能对肌腱健康产生不利影响？
8. 肘部疼痛的患者通常会遇到哪些常见的功能障碍？
9. 鹰嘴滑囊处的肿胀可能提示哪种病理变化？
10. 您如何确认肘关节在解剖学上是正常的，以及其对位异常可能意味着什么？

案例分析 E 先生

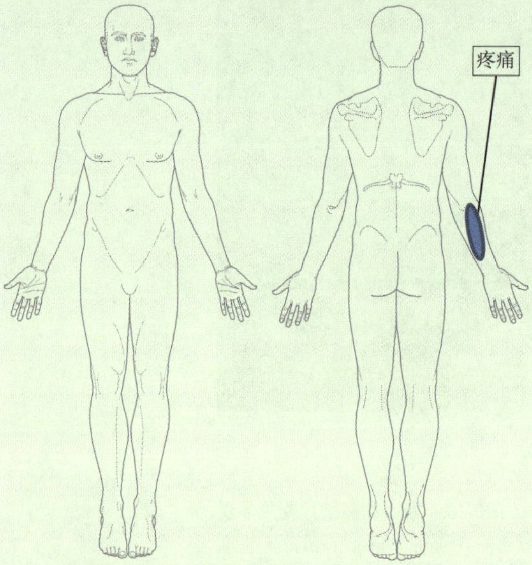

疼痛——间歇性疼痛，疼痛缓解后仍有持续酸痛，疼痛评分 7/10 级，降至 0/10 级。

加重因素——例如提起水壶、园艺和长时间驾驶超过 1 小时时疼痛立即发作。

缓解因素——休息 30 分钟后缓解。

24 小时模式——晨僵以及起床后 15 分钟疼痛加剧。温水淋浴后疼痛减轻。在一天结束时症状加重，工作日与休息日相比，症状更为明显。

睡眠——可能需要一些时间才能入睡，每周有 2~3 个晚上会在翻身到患侧时醒来，再次入睡可能需要长达 30 分钟。

无其他症状。

现病史

E 是一位 56 岁男性，右利手，主诉右侧肘部外侧疼痛 6 月余。患者主诉在工作期间右侧肘部外侧受到轻微撞击后，逐渐出现疼痛症状。由于疫情防控期间人员短缺，他不得不加班工作。他自觉疼痛加剧，并且需要更长时间才能缓解。

患者主诉任何重复使用右前臂的动作，如提起水壶或抬举物品都会加剧症状，休息后会有所缓解。在反复使用右腕和右手后会残留 2~4 小时的不适感，除此之外，疼痛是间歇性出现的。同时他注意到在寒冷天气中疼痛会加重。

生活方式/作业/家庭生活

患者与妻子和两个十几岁的孩子一同生活，家庭幸福。除了日常的园艺以及购物以外没有其他的家庭责任。患者的工作是一名公交车司机，在大流行病期间工作量增加。患者日常锻炼较少，业余时间喜欢园艺。

最近由于症状加重，患者工作时间减少且无法参与像园艺这种家庭活动。

对功能的影响/信念和期望

患者由于病情对其工作能力的影响感到沮丧，并因大流行病期间的面对面工作风险对重返全职工作感到忧虑。患者认为休息是唯一的缓解方式，因为日常活动和之前的物理治疗锻炼都会加剧其症状。患者曾听同事提过类固醇注射，患者考虑尝试这一治疗方案。

既往史

患有 2 型糖尿病和高血压，目前通过药物控制。患者最近戒了烟，体重超重，BMI 为 32。

之前没有此类问题的病史。

用药史/调查

E 先生表示在症状初期他被转诊至物理治疗部门。他接受了一个疗程的超声波治疗和腕部伸肌的拉伸，并被安排进行伸腕肌等长抗阻训练。患者表示在治疗期间，他的疼痛和功能障碍显著增加，因此他停止了治疗。

氯沙坦治疗高血压。二甲双胍治疗糖尿病。

偶尔使用对乙酰氨基酚缓解疼痛，没有类固醇和华法林使用史。

受伤后的 X 线检查-未发现异常（nothing abnormal detected，NAD）

家族史 无显著情况

一般健康状况 感到疲劳，且需长期控制血糖

临床推理

E 先生在工作中肘部遭受撞击后出现疼痛，这次病情的出现与其工作生活的转变同时发生。在过去的几个星期里，他的症状不断加重，导致他无法继续进行正常的职业活动和娱乐活动。

心理上（**黄旗征**）——患者的症状尚未得到确切诊断，因症状对工作的影响而感到忧虑，并对物理治疗导致的症状加剧感到沮丧，希望通过注射快速缓解症状

蓝旗征——与同事的社交活动减少

红旗征　症状——X 线检查结果未发现明显异常，但症状是在外伤后出现

症状严重性、激惹性和性质评估

疼痛严重性——中等至高（间歇性疼痛，夜间疼痛，未规律使用止痛药物，NPRS 评分为 7/10）

疼痛激惹性——中等至高（症状在提起水壶时立即出现，休息 20~30 分钟后缓解）

疼痛性质——慢性肘部外侧肌腱病变，伴有退行性变和炎症

我们治疗的是什么？目前我们处理的情况很可能是由亚临床状态进展至临床显著表现的肌腱病变，这一转变与在 Covid-19 大流行期间患者的工作状况变化有关，同时患者存在的基础疾病和不良生活习惯等，如糖尿病、肥胖和吸烟习惯，进一步提高了其发病的风险。

E 先生的主要功能障碍是由于疼痛而无法抓握和举起物体

主观标记（与症状起源相关）

1. 握持物体立即引起疼痛，需要 20 分钟才能缓解
2. 早晨醒来时肘部僵硬
3. 每周有 2~3 个晚上间歇性睡眠障碍

病史中的哪些方面提示我们体格检查时需要谨慎？

中高度的严重性和激惹性提示在体格检查中应保持谨慎。

你能否预测相应的体征？（主观症状与客观体征的关联）

在握持时感到疼痛，与肘关节屈曲时相比，肘关节伸展时疼痛更剧烈。

活动时疼痛和抵抗感是什么关系？

疼痛>抵抗感

你能识别出哪些疼痛机制？有证据表明，除了外周伤害感受性（肘部）疼痛外，还存在一些中枢感情（心理）机制在起作用，并且由于寒冷天气的恶化，可能还存在中枢敏化现象。

百分比权重分析（疼痛源）肌源性 70%，中枢情感性 20%，中枢神经源性 10%。

百分比权重分析（驱动/促进因素）鉴于 E 先生不断抱怨，我们必须考虑以下问题：

1. 为什么会发展到他出现这种抱怨？
2. 为什么还没有得到解决（合并症，对于活动的信念）？
3. 他的工作内容是什么？

根据症状持续时间和患者年龄（退行性改变），建议的权重为腕伸肌力量降低 60%，上肢整体力量降低 20%，信念/心理 20%。

测试诊断假设/临时诊断（区分不同症状起源）

1. 腕伸肌力量/耐力减弱
2. 肩带和肘部力量减弱
3. 腕伸肌功能障碍/运动模式异常——倾向于在腕部屈曲位抓握

体格检查计划

视诊包括肘关节和腕关节的休息位、肘部的骨性力线（图 11-1），以及是否存在肿胀。

观察运动以评估肘关节和腕关节的关节活动度，同时检查肩部和颈椎的活动情况。观察运动的启动（运动质量、活动度和任何症状的再次出现）。对比肘关节在伸展和屈曲状态下的抓握能力以帮助鉴别症状来源于肌肉或关节。

肘关节、前臂和腕关节的被动关节活动度（ROM）检查，也可用来鉴别症状来源于肌肉或关节。

肌肉评估

- 使用手持测力计进行无痛握力测试
- 评估肩胛部、肩部和肘部肌肉的力量

E 先生的临床表现包括：

患侧手无痛握力与对侧非优势手相比，和与按年龄和性别分级的正常握力数据相比较都显著降低。在屈腕下进行握力测试时，发现肘关节伸展时的握力比屈曲时减弱了 10%。

同侧肩关节的外旋肌和屈肌力量减弱。

管理策略包括宣教和建议

对患者提供宣教，帮助其增进对肌腱病变及其相关风险因素的认识。与其讨论恢复的时间进程、采用分级负荷锻炼计划，以及在锻炼中可接受的症状。

根据症状变化调整锻炼计划。提供关于全身健康状况，特别是糖尿病控制和体重指数（BMI）如何影响肌腱健康的建议，并参照世界卫生组织（WHO）的每周活动指南提供建议。查找有关类固醇注射不利影响的证据。

增强腕伸肌和旋后肌肌力家庭锻炼计划

1. 腕伸肌等长抗阻训练
2. 每隔一天进行训练，避免症状加重，并在症状允许的情况下增加训练量

3. 有氧运动——每周进行150分钟，目标为中等强度（例如，快走）

预后

经过4周的训练，E先生在无痛下握力有所提高，但是疼痛水平保持不变。我们向他保证，他的功能能力正在改善，肌腱病变可能需要数周至数月才能完全恢复。他的睡眠干扰问题也有所缓解。E先生对他的情况感到更加乐观，尽管他还没有恢复全职工作，但他相信这是可以实现的。

（汪航　译，夏楠、李勇强、蒋学永　校）

参考文献

[1] Alizadehkhaiyat, O., Fisher, A. C., Kemp, G. J., Frostick, S. P., 2007. Pain, functional disability, and psychologic status in tennis elbow. Clin. J. Pain 23, 482-489.

[2] Anakwenze, O. A., Kancherla, V. K., Iyengar, J., Ahmad, C. S., Levine, W. N., 2014. Posterolateral rotatory instability of the elbow. Am. J. Sports Med. 42 (2), 485-491.

[3] Appelboam, A., Reuben, A. D., Benger, J. R., Beech, F., Dutson, J., Haig, S., et al., 2008. Elbow extension test to rule out elbow fracture: multicentre, prospective validation and observational study of diagnostic accuracy in adults and children. Br. Med. J. 337, a2428.

[4] Arvind, C. H. V., Hargreaves, D. G., 2006. Table top relocation test—new clinical test for posterolateral rotatory instability of the elbow. J. Shoulder Elbow Surg. 15 (4), 500-501.

[5] Aviles, S., Wik, K., Safran, M., 2008. Elbow. In: Magee, D. J., Zachazewski, J. E., Quillen, W. S., Manske, R. C. (Eds.), Pathology and Intervention in Musculoskeletal Rehabilitation. Saunders, St Louis, MO.

[6] Bell, S., 2008. Elbow instability, mechanisms and management. Curr. Orthop. 22, 90-103.

[7] Boissonnault, W. G., 2011. Primary Care for the Physical Therapist: Examination and Triage, second ed. Elsevier Saunders, St Louis, MO.

[8] Buehler, M. J., Thayer, D. T., 1988. The elbow flexion test. A clinical test for the cubital tunnel syndrome. Clin. Orthop. 233, 213-216.

[9] Cain Jr., E. L., Dugas, J. R., Wolf, R. S., Andrews, J. R., 2003. Elbow injuries in throwing athletes: a current concepts review. Am. J. Sports Med. 31, 621-635.

[10] Cakir, M., Samanci, N., Balci, N., Balci, M. K., 2003. Musculoskeletal manifestations in patients with thyroid disease. Clin. Endocrinol. 59, 162-167.

[11] Calfee, R. P., Manske, P. R., Gelberman, R. H., Van Steyn, M. O., Steffen, J., Goldfarb, C. A., 2010. Clinical assessment of the ulnar nerve at the elbow: reliability of instability testing and the association of hypermobility with clinical symptoms. J. Bone. Joint. Surg. Am. 92 (17), 2801-2808.

[12] Camp, L. C., Smith, J., O'Driscoll, S. W., 2017. Posterolateral Rotatory Instability of the Elbow: Part II. Supplementary Examination and Dynamic Imaging Techniques. Arthrosc. Tech. 6 (2), e407-e411.

[13] Carter, S. J., Germann, C. A., Dacus, A. A., Sweeney, T. W., Perron, A. D., 2010. Orthopedic pitfalls in the ED: neurovascular injury associated with posterior elbow dislocations. Am. J. Emerg. Med. 28, 960-965.

[14] Cook, C. E., Hegedus, E., 2013. Orthopedic Physical Examination Tests: An Evidence-Based Approach, second ed. Prentice Hall, Upper Saddle River, NJ.

[15] Coombes, B. K., Bisset, L., Vicenzino, B., 2009. A new integrative model of lateral epicondylalgia. Br. J. Sports Med. 43, 252-258.

[16] Dorf, E. R., Chhabra, A. B., Golish, S. R.,

McGinty, J. L., Pannunzio, M. E., 2007. Effect of elbow position on grip strength in the evaluation of lateral epicondylitis. J. Hand. Surg. Am. 32 (6), 882-886.

[17] Ellenbecker, T. S., Kibler, W. B., Bailie, D. S., Caplinger, R., Davies, G. J., Riemann, B. L., 2012. Reliability of scapular classification in examination of professional baseball players. Clin. Orthop. Relat. Res. 470 (6), 1540-1544.

[18] Goodman, C. C., 2010a. Screening for medical problems in patients with upper extremity signs and symptoms. J. Hand Ther. 23, 105-125.

[19] Goodman, C. C., 2010b. Screening for gastrointestinal, hepatic/biliary, and renal/urologic disease. J. Hand Ther. 23, 140-156.

[20] Hattam, P., Smeatham, A., 2010. Special Tests in Musculoskeletal Examination: An Evidence-Based Guide for Clinicians. Churchill Livingstone Elsevier, Edinburgh (Chapter 3).

[21] Hengeveld, E., Banks, K., 2014. Maitland's Peripheral Manipulation: Management of Neuromusculoskeletal Disorders, fifth ed., vol. 2. Butterworth-Heinemann Elsevier, London.

[22] Jayakumar, P., Teunis, T., Vranceanu, A. M., Moore, M. G., Williams, M., Lamb, S., et al., 2019. Psychosocial factors affecting variation in patient-reported outcomes after elbow fractures. J. Shoulder Elbow Surg. 28 (8), 1431-1440.

[23] Jones, M. A., Rivett, D. A., 2004. Clinical Reasoning for Manual Therapists. Butterworth-Heinemann, Edinburgh.

[24] Lim, E. C., 2013. Pain free grip strength test. J. Physiother. 59, 59.

[25] Linton, S. J., Nicholas, M. K., MacDonald, S., et al., 2011. The role of depression and catastrophizing in musculoskeletal pain. Eur. J. Pain 15, 416-422.

[26] Lockard, M., 2006. Clinical biomechanics of the elbow. J. Hand Ther. 19, 72-80.

[27] MacDermid, J. C., Michlovitz, S. L., 2006. Examination of the elbow: linking diagnosis, prognosis, and outcomes as a framework for maximizing therapy interventions. J. Hand Ther. 19, 82-97.

[28] Magee, D. J., Manske, R., 2021. Orthopedic Physical Assessment, seventh ed. Saunders Elsevier, St Louis.

[29] Magee, D. J., Zachazewski, J. E., Quillen, W. S., 2009. Pathology and Intervention in Musculoskeletal Rehabilitation. Saunders, St Louis.

[30] Nandi, S., Maschke, S., Evans, P. J., Lawton, J. N., 2009. The stiff elbow. Hand (NY) 4, 368-379.

[31] Neumann, D. A., 2010. Elbow and Forearm. In: Kinesiology of the musculoskeletal system: Foundations for Rehabilitation, second ed. Mosby Elsevier, St Louis (Chapter 6).

[32] Novak, C. B., Lee, G. W., Mackinnon, S. E., Lay, L., 1994. Provocative testing for cubital tunnel syndrome. J. Bone. Joint. Surg. Am. 19, 817-820.

[33] O'Driscoll, S. W., Goncalves, L. B., Dietz, P., 2007. The hook test for distal biceps tendon avulsion. Am. J. Sports Med. 35 (11), 1865-1869.

[34] O'Driscoll, S. W., Lawton, R. L., Smith, A. M., 2005. The "moving valgus stress test" for medial collateral ligament tears of the elbow. Am. J. Sports Med. 33, 231-239.

[35] Regan, W., Lapner, P. C., 2006. Prospective evaluation of two diagnostic apprehension signs for posterolateral instability of the elbow. J. Shoulder Elbow Surg. 15 (3), 344-346.

[36] Safran, M. R., Graham, S. M., 2002. Distal biceps tendon ruptures: incidence, demographics, and the effect of smoking. Clin. Orthop. Relat. Res. (404), 275-283.

[37] Sardelli, M., Tashjian, R. Z., MacWilliams, B. A., 2011. Functional elbow range of motion for contemporary tasks. J. Bone. Joint. Surg. Am. 93 (5), 471-477.

[38] Simmonds, J. V., Keer, R. J., 2007. Hypermo-

bility and the hypermobility syndrome. Man. Ther. 12, 298–309.

[39] Søjbjerg, J. O., 1996. The stiff elbow. Acta Orthop. Scand. 67 (6), 626–631.

[40] The, B., Reininga, I. H., El Moumni, M., Eygendaal, D., 2013. Elbow-specific clinical rating systems: extent of established validity, reliability, and responsiveness. J. Shoulder Elbow Surg. 22, 1380–1394.

[41] Utukuri, M. M., Goddard, N. J., 2005. Haemophilic arthropathy of the elbow. Haemophilia 11, 565–570.

[42] van Griensven, H., 2014. Neurophysiology of pain. In: van Griensven, H., Strong, J., Unruh, A. (Eds.), Pain. A Textbook for Health Professionals, second ed. Churchill Livingstone, Edinburgh, pp. 77–90.

[43] van Rijn, R. M., Huisstede, B. M., Koes, B. W., Burdorf, A., 2009. Associations between work-related factors and specific disorders at the elbow: a systematic literature review. Rheumatology 48, 528–536.

[44] Volz, R. C., Morrey, B. F., 1993. The physical examination of the elbow. In: Morrey, B. F. (Ed.), The Elbow and Its Disorders, second ed. W. B. Saunders, Philadelphia.

[45] Wilk, K. E., Macrina, L. C., Cain, E. L., Dugas, J. R., Andrews, J. R., 2012. Rehabilitation of the overhead athlete's elbow. Sports Health 4 (5), 404–414.

第十二章

腕手部检查

Dionne Ryder

学习目标

学习本章后，您应该能够：

- 概述腕手复合体的关键解剖结构和功能。
- 讨论该区域常见的病理表现。
- 阐明临床推理如何指导腕手部功能障碍患者主观检查中的病史采集。
- 利用主观检查获得的信息建立工作假设以指导体格检查。
- 列出腕手复合体全面体格检查的关键组成部分。
- 阐明如何运用主观数据的临床推理来合理解释体格检查中的测试选择和结果解读。
- 了解腕手区域关键体格检查测试的灵敏度和特异度。
- 利用主观和体格检查获得的信息建立/确认工作假设和治疗计划。

章节目录

概述

解剖

腕手部是一个由尺骨、桡骨、腕骨、掌骨和指骨组成，并通过一系列关节相互连接的复合体，这些关节包括下桡尺关节、桡腕关节（桡骨与近排腕骨行关节连接，近排腕骨包括舟状骨、月骨、三角骨、豌豆骨）、腕中关节（近排腕骨与远排腕骨行关节连接，远排腕骨包括小多角骨、大多角骨、头状骨和钩骨）、腕骨间关节、腕掌关节（carpometacarpal，CMC）、掌骨间关节、掌指关节（metacarpophalangeal，MCP）和指间关节，还包含外在肌和内在肌以及支持性软组织，这些组织和关节由正中神经、桡神经和尺神经三条外周神经支配。腕手部是动力链的一部分，这个动力链涵盖了颈椎、胸椎、肩部和肘部，使手部在执行各种功能活动时能够处于最佳的位置。

功能

手的主要功能需求是抓握，这可以定义为手在执行特定任务时（例如，握笔写字）对物体施加功能上有效的力。抓握由四个主要部分组成：够取、抓握、操作和释放，这些过程需要腕部、手部、躯干以及整个上肢具备足够的稳定性、灵活性、力量、灵巧性和本体感觉（Gates 等，2016）。抓握是个人功能独立的基础，这意味着腕手部功能障碍会对一个人的生活各方面产生重大影响。

手也是一个重要的感觉器官，在感觉皮质（皮质小人）上有显著的代表区（Neumann，2010），它能够提供关于形状和质地的运动触觉信息，而这被称为实体觉。

此外，手在沟通中也占据重要地位，例如通过手势或手语进行交流。手是身体上仅次于面部的最显眼的部分，因此，任何畸形或功能障碍会对个体产生显著的心理影响（Rumsey 等，2003）。

腕手部功能障碍

腕手部的创伤相当常见，例如，摔倒时手掌伸展（fall on an outstretched hand，FOSH），可能会导致桡骨远端、尺骨或舟状骨骨折，以及关节盘和三角纤维软骨复合体（triangular fibrocartilaginous complex，TFCC）撕裂，还可能引发韧带损伤，进而造成腕部不稳定。患者还可能因超负荷或退行性变化出现肌腱病变，最常见的是发生于第一背侧隔室的狭窄性腱鞘炎（Calveri 等，2016）。神经组织敏化可由压力增加引起，例如，在腕管中，这种压力增加会影响正中神经的功能。全身炎症性疾病，如类风湿关节炎（rheumatoid arthritis，RA），其首发症状常出现在手部的小关节，患者常报告有晨僵、疼痛和局部肿胀等症状（Grassi 等，1998）。拇指腕掌关节（CMC）的骨关节炎（osteoarthritis，OA）等退行性关节病变会导致疼痛和相关的畸形，这些会严重影响手部的正常功能（Ahern 等，2018）。

对功能解剖学和生物力学的理解将指导临床推理，引导体格检查，并确保管理策略旨在优化功能恢复的各个方面。本章将重点介绍腕手部体格检查时提出的问题和使用的测试。以下描述的主观询问和体格检查测试的顺序将取决于受检患者的具体情况。关于主观和体格检查原则的详细信息，请读者分别参阅第三章和第四章。

> **知识校验**
>
> 1. 手的主要功能是什么？
> 2. 近排腕骨有哪些？
> 3. 腕手复合体由哪些关节组成？
> 4. 缩写词“FOSH”代表什么？

主观检查/病史采集

患者对其经历的观点

大多数患者会因为出现影响日常生活活动（activities of daily living，ADL）的症状和/或功能受限寻求治疗，特别是当他们的惯用手受到影响时。

存在多种针对特定区域有效且可靠的工具，它们可用于测量患者对残疾的感知，这些工具在作为预后指标方面非常有用，并且是制定治疗目标和评估干预措施所必需的，例如密歇根手功能评估问卷（Michigan Hand Outcomes Questionnaire）和上肢、肩和手残疾问卷

(Disabilities of the Arm, Shoulder and Hand, DASH)。

身体图示

一张放大的手部图示可用于精确记录患者的症状(图 12-1)。

当前症状区域

腕手部结构的功能障碍会引发局部症状。例如,腕部桡侧延伸至拇指的疼痛可能源自大多角骨与掌骨组成的关节(第一腕掌关节),或第一背侧伸肌隔室内的肌腱——拇长展肌(abductor pollicis longus,ABPL)/拇短伸肌(extensor pollicis brevis,EPB),这在临床上被称为狭窄性腱鞘炎。此外,这种疼痛还可能是由于桡侧背侧感觉神经的敏感性增加所致。如果在疼痛部位再向近端延伸几厘米,可能提示存在腕管交叉综合征,这通常与腕部的重复性屈伸活动相关,导致第一和第二背侧伸肌隔室在交汇处产生摩擦,进而引发疼痛(Montechiarello 等,2010)。

与检查区域相关的区域

腕手部的症状可能由下颈椎、上胸椎、肩部和/或肘部等近端结构引起。

症状特点

症状特点对于临床推理至关重要。伴随感觉改变的灼痛表明其源自神经组织;伴有或不伴有疼痛的弹响,尤其是在创伤后,可能提示腕关节不稳定或三角纤维软骨复合体(TFCC)撕裂。怀疑有不稳定的患者还可能报告其腕部在抓握或承重时会感觉脆弱(Christodoulou 和 Bainbridge 1999)。

疼痛强度

疼痛的强度是一个可量化的指标(如第三章所述),并与对镇痛药物的依赖、睡眠障碍和活动受限一起帮助判断病情的严重程度。疼痛的严重程度以及易激惹性将决定体格检查的范围和力度。

持续或间歇症状

持续不断的疼痛可能预示着严重的病理状况。尽管腕部和手部的癌症较为罕见,但持续的疼痛可能表明存在缺血性坏死(avascular necrosis,AVN),这种情况最常见于舟状骨骨折后或月骨(即基恩伯克病)(Wollstein 等,2013)。如果疼痛还伴随其他症状,如感觉、运动、血管舒缩和/或营养性改变,那么这种使人丧失活动能力的疼痛可能意味着慢性区域疼痛综合征(chronic regional pain syndrome,CRPS)的发展,而 CRPS 是桡骨远端骨折后的一种并发症(Davis 和 Baratz, 2010)。

症状间关系

如果患者同时有远端和近端症状,确定是否有其中一种症状单独存在将有助于诊断推理。

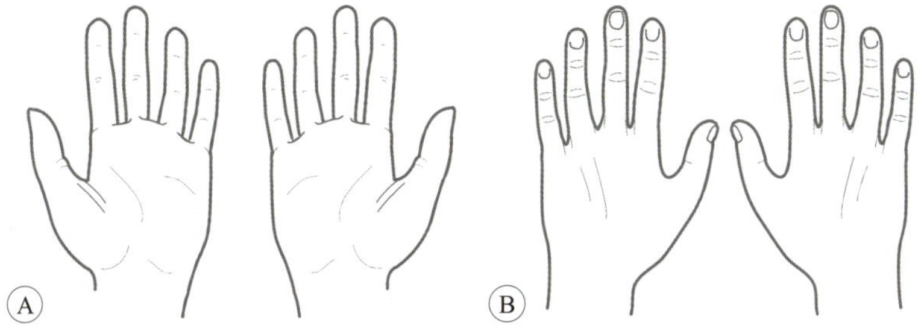

(A) 掌面　　(B) 背面

图 12-1 手的身体图示

症状表现

加重因素

对于每个症状区域，需询问患者的症状是否因运动或姿势而加重，他们是否能够维持某项活动或姿势，还是需要停止或改变姿势（严重程度）？一旦停止该姿势或运动，症状需要多长时间才能缓解（激惹性）？第三章详细解释了激惹性和严重程度的概念。

治疗师应运用临床推理判断症状如何影响功能。例如，腕关节伸展时，紧张位置为手部功能提供了稳定的基础，优化了长屈肌腱（外在肌腱）的长度和张力。因此，腕关节伸展范围（20°~30°）的损失将影响握力。由于拇指能够与其余手指相对（Dyer 和 Simmonds，2011）（图 12-2），它承担了手部功能的 50%。因此，拇指对掌/复位以及手指屈曲/伸展受限将影响大多数功能性活动。

缓解因素

对于每个症状区域，治疗师会通过询问哪些因素能缓解症状、需要多长时间以及缓解到何种程度来评估刺激反应的强弱。例如，桡腕关节炎的症状可通过避免负重并让腕部处于半屈曲位休息来得到缓解。

加重和缓解因素信息的整理，有助于进一步完善假设，指导病史采集和体格检查。如果患者的症状与肌肉骨骼系统的典型表现或呈现方式不匹配，那么治疗师需要考虑其他可能的原因，无论其严重程度如何，都建议患者进行进一步检查。

症状随时间的变化特征

24 小时内症状的变化模式如何？

夜间症状评估。在评估患者症状时，重点要确定患者是否有夜间疼痛症状。若存在夜间疼痛，那么确定这种疼痛是否与体位有关显得至关重要，因为这可能意味着神经肌肉骨骼机制存在问题。例如，腕管综合征（carpal tunnel syndrome，CTS）患者常因夜间神经微循环障碍而导致疼痛、麻木及感觉异常等症状加剧，从而被唤醒（Gelberman 等，1981）。

早晚症状分析。治疗师需详细询问患者关于早晨、日间及傍晚时的症状表现。具体而言，若患者早晨出现持续 30 分钟或更长时间的僵硬或疼痛，这高度提示可能存在如类风湿关节炎（RA）等炎症性疾病。对于患有肌腱病变或神经组织高敏感性的患者，则需特别注意其日间症状是否随着活动量的增加（如重复性动作或承重增加）而逐渐恶化，这有助于进一步明确诊断并制定治疗方案。

特殊/筛查问题

如第三章所提到的，治疗师必须对适合保守治疗的疾病与其他全身性疾病、肿瘤性疾病

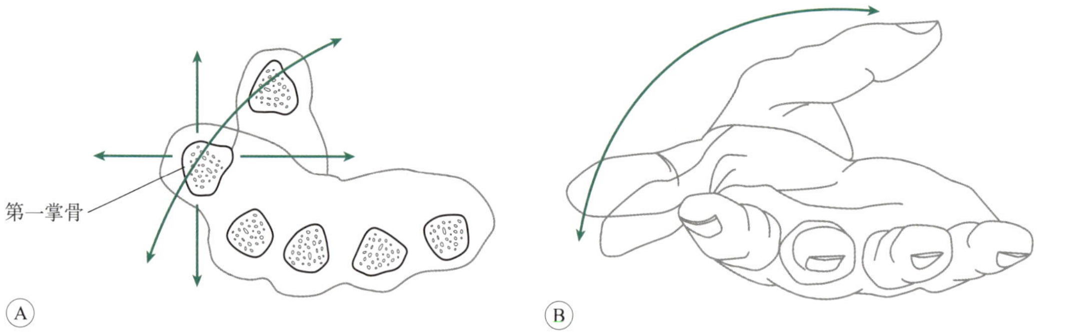

（A）箭头展示了拇指腕掌关节上发生的多个运动平面。在冠状面上，围绕前后轴进行掌侧屈曲/背侧伸展。在矢状面上，围绕内外侧轴进行远离手掌的外展/内收

（B）箭头展示了拇指从复位状态到对掌状态的过程。复位是指拇指处于与第二掌骨同一平面的正常解剖位置，随后进行伸展和外展，直至达到完全对掌状态，即屈曲和内旋

图 12-2 拇指腕掌关节的运动

以及非肌肉骨骼系统疾病进行区分。

既往史

详细的病史将帮助确定患者是否存在体格检查中的禁忌证或需要注意的事项。例如,患者是否有骨折史？桡骨远端骨折可能是低骨密度(low bone mineral density,BMD)的一种迹象,同时这一状况还可能与其他风险因素相关,包括年龄、女性的绝经状态以及生活方式选择等(Court-Brown 和 Caesar, 2006)。

患者的整体健康状况会对其出现症状或功能障碍的易感性以及康复产生影响(详见第三章)。内分泌疾病,例如甲状腺功能异常,已被证实与杜普征掌挛缩、扳机指和腕管综合征的发病风险增加相关(Cakir 等,2003)。此外,糖尿病患者患腕管综合征的风险也显著高于常人(Gaston 和 Simpson,2007)。在糖尿病病情控制不佳的情况下,患者的手部神经可能会受损,表现为手套样分布的热敏感性缺陷,这进一步增加了因感觉障碍而烫伤的风险(Kalk,2005)。

现病史

针对每个症状区域,治疗师会询问症状持续的时间,以及是否存在已知的引发症状的原因,比如摔倒。治疗师可能会进一步询问患者为何摔倒以及摔倒的具体经过。例如,手掌撑地摔倒可能导致桡骨远端骨折,这种情况常见于骨密度受损以及/或者由于舟状骨、韧带损伤导致的不稳定,或是动力链中其他部位的损伤,如肘部、肩部或颈椎的老年人中。

对于撕裂伤,治疗师会询问伤害是意外造成的,还是由刀具或玻璃等物品导致的攻击伤害？伤害是否为自残所致？患者是否需要额外的心理支持？

症状的发展是否与患者生活方式的改变有关,比如换了新工作或开展了新的休闲活动。持续保持某种姿势或重复性的动作可能会造成组织损伤,进而导致运动模式不佳,这种不佳的运动模式又会引发组织损伤(Caldwell 和 Khoo-Summers, 2010)。

患者是否有腕手部问题的病史？如果有,既往发病几次？分别是什么时候？原因是什么？每次发病持续多久？是否接受过治疗？两次发病间隔期间患者是否完全康复？如果没有既往史,患者是否在其他部位,如颈椎、胸椎、肩部、肘部或其他相关区域出现过类似症状？明确患者的病史有助于治疗师了解患者的具体情况,并为临床推理提供依据。

为了确认症状之间的关联性,治疗师会询问每个症状开始时其他症状的情况。症状如何随时间发展或变化,这将帮助治疗师对病情进行分期,从而判断预后。

患者目前为止是否接受过任何治疗？是否看过专科医生或进行过任何检查,比如影像学检查、血液检查或注射等干预性治疗？

放射学检查常用于检测手部或关节的骨折和脱位。舟状骨骨折在初次 X 线检查中不易发现。治疗方案推荐,对疑似舟状骨骨折的患者,应在受伤后 10 天重新进行 X 线检查,并建议采用多种角度拍摄(Baldassarre 和 Hughes, 2013)。磁共振成像或骨扫描有助于检测细微骨折、三角纤维软骨复合体撕裂和舟月关节不稳定。超声最适合用于肌腱、肌腱滑车和腱鞘囊肿的成像。如果怀疑有全身性炎症疾病,如类风湿关节炎或痛风,则可能需要进行其他检查,如血液检查。

知识校验

1. 哪种常见骨折常被漏诊,并可能导致缺血性骨坏死(AVN)？
2. 狭窄性腱鞘炎涉及哪些肌腱？
3. 腕管综合征中哪条神经受到卡压？患者在何时最有可能反馈症状,原因是什么？
4. 对于出现桡骨骨折的患者,应该额外询问哪些问题,为什么？
5. 哪种成像技术对于肌腱的成像最为有用？

体格检查计划

来自主观检查的信息有助于治疗师形成初步的主要假设，并提出关于患者症状病因的其他假设。这将指导体格检查，并引出以下问题。

- 体格检查需要做到什么程度？这需要根据每个症状区域的严重程度和激惹性（见第三章）的评估来确定。如果判断严重程度较高，体格检查将仅限于测试至症状再现或接近再现的程度。对于那些激惹性较高的患者，体格检查也将受到限制，以避免加重症状，重点将转移到缓解患者症状而非诱发症状。对于症状被判断为严重程度和激惹性均较低的患者，体格检查需要更加深入地测试以再现症状。
- 体格检查是否存在任何禁忌证和/或注意事项，例如双侧症状表明存在脊髓受压或最近发生但未确诊的骨折？
- 驱动患者症状产生的疼痛机制是什么？输入机制（感觉通路）是怎样的？例如，打字时腕部和手部持续保持同一姿势所带来的疼痛可能表明存在缺血性疼痛。中枢机制又是什么呢？患者对自身症状有何看法/想法？最后，“输出机制”是什么？患者对症状产生的身体、心理和行为反应是怎样的？确定引起症状/导致患者症状持续存在的疼痛机制，将有助于指导其治疗的各个方面。
- 症状区域下方以及涉及腕手区域的解剖结构有哪些？例如，尺侧疼痛理论上可能源自颈椎或胸椎、肩部或肘部，也可能是局部结构如下桡尺关节、TFCC、指屈肌腱如尺侧腕屈肌/桡侧腕伸肌或尺神经引起的。治疗师需根据主观信息判断哪些结构最可能出现问题，并据此优先安排体格检查顺序。将待检测的结构划分为在第一天及后续检查过程中“必须”、“应该”和“可以”进行检测的类别有助于帮助治疗师整理思路。这将提升治疗师的临床推理能力，避免基于固定流程的评估。计划表有助于指导治疗师在选择体格检查程序时的推理（见第二章附录3-1，附录3-2）。还应考虑所应用测试的灵敏度和特异度（见第四章），以便正确解读检查结果。每项重要体格检查，无论是诱发还是缓解患者症状，都应在患者病历中以星号（*）标注，便于查阅。

读者需了解，本章所包含的体格检查方法只是众多方法中的一部分，且所选方法在临床上最为实用，并且在文献中有对其支持程度的说明。

体格检查

视诊

非正规视诊

在主观检查过程中，治疗师要留意患者的行为。他们是否护着上肢？在脱衣时是否表现出功能受限？

正规视诊

*姿势视诊。*治疗师应观察患者脊柱、肩胛骨、肩部、肘部、腕部和手部的骨性和软组织轮廓，姿势需与患者的具体情况相关。例如，如果症状与使用电脑有关，则采取坐姿（Caldwell 和 Khoo-Summers，2010）。

当手部处于放松状态时，手指应自然向舟状骨结节屈曲（Magee 和 Manske，2021）。腕手部排列异常会导致运动模式异常，通常会影响功能。

*肌肉形态视诊。*治疗师会观察肌肉体积和肌张力，并对比左右两侧；然而，惯用手和从事身体活动类型可能会导致两侧肌肉体积存在差异。检查特定肌肉是否萎缩，如由尺神经支配的第一背侧骨间肌，因为这可能表明存在外周神经问题。

*软组织视诊。*治疗师会观察患者肢体的颜色，并注意是否有肿胀、手部毛发生长增加、指甲脆弱、甲床感染、手掌出汗或干燥、皮肤发亮、瘢痕和骨骼畸形。这些变化可能表明存在一系

列疾病，如外周神经损伤、外周血管疾病、糖尿病、雷诺综合征或复杂性区域疼痛综合征（Magee 和 Manske，2021）。

手部常见畸形包括：

- 手指或拇指的纽扣畸形：近端指间关节屈曲，远端指间关节过伸（图 12-3）。伸肌腱中央束在创伤或类风湿关节炎后受损，因此侧束向掌侧移位，导致近端指间关节屈曲（Eddington，1993）。

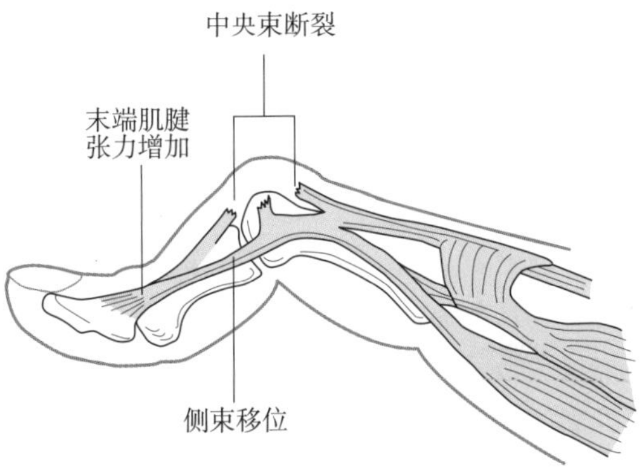

图 12-3　手指或拇指的纽扣畸形

- 鹅颈指畸形：近端指间关节因掌板损伤或固有肌挛缩而过伸，导致掌指关节和远端指间关节屈曲（图 12-4）（Eckhaus，1993）。

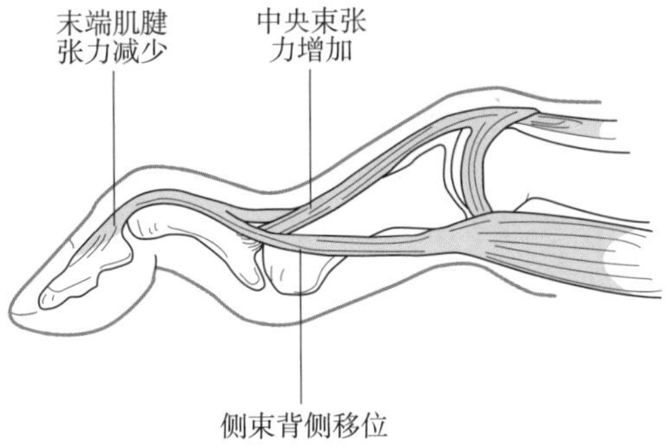

图 12-4　鹅颈指畸形

- 与类风湿关节炎相关的尺偏导致腕骨移位，手指向尺侧偏斜，增加了掌指关节韧带的负荷（Morco 和 Bowden，2015）。
- Bouchard 结节是近端指间关节背侧的钙化骨突，表明存在骨关节炎。
- Heberden 结节是远端指间关节背侧的钙化骨突，表明存在骨关节炎。
- 与腕掌关节骨关节炎相关的畸形可导致腕掌关节屈曲，深前斜韧带功能丧失，导致掌指关节过伸和指间关节相互屈曲。未受控制的伸肌支持带将拇指拉向内收位置，影响功能复位/对掌（Batra 和 Kanvinde，2007）。
- 爪形手：由于尺神经麻痹，小指和无名指在掌指关节过伸，而在指间关节屈曲。
- 锤状指：远端指间关节末节伸肌腱断裂，通常由创伤引起，导致远节指骨屈曲。
- 指甲不健康可能是潜在系统性疾病的指示，例如，杵状指表明存在呼吸系统或心脏疾病（Gollins 和 de Berker，2021）。
- 杜普征掌挛缩导致无名指和/或小指的远端指间关节和近端指间关节固定屈曲畸形，在 50~70 岁男性中更为常见。

功能测试

手部功能测试将包括分析抓握力量和抓握（或捏）精准性，这些抓握对于使用螺丝刀等活动是必需的。功能是由于运动范围或肌力缺损的影响，还是多种因素共同作用（Gracia-Ibanez 等，2018）？

可以使用普渡钉板测试（Blair 等，1987）、九孔钉板测试（Totten 和 Flinn-Wagner，1992）和明尼苏达操作速率测试（Totten 和 Flinn-Wagner，1992）来测试灵巧性。

主动生理运动

前臂、腕部和手部的主动生理运动如表 12-1 所示。

可以让患者仰卧位或坐位，对比左右肢体的运动。可以使用量角器测量前臂和腕部的运动范围。对于手指的运动范围，使用特定的手指量角器或测量手指末端屈曲至手掌褶皱的距离，这种方法可能更容易。选择哪些主动运动进行测试取决于患者报告的加重和缓解因素以及功能测试的分析。例如，如果患者在握持镊子方面有困难，则应检查腕关节伸展、示指屈曲和拇指对掌。对于每个主动生理运动，治疗师需要记录以下内容：

表 12-1 主动生理运动
前臂旋前 前臂旋后 腕关节伸展 腕关节屈曲 桡侧偏 尺侧偏 拇指的腕掌关节和掌指关节 • 屈曲 • 伸展 • 外展 • 内收 • 对掌 远端掌骨间关节 • 水平屈曲 • 水平伸展 手指的掌指关节 • 屈曲 • 伸展 • 内收 • 外展 近端和远端指间关节 • 屈曲 • 伸展
生理运动可能的变化
重复 速度改变 联合运动及顺序 增加压力或牵引 持续 损伤性运动 鉴别测试 功能运动
确定这些生理运动调整对患者体征和症状的影响
重新评估所有标有星号的内容
如有必要，筛查可能涉及该区域的所有近端和远端部位
颈椎 胸椎 肩关节 腕手

- 患者主动运动的意愿。
- 活动范围。
- 运动质量，例如协调性和肌肉激活模式。
- 在整个运动范围内的疼痛表现。

治疗师在每次运动前确定患者的静息症状，纠正患者运动时的偏差，以临床相关性对患者症状进行推理分析。

症状改善

通过调整主动运动可以帮助区分症状的来源（Hengeveld 和 Banks 等，2014）。例如，当旋后动作引发患者的腕关节症状时，区分症状来源于下桡尺关节还是桡腕关节，这对于制定细化潜在症状来源的工作假设非常有帮助。患者主动将前臂旋后，直到症状出现。此时，治疗师对桡骨和尺骨施加被动旋后力：如果症状来自下桡尺关节，疼痛可能加剧；在施加于舟状骨和月骨周围的桡腕关节的旋后力作用下，下桡尺关节的紧张或固定状态得以解除。如果症状来自桡腕关节，疼痛可能会加剧；此时对舟状骨和月骨施加旋前力，症状可能会减轻（图 12-5）。

图 12-6 展示了应用过压处理时的主动运动，这些动作用于排查关节问题。

被动生理运动

所有主动运动均可通过被动方式进行检查。对于腕手而言，治疗师需要仔细考虑起始位置，以充分考虑到腕部的长屈肌和长伸肌。例如，为了测试腕关节伸展的关节活动范围，需要将手指屈曲。

关节完整性测试

单独使用时，关节完整性测试并不足以准确诊断关节不稳定性，必须结合患者的主观病史，特别是创伤史、关节弹响声或自述无力的症状表现，以及在被动运动测试中观察到的关节活动范围增加或在触诊时特定韧带处的压痛（Prosser 等，2011；Valdes 和 LaStayo，2013）。

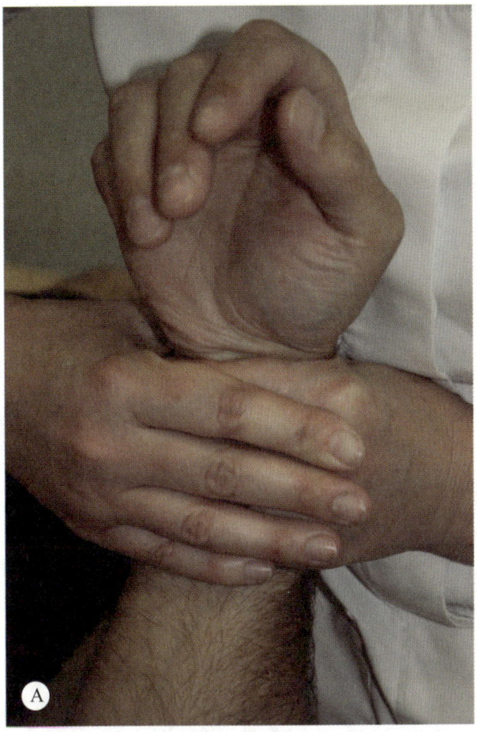

（A）对桡骨和尺骨施加旋后力

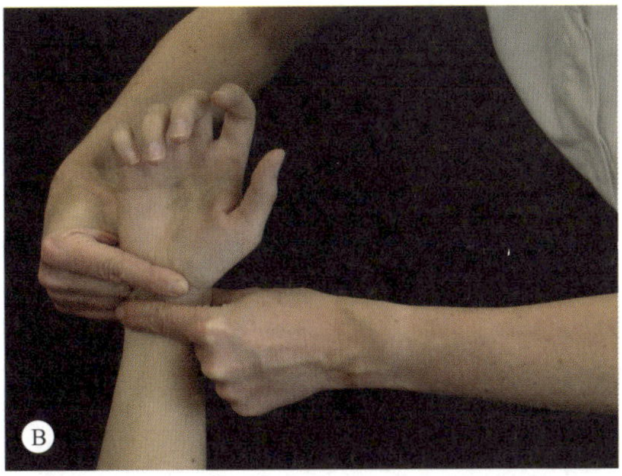

（B）对近排腕骨施加旋后力

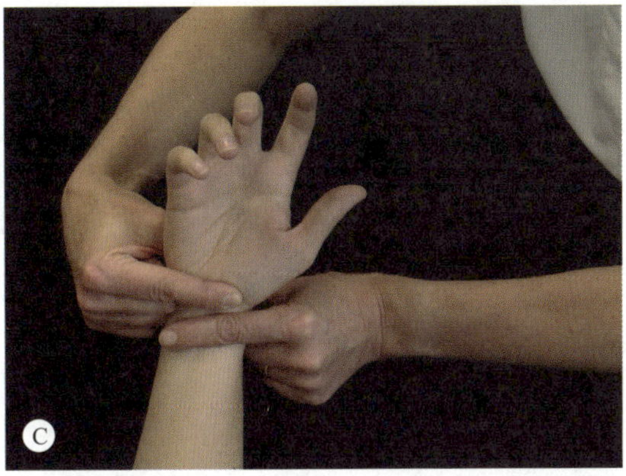

（C）保持桡骨和尺骨的旋后状态，并对近排腕骨施加旋前力

图 12-5 区分下桡尺关节和桡腕关节

患者主动将前臂旋后，直到症状出现。治疗师然后（A）对桡骨和尺骨施加旋后力；（B）释放对桡骨和尺骨的压力，并对近排腕骨施加旋后力，以影响桡腕关节，以及（C）保持桡骨和尺骨的旋后状态，并对近排腕骨施加旋前力。治疗师会确定每种过度压力对症状的影响。当在出现症状的部位施加旋后力时，症状通常会加重；然后，通过对单个骨骼的附属运动进行进一步检查，可以确定出现症状的关节

在腕手部位，最常见的韧带不稳定是月骨相对舟状骨向背侧伸展，即背侧嵌入部分不稳定（dorsal intercalated segment instability，DISI），或月骨相对三角骨向掌侧/掌面旋转，即掌侧嵌入部分不稳定（volar intercalated segment instability，VISI）。头状骨的腕中关节不稳定（midcarpal instability，MCI）较为少见，它会影响近排腕骨和远排腕骨之间的生物力学关系。

Watson（舟状骨位移）试验

患者将肘关节轻微旋前并稳定地放置在桌上，治疗师在舟骨结节处施加一个前后滑动的动作，同时被动地将患者的腕关节从尺侧偏伴轻微伸展的位置移动到桡侧偏伴轻微屈曲的位置（图 12-7）。这一试验旨在评估舟月骨间韧带是否存在疑似背侧嵌入部分不稳定。当舟状骨从舟骨窝中滑出，越过桡骨的背侧边缘时，松开时会发出弹响声，如果此时患者感到疼痛重现，则表明存在韧带不稳定性（Watson 等，1988）。在正常情况下，即使腕关节发出弹响声，也不会伴随疼痛（Wolfe 等，1997）。据估计，该试验在检测不稳定性方面具有较高的准确性，灵敏度为 69%，特异度为 66%（Prosser 等，2011）。近排腕骨稳定性的逐渐丧失可能导致舟月骨进行性塌陷（scapho-lunate advanced collapse，SLAC），这是 55%退行性腕关节炎的病因。

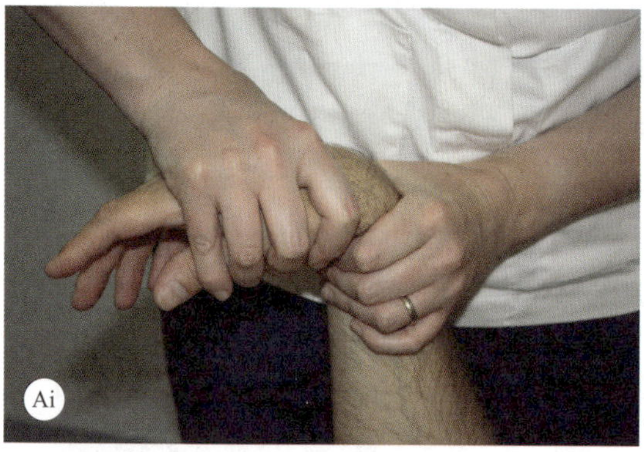

(Ai) 屈曲
双手握住腕手,使其进行屈曲动作

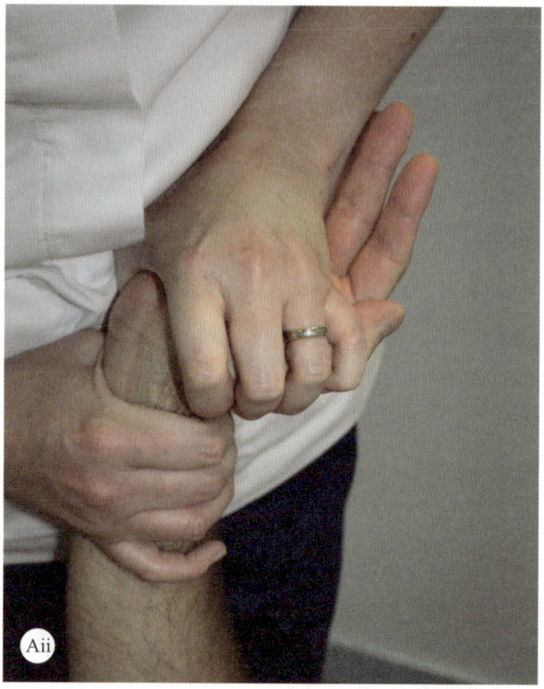

(Aii) 伸展
右手支撑患者的前臂,左手将腕手进行伸展

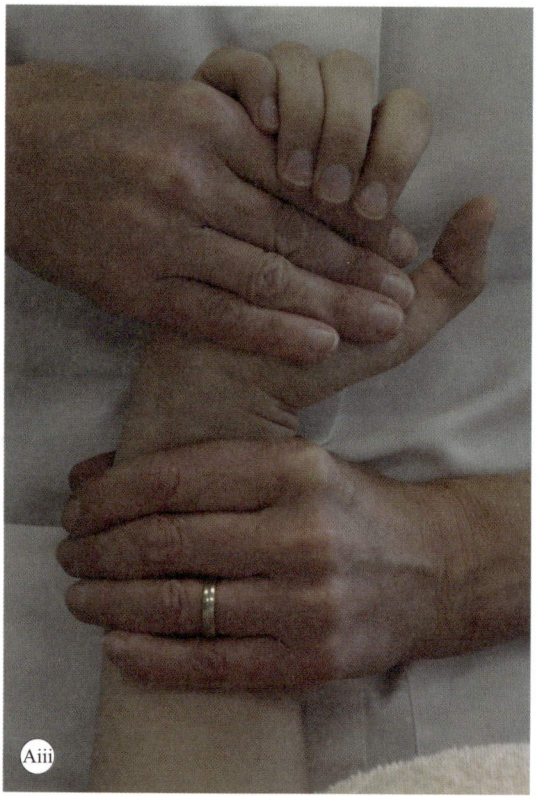

(Aiii) 桡侧偏
左手支撑在腕关节稍近侧的位置,同时右手使腕关节进行桡侧偏

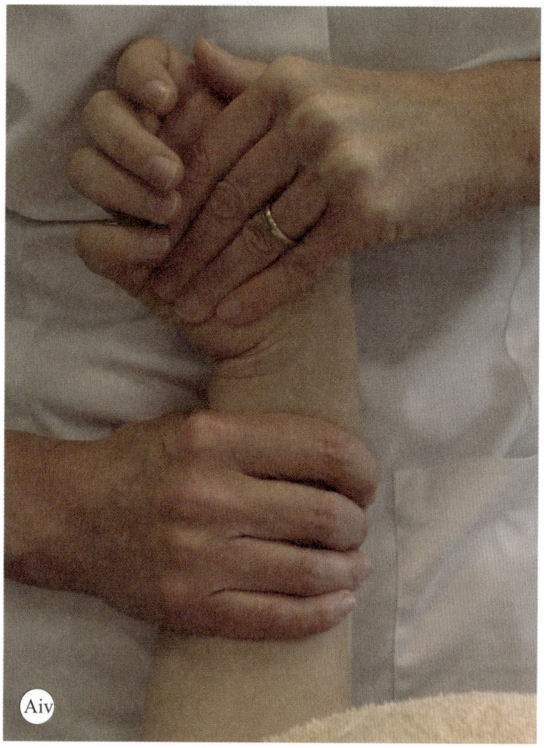

(Aiv) 尺侧偏
右手支撑在腕关节稍近侧的位置,同时左手使腕关节进行尺侧偏

(A) 对腕手部施加过度压力

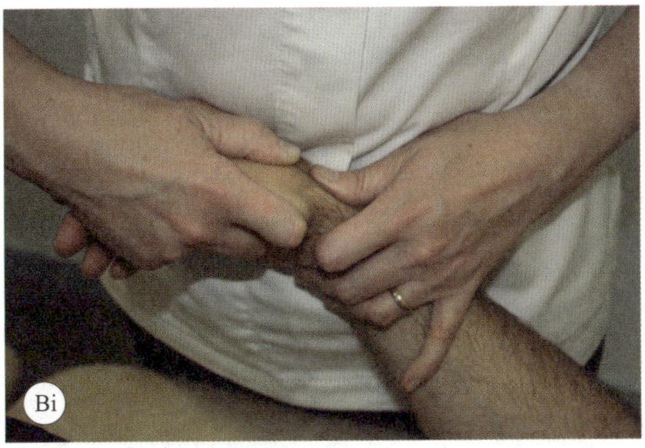

（Bi）屈曲
左手支撑大多角骨，右手使第一掌骨屈曲

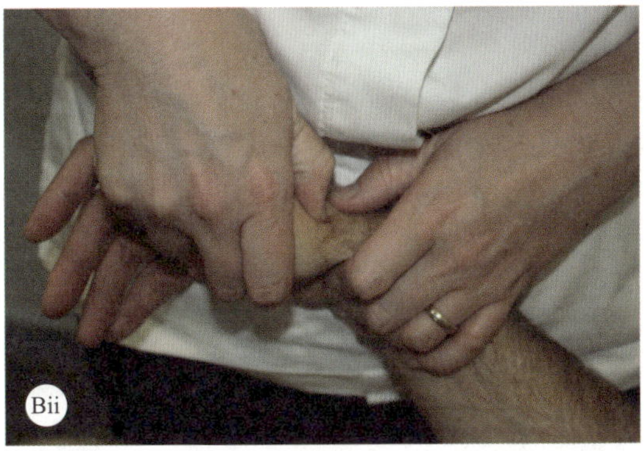

（Bii）伸展
左手支撑大多角骨，右手使第一掌骨伸展

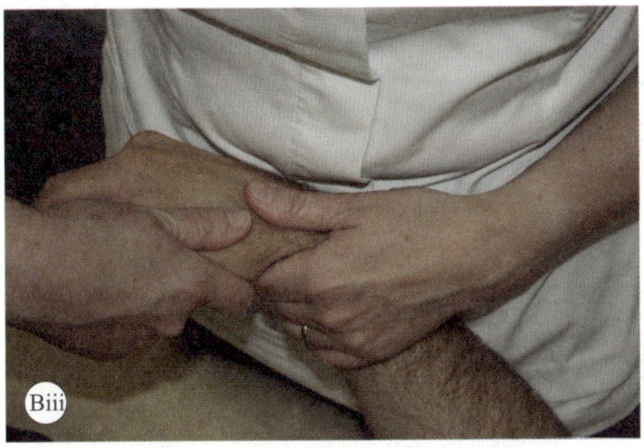

（Biii）外展和内收
左手支撑大多角骨，右手使第一掌骨进行外展和内收运动

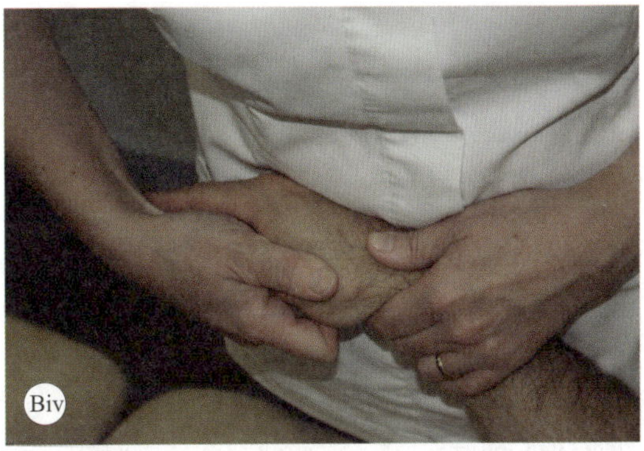

（Biv）对掌
右手支撑大多角骨，左手将第一掌骨进行对掌运动

（B）拇指的掌指关节
在进行所有这些运动时，双手应分别置于关节线的近端和远端

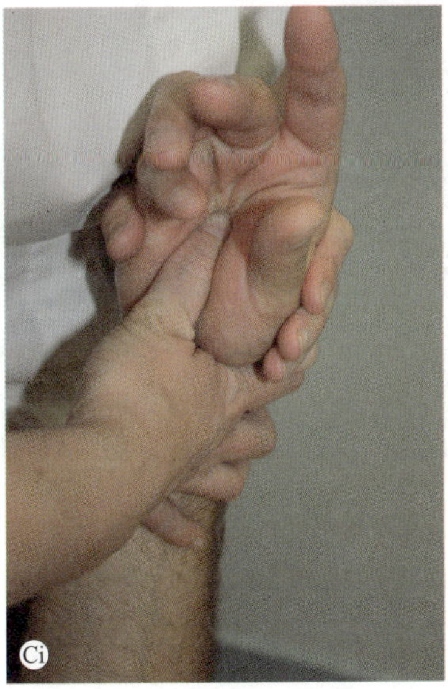

（Ci）水平屈曲
右手拇指放置在掌心中央，位于掌骨头的水平位置。左手环绕在掌骨头的后面，使其进行水平屈曲

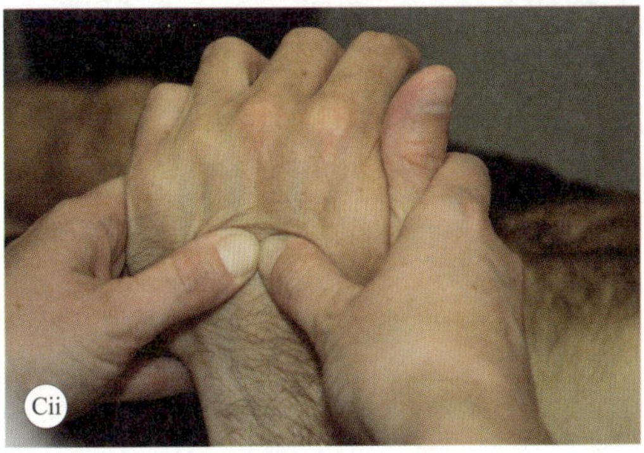

（Cii）水平伸展
两个拇指放置在掌心背部中央，位于掌骨头的水平位置。手指环绕在手的前面，将掌骨头拉向水平伸展

（C）远端掌骨间关节

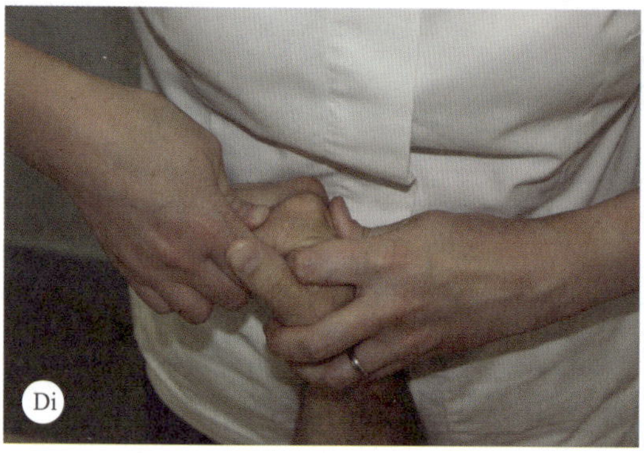

(Di)屈曲
左手支撑掌骨,右手使近端指骨屈曲

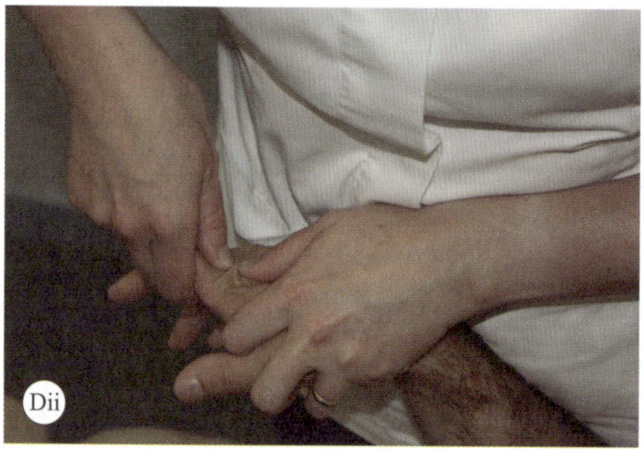

(Dii) 伸展
右手支撑掌骨,左手使近端指骨伸展

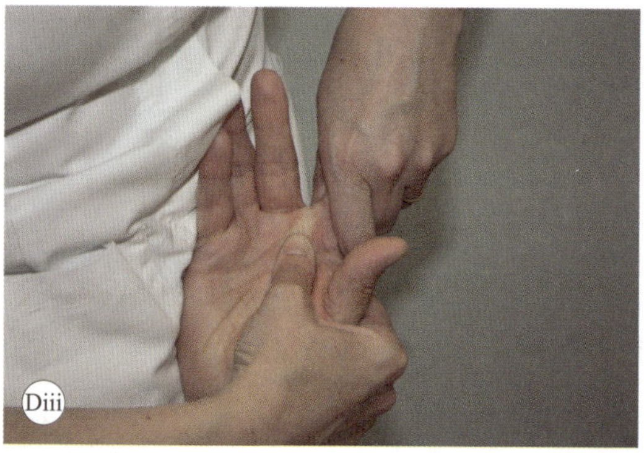

(Diii) 外展和内收
右手支撑掌骨,左手使近端指骨外展
(D) 掌指关节

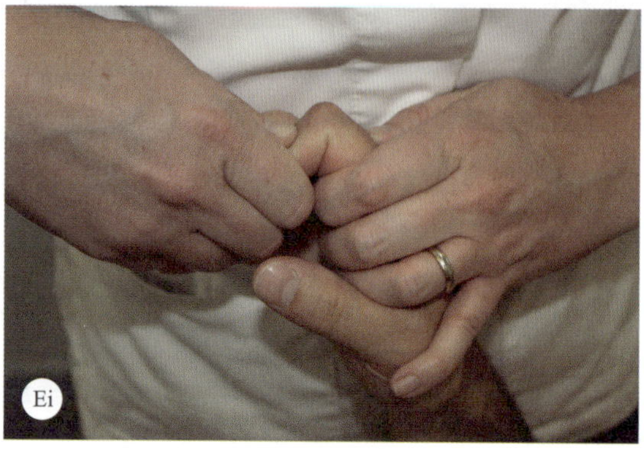

(Ei)屈曲
左手支撑掌指关节在伸展的状态下同时右手使近端指间关节屈曲

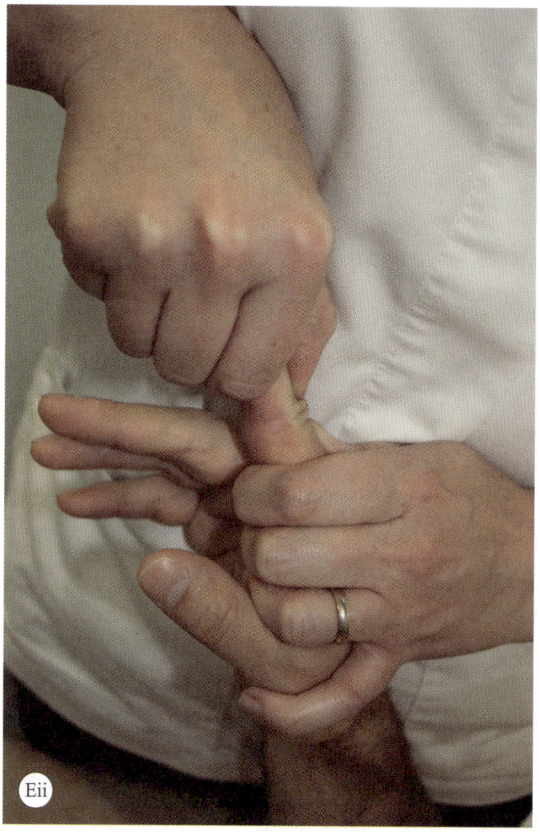

(Eii) 伸展
左手支撑掌指关节在伸展的状态下同时右手使近端指间关节伸展
(E) 近端指间关节和远端指间关节

图 12-6 应用过压处理时的主动运动排查关节问题

月骨三角骨撞击(Reagan)试验

该测试用于检测由于月三角韧带的完整性丧失所致月骨和三角骨之间的不稳定性,如果月骨在三角骨上进行前后向滑动时出现过度活动、关节摩擦音或疼痛,则表示测试结果为阳性(Butterfield 等,2002)。该测试的稳健性评估证据有限。这种损伤通常与三角纤维软骨复合体撕裂有关(Hattam 和 Smeatham, 2010),而关节镜检查被认为是诊断的金标准(Lindau, 2016)。

腕中位移测试

背侧桡三角韧带与掌侧尺侧弓状韧带的松弛,会导致头状骨和钩骨的头部下陷,进而导致掌侧腕中关节不稳定(palmar midcarpal instability,PMCI)。这种不稳定会减少近排腕骨在腕关节尺侧偏时从屈曲到伸展的平滑过渡,并影响负荷从近排腕骨到远排腕骨的正常传递(Lichtman 和 Wroten, 2006)。有些患者可能具有过度活动性,即使没有外伤,在尺侧偏时也会出现弹响。

检查时,患者腕关节置于中立位,前臂旋前,治疗师将拇指置于患者头状骨背侧远端,向掌侧方向施加力量,同时使其手腕向尺侧偏斜,如果检查过程中出现伴随疼痛的弹响声,并且该操作能再现患者的症状,则检查结果为阳性(Prosser 等,2011; Valdes 和 LaStayo, 2013)。该测试应与未受影响的一侧进行对比。一些研究表明,该检查的灵敏度为64%,特异度为45%(La Stayo 和 Howell, 1995; Prosser 等,2011)。

三角软骨复合体负荷试验

三角纤维软骨复合体是下桡尺关节的一个复杂稳定结构,在遭受创伤或因退行性改变而受损时容易撕裂。此负荷试验类似于膝关节的半月板检查(图 12-8)。试验中,患者的前臂保持稳定,治疗师像握手一样,将手掌置于患者掌心,随后,对患者手部进行轴向加压,并同时施

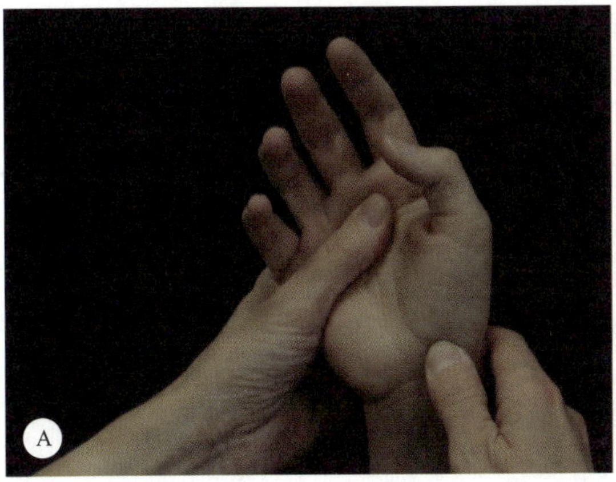

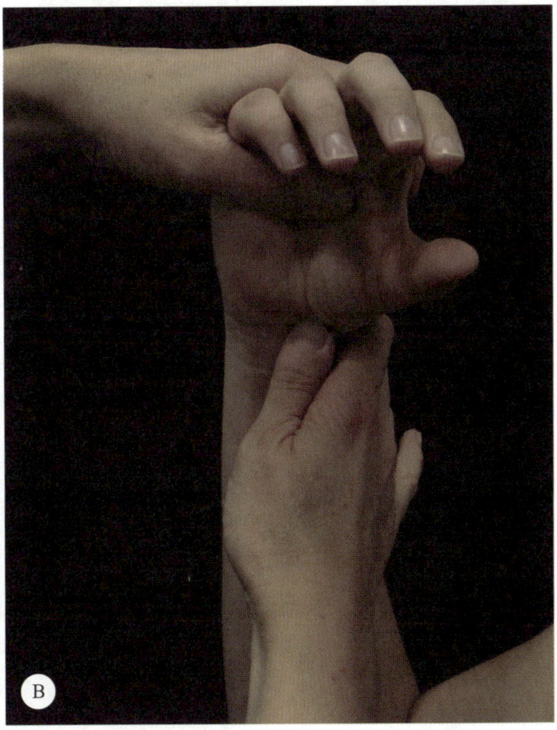

图 12-7 Watson(舟状骨位移)试验

(A)和(B)在腕关节从尺侧偏斜和轻微伸展移动到桡侧偏和轻微屈曲的同时,对舟状骨施加一个前后向的滑动

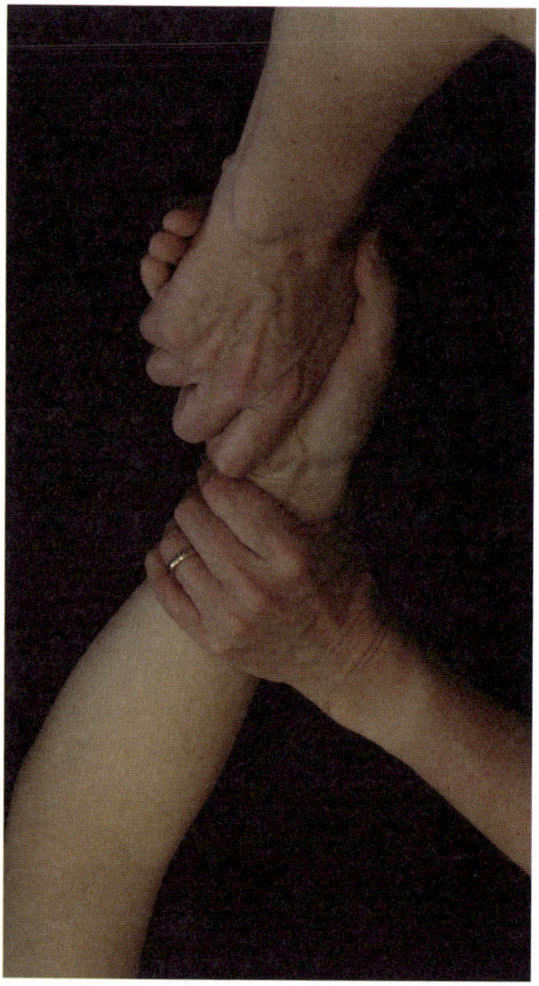

图 12-8　三角软骨复合体负荷试验
患者的前臂保持稳定,治疗师像握手一样,将手掌置于患者掌心。随后,对患者手部进行轴向加压,并同时施加尺侧偏动作

加尺侧偏动作(Hattam 和 Smeatham, 2010)。若试验中出现局部疼痛、恐惧感或出现弹响声,则表明试验结果为阳性。若阳性试验结果结合旋前、尺侧偏和抓握时疼痛的病史,以及 TFCC 区域出现摩擦音和压痛,则更加怀疑存在 TFCC 损伤(Bulstrode 等,2002)。

拇指和手指关节的韧带不稳测试

当向关节施加内翻或外翻力时,若关节活动过度,则表明侧副韧带松弛。其中,拇指尺侧副韧带最常见,甚至可能导致撕脱性骨折。检查时触诊拇指尺侧会有压痛,并可能出现肿胀和血肿(Mandhkani 和 Rhemrev, 2013)。

在掌指关节屈曲 30°时进行屈曲试验,施加外翻力会使背侧关节囊和尺侧副韧带的一部分承受负荷。与未受伤的拇指相比,若试验时感觉缺乏终末感,且在伸展时明显松弛,则表明尺侧副韧带完全断裂(Tang, 2011)。

轴向加压测试(研磨试验)

腕掌关节骨关节炎是手部最常见的退行性关节疾病之一,其典型症状是在进行抓握活动时出现疼痛(Gelberman 等,2015)。该疾病的诊断可根据放射学分类分为Ⅰ期(轻度)至Ⅳ期(重度)(Eaton 和 Glickel, 1987)。

进行轴向加压测试时,治疗师用一只手稳定住患者手部的桡侧,同时用另一只手握住第一掌骨的长轴部分。接着,沿长轴方向施加一个带有旋转动作的轴向压力。如果在施加负荷的过程中诱发疼痛,则试验结果为阳性。该试验的灵敏度为 64%,特异度为 100%,表明其具有较高的诊断准确性。但需要注意的是,这是一项诱发性测试,因此需谨慎操作(Hattam 和 Smeatham, 2010)(图 12-9)。

压力-剪切力测试

Sela 等(2019)提出了一种较少引发疼痛的测试方法,测试时在腕掌关节施加压力-剪切力,若疼痛再次出现则为阳性结果(灵敏度

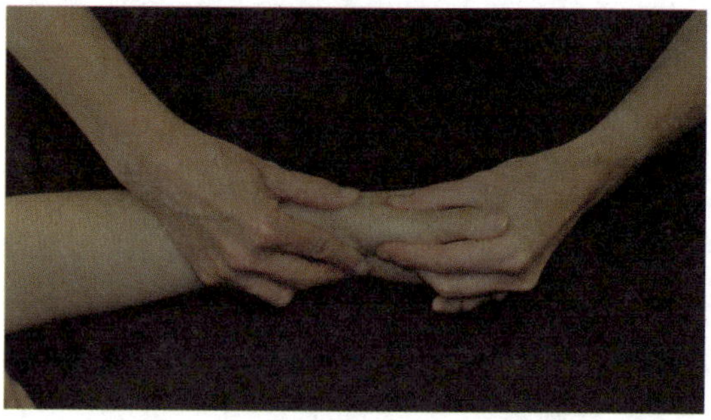

图 12-9　轴向加压测试(研磨试验)
治疗师会用一只手稳定住患者手部的桡侧,同时用另一只手握住第一掌骨的长轴部分。接着,沿长轴方向施加一个带有旋转动作的轴向压力。如果在施加负荷的过程中诱发疼痛,则试验结果为阳性。这是一项诱发性测试,因此需谨慎操作

99%,特异度 95%)。

肌力测试

肌肉系统检查基于患者的主观病史以及对姿势和运动的观察(Kendall 等,2010;Hislop 等,2013)。有关肌力测试的详细信息,请参阅第四章。

肌力

以下肌群可进行徒手肌力测试:

- 肘关节——屈肌和伸肌。
- 前臂——旋前肌和旋后肌。
- 腕关节——屈肌、伸肌、桡侧偏移肌和尺侧偏移肌。
- 大鱼际——屈肌、伸肌、内收肌、外展肌和对掌肌。
- 小鱼际——屈肌、伸肌、内收肌、外展肌和对掌肌。
- 手指——屈肌、伸肌、外展肌和内收肌。

可使用握力计测量握力,为评估进展提供一些基线量化数据(Toemen 等,2011)。可比较左右两侧的握力,但需考虑用手习惯造成的差异。还可使用捏力计测量一系列捏力值(Mathiowetz 等,1985)。

肌肉长度

肌腱固定作用。 测试腕关节外在屈肌和伸肌肌长度的正常平衡。当腕关节屈曲时,手指和拇指会伸展;而当腕关节伸展时,手指会向掌心方向屈曲,拇指则会朝向示指方向对掌(Neumann, 2010)。

内在肌紧张度测试。 为了检测内在肌(如骨间肌)的紧张度,治疗师会将掌指关节保持在伸展状态,同时被动地屈曲近端指间关节。该测试在掌指关节屈曲的情况下也会重复进行。如果近端指间关节在掌指关节伸展时屈曲受限,而在掌指关节屈曲时不受限,那么这种限制就可判断是由于内在肌肉紧张造成的。如果近端指间关节受限程度在两种情况下没有变化,则这种限制可能与关节有关。

外在肌紧张度测试。 当腕关节处于中立位时,治疗师会比较近端指间关节在掌指关节屈曲和伸展两种情况下的被动活动范围。如果近端指间关节可以在掌指关节伸展时被动屈曲,而在掌指关节屈曲时不能被动屈曲,这表明外在伸肌紧张。相反,如果近端指间关节在掌指关节屈曲时的被动伸展范围大于掌指关节伸展时,则表明外在屈肌紧张。

治疗师还可测试其他肌肉的长度(Kendall 等,2010;Hislop 等,2013)。

等长肌力测试

根据诱发症状的活动所反映出的主观线索,在等长肌力测试中,治疗师将测试前臂的旋前与旋后、腕关节的屈曲与伸展、桡侧偏与尺侧偏动作,以及手指和大拇指的屈曲、伸展、外展和内收动作,还有大拇指的对掌动作,这些测试将在不同的生理活动范围内进行。

治疗师需要观察肌肉在保持特定姿势时的收缩质量,患者是否采用了替代性动作策略,以及患者的症状是否会在测试中重现。

其他肌肉/肌腱测试

狭窄性腱鞘炎测试。 狭窄性腱鞘炎,是拇短伸肌腱和拇长展肌腱在第一背侧隔室的狭窄性腱鞘炎,通常表现为桡骨茎突尖端局部肿胀和疼痛,且与抓握活动相关(Batteson 等,2008)。关于常用于评估狭窄性腱鞘炎的两种测试,它们存在一些容易混淆的地方(Goubau 等,2014)。在 Eichhoff 试验(常被误称为 Finkelstein 测试)中,要求患者将拇指与手掌相对并握拳,治疗师则被动地将患者的腕关节向尺侧偏斜(Goubau 等,2014)。该测试在正常腕关节中可能会出现假阳性结果。Finkelstein 测试是一种被动测试,患者拇指屈曲于手掌,治疗师用一只手固定前臂下端,然后轻轻地将腕关节向尺侧被动偏斜(图 12-10)(Elliott,1992)。这些被动测试依赖于肌腱在桡骨茎突处受到压

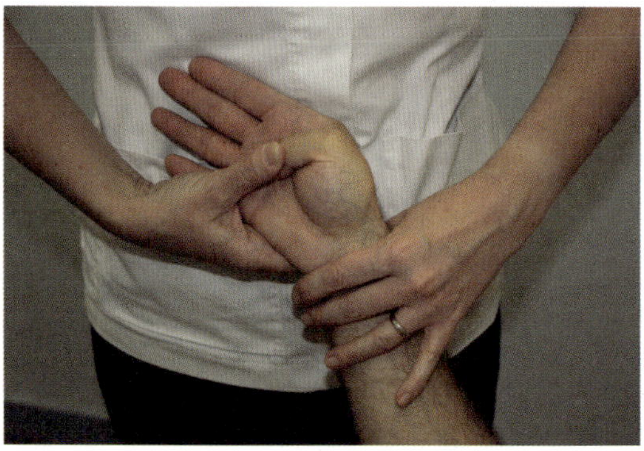

图 12-10 Finkelstein 测试
患者弯曲拇指，治疗师被动引导患者的腕关节进行尺侧偏移（操作为 Elliott 于 1992 年所述）

力而产生的疼痛，这种拉伸也会使韧带结构受到压力，从而产生假阳性结果（Magee 和 Manske，2021）。这些测试的特异度不足、描述和应用上的差异可能解释了为什么文献中不支持这些测试的结果（Valdes 和 LaStayo，2013；Cheimonidou 等，2019）。

Goubau 等（2014）提出了腕过屈和拇指外展（wrist hyperflexion and abduction of the thumb，WHAT）测试作为拇短伸肌和拇长展肌的替代主动负荷测试。该测试的灵敏度为 99%，特异度为 29%。测试中，患者腕关节处于过度屈曲状态，拇指在掌指关节和近端指间关节完全伸展的情况下外展，对抗治疗师用示指施加的阻力（图 12-11）。

毛衣手指征测试。 握拳时远端指间关节无法屈曲为阳性测试结果，表明指深屈肌肌腱断裂。无名指最为常见（Magee 和 Manske，2021）。

指浅屈肌测试。 治疗师将患者其余手指保持在伸展位，患者主动屈曲自由手指。由指浅屈肌产生的屈曲应发生在掌指关节和近端指间关节，远端指间关节应呈松弛状态，因为指深屈肌已固定。如果指浅屈肌不活动，手指将在远端指间关节、近端指间关节和掌指关节处强烈屈曲，这表明指深屈肌在活动。如果手指完全无法屈曲，则两个屈肌都无活动功能。请注意，部分人群的小指没有有效的指浅屈肌，因此该测试对小指无效（Townley 等，2010）。

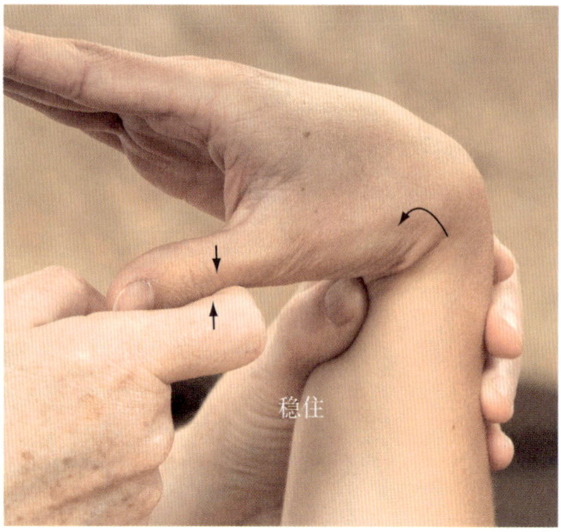

图 12-11 腕过屈和拇指外展（WHAT）测试
（引自 Magee 和 Manske，2021）

神经测试

治疗师会根据患者所报告的症状分布和性质，运用临床推理来确定有无必要进行神经测试。

神经系统完整性

皮节/周围神经。 上肢的感觉测试可以按照第四章所述的方法进行。了解神经根（皮节）和周围神经［桡神经（C5～T1）、正中神经（C5～T1）和尺神经（C7～T1）］的皮区分布，有助于治疗师区分患者的感觉缺失症状是由脊髓神经根或臂丛神经病变引起的，还是由周围神经病变引起的。

实体觉测试也可以通过将物体放在患者手中，记录仅通过触摸识别物体所需的时间来进行。两点辨别觉测试也可以识别差异，但具有局限性（Lundborg 和 Rosen，2004）。

肌节/周围神经。 熟悉神经根和周围神经的知识可以帮助治疗师区分神经根损伤引起的运动功能丧失与周围神经损伤引起的运动功能丧失。关于进行这些测试时涉及的神经分布区域及操作方法见第四章。

神经动力学测试

上肢神经动力学测试（upper-limb neurodynamic tests，ULNT 1、2a、2b 和 3）可用于评估患者的腕手部症状是否由神经组织损伤引起。第四章详细说明了进行这些测试的操作方法。

神经卡压试验

*正中神经。*正中神经可以在腕部通过触诊间接感知到，其位置在掌长肌腱内侧和桡侧腕屈肌腱外侧之间。

正中神经在屈肌支持带下的肌腱中受到压迫，会导致腕管综合征（CTS），这是最常见的一种外周神经卡压性神经病变（Clark 等，2011）。症状通常包括烧灼痛、刺痛感、无力感和夜间疼痛，但尚无公认的诊断标准。Valdes 和 LaStayo（2013）在一篇综述中支持将 Tinel 测试和 Phalen 测试用于诊断腕管综合征。

Tinel 征（腕部）。患者腕部保持中立位，治疗师用力敲击腕部腕管的中点。如果正中神经的感觉分布区出现感觉异常或麻木，则表明试验阳性。该试验的特异度和灵敏度值各不相同（特异度 30%～100%，灵敏度 38%～100%；Brüske 等，2002；El Miedany 等，2008），因此应与其他试验结合使用（Hattam 和 Smeatham，2010）。

Phalen 屈腕测试。患者肘部完全伸直，前臂旋前，将患者腕部保持完全屈曲状态 1 分钟。如果正中神经的分布区出现感觉异常，则表明试验阳性（Amirfeyz 等，2005）。

改良腕管压迫试验。将血压袖带缠绕在腕部，并充气至 100 mmHg，持续 30 秒。在试验期间，可以将一个长 8 cm、直径 8 mm 的木质铅笔状物体放在袖带下的正中神经上，以便对正中神经施加更直接的压力（Tekeoglu 等，2007）。这是 Phalen 屈腕测试的一种有效替代方法，因为在某些情况下，腕部的活动范围可能受限或存在疼痛（González del Pino 等，1997）。

*尺神经。*尺神经在腕部位置表浅，可以在小鱼际和钩骨钩之间的尺神经管中触诊到。该神经可能在骨折后受损，或因腱鞘囊肿，或在骑行、打字时受到的机械性压迫而受损（Baker 等，2007）。

尺神经麻痹的 Froment 征。患者用示指和拇指捏夹一张纸，治疗师尝试将其抽出。患者由于拇收肌麻痹出现拇指指间关节屈曲（Froment 征），以及由于骨间肌和蚓状肌麻痹和外在伸肌和屈肌的无对抗作用导致小指和无名指呈现爪形畸形，这些症状表现提示尺神经麻痹（Magee 和 Manske，2021）。

*桡神经。*在手腕的解剖学鼻烟窝区域，可以触诊到桡神经感觉支的终末分支（Butler，2000）。

血管评估

如果怀疑患者的循环系统受到影响，应触诊腕部的桡动脉和尺动脉的脉搏。

腕部桡动脉和尺动脉的 Allen 测试

治疗师在腕部对桡动脉和尺动脉施加压力，同时要求患者反复开合手掌几次，然后保持手掌张开。为测试每条动脉的通畅性，先释放对桡动脉的压力，然后对尺动脉重复此过程。释放压力后，手掌在 5 秒内恢复红润为正常表现（Magee 和 Manske，2021）。

“8”字测量

这个简易测试是一种可靠且有效的手部肿胀测量方法（Pellecchia，2003）。患者的腕/手保持中立位，测量带放置于远端尺骨茎突上，水平地沿着腕部的掌面放置，然后测量带斜向穿过手背，经过第五掌指关节线，横跨掌指关节的前表面，再到达手背的起始点，最后记录测量值（单位为厘米）。该值可与另一只手的测量值进行比较（Magee 和 Manske，2021）。

触诊

触诊的范围取决于治疗师的临床推理和初步假设。良好的解剖学知识和系统化的检查方法能够确保触诊的准确性。

建议的系统触诊方法

- 掌面/前表面:触诊肌腱以检查是否有压痛、捻发音,包括:桡侧腕屈肌、拇长屈肌、指浅屈肌、指深屈肌、掌长肌和尺侧腕屈肌。检查尺动脉和桡动脉的脉搏、掌筋膜是否增厚、大鱼际和小鱼际的张力/肌肉体积、掌屈纹、手的纵弓和横弓。钩骨钩——尺神经管可能是尺神经受压的部位。评估尺侧腕屈肌和尺骨远端茎突之间的间隙,以检查三角纤维软骨复合体和尺骨三角骨韧带是否撕裂。
- 背面/后表面:触诊桡骨茎突,正常情况下它应比尺骨更远。如果发生 Colles 骨折,该正常变异消失,导致三角纤维软骨复合体承受过多压力。触诊解剖学鼻烟窝两侧的拇长展肌/拇短伸肌(ABPL/EPB)和拇长伸肌(extensor pollicis longus, EPL),鼻烟窝底部的压痛可能提示舟状骨骨折、缺血性坏死或桡神经敏感。触诊伸肌腱,检查腕骨的突起是否增加或减少,包括舟状骨(通过鼻烟窝或前方的结节)、月骨、三角骨、豌豆骨、大多角骨、小多角骨、头状骨(在手腕屈曲时呈凹陷)和钩骨。

附属运动

腕手部的附属运动如图 12-12 所示,并列于表 12-2 中。然而,不是列出的所有运动都需要测试,治疗师需要基于目前的体格检查中得

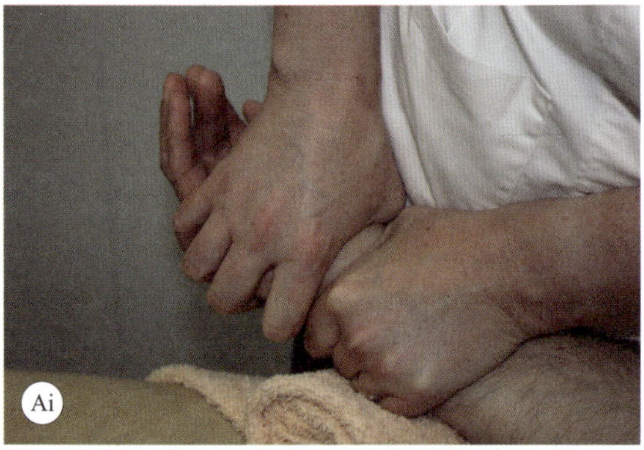

(Ai) 前后向与后前向

前后向示例:左手握住桡骨和尺骨的远端,右手握住近排腕骨水平的手掌部分,然后,右手将患者的手从前向后滑动

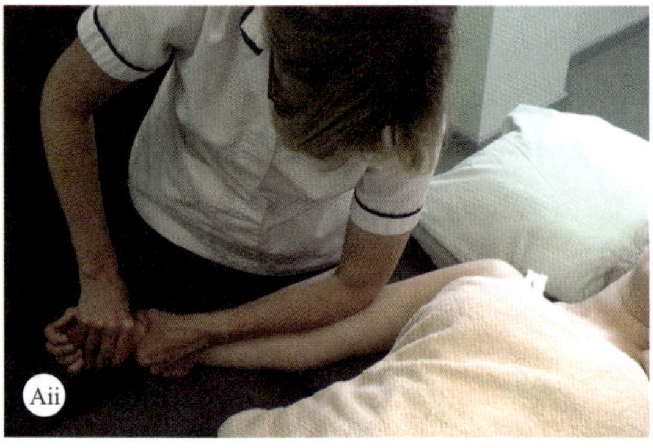

(Aii) 内侧和外侧横向滑动

内侧示例:左手握住桡骨和尺骨的远端,右手握住近排腕骨,然后将患者的手向内侧滑动

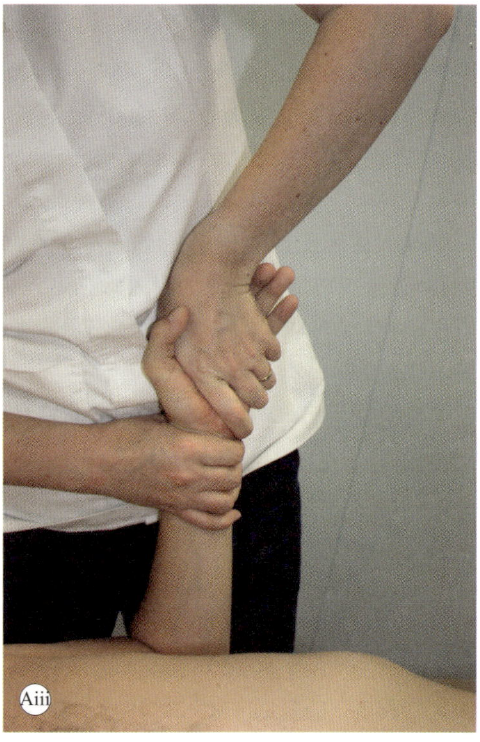

(Aiii) 纵向从尾侧往头侧

右手握住桡骨和尺骨的远端,左手通过手掌的根部对腕关节施加纵向往头侧的力

(A) 腕关节

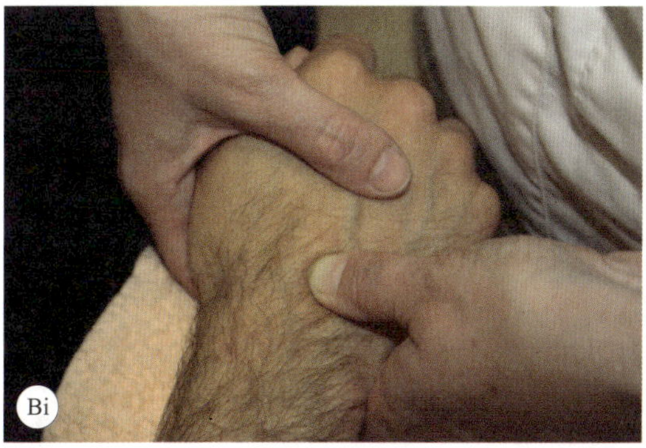

（Bi）前后向与后前向。可以通过拇指施加压力于每个腕骨的前面或后面，分别产生前后向或后前向的运动。这里展示了对月骨施加后前向的力

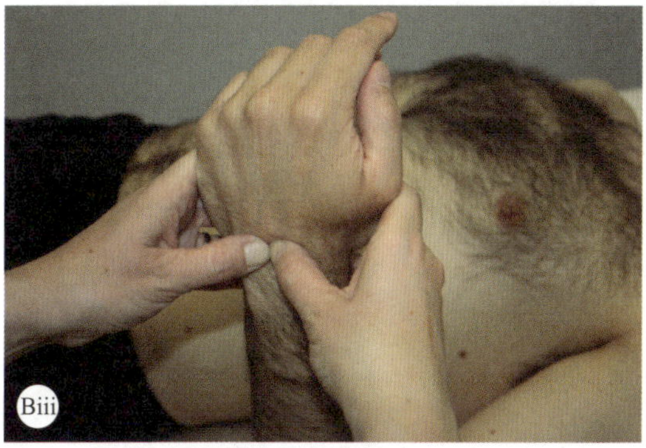

（Biii）水平伸展
拇指放置在腕关节后面的中心位置，手指环绕腕骨的前面以产生水平伸展

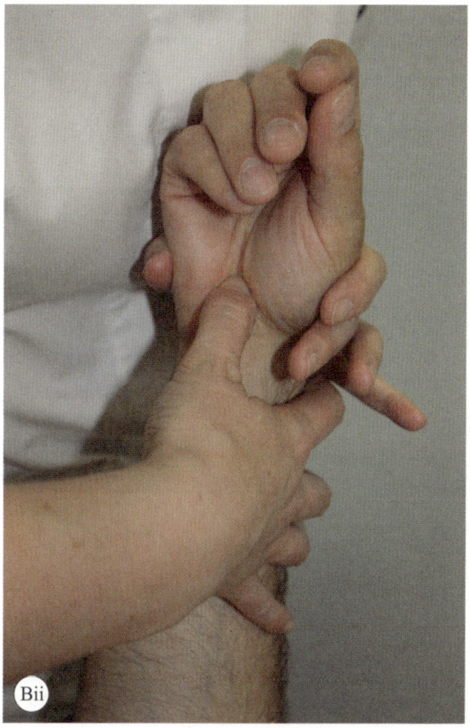

（Bii）水平屈曲
右手拇指放置在腕关节前面的中心位置，左手环绕腕骨以产生水平屈曲

（B）腕骨间关节

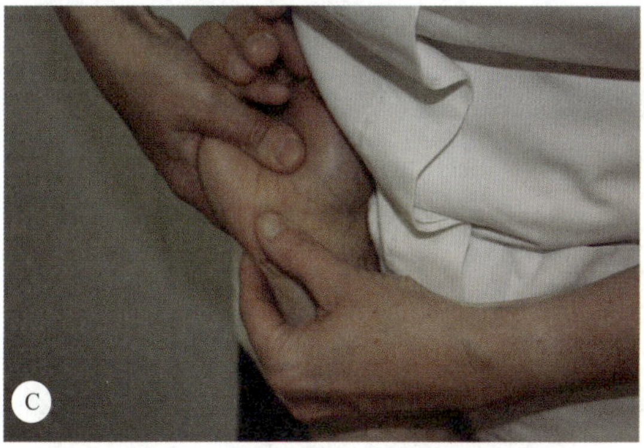

（C）豆三角关节
内侧和外侧横向滑动、纵向头侧向尾侧和尾侧向头侧以及牵引。这里展示了右手固定手部，左手握住三角骨并施加内侧和外侧的横向力量

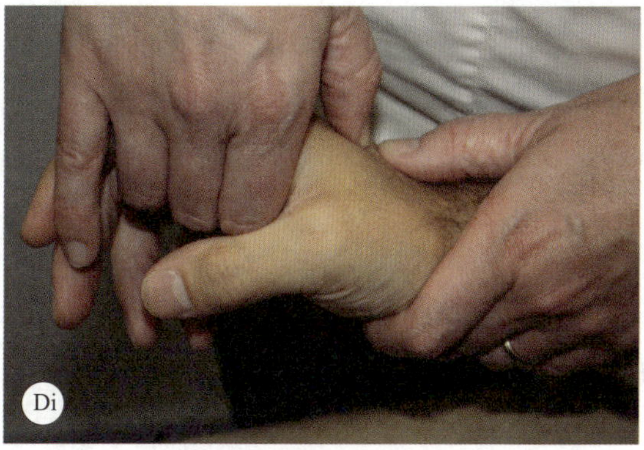

（Di）前后向与后前向
后前向示例：右手将掌骨向前滑动

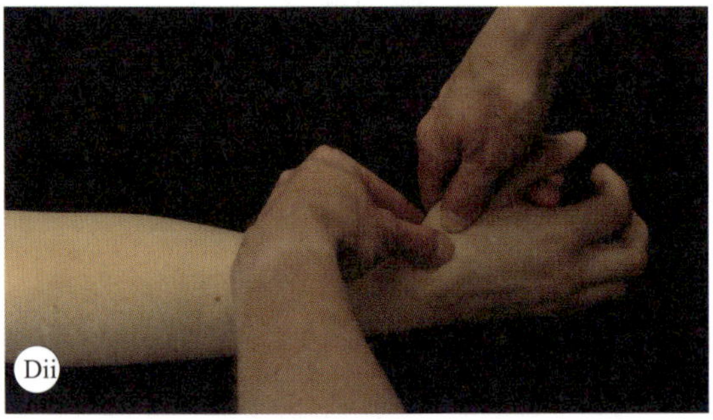

（Dii）前后向与后前向
左手将拇指掌骨向前和向后滑动

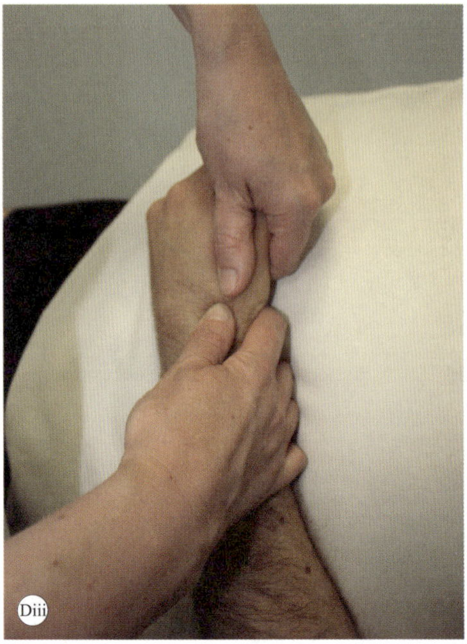

（Diii）内侧和外侧旋转
左手将拇指掌骨向内侧和外侧旋转

（D）腕掌关节
左手握住相关的远端腕骨，右手握住掌骨的近端

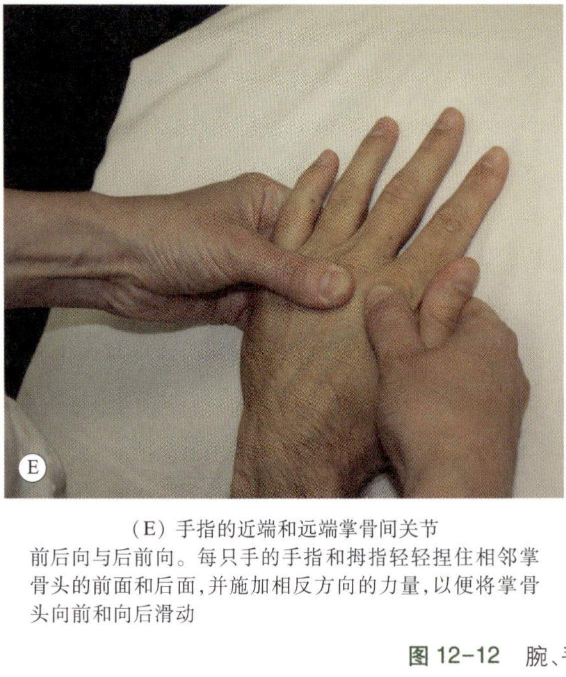

（E）手指的近端和远端掌骨间关节
前后向与后前向。每只手的手指和拇指轻轻捏住相邻掌骨头的前面和后面，并施加相反方向的力量，以便将掌骨头向前和向后滑动

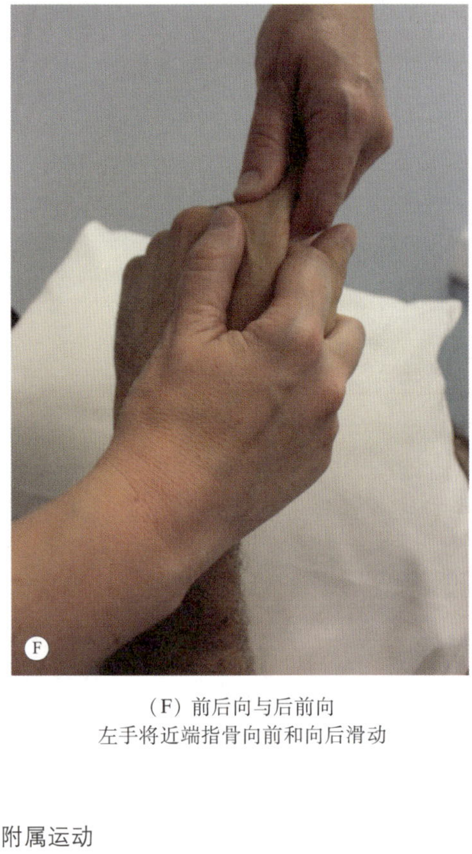

（F）前后向与后前向
左手将近端指骨向前和向后滑动

图 12-12 腕、手的附属运动

到的临床推理结果进行选择。例如,如果腕关节伸展受限,则检查将首先主要关注桡腕关节。辅助检查可以进一步细化,使用 Kaltenborn 测试来更仔细地检查腕骨间关节,无须完成测试的所有 10 个部分。例如,如果患者的症状位于拇指周围,治疗师会将附属测试的重点放在腕手部的桡侧,除了掌指关节、近端指间关节和指间辅助关节外,还将进行 Kaltenborn 测试的第 1、第 2、第 5 和第 6 部分(表 12-3),以确定症状来源。尽管腕骨间运动幅度很小,但一项小型研究比较了两名经验丰富的治疗师的判断,使用 Kaltenborn 测试在识别关节过度活动和活动不足方面具有良好的评估者内信度(Staes 等,2009)。

表 12-2 附属运动

桡腕关节	
↑	前后向
↓	后前向
←内	内侧横向
→外	外侧横向
↔头部	纵向往头侧
↔尾部	纵向往尾侧
腕骨间关节	
↑	前后向
↓	后前向
↑↓	前后向/后前向滑动
HF	水平屈曲
HE	水平伸展
↔头部	纵向往头侧
↔尾部	纵向往尾侧
豆三角骨关节	
←内	内侧横向
→外	外侧横向
↔头部	纵向往头侧
↔尾部	纵向往尾侧
Dist	牵引
腕掌关节	
手指	
↑	前后向

(续表)

↓	后前向
←内	内侧横向
→外	外侧横向
↺	内旋
↻	外旋
拇指	
↑	前后向
↓	后前向
←内	内侧横向
→外	外侧横向
↔头部	纵向往头侧
↔尾部	纵向往尾侧
↺	内旋
↻	外旋
近端和远端掌骨间关节	
↑	前后向
↓	后前向
HF	水平屈曲
HE	水平伸展
手指和拇指的掌指关节、近端和远端指间关节	
↑	前后向
↓	后前向
←内	内侧横向
→外	外侧横向
↔头部	纵向往头侧
↔尾部	纵向往尾侧
↺	内旋
↻(译者注:原文的图标为←)	外旋
上述关节的应用选择及调整 关节的起始位置 施力速度 施力方向 施力点	

（续表）

确定附属运动对患者体征和症状的任何影响
重新评估所有标有星号的内容
如有必要，筛查可能涉及该区域的所有近端和远端部位
颈椎
胸椎
肩关节
腕手

表 12-3 腕骨的十点运动测试（Kaltenborn，2002）

围绕头状骨的运动
1. 固定头状骨，移动小多角骨
2. 固定头状骨，移动舟状骨
3. 固定头状骨，移动月骨
4. 固定头状骨，移动钩骨
腕关节桡侧的运动
5. 固定舟状骨，移动小多角骨和大多角骨
桡腕关节的运动
6. 固定桡骨，移动舟状骨
7. 固定桡骨，移动月骨
8. 固定尺骨，移动三角骨
腕关节尺侧的运动
9. 固定三角骨，移动钩骨
10. 固定三角骨，移动豌豆骨

完成检查

在完成体格检查后，治疗师需要汇总信息，以评估并重新审视检查结果，将其与基于初步主要假设和备选假设的预期结果进行对比。需要准确记录信息。主观和客观检查的重要发现可以用星号（*）标记作为重新评估指标，在后续的治疗中用以评估治疗对患者症状表现的影响。

在患者离开之前，治疗师需要：

- 解释体格检查的结果，以及这些结果与主观评估之间的关联，并在适当时提供一些初步建议。
- 给予患者充分的机会讨论在检查过程中可能已经改变的想法和信念。
- 重新考虑患者的期望，共同确定双方同意的治疗策略，以达成共同的治疗目标。
- 要求患者在下次就诊时详细报告症状变化情况。

关于治疗与管理原则的指导，请参阅“治疗与管理”分册（Barnard 和 Ryder，2024）。

知识校验

1. 哪些主观和物理检查结果表明三角纤维软骨复合体（TFCC）功能障碍？
2. 什么样的情况可以被认为是 Tinel 征阳性？
3. 哪一条神经可以在尺神经管内触诊到？
4. WHAT 测试中哪些肌腱承受负荷？
5. Watson（舟状骨位移）试验用于检查舟月骨不稳定性。对还是错？

复习问题

1. 肌腱固定术是什么？
2. 哪种测试对第一腕掌关节骨关节炎具有更高的灵敏度和特异度？
   a. CMC 研磨测试
   b. 剪切——压力测试
3. 腕关节不稳定会有什么样的主观表现以及在体格检查中会如何表现？
4. 列出涉及拇指的解剖结构。
5. 锤状指是______肌腱在______关节处的断裂。
6. 什么是实体觉，以及如何测试它？
7. 请列举两种诊断腕管综合征的测试，并说明阳性测试的结果。
8. 哪两条韧带的松弛会导致腕中关节不稳定？
9. Froment 征是什么，以及它测试的是哪条神经？
10. 您如何对指浅屈肌和指深屈肌进行鉴别性测试？

再次强调，对于治疗与管理原则的指导，请读者参阅“治疗与管理”分册(Barnard 和 Ryder, 2024)。

案例分析

现病史

患者为一位 62 岁的女性讲师，主诉其左拇指出现间歇性锐痛，疼痛程度采用数字疼痛评分量表评估为 7/10，该症状已持续 5 个月并呈加重趋势。疼痛发作恰逢她个人压力较大的一段时间，白天她要照顾 10 个月大的孙女，以便女儿可以在家工作，而她自己则在晚上长时间使用电脑进行在线教学。由于新冠疫情，她不得不放弃了之前热爱的游泳和太极拳等运动。

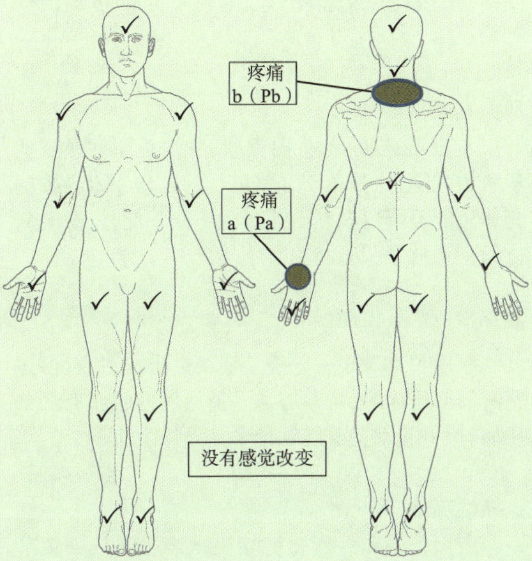

信念与期望

她不确定物理治疗能提供什么帮助。她认为自己的症状永远都不会好转，并因此情绪低落。疫情前后，她的生活有了天壤之别。她的社交活动减少，更多时间在家中度过。

疼痛 a（Pa）——间歇性锐痛，疼痛程度为 7/10 分。

加重因素

抱起孙女时立即加重

抓握时立即加重

缓解因素

让腕关节完全静止休息 10~15 分钟

晚上将手臂环抱在胸前

使用非甾体抗炎（NSAID）凝胶

疼痛 b（Pb）——间歇性张力

加重因素

压力

缓解因素

放松

24 小时模式——活动时疼痛加剧，尤其是进行抬举动作。

睡眠——疼痛导致夜间经常醒来（每夜 2~3 次），特别是在照看孙女的那些天。当她左手环抱在胸前躺着时，能够再次入睡。

加重因素与缓解因素

她是右利手，因此能够应对大多数日常生活活动。她主要的问题是一抱起孙女，拇指就会立即感到剧烈疼痛。她担心因左手腕没有足够的力量而导致孙女掉落。当她将手腕完全静止 10~15 分钟并口服非甾体抗炎药（NSAID）时，疼痛会有所缓解，但由于胃部不适，她已经停止服用这些药片，改用外用 NSAID 凝胶。她还提到，在过去 3 个月中，她的颈胸区域经常感到紧张，在感到压力时左侧上斜方肌区域尤为明显，但这并不与她的大拇指疼痛同时发生。当用左手提举或握紧物品时，她的大拇指疼痛会加剧，因此她尽可能避免使用左手。在照顾孙女的日子里，她通常会在夜间醒来两到三次，睡眠受到了很大的影响。

既往史

12 年前，患者因左侧乳腺癌接受了改良根治性乳房切除术，并随后进行了化疗，但未进行乳房重建。由于左侧手臂存在淋巴水肿的后遗症，医生建议她避免抬举重物。一年前因右侧臀中肌肌腱病变接受了物理治疗并取得了良好疗效。

主观检查之后的临床推理

拇指的症状与上斜方肌的紧张并无直接关系，然而，由于大拇指疼痛导致的姿势和运动模式的改变可能提供了一种间接的关系。另一方面，拇指的症状可能与左侧肢体力量减弱有关，且生活方式需求的变化促使了这些症状的出现。由于神经冲动因素导致的上斜方肌张力增高是有可能的，但可能性较小，因为患者未报告有任何感觉异常，只是描述了全身性无力。由于先前的化疗、手术以及键盘工作量的增加，需要评估桡神经的神经敏感性，特别是其分布区域。根据症状和发生部位，初步假设为桡骨茎突狭窄性腱鞘炎，其典型特征为症状因机械负荷加重，并与负荷增加相关，常影响绝经后女性。化疗会导致女性更快过渡到绝经期，该患者因乳腺癌病史没有接受激素替代治疗。雌激素水平下降与肌腱病变的发病率增加有关，且已知对骨密度有影响。由于乳房切除术和淋巴水肿，其左上肢的重量增加和肌力不足/体能下降可能会通过增加腕部的远端负荷以进行代偿。需与第一腕掌关节骨关节炎进行鉴别诊断，因为在这个特定年龄段的绝经后女性中，该关节也容易出现负荷性疼痛。

疼痛机制属于机械性伤害伴有炎症成分，症状在休息和使用 NSAID 凝胶后显著缓解，从而证实了这种痛觉机制。她表现出一些灾难化的想法和可以理解的恐惧回避行为，这些将影响她对疼痛的感受和对威胁程度的认知。此外，她主诉个人压力增加，这可能是由于促炎交感神经儿茶酚胺的释放导致交感神经系统上调。由此导致的皮质醇抗炎功能受损可能助长了持续的炎症反应。其社交网络缺失，体力活动减少，而这会降低她的组织恢复力，并影响她的整体健康。

评估严重程度、激惹性和性质

严重程度（Pa）——高（夜间受扰，药物有帮助，影响情绪，NPRS 评分 7/10 级）。

严重程度（Pb）——低（不限制活动，影响较小，描述为紧张感而非疼痛）。

激惹性（Pa）——是（症状立即出现，静息并保持腕部静止 10～15 分钟后缓解，能较快地再次入睡）。

激惹性（Pb）——否（没有具体的加重/减轻因素——与生活压力有关）。

性质（Pa）——持续的拇指疼痛，第一背侧隔室肌腱的外周伤害感受，伴随持续的炎症成分。

性质（Pb）——由于生活方式的改变导致上斜方肌紧张度发生变化，由于拇指疼痛导致姿势改变，左上肢需求增加但身体状况不佳。

体格检查

视诊

观察患者姿势时，上颈椎处于伸展状态，而下颈则呈屈曲姿态，左侧肩带相比右侧显得下沉且前伸，左臂置于膝盖上，左上肢存在轻微的淋巴水肿，与右侧（优势侧）上肢相比，其肌肉张力较低。

功能测试

拇指在进行钳形握持和强力抓握时，疼痛再次出现。在抬起重物时，尤其是前臂处于中立位时，疼痛也会再次出现。

关节活动范围

右侧颈部侧屈引发左上斜方肌紧张，但肩胛骨上提后紧张感缓解。盂肱关节和肘关节在加压测试下表现正常。

在关节活动范围的末端进行尺偏动作时，拇指疼痛再次出现——在增加肘部伸展动作，或进行肩胛带上提/下降动作后，症状并未出现变化，这降低了疼痛由神经因素引起的可能性。

拇指进行屈曲、伸展和外展动作时，疼痛局限于局部区域。由于主动调整拇指位置时会感到疼痛，因此左拇指指蹼处存在一定的被动活动受限。

肌肉测试

左侧斜方肌下束、前锯肌、肱二头肌和肱三头肌肌力减退，这是由于之前进行的乳房手术导致的身体机能下降以及左侧是非优势侧。此外，这与斜方肌上束的紧张感相关。

触诊

触诊关键发现——桡骨茎突突出；第一背侧隔室有局部压痛，无增厚迹象。拇指的内收肌有局部压痛；第一腕掌关节线触诊未见异常症状。

选择性测试

应用较温和的压力剪切测试产生了局部关节捻发音，表明第一腕掌关节可能有骨关节炎的变化，但这不是患者的主要疼痛问题。

Finkelstein 测试复现了拇指的疼痛症状。

临床诊断及治疗计划

为了进一步探索她在检查后的信念和预期。

解释支持狭窄性腱鞘炎这一主要假设的检查结果。

基于患者现有的知识和理解共同认识肌腱功能障碍的情况。

解释预期的恢复时间范围和过程，并提供转诊以进行皮质类固醇注射的选项。

讨论物理治疗管理选项，考虑到可能导致该患者症状的多重因素，以制定个性化的护理计划。包括对活动节奏控制的初步建议，例如打字，评估使用电脑的人体工程学，尽量减少和改良抬举动作，例如在手掌旋后位使用肱二头肌来抬举物品，而不是中立位。为了进一步减轻负荷和对肌腱的刺激，可以使用基于前臂的拇指固定支具，这种支具能够保持手腕处于中立位置，限制腕掌关节的活动范围，同时允许指间关节自由活动，但会限制拇指的外展。这种支具特别适合在需要照顾孩子的时候使用。现在，由于孙女每周有四天在幼儿园，因此患者每天的照顾负担有所减轻。

夜间佩戴夹板可帮助减轻因睡姿引起的不适，改善睡眠时长和质量，这对恢复至关重要。

讨论加强上肢力量以及恢复身体活动的价值——游泳（调整游泳姿势）和太极拳，以促进身体和心理健康。

随着肌腱症状的缓解，通过渐进的等长、离心和等张负荷计划来增强肌腱承受负荷的能力。

可以使用疼痛数字评分量表（NPRS）和上肢、肩和手残疾问卷（Disabilities of the Arm, Shoulder and Hand questionnaire, DASH）来评估治疗效果。

（夏俊文　译，肖悦、伊文超、刘守国　校）

参考文献

[1] Ahern, M., Skyllas, J., Wajon, A., Hush, J., 2018. The effectiveness of physical therapies for patients with base of thumb osteoarthritis: systematic review and meta-analysis. Musculoskelet. Sci. Pract. 35, 46–54.

[2] Amirfeyz, R., Gozzard, C., Leslie, I. J., 2005. Hand elevation test for assessment of carpal tunnel syndrome. J. Hand Surg. Br. 30, 361–364.

[3] Baker, N., Cham, R., Cidboy, E. H., Cook, J., Redfern, M. S., 2007. Kinematics of the fingers and hands during computer keyboard use. Clin. Biomech. 22, 34–43.

[4] Baldassarre, R., Hughes, T., 2013. Investigating suspected scaphoid fractures. Br. Med. J. 346, 1370–1371.

[5] Barnard, K., Ryder, 2024. Principles of Neuromusculoskeletal Treatment and Management: A Handbook for Therapists, fourth ed. Elsevier, Edinburgh.

[6] Batra, S., Kanvinde, R., 2007. Osteoarthritis of the thumb trapeziometacarpal joint. Curr. Orthop. 21, 135–144.

[7] Batteson, R., Hammond, A., Burke, F., Sinha, S., 2008. The de Quervain's screening tool: validity and reliability of a measure to support clinical diagnosis. Muscoskel. Care 6, 168–180.

[8] Blair, S. J., McCormick, E., Bear-Lehman, J., Fess, E. E., Rader, E., 1987. Evaluation of impairment of the upper extremity. Clin. Orthop. Relat. Res. 221, 42–58.

[9] Brüske, J., Bednarski, M., Grzelec, H., Zyluk, A., 2002. The usefulness of the Phalen test and the Hoffmann-Tinel sign in the diagnosis of carpal tunnel syndrome. Acta Orthop. Belg. 68, 141–145.

[10] Bulstrode, C., Buckwalter, J., Carr, A., Marsh, L., Fairbank, J., Wilson-MacDonald, J., et al., 2002. Oxford Textbook of Orthopaedics and Trauma. Oxford University Press, Oxford.

[11] Butler, D., 2000. The sensitive nervous system. Neuro Orthopaedic Institute, Adelaide.

[12] Butterfield, W. L., Joshi, A. B., Lichtman, D., 2002. Lunotriquetral injuries. J. Am. Soc. Surg. Hand 2 (4), 195–203.

[13] Cakir, M., Samanci, N., Balci, N., Balci, M. K., 2003. Musculoskeletal manifestations in patients with thyroid disease. Clin. Endocrinol. 59, 162–167.

[14] Caldwell, C., Khoo-Summers, L., 2010. Movement system impairment syndromes of the wrist and hand. In: Sahrmann, S. A. (Ed.), Movement System Impairment Syndromes of the Extremities, Cervical and Thoracic Spines. Mosby, St Louis, pp. 165–236.

[15] Calveri Schabrun, S., Te, M., Chipchase, L., 2016. Hand therapy versus corticosteroid injec-

tions in the treatment of de Quervain's disease: a systematic review and meta-analysis. J. Hand. Therapy. 29, 3-11.

[16] Cheimonidou, A., Lamnisos, D., Lisacek-Kiosoglous, A., Chimonas, C., Stasinopoulos, D., 2019. Validity and reliability of the Finkelstein test. Trends Med. 19, 1-7.

[17] Christodoulou, L., Bainbridge, L. C., 1999. Clinical diagnosis of triquetrolunate injuries. J. Hand Surg. Br. 24, 598.

[18] Clark, D., Amirfeyz, R., Leslie, I., Bannister, G., 2011. Often atypical? The distribution of sensory disturbance in carpal tunnel syndrome. Ann. R. Coll. Surg. Engl. 93, 470-473.

[19] Court-Brown, C. M., Caesar, B., 2006. Epidemiology of adult fractures: a review injury. Int. J. Care Injured 37, 691-697.

[20] Davis, D. I., Baratz, M., 2010. Soft tissue complications of distal radius fractures. Hand Clin. 26, 229-235.

[21] Dyer, G., Simmons, B., 2011. Rheumatoid thumb. Hand Clin. 27 (11), 73-77.

[22] Eaton, R. G., Glickel, S. Z., 1987. Trapeziometacarpal osteoarthritis. Staging as a rationale for treatment. Hand Clin. 3, 455-471.

[23] Eckhaus, D., 1993. Swan-neck deformity. In: Clark, G. L., Shaw Wilgis, E. F., Aiello, B., Eckhaus, D., Eddington, L. V. (Eds.), Hand rehabilitation, a practical guide. Churchill Livingstone, Edinburgh (Chapter 16).

[24] Eddington, L. V., 1993. Boutonnière deformity. In: Clark, G. L., Shaw Wilgis, E. F., Aiello, B., Eckhaus, D., Eddington, L. V. (Eds.), Hand rehabilitation, a practical guide. Churchill Livingstone, Edinburgh (Chapter 17).

[25] Elliott, B. G., 1992. Finkelstein's test: a descriptive error that can produce a false positive. J. Hand Surg. Am. 17B, 481-482.

[26] El Miedany, Y., Ashour, S., Youssef, S., Mehanna, A., Meky, F. A., 2008. Clinical diagnosis of carpal tunnel syndrome: old tests, new concepts. Joint Bone Spine 75, 451-457.

[27] Gaston, M. S., Simpson, A. H., 2007. Inhibition of fracture healing. J. Bone Joint Surg. Br. 89-B, 1553-1560.

[28] Gates, D. H., Walters, L. S., Cowley, J., Wilken, J. M., Resnik, L., 2016. Brief report—range of motion requirements for upper-limb activities of daily living. Am. J. Occup. Ther. 70. https://doi.org/10.5014/ajot.2016.015487, 7001350010.

[29] Gelberman, R. H., Boone, S., Osei, D. A., Cherney, S., Calfee, R. P., 2015. Trapeziometacarpal arthritis: a prospective clinical evaluation of the thumb adduction and extension provocative tests. J. Hand Surg. Am. 40 (7), 1285e1291.

[30] Gelberman, R. H., Hergenroeder, P. T., Hargens, A. R., Lundborg, G. N., Akeson, W. H., 1981. The carpal tunnel syndrome. A study of carpal canal pressures. J. Bone Joint Surg. Am. 63, 380-383.

[31] Gollins, C., de Berker, D., 2021. Nails in systemic disease. Clin. Med. 21 (3), 166-169.

[32] González del Pino, J., Delgado-Martínez, A. D., González González, I., Lovic, A., 1997. Value of the carpal compression test in the diagnosis of carpal tunnel syndrome. J. Hand Surg. Br. 22, 38-41.

[33] Goubau, J. F., Goubau, L., Van Tongel, A., Van Hoonacker, P., Kerckhove, D., Berghs, B., 2014. The wrist hyperflexion and abduction of the thumb (WHAT) test: a more specific and sensitive test to diagnose de Quervain's tenosynovitis than the Eichhoff's test. J. Hand Surg. Eur. 39, 286-292.

[34] Gracia-Ibáñez, V., Sancho-Bru, J., Vergaraet, M., 2018. Relevance of grasp types to assess functionality for personal autonomy. J. Hand Ther. 31, 102-110.

[35] Grassi, W., De Angelis, R., Lamanna, G., Cervini, C., 1998. The clinical features of rheu-

matoid arthritis. Eur. J. Radiol. 27, S18-S24.

[36] Hattam, P., Smeatham, A., 2010. Special Tests in Musculoskeletal Examination. An Evidence-Based Guide for Clinicians. Churchill Livingstone Elsevier, Edinburgh (Chapter 4).

[37] Hengeveld, E., Banks, K., 2014. Maitland's Peripheral Manipulation, fifth ed. Butterworth-Heinemann Elsevier, London.

[38] Heras-Palou, C., Burke, F. D., Dias, J. J., Bindra, R., 2003. Outcome measurement in hand surgery: report of a consensus conference. Br. J. Hand Ther. 8, 70-80.

[39] Hislop, H., Avers, D., Brown, M., 2013. Daniels and Worthingham's Muscle Testing: Techniques of Manual Examination and Performance Testing, ninth ed. W. B. Saunders, Philadelphia.

[40] Kaltenborn F. M. 2002 Manual Mobilization of the joints. vol 16th Ed. The extremities Norli Oslos.

[41] Kalk, W. J., 2005. Endocrinology. In: Shamley, D. (Ed.), Pathophysiology: An Essential Test for the Allied Professions. Elsevier Butterworth Heinemann, Edinburgh.

[42] Kendall, F. P., McCreary, E. K., Provance, P. G., Rodgers, M. M., Romani, W. A., 2010. Muscles Testing and Function, fifth ed. Lippincott Williams and Wilkins, Baltimore.

[43] La Stayo, P., Howell, J., 1995. Clinical provocative tests used in evaluating wrist pain: a descriptive study. J. Hand Ther. 8, 10-17.

[44] Lichtman, D., Wroten, E., 2006. Understanding midcarpal instability. J. Hand Surg. 31 (3), 491-498.

[45] Lindau, T., 2016. The role of arthroscopy in carpal instability. J. Hand Surg. 41 (1), 35-47.

[46] Lundborg, G.,Rosén., B., 2004. The two-point discrimination test - time for a reappraisal? J. Hand Surg. 29b (5), 418, 22.

[47] Mandhkani, M., Rhemrev, S., 2013. Rupture of the ulnar collateral ligament of the thumb - a review. Int. J. Emerg. Med. 6, 31.

[48] Magee, D., Manske, R., 2021. Orthopedic Physical Assessment, seventh ed. Saunders Elsevier, St Louis.

[49] Mathiowetz, V., Kashman, N., Volland, G., Weber, K., Dowe, M., Rogers, S., 1985. Grip and pinch strength: normative data for adults. Arch. Phys. Med. Rehab 66 (2), 69-74.

[50] Montechiarello, S., Miozzi, F., D'Ambrosio, I., Giovagnorio, F., 2010. The intersection syndrome: ultrasound findings and their diagnostic value. J. Ultrasound 13, 70-73.

[51] Morco, S., Bowden, A., 2015. Ulnar drift in rheumatoid arthritis: a review of biomechanical etiology. J. Biomech. 48, 725-728.

[52] Neumann, D. A., 2010. Kinesiology of the musculoskeletal system. In: Foundations for Rehabilitation, second ed. Mosby Elsevier, St Louis (Chapter 8).

[53] Nolte, M., Shauver, M., Chung, K., 2017. Normative values of the Michigan Hand Outcomes Questionnaire for patients with and without hand conditions. Plast. Reconstr. Surg. 140 (3), 425e-433e.

[54] Pellecchia, G. L., 2003. Figure-of-eight method of measuring hand size: reliability and concurrent validity. J. Hand Ther. 16, 300-304.

[55] Prosser, R., Harvey, L., Lastayo, P., Hargreaves, I., Scougall, P., Herbert, R. D., 2011. Provocative wrist tests and MRI are of limited diagnostic value for suspected wrist ligament injuries: a cross-sectional study. J. Physiother. 57, 247-253.

[56] Rainbow, M. J., Wolff, A. L., Crisco, J. J., Wolfe, S., 2016. Functional kinematics of the wrist. J. Hand Surg. 41 (1), 7-21.

[57] Rumsey, N., Clarke, A., White, P., Hooper, E., 2003. Investigating the appearance-related concerns of people with hand injuries. J. Hand Ther. 8, 57-61.

[58] Sela, Y., Seftchick, J., Wang, W., Baratz, M., 2019. Diagnostic clinical value of thumb metacarpal grind, pressure shear, flexion, and extension tests for carpometacarpal osteoarthritis. J. Hand Ther. 32, 35-40.

[59] Staes, F., Banks, K. J., De Smet, L., Daniels, K. J., Carels, P., 2009. Reliability of accessory motion testing at the carpal joints. Man. Ther. 14, 292-298.

[60] Taleisnik, J., 1988. Carpal instability. J. Bone Joint Surg. 70A, 1262-1268.

[61] Tang, P., 2011. Collateral ligament injuries of the thumb meta-carpophalangeal joint. J. Am. Acad. Orthop. Surg. 19, 287-296.

[62] Tekeoglu, I., Dogan, A., Demir, G., Dolarm, E., 2007. The pneumatic compression test and modified pneumatic compression test in the diagnosis of carpal tunnel syndrome. J. Hand Surg. Eur. 32, 697-699.

[63] Toemen, A., Dalton, S., Sandford, F., 2011. The intra- and inter-rater reliability of manual muscle testing and a handheld dynamometer for measuring wrist strength in symptomatic and asymptomatic subjects. Hand Ther. 16, 67-74.

[64] Totten, P., Flinn-Wagner, S., 1992. Functional evaluation of the hand. In: Stanley, B., Tribuzi, S. (Eds.), Concepts in Hand Rehabilitation. FA Davis, New York, p. 128.

[65] Townley, W. A., Swan, M. C., Dunn, R. L., 2010. Congenital absence offlexor digitorum superficialis: implications for assessment of little finger lacerations. J. Hand Surg. Eur. 35, 417-418.

[66] Valdes, K., LaStayo, P., 2013. The value of provocative tests for the wrist and elbow: a literature review. J. Hand Ther. 26, 33-43.

[67] Watson, H. K., Ashmead, D., 4th, Makhlouf, M. V., 1988. Examination of the scaphoid. J. Hand Surg. Am. 13A, 657-660.

[68] Wolfe, S., Gupta, A., Crisco, J., 1997. Kinematics of the scaphoid shift test. J. Hand Surg. Am. 22 (5), 801-806.

[69] Wollstein, R., Wollstein, A., Rodgers, J., Ogden, T. J., 2013. A hand therapy protocol for the treatment of lunate overload or early Kienbock's disease. J. Hand Ther. 26, 255-260.

第十三章

腰部检查

Chris Mercer 和 Amy Kemp

学习目标

学习本章后，您应该能够：

- 在导致腰痛发展/持续的多因素驱动因素背景下讨论该区域的病理表现。
- 解释临床推理如何指导腰痛患者主观检查中的病史采集。
- 了解腰痛患者主观检查期间提出的特定筛查问题的相关性和重要性。
- 列出腰椎全面体格检查的关键要素，并确定主观数据将如何指导腰椎体格检查。
- 使用临床推理来证明与常见腰痛表现相关的测试选择和结果解释的合理性。
- 考虑腰椎关键身体测试的灵敏度和特异度。
- 讨论在考虑加重因素时功能测试和症状改善的价值，同时理解此类测试缺乏某些体格检查的有效性和可靠性。
- 解释体格检查结果如何有助于推断常见临床表现中的腰椎疼痛。

章节目录

概述

腰部区域由脊柱中最大的五块椎骨组成，其上连胸腔下接骨盆，支撑体重，同时也允许产生一定运动。这里的腰椎定义为 T12 和骶骨之间的区域，包括关节、椎间盘及其周围组织。

腰痛（low back pain，LBP）是全球范围内导致残疾的主要原因，对世界各地的医疗和社会保障系统产生了重大影响（Wu 等，2020）。它是导致缺勤的主要原因，并因此给社会带来经济负担（Lee 等，2015；Hartvigsen 等，2018）。尽管腰痛非常常见，但只有少数腰痛患者的疼痛有明确、可识别的结构/病理解剖原因，可定义为“特异性”腰痛，如神经根受压（Buchbinder 等，2018）。

1%～2%的 LBP 表现中可能会出现严重的病理改变，必须进行筛查，其中最常见的是骨折、转移性疾病、感染和马尾综合征（Henschke 等，2009；Finucane 等，2020）。如需对严重病理改变进行详细评估，请参阅“治疗与管理”分册第九章（Barnard 和 Ryder，2024）。

虽然腰椎有许多疼痛敏感结构，例如神经根、椎间盘、关节和肌肉，但多项研究表明，这些结构的异常与疼痛和残疾没有强关联。相反，没有症状的人在影像学检查中可能会出现严重异常（Brinjikji 等，2015；Romeo 等，2019）。大多数腰痛症状无法确诊，因此使用“非特异性腰痛”（nonspecific LBP，NSLBP）一词作为诊断。因此，腰痛患者需要进行彻底检查，以解决可能导致腰痛症状发展和持续的生物、心理和社会性问题。

本章节主要侧重于腰椎的检查，探讨主观和体格检查的特点，以助于制定个性化的全面详细检查方案。

主观检查/病史采集

患者对其经历的观点

为了给患者提供恰当且全面的治疗，以患者的社会和工作环境为背景进行病情管理是较为重要的，包括患者的观点、经历和期望、年龄、就业、家庭状况和任何休闲活动细节。研究表明，腰痛受一系列因素的影响，包括认知因素，如灾难性想法和信念、无益的期望、动力不足、心理因素（如抑郁、焦虑）和社会因素（如工作满意度低、人际关系压力）、文化因素以及身体和生活方式（Synnott 等，2015）。应探讨腰痛患者的信念、期望和偏好，将其用于指导临床推理过程，并确定最合适的治疗方法，以促进患者的功能恢复。患者对疼痛的认知，对受伤、伤害、造成进一步伤害的恐惧以及自我效能都是需要考虑的重要因素（Main 等，2010a）。众所周知，对腰痛治疗的期望和偏好会影响患者参与和依从治疗计划。

“优秀的复诊”的特征（Main 等，2010）包括：

- 被认真对待（被看到和相信）。
- 在错误之处得到可以理解的问题解释。
- 得到以患者为中心的交流（寻找患者的观点/偏好）。
- 得到慰藉和尽可能良好的结果。
- 被告知可以做什么（通过患者自身或其照料者）。

心理社会因素是预后的重要预测因素，能够影响从急性到持续性腰痛甚至残疾的转变（Van Tulder 等，2005）。心理社会性风险筛查可分为以下五个因素（O’Sullivan 等，2015）：

1. 认知：消极信念（例如“椎间盘突出”和“神经受压”）、灾难化（例如往最坏处想）和对运动的恐惧（例如相信“疼痛意味着受伤”）。

2. 社会和文化：可能影响疼痛信念和压力负荷。

3. 工作相关：薪酬和缺勤。

4. 生活方式：睡眠、休息、工作量、压力和锻炼水平；因逃避活动而导致的体能衰退。

5. 个体：患者目标、偏好、期望和做出改变的准备程度。

厄勒布鲁肌肉骨骼疼痛问卷（Örebro Musculoskeletal Pain Questionnaire，ÖMPQ）和 STarT Back 筛查工具均已被推荐作为评估社会心理因素和可能出现更持久/致残症状的患者的有效工具，从而能够有针对性地分配医疗资源（Synnott 等，2015）。

身体图示

关于当前症状的类型和区域，以下信息可

以记录在身体图示上。

当前症状区域

准确绘制患者描述的症状区域非常重要，因为这可以提供包括潜在症状来源或可能涉及脊髓节段的参考信息。腰椎症状可能包括疼痛、僵硬、感觉改变（灼热、麻木、感觉异常）或其他描述，如沉重感或抽搐。症状可能局限于脊柱，也可能涉及躯干、腹部、腹股沟和下肢。需要清晰地绘制，因之可能表明受影响的脊柱水平（Albert 等，2019）。

内脏问题也可以累及腰椎，例如肠道、子宫、肾脏问题，因此了解它们可能累及的代表区对于区分非肌肉骨骼性症状的潜在来源非常重要（图 3-6）（Boissonault 和 Bass，1990）。

与检查部位相关的区域

检查所有其他相关区域是否存在症状。广泛性症状可能表明存在不仅限于腰椎的疾病，例如持续性广泛性疼痛（纤维肌痛）、炎症性关节炎、自身免疫性疾病、维生素 D 缺乏症（Pal，2002）。

如果某些区域没有症状，则在身体图表上用勾号（√）标记它们作为以后治疗过程中的参考点会很有帮助。

疼痛的类型与程度

虽然患者描述的疼痛性质并不能代表所涉及的具体结构/机制，但让患者用自己的语言描述他们的症状是有帮助的。通过这种方式，治疗师在与患者交谈时就可以使用相同的描述来促进沟通，促进治疗关系。疼痛强度可以借助视觉模拟量表、数字疼痛量表或简单的描述符（如轻度、中度或重度）来评测，这对于某些患者可能有所帮助。其他筛查工具，如疼痛检测或利兹神经性症状评估量表（Leeds Assessment of Neuropathic Symptoms Scale，LANNS）可能有助于评估神经性疼痛（Eckeli 等，2016）。

疼痛日记可以确定一段时间内的疼痛模式和触发因素，可能对持续性腰痛患者有用。

症状间关系

如果症状区域不止一个，则需要确定症状区域之间的关系——它们是同时出现还是单独发生？例如，出现大腿疼痛的患者可能伴有或不伴有腰部疼痛。可能存在相关症状或是两个不同的症状来源，仔细询问将有助于确定这种关系。

症状表现

加重因素

针对每个症状区域进行以下系列问题问询：

- 哪些动作、活动或姿势会诱发或加重症状？

持续的腰部症状不会因运动、活动或姿势的改变而变化，这应促使治疗师考虑其他严重病症，例如炎症性背痛、感染、癌症或内脏来源（参见 Barnard 和 Ryder，2024，第九章）。卧位下加剧的腰椎疼痛是一种不寻常的表现，需要考虑和排除脊柱系统肿瘤（NASS，2021）。

休息时加剧而运动时缓解的持续的疼痛，可能提示炎症性背痛，如轴性脊柱关节病（axial spondyloarthropathy，axSpA）（Poddubnyy，2020）。

加重症状活动的详细信息将有助于临床推理。如，患者可能会抱怨开车会加重症状；这种姿势既涉及腰椎（屈曲）又牵涉到神经组织（弯腰姿势与膝关节伸展相结合），提示治疗师需要考虑进一步体格检查的内容。

- 症状加重前持续了多长时间？
- 患者能否维持这种姿势或动作？
- 当这种症状产生或加重时，其他症状会发生怎样的变化？

缓解因素

针对每个症状区域进行以下系列问题问询，以帮助确定哪些因素可以缓解症状：

哪些动作和/或姿势可以缓解患者的症状？

运动和锻炼后症状的改善可能提示炎症性背痛(Grinnell-Merrick 等,2020;NASS,2021)。

- 症状需要持续多长时间才能缓解？如果症状持续但变化多端,则获悉基线状况以及症状需要多长时间才能减轻到该水平是非常重要的。
- 当此症状缓解时,其他症状会发生什么变化？

加重和缓解因素将有助于确定患者症状的激惹性,并有助于规划后续体格检查的范围和力度。

严重程度可以通过症状的强度以及症状是否干扰正常的日常生活活动(例如工作和睡眠)来确定。这些信息可用于确定体检的方向以及治疗的目的和可能需要的任何建议。

最相关的主观信息应以星号(*)突出显示,在查体时进一步确认,并在后续治疗中重新评估,以评估治疗效果。

24 小时症状表现

治疗师通过询问有关夜间、早晨和晚上症状的问题来确定症状的 24 小时表现。这将有助于判断疼痛是机械性的且适合物理治疗管理,还是炎症性的/全身性的,后者可能不适合进行治疗,并可能需要进一步转诊。

夜间症状。尽管严重的夜间疼痛是严重病变的已知危险信号,但应注意夜间症状在背痛患者中很常见,因此在考虑进一步转诊或检查之前需要考虑其他因素(Harding 等,2005;Gerhart 等,2017)。夜间疼痛或在床上翻身时的疼痛并不是严重病变的指征;但是让人从睡眠中痛醒的背痛,如与运动无关并使人无法入眠或迫使他们下床等则更需要关注,可能需要进一步检查。患有炎症性背痛(例如强直性脊柱关节炎)的人经常描述在夜间休息时症状恶化,并报告在后半夜因疼痛而醒来(Grinnell-Merrick 等,2020)。

可能询问以下问题:

- 您入睡困难吗？
- 您会因症状而在夜间醒来吗？如果是:
  - 哪些症状？
  - 一晚上多少次？
  - 过去一周多少次？
  - 您要做些什么才能重新入睡？
- 如果睡眠有问题,进一步询问可能有助于确定治疗方法。

早晚症状。持续时间少于 30 分钟的晨僵更可能是机械性和/或退变性因素;然而,持续时间超过半小时的僵硬可能表明存在炎症,如轴性脊柱关节病(Jois 等,2008)。晨僵应结合其他与炎症性背痛相关的潜在症状来判断,如结肠炎、虹膜炎、葡萄膜炎、指炎、肌腱炎和银屑病(NASS,2021;表 13-1)。

表 13-1 NICE 指南(2007 版)关于何时转诊进行专科评估的建议指南

如果某人腰痛始于 45 岁之前,且持续时间超过 3 个月,且同时存在以下四项或更多附加标准,则应将其转诊风湿病专家进行脊柱关节炎评估:

- 腰痛始于 35 岁之前(与始于 35~44 岁的腰痛相比,这进一步增加了腰痛由脊柱关节炎引起的可能性)
- 因症状出现而在后半夜醒来
- 臀部疼痛
- 运动后症状改善
- 服用非甾体抗炎药(nonsteroidal antiinflammatory drugs,NSAIDs)后 48 小时内症状改善
- 一级亲属患有脊柱关节炎
- 当前或既往患有关节炎
- 当前或既往患有肌腱炎;当前或既往患有银屑病

如果恰好存在三项附加标准,则进行 HLA-B27 测试。如果检测结果呈阳性,请将该患者转诊风湿病专家进行脊柱关节炎评估。

轴性脊柱关节病的早期诊断对于获得最佳治疗效果至关重要(Redeker, 2019)。研究表明,症状出现和诊断之间通常存在相当大的延迟,平均诊断延迟时间为 5~14 年(Yi 等,2020)。治疗师可以在早期识别这些患者方面发挥关键作用。

特殊/筛查问题

特殊问题是必须始终询问的，因为它们可能提示体检和/或治疗的某些注意事项或禁忌证。治疗师必须区分适合保守治疗的疾病和需要转诊进行专科评估和进一步检查的疾病，例如全身性疾病、肿瘤和其他非神经肌肉骨骼疾病（如腹主动脉瘤）（Grieve，1994）。

神经系统症状

身体图示上映射的神经系统症状可能包括针刺、麻木和力弱区域。

需要仔细解释和询问以排除可能的马尾压迫（即L1以下的压迫）。患者是否出现过提示马尾综合征的症状，即鞍区麻木/感觉异常、性功能障碍或勃起功能障碍、阴道感觉丧失、膀胱和/或肠道括约肌紊乱（失去控制、滞留、犹豫、紧迫或排便不尽感）（Lavy 等，2009；Greenhalgh 等，2018）。需要紧急进行影像学检查和手术减压以防止永久性括约肌麻痹（Greenhalgh 等，2018；Finucane 等，2020）。

患者是否出现过脊髓压迫症状（即L1水平以上受压，可能包括颈髓、胸髓以及大脑），如双手或双脚刺痛和/或步态紊乱？四肢是否出现运动、感觉变化或张力变化？患者是否报告协调性改变，包括步态紊乱？

这些关于神经功能问题的回答应作为神经体格检查的参考。

现病史

对于每个症状区域，治疗师需要知道症状出现的时间，是突然发作还是缓慢发作，以及是否由已知原因引发。如果发作缓慢，患者的生活方式是否有任何变化，例如工作、运动/爱好、个人情况或心理健康？

如果发作突然，是否与特定创伤有关？必须非常清楚受伤的机制，因为这可能有助于诊断和决定患者是否需要进一步转诊。

患者的症状是好转、恶化还是保持不变，可以很好地反映出问题的任何进展。

- 如果患者有多个症状区域，可以通过询问每个症状开始时其他症状发生了什么来确定症状之间的关联。

了解患者以前是否发生过腰痛，以及与此次发作是否类似，会很有帮助。应询问患者发作的频率和持续时间。什么时候发作？有诱因吗？是否寻求过治疗？如果是，结果如何？患者在发作之间是否完全康复？患者是否认为目前的状况与之前发作的情况相比更好、相同或更糟？如果以前没有背痛，患者是否曾发生过腰椎、胸椎或任何其他相关部位的僵硬发作？检查是否有外伤史或复发性轻微创伤。

既往史

从患者和/或医疗记录中获得以下信息：

- 与内脏结构相关的任何病史的详细信息。例如，盆腔器官、肠道和肾脏可以牵涉到腰椎和骶骨区域，造成肌肉骨骼疾病的假象。因此确认这些以帮助区分症状的原因非常重要（Pacheco-Carroza，2021）。

家族史

患者（或任何家庭成员）是否被诊断过类风湿关节炎或炎性疾病，或银屑病，可能会增加患者患遗传性炎性疾病的风险。有强直性脊柱炎、银屑病或炎症性肠病（克罗恩病或溃疡性结肠炎）家族史的患者在一级或二级亲属中更有可能患上炎症性背痛（Ez-Zaitouni 等，2017）。

健康状况

患者是否患有任何全身症状，如盗汗、不适、疲劳、发热、恶心或呕吐、压力、焦虑或抑郁？

重要的是要详细了解患者的生活方式选择并解释其相关性。吸烟和饮酒是四种最重要的不良生活方式中的两种，再加上饮食因素和体重，会增加患癌症的风险（Parkin 等，2011）。吸烟史可能增加患者由血管问题引发腿部症状的可能性。两者都是背痛和潜在严重脊柱病变（如病理性骨折和癌症）的重要风险因素（Finucane 等，2020）。每天吸烟超过 20 支和每天饮酒超过 3 个单位是患骨质疏松症的风险因素（NICE，2017）。

体重减轻

患者最近是否注意到任何不明原因的体重减轻？如果患者 3~6 个月内体重意外减轻超过 5%总体重，应立即转诊进行进一步的医学检查。

严重病变

影响腰椎的最常见严重病理状况是骨折、转移性疾病、马尾综合征和感染（Finucane 等，2020）。治疗师需要关注这些需要注意的风险因素以及体征和症状。这些内容在红旗征国际框架中有详细介绍，以指导治疗师在患者出现这些重点体征时做出相关的临床决策（Finucane 等，2020）。

心血管疾病

是否有心脏病史或心血管危险因素，例如高血压、心绞痛、糖尿病？如果患者有心血管疾病史，且出现腿部症状，则因怀疑是否患有外周血管疾病，这种疾病的症状可能与椎管狭窄的症状相似（Jansen 等，2019）。如果患者出现因行走而加重的背部和腿部症状，则可能患有脊柱跛行或血管性跛行，因此详细的血管病史将有助于区分潜在病因（Comer 等，2020）。

糖尿病

患者是否患有糖尿病？糖尿病患者可能会出现周围神经病变和血管病变、感染风险增加，并且愈合时间可能比没有糖尿病的患者更长。考虑任何存在感觉异常的位置将十分重要。周围神经病变/感觉障碍往往表现为感觉异常呈长筒状分布（Lehmann 等，2020），而腰椎神经根病可能更符合皮节分布。

骨质疏松症

患者是否患有骨质疏松症？是否接受过适当的影像学检查，例如如果怀疑有骨折则进行 X 线检查，以及进行双能 X 射线吸收仪扫描以诊断骨质疏松症和测量骨密度？必须了解患者是否曾发生过脊柱骨折（脊柱是发生病理性骨折最常见的部位），或者是否在其他部位（如腕部或髋部）发生过其他非暴力骨折［国家骨质疏松症指导小组（National Osteoporosis Guidance Group，NOGG），2021；Finucane 等，2020］。如果患者未接受骨质疏松症治疗，则发生进一步骨折的风险会增加（NOGG，2021）。此信息应作为进行体格检查时的警示。

既往手术

患者是否曾接受过可能与当前症状相关的手术？曾接受过脊柱手术的患者发生脊柱感染的风险显著增加，发生率高达 40%（Jeong 等，2014）。

药物治疗

患者正在服用什么药物？患者是自行用药还是医生为其开具了腰痛有关的药物，例如强效止痛药、止痛药组合、消炎药和/或神经性疼痛药物？

这些信息之所以重要，有几个原因：

1. 表明患者疼痛经历的严重程度。他们所服用的药物是否有效，是否符合 NICE 指南对 LBP 和下肢症状的适当处方规定？（NICE，2020）或者，如果患者没有服用止痛药，这可能是什么原因？短期疗程是否有用？患者是否会从药理学评估中受益？

2. 确定导致脊柱疼痛的其他原因的可能风险因素，例如使用 5 mg 及以上类固醇超过 3 个月会增加脊椎骨折的风险（NOGG，2021）。

3. 告知治疗师患者的健康状况，并强调可能导致背痛的医疗状况，例如腹主动脉瘤、便秘、子宫内膜异位症(Goel,2019)。

检查

患者是否接受过任何检查?例如全身炎症性疾病的血液检查、X 线检查或针对这次就诊症状或类似症状进行其他任何检查(MRI、CT)。除非怀疑有骨损伤(例如骨折),否则不应常规进行 X 线检查以诊断 LBP,因为它们会使患者暴露于不必要的辐射中,而提供的临床信息有限(NICE,2020)。MRI 检查对脊柱病理学更敏感且更具体,但仅应在临床病史和检查引起严重关注时才要求进行,以帮助计划进一步干预或排除严重病理状况。

> **知识校验**
> 1. 炎症性背痛有哪些公认的特征?
> 2. 何时应使用 X 线检查腰痛?
> 3. 请解释询问患者用药情况的价值?
> 4. 在评估马尾综合征的症状时,您会问哪些问题?

体格检查计划

收集完所有以上信息后,主观检查部分就完成了。在此阶段,建议用星号(*)突出显示重要发现,特别是一个或多个功能受限,以方便参考。然后可以在后续治疗中重新检查这些发现,以评估治疗是否合适。

为了规划体检,需要从主观检查中得出以下假设:

- 是否有任何需要警惕和/或禁忌的体格检查部分需要进一步确认,例如严重的神经系统受累、近期骨折、创伤、类固醇治疗或类风湿关节炎?进一步检查和治疗也可能存在某些禁忌证,例如脊髓压迫症状。
- 需要检查可能引发症状的区域和结构,例如腰椎、胸椎、骶髂关节、耻骨联合、髋关节、膝关节、踝关节和足部、肌肉和神经。通常,在第一次就诊时不可能全面检查所有这些区域,因此,在后续治疗中,必须优先检查这些结构。
- 应以何种方式进行体格检查?症状是否严重和/或易激惹?每个症状的复现是容易还是困难?是否有必要使用组合动作、重复动作、持续动作或功能活动来重现患者的症状?
- 如果症状严重,可以在症状出现前或症状出现时进行身体检查,这样不会进行过压,因为患者无法忍受。如果症状不严重,将进行身体检查以完全重现症状,可能包括过压和组合动作。
- 如果症状易激惹,可以在症状出现前或症状出现时进行物理检查,执行较少的体格测试以便在测试之间留出休息时间。如果症状并不严重,则可以利用体格测试充分地再现症状,包括过度加压和组合运动测试等。
- 体格检查计划表对治疗师非常有用,可帮助他们完成临床推理过程(见附录 3-1,附录 3-2)。

体格检查

主观检查的信息有助于治疗师规划适当的体格检查(Jones 和 Rivett,2004)。病情的严重程度、激惹性和性质是影响体格检查程序选择和优先级的主要因素。治疗师可能会问的第一个也是最重要的问题是:“这个患者的病情适合我接手治疗吗?”例如,出现马尾压迫症状的患者可能只需要进行神经完整性测试,然后就可以紧急转诊。治疗师可能会问的第二个问题是:“这个患者是否患有神经肌肉骨骼功能障碍,我能否提供帮助?”为了回答这个问题,治疗师需要进行全面的体格检查;但是,如果症状严重和/或易激惹,可能就不适合了。如果患者的症状严重和/或易激惹,治疗师的目标需要定位在无症状范围内尽可能多地测试一些运动。如果患者有持续、严重和/或易激惹的症状,那么治疗师的目标则是找到可以缓解症状的体格测试。如果患者的症状不严重且不易激惹,那么治疗师的目标是找到可以重现患者每种症状的体格测试。

每项引发或缓解患者症状的重要身体测试都会在患者的记录中用星号（ * ）突出显示，以方便参考。突出显示的测试通常称为“星号”或“标记”。

以下描述的体格检查的顺序和细节需要根据接受检查的患者适当调整；有些测试无关紧要，有些测试将简单略过，而其他测试则需要充分进行。

视诊

非正式视诊

这应该在治疗师第一次见到患者时开始。可能是在接待处或等候区，或者当患者进入治疗室时，并且应该在整个主观检查过程中持续进行。治疗师应该注意患者的姿势、举止、面部表情、步态和与医生的互动，因为这些都可能提供有关患者可能存在的任何焦虑、可能的疼痛机制以及问题的严重性和激惹性等宝贵信息。

正式视诊

治疗师从前、后及侧面角度观察患者站立时的脊柱、骨盆和下肢姿势。应注意骨盆和肩膀水平以及肌肉的体积、张力及对称性方面的任何不对称。应注意皮肤颜色、发红、肿胀或出汗的区域，因为这些可能表明局部病变区域，或可能是全身性疾病或皮肤病。治疗师应观察患者执行简单的功能性任务或患者认为有问题的任务。观察步态、坐立和穿/脱衣将有助于让治疗师很好地了解患者在体检中可以如何移动，并可能有助于暴露出一些问题，例如过度警觉和恐惧回避。

尽管人们普遍相信正确的姿势，但没有强有力的证据表明避免不正确的姿势可以预防腰痛，也没有强有力的证据表明任何单一的脊柱弯曲与疼痛密切相关（Kwon 等，2011）。Slater 等（2019）建议改变关于姿势和腰痛的叙述，避免采用一刀切的方法。作者建议考虑如何让人们接触他们一直避免的姿势和运动方式，并鼓励改变可能引起刺激的习惯。在急性期缓解症状的姿势或运动改变可能不需要长期保持。

主动生理运动

对于主动生理运动，治疗师会注意：

- 运动质量。
- 运动范围。
- 运动范围内的疼痛表现。
- 运动范围内和运动范围末端的阻力。
- 任何肌肉痉挛的诱发。

这里列出了患者站立位下进行的加压测试，如图 13-1 所示。治疗师通常站在患者身后，以便能够看到运动的质量和范围。在开始主动运动之前，治疗师会注意患者脊柱姿势的任何畸形或偏差或任何肌肉痉挛。这可能包括脊柱侧凸、侧向移位或前凸或后凸姿势。可以在开始主动运动之前纠正姿势畸形，以查看这是否会改变患者的症状。注意整个范围内的症状反应，并且可以再次纠正运动过程中的任何偏差，以查看这样是否会改变症状。疼痛反应的变化可能有助于指导治疗。

患者可能会表现出一系列代偿性运动策略，其中一些可能是避免疼痛的一种方式（适应性），但其中一些可能是刺激诱发的（适应不良）。O’Sullivan（2015）描述了典型的运动模式和相关测试，作为腰痛患者子分类系统的一部分。

简单的测试动作包括：

- 屈曲。
- 伸展。
- 向右侧侧屈。
- 向左侧侧屈。
- 向左侧侧滑。

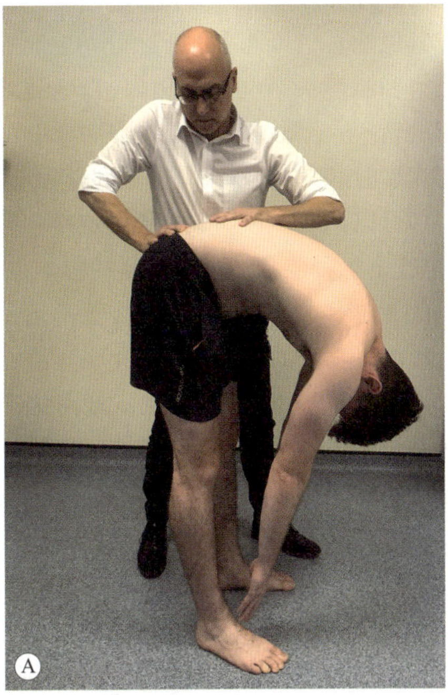

（A）屈曲

双手分别放在下胸椎的近端和骶骨的远端。然后通过双手施加压力以增加腰椎屈曲

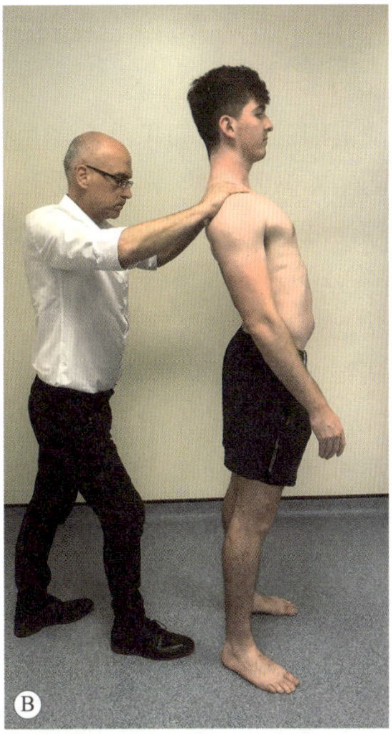

（B）伸展

双手放在肩部，然后向下拉，以增加腰椎伸展。治疗师观察脊柱的运动

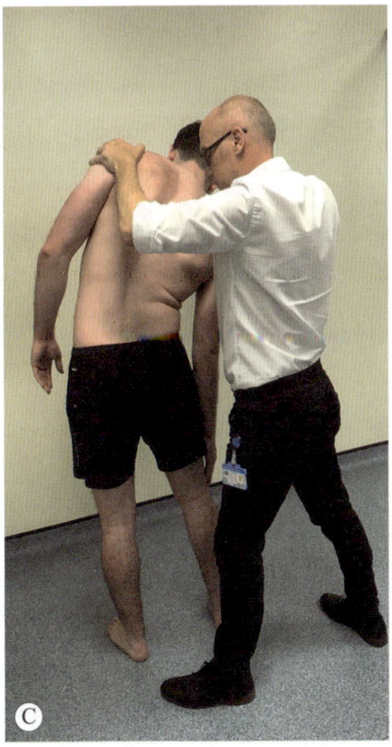

（C）侧屈

双手放在肩部，施加一个力以增加腰椎侧屈

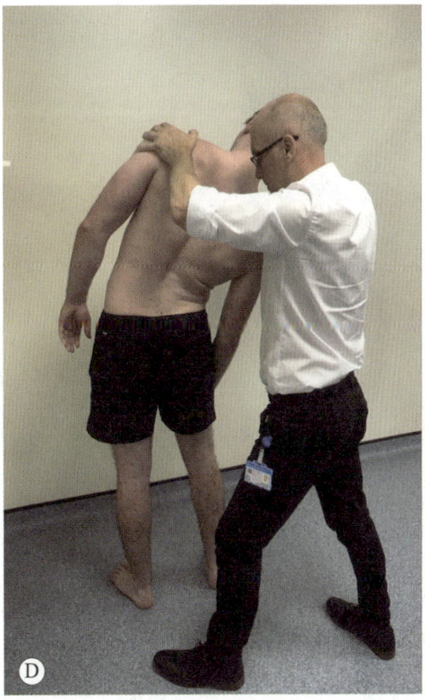

（D）右象限伸展

该动作是伸展、右旋转和右侧屈的组合。握持方式与伸展相同。患者主动伸展，治疗师保持此位置，主动旋转脊柱，然后增加侧屈的过度加压

图 13-1　腰椎的过度加压

- 向右侧侧滑。
- 左旋。
- 右旋。

在运动范围的末端，如果没有产生任何症状并且问题是非激惹性的，则可以进行过度加压以清晰地通过该动作测试并进一步探寻症状（Maitland等，2005）。如果这个测试中没有产生任何症状，治疗师仍需寻找患者疼痛的原因，或正在确认腰椎是否为疼痛来源，可以结合图13-2这些动作进行。动作组合的顺序将取决于加剧活动和患者对平面运动的反应。

Hicks等（2003）对主动运动测试的可靠性进行了研究，提示良好的kappa值（平均值0.60，95%置信区间0.43~0.73）。

此外，也可以重复动作以观察其对患者症状的影响。

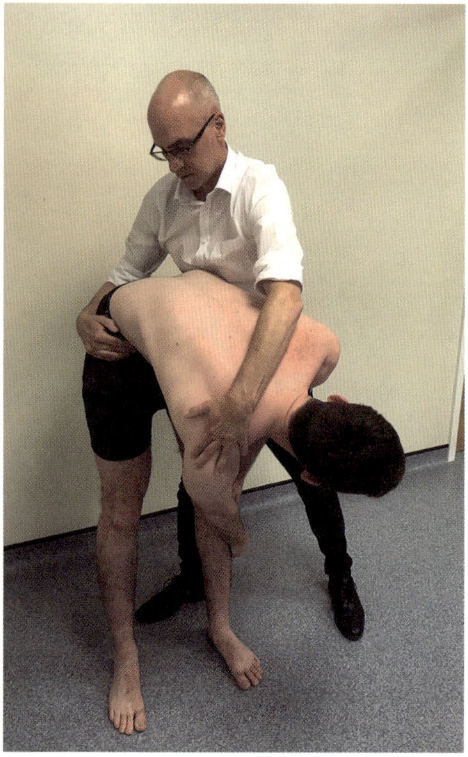

图13-2 腰椎的组合运动

患者进入腰椎屈曲状态，治疗师随后保持此位置并被动地增加右侧屈

鉴别/症状改善

其他检查也可能有助于区分站立时腰椎与髋关节和骶髂关节问题。例如，当单腿站立时躯干旋转（导致腰椎和髋关节旋转）重现患者臀部疼痛时，可能需要区分腰椎和髋关节问题。治疗师可以依次增加和减少腰椎旋转和骨盆旋转，以找出每种旋转对臀部疼痛的影响（图13-3）。如果疼痛来自髋关节，那么腰椎运动可能没有影响，但骨盆运动可能会改变疼痛；相反，如果疼痛来自腰椎，那么腰椎运动可能会改变疼痛，但骨盆运动可能没有影响。也可以将髋关节放置在不同的位置，以查看其对疼痛的影响程度。可以将其置于激惹性更强或更弱的位置，具体取决于主观加剧因素和问题的激惹性以及观察到的疼痛反应。症状反应的变化可能会引导治疗师进行更深入的髋关节评估，或者同样可能让治疗师关注腰椎。可以同时增加骶髂关节的挤压或牵引，看看这是否有助于改变症状。疼痛的变化可能有助于引导治疗师对骶髂关节进行更深入的评估。

在主观和体格检查期间，通过对患者的大体观察，已经测试了一些功能和能力，如主观检查期间采取的姿势以及检查前脱衣服和改变体位的难易程度。任何进一步的功能测试都可以在这些检查的同时进行，可能包括举重、坐姿和穿衣。可以从主观检查结果中获得适当运动测试线索，特别是加重因素。当疼痛很难通过所述其他测试重现时，这些可能特别有用。

被动生理运动

被动的椎间生理运动（passive physiological intervertebral movements，PPIVM），检查每个节段的运动，可用于识别节段的活动性过低和过高（Hengeveld和Banks，2014）。患者可取侧卧位，髋部和膝盖屈曲，进行被动生理性椎间运动检查（图13-4）。治疗师触诊相邻棘突之间的间隙，以感受屈曲、伸展、侧屈和旋转过程中椎间运动的范围。通常没有必要检查所有方向

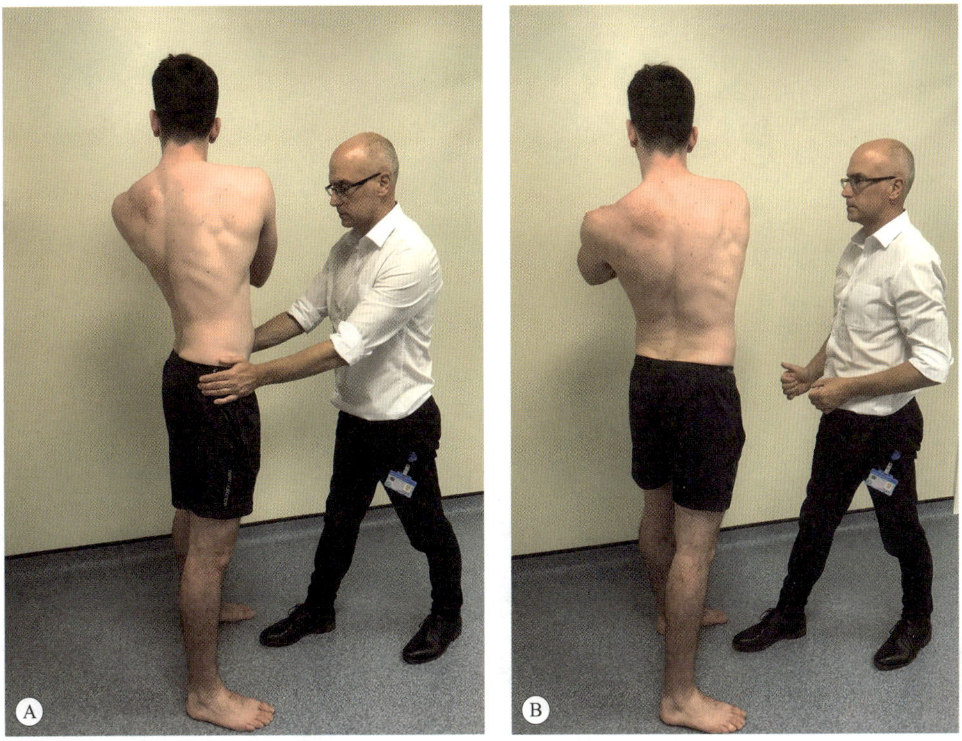

（A）腰椎和髋部的旋转　（B）释放髋部的腰椎旋转

图 13-3　腰椎与髋部的问题区分

治疗师旋转腰椎和骨盆/髋部，以识别症状反应，然后释放髋部。如果疼痛未改变，这表明问题出在腰椎

的运动，只需检查主动运动测试中最具刺激性或显著阳性的运动，或者最符合患者症状加重的活动的运动。例如，如果患者说弯腰系鞋带时疼痛最严重，那么屈曲将是合理的 PPIVM 选择。

Abbott 等（2005）评估了 PPIVM 的有效性。结果发现特异度通常较高（0.99～1.00），而灵敏度较差（0.03～0.07）。有人认为使用 PPIVM（屈曲和伸展）检测腰椎不稳定的价值较低，不建议使用它们来排除腰椎不稳定（Stolz 等，2020）。Phillips 和 Twomey（1996）评估了 PPIVM 和椎间关节被动附属运动（passive accessory intervertebral movements，PAIVM）相结合的有效性。活动性判断的灵敏度和特异度不如疼痛激惹检查，导致疼痛的正似然比和负似然比非常好，活动能力评估的正似然比一般。

肌肉测试

肌肉测试包括检查肌肉力量、控制、长度和等长肌肉测试等。根据患者的表现，这些测试可能并非首次检查的优先执行事项，但它们很可能是持续的患者管理和康复的一部分。评估应基于主观检查中标星号内容（已发现可重现患者症状的动作或测试）。如果治疗师认为肌肉是症状的主要来源，或是患者问题的重要促成因素，则应在第一天检查肌肉控制部分。患者可能主诉力弱感、缺乏对运动的控制或运动时感到疼痛，这些类型的描述将提醒治疗师注意患者表现中肌肉成分的重要性。肌肉既可能是症状的来源，也可能是加剧因素。

肌力

如果主观检查有任何提示，则治疗师需要

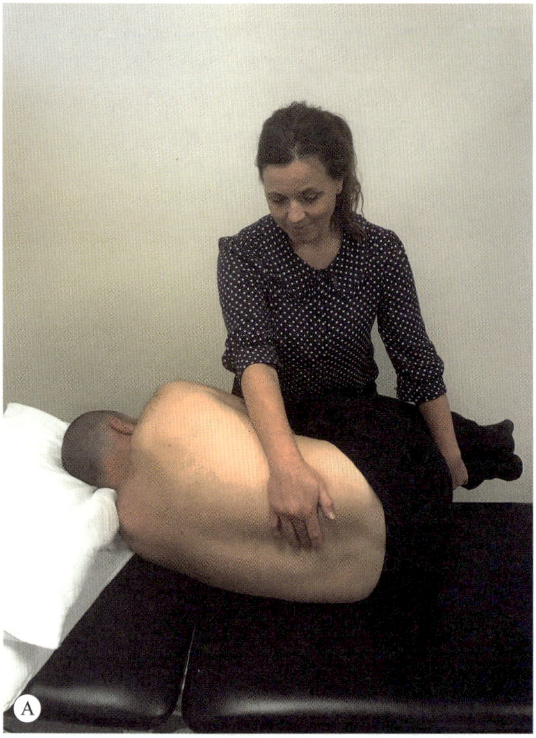

（A）屈曲 PPIVM

触诊所评估的脊柱水平的棘突间隙。屈曲患者的髋部，感受棘突间隙的变化。在其他腰椎水平上评估相同的运动，以反映相对节段运动情况

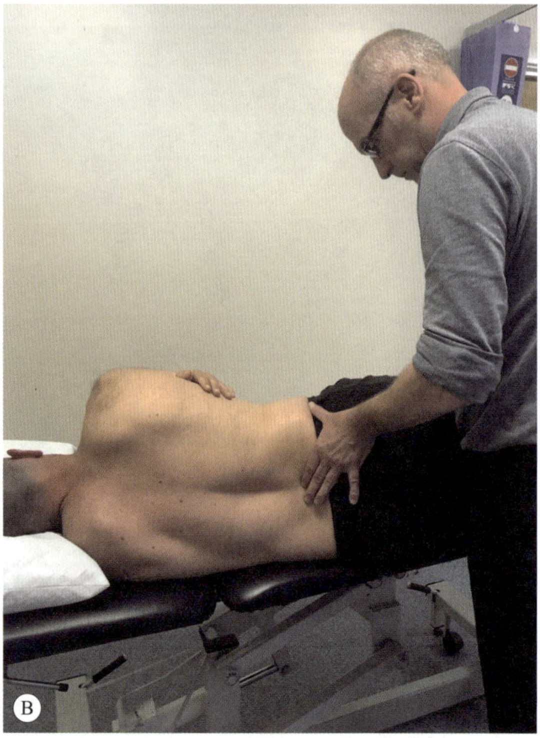

（B）伸展 PPIVM

触诊所评估的脊柱水平的棘突间隙。伸展患者的髋部，感受棘突在棘突间隙的闭合或靠近。在其他腰椎水平上评估相同的运动，以反映相对节段运动。根据治疗师和患者的相对体型，可使用一条腿进行此技术

图 13-4 腰椎的屈曲/伸展被动的椎间生理运动（PPIVMs）

检查躯干屈伸、侧屈和旋转的肌群以及任何其他相关肌肉群。关于这些简要测试的详细信息，请参阅相关文献（Hislop 和 Montgomery，2007；Kendall 等，2010）。Magee 和 Manske（2021）描述了患者中立坐位下进行的等长脊柱屈曲、伸展、侧屈和旋转测试。还给出了更高级的测试，包括动态腹部耐力测试、动态伸肌耐力测试、双直腿下放测试、腹内/外斜肌、动态水平侧支撑（桥式）和背部旋转肌/多裂肌测试。有充分的证据表明，一般锻炼和强化锻炼可能对腰痛患者有益（Van Tulder 等，2005；临床指南，2021；NICE，2020）。

肌肉控制

众多腰痛管理方法侧重于改善运动控制，包括控制姿势和运动的动作、感觉和中枢整合过程（Hides 等，2019）。有证据表明，腰痛患者可能表现出躯干肌激活增加、抑制和力弱（Hodges 和 Moseley，2003）。目前尚不清楚这些肌肉活动的变化是诱发疼痛的原因还是疼痛所致结果。肌肉活动的变化被认为是具有环境特异性的，如与患者对特定动作（如弯曲）的恐惧有关，这可能导致预期的躯干保护和僵硬。目前认为，这些运动控制的变化可能是避免进一步受伤的适应性/有益策略，也可能是适应不良的策略，例如，躯干肌肉的紧绷可以通过脊柱产生更持久的力量。

已有多种用于对下腰痛患者进行运动控制方面的分组或分析的系统，以下将对其进行总结。

运动控制训练

在 20 世纪 90 年代后期，几项研究发现有

腰痛(low back pain,LBP)病史的患者在快速肢体运动中,腹横肌(transversus abodominus,TrA)的激活存在一致的延迟(Hodges 和 Richardson,1999;Hodges 等,1999)。研究发现,在健康个体中,腹横肌在快速手臂运动时,以一种预备性或前馈模式激活,肌电图(electromyography,EMG)分析显示其在三角肌前束之前激活(Hodges 和 Richardson,1997a,1997b)。研究还在下腰痛患者中发现多裂肌出现萎缩的证据(Hides 等,2008)。这些研究促使治疗的重点转向指导患者单独分离使用前部和后部深层肌肉。

这种疗法的目标是使个体及任务的动作与运动所需张力之间达到适当的平衡(Hides 等,2019)。评估可以包括触诊、视诊和超声检查,以评估这些肌肉的激活时间和激活质量。评估过程中需要考虑到疼痛机制和社会心理因素,以及它们对患者表现的影响。训练可以包括主动收缩深层躯干肌肉,以学习激活这些肌肉的技能,重点是将其整合到功能中,并减少表层肌肉的过度活动。

单独强调横腹肌在脊柱稳定性中的作用已受到质疑(Cholewicki 和 VanVliet,2002;Allison 和 Morris,2008;Lederman,2009)。此外,提出患者专注于通过这些类型的练习来"稳定"他们的背部,可能会加强其对背部存在问题的执念。这突显了探讨患者对其背痛的执念和担忧的重要性。O'Sullivan(2018)讨论了我们与患者交流时使用的语言的重要性,应该明确传递脊柱是一个坚固结构的信息。

运动系统障碍分类系统。 在 Sahrmann(2013)提出并描述的这一分类系统中,运动障碍的主要诱因被认为是日常活动中的重复运动和持续姿势。这些因素会导致组织适应,进而导致关节更容易向特定方向移动并引发疼痛。临床检查旨在识别出诱发症状的运动方向及其相关因素,例如在前屈时过度的腰椎屈曲和屈髋受限。记录患者通过纠正运动障碍对症状的影响。系统的运动检查包括在不同体位下进行的测试,如站立、仰卧、侧卧、俯卧、四点跪位和坐位姿势。运动的纠正主要是通过限制任何相关的腰椎运动,并记录其对症状的影响。患者被指导如何正确执行基本的移动活动以及与其工作或健身相关的活动。

O'Sullivan 等(2006)为持续性非特异性腰痛(nonspecific LBP,NSLBP)患者开发了一种评估分类系统,训练有素的治疗师使用该系统时显示出良好的评估者间信度(Dankaerts 等,2006)。他们描述了 NSLBP 患者可能表现出的不良运动模式。

这些分类包括:

- 屈曲障碍。
- 屈曲/侧移模式。
- 被动伸展。
- 主动伸展模式。
- 多方向不稳定性(Dankaerts 等,2006)。

这一评估系统进一步被定义为一个灵活的多维临床推理框架,帮助治疗师识别导致患者疼痛的可改变和不可改变的因素(O'Sullivan 等,2018)。该框架设计用于处理持续致残性的腰痛患者,但也被认为适用于所有非特异性腰痛患者。该治疗方法包括:

1. 帮助患者理解疼痛。
2. 通过逐步接触挑战性/有价值的任务,探索改变运动以减轻疼痛。
3. 生活方式的改变,强调良好睡眠质量和一般活动/健康等因素的重要性。

作者在具体案例分析中描述了"行为学实验"。例如,一个表现为主动伸展模式的患者被指导如何通过减少脊柱前凸来放松背部姿势。

在检查患者的运动方式时,重要的是考虑主要的疼痛机制。例如,机械性伤害性疼痛的患者更可能表现出特定方向的运动限制,而那些有高度恐惧和焦虑的患者则更可能表现出整体的躯干肌肉紧张和运动受限。

运动控制方法的共同主旨是运用功能性评估,关注在主观检查中所识别的与个体患者相关的特定任务(Hides 等,2019)。

Saragiotto 等(2016)的一项系统综述发现,

运动控制训练与其他形式的锻炼或手法治疗对急性和慢性腰痛的临床效果没有显著差异。该研究的作者建议,运动控制训练的有效性也应在更有可能对该方法有反应的患者亚组中进行测试。评估患者的整体健康状况以及其他身体部位的相关力量也是实现功能目标的重要因素。例如,在重新训练屈曲障碍患者时,通过下肢力量训练(如深蹲)来增强力量(O'Sullivan 等,2018)。

神经测试

神经测试包括神经完整性测试、神经致敏测试和其他特定的神经测试。

神经系统的完整性

通常情况下,如果患者的症状出现在臀部皱褶以下,或者报告有感觉异常、无力或任何神经症状时,应进行神经学检查。

*皮区/周围神经。*使用棉花和针刺分别测试下肢的轻触和疼痛感知。量化任何与正常情况的差异是非常有用的,因为这些差异可以作为星号标记,稍后进行重新测试。例如,如果初次评估时对轻触的感知为 4/10,而治疗后为 7/10,这表明了治疗师和患者可以注意到的重要变化指标。了解神经根(皮区)和周围神经的皮肤分布可以帮助治疗师区分由神经根病变引起的感觉丧失和由周围神经病变引起的感觉丧失。

需要注意的是,在某些情况下,感觉可能会增强。治疗师应了解这些感觉变化的不同描述,例如,痛觉过敏、痛觉超敏、无痛觉和感觉异常。

*肌区/周围神经。*以下肌区测试在坐姿、卧姿或患者舒适体位下进行。在测试肌力时,治疗师应考虑到患者的疼痛,因为疼痛通常会限制患者的充分配合,并可能导致假阳性结果。

- L2~L3~L4:髋屈曲。
- L2~L3~L4:膝关节伸展。
- L4~L5~S1:足背屈和内翻。
- L4~L5~S1:大拇趾伸展。
- L5~S1:足外翻、臀部收缩、膝关节屈曲。
- L5~S1:脚趾屈曲。
- S1~S2:膝关节屈曲,足跖屈。
- S3~S4:盆底肌、膀胱和生殖功能。

对神经根(肌区)和周围神经的肌肉分布的深入了解,可以帮助治疗师区分由神经根病变与由周围神经病变引起的运动丧失。对于肌区肌力 MRC 评分为 3/5 或以下,并且有超过两个脊神经根水平肌力减弱的患者,应及时与有经验的治疗师讨论,因为这些患者可能需要进一步转诊进行检查。

*反射测试。*在患者放松的情况下,通常坐姿或卧姿下测试以下深肌腱反射:

- L3~L4:膝跳反射。
- S1~S2:踝跳反射。

任何反射异常可能需要对神经系统进行更全面的检查,以排除中枢神经系统的影响(见第四章)。这可能包括 Hoffman 征、阵挛、Rhomberg 试验和脑神经测试。

神经致敏测试

执行神经致敏测试,可以帮助确定神经组织在多大程度上引发患者的症状。

- 被动颈部屈曲。
- 单侧直腿抬高(straight-leg raise,SLR)。
- 侧卧位股神经张力测试。
- Slump 测试。

测试的选择应根据加重症状的活动来决定,例如,如果患者的症状在坐着/开车时加重,则选择 slump 测试;如果症状在行走时加重,则选择直腿抬高(SLR)测试。Majlesi 等(2008)发现,在 MRI 确认的腰椎间盘突出患者中,弯腰测试的灵敏度(0.84)高于直腿抬高测试(0.52)。然而,直腿抬高测试的特异度(0.89)稍高于 Slump 测试(0.83)。

根据症状的区域,可以增加倾向于特定周围神经的特殊测试,如腓肠神经或腓总神经。

下肢的神经可以在以下位置触诊到:

- 坐骨神经:从股骨大转子与坐骨结节连线的

2/3 处。

- 腓总神经：股二头肌腱内侧以及腓骨头周围。
- 胫神经：膝后部中央位置，靠近腘动脉内侧；内踝后方也可触及，足背屈和外翻时更为明显。
- 腓浅神经：足背第四跖骨投影线上；足跖屈和内翻时更为明显。
- 腓深神经：第一和第二跖骨之间，靠近蹲长伸肌腱外侧。
- 腓肠神经：足外侧，外踝后方，跟腱外侧。

其他神经测试

足底反应测试筛查上运动神经元损伤（Walker 等，1990）。

对正常个体而言，从足跟沿着足底外侧边缘施加压力会导致足趾弯曲。如果出现大蹲趾伸直，其他足趾向外扇形张开，则被称为 Babinski 征阳性（或上行足底反应），这表明可能存在上运动神经元损伤，例如脑出血或脊髓肿瘤。

*阵挛。*治疗师快速推挤患者进行踝背屈，以引发小腿牵张反应。患者如果有 2~4 次足底屈曲反应是属于正常表现。如果超过这个范围，可能暗示存在上运动神经元问题，如多发性硬化症（multiple sclerosis，MS）。

*协调性。*如果治疗师怀疑患者存在运动控制问题，可以进行简单的协调测试，包括测试上肢和下肢的协调性。双侧的指鼻试验和跟膝胫试验可以帮助识别协调性问题。

其他测试

其他部位检查

需要对邻近部位（如胸椎、髋关节或骶髂关节）进行适当的检查，这些部位可能直接与腰椎相关，也可能是导致腰椎疼痛的因素。这些部位的检查会在相应的区域章节中介绍。

血管测试

如果怀疑患者的血液循环系统受损，治疗师需要检查两条腿的股动脉、腘动脉、足背动脉和胫后动脉的脉搏。此外，还会通过脚趾的毛细血管充盈来测试小血管功能。用力挤压脚趾甲床直到其变白，正常情况下血管会在 3 秒内重新充盈，如果延迟则可能提示小血管的血管疾病。通过下肢的下垂和抬高对症状的反应，也可以评估血管系统的状况。

对于 65 岁以上的男性患者，医生应警惕那些主诉非机械性弥漫性腰痛的患者。腹主动脉瘤可能表现为腰痛。因此，治疗师在询问患者的既往病史时，应明确询问是否有血管疾病史。

腿长

1.0~1.3 cm 以内的腿长差异考虑是正常的。尽管腿长差异（leg-length discrepancy，LLD）被列为腰痛（low back pain，LBP）的风险因素，但关于 LLD 与 LBP 之间关系的证据尚不一致，因此对于纠正腰痛患者的 LLD 的益处存在分歧。Haryoni 等（2019）在对大学生进行的横断面研究中，未发现 LLD 与 LBP 之间的关联。

Rannisto 等（2019）在一项对站立工作且 LLD 达到 5 mm 或以上的工人人群的小规模研究中发现，使用矫正鞋垫能够减轻背痛并提高工作出勤率。Campbell 等（2018）的一项系统评价得出结论：关于矫正鞋垫减少疼痛和改善 LLD 患者功能的证据质量较低，这些患者包括患有背痛等常见疼痛性肌肉骨骼疾病的患者。

触诊

医生触诊腰椎和其他相关部位，并将触诊结果记录在身体图示和/或触诊图示上是很有帮助的。

治疗师记录以下内容：

- 该区域的温度。
- 局部皮肤湿度增加。
- 是否存在任何肿胀。
- 浅表组织的活动性和触感，例如囊肿、结节以及股三角内的淋巴结。
- 是否存在肌肉痉挛。
- 骨骼隆起程度的增加或减少。
- 触诊时引发或减轻的疼痛。

椎间关节被动附属运动

治疗师触诊脊柱并记录以下内容：
- 运动质量。
- 运动范围。
- 整个运动范围内以及运动终末时的阻力。
- 运动范围内疼痛及其他症状的表现。
- 是否引发肌肉痉挛。

腰椎（L1～L5）的附属运动可以在椎体的不同部位进行，包括中央前后、单侧前后以及横向滑动，如图13-5所示。每种滑动可以通过不同角度进行，以更全面地测试运动。腰椎的附

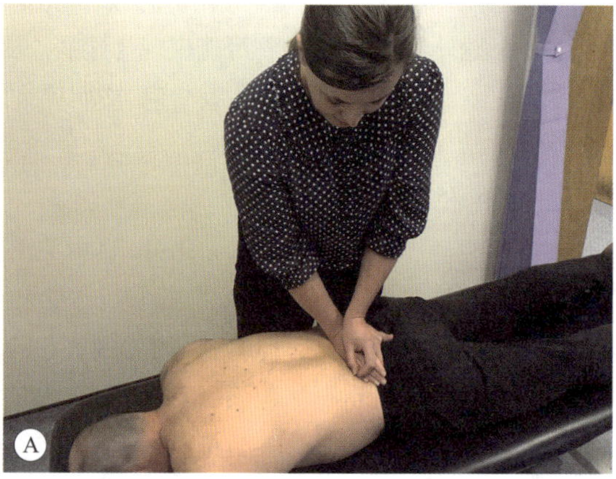

（A）中央前后向压，使用掌骨锚定，在棘突上施加后前方向压力

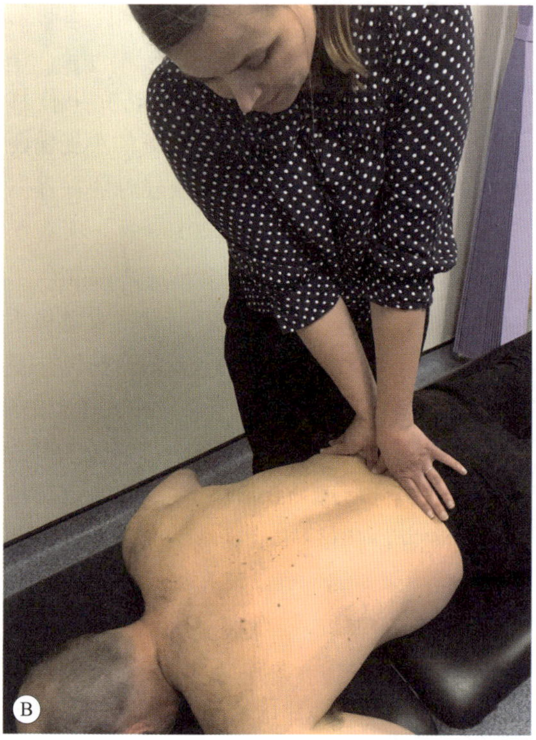

（B）单侧后前压，拇指对横突施加压力

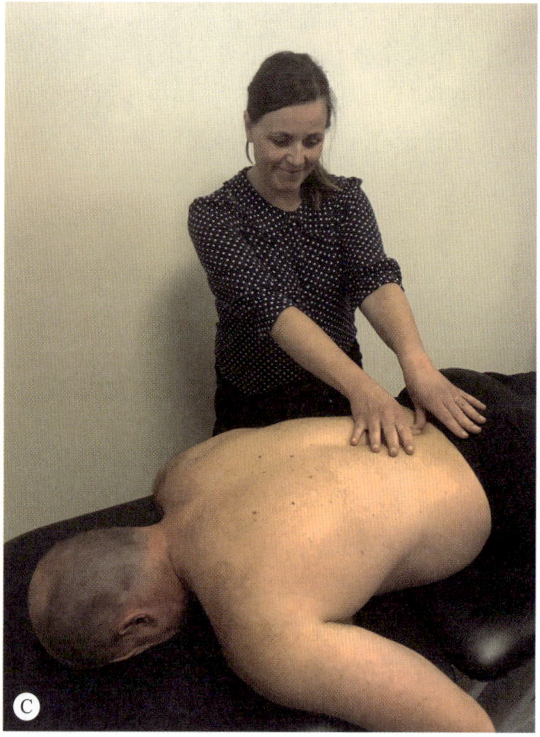

（C）横向，拇指对棘突的侧面施加压力

图13-5 腰椎的附属运动

属运动的检查可能需要在患者处于屈曲、伸展、侧屈、旋转或这些姿势的组合下进行(图 13-6),或在患者感到不适或受限的功能性姿势下进行。

其他可疑为患者症状来源或贡献因素的区域也可以进行附属运动测试,这些区域可能包括胸椎、髋关节和骶髂关节。

如果治疗师认为症状难以诱发,则可以选择在更具激惹性的姿势下进行附属运动,这取决于引发症状的主动运动或激惹性功能活动。相反,如果患者的情况严重且易激惹,医生可能会选择在无激惹性的姿势下进行附属运动,或者完全从初步检查中省略这些测试。

Hicks 等(2003)研究了被动运动测试、触诊和激惹测试识别腰椎节段不稳定的可靠性,发现节段被动测试的 kappa 值较低(κ 范围 0.02~0.26),但被动疼痛激惹测试的可靠性更高(κ 范围 0.25~0.55)。Hidalgo 等(2014)也发现,疼痛诱发测试的组合在识别主要疼痛诱发运动模式和腰椎节段水平参与程度方面表现出较好的检查者间可靠性。Stolz 等(2020)在一篇系统综述中总结出,节段运动测试的可靠性和有效性在组合使用时优于单独使用。

知识校验

1. 什么程度的运动无力会促使你为患者寻求进一步检查?
2. 对于有心血管病史的患者,你会在体检中纳入哪些测试来鉴别可能造成腿部疼痛的血管原因?
3. 缩写 PAIVM 和 PPIVM 是什么意思,为什么对检查腰痛患者有用?
4. 举例说明适应性运动策略和适应不良的运动策略之间的区别。

完成检查

主观和体格检查会提供大量信息,这些信

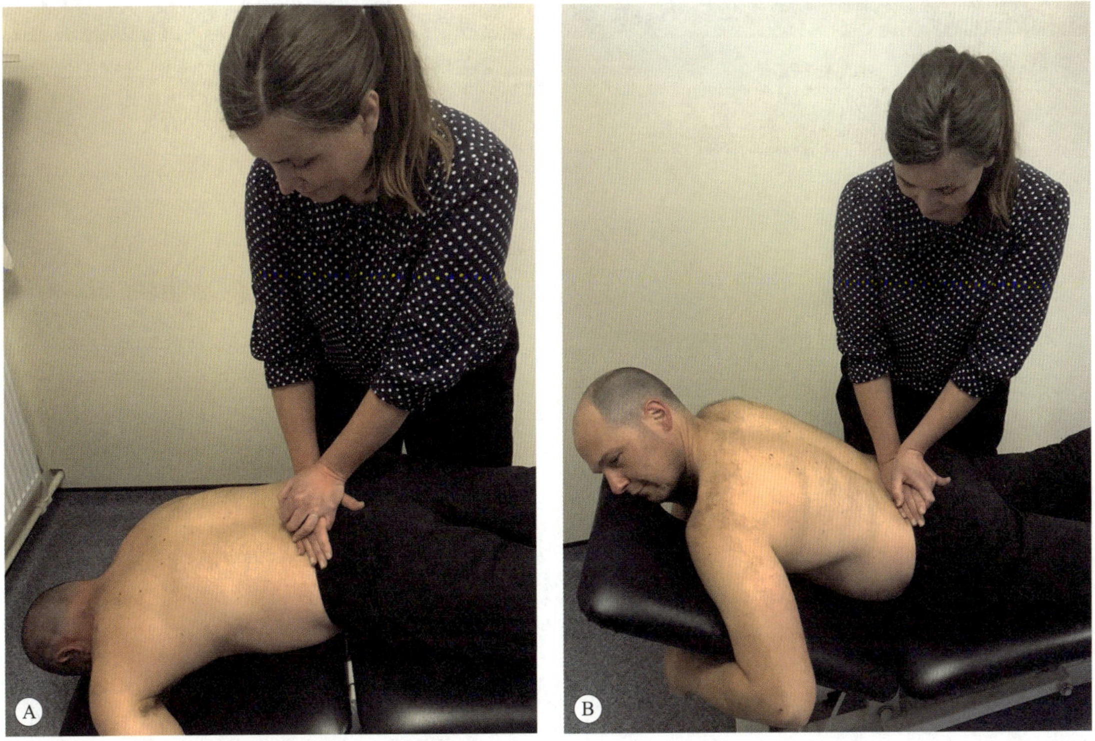

(A) 屈曲时加压　　(B) 伸展时加压

图 13-6　前后向加压

息需要全面且准确地记录。然而重要的是，医生在检查时应避免采取僵化和程式化的方式。每位患者的不同情况需要反映在检查过程中，并根据个人情况进行调整。

一个让患者充分参与、量身定制且个性化的检查，将有助于建立牢固的治疗关系，并为治疗的积极结果提供最佳机会。

在检查结束后，医生应当充分解释他们的发现及其意义，并通过与患者共同决策的过程，制定下一步的行动计划（Hoffman 等，2020）。

关于治疗与管理原则的指导，读者可以参考“治疗与管理”分册（Barnard 和 Ryder，2024）。

复习问题

1. 有多少比例的腰痛（LBP）患者会被诊断为严重脊柱病变？
2. 影像学技术在诊断腰痛（LBP）时有哪些局限性？
3. O'Sullivan 指出的预测持续性疼痛和残疾的五个社会心理因素是什么？
4. 哪些内脏器官会产生放射疼痛至腰椎区域？
5. 哪些因素会导致一个人出现大范围的症状？
6. 通过哪些主观检查和体格测试可以帮助识别可能的脊髓压迫？
7. 列出四种增加患癌风险的生活方式因素。
8. 腰痛（LBP）患者的运动能力减少。正确还是错误？
9. 进行椎间关节被动附属运动（PAIVMs）时，医生应注意什么？
10. 对于有非易激惹症状的患者，医生可以进行哪些主动运动测试来筛查腰椎是否为疼痛来源？

案例分析 M 先生

男性，38 岁

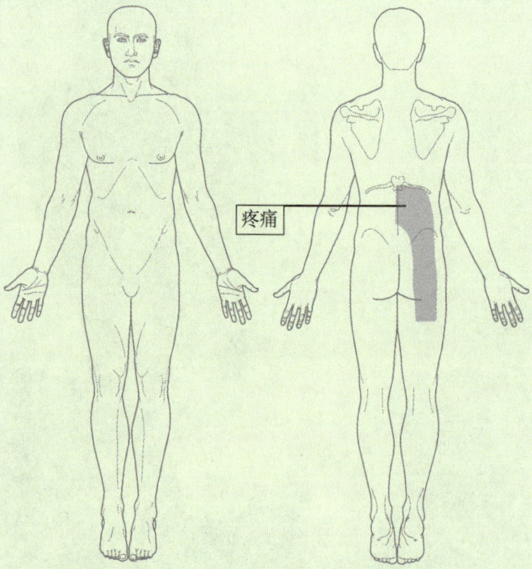

疼痛：

加重因素——坐位>30 分钟、弯腰、扭转

缓解因素——站立和移动、向后倚靠

24 小时模式：

在床上翻身时会醒来，但可以重新入睡。疼痛通常在早晨会好一些，尽管会有 5~10 分钟的僵硬。白天疼痛取决于活动。晚上的症状取决于白天的活动水平。

其他区域没有症状。

现病史

3 周前长时间驾驶（4 小时）后出现背痛。腰椎和大腿后部同时开始疼痛。疼痛持续处于低水平，但有时会严重并限制活动。

整体疼痛改善

生活方式/职业/居家生活

自由执业泥瓦匠。已婚，有两个孩子，分别为 3 岁和 1 岁。周末冲浪，每周跑步 3 次，每次 5~10 km。

对功能/信念和期望的影响

由于疼痛，目前无法工作，并且感觉无法应付日常驾驶。发现很难与孩子一起玩耍。无法跑步或冲浪，这让他感到沮丧，渴望恢复到以前的健康水平。担心收入损失。

既往史

除此以外，总体健康状况良好。

左膝曾接受过手术，无残留问题。

有银屑病病史。

用药史/调查

全科医生开具了萘普生，确实在一定程度上缓解了疼痛。

尝试了布洛芬和对乙酰氨基酚，但没有帮助。

目前没有其他药物。

没有相关调查。

家族史无明显异常。没有任何炎症性关节炎、炎症性肠病、葡萄膜炎或肌腱病病史。

临床推理

本病例没有太多令人担忧的特征。该患者年轻，其疼痛有明确的机械性加重和缓解因素。他的疼痛已经在此类病症的正常愈合时间内开始改善。其疼痛的性质没有表现出任何炎症特征，如昼夜变化的模式。他不会因疼痛而醒来，也没有持续的晨僵。然而，他有持续的低级别疼痛以及银屑病，这两者都可能是炎症性背痛的特征。根据当前情况，他的症状更可能是机械性的，而不是炎症性的。因此，不需要转诊进行进一步检查。

患者有一些心理社会因素需要处理，以帮助他的康复。他对经济状况、工作能力以及与孩子一起玩的能力有可以理解的担忧。这些都是合理的担忧，需要向他保证他的症状很可能在未来3周左右显著改善。鉴于他的问题是机械性的，他没有既往病史，身体状况良好，预计他将能够恢复正常的工作、社交和运动活动。

- **黄旗征**：患者因无法锻炼开始感到情绪低落，但对康复乐观，并渴望恢复正常活动(**粉旗征**)。
- **黑旗征**：与收入损失有关的经济问题。患者的工作较为繁重，且由于独自工作，工作量难以调整。然而，预计他将完全康复，并能恢复全部职责。
- **红旗征症状**：无令人担忧的特征。患者症状持续存在，但其症状是急性的，并且随着时间的推移有所改善。
- **严重程度、激惹性和性质的评估**：
- **严重程度(疼痛)**：中等，患者定期服用萘普生，无法工作(NPRS为5/10)。
- **激惹性(疼痛)**：低(坐位>30分钟时出现症状，但通过向后伸展/站立可迅速缓解)。
- **性质**：急性机械性背痛。可能伴有神经源性成分，疼痛辐射至后大腿符合S1皮节支配特征。
- **你在针对什么进行治疗？**可能是机械性背痛。尽管患者有银屑病史并且有持续疼痛的基础情况，但他的疼痛是近期发作的，且没有其他炎症性背痛的特征。
- **主要功能限制**：坐位。

主观标记(链接到基因学)

1. 坐位超过30分钟时无背部/后大腿疼痛。
2. 能够恢复全职工作，疼痛程度可控。
3. 能够和孩子一起玩耍。
4. 恢复之前的健身水平，能够跑5~10 km并进行冲浪。

既往史中是否有任何需要注意的方面？

没有，没有红旗征特征，患者的严重程度和激惹性都较低。其症状在改善，而不是恶化。他的加重和缓解因素很明确。

你能预测类似的体征吗？(主观标记与客观体征的关联)

腰椎前屈可能是最具症状性的腰椎动作。

Slump测试可能会是阳性。

鉴于症状分布，L4/5或L5/S1可能是症状性节段。

疼痛与阻力之间的关系是什么？

疼痛大于阻力。

你能识别出哪些疼痛机制？

机械性伤害性疼痛，伴有明确的损伤机制以及明确的加重和缓解因素。可能有神经源性或躯体放射性成分，患者后大腿疼痛可能表明这一点。患者明显对疼痛及功能丧失有一些担忧，但这些与疼痛对其当前功能的影响相关。应对此进行监控，并向患者解释此类病症的正常愈合时间，鼓励他逐步恢复锻炼和工作。

百分比重分析(疼痛来源)—肌源性20%，动脉源性50%，神经源性30%。

百分比重分析(疼痛驱动因素/影响因素)患者的症状是急性的，并且在预期的时间内改善。患者的工作为泥瓦匠，涉及维持某些姿势，有时是别扭的姿势，并需要提重物和长时间驾驶，这使他难以恢复工作。患者此前身体健康且积极锻炼，渴望恢复这一状态，这可能是一个积极的预后指标。

验证/工作诊断的假设？(区别于基因学)：

1. 工作能力下降，可能伴有一些躯干肌肉耐力丧失。

2. 腰椎主动/被动运动（肌肉 vs 关节）。

3. 可能存在功能障碍性运动模式，尤其是前屈。

4. 坐骨神经的神经机械敏感性。

体格检查计划

视诊 坐位时腰椎的位置，尤其是在驾驶时。患者是否处于过度前屈的腰椎姿势，或处于主动伸展姿势？

观察腰椎的运动 尤其是前屈动作，这可能是最可能诱发动作。观察运动的来源（质量、范围以及任何症状的再现）。是否存在适应不良的运动模式？

肌肉

可以通过与患者恢复跑步的目标相关的功能性方式进行测试。例如，治疗师可以观察患者是否能够控制单腿蹲或弓步。这可能不是第一天的优先事项，但会是治疗师计划的一部分。

下肢神经完整性测试。

神经动力学测试—基于患者的症状在坐位时加重，Slump 测试是最合适的测试。

M 先生的主要临床发现包括：

患者在坐位时腰椎处于极度前屈，当纠正这一姿势后，疼痛有主观上的改善。腰椎前屈范围受限，约为预期范围的一半时再现了患者的背部和后大腿疼痛。前屈时下腰椎活动相对过度，伸展时有些僵硬。下肢神经功能正常，包括感觉测试、肌肉力量和反射。

Slump 测试在膝关节伸展至−45°时为阳性，再现了患者的所有背部和腿部疼痛。触诊时 L5 单侧右侧局部压痛和僵硬，在一定程度的前屈下触诊可再现患者的全部腿部疼痛。

在后续的治疗中，发现患者在右腿单腿蹲和弓步等功能测试中难以保持平衡和控制。

管理措施

教育和建议：

关于疼痛性质及其正常愈合时间的建议和教育。建议保持活跃，随着症状改善逐渐恢复活动。

L5 手法治疗改善了患者的腰椎无痛运动，并增加了 slump 测试时的无痛范围。帮助患者参与家庭锻炼计划。

家庭锻炼计划：

1. 自我活动 L5。

2. 腰椎伸展活动度范围锻炼，以改善这一动作的相对灵活性。

3. 姿势建议/重新训练运动模式，以更多关注在髋屈和前倾骨盆。使用镜子/视频帮助患者提高意识。将其整合到功能性任务中，如弯曲和提举，先无负荷再带负荷进行。

4. 功能性锻炼，以实现患者恢复冲浪和跑步的目标包括平衡、感觉统合、下肢强化。

结果

经过 3 次治疗，患者的腰椎已恢复无痛运动。他能够重返工作，仅在一天的工作后感到轻微的背部酸痛。建议他逐渐恢复跑步。

（夏楠 译，伊文超、刘守国 校）

参考文献

[1] Abbott, J. H., McCane, B., Herbison, P., Moginie, G., Chapple, C., Hogarty, T., 2005. Lumbar segmental instability: a criterion-related validity study of manual therapy assessment. BMC Musculoskelet. Disord. 6 (56), 1-10.

[2] Albert, H. B., Hansen, J. K., Sogaard, H., Kent, P., 2019. Where do patients with MRI confirmed single level radiculopathy experience pain, and what is the clinical interpretability of these pain patterns? A cross-sectional diagnostic accuracy study. Chiropr. Man. Ther. 27, 50.

[3] Allison, G. T., Morris, S. L., 2008. Transversus abdominus and core stability: has the pendulum swung? Br. J. Sports Med. 42, 930-931.

[4] Barnard, K., Ryder, D., 2024. Principles of Musculoskeletal Treatment and Management: A Handbook for Therapists, fourth ed. Elsevier, Edinburgh.

[5] Boissonault, W. G., Bass, C., 1990. Pathological origins of trunk and neck pain: part 1-pelvic

and abdominal visceral disorders. J. Orthop. Sports Phys. Ther. 12 (5), 192-207.

[6] Brinjikji, W., Luetmer, P. H., Comstock, B., Bresnahan, B. W., Chen, L. E., Deyo, R. A., et al., 2015. Systematic literature review of imaging features of spinal degeneration in asymptomatic populations. AJNR Am. J. Neuroradiol. 36, 811-816.

[7] Buchbinder, R., van Tulder, M., Öberg, B., Costa, L. M., Woolf, A., Schoene, M., et al., 2018. Low back pain: a call for action. Lancet 391 (10137), 2384-2388.

[8] Campbell, T., Ghaedi, B., Ghogomu, E. T., Welch, V., 2018. Shoe lifts for leg length discrepancy in adults with common painful musculoskeletal conditions: a systematic review of the literature. Arch. Phys. Med. Rehabil. 99, 981-993.

[9] Cholewicki, J., VanVliet, J., 2002. Relative contribution of trunk muscles to the stability of the lumbar spine during isometric exertions. Clin. Biomech. 17 (2), 99-105.

[10] Clinical guidelines to address low back pain: using the evidence to guide physical therapist practice. J. Orthop. Sports Phys. Ther. 51 (11), 2021, 533-534. https://www.jospt.org/doi/10.2519/jospt.2021.0507.

[11] Comer, C., Finucane, L., Mercer, C., Greenhalgh, S., 2020. Shades of grey—the challenge of 'grumbling' cauda equine symptoms in older adults with lumbar spinal stenosis. Musculoskelet. Sci. Pract. 45, 102049.

[12] Dankaerts, W., O'Sullivan, P., Burnett, A., Straker, L., 2006. Altered patterns of superficial trunk muscle activation during sitting in non-specific chronic low back pain patients: importance of subclassification. Spine 31, 2017-2023.

[13] Eckeli, F. D., Teixeira, R. A., Gouvea, A. L., 2016. Neuropathic pain evaluation tools. Rev. Dor. Sao. Paulo. 17 (Suppl. 1), S20-S22.

[14] Ez-Zaitouni, Z., Hilkens, A., Gossec, L., Berg, I. J., Landewe, R., Ramonda, R., et al., 2017. Is the current ASAS expert definition of a positive family history useful in identifying axial spondyloarthritis? Results from the SACE and DESIR cohorts. Arthritis Res. Ther. 19 (118), 1335-1338.

[15] Finucane, L., Downie, A., Mercer, C., Greenhalgh, S. M., Boissonault, W. G., Pool-Goudzwaard, A. L., et al., 2020. International framework for redf lags for potential serious spinal pathology. J. Orthop. Sports Phys. Ther. 50 (7), 350-372.

[16] Gerhart, J. I., Burns, J. W., Post, K. M., Smith, D. A., Porter, L. S., Burgess, H. J., et al., 2017. Relationships between sleep quality and pain-related factors for people with chronic low back pain: tests of reciprocal and time of day effects. Ann. Behav. Med. 51 (3), 365-375.

[17] Goel, S., 2019. Non-spinal causes of back pain: an 'undiagnosed' diagnosis. J. Med. Res. Innov. 3 (2), e000172-e000172. https://doi.org/10.32892/jmri.172.

[18] Greenhalgh, S., Finucane, L., Mercer, C., Selfe, J., 2018. Assessment and management of cauda equina syndrome. Musculoskelet. Sci. Pract. 37, 69-74.

[19] Grieve, G. P., 1994. The masqueraders. In: Boyling, J. D., Palastanga, N. (Eds.), Grieve's Modern Manual Therapy, second ed. Churchill Livingstone, Edinburgh, p. 745.

[20] Grinnell-Merrick, L. L., Lydon, E. J., Mixon, A. M., Saalfeld, W., 2020. Evaluating Inflammatory Versus Mechanical Back Pain in Individuals with Psoriatic Arthritis: A Review of the Literature. Rheumatol Ther. 7 (4), 667-684. https://doi.org/10.1007/s40744-020-00234-3. Epub 2020 Sep 15. PMID: 32935330; PMCID: PMC7695767.

[21] Harding, I., Davies, E., Buchanan, E., Fairbank, J. T., 2005. The symptom of night pain in a back pain triage clinic? Spine 30 (17), 1985-1988.

[22] Hartvigsen, J., Hancock, M., Kongsted, A., Louw, Q., Ferreira, M. L., et al., 2018. What low back pain is and why we need to pay attention. Lancet 391, 2356-2367.

[23] Haryoni, I., Karawilarang, M., Prastowo, N., 2019. Leg length discrepancy in college students and its association with low back pain: a preliminary study. J. Anthr. Sport Phys. Educ. 3 (20), 15-18.

[24] Hengeveld, E., Banks, K., 2014. Maitlands's vertebral manipulation. Churchill Livingston, Edinburgh.

[25] Henschke, N., Maher, C. G., Refshauge, K. M., Herbert, R. D., Cumming, R. G., Beasel, J., et al., 2009. Prevalence of and screening for serious spinal pathology in patients presenting to primary care settings with acute low back pain. Arthritis Rheumatol. 60, 3072-3080.

[26] Hicks, G. E., Fritz, J. M., Delitto, A., Mishock, J., 2003. Interrater reliability of clinical examination measures for identification of lumbar segmental instability. Arch. Phys. Med. Rehabil. 8412, 1858-1864.

[27] Hidalgo, B., Hall, T., Nielens, H., Detrembleur, C., 2014. Intertester agreement and validity of identifying lumbar pain provocative movement patterns using active and passive accessory movement tests. J. Manip. Physiol. Ther. 37, 105-115.

[28] Hides, J., Donelson, R., Lee, D., Prather, H., Sahrmann, S. A., Hodges, P. W., 2019. Convergence and divergence of exercise-based approaches that incorporate motor control for the management of low back pain. J. Orthop. Sports Phys. Ther. 49 (6), 363-483.

[29] Hides, J., Glimore, C., Stanton, W., Bohlscheid, E., 2008. Multifidus size and symmetry among chronic LBP and healthy asymptomatic subjects. Man. Ther. 13, 43-49.

[30] Hislop, H., Montgomery, J., 2007. Daniels and Worthingham's Muscle Testing: Techniques of Manual Examination, eight ed. WB Saunders, Birmingham, AL, p. 210.

[31] Hodges, P., Cresswell, A., Thorstensson, A., 1999. Preparatory trunk motion accompanies limb movement. Exp. Brain Res. 124, 69-79.

[32] Hodges, P. W., Moseley, L., 2003. Pain and motor control of the lumbopelvic region: effect and possible mechanisms. J. Electromyogr. Kinesiol. 13, 361-370.

[33] Hodges, P. W., Richardson, C. A., 1997a. Contraction of the abdominal muscles associated with movement of the lower limb. Phys. Ther. 77 (2), 132-142.

[34] Hodges, P. W., Richardson, C. A., 1997b. Feedforward contraction of transversus abdominus is not influenced by the direction of arm movement. Exp. Brain Res. 114, 362-370.

[35] Hodges, P. W., Richardson, C. A., 1999. Altered trunk muscle recruitment in people with low back pain with upper limb movement at different speeds. Arch. Phys. Med. Rehabil. 80, 1005-1012.

[36] Hoffman, T. C., Lewis, J., Maher, C. G., 2020. Shared decision making should be an integral part of physiotherapy practice. Physiotherapy 107, 43-49.

[37] Jansen, S. C. P., Hoorweg, B. B., Hoeks, S. E., Van den Houten, M. M. L., Scheltinga, M. R. M., Teijink, J. A. W., et al., 2019. A systematic review and meta-analysis of the effects of supervised exercise therapy on modifiable cardiovascular risk factors in intermittent claudication. J. Vasc. Surg. 69, 1293-1308.

[38] Jeong, S. J., Choi, S. W., Youm, J. Y., Kim, H. W., Ha, H. G., Yi, J. S., 2014. Microbiology and epidemiology of infectious spinal disease. J. Korean Neurosurg. Soc. 56, 21e7.

[39] Jois, R. N., Macgregor, A. J., Gaffney, K., 2008. Recognition of inflammatory back pain and ankylosing spondylitis in primary care. Rheumatology 47 (9), 1364-1366.

[40] Jones, M. A., Rivett, D. A., 2004. Clinical reasoning for manual therapists. Butterworth-Heine-

mann, Edinburgh.

[41] Kendall, F. P., McCreary, E. K., Provance, P. G., Rodgers, M., 2010. Muscles Testing and Function, fifth ed. Lippincott Williams and Wilkins, Baltimore.

[42] Kwon, B. K., Roffey, D. M., Bishop, P. B., Dagenais, S., Wai, E., 2011. Systematic review: occupational physical activity and low back pain. Occup. Med. 61, 541-548.

[43] Lavy, C., James, A., Wilson-McDonald, J., Fairbank, J., 2009. Cauda equina syndrome. Br. Med. J. 338, 881-884.

[44] Lederman, E., 2009. The myth of core stability. J. Bodyw. Mov. Ther. 14 (1), 84-98.

[45] Lee, H., Hubscher, M., Moseley, G. L., 2015. How does pain lead to disability? A systematic review and meta-analysis of mediation studies in people with low back and neck pain. Pain 156, 988-997.

[46] Lehmann, H. C., Wunderlich, G., Fink, G. R., Sommer, C., 2020. Diagnosis of peripheral neuropathy. Neurol. Res. Pract. 2, 20.

[47] Magee, D., Manske, R., 2021. Orthopedic Physical Assessment, seventh ed. Saunders Elsevier, St Louis.

[48] Main, C. J., Buchbinder, R., Porcheret, M., Foster, N., 2010a. Addressing patient beliefs and expectations in the consultation. Best Pract. Res. Clin. Rheumatol. 24, 219-225.

[49] Main, C. J., Foster, N., Buchbinder, R., 2010b. How important are back pain beliefs and expectations for satisfactory recovery from back pain? Best Pract. Res. Clin. Rheumatol. 24, 205-217.

[50] Maitland, G. D., Hengeveld, E., Banks, K., English, K., 2005. Maitland's Vertebral Manipulation, seventh ed. Butterworth-Heinemann, Edinburgh.

[51] Majlesi, J., Togay, H., Unalan, H., Toprak, S., 2008. The sensitivity and specificity of the Slump and the straight leg raising tests in patients with lumbar disc herniation. J. Clin. Rheumatol. 14, 87-91.

[52] NASS. What Is Axial SpA (AS)? 2021. NASS website. https://nass.co.uk/about-as/what-is-as/.

[53] National Osteoporosis Guidance Group (NOGG), 2021. Clinical Guidance for the Effective Identification of Vertebral Fractures. National Osteoporosis Guidance Group, London.

[54] NICE, 2017. Osteoporosis quality standard (QS149). National Institute for health and Care Excellence. Available online at: www.nice.org.uk/guidance/qs149.

[55] NICE, 2020. Low back pain and sciatica in over 16s: assessment and management NICE guideline (NG59). Published Nov 2016. Updated December 2020. Available online at: https://www.nice.org.uk/guidance/ng59.

[56] O'Sullivan, P., 2006. Classification of lumbopelvic disorders - why is it essential for management? Man. Ther. 11, 169-170.

[57] O'Sullivan, P., Dankaerts, W., O'Sullivan, K., Fersum, K., 2015. Multidimensional approach for the targeted management of low back pain. In: Jull, G., et al. (Eds.), 2015 Grieve's Modern Musculoskeletal Physiotherapy, fourth ed. Elsevier, Edinburgh.

[58] O'Sullivan, P. B., Caneiro, J. P., O'Keeffe, M., Smith, A., Dankaerts, W., Fersum, K., et al., 2018. Cognitive functional therapy: an integrated behavioural approach for the targeted management of disabling low back pain. Phys. Ther. 98 (5), 408-423.

[59] Pacheco-Carroza, E. A., 2021. Visceral pain, mechanisms and implications in musculoskeletal practice. Med. Hypotheses 153, 110624. https://doi.org/10.1016/j.mehy.2021.110624.

[60] Pal, B., 2002. Paraesthesia. Br. Med. J. 324, 1501.

[61] Parkin, D. M., Boyd, L., Walker, L. C., 2011. The fraction of cancer attributable to lifestyle and environmental factors in the UK in 2010. Br. J. Cancer 105, S77-S81.

[62] Phillips, D. R., Twomey, L. T., 1996. A comparison of manual diagnosis with a diagnosis established by a uni-level lumbar spinal block procedure. Man. Ther. 1 (2), 82-87.

[63] Poddubnyy, D., 2020. Classification vs diagnostic criteria: the challenge of diagnosing axial spondyloarthritis. Rheumatology 59, iv6-iv17. https://doi.org/10.1093/rheumatology/keaa250.

[64] Rannisto, S., Okuloff, A., Uitti, J., Paananen, M., Eannisto, P., Malmivaara, A., et al., 2019. Correction of leg-length discrepancy among meat cutters with low back pain: a randomized controlled trial. BMC Musculoskelet. Disord. 20, 105.

[65] Redeker, I., Callhoff, J., Hoffman, F., Haibel, H., Sieper, J., Zink, A., et al., 2019. Determinants of diagnostic delay in axial spondyloarthritis: an analysis based on linked claims and patient-reported data. Rheumatology 58 (9), 1634-1638.

[66] Romeo, V., Covello, M., Salvatore, E., Parente, C. A., Abbenante, D., Biselli, R., et al., 2019. High prevelance of spinal magnetic resonance imaging findings in asymptomatic young adults (18-22 yrs) candidate to air force flight. Spine 44 (12), 872-878.

[67] Sahrmann, S. A., 2013. Diagnosis and Treatment of Movement Impairment Syndromes. Elsevier, St Louis.

[68] Saragiotto, B. T., Maher, C. G., Yamato, T. P., Costa, L. O., Menezes Costa, L. C., Ostelo, R. W., Macedo, L. G., 2016. Motor control exercise for chronic non-specific low back pain. Cochrane Database Syst. Rev. 2016 (1), CD012004. https://doi.org/10.1002/14651858.CD012004.

[69] Slater, D., Korakakis, V., O'Sullivan, P., Nolan, D., O'Sullivan, K., 2019. 'Sit up straight': time to re-evaluate. J. Orthop. Sports Phys. Ther. 49 (8), 562-564.

[70] Stolz, M., Piekartz, H., Hall, T., Schindler, A., Ballenberger, N., 2020. Evidence and recommendations for the use of segmental motion testing for patients with LBP-a systematic review. Musculoskelet. Sci. Pract. 45, 102076.

[71] Synnott, A., O'Keeffe, M., Bunzli, S., Dankaerts, W., O'Sullivan, P., O'Sullivan, K., 2015. Physiotherapists may stigmatise or feel unprepared to treat people with low back pain and psychosocial factors that influence recovery: a systematic review. J. Physiother. 61 (2), 68-76.

[72] Van Tulder, M., Kovacs, F., Muller, G., Airaksinen, O., Balague, F., Broos, L., et al., 2005. Back pain Europe: European guidelines on the management of persistent low back pain. Available online at: http://www.backpaineurope.org.

[73] Walker, H. K., Hall, W. D., Hurst, J. W., 1990. Clinical Methods: The History, Physical, and Laboratory Examinations, third ed. Boston, Butterworths.

[74] Wu, A., March, L., Zheng, X., Huang, J., Wang, X., Zhao, J., et al., 2020. Global low back pain prevalence and years lived with disability 199-2017: estimates from the Global Burden of Disease Study 2017. Ann. Transl. Med. 8 (6), 229. https://doi.org/10.21037/atm.2020.02.175.

[75] Yi, E., Ahuja, A., Rajput, T., George, A., Park, Y., 2020. Clinical, economic and humanistic burden associated with delayed diagnosis of axial spondyloarthritis: a systematic review. Rheumatol. Ther. 7, 65-87.

第十四章

骨盆检查

Claire Small

学习目标

学习本章后，您应该能够：

- 概述骨盆带的关键解剖结构和生物力学功能，以了解该区域常见的病理表现。
- 了解导致骨盆带疼痛的多因素性质，以及社会心理因素在持续性骨盆疼痛中的重要作用。
- 在骨盆带疼痛患者的主观检查中，确定如何通过病史采集指引临床推理，并根据症状的位置、特点、性质以及筛查问题的价值进行检查。
- 利用从主观检查中获得的信息建立基础假设，作为体格检查的基础。
- 列出骨盆带区域全面体格检查的关键组成部分，并考虑骨盆带区域关键物理测试的敏感性和特异性。
- 知道如何观察患者的姿势和功能活动，包括对结构闭合和外力性闭合的评估，在确认基础假设的推理过程中发挥的作用。
- 讨论骨盆带物理测试的可靠性和临床实用性。
- 利用从主观检查和体格检查中获得的信息来建立/确认基础假设和治疗计划。

章节目录

概述

腰-骨盆-髋关节区域的主要功能是转移和缓冲躯干和下肢的力，这种力由体重、重力和活动产生（Snijders 等，1993）。因此该区域必须是坚固和稳定的，以实现力的传递；又必须是灵活的，以实现力的减弱或减震并允许有效的功能活动。一个坚固的骨环或铰锁关节不会产生有效的步态模式或其他运动，而一个过度灵活的关节也无法应对承重和超等长收缩活动时向关节传递的巨大力量。在动作过程中，运动性欠佳会限制该区域缓冲力量的能力，并有可能使关节超负荷，导致关节炎症和退化。

区分骨盆带疼痛功能障碍与下腰痛功能障碍非常重要，以便尽可能精准和有效地进行治疗。据报道，在患有 L5/S1 以下慢性下腰痛和骨盆疼痛的人中，单独的骶髂关节（sacroiliac joints，SIJ）疼痛率高达 15%（Dreyfuss 等，2004），因此提高该区域的评估和鉴别诊断技能非常重要。

由于骨盆在躯干和下肢之间具有传递负荷的作用，因此还应考虑骨盆在其他症状之间的相关性。

骨盆带由两块髋骨和一块骶骨组成。骨盆带有三个关节，两个关节在后，位于髋骨的髂骨部分和骶骨之间，形成骶髂关节（SIJ），另一个关节在前，位于髋骨的耻骨部分之间，形成耻骨联合（图 14-1）。

骶髂关节是耳形的微动关节，前 1/3 是滑膜关节，而后 2/3 由韧带结构组成，没有特定的关节囊。骶髂关节由两种不同的软骨覆盖。凹陷的骶骨表面被厚厚的透明关节软骨覆盖，而凸起的髂骨表面衬有薄薄的纤维软骨。关节面具有铰锁的嵴和凹槽，增强了骶髂关节的稳定性。有几条韧带对于维持骶髂关节的完整性很重要：骶髂关节腹侧韧带、骨间韧带、骶髂背侧长韧带、骶结节韧带、骶棘韧带和髂腰韧带，如图 14-1 所示。

骶髂关节具有从 L5～S4 腹侧支发出的广泛神经支配模式，骶髂关节疼痛患者报告的临床疼痛模式差异很大，可能和其神经支配模式有关（Lee，2010）。

耻骨联合有两个骨表面，覆盖着透明软骨，由纤维软骨盘隔开。支撑韧带包括上韧带、前韧带和后韧带以及下弓韧带。耻骨联合由阴部神经（S2～S3～S4）和/或生殖股神经（L1～L2）和/或髂腹股沟/髂腹下神经（L1～L2）支配。

虽然运动范围很小，但运动发生在骶髂关节的三个平面上（Sturesson，1989；Sturesson 等 1997，2000；Hungerford 等，2001），且运动持续一生（Vleeming 等，1992，1997）。骶髂关节存在非常小的活动范围，旋转 1°～3°和平移 2～4 mm。

骶髂关节有三个主要运动（图 14-2）：

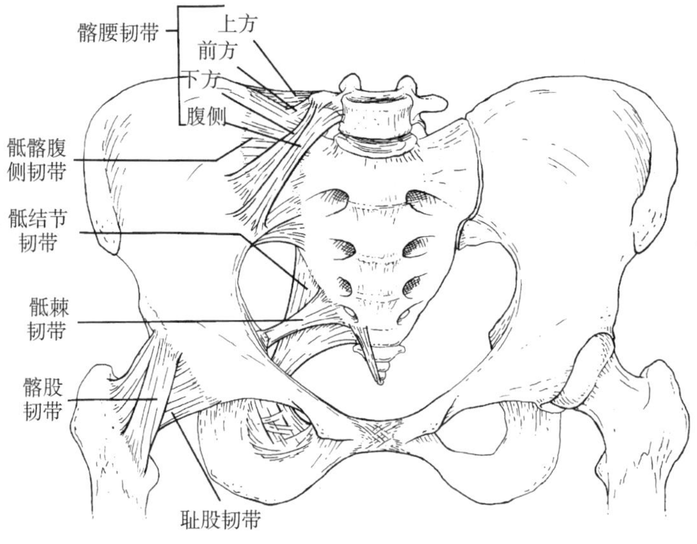

图 14-1　从前方观察的骨盆带韧带
（Lee，2010）

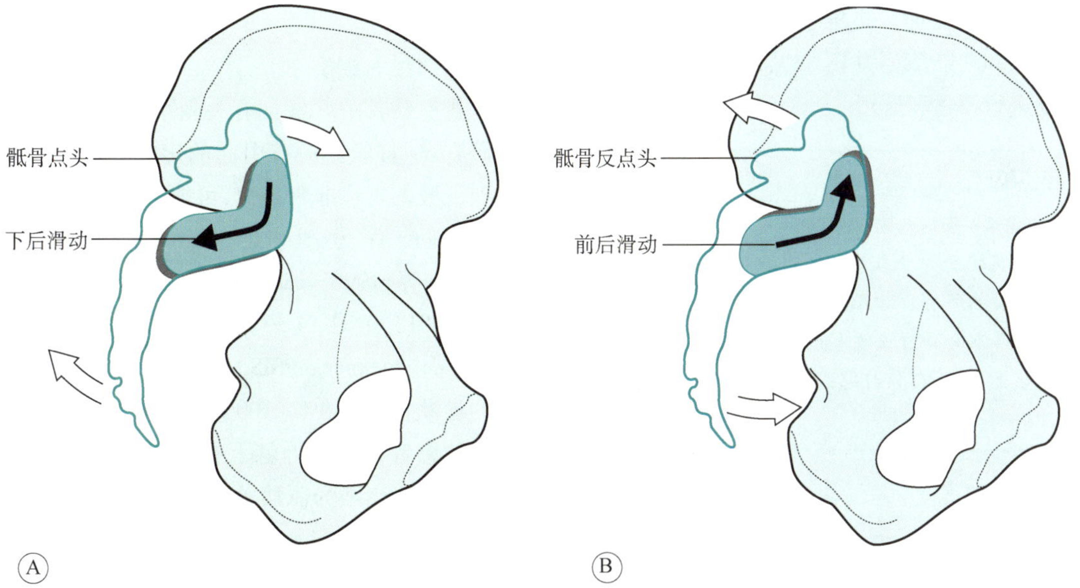

图 14-2 骶髂关节的运动
(Lee,2010)

点头—骶骨基底部向下和向前移动并旋转。关节表面的嵴/凹陷以及后韧带、骨间韧带和骶结节韧带限制了点头运动。

反点头—骶骨基底部向上和向后移动并旋转。朝这个方向的运动受到骶髂后韧带的抵抗,骶髂后韧带由多裂肌支撑。

扭转—骶骨在髋骨内旋转。骶髂关节的任何运动都伴随着耻骨联合运动。

结构闭合(Vleeming 等,1997)是指提供骶髂关节稳定性的形状、结构和方向。骶骨的楔形形状也有助于结构闭合,其重量将其牢固地固定在髂骨之间。

平衡的结构闭合和外力性闭合允许将负荷有效地传递到躯干、骨盆和下肢(Vleeming 等,1990,1997)。由于这些联合力的大小和方向在任何时候都会根据所进行活动的性质和速度而变化,因此负荷传递和冲击吸收的量也是可变的。关节位置也会根据活动而变化,因此结构闭合的程度也会发生变化。外力性闭合通过由骶髂关节(SIJ)、骨盆和躯干的韧带、肌肉及筋膜的张力产生的关节压缩来帮助负荷转移。它依赖于有效的神经运动控制,个体骨骼、韧带结构完整性或神经运动控制的改变都可能导致结构闭合和外力性闭合机制的改变,从而导致疼痛和功能障碍(Richardson 等,2002)。

附着在骨盆及其相关韧带和筋膜上的肌肉是广泛的。肌肉收缩通过直接或间接产生关节压迫来实现关节稳定性。跨关节的肌肉,例如臀大肌、梨状肌以及能够直接压迫关节的腹横肌和腹斜肌。参与腰-骨盆-髋关节功能的其他关键肌肉,包括多裂肌、竖脊肌、腹直肌、骨盆底和骨盆壁以及胸腰筋膜。

O'Sullivan 和 Beales 发明了骨盆带疼痛的分类系统(O'Sullivan 和 Beales,2007a)。这个系统认为骨盆功能障碍通常是复杂和多因素的,这可能与骨盆带的外力性闭合减少或增加有关,进而导致骨盆结构的疼痛敏感,以及被动应对策略、错误的信念系统、焦虑和抑郁的相互作用。Beales 等假设运动控制系统可能会因疼痛而变得功能失调,或者本身可能由于异常组织劳损而产生疼痛,这可能导致持续的外周疼痛敏感化(Beales 等,2020)。

骨盆区域的检查不是单独进行的,一般包括腰椎(见第十三章)和髋关节(见第十五章)

评估的某些方面。腰椎、骨盆和髋关节出现伴随症状和功能障碍并不少见，因此上述这些都需要进行评估和管理。

> **知识校验**
> 1. 骨盆及其相关关节的主要功能是什么？
> 2. 结构闭合和外力性闭合指的是什么？
> 3. 哪些韧带可以为骶髂关节提供稳定性？
> 4. 耻骨联合是什么类型的关节？
> 5. 骶髂关节不会引起踝关节以下的疼痛。对/错

主观检查/病史采集

本章重点介绍了骨盆带特有的元素。有关常见评估组成和临床推理注意事项的详细信息，请参阅第五章。

患者对其经历的观点

寻求治疗的患者往往分为四类不同的人群：

1. 曾出现短时间骨盆带疼痛症状的孕妇。
2. 产后妇女。该组可能只有短时间骨盆带疼痛的症状，或者可能有持续的疼痛症状，但这些症状没有得到控制或没有得到有效控制。
3. 患有潜在炎症性疾病的患者，可能接受过诊断，也可能未接受过。
4. 有长期症状的人，经常看一些治疗师。

在所有案例中，通常存在大量关于骨盆带疼痛原因的错误信息。对于孕妇和产后妇女，通常认为她们骨盆带的问题是由韧带松弛引起的，而有持续症状的患者经常被告知他们的骨盆有"脱落"或不稳定。这通常是治疗师根据以前对骨盆功能的理解来提供的信息。没有证据支持上述案例中的任何一种（Beales 等，2020）。

身体图示

症状的部位和性质

当前症状的区域。 有关骶髂关节麻醉注射的研究表明，骶髂关节引起的疼痛和从腰椎转移到下肢的疼痛非常相似，可能涉及臀部、腹股沟、大腿前后、小腿和足（Schwarzer 等，1995；Dreyfuss 等，1996；van der Wurff 等，2006；Visser 等，2013）（图 14－3）。髂后上棘（posterior superior iliac spine，PSIS）和骶骨沟疼痛是最常见的症状区域，80%～100%对骶髂关节注射有反应的患者在髂后上棘上有疼痛，但该部位的疼痛并不能诊断为骶髂关节介导的疼痛（Dreyfuss 等，1996；van der Wurff 等，2006）。该区域被称为 Fortin 区域，因为这是 Fortin 等（1994，1997）在向健康的骶髂关节注射刺激性溶液时确定的疼痛位置。

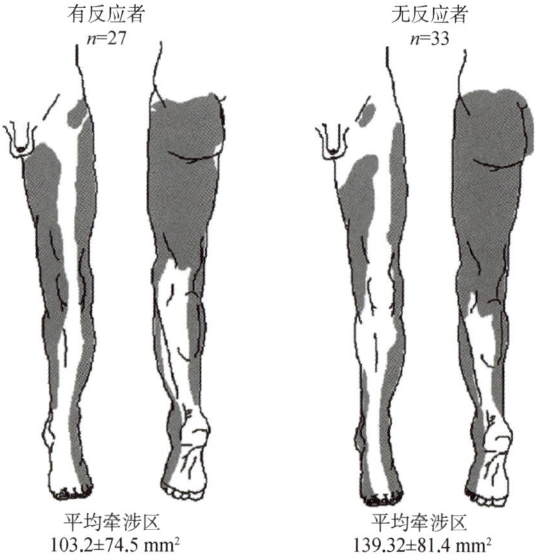

图 14－3 骶髂关节介导症状患者的牵涉痛分布（van der Wurff 等，2006）

关节外疼痛来源，例如骶髂背韧带或长背韧带是产后盆腔疼痛（Vleeming 等，2002）和慢性盆腔疼痛（Dreyfuss 等，1996；Fortin 等，1999）相对常见的来源。

坐骨痛可能来源于盆底（Pastore 和 Katzman，2012）。最近，坐骨股骨撞击导致坐骨股

骨腔及股四头肌炎症和水肿，已被确定为非典型腹股沟和/或臀部后疼痛的原因。人们认为这是由股骨小转子和坐骨之间的异常接触引起的（Stafford 和 Villar，2011）。

症状的质量和强度。 研究表明症状的质量和强度不能用来诊断任何特定的组织病变，重要的是要询问这些要素，以全面了解患者的表现，包括疼痛以外的症状，如僵硬、虚弱、感觉异常或麻木。

其他症状。 有骨盆带疼痛的患者通常有其他症状和问题，这些包括膀胱/肠道疾病、肠道问题、性功能障碍、激素问题，还有月经和其他全身状况。关于炎症症状和体征的特定问题也应在主观诊断中检查。

症状的关系。 骨盆带疼痛通常是多发性的，症状涉及多个组织部位，确定每个症状区域何时以及如何出现，将有助于确定是否可能存在多个疼痛来源，这将有助于规划体格检查以及需要检查的区域。

症状表现

加重/缓解因素

确定加重和缓解症状的因素很重要，但没有特定的活动可以诊断症状的来源是骶髂关节或耻骨联合。Stuge 等（2011）开发的骨盆带问卷有助于确定有问题的活动以及这些活动对患者身体功能的限制程度。

通常使骶髂关节症状加重的因素是单腿站立、在床上翻身、上下床、不标准的站立、腿部重量分布不均匀、习惯性的工作姿势、患侧踩踏和行走（Huijbregts，2004）。然而，使用疼痛激发测试程序的研究表明，这些加重的活动通常与腰椎有关（Young 等，2003；Dreyfuss 等，2004；Visser 等，2013）。

尽管没有发现特别的可以缓解骶髂关节疼痛的因素，但了解患者报告中的症状可以指导治疗。例如，平躺、坐、骨盆向后倾斜和站立时向前弯腰这些活动，可以缓解骶髂关节的症状。骨盆压迫和/或使用骶髂关节稳定带的效果也可能是有帮助的，例如在孕妇（Ostgaard 等，1994）或腹股沟疼痛患者（Mens 等，2006）中。

二十四小时的症状表现

夜间症状。 夜间严重的疼痛是一个公认的危险信号，但应该注意的是，夜间症状在背痛中很常见（Harding 等，2004）。骶髂关节患者经常报告说在床上翻身很痛苦且难以执行，但这不能诊断为骶髂关节问题（Van der Wurff 等，2000a，2000b）。

孕妇经常报告说很难找到一个舒适的睡眠姿势。应该询问她们有没有把枕头放在膝盖之间和腹部下方作为支撑，因为这样通常可以使她们更舒适。

早晨和晚上的症状。 密切询问患者关于晨僵的情况是很重要的。许多腰-骨盆-髋关节疼痛的患者都有晨僵的症状，特别是年龄比较大的老年人患者，但机械性的僵硬通常会在大约 30 分钟内缓解（Suresh，2004）。僵硬持续时间超过 1 小时更有可能（2004）与炎症性关节病有关（Yazici 等，2004；Solomon 等，2010）。

特殊/筛查问题和一般健康状况

在之前已经讨论过内脏系统、可能的全身性疾病和患者总体健康状况相关问题的重要性，并在第三章中进行了详细介绍（Goodman 等，2018）。

产科病史

由于产后女性盆腔疼痛的发生率增加，因此应进行全面的产科病史采集。如患者是否怀孕？她生了几个孩子？她上一次怀孕是什么时候？她做过剖宫产手术吗？在分娩过程中，是否使用过促分娩的镊子和静脉注射，且使她的骨盆底受到创伤？她经历过会阴切开术和/或撕裂吗？

下腰痛/盆腔疼痛通常与怀孕有关，但其潜

在机制尚不清楚。目前已经提出了许多因素，包括体重增加导致腰椎负荷增加，激素变化导致骶髂关节和耻骨联合过度活动（Hagen，1974）以及腹部矢状直径增加（Ostgaard 等，1993）。几乎没有证据支持疼痛与姿势改变有关的假设（Bullock 等，1987；Ostgaard 等，1993）。

没有研究表明松弛素与骨盆带稳定性降低之间存在因果关系，也没有显示松弛素与骨盆带疼痛之间存在关联（Petersen 等，1994；Hansen 等，1996）。因为在怀孕 3 个月后，孕妇松弛素便无法检测到，因此不太可能是引起症状的原因（Sapsford 等，1999）。

现病史

在这部分测试中要收集的主要信息是发病方式，是突然出现的还是逐渐出现的？有外伤史吗？人们通常认为，经常发生创伤性事件会引起骶髂关节疼痛；然而只在 40%的患者中，创伤事件与疼痛症状有关联（Dreyfuss 等，1996年；Visser 等，2013）。

此外，还应询问有关患者的工作习惯、爱好和体育活动的问题，以了解患者是否反复误用或过度使用关节；以及患者生活方式的任何变化，例如新的工作、爱好或体育活动的变化。

既往史

以下信息对于骨盆带疼痛诊断很重要。

- 相关病史：盆腔炎、其他内脏疾病、全身性疾病或肢体损伤。
- 任何先前事件的病史：多少次？什么时候出现的？原因是什么？每次的持续时间是多少？患者在两次发作之间是否完全恢复？患者认为当前状况与上一次发作相比是更好、相同还是更糟？
- 确定之前针对相同或类似问题进行的任何治疗效果。

影像学检查

在保守治疗之前，通常认为常规的脊柱 X 线摄片检查不是必需的，因为它们只可能识别出与年龄相关的正常退行性变化，而这些退行性变化不一定与患者所经历的症状相关［NICE 指南 2020（NG59）］。如果病史提示有严重的脊柱病变、骨折、炎症性关节病或其他非机械性疾病，影像学检查可能被认为是合适的，尤其是对于 20 岁以下的年轻患者或老年人。保守治疗无效果或没有明确诊断结果的患者也可适当考虑进行影像学检查（Royal College of Radiologists，2007）。X 线和 MRI 通常是首选的影像学检查，骨扫描和 CT 可用于诊断特定的疑似疾病。血液检查可用于诊断炎症性疾病、感染和其他全身性疾病。

在难以确定疼痛组织来源的复杂病例中，关节注射局部麻醉药可能有助于辅助诊断。

> **知识校验**
>
> 1. 骶髂关节疼痛的患者通常报告哪里有症状？
> 2. 骨盆带疼痛患者常见的加重因素有哪些？
> 3. 列举其他四种非肌肉骨骼结构，这些结构应作为有效的病史采集过程的一部分进行讨论。
> 4. 列举通常表现为骨盆带疼痛和功能障碍的四组人群。
> 5. 列出您应该向患者询问有关产科病史的五个问题（如果相关）。

体格检查计划

腰－骨盆－髋关节疼痛患者的复杂性意味着通常需要进行广泛的体格检查，以确定症状的来源和组织拉伤的原因。这包括与骶髂关节相关的关节（耻骨联合、胸椎、腰椎和髋关节）、肌肉和神经结构。根据加重症状的活动，也需要考虑其他区域。例如，如果是打网球相关的功能问题，则考虑肩膀；如果是弯腰和提拉引起的问题，则考虑膝盖、踝部和足。通常不可能在第一次就诊时就全面检查所有区域，因此必须对重点结构进行优先检查，并在几次治疗期间进行评估。

在考虑对骨盆进行单独检查时，检查可分为：

- 功能测试。
- 疼痛激发测试。
- 结构性闭合测试。
- 外力性闭合和运动控制测试。

体格检查

视诊

骨盆不对称不能诊断为功能障碍，但与身体其他部位一样，姿势不对称可能反映功能障碍。因此，应进行站立和仰卧位姿势评估，以确定是否可观察到任何偏差。这些变化通常反映了肌肉紧张度和运动控制的变化。

需要检查的关键内容包括：

- 功能测试。
- 脊柱的任何畸形，例如脊柱侧弯、侧移。
- 骨盆水平的任何不对称，如髂嵴、髂前上棘或髂后上棘。
- 股骨大转子的水平与髂嵴的水平的比较。
- 肌肉体积、张力和对称性。
- 褪色、发红、肿胀或出汗的区域。

功能测试

进行功能性运动检查时，患者报告中的异常问题非常重要，可以让治疗师很好地了解患者的运动方式、使用的肌肉群、运动意愿、任何恐惧回避或过度警觉行为。

由于骨盆带是和腰椎一起运动的，因此骶髂关节没有独立的主动生理运动。所以骶髂关节运动通过对腰椎和髋关节的主动生理运动进行测试（Kapandji，2008）。

主动生理运动

众所周知，骶髂关节具有 1°～3°的旋转度和 2～4 mm 的平移活动。这种微小的运动幅度是人眼或触诊无法检测到的，因此对主动生理运动的评估是对负荷传递和负荷耐受性的定性评估，而不是对运动范围的定量评估。

触诊髋骨的运动可能有助于治疗师进行这种定性评估，但它不再被认为是量化骶髂关节运动的机制（Palsson 等，2019）。

所有的主动运动都应该检查三个要素：

- 范围：身体的整体活动幅度。
- 质量：分析了身体各个区域的相对活动、活动的对称性、节段性脊柱动作以及患者如何使用他们的神经控制系统来进行活动。
- 反应：活动时出现疼痛、紧绷或其他症状。

前屈

指示患者向前弯曲至脚趾，治疗师记录患者的自然动作模式。特别强调，治疗师应注意：

- 骨盆带在股骨头上旋转时的相对运动，以查看它是否对称发生。
- 节间脊柱运动。
- 任何脊柱旋转和椎旁肌肉的对称性。

从前屈返回

当患者从前屈动作回正时，应注意腰-骨盆-髋关节运动的顺序。这种运动应是从臀肌收缩让髋骨向后倾开始，然后在达到骨盆中立位置后，竖脊肌伸展屈曲的脊柱。临床上，腰-骨盆-髋关节功能障碍患者通常表现为竖脊肌早期和过度激活，伴随臀功能不佳，导致脊柱过度伸展，并在活动结束时有"塌陷"的倾向，即髋关节被动伸展。

站立髋关节屈曲测试（Gillet 测试）（图 14-4）

该测试也称为 Gillet 测试。它不再用作骶髂关节运动的测试，而是用作下肢、骨盆和躯干负荷能力转移的测试。在单腿站立时，负重和非负重的髋骨都相对于"点头"的骶骨向后旋转。这是骶髂关节的紧缩位，需要有效的结构和外力性闭合（Hungerford 和 Gilleard，2007）。

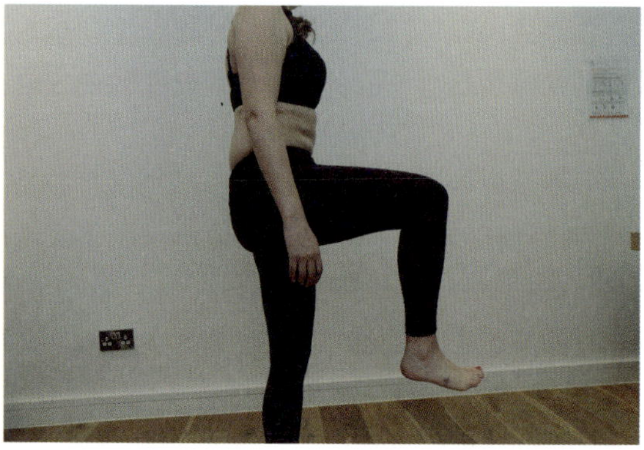

图 14-4 站立髋关节屈曲(Gillet)测试

当患者将重心从两条腿转移到单腿站立姿势时,治疗师应观察患者保持骨盆和髋臼在股骨上方稳定其位置的能力,不应观察到侧倾、骨盆卡顿、脊柱或躯干运动。患者还应能够保持稳定的下肢位置,不要出现下肢旋转或大腿外展/内收(Hungerford 和 Gilleard,2007;Lee,2015)。

治疗师可能希望通过从单腿站立的姿势变换为要求的姿势,来挑战患者在功能活动过程中的负荷转移能力,如进行小幅度的膝关节弯曲。作为一种更动态的生理运动,这个动作需要更多的运动控制。

髋关节屈曲试验

Gillet 测试的第二个组成部分是站立时的主动髋关节屈曲,以评估患者弯曲非承重/站立腿-髋关节的能力。在这个组成部分中,患者应该能够主动地将他们的非承重侧的髋关节弯曲到90°,同时尽量减少髋骨和骨盆的运动。髋骨不应有卡顿或过度的后旋。患者应具有足够的髋关节力量和运动范围,以使髋关节抵抗重力。此外,应观察到膝关节没有伸展或最小伸展;膝关节和胫骨应保持放松;股直肌的活动最少。患有髋关节病变的患者通常"不会通过"Gillet测试,表现出由于肌肉无力或关节活动受限而导致的不良运动模式。

主动直腿抬高试验(图 14-5A 和 B)

主动直腿抬高试验(active straight-leg raise test,ASLR)(Mens 等,1999,2001,2002)是下肢和躯干之间负荷传递的有效测试。当腰-骨盆-髋关节区域功能最佳时,测试者能够毫不费力/极小力量地将腿从床面抬起约 20 cm(在"费力量表"上为 0~5 分),同时保持骨盆和胸部的稳定位置。当患者的负荷转移无效时,会得到"费力量表"分值增加的报告(有或没有疼痛),并且可以看到几种不同的补偿机制(O'Sullivan 等,2002)。

ASLR 试验可用于确定优化负荷转移的策略。Mens 等(1999)的一项研究表明,在骨盆上施加压力可以减少抬起腿部的力量,这表明负荷传递得到了改善。康复手段可能包括运动控制激活或肌肉力量锻炼。Lee(2010)提出在 ASLR 试验期间,改变施加压力的位置和方向可能会导致"费力量表"得分下降,这表明负荷传递得到改善。他们认为,这可能有助于治疗师开出适当的运动处方,以改善神经肌肉功能和负荷转移。迄今为止,没有证据支持压力的方向/位置与运动控制的变化之间存在任何相关性。

如果施加压力使腿部更难抬起,则认为是过度外力性闭合的迹象。干预措施可能包括手法治疗、软组织锻炼、肌肉牵伸或肌肉放松技术。ASLR 可用于重新评估任何康复技术的有效性。

试验:

患者仰卧在床面上,双腿伸直。

治疗师要求患者将一条腿抬离床面约 20 cm,并以 0~5 的量表等级对患者执行此操作所需的费力程度进行评分。然后将这条腿降低至床面上,并用另一条腿重复测试。然后询问患者在双侧"费力量表"上的差异。

治疗师应注意患者用于执行任务的运动策略。骨盆、胸部和肋骨应保持相对稳定,而屈髋肌和伸膝肌则用于抬起腿部。躯干或骨盆周围肌肉组织不应有明显的过度活动。需要注意的

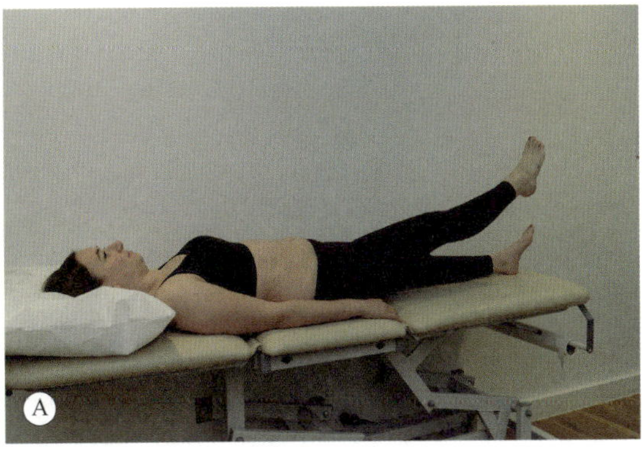

（A）主动直腿抬高试验-常规

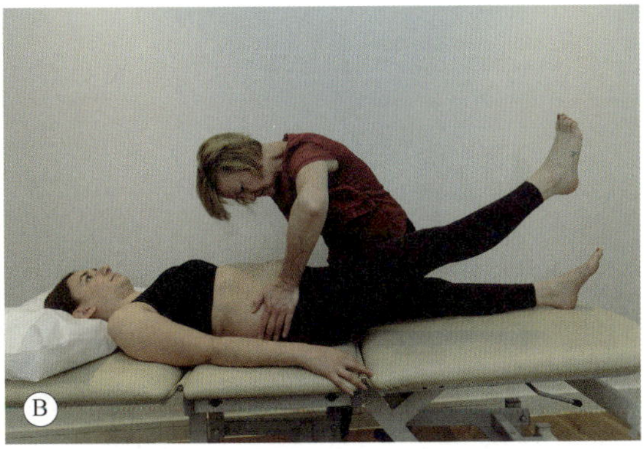

（B）主动直腿抬高试验-臀部加压

图 14-5 主动直腿抬高试验

事项包括肋骨和躯干的支撑及刚度、Valsalva 动作的腹部突起以及脊柱的伸展。

疼痛激发测试

评估腰-骨盆-髋关节疼痛个体的最重要因素之一是需要根据关节区域确定疼痛的来源。虽然这并不一定能告诉您为什么测试者会出现症状，但它确实有助于建立症状改善的客观标志物，并可以帮助确定管理策略。许多研究表明，一系列对骶髂关节结构施加压力的测试可用于确定骶髂关节是否是患者疼痛症状的根源。这些测试不被认为是对特定结构施加压力，因此不是组织特异性。如果这些测试是高度标准化的，它们已被证明具有可接受的可靠性水平。许多研究已经证实，与受控的、相对的骶髂关节阻滞相比，三个或更多骶髂关节疼痛激发测试具有最大的预测能力。使用 3/6 阳性检测作为诊断标准，敏感性为 78%～79%，特异性为 85%～94%。当患者抱怨出现熟悉的疼痛时，就会出现阳性结果。在所有情况下，都应注意疼痛的激发及其位置。

牵引/前间隙测试（图 14-6）（Laslett 等，2005）

在这项测试中，骨盆带在前面被牵拉，在后面被压缩。患者仰卧在床面上，双腿伸直。治疗师将交叉双手的根部放在每个髂前上棘（anterior superior iliac spine，ASIS）的内侧，并施加缓慢、稳定的后外侧力，分散骶髂关节前部和耻骨联合的力。

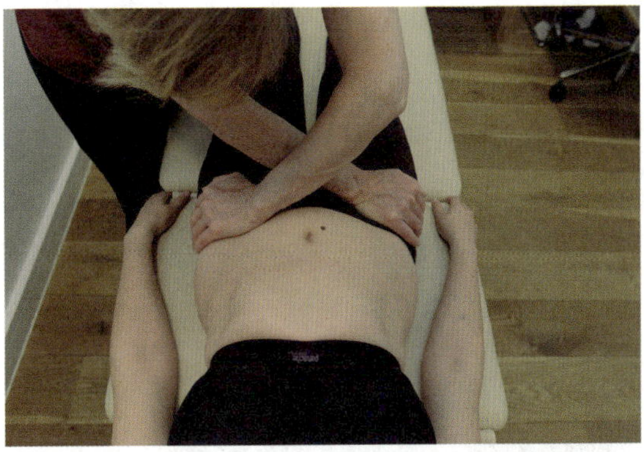

图 14-6 牵引/前间隙测试

大腿推力测试/后剪切测试（图 14-7）（Laslett 等，2005）

患者仰卧，靠近床面边缘。治疗师将最靠近床面边缘一侧的髋关节和膝关节屈曲 90°。然后，他们将双手合十放在患者膝盖上，并将前臂沿着股骨的垂直轴放下，以确保力可以以正确的角度传导。利用医生的体重，通过膝盖和股骨的长轴方向施加缓慢的向下力。此外，应进行双侧检测，以检查是否有疼痛激发。

Gaenslen's/骨盆扭转试验（图 14-8）（Laslett 等，2005；van der Wurff 等，2000a，2000b）

患者仰卧，靠近床面边缘。治疗师将患者一侧的髋关节和膝盖弯曲到远离床面的位置，

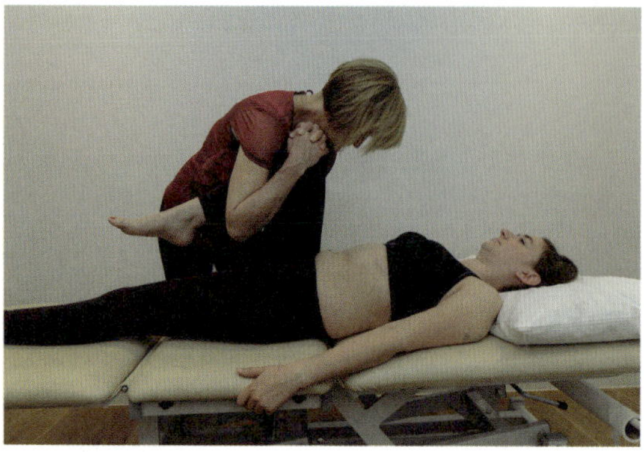

图 14-7 大腿推力测试/后剪切测试

并要求患者保持这个姿势。然后，治疗师将患者最靠近床面边缘的腿延伸到床面的一侧，并施加向下的力，同时向另一条腿施加力以进一步弯曲它。该测试应在双侧进行，并用不同的力对骨盆带施加压力。

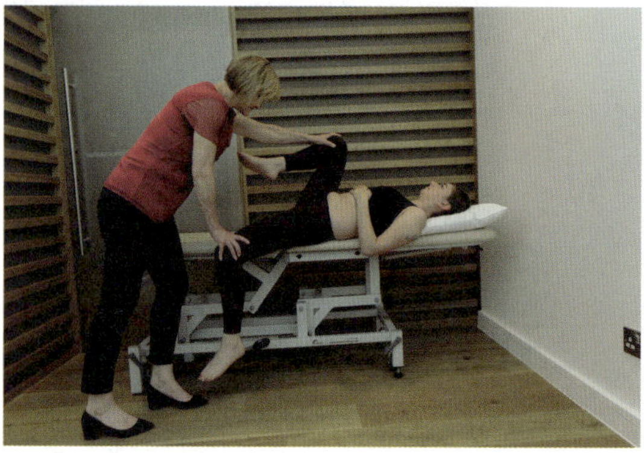

图 14-8 骨盆扭转/Gaenslen 试验

挤压测试/后间隙（图 14-9）（Laslett 等，2005）

患者侧卧，髋关节和膝关节舒适地弯曲，以确保患者位置的稳定。治疗师用双手掌触诊患者髂嵴的上部区域，并施加向下的力，在骨盆带上产生压迫。

骶骨冲压测试（图 14-10）（Laslett 等，2005）

患者俯卧，双腿伸直。治疗师将一只手的根部放在患者骶骨上，并用另一只手加强它。然后，他们对骶骨施加向下的力，使骶髂关节的两侧都受到压力。

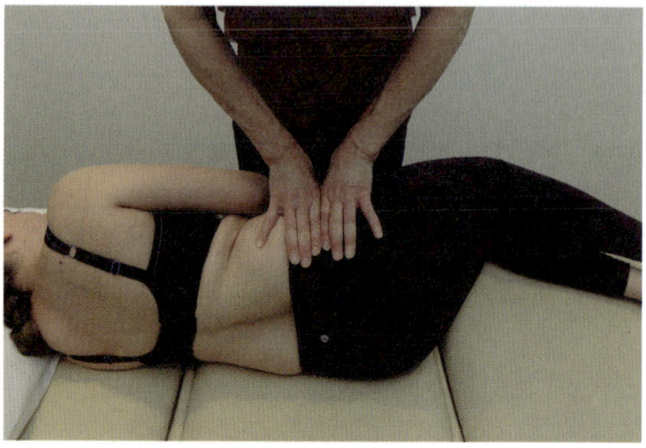

图 14-9 挤压试验/后间隙

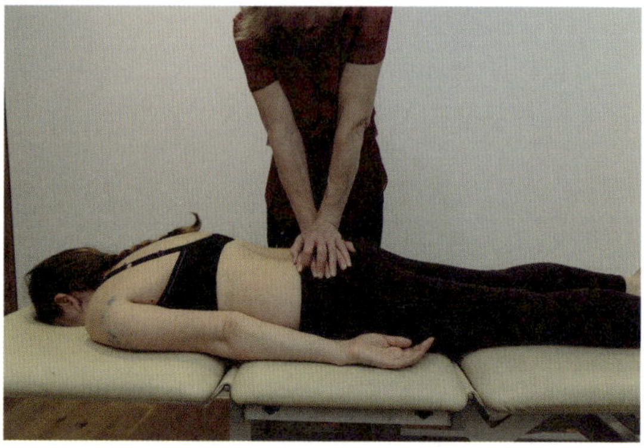

图 14-10 骶骨冲压技术

中心化

有证据表明，在椎间盘源性腰痛（即非骶髂关节来源的疼痛）的情况下，一组骶髂关节疼痛激发试验的阳性结果有时被视为假阳性。这些病例可以通过要求患者进行一系列重复的腰椎伸展运动，并观察症状中心化情况来识别（Laslett 等，2005）。

中心化现象最早是由 McKenzie（McKenzie 和 May，2003）描述的。已发现它在诊断椎间盘源性疼痛方面具有高度特异性，但在确诊为骶髂关节疼痛或椎骨关节疼痛的患者中未观察到。

虽然这些疼痛激发测试在确定骶髂关节是否是疼痛的来源方面非常有用，但它们不能帮助治疗师确定骶髂关节为什么会疼痛，因此对如何确定患者的有效治疗方案是没有帮助的（Palsson 等，2019）。

被动生理运动

骶髂关节

骶髂关节在垂直（上/下）和横向（前/后）平面上都有辅助运动。Diane Lee（Lee，2010）描述了这些运动的测试，并被认为是有效结构闭合的测试（Lee 和 Vleeming，1998）。Buyruk 等（1997）和 Damen 等（2002）证明，身体两侧骶髂关节之间的不对称僵硬/活动范围与骨盆带疼痛和功能障碍相关，并具有预后意义。因此，该测试评估了身体两侧活动的对称性。

垂直平移（图 14-11）

患者仰卧位，膝盖舒适地放在支撑的枕头上，或者治疗师的膝盖和手臂放在患者身体两侧，以确保患者尽可能放松。

治疗师将一只手放在髂嵴下方，于髂后上棘（PSIS）水平触诊骶骨，另一只手放在膝盖上。通过在颅/尾方向上向股骨施加轻轻的力来确定关节的平面，将倾斜度从更内侧的方向改变到更外侧的方向，这一点很重要。如果其中一个平面遇到了最小的阻力，这可以被认为是关节平面。

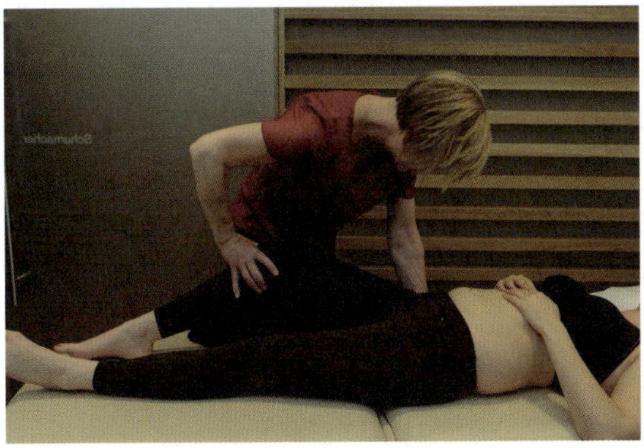

图 14-11 骶髂关节的垂直平移

然后，治疗师通过股骨施加颅/尾部振力来评估关节运动，并将此运动与其他骶髂关节的运动进行比较，以确定是否存在对称或不对称运动。

前后（AP/PA）转移（图 14-12）

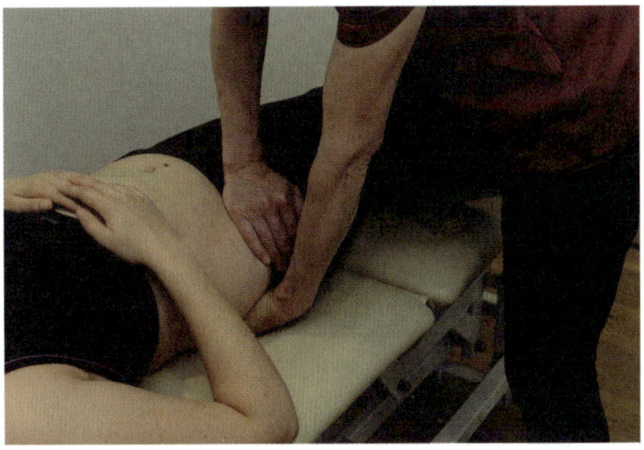

图 14-12 骶髂关节的 AP 平移

患者的摆位与垂直平移测试相同，治疗师一只手放在关节线水平处的骶骨上，另一只手的根部放在髂前上棘（anterior superior iliac spine，ASIS）上，手指放在髂嵴的其余部位。同样，关节的平面是通过施加温和的向后（antero-posterior，AP）的力来确定的，该向后的力将角度从略微内侧变为略微横向，直到鉴定到平面出现抵抗力。确定关节运动的数量和质量后，需与另一侧进行比较以确保对称性。

耻骨联合。历史上对骨盆处理的医学方法，导致了许多关于骨盆带疼痛原因的误解。最常见的误解之一，耻骨联合区域出现的疼痛是由于该区域的韧带松弛导致关节“不稳定”而发生的。

虽然耻骨联合不稳定是一种可能出现的病理病变，但通常需要发生严重的创伤，如跌倒或其他事故才能破坏耻骨强有力的韧带结构。在过度活动的情况下，仍应该存在牢固的末端感觉。

迄今为止，还没有研究明确证明孕妇或产后妇女存在韧带松弛和过度活动；也没有任何研究表明其存在不稳定性。通常，有研究使用 X 线或 CT 测量的耻骨间距离增加作为耻骨联合分离的证据，但该技术尚未被验证为测试不稳定性的工具。

为了测试耻骨联合垂直平移运动的质量和数量，治疗师将一只手的根部放在一侧髋骨的耻骨上支上，另一只手放在同侧的耻骨下。一只手稳定，另一只手直接向耻骨支施加垂直平移力。坚固的末端感觉表示关节稳定。

肌肉测试

肌肉测试可能包括检查躯干和髋部肌肉的力量、控制和长度。腹部、脊柱伸肌和骨盆底肌肉的评估至关重要，因为它们可以共同作用以产生有效的骨盆带闭合力。腹横肌（transversus abdominis，TrA）和多裂肌的评估在第十二章关于腰椎的章节中进行了介绍。

腹直肌

检查腹直肌有无直肌分离，直肌分离是两块腹直肌之间的腹白线拉伸，导致肌肉之间的间隙异常增大。虽然直肌分离最常见于孕妇和产后妇女，但它也可能发生在男性和其他女性患者中。它是由于腹内压过大或腹壁功能和负荷分布改变导致腹白线拉伸而发生的。

在孕晚期，100%的孕妇会出现一些直肌分离现象（da Mota 等，2015）。产后，腹白线需要2~3个月的时间才能恢复至正常的张力，腹部肌肉之间的间隙也会减少。有证据表明，产后8~12周后腹直肌间距离（inter-rectus distance，IRD）会自发发生很少的变化（Coldron 等，2008）。

最近的研究发现，直肌分离问题与间隙的大小关系不大，而与个体在腹白线上产生张力以有效控制腹内压力分布和负荷传递的能力有关（Lee 和 Hodges，2016）。可能正是由于这个原因，对于什么是正常的分离以及什么可以被认为是异常或功能失调，文献中几乎没有达成一致。

以下是关于评估的主张：

1. IRD 的衡量标准。Beer 等（2009）使用超声成像来测量健康未产妇的腹白线宽度。他们发现，在他们测量的所有三个层面上，IRD 的变异性都很高。

在剑突处：7±5 mm

脐上 3 cm：13±7 mm

脐下 2 cm：8±6 mm

比这些更宽的 IRD 被认为是异常的，但巨大的变异性使得单独测量的临床有效性值得怀疑。

2. Lee 和 Hodges（2016）研究了短时间头颈部仰卧起坐期间腹壁的功能。在健康受试者中，在仰卧起坐任务期间用超声测量出的 IRD 没有变化，此外，作者表示在任务期间没有观察到变形。在定义变形时，作者提到了在完成头颈部仰卧起坐期间观察到的腹白线的隆起、下垂或起伏。在单腿站立测试（OLS）和主动直腿抬高测试（ASLR）期间，患有直肌分离的女性表现出腹壁变形增加，并且通过躯干传递负荷的能力发生了变化，这再次表明，不仅 IRD 的大小与临床相关，而且也与腹部肌肉的功能有关。

盆底

66%的腹直肌分离女性至少有一种形式的盆底功能障碍，如尿失禁、大便失禁或盆腔器官脱垂（Smith 等，2008）。

在考虑整个腹部区域的负荷和压力分布时，作为骨盆综合检查的一部分，评估盆底功能成为一项基本要求。这通常是专业盆底医生或女性健康治疗师的领域，涉及阴道和/或直肠的内部数字化检查，以评估盆底结构和功能的各种组成部分，包括盆腔器官的位置、盆腔韧带、括约肌的完整性、肌肉张力、肌肉力量和耐力、肌肉收缩的对称性，肌肉的解剖学变化，包括触发点、紧绷和瘢痕组织的存在以及疼痛和不适的区域。

现在人们认识到，盆底肌肉的过度活动可能是骨盆带疼痛的根源，并可能导致腰痛、骨盆带疼痛、髋关节疼痛和功能障碍（Arab 等，2010）。在长期的腰痛、骨盆痛和髋关节疼痛中，盆底功能障碍的贡献和作用往往没有得到考虑或解决，这可能是确保有效管理该患者群体的关键因素。

肌肉长度

肌肉功能改变会对骨盆的运动和功能产生不利影响。Sahrmann（2002）和 Lee（2010）提出，骨盆疼痛患者最常收紧的肌肉包括背阔肌、竖脊肌、腹斜肌、腘绳肌、腰大肌、股直肌、阔筋膜张肌（tensor fasciae latae，TFL）、髋关节内收肌、梨状肌和髋关节深处的外旋肌。除了测试肌肉长度外，这些肌肉的临床触诊也很有用。虽然触诊的临床测试没有经过验证，但据推测，触诊时存在肌肉紧绷、压痛、僵硬或痉挛可能是这些肌肉过度活跃和过度募集的证据。肌肉募集的改变反过来可能导致腰-骨盆-髋部区域的负荷传递的改变。活动水平的增加和时间的缩短可能是疼痛的根源，也会导致功能改变。没有具体证据表明骨盆疼痛/功能障碍与特定肌肉群活动的增加/减少有关，但有证据表明腰椎和颈椎疼痛状况都会发生这些变化（Hodges等，2013；Gizzi等，2015）。

触诊

虽然触诊可能有助于识别组织压痛的一般区域，但其特异性较差。治疗师触诊骨盆时，常包括骶骨、骶髂关节、耻骨联合、长背韧带（Vleeming等，2008）和任何其他相关区域。骨部位压痛可能提示骨质疏松性骨折、应力性骨折或撕脱性骨折。

> **知识校验**
>
> 1. 骶髂关节运动试验是一种评估骶髂关节运动的试验。 （对/错）
> 2. 您如何使用骶髂关节辅助运动测试作为临床推理过程的一部分？
> 3. 骨盆带疼痛患者通常存在哪些肌肉紧绷或过度活跃？
> 4. 您为什么要将患有骨盆带疼痛的人转诊进行骨盆底评估？
> 5. 什么原因导致腹直肌分离？如何衡量？分离多少才能被认为是一个问题？

完成检查

在完成腰-骨盆-髋关节区域的主观资料收集和体格检查后，治疗师在确定疾病诊断时应考虑以下几点：

- 是否可以诊断为机械性的肌肉骨骼疾病，或者是否应进一步检查其他病理学或全身性疾病？
- 基于各种疼痛激发测试，分析哪些结构是症状的来源？
- 基于症状的功能检查、主动和被动运动，哪些结构可能有助于患者体征的发展和维持？
- 哪些结构可以排除？
- 这是结构闭合和/或外力性闭合的问题吗？
- 是由于运动控制/力量不佳导致力闭合不足，还是由于肌肉过度活动导致力闭合过度？
- 生物、社会和心理系统在患者就诊中的相对贡献是什么？

有关治疗与管理原则的指导，建议参阅“治疗与管理”分册（Barnard 和 Ryder，2024）。

复习问题

1. 确定可能与骨盆带疼痛相关的三种常见病症/疾病。
2. 术语：负荷转移是什么意思？
3. 说出五个肌肉群，这些肌肉群对于在骨盆上的最佳负荷传递很重要。
4. 为什么骨盆功能是骨盆带疼痛的重要考虑因素？
5. 什么是 Fortin 手指测试？
6. 骶髂关节的紧缩位是什么？它拉紧了哪些韧带结构？
7. 骶髂关节可以将下肢疼痛转移到哪里？
8. 影像学检查在骨盆带疼痛的诊断中起什么作用？
9. 当患者就诊时，您将使用哪些测试来确定骶髂关节是疼痛症状的来源？
10. 主动直腿抬高测试主要评估什么？

案例分析

案例分析-产后骨盆带疼痛

患者信息:N 女士,28 岁

社会史:第一个孩子,产后 6 个月。与丈夫和女儿住在家里。目前在银行工作,久坐不动的工作——计算机相关工作,正在休产假。

身体图示:

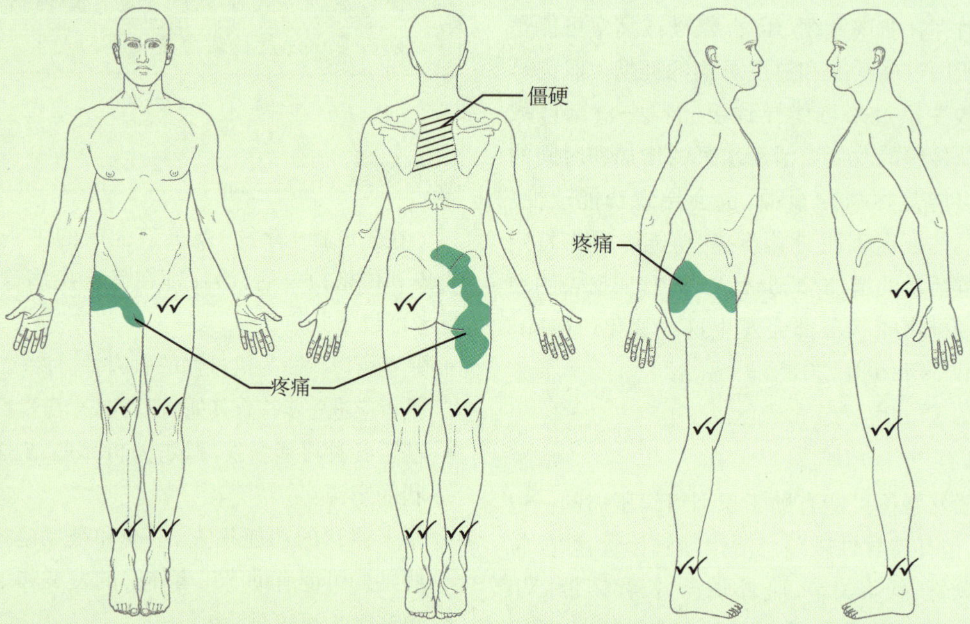

疼痛-经常的低强度疼痛,且疼痛强度和面积随着活动而增加,并扩散到臀部、腿部下方和周围,进入骨盆前部、髋部区域和耻骨联合。走路时腿感觉无力。

- 活动时从 4/10 持续增加到 7/10

加重因素-坐到站立

- 步行,特别是开始和大约 10 分钟之后,大约 20 分钟后必须停止。无法带着婴儿车里的宝宝散步。
- 弯腰从婴儿床或浴缸中抱起女儿。
- 爬楼梯。

缓解因素-休息/避免活动

- 短时间坐着和仰卧,但疼痛会随着运动而复发。
- 走 20 分钟后必须坐下,休息几分钟,然后才能站起来再次走路。随着走路次数的增加,疼痛会变得更严重。

24 小时模式:

早上-在一夜睡眠后的早上感觉更好。

早上-晚上-活动依赖性。一天结束时,感觉非常疲惫和酸痛。

晚上-很难找到一个舒适的姿势。在床上翻身的问题。睡眠-没有问题,但还要起床进食。

其他症状区域:

左侧臀部/腿没有疼痛,小腿没有疼痛。

没有疼痛/麻木。

没有马尾综合征(CES)。

没有尿失禁,但自分娩以来有一些紧迫感。无大便失禁。性功能没有问题。

现病史:

妊娠的最后 3 个月会出现一些腰部和骨盆疼痛。工作了 36 周。下班后腰痛好多了,并且能够更规律地活动。婴儿出生后,疼痛在没有治疗的情况下开始消失了。

大约 3 个月前开始注意到右侧腰痛,逐渐蔓延到骨盆周围并到髋关节和耻骨联合区域。放射到右侧臀部和右大腿后部。

在产后大约 3 个月尝试跑步,但感觉非常虚弱,腰部/臀部酸痛,所以从那以后就没有跑步过。一直没有做普拉提课。

在怀孕期间一直定期做“孕期普拉提”。以前每周跑 3 次,每次 5 km,但在孕期 12 周时停止并开始普拉提,因为担心在怀孕期间进行冲击运动有危险。

体格检查:用于产后 6 周检查,检查会阴切开术后瘢痕是否愈合。无其他体格检查。未发现任何问题。

产科病史:

怀孕期间没有问题。产后两天使用镊子对会阴切开术进行缝合-不知道多少。婴儿 9 磅 4 盎司(1 磅=454 克,1 盎司=28 克)。

没有其他怀孕。既往无妇科问题。

既往史:僵硬、疼痛的胸椎,长时间工作。没有其他相关的既往史。没有调查。

一般健康问题:没有相关问题。无 THREAD[甲状腺(thyroid)、心脏(heart)、类风湿病(rheumatoid disease)、癫痫(epilepsy)、哮喘(asthma)、糖尿病(diabetes)]。

家族史:没有明显背痛、炎症的家族史。

药物:无用药。仍然母乳喂养婴儿,所以不想吃药。

结果测量-患者特定功能量表(Stratford 等,1995)

坐到站—7/10

走路 30 分钟—4/10

抱起女儿—5/10

患者对问题的观点

患者感觉问题很可能与怀孕导致的肌肉无力有关。担心由于韧带松弛而导致骨盆不稳定。曾尝试按照分娩时给出的锻炼表进行骨盆底和腹部锻炼,但不确定她是否正确做这些锻炼,并且似乎没有任何帮助。

临床推理

N 女士历来身体健康,喜欢运动,没有重要的过往史。怀孕期间,她的姿势、腹部力量和控制力的变化在分娩后并没有完全改善,而且她的骨盆带可能没有有效的外力性闭合。没有可观察到的危险信号或任何提示全身性疾病的东西。

没有提示任何神经系统受累的症状(感觉异常、麻木)。患者报告说在行走时腿部感觉无力,因此需要进行神经系统检查。

基础假设:

1. 由于运动控制不佳、腹部、臀部和骨盆底肌肉无力,骶髂关节的外力性闭合不良。
2. 腰椎、耻骨联合和可能的髋关节上的继发性组织拉伤。
3. 怀孕期间由于姿势改变和重心变化导致的不良运动模式。

严重程度、易激惹性和性质的评估:

严重程度-适度-影响功能,但不影响睡眠。数字疼痛评定量表:4/10。

易激惹-中度-加重了许多功能性活动。需要时间来适应或者需要特定的休息。

性质-机械刺激引起腰椎、骶髂关节和耻骨联合的组织应力,继发于怀孕和分娩导致的运动控制不良。

症状来源:

症状可能来自腰椎、骶髂关节、耻骨联合和/或髋关节,因为该区域和行为并非特定于一个结构。

疼痛机制:

患者的症状具有机械的、伤害性的行为模式。有一些特定的活动会加重它们,它们可以通过休息来缓解。由于患者报告说有低度持续疼痛,也可能存在炎症伤害性疼痛的因素。在患者的病史中没有明显的黄色信号,但她是一位新妈妈,睡眠中断可能会影响她的疼痛恢复。

计划体格检查:

骶髂关节不稳定性数值评分(SIN)是中等的,因此可以对结构进行全面检查,但不需要评估高水平的功能运动/冲击运动以建立客观标志物。客观标志物和可比较的标志物应简单明了。

- 前屈试验
- 单腿站立试验

由于无法缩小症状的来源范围,因此检查所有相关结构以排除其中一些症状来源非常重要。检查应包括腰椎的手动节段检查和髋部象限/股骨内收内旋(FADIR)试验。

需要进行神经系统检查。

体格检查

视诊

- 站立时更广泛的支持基础
- 骨盆前倾
- 腹肌张力欠佳
- 胸椎扁平

站立时背部和骶骨疼痛。耻骨联合疼痛放射到内收肌。

主动运动:

- 前屈-髋关节开始运动。腰椎屈曲至膝盖受限。疼痛有限。颈椎屈曲时腰部疼痛。骨盆运动无明显偏差。
- 回到站立位-伸展膝盖并用手辅助膝盖站立。臀功能差和竖脊肌过度使用。

- 伸展-10°。腰部和耻骨联合疼痛加重。恢复中立站立时腹部激活欠佳。
- 侧屈-双侧僵硬。手指到大腿的一半。腰椎运动受限。
- 单腿-双腿都难以站立。腰部和耻骨区域疼痛。难以负重、难以承受和双侧弯曲髋关节。
- 由坐到站-不良的运动模式。用手从座位上向上推,伸展腰椎,臀部激活/髋关节伸展不良。

神经系统检查:检测未见异常

仰卧-右骨盆相对于左髋关节"看起来"升高。

髋关节:

- 髋关节屈曲-耻骨疼痛单侧或双侧。
- 髋关节外展-单侧或双侧的耻骨联合拉力(40°)。
- 髋关节象限/FADIR:检查未见异常

疼痛激发试验:

- 加压试验阳性
- 大腿推力试验阳性
- 双侧 Gaenslen 试验阳性

主动直腿抬高试验(ASLR):疼痛在腰部和耻骨联合,右直腿抬高加强试验,右侧3/5,左侧1/5。

被动附属运动:骶髂关节前后向水平/垂直平移正常。

- 耻骨联合-正常

腰椎:手动节段性检查,触诊竖脊肌-脊柱肌张力增加/压痛。过度活动和疼痛-L4~5 /S1。

肌肉控制和力量:

- 腹直肌间距离-3指,位于脐下水平。
- 腹横肌(TrA)提示张力差。
- 腹白线发生形变-拱形。TrA 提示没有变化。

肌张力:内收肌/梨状肌肌紧张、压痛。

触诊:耻骨联合处压痛。

- 右侧骶髂关节(SIJ)(Fortin 区域)有压痛

患者问题分析:

疼痛激发试验将骶髂关节确定为症状的可能来源。耻骨联合和腰椎触诊时有压痛也提示这些区域存在组织压力。患者表现出肌肉力量差的几个因素以及肌肉紧绷/过度活跃,表明运动模式和运动控制不佳。这证实了推断的无效外力性闭合假说。对外力性闭合变化的测试没有发现任何问题,髋关节 FADIR 测试明确表明髋关节不太可能成为症状的来源。

管理(第一天):

1. 宣教和建议-向患者解释说,她的骨盆并非不稳定,而是她缺乏脊柱和骨盆所需的有效肌肉支撑和控制,这给身体结构带来了压力,导致疼痛。与此同时,她的一些肌肉过于薄弱,无法支撑她的身体,这些也是疼痛的根源。
2. 对由坐到站时利用臀肌的模式和髋关节屈曲的再教育。
3. 手法治疗-通过腰椎屈曲方向的被动生理椎间运动(LxSp Flex PPIVMs)可改善腰椎活动度。
4. 松解软组织内收肌和梨状肌,以减轻组织张力和疼痛。
5. 家庭锻炼计划-激活腹横肌,以改善腹部和骨盆之间的负荷转移。
   - 臀肌力量训练。
   - 从坐到站练习。
   - 后卷-以改善脊柱屈曲,并通过屈曲恢复来促进臀功能。

持续管理:

1. 使用图表和类比法进行盆底功能宣教。发展腹横肌共激活模式。
2. 关于其他功能性运动的教育-弯腰和拎东西-鼓励更高效的臀肌运动。
3. 腹部和臀肌深蹲、分腿蹲、登阶、罗马尼亚式硬举,腹肌和双腿下降训练。进展到增强式练习-跳跃,单脚跳。
4. 逐步恢复跑步计划。
5. 改善和维持脊柱范围的活动性锻炼,包括胸椎僵硬区域。

结果:

N女士在10周内进行了6次物理治疗,最后她无痛出院,并被转诊去看力量和体能教练,以提高她的力量和耐力,这样她就可以增加跑步量,并确保她有必要的功能能力来照顾她的女儿,包括弯腰和拎东西、将婴儿车从汽车搬进和搬出、上下楼梯。N女士意识到她需要提高自己的身体素质,以确保她在活动和需求水平增加的情况下也能保持无痛。她还意识到她需要保持身心健康,因为她计划在接下来的6个月内再次怀孕,并希望确保她没有问题。她很享受能进行更多运动,尽管要找到时间照顾自己、照顾年幼的婴儿是很有挑战性的。

(孙忠广 译,刘浩、刘守国 校)

参考文献

[1] Arab, A. M., Behbahani, R. B., Lorestani, L., Azari, A., 2010. Assessment of pelvic floor muscle function in women with and without low back pain using transabdominal ultrasound. Man. Ther. 15, 235–239.

[2] Beales, D., Slater, H., Palsson, T., O'Sullivan, P., 2020. Understanding and managing pelvic girdle pain from a person-centred biopsychosocial perspective. Musculoskelet. Sci. Pract. 48, 102152.

[3] Beer, G. M., Schuster, A., Seifert, B., Manestar, M., Mihic-Probst, D., Weber, S. A., 2009. The normal width of the linea alba in nulliparous women. Clin. Anat. 22, 706.

[4] Bullock, J. E., Jull, G. A., Bullock, M. I., 1987. The relationship of low back pain to postural changes during pregnancy. Aust. J. Physiother. 33, 10–17.

[5] Buyruk, H. M., Stam, H. J., Snijders, C. J., Vleeming, A., Lameris, J. S., Holland, W. P. J., 1997. Measurement of sacroiliac joint stiffness with colour Doppler imaging and the importance of asymmetrical stiffness in sacroiliac pathology. In: Vleeming, A., Mooney, V., Dorman, T., Snijders, C., Stoekart, R. (Eds.), Movement, Stability and Low Back Pain. Churchill Livingstone, Edinburgh, p. 297.

[6] Coldron, Y., Stokes, M. J., Newham, D. J., Cook, K., 2008. Postpartum characteristics of rectus abdominis on ultrasound imaging. Man. Ther. 13, 112–121.

[7] Damen, L., Buyruk, H. M., Güler-Uysal, F., Lotgering, F. K., Snijders, C. J., Stam, H. J., 2002. The prognostic value of asymmetric laxity of the sacroiliac joints in pregnancyrelated pelvic pain. Spine 27, 2820.

[8] Dreyfuss, P., Dreyer, S. J., Cole, A., Mayo, K., 2004. Sacroiliac joint pain. J. Am. Acad. Orthop. Surg. 12, 255–265.

[9] Dreyfuss, P., Michaelsen, M., Pauza, K., McLarty, J., Bogduk, N., 1996. The value of medical history and physical examination in diagnosing sacroiliac joint pain. Spine 21, 2594–2602.

[10] Fernandes da Mota, P. G., Pascoal, A. G., Carita, A. I., Bø, K., 2015. Prevalence and risk factors of diastasis recti abdominis from late pregnancy to 6 months postpartum, and relationship with lumbo-pelvic pain. Man. Ther. 20, 200–205.

[11] Fortin, J. D., Aprill, C. N., Ponthieux, B., Pier, J., 1994. Sacroiliac joint pain referral patterns II: clinical evaluation. Spine 19, 1483.

[12] Fortin, J. D., Kissling, R. O., O'Connor, B. L., Vilensky, J. A., 1999. Sacroiliac joint innervation and pain. Am. J. Orthop. 28, 687–690.

[13] Fortin, J. D., Pier, J., Falco, F., 1997. Sacroiliac joint injection: pain referral mapping and arthrographic findings. In: Vleeming, A., Mooney, V., Dorman, T., Snijders, C., Stoekart, R. (Eds.), Movement, Stability and Low Back Pain. Churchill Livingstone, Edinburgh, p. 271.

[14] Gizzi, L., Muceli, S., Petzke, F., Falla, D., 2015. Experimental muscle pain impairs the synergistic modular control of neck muscles. PLoS One 10 (9), e0137844.

[15] Goodman, C., Heick, J., Lazaro, R., 2018. Differential Diagnosis for Physical Therapists: Screening for Referral, sixth ed. Elsevier, St Louis.

[16] Hagen, R., 1974. Pelvic girdle relaxation from an orthopaedic point of view. Acta Orthop. Scand. 45, 550–563.

[17] Hansen, A., Jensen, D. V., Larsen, E., Wilken-Jensen, C., Petersen, L. K., 1996. Relaxin is not related to symptomgiving pelvic girdle relaxation in pregnant women. Acta Obstet. Gynecol. Scand. 75, 245–249.

[18] Harding, I., Davies, E., Buchanan, E., Fairbank, J., 2004. Is the symptom of night pain important in the diagnosis of serious spinal pa-

thology in a back pain triage clinic? Spine J. 4, S30.

[19] Hodges, P. W., Coppieters, D., MacDonald, I., Cholewicki, J., 2013. New insight into motor adaptation to pain revealed by a combination of modelling and empirical approaches. Eur. J. Pain 17, 1138-1146.

[20] Huijbregts, P., 2004. Sacroiliac joint dysfunction: evidencebased diagnosis. Reh. Med. 8, 14-37.

[21] Hungerford, B., Gilleard, W., 2007. The pattern of intrapelvic motion and lumbopelvic muscle recruitment alters in the presence of pelvic girdle pain. In: Vleeming, A., Mooney, V., Stoeckart, R. (Eds.), Movement, Stability, and Lumbopelvic Pain: Integration and Research. Churchill Livingstone, Edinburgh, pp. 361-376.

[22] Hungerford, B., Gilleard, W., Lee, D., 2001. Alterations of sacroiliac joint motion patterns in subjects with pelvic motion asymmetry. In: Proceedings from the Fourth World Interdisciplinary Congress on Low Back and Pelvic Pain. Montreal, Canada.

[23] Kapandji, I. A., 2008. The Physiology of the Joints, sixth ed. Churchill Livingstone, Edinburgh.

[24] Laslett, M., Aprill, C. N., McDonald, B., Young, S. B., 2005. Diagnosis of sacroiliac joint pain: validity of individual provocation tests and composites of tests. Man. Ther. 10, 207-218.

[25] Lee, D., 2010. The Pelvic Girdle: An Integration of Clinical Expertise and Research, fourth ed. Churchill Livingstone, Edinburgh.

[26] Lee, D., 2015. The Pelvic Girdle: An Approach to the Examination and Treatment of the Lumbo-Pelvic-Hip Region, second ed. Churchill Livingstone, Edinburgh.

[27] Lee, D., Hodges, P., 2016. Behavior of the linea alba during a curl-up task in diastasis rectus abdominis: an observational study. J. Orthop. Sports Phys. Ther. 46, 580-589.

[28] Lee, D. G., Vleeming, A., 1998. Impaired load transfer through the pelvic girdle-a new model of altered neutral zone function. In: Proceedings from the 3rd Interdisciplinary World Congress on Low Back and Pelvic Pain. Vienna, Austria.

[29] McKenzie, R., May, S., 2003. The Lumbar Spine: Mechanical Diagnosis and Therapy, second ed. Spinal Publications New Zealand Ltd., Waikanae, New Zealand.

[30] Mens, J. M., Damen, L., Snijders, C. J., Stam, H. J., 2006. The mechanical effect of a pelvic belt in patients with pregnancyrelated pelvic pain. Clin. Biomech. (Bristol, Avon) 21, 122-127.

[31] Mens, J. M., Vleeming, A., Snijders, C. J., Koes, B. W., Stam, H. J., 2001. Reliability and validity of the active straight leg raise test in posterior pelvic pain since pregnancy. Spine 26, 1167-1171.

[32] Mens, J. M., Vleeming, A., Snijders, C. J., Koes, B. W., Stam, H. J., 2002. Validity of the active straight leg raise test for measuring disease severity in patients with posterior pelvic pain after pregnancy. Spine 27, 196-200.

[33] Mens, J. M., Vleeming, A., Snijders, C. J., Stam, H. J., Ginai, A. Z., 1999. The active straight leg raising test and mobility of the pelvic joints. Eur. Spine J. 8, 468.

[34] NICE Guidelines, 2020. Low back pain and sciatica in over 16s: assessment and management. Assessment and noninvasive treatments. NICE Guideline (NG 59). Methods, evidence and recommendations. November 2016. Updated December 2020.

[35] O'Sullivan, P. B., Beales, D., Beethan, J. A., Cripps, J., Graf, F., Lin, I. B., et al., 2002. Altered motor control strategies in subjects with sacroiliac joint pain during the active straight-leg-raise test. Spine 27, E1-E8.

[36] Ostgaard, H. C., Andersson, G. B., Schultz, A. B., Miller, J. A., 1993. Influence of some biomechanical factors on lowback pain in pregnancy. Spine 18, 61-65.

[37] Ostgaard, H. C., Zetherström, G., Roos-Hansson, E., Svanberg, B., 1994. Reduction of back and posterior pelvic pain in pregnancy. Spine 19, 894-900.

[38] O'Sullivan, P. B., Beales, D. J., 2007a. Diagnosis and classification of pelvic girdle pain disorders - part 1: a mechanism based approach within a biopsychosocial framework. Man. Ther. 12, 86-97.

[39] Palsson, T. S., Gibson, W., Darlow, B., Bunzli, S., Lehman, G., Rabey, M., et al., 2019. Changing the narrative in diagnosis and management of pain in the sacroiliac joint area. Phys. Ther. 99, 1511-1519.

[40] Pastore, A. E., Katzman, W. B., 2012. Recognizing myofascial pelvic pain in the female patient with chronic pelvic pain. J. Obstet. Gynecol. Neonatal Nurs. 41, 680-691.

[41] Petersen, L. K., Hvidman, L., Uldbjerg, N., 1994. Normal serum relaxin in women with disabling pelvic pain during pregnancy. Gynecol. Obstet. Invest. 38, 21-23.

[42] Richardson, C. A., Snijders, C. J., Hides, J. A., Damen, L., Pas, M. S., Storm, J., 2002. The relationship between the transversely orientated abdominal muscles, sacroiliac joint mechanics, and low back pain. Spine 27, 399-405.

[43] Royal College of Radiologists, 2007. Making the Best Use of a Department of Clinical Radiology. Guidelines for Doctors, sixth ed. Royal College of Radiologists, London.

[44] Sahrmann, S. A., 2002. Diagnosis and Treatment of Movement Impairment Syndromes. Mosby, St Louis.

[45] Sapsford, R., Bullock-Saxton, J., Sue Markwell, S., 1999. Women's Health: A Textbook for Physiotherapists. W. B. Saunders, London.

[46] Schwarzer, A. C., Aprill, C. N., Bogduk, N., 1995. The sacroiliac joint in chronic low back pain. Spine 20, 31-37.

[47] Smith, M. D., Russell, A., Hodges, P. W., 2008. Is there a relationship between parity, pregnancy, back pain and incontinence? Int. Urogynecol. J. Pelvic Floor Dysfunct. 19, 205-211.

[48] Snijders, C. J., Vleeming, A., Stoeckart, R., 1993. Transfer of lumbosacral load to iliac bones and legs part 1: biomechanics of self-bracing of the sacroiliac joints and its significance for treatment and exercise. Clin. Biomech. 8, 285-294.

[49] Solomon, L., Warwick, D., Nayagam, S., 2010. Apley's System of Orthopaedics and Fractures, ninth ed. Arnold, London.

[50] Stafford, G. H., Villar, R. N., 2011. Ischiofemoral impingement. J. Bone Joint Surg. 93, 1300-1302.

[51] Stratford, P., Gill, C., Westaway, M., Binkley, J., 1995. Assessing Disability and Change on Individual Patients: A Report of a Patient Specific measure. Physiother Can. 47, 258-263.

[52] Stuge, B., Garratt, A., Krogstad Jenssen, H., Grotle, M., 2011. The pelvic girdle questionnaire: a condition-specific instrument for assessing activity limitations and symptoms in people with pelvic girdle pain. Phys. Ther. 91, 1096-1108.

[53] Sturesson, B., 1997. Movement of the sacroiliac joint: a fresh look. In: Vleeming, A., Mooney, V., Stoeckart, R. (Eds.), Movement, Stability, and Lumbopelvic Pain: Integration and Research. Churchill Livingstone, Edinburgh, p. 171.

[54] Sturesson, B., Uden, A., Vleeming, A., 2000. A radiostereometric analysis of movements of the sacroiliac joints during the standing hip flexion test. Spine 25 (3), 364-368.

[55] Sturesson, B. E. N. G. T., Selvik, G. Ö. R. A. N., Uden, A., 1989. Movements of the sacroiliac joints. A roentgen stereophotogrammetric analysis. Spine 14 (2), 162-165.
[56] Suresh, E., 2004. Diagnosis of early rheumatoid arthritis: what the non-specialist needs to know. J. R. Soc. Med. 97, 421-424.
[57] van der Wurff, P., Buijs, E. J., Groen, G. J., 2006. Intensity mapping of pain referral areas in sacroiliac joint pain patients. J. Manip. Physiol. Ther. 29, 190-195.
[58] van der Wurff, P., Hagmeijer, R. H. M., Meyne, W., 2000a. Clinical tests of the sacroiliac joint: a systematic methodological review. Part 1: reliability. Man. Ther. 5, 30-36.
[59] van der Wurff, P., Hagmeijer, R. H. M., Meyne, W., 2000b. Clinical tests of the sacroiliac joint: a systematic methodological review. Part 1: reliability. Man. Ther. 5 (1), 30-36.
[60] Visser, L. H., Nijssen, P. G., Tijssen, C. C., van Middendorp, J. J., Schieving, J., 2013. Sciatica-like symptoms and the sacroiliac joint: clinical features and differential diagnosis. Eur. Spine J. 22, 1657-1664.
[61] Vleeming, A., Albert, H. B., Ostgaard, H. C., Sturesson, B., Stuge, B., 2008. European guidelines for the diagnosis and treatment of pelvic girdle pain. Eur. Spine J. 17, 794-819.
[62] Vleeming, A., de Vries, H. J., Mens, J. M., van Wingerden, J. P., 2002. Possible role of the long dorsal sacroiliac ligament in women with peripartum pelvic pain. Acta Obstet. Gynecol. Scand. 81, 430-436.
[63] Vleeming, A., Mooney, V., Dorman, T., Snijders, C., Stoeckart, R. (Eds.), 1997. Movement, Stability and Low Back Pain: The Essential Role of the Pelvis. Churchill Livingstone, Edinburgh.
[64] Vleeming, A., Van Wingerden, J. P., Dijkstra, P. F., Stoeckart, R., Snijders, C. J., Stijnen, T., 1992. Mobility in the sacroiliac joints in the elderly: a kinematic and radiological study. Clin. Biomechan. 7 (3), 170-176.
[65] Vleeming, A., Volkers, A. C., Snijders, C. J., Stoeckart, R., 1990. Relation between form and function in the sacroiliac joint. Part II: biomechanical aspects. Spine 15 (2), 133.
[66] Yazici, Y., Pincus, T., Kautiainen, H., Sokka, T., 2004. Morning stiffness in patients with early rheumatoid arthritis is associated more strongly with functional disability than with joint swelling and erythrocyte sedimentation rate. J. Rheumatol. 31, 1723-1726.
[67] Young, S., Aprill, C., Laslett, M., 2003. Correlation of clinical examination characteristics with three sources of chronic low back pain. Spine J. 3, 460-465.

第十五章

髋部检查

Kieran Barnard 和 Andrew Kemp

学习目标

学习本章后,您应该能够:

- 列举出主观检查的关键组成部分。
- 理解机械性和非机械性病理学的区别,并在主观检查中寻找可能导致非机械性损伤的原因。
- 理解与髋关节病理学相关的特殊问题。
- 能够根据症状的部位和加重因素推断哪些结构可能有问题。
- 列出全面体格检查的关键组成部分。
- 对髋关节周围常见的关节内和关节外病变有基本的认识。
- 对关键物理检查的敏感性和特异性有一定认识。

章节目录

概述

髋关节是一个大的、等面的和稳定的关节。关节内或关节外病变会导致髋部出现症状。关节内病变可能是创伤性的,如股骨颈骨折,也可能是逐渐发病的。隐匿性发作的髋关节疼痛可能表示退行性病变,如骨关节炎(osteoarthritis, OA)或髋关节形态改变引起的髋关节撞击综合征(femoroacetabular impingement, FAI)。尽管临床上髋关节 OA 和 FAI 都可能导致腹股沟疼痛,但其临床表现通常是完全不同的。OA 患者通常表现为从静态体位移动时髋部僵硬,尤其是早上起床时最为明显。然而，FAI 患者经常在髋部屈曲和扭转运动中引起疼痛。通常情况下，OA 常发生在老年人群，而 FAI 在年轻人群中更多见。

关节外病变可能也表现为急性的或更为隐匿的。在运动中加速或扭转时导致的急性创伤，可能表现为腹股沟处的内收肌拉伤，又或臀部、大腿上部的腘绳肌损伤。过度使用或生物力学应力的改变可逐渐引起关节外症状。例如，由于髋外展肌和外旋肌的耐力下降，导致股骨持续向内侧扭转，可能引起臀肌肌腱病，从而导致在行走或跑步时出现髋外侧的疼痛。治疗师还要注意如炎症或感染性病变等不太常见的情况，如类风湿关节炎或脓毒性关节炎。

本章将对所提到的问题和全面检查髋关节所需的关键物理测试进行概述。以下所述的主观问诊和体格检查的顺序可根据患者的情况灵活改变。如需进一步了解有关主观检查和体格检查原则的细节，可参阅第三章和第四章。

主观检查/病史采集

患者对其经历的观点

患者的观点和经历可能与他们疾病问题的发生和发展有关，因此需要记录下来。患者的年龄、职业、家庭状况和任何休闲活动的细节也同样需要记录。从这些信息中，我们可能推断出对髋关节有直接和/或间接的机械性损伤因素。可参阅第三章以了解更多信息。

身体图示

有关当前症状的类型和涉及范围的信息可以记录在身体图示上（图 3-2）。

当前症状区域

髋关节病损的症状通常出现在腹股沟、大腿前部和膝关节。明确并记录最严重的症状部位、患者自觉症状的来源。

与被检查区域相关区域

髋关节周围的症状可能来自更近端的解剖结构，包括腰椎或骶髂关节区域的关节源性、肌源性或神经源性结构。例如，腹股沟和大腿内侧疼痛可能来自上腰髓，也可能是累及闭孔神经的周围神经病变。髋关节的症状也可能是由于如髋关节外旋肌无力或足外翻等因素所导致的股骨内旋所引起（Lack 等，2014）。

读者可详阅第三章，以充分了解需要考虑的身体图示的其他方面，包括疼痛的性质、强度和深度，症状是持续性的还是间歇性的，是否存在有如自上腰髓神经根牵涉所引起的任何异常感觉。

症状间的关系

确定症状区域之间的主观关系：它们是一起出现还是单独出现？例如，患者可能有大腿外侧疼痛而没有背部疼痛，或者两个位置的疼痛总是同时出现。详见第三章对此问题的阐述。

症状表现

加重因素

对于每个症状区域，确定哪些动作和/或体位会加重患者的症状。将症状区域与某些加重因素相关联，这可能涉及髋关节区域的特定结构。如果穿鞋时（髋屈曲）加重腹股沟疼痛，则更可能表明髋关节有关节源性问题，而不是股神经周围神经病变。

对于治疗师来说，尽可能找到明确具体的加重因素是很重要的。尽可能地将运动或活动动作进行分解，因为这可能会为我们对患者进行物理检查时提供想要的线索，“哪个动作和症状相关？”则是一个很有用的问题。例如，“园艺”时加剧腹股沟疼痛所提供的信息不如“给花坛除草”（髋屈曲）或“修剪高树篱”（髋伸展）时加剧腹股沟疼痛所提供的信息多。

缓解因素

对于每个症状区域，治疗师要确定哪些动作和/或体位可以缓解患者的症状。这有助于确认症状之间的联系以及易激惹程度（见第三章）。

有时候，特别是当患者的症状易激惹或很严重时，我们很难确定加重因素。在这种情况下，则可以从缓解因素开始，然后往回推。例如，如果坐下来能够缓解症状，值得一问的是，“相比之下，站立时会加重腹股沟疼痛吗？”

在这一点上，治疗师要把从加重和缓解因素中获得的信息综合起来，并对可能出现损伤的部位有一个可行的假设。注意不要忽视那些不符合常规机械性损伤的症状，因为这可能是严重病理状态的征兆。

24 小时症状表现

治疗师通过询问夜间、早晨和傍晚的症状来确定 24 小时症状表现。详见第三章。

*夜间症状。*确定患者夜间是否疼痛是很重要的。如果疼痛，需要确定疼痛是否与体位有关。医生可能会问：“你能找到一个舒适的睡姿吗？”或者“你觉得最舒服/最不舒服的姿势是什么？”体位依赖的疼痛是机械性的，非体位依赖且持续的疼痛是非机械性的，并且应做好会有更严重病理损伤的准备。

体位依赖性疼痛可以提供有关损伤部位的线索，例如，患有转子疼痛综合征的患者经常难以入睡且大都处于患侧卧位。

*早晨和傍晚的症状。*治疗师通过患者从早到晚贯穿一整天的症状表现来确定症状的模式。这一信息可能为疼痛机制驱动的条件和病理类型提供线索。例如，早晨疼痛和僵硬持续超过半小时可能表明是炎症引起的疼痛。

特殊/筛查问题

与髋部相关的特殊问题可能有助于进行临床假设。这些问题可能包括：

深蹲　深蹲时腹股沟疼痛可能提示症状的一个来源是关节内病变。

绞锁/卡顿　腹股沟处出现绞锁、“咔嗒”和/或卡顿可能与 FAI 有关（Griffin 等，2016）。

弹响　老年患者出现腹股沟疼痛伴有弹响可能表明有退行性改变。

现病史

对于每个症状区，治疗师需要知道症状出现了多久，它们是否随时间而改变，是突然发作还是缓慢发作，以及是否有已知的原因引起症状的发作。如果发病缓慢，治疗师需要知晓患者的生活方式是否有何改变，例如，新的工作或爱好，或体育活动或训练计划的改变。如果病情的阶段是已经确定的：症状是好转、保持不变还是变得更糟？

治疗师需确定患者以前是否有过这个症状。如果有，他/她这个症状发生过几次？什么时候发生的？起因是什么？每一次的持续时长是多少？患者在前后两次症状出现的间隔时间内完全康复了吗？如果没有既往病史，患者在腰椎、膝关节、足部、踝关节或其他相关部位是否出现过疼痛和/或僵硬？

为了确认症状之间的关系，治疗师需询问患者每种症状开始时还有没有其他症状。同时出现的症状可能表明症状区域间的关联。如果存在主观关系（症状同时出现或一种症状依赖于另一种症状），并且加重因素相同或相似，则进一步证实了这一推断。

到目前为止有任何治疗吗？以往任何治疗方案的有效性可能有助于指导患者管理。患者以前是否看过专科医生或做过有助于临床诊断的检查，例如血液学检查和 X 线、MRI 检查？

特别是在急性期，当不能进行全面的体格检查时，损伤的机制为治疗师提供了一些重要的线索，以了解髋关节周围结构的损伤。例如，短跑时突发的臀部疼痛可能与腘绳肌的肌肉起点有关，而在进行极限屈曲活动（如跨栏或武术)时腹股沟疼痛可能与FAI有关。

既往史

详细的病史对于确定体格检查和/或治疗的某些注意事项或禁忌证至关重要(表3-3)。如第三章所述,治疗师必须区分适合保守治疗的疾病和需要转诊给其他医生的疾病,如循环系统疾病、肿瘤和其他非肌肉骨骼类的疾病。应记录可能相关的既往盆腔手术或介入治疗,如疝修补术或引导下髋关节注射。

体格检查计划

为了计划体格检查内容,需要考虑以下问题:

- 检查的范围有多大?是否每个部位的症状都很严重和/或易激惹(见第三章)?是否有必要在部分或全部症状再现时暂停检查?如果症状严重,应在症状发生或首次出现症状前完成物理测试;且不能施加过大压力,因为患者无法忍受。如果症状是易激惹的,则需要在症状产生或症状刚出现之前进行物理测试,进行较少的物理测试,且在测试间允许适当的休息。提升治疗师推理能力的另一种方法是预测每次物理测试的结果。重现每种症状是容易还是困难?有必要使用联合性运动还是重复性运动吗?特定测试结果是阳性还是阴性?疼痛是定向的吗?综合主观检查的结果,尤其是加重和缓解因素,会为体格检查的预期结果提供实质性的证据。
- 导致患者出现症状的主要疼痛机制是什么?什么是主动"输入机制"(感觉通路):症状是机械性、炎症性或缺血性伤害性过程引起的吗?什么是"处理机制":患者是如何处理这些信息的?他或她对疼痛的想法和感受是什么?最后,什么是"输出机制":患者对疼痛的生理、心理和行为反应是什么?明确哪些疼痛机制可能引起和/或维持这种情况,将有助于治疗师对出现的这种情况和患者进行适当的处理。可以参考相关文献(Gifford, 1998; Jones等, 2002; Thacker, 2015)进一步阅读。
- 体格检查中是否有必要进一步探讨的注意事项和/或禁忌证,如神经系统受累、近期骨折、创伤、类固醇治疗或类风湿关节炎?进一步检查和治疗时也可能存在某些禁忌证,例如出现脊髓或马尾受压的症状。
- 可能引起患者症状的关节源性、肌源性和神经源性结构有哪些?哪些结构与疼痛部位有关?疼痛区域的下面是什么结构?例如,大腿内侧疼痛理论上可以是腰椎或骶髂关节引起的。但是,大腿内侧的结构也可能是引起疼痛的原因,例如,髋关节、内收肌或闭孔神经。
- 此外,是否存在有维持这种症状的因素?可能有:
  - 躯体因素,例如髋外旋肌无力引起的股骨内旋。
  - 环境因素,例如职业为司机。
  - 社会心理因素,例如对严重病变的恐惧。
  - 行为因素,例如,为了促进该区域愈合而过度休息。
- 治疗师根据症状表现判断哪些结构最有可能出现问题,并相应地对这些区域优先进行体格检查。在首次和后续的检查中,将需要检查的结构梳理成"必查、应查和可查"来进行是很有帮助的。这将锻炼治疗师的临床推理能力,并且避免以处方为基础的髋关节评估。在可能的情况下,建议完全排除完一个区域的问题。例如,如果治疗师在第1天就排除腰椎,他/她需要对该区域进行充分评估,百无一漏,以得到该区域不是症状来源的证据。采用这种方法,将会避免在后续检查时需要同时考虑许多潜在病因而导致的混淆。
- 体格检查计划表可以帮助治疗师完成临床推理过程(见附录3-1)。

知识校验

1. 骨关节炎和髋关节撞击综合征的表现是什么？
2. 持续的夜间疼痛可能意味着什么？
3. 短跑时臀部突然疼痛可能是哪种病理表现？
4. 下蹲时腹股沟疼痛是否提示出现关节内或关节外病变？
5. 腹股沟疼痛伴有弹响可能表明什么？

体格检查

主观检查的信息有助于治疗师制定合适的体格检查方案。病情的严重程度、易激惹性和性质是影响体格检查操作选择和优先次序的主要因素。治疗师可能会问的第一个也是最重要的问题是："作为一名治疗师，这个患者的病情适合我来处理吗？"例如，出现马尾神经受压症状的患者可能只需要在紧急转诊之前进行神经完整性测试。患者病情的性质对体格检查有很大的影响。治疗师可能会问的第二个问题是："这个患者有我可以解决的肌肉骨骼功能障碍问题吗？"要回答这个问题，治疗师需要进行全面的身体检查；然而，如果患者症状严重和/或处于易激惹状态下，全面的体格检查是不可能实现的。此时，治疗师的目标是在无症状的范围内尽可能进行探查式运动。如果患者持续出现严重和/或易激惹症状，那么治疗师的目标是找到能够缓解症状的物理检查。如果患者的症状不严重，也不易激惹，那么治疗师的目标是找到能够重现患者症状的物理检查。

每项可以引起或缓解患者症状的物理检查都很重要，需要在患者的病历中用星号（ * ）标记以便参考。突出显示的测试经常用星号或特殊标记来表示。

下列物理检查的顺序和细节必须与待检查的患者相匹配；某些测试是不相关的，某些测试可简单进行，然而对其他测试进行全面检查是必要的。重要的是，读者要明白，并非所有的物理测试都是一样的，不同测试间的可靠性、灵敏度和特异性会有显著差异（见第四章）。作者根据文献选择了临床上最常用的测试。然而，这些物理检查都不应取代完全的主观检查。在绝大多数情况下，检查髋关节时良好的主观病史对于确定诊断至关重要（Reiman 和 Thorborg, 2014）。治疗师在进行主观检查后会有一个明确的临床推断，而体格检查的目的就是为了证实或推翻这个推断。

视诊

非正式视诊

治疗师需要在动态和静态情况下观察患者；注意下肢和全身运动的质量，以及姿势特征和面部表情。非正式的视诊将从治疗师开始主观检查的那一刻开始，持续到体格检查结束。

正式视诊

姿势视诊。治疗师从患者前方、侧方和后方观察患者在站立位时脊柱和下肢的姿势，必要时检查与患者主诉相关的功能体位。骨盆的具体视诊包括其在矢状面、冠状面和水平面的位置：在矢状面，骨盆可能存在向前或向后的过度倾斜；在冠状面，可能存在骨盆的侧向倾斜；在水平面，骨盆可能会存在旋转。这些异常可以通过观察髂嵴、髂前上棘、髂后上棘、皮肤皱褶（尤其是臀部皱褶）以及骨盆相对于腰椎和下肢的位置来确定。此外，治疗师还要注意左、右下肢负重是否对称。治疗师需要对发现的不对称进行纠正，来确定其与患者的问题是否存在相关性。

肌肉形态视诊。治疗师观察患者的肌容积和肌肉张力，并且左右两侧进行对比。需注意的是，体力活动的水平和频率以及优势侧很可能会造成两侧肌容积的差异。一些肌肉在压力下会变短，而另一些肌肉会变弱，导致肌肉失衡。这种肌肉失衡的模式是产生上述姿势的原因。

软组织视诊。 治疗师观察患者皮肤的质量和颜色，以及任何肿胀或瘢痕区域，为进一步检查提供线索。

平衡视诊。 平衡是由前庭、视觉和本体感受信息提供的。通过要求患者单腿站立，先睁开眼睛然后闭上眼睛来进行测试，当然，这种测试相当粗略且是非特异性的。如果患者睁眼和闭眼时平衡能力差，提示前庭或本体感觉功能障碍（而不是视力障碍）。健侧和患侧分别进行测试；如果患侧保持平衡有很大的困难，这可能表明存在本体感觉功能障碍。

除了监测患者单腿平衡的能力外，治疗师还要密切关注患者的骨盆。如果非支撑侧的骨盆下降则表明支撑侧腿的外展肌无力，即单腿站立试验（trendelenburg test）阳性（图15-1）。单腿站立试验阳性在髋关节置换术患者中很常见，因为外科医生采用髋关节外侧入路手术时，髋关节外展肌功能很可能受损（Berstock 等，2015）。外展肌无力导致行走时内收肌力量增加以及骨盆运动改变，并可能导致臀肌肌腱病（Grimaldi 和 Fearon，2015；Grimaldi 等，2015；Allison 等，2016）。

步态视诊。 分析在平坦/不平坦的地面、斜坡、楼梯和跑步时的步态。注意步幅和负重能力。检查足部、鞋子和任何助行辅具。髋关节疼痛患者的典型步态模式是臀大肌步态、摇摆步态（trendelenburg gait）和短腿步态（详见第四章）。

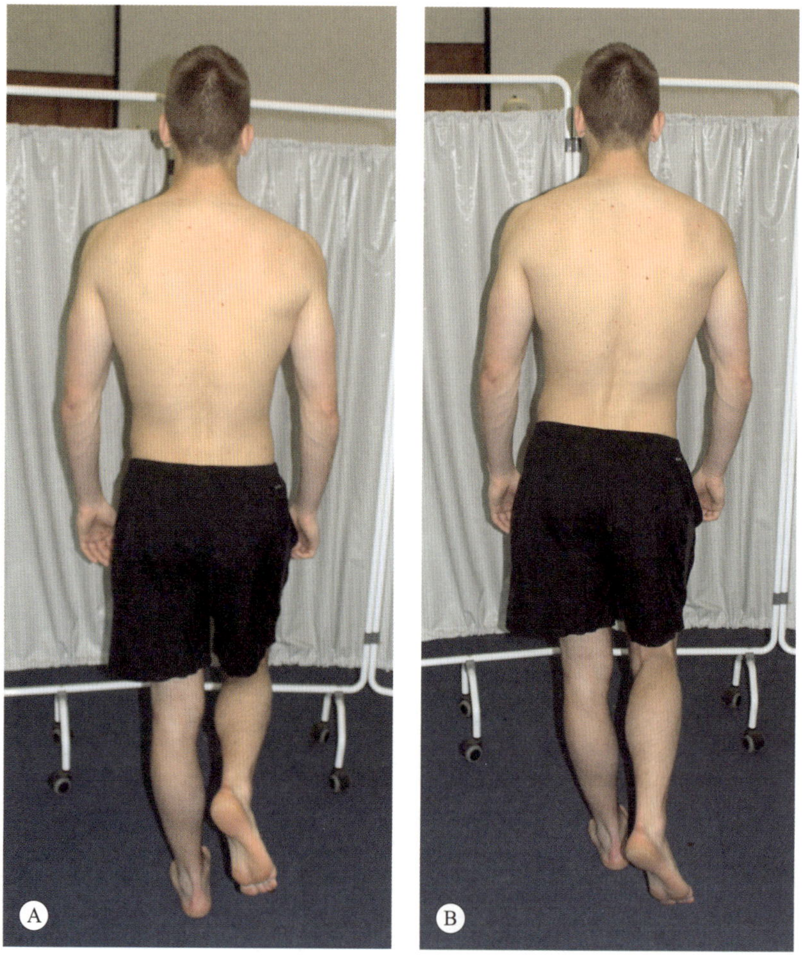

（A）患腿负重下站立　　（B）非支撑腿的骨盆下降，表明阳性

图15-1　单腿站立试验（trendelenburg test）

*功能活动视诊。*如果可能的话，仔细检查与患者主诉相关的功能性活动，如蹲坐、旋转或上楼梯。在这些动作的任何阶段是否有疼痛感？例如在上台阶时患肢因负重而疼痛。在这个阶段，可以通过调整骨盆旋转等方式调整活动，观察症状是否发生变化。

主动生理运动

髋关节的主动生理运动包括屈曲、伸展、外展、内收、内旋和外旋（表 15-1）。除了伸展更容易在俯卧位下进行检查，其他所有的动作都可以在仰卧位下进行检查。如果症状允许，运动时可以进行加压（图 15-2）。

表 15-1　主动生理运动及改良运动

主动生理运动	改良运动
屈曲 伸展 外展 内收 内旋 外旋 • 腰椎 • 骶髂关节 • 膝关节 • 足和踝关节	重复 改变运动速度 运动联合，例如 • 屈曲伴旋转 • 旋转伴屈曲 加压或分离，例如 • 屈曲时通过大结节施加 持续的 伤害性运动 鉴别测试 功能能力

治疗师在每次运动前确定患者休息时的症状，并被动地纠正任何运动偏倚，以确定其与患者症状的相关性。需注意以下事项：

- 运动质量。
- 关节活动度。
- 进行关节活动时疼痛的特点。
- 关节活动时以及活动至结束时的阻力。
- 激发肌肉痉挛。

与有症状物理检查的操作类似，有经验的治疗师能够通过做生理运动来区分组织之间的差异。例如，当患者单腿站立状态下旋转躯干（引起腰椎和髋关节旋转），会出现患者臀部疼痛，此时需要区分症状是腰椎引起的还是髋关节引起的。治疗师可以依次增加和减少腰椎旋转和骨盆旋转，来弄清楚每个运动对臀部的影响。如果疼痛来自臀部，那么腰椎的运动对疼痛没有影响，但骨盆的运动会改变疼痛的程度；相反，如果疼痛来自腰椎，那么腰椎的运动将影响疼痛，而骨盆的运动则不会产生影响。

有必要检查其他区域来确定它们与患者症状的相关性；它们可能是症状的根源，也可能是症状的诱因。最可能相关的区域是腰椎、骶髂关节、膝盖、足和踝。对这些区域可以进行快速筛选；详情请参阅第四章。

然而，与所述相反的是，如对腰椎进行筛查试验并不能完全确定该区域不是症状的来源，如果存在任何疑问，建议治疗师对可疑区域进行充分的评估（见有关章节）。

被动生理运动

上述所有主动运动均可被动检查，患者通常为仰卧位，左右两侧进行比较。存在骨性关节炎（OA）时，治疗师可能会预判患者髋屈曲、外展和内旋的活动范围受限，伸展轻微受限，外旋无限制（Cyriax，1982）。

比较主动和被动运动状态下症状的反应有助于确定损伤结构是非收缩性的（关节）还是收缩性的（关节外）（Cyriax，1982）。如果病变是非收缩性的，如韧带，那么主动和被动的运动会在相同方向上感觉到疼痛和/或活动受限。如果病变位于可收缩组织（即肌肉），那么主动和被动运动会在相反方向上感觉到疼痛和/或活动受限。例如，髋关节内收肌拉伤时在主动内收和被动外展时会引起疼痛。然而，这种模式是理论上的，肌肉拉伤更可能通过肌肉等长收缩来评估，在这种情况下，非收缩组织的长度几乎没有变化。

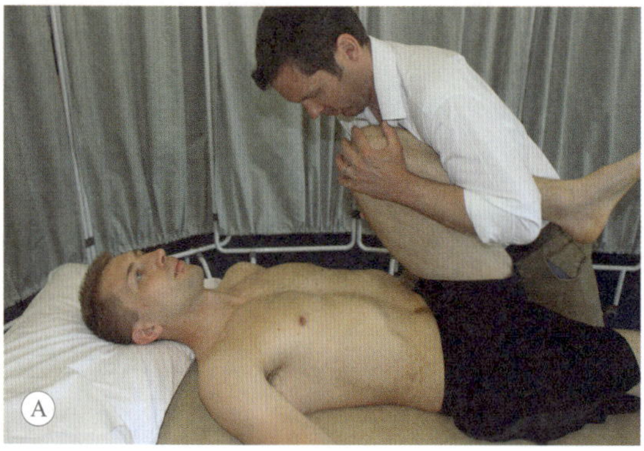

(A) 屈曲

治疗师双手放在患者膝盖上,在髋关节屈曲时施加压力

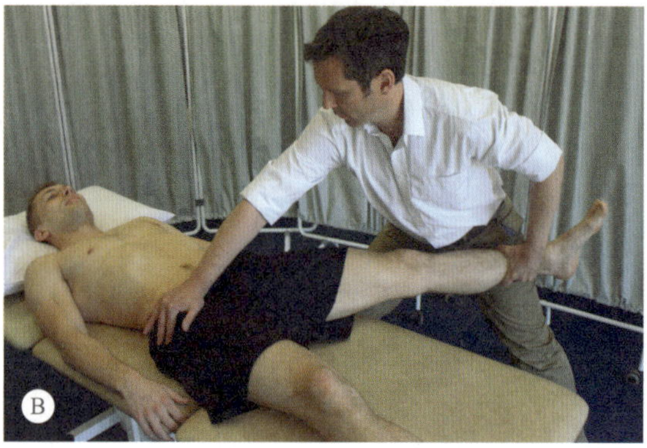

(B) 外展

治疗师右手固定骨盆,左手将患者的腿外展

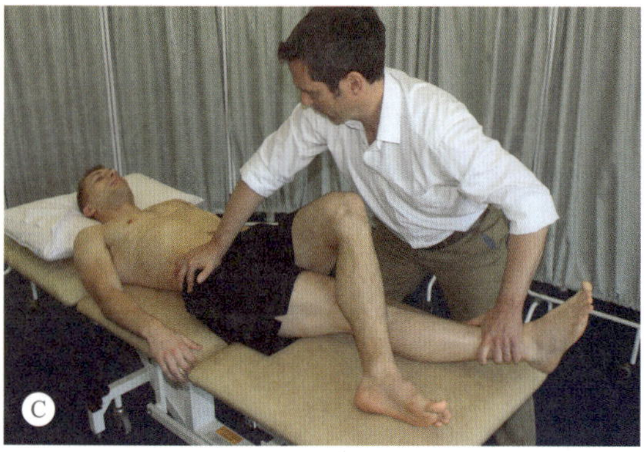

(C) 内收

左腿交叉置于右腿上,治疗师右手固定患者骨盆,左手将患者右腿内收

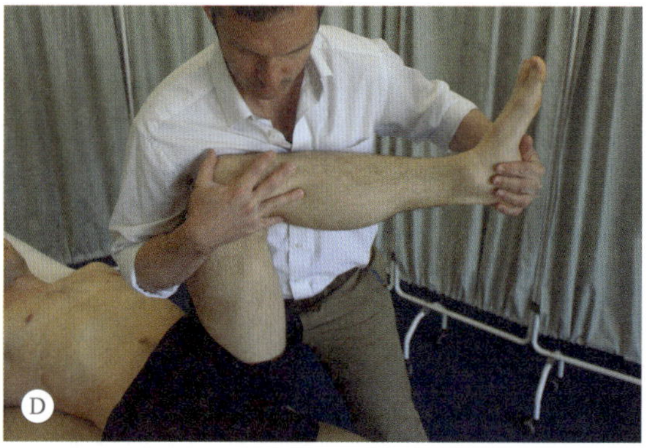

(D) 内旋

治疗师的躯干和右手固定测试腿。左手和躯干使患者髋关节内旋

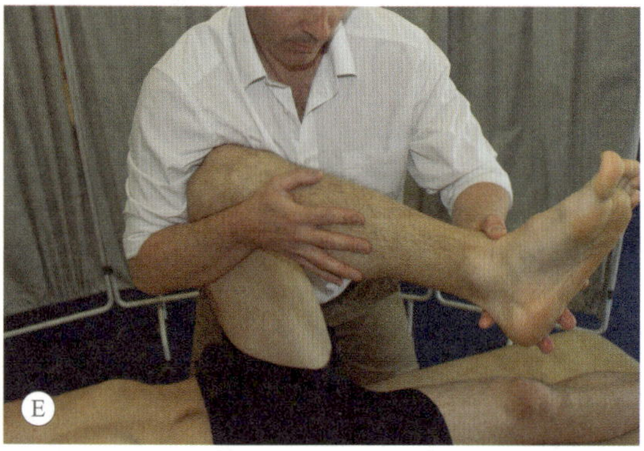

(E) 外旋

治疗师的躯干和右手固定测试腿。左手和躯干使患者髋关节外旋

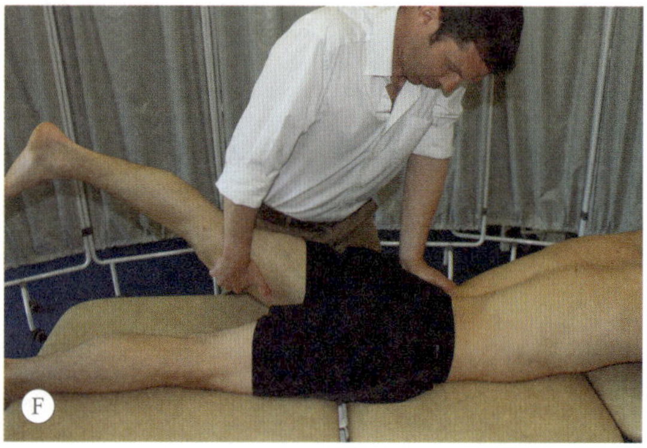

(F) 伸展

俯卧位,左手固定骨盆,右手将腿向后伸展

图 15-2 对髋关节施加压力

关节内结构测试

除了测试主动和被动生理运动范围外，治疗师还可以使用特殊测试来有选择地对髋关节周围的不同结构进行测试。这些测试的可靠性、敏感性和特异性各不相同。作者根据文献选择了临床上最常用的测试。关节内检查包括髋关节撞击综合征和骨折检查。

髋关节撞击综合征

髋关节撞击综合征是一种髋关节形态学上的疾病，多发于年轻人，在屈曲和旋转运动过程中，患者会感觉到腹股沟疼痛。但它仍然是一种大众不太熟知的疾病（Cannon 等，2020）。2016 年在 Warwick 关于股髋臼撞击综合征的国际协议上，明确了髋关节撞击综合征的诊断和治疗。共识文件将 FAI 定义为“一种与髋关节运动相关的具有三联征（症状、临床体征和影像学表现）的临床疾病，”（Griffin 等，2016）。疼痛被认为是“股骨近端与髋臼过早接触”引起（Griffin 等，2016）。这种“过早接触”是由于股骨头形状异常引起（称为凸轮畸形），髋臼边缘形态异常（称为钳夹畸形）或两者的结合（Cannon 等，2020）。髋关节撞击综合征的长期预后目前尚不清楚（Cannon 等，2020），但如果不进行干预治疗，可能会导致骨关节炎样改变（Griffin 等，2016）。

根据 Warwick 共识得出诊断的三联征包括：

- 症状——疼痛通常发生在臀部/腹股沟区域。可能会有咔嗒声、卡顿、绞锁、活动范围受限，有时会有打软腿。
- 体征——没有任何一种临床体征表明髋关节撞击综合征是一种病理状态，但一系列的检查可能会有所帮助。下面我们将介绍三种最广泛使用的临床测试：内旋加压（internal rotation over pressure，IROP）、屈曲内收内旋（flexion adduction internal rotation，FADDIR）和屈曲外展外旋（flexion abduction external rotation，FABER）。这些测试在临床上是有用的（Reiman 等，2015；Pacheco-Carrillo 和 Medina-Porqueres，2016）；然而，一般情况下，这些测试具有敏感性但不具有特异性，所以治疗师要特别注意假阳性情况。
- 诊断影像学——虽然不是所有治疗师都能够获得影像学检查，但了解影像学检查有助于对 FAI 的诊断。首先骨盆正位 X 线平片和髋侧位 X 线平片有助于检查凸轮形或钳夹形态，如果需要更详细的成像，例如判定关节盂唇撕裂，则进行 MRI 检查。MRI 关节造影（包括成像前注射钆）更具有侵入性，但在检测关节盂唇撕裂和关节软骨缺陷方面通常也更加准确（Griffin 等，2016）。

内旋加压试验

患者仰卧位，患侧髋关节屈曲 90°。治疗师一手固定骨盆，另一手施加压力将髋关节内旋至关节活动度末端（图 15-3）。如果诱发出患者的疼痛，则内旋加压（internal rotation over pressure，IROP）测试为阳性。IROP 试验的灵敏度大于 80%（Maslowskid 等，2010；Pacheco-Carrillo 和 Medina-Porqueres，2016），但特异性低至 17%。

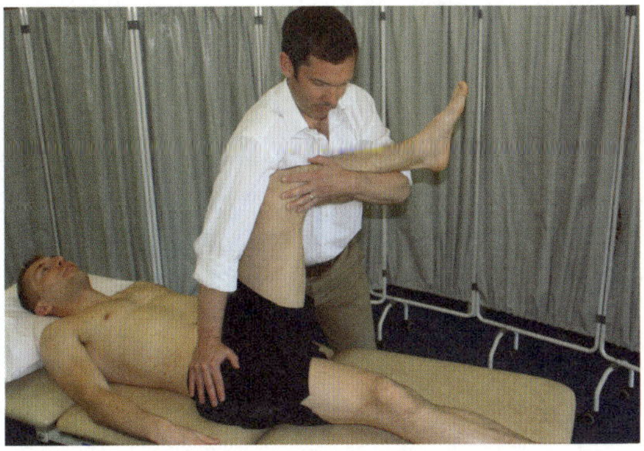

图 15-3 内旋加压测试（IROP）

治疗师一手固定骨盆，另一手施加压力将髋关节内旋至关节活动度末端

屈曲内收内旋试验

患者仰卧位，单膝屈曲。治疗师将患者髋关节屈曲至最大范围，然后内收并内旋股骨（图

15-4）。这个动作使股骨颈靠近髋臼的前端。如果患者再现了疼痛、咔嗒声、卡顿或绞锁，即阳性。据报道，屈曲内收内旋（flexion adduction internal rotation，FADDIR）试验的灵敏度高达94%（以 MRI 关节造影为参考），但特异性较差，为 8%（Reiman 等，2015b）。

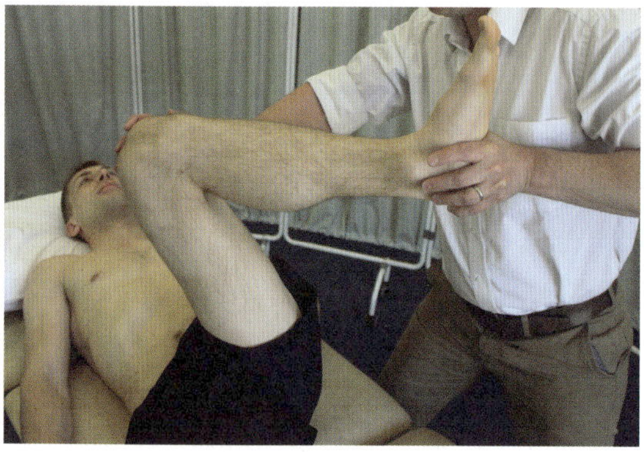

图 15-4　屈曲、内收、内旋（FADDIR）

治疗师将患者髋关节屈曲至最大范围，然后内收并内旋股骨

屈曲外展外旋试验

屈曲外展外旋（flexion abduction external rotation，FABER）测试也是检测 FAI 的敏感测试，敏感性为 82%，但同样缺乏特异性，特异性为 25%（Maslowski 等，2010）。患者仰卧位，将患侧脚放在健侧膝盖上。然后，治疗师一手固定骨盆，同时另一手对膝关节施加稍许向下的压力（图 15-5）。患者的同侧髋关节疼痛重现表明试验阳性（Pacheco-Carrillo 和 Medina-Porqueres，2016）。除了 FAI 外，FABER 测试阳性也可能表明有髂腰肌痉挛或骶髂关节功能障碍（Magee 等，2021）。

骨折

在股骨骨折和应力性骨折的诊断中，已经确定了一些需要做的检查。以下两个测试都有着良好的鉴别性（Reiman 等，2015b）。

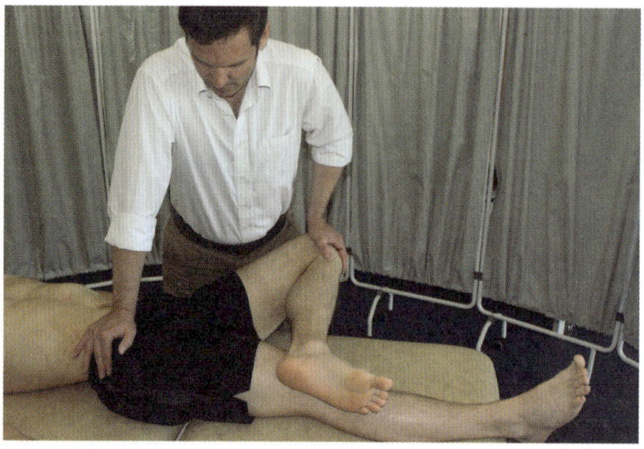

图 15-5　屈曲、外展、外旋试验（FABER）

将患侧脚放在健侧膝盖上。因此患侧腿处于屈曲、外展和外旋体位。然后，治疗师一手固定骨盆，同时另一手对膝关节施加稍许向下的压力

髌骨耻骨敲击试验

在这项测试中，治疗师坐在或站在患侧腿旁，将听诊器放在耻骨联合上方。然后敲击测试腿的髌骨或使用音叉放置髌骨上，并记录声音（图 15-6）。然后将声音的质量与对侧进行比较。如果同侧声音较对侧浊，则认为该测试为阳性。该测试灵敏度和特异性可分别高达95%和 86%（Reiman 等，2013，2015b）。

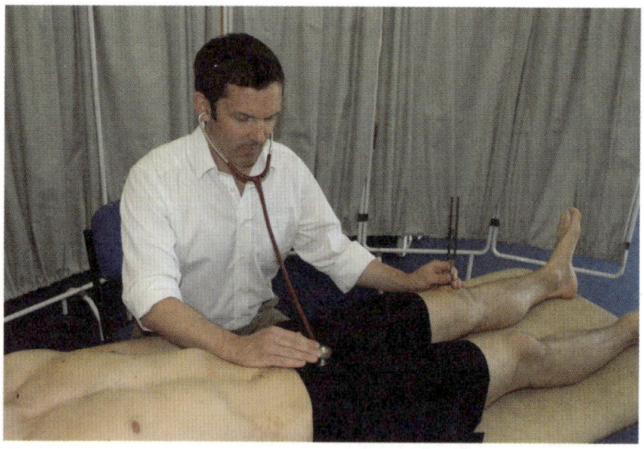

图 15-6　髌骨耻骨敲击试验

治疗师坐在或站在患侧腿旁，将听诊器放在耻骨联合上方。然后敲击测试腿的髌骨或使用音叉放置髌骨上，并记录声音

Fulcrum 试验（支点试验）

另一种有着良好敏感性和特异性的诊断骨

折的试验，是支点试验。患者坐在治疗椅上，治疗师在其患侧。治疗师一手放在健侧大腿上，并且患者患侧大腿放在治疗师的前臂上。患者轻微向后倾斜，治疗师另一手在患侧膝关节处施加向下的压力（图 15-7）。阳性测试的表现是恐惧和症状重现。Fulcrum 试验敏感度和特异性分别为 93% 和 75%（Reiman 等，2013，2015b）。

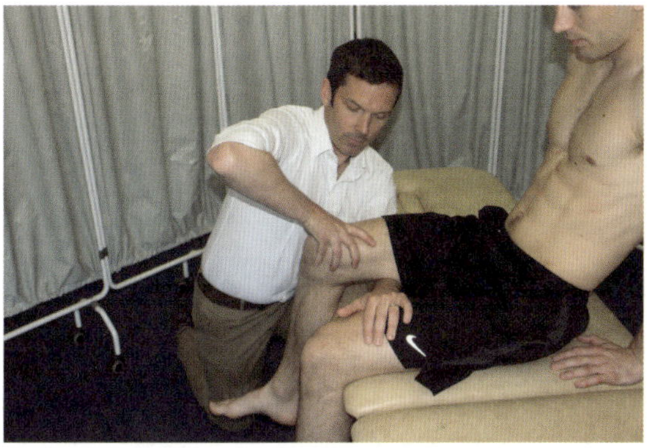

图 15-7 支点试验

患者坐在治疗椅上，治疗师在其患侧。治疗师一手放在健侧大腿上，并且患者患侧大腿放在治疗师的前臂上。患者轻微向后倾斜，治疗师另一手在患侧膝关节处施加向下的压力

关节外结构测试

现在要讲述关节外结构症状的检查。这些测试是关于臀肌肌腱病和运动相关腹股沟疼痛的测试。

臀肌肌腱病

相比于以前，现在已经认识到更多引起髋外侧疼痛的因素。过去的“转子滑囊炎”，现在称为“转子疼痛综合征”或简称为“髋外侧疼痛”。现在人们普遍认为髋外侧疼痛的主要来源是臀肌肌腱病，特别是臀中肌、臀小肌腱的肌腱病（Grimaldi 和 Fearon，2015；Grimaldi 等，2015；Reid，2016；Ladurner 等，2021）。臀肌肌腱病不是一种炎症性疾病，其并非以皮肤发红、红斑和肿胀为特征的表现，只有疼痛是共有特征（Reid，2016）。此外，炎症细胞并不总是存在于肌腱病肌腱中（Jomaa 等，2020）。

因此，臀肌肌腱病的治疗应侧重于恢复肌腱单位的负荷能力。事实上，最近的一项大型多中心随机对照试验表明，在治疗臀肌肌腱病时，教育和运动比类固醇注射效果更好（Mellor 等，2018）。进一步的一级研究表明，体外冲击波疗法也可以作为治疗慢性臀肌肌腱病的有效辅助手段（Ramon，2020）。

MRI 是诊断臀肌肌腱病的金标准（Grimaldi 等，2015）。在没有（或作为辅助）影像学检查的情况下，重要的是要认识到，哪些检查在诊断臀肌肌腱病时准确性高，这一点是缺乏共识的。因此，采取一系列临床测试是一种很好的做法（Grimaldi 等，2015）。

抗阻反向外旋测试

抗阻反向外旋测试在诊断臀肌肌腱病方面表现出良好的敏感性（88%）和优异的特异性（97.3%）（Reiman 等，2013，2015 b）。患者仰卧位，患侧髋屈曲 90°。治疗师被动地将患者髋关节内旋至最大限度，并嘱患者抵抗治疗师施加的阻力，以将腿部恢复到中立位（图 15-8）。疼痛的再现表明测试呈阳性（Reiman 等，2015b）。

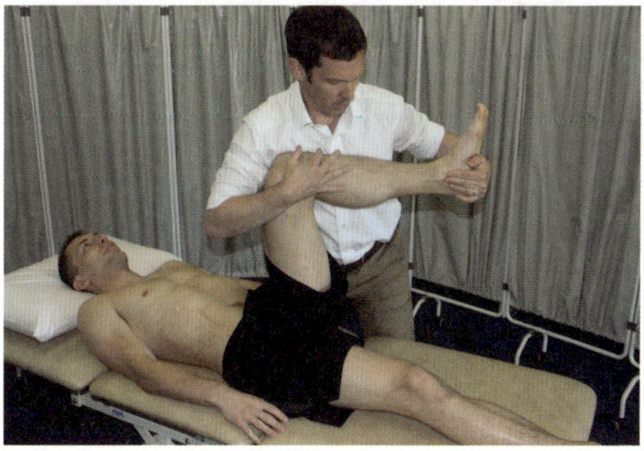

图 15-8 抗阻反向外旋测试

患者仰卧位，患侧髋屈曲 90°。治疗师被动地将患者髋关节内旋至最大限度，并嘱患者抵抗治疗师施加的阻力，以将腿部恢复到中立位

持续单腿站立

Grimaldi 和 Fearon(2015)认为单腿站立是诊断臀肌肌腱病的有效和简单的测试。文献中描述了该测试的几种变体。Lequesne(2008,图15-9)等建议测试为,患者患侧保持简单的单腿站立30秒,治疗师站在患者对面并用双手指尖与患者指尖接触来维持平衡支持。髋关节外展肌耐力较差的患者在此测试中可能会出现髋关节内收,髋关节外侧的压力负荷增加并引起疼痛。如果疼痛在30秒内重现,测试结果为阳性。Lequesnet 等(2008)发现该测试在鉴别臀肌肌腱病变方面具有优异的敏感性和特异性,分别为100%和97.3%。

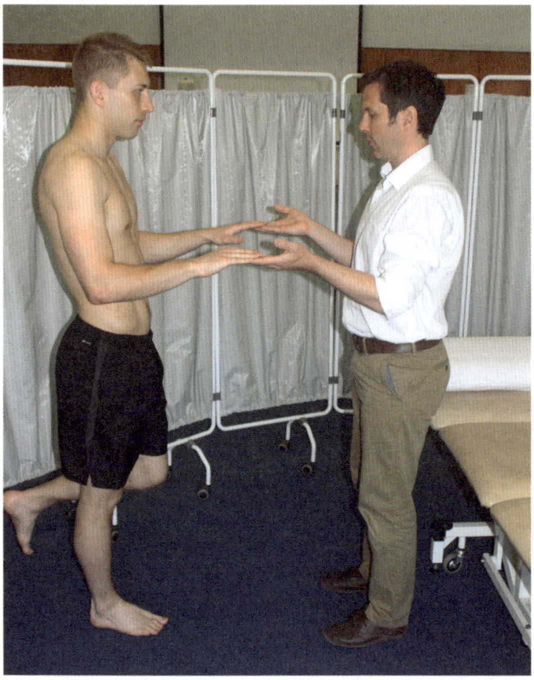

图 15-9 持续单腿站立

患者保持患侧单腿站立30秒,治疗师站在患者对面用双手指尖与患者指尖接触来维持患者平衡

触诊

大转子周围触诊疼痛通常是诊断臀肌肌腱病的一个重要标志(Grimaldi 等,2015)。然而,与MRI结果相比,尽管敏感性良好(80%),但Grimaldi 等(2016)发现触诊的敏感性较差(47%),因此治疗师应注意假阳性情况。

腹股沟疝

虽然腹股沟疝不是肌肉骨骼疾病,但对于治疗师来说,了解它是有帮助的,尤其因为它会导致腹股沟区域出现不适。腹股沟区疝包括腹股沟疝和股疝。疝气发生时,组织,如肠的一部分,在腹壁薄弱处突出。75%的疝气发生在腹股沟区域,多发于男性,男女性比例为9∶1(LeBlanc 等,2013)。腹股沟疝通常表现为腹股沟区域的隆起或肿胀,或男性的阴囊增大。在体格检查时,治疗师检查腹股沟区域是否肿胀,或者在做Valsava运动或咳嗽时隆起。如果存在腹股沟隆起,通常会随体位变化,平躺时消失。而腹股沟疝的测试敏感性和特异性分别为75%和96%(van den Berg 等,1999)。由于女性比男性更难检测到,发生疝气可能需要超声检查(Shakil 等,2020)。

运动相关的慢性腹股沟疼痛

尽管疝气可以通过临床上和影像学上的表现进行排除,但运动相关的慢性腹股沟疼痛仍然存在,这种表现往往让许多从业者感到困惑(Zuckerbraun 等,2020)。虽然与运动相关的髋关节损伤是多种多样的(Reiman 等,2013),但以下测试的目的是将应力置于内收肌共同起点和耻骨联合(Reiman 等,2015b),这样做就能确定该区域是否可能是患者症状的来源。一般来说,这些测试具有特异性,中等灵敏度。

双侧内收肌测试

患者仰卧位,双腿伸展。治疗师将患者双腿轻微抬起(屈曲),并要求患者最大限度地内收,以抵抗医生徒手的阻力(图15-10)。患者症状的重现表明测试结果呈阳性(Reiman 等,2013)。该测试的敏感性为54%,特异性为93%(Reiman 等,2015b)。

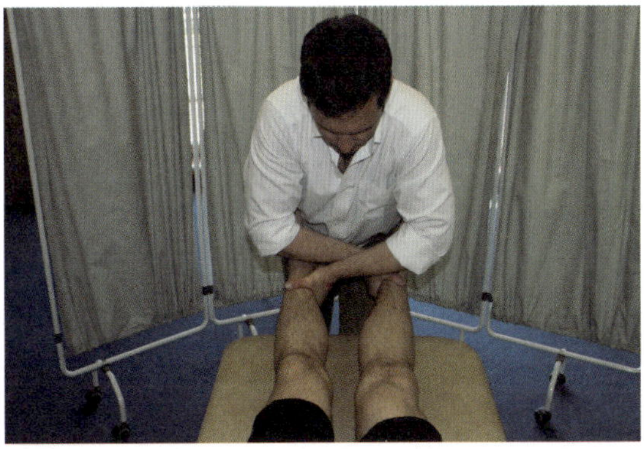

图 15-10　双侧内收肌测试

治疗师将患者双腿轻微抬起(屈曲),并要求患者最大限度地内收,抵抗医生徒手的阻力

挤压试验

与双侧内收肌测试类似,该测试同样嘱患者同时收缩双侧内收肌。另外要求患者膝关节屈曲至45°,医生将拳头放在患者的双侧膝关节之间,嘱患者用力挤压医生紧握的拳头(图15-11)。患者症状重现表明测试结果呈阳性(Reiman 等,2013)。挤压试验的诊断准确度与双内收肌测试相似,灵敏度为43%,特异性91%(Reiman 等,2015b)。

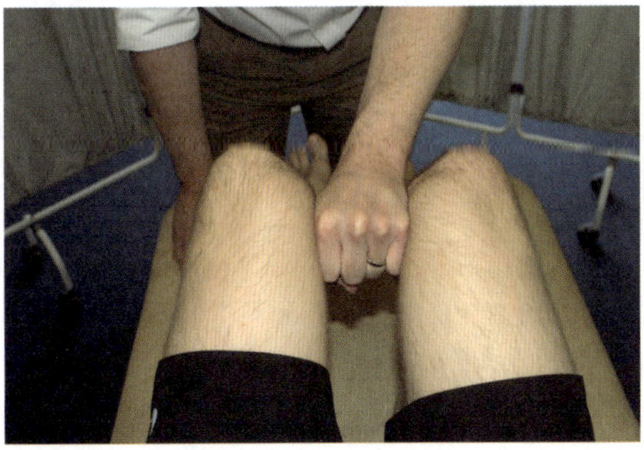

图 15-11　挤压试验

患者膝关节屈曲至45°,医生将拳头放在患者的双侧膝关节之间,嘱患者用力挤压医生紧握的拳头

表15-2总结了关节内和关节外病理检查的敏感性和特异性。

肌肉测试

肌肉测试包括肌力、肌肉控制、肌肉长度检查以及等长肌力测试。

肌力

为了真正了解肌力,治疗师可对肌肉进行等张测试。在进行髋关节体格检查时,检查髋关节屈肌、伸肌、外展肌、内收肌、内旋和外旋肌以及其他相关肌群是有必要的。

可能需要更详细地测试肌力的肌肉,特别是那些容易变薄弱的肌肉,即腹直肌、臀大肌、臀中肌、臀小肌、股外侧肌、股内侧肌、股中间肌、胫骨前肌和腓骨肌(Jull 和 Janda,1987;Sahrmann, 2002)。这些肌肉的肌力测试方法已在第四章中描述。

肌肉控制

肌肉的相对力量比肌肉群的整体力量更重要(Janda, 1994, 2002; White 和 Sahrmann, 1994; Sahrmann, 2002)。相对力量是通过观察姿势间接进行评估的,如前所述,通过观察主动运动的质量,注意肌肉恢复模式的变化,以及触诊不同位置的肌肉活动。

肌肉长度

治疗师可能会测试肌肉的长度,特别是那些容易缩短的肌肉(Janda,1994),即竖脊肌、腰方肌、梨状肌、髂腰肌、股直肌、阔筋膜张肌、腘绳肌、胫骨后肌、腓肠肌和比目鱼肌(Jull 和 Janda, 1987; Sahrmann, 2002)。这些肌肉的长度测试方法已在第四章中描述。

等长肌力测试

等长肌力测试有助于辨别症状是由收缩性组织还是非收缩性组织引起的。第四章详细描述了等长测试。

在休息体位测试髋关节屈肌、伸肌、外展肌、内收肌、内旋肌和外旋肌群(以及其他相关

表15-2 关节内和关节外病变测试的敏感性和特异性的概况

	病变	测试	敏感性	特异性	参考文献
关节内病变	髋关节撞击	内旋加压测试	高 >80%	低 17%	Maslowski 等(2010), Pacheco Carrillo and Medina Porqueres (2016)
		屈曲内收内旋试验	非常高 94%	非常低 8%	Reiman 等(2015b)
		屈曲外展外旋试验	中等到高 82%	非常低 25%	Maslowski 等(2010)
	骨折	髌骨耻骨叩击试验	非常高 95%	高 86%	Reiman 等(2013,2015b)
		支点试验	非常高 93%	中等 75%	Reiman 等(2013,2015b)
关节外病变	臀肌肌腱病变	抗阻反向外旋测试	高 88%	非常高 97.3	Reiman 等(2013,2015b)
		持续单腿站立	非常高 100%	非常高 97.3	Lequesne 等(2008)
		触诊	中等到高 80%	低 47%	Grimaldi 等(2016)
	腹股沟疝	体格检查	中等到高 75%	非常高 96%	van den Berg 等(1999)
	与运动有关的腹股沟疼痛	双侧内收肌测试	低 54%	非常高 93%	Reiman 等(2015b)
		挤压试验	低 43%	非常高 91%	Reiman 等(2015b)

肌肉群)是合适的,如果有必要,可以在生理范围的不同部位进行测试。治疗师要注意收缩的强度和质量,以及患者症状的重现。

神经学测试

神经学测试包括神经完整性测试和神经动力学测试。

神经系统的完整性

如果治疗师怀疑症状是由脊柱或周围神经引起的,就要检查神经系统的完整性。

皮节/外周神经。 用棉絮和针尖分别对下肢触觉和痛觉进行检查,详见第四章。了解神经根和周围神经的皮肤分布(皮支)有助于治疗师区分感觉缺失是由神经根损伤引起的还是周围神经损伤引起的。皮神经分布和皮节区域见第四章描述。

肌节/外周神经。 测试以下肌节(详见第四章):

- L2:髋关节屈曲。
- L3:膝关节伸展。
- L4:足背屈和内翻。
- L5:大脚趾的伸展。
- S1:足外翻,臀部收缩,膝关节屈曲。
- S2:膝关节屈曲,踝关节跖屈。
- S3~S4:盆底肌、膀胱和生殖器功能。

了解神经根(肌支)和周围神经的肌肉分布使治疗师能够区分运动丧失是由神经根损伤引起的还是由周围神经损伤引起的。

反射检查。 进行以下深部腱反射测试(见

第四章)：

- L3～L4：膝跳反射。
- S1：踝反射。

神经动力学测试

可进行下列神经动力学测试，以确定神经组织对患者出现症状的影响程度：

- 被动颈部屈曲。
- 直腿抬高试验。
- 被动屈膝。
- 塌陷测试。

这些测试已在第四章中详细描述。

其他测试

血管测试

如果治疗师存在患者血液循环受损的疑虑，则应触诊股动脉、胫动脉、腘动脉和足背动脉的搏动。然后，检查皮肤和温度的变化以及甲床的毛细血管充盈情况。血管的状态也可以通过观察患者症状对体位变换和下肢抬高的反应来确定。有关进一步信息，请参阅“治疗与管理”分册第八章(Barnard 和 Ryder，2024)。

腿长

真实腿长，往往指先天性的，是测量从髂前上棘到内踝或外踝。当有代偿性变化(如足内翻或脊柱侧凸)时会导致长短腿，此时外观腿长的测量是从脐到内踝或外踝。两侧腿长相差 1.0～1.5 cm 是正常的(Magee，2014)。

触诊

治疗师触诊髋部区域和其他相关区域。在身体图示(图 3-2)和/或触诊图(图 4-34)上记录触诊结果是有必要的。

治疗师要注意以下几点：

- 该区域的温度。
- 局部皮肤的湿度增加。
- 是否存在水肿。这可以用卷尺测量，同时左右两侧对比。
- 浅表组织的活动性和触感，如神经节、结节、股三角淋巴结。
- 肌肉是否存在或引发痉挛。
- 骨压痛(大转子可能因为转子滑囊炎而压痛，坐骨结节可能因坐骨结节囊炎而压痛)；腹股沟区压痛可能是由于髂腰肌滑囊炎、韧带、肌肉(用于髂肌的压痛/痉挛测试的 Baer's 点，位于从脐到髂前上棘的三分之一连线处)、肌腱、腱鞘、触发点和神经。

在髋部区域可触诊的有关神经如下：

- 患者俯卧位，可沿着大转子和坐骨结节之间的假设线的三分之二触诊坐骨神经。
- 腓总神经可通过触诊股二头肌肌腱内侧，也可在腓骨头周围。
- 胫神经可通过触诊膝后皱褶中央，位于腘动脉内侧；内踝后面也能感觉到，在脚背屈和外翻时更明显。
- 骨突处增加或减少。
- 触诊时疼痛加剧或减轻。

附属运动

使用触诊图和运动图(或关节图)记录结果可能是有必要的。这些已在第四章中详细说明。

治疗师要注意以下几点：

- 运动质量。
- 关节活动度。
- 关节活动度范围和末端时的阻力。
- 关节活动范围内的疼痛。
- 肌肉痉挛。

髋关节附属运动如图 15-12 所示，并列于表 15-3。在评估完髋关节的附属运动之后，治疗师重新评估所有的手动标星号(已发现可以重现患者症状的运动或测试)，以确定附属运动对患者体征和症状的影响。在寻找疑似是患者症状或者是促成患者症状来源的区域时，可以检测辅助运动。同样，在对任一区域进行附属

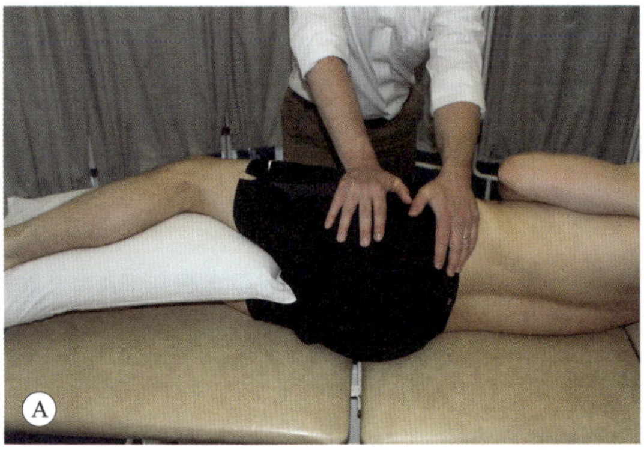

（A）前后向

患者侧躺，将枕头置于患者两腿之间，使髋关节处于中立位。然后治疗师左手放在髂嵴后方来固定骨盆，同时右手掌根在大转子前部从前向后施力

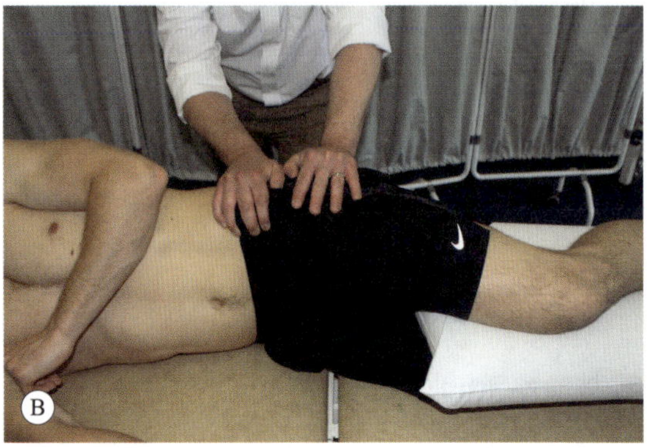

（B）后前向

患者侧躺，将枕头置于患者两腿之间，使髋关节处于中立位置。治疗师右手放在髂前上棘的前部以固定骨盆，而左手则对大转子的后部后前向施力

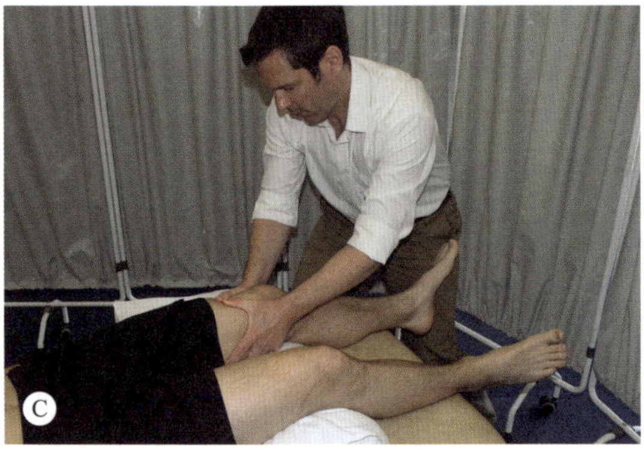

（C）足侧纵向

手握紧股骨内上髁和外上髁的近端，将股骨拉向足侧

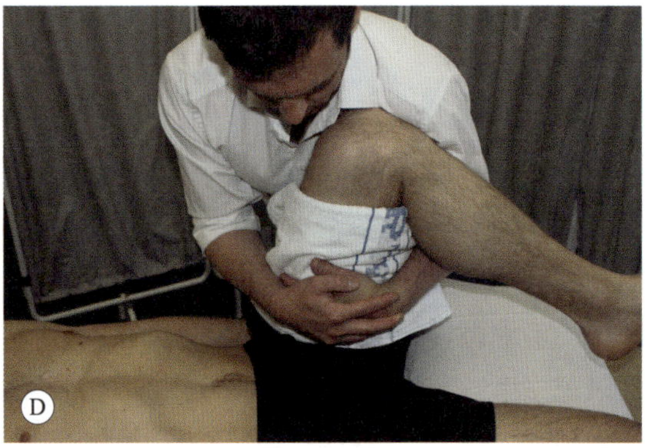

（D）横向滑动

髋关节屈曲，大腿上部围上一条毛巾。治疗师双手合拢放在大腿内侧，向外侧拉腿

图 15-12　髋关节附属运动

表 15-3　附属运动，选择重新评估患者的星号检查

附属运动	修改	确定辅助动作对患者体征和症状的影响
髋关节 前后向滑动 后前向滑动 足侧纵向滑动 横向滑动	初始体位，例如 • 屈曲 • 伸展 • 内旋 • 外旋（内侧或外侧） • 屈曲和内旋 • 伸展和外旋 施力速度 作用力的方向 施加力点	重新评估所有标有星号的检查
腰椎 骶髂关节 膝关节 足和踝关节	如上所述	重新评估所有标有星号的检查

运动后，治疗师重新评估所有的星号。可能检查的部位有腰椎、骶髂关节、膝关节、足部和踝关节（表 15-3）。

> **知识校验**
> 1. 髋关节内旋受限意味着什么？
> 2. 一般来说，FAI 的测试是特异的，但不敏感：对还是错？
> 3. 根据 Warwick 共识，诊断 FAI 的三个特征是什么？
> 4. 哪些体格检查可能有助于诊断臀肌肌腱病？
> 5. 腹股沟疝在男性中更常见：对还是错？

完成检查

完成上述所有检查后，髋关节检查也就完成了。主观检查和体格检查提供的大量信息，需要准确、快速地记录下来。在这个阶段，用星号标识（ * ）的检查是非常重要的。这些标识的检查在随后的治疗过程中需要重新评估，以评估治疗对患者病情的影响。

可能是患者症状来源的关节、神经、肌肉组织，它们的详尽物理检查程序总结于表 4-9。

体格检查完成后，治疗师：

- 警告患者在检查后 24~48 小时病情可能恶化。
- 要求患者在下次就诊时详细报告检查后的症状表现。
- 解释体格检查的结果以及这些结果与主观评估的关系。对于患者可能对他们的疾病或伤害产生的任何误解进行解决。
- 评估结果，制定临床诊断计划并列出问题清单。
- 确定治疗的目标。
- 制定初步治疗计划。

通过这种方式，治疗师将得出以下假设类别（改编自 Jones 和 Rivett，2004）：

- 功能：能力和限制。
- 患者对自己经历的看法。
- 症状的来源。这包括患者认为症状产生的结构或组织，结构或组织的性质与愈合过程和疼痛机制的关系。
- 导致问题发展和维持的因素：可能是环境、社会心理、行为、身体或遗传因素。
- 治疗与管理的注意事项/禁忌证：这包括患者症状的严重程度和易激惹程度以及患者病情的性质。
- 管理策略及治疗方案。
- 预后：这可能受到诸如损伤的阶段和程度以及患者的期望、个性和生活方式等因素的影响。

对于治疗与管理原则的指导，读者可以直接阅读“治疗与管理”分册（Barnard 和 Ryder，2024）。

复习问题

1. 列举一个急性和退行性髋关节病理的例子。
2. 髋关节骨关节炎主观上和客观上是如何表现的？
3. 什么解剖结构可能与腹股沟有关？
4. FAI 会导致哪些形态学变化？
5. 腹股沟锁定可能表明 FAI：对还是错？
6. 诊断 FAI 的三个特征：
   a. ________　b. ________
   c. ________
7. 臀肌肌腱病最容易影响哪两根肌腱？
   a. 臀小肌　b. 臀中肌　c. 臀大肌
8. 描述一种以证据为基础的治疗肌腱病变的方法。
9. 单腿站立对诊断臀肌肌腱病是高特异性的：对还是错？
10. 描述一项有助于评估运动相关腹股沟疼痛的体格检查。

案例分析

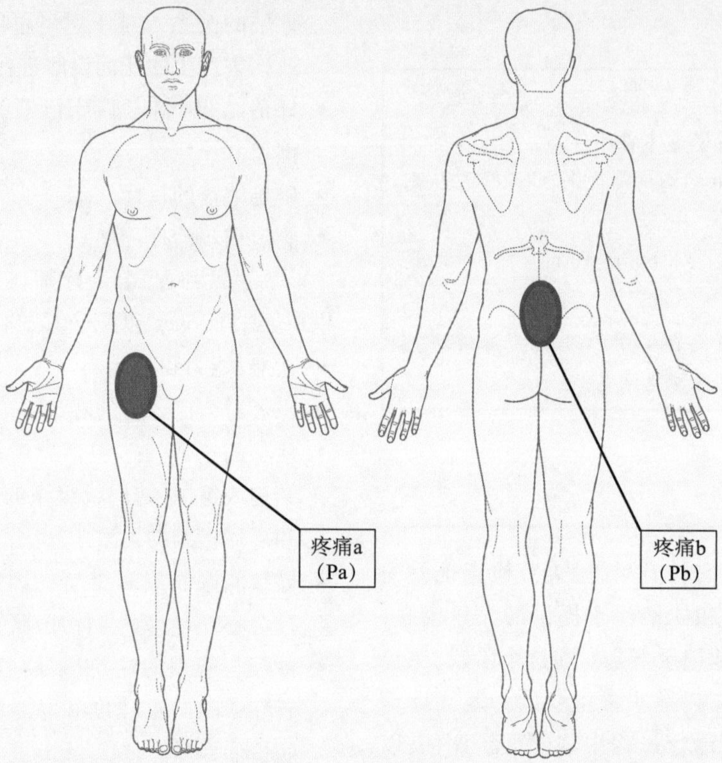

16 岁，体操运动员

疼痛 a(Pa)——间歇性阵痛

加重因素——右腿扭曲、下蹲和着地时会立即感觉到疼痛。可以忍受。

缓解因素——休息，但在长时间的训练后休息时也可能会疼痛。

疼痛 b(Pb)——间歇性疼痛

加重因素——突然弯曲，例如系鞋带或自洗碗机拿东西。

缓解因素——自然体位，立即休息。

24 小时模式——腹股沟疼痛和腰疼都与当天的活动有关。早上症状并没有加重。有时候，晚上在床上翻身时会因腹股沟疼痛痛醒。

既往史/药物史——身体健康。没有明显的既往病史，也没有服用药物。

其他部位没有症状。

主观检查

现病史

一位 16 岁的县级体操运动员，因为最近 5 个月感觉右侧腹股沟疼痛史和偶尔的腹股沟卡顿来就诊。她还说最近几周一直腰痛。她认为她腰疼是由于腹股沟疼痛使她改变体操中的技法导致的。臀部或腿部没有疼痛感。没有神经系统症状，腹股沟疼痛和腰背不适可以单独出现。

她记不起造成这种疼痛的原因。糟糕的是，她感觉到疼痛在过去的两个月里变得更加严重，现在她无法完成一次完整的训练。通常情况下，她每周会训练四次，但她现在只能完成两次训练，因为训练后的腹股沟疼痛需要 2 天才能缓解。她以前没有接受过任何治疗。医生给她做了一次 X 线检查，结果正常。

加重和缓解因素

在自由体操中扭动臀部，以及用右腿下蹲和着地时，腹股沟疼痛会尤其加重。她能够继续她的训练，但腹股沟疼痛感会逐渐增加，到训练结束时，她休息时也会感受到腹股沟疼痛。在家里，她盘腿坐在地板上腹股沟也会疼痛。

她说，在做一些弯曲动作时，例如，系鞋带或帮父母从洗碗机里拿东西等，她的腰会疼。当她站起来即不做弯腰动作时，几秒钟后腰疼消失了。

24 小时模式

腹股沟疼痛和腰疼都与当天的活动有关。早上症状并没有加重。有时候，晚上在床上翻个身时会因腹股沟疼痛痛醒。

既往史和用药史

身体健康，没有服用任何药物。

主观检查后设想

治疗师认为下腰痛和右侧腹股沟痛没有直接关系，尽管腹股沟痛导致的运动模式改变可能导致机械性背痛的产生。但由于以下三个原因，我们不认为疼痛是直接相关的：首先，疼痛发生在不同的时间；右腹股沟疼痛已经持续了 5 个月，而背部疼痛才持续了几周。其次，加重因素不同：右腿扭转、下蹲、落地加重腹股沟疼痛，屈曲加重背部疼痛。最后，这两种疼痛可以单独出现，因此两者之间似乎没有主观的联系。

与腹股沟密切相关的解剖结构包括髋关节和耻骨联合，肌肉包括髂腰肌、股四头肌复合体和髋内收肌，皮支包括生殖股神经和股神经。可以有所参考的结构包括腰椎和骶髂关节，或从上腰神经根发出的神经根性疼痛。

由于没有神经系统症状，背部和腹股沟之间也没有明确的关系，因此不太可能是中心源性的。鉴于分布和加重因素，初步问题假设是，髋关节本身是最可能的症状来源。考虑到屈曲和旋转的卡顿和不适，股骨髋臼撞击综合征是最有可能的病理。尽管 X 线图像显示正常，但患者未进行 MRI 检查，这是评估盂唇和关节软骨的更准确的方式（Griffin 等，2016）。

尽管腹股沟的症状严重程度和激惹程度较低，也很容易再现，训练后出现症状，她也能继续训练，但是体格检查不会像一次完整的训练那样达到引起训练时症状的程度。

疼痛机制主要是伤害性的，目前没有证据表明中枢敏感化或不适应的输出机制，如恐惧回避。临床检查的重点是评估髋关节，并排除 FAI 作为潜在病理的可能性。进行功能性测试和测量髋关节关节活动范围，以及在临床上诊断 FAI 有效的测试，即内旋加压测试、屈曲内收内旋试验、屈曲外展外旋试验。预计在测试过程中会有不适感，产生屈曲和内旋范围缩小，即冲击试验阳性结果。普遍认为，在完成功能性任务时，也可能缺乏对臀部的控制。其他可能对预判有价值的检查包括腰椎检查以及臀肌力量和控制检查。

没有任何禁忌证或注意事项。

体格检查

功能性测试

姿态、步态和单腿控制是 FAI 诊断的重要考虑因素（Griffin 等，2016）。患者站立时膝关节小程度外翻。步态检查无显著差异；然而，在单腿深蹲时，存在外翻运动模式。在做单腿跳跃和单腿落地这种重复性、有激惹性的体操运动时，外翻运动模式会加重。单腿着地时，右腹股沟又出现了同样的症状。腹股沟疼痛程度是可变的，当患者在着地时注意他们的膝盖位置并避免外翻时，腹股沟疼痛会得到轻微的改善。

关节活动度

关节屈曲活动至末端和内旋加压时有不适感。

屈曲内收内旋

当屈曲（flexion）、内收（adduction）和内旋（internal rotation）联合在一起（FADDIR），腹股沟疼痛强烈再现，腹股沟有卡顿感。

屈曲外展外旋

屈曲外展外旋试验（FABER test）也呈阳性。

附属运动

由于病情不严重，不易激惹，在整个关节活动范围内探查辅助运动，特别是在仰卧和屈曲末端并稍微内旋的激惹体位。研究证实，在这种激惹体位下，通过髋关节的外侧横向辅助滑动可减轻腹股沟疼痛，并且，当使用屈曲内收内旋测试髋关节撞击综合征时，在固定带的辅助下进行 30 秒Ⅲ级活动可减轻腹股沟疼痛的强度。

临床诊断及计划

尽管缺乏 MRI 证实性，但症状和临床体征表明 FAI 的临床诊断符合 Warwick 共识文件（Griffin 等，2016）。

在屈曲和内旋的激惹性姿势下，附属运动在一定程度上可以缓解腹股沟的不适感，因此为了在一定范围内改善腹股沟疼痛，可以在使用固定带的情况下尝试一系列附属和生理运动。

普遍认为，右腿着地时的外翻运动模式可能会使病情持续，因为在着地时改变膝盖位置可以在一定程度上改变症状。因此，我们决定进一步探索这种运动模式，在密切监测症状反应的同时，尝试修改这种模式，并在第二次治疗时观察臀肌力量和足部位置。

如果在第二次疗程后，臀肌无力和髋关节控制不佳导致的外翻运动模式，可能是病情持续的原因，那么，为了改善功能以及做到更具挑战性的运动特定任务，加强臀肌的分级锻炼计划是一个有用的起点。

（贾延兵、李慧琳 译，刘浩、刘守国 校）

参考文献

[1] Allison, K., Wrigley, T. V., Vicenzino, B., Bennell, K. L., Grimaldi, A., Hodges, P. W., 2016. Kinematics and kinetics during walking in individuals with gluteal tendinopathy. Clin. Biomech. (Bristol, Avon). 32, 56-63.

[2] Barnard, K. J., Ryder, D., 2024. Principles of Musculoskeletal Treatment and Management: A Handbook for Therapists, third ed. Churchill Livingstone, Edinburgh.

[3] Berstock, J. R., Blom, A. W., Beswick, A. D., 2015. A systematic review and meta-analysis of complications following the posterior and lateral surgical approaches to total hip arthroplasty. Ann. R. Coll. Surg. Engl. 97, 11-16.

[4] Cannon, J., Weber, A. E., Park, S., Mayer, E. N., Powers, C. M., 2020. Pathomechanics underlying femoroacetabular impingement syndrome: theoretical framework to inform clinical practice. Phys. Ther. 100 (5), 788-797.

[5] Cyriax, J., 1982. Textbook of Orthopaedic Medicine—Diagnosis of Soft Tissue Lesions, eighth ed. Baillière Tindall, London.

[6] Gifford, L. S., 1998. Pain, the tissues and the nervous system: a conceptual model. Physiotherapy 84, 27-36.

[7] Griffin, D. R., Dickenson, E. J., O'donnell, J., Awan, T., Beck, M., Clohisy, J. C., et al., 2016. The Warwick agreement on femoroacetabular impingement syndrome (FAI syndrome): an international consensus statement. Br. J. Sports Med. 50 (19), 1169-1176.

[8] Grimaldi, A., Fearon, A., 2015. Gluteal tendinopathy: integrating pathomechanics and clinical features in its management. J. Orthop. Sports Phys. Ther. 45, 910-922.

[9] Grimaldi, A., Mellor, R., Hodges, P., Bennell, K., Wajswelner, H., Vicenzino, B., 2015. Gluteal tendinopathy: a review of mechanisms, assessment and management. Sports Med. 45, 1107-1119.

[10] Grimaldi, A., Mellor, R., Nicolson, P., Hodges, P., Bennell, K., Vicenzino, B., 2016. Utility of clinical tests to diagnose MRI-confirmed gluteal tendinopathy in patients presenting with lateral hip pain. Br. J. Sports Med. 51 (6), 519-524.

[11] Janda, V., 1994. Muscles and motor control in cervicogenic disorders: assessment and management. In: Grant, R. (Ed.), Physical Therapy of the Cervical and Thoracic Spine, second ed. Churchill Livingstone, New York, p. 195.

[12] Janda, V., 2002. Muscles and motor control in cervicogenic disorders. In: Grant, R. (Ed.), Physical Therapy of the Cervical and Thoracic Spine, third ed. Churchill Livingstone, New York, p. 182.

[13] Jomaa, G., Kwan, C. K., Fu, S. C., Ling, S. K. K., Chan, K. M., Yung, P. S. H., Rolf, C., 2020. A systematic review of inflammatory cells and markers in human tendinopathy. BMC Musculoskelet. Disord. 21 (1), 1-13.

[14] Jones, M. A., Edwards, I., Gifford, L., 2002. Conceptual models for implementing biopsychosocial theory in clinical practice. Man. Ther. 7,

2-9.
[15] Jones, M. A., Rivett, D. A., 2004. Clinical Reasoning for Manual Therapists. Butterworth-Heinemann, Edinburgh.
[16] Jull, G. A., Janda, V., 1987. Muscles and motor control in low back pain: assessment and management. In: Twomey, L. T., Taylor, J. R. (Eds.), Physical Therapy of the Low Back. Churchill Livingstone, New York, p. 253.
[17] Lack, S., Barton, C., Malliaras, P., Twycross-Lewis, R., Woledge, R., Morrissey, D., 2014. The effect of antipronation foot orthoses on hip and knee kinematics and muscle activity during a functional step-up task in healthy individuals: a laboratory study. Clin. Biomech. (Bristol, Avon). 29, 177-182.
[18] Ladurner, A., Fitzpatrick, J., O'Donnell, J. M., 2021. Treatment of gluteal tendinopathy: a systematic review and stageadjusted treatment recommendation. Orthop. J. Sports Med. 9 (7), 23259671211016850.
[19] LeBlanc, K. E., Aparicio, K., Barta, E., Munez, K., 2013. Inguinal hernias: diagnosis and management. Am. Fam. Phys. 87 (12), 844-848.
[20] Lequesne, M., Mathieu, P., Vuillemin-Bodaghi, V., Bard, H., Djian, P., 2008. Gluteal tendinopathy in refractory greater trochanter pain syndrome: diagnostic value of two clinical tests. Arthritis Rheum. 59, 241-246.
[21] Magee, D. J., 2014. Orthopedic Physical Assessment. Elsevier Health Sciences, Philadelphia.
[22] Magee, D. J., Manske, R., 2021. Orthopedic Physical Assessment. Elsevier Health Sciences, Philadelphia.
[23] Maslowski, E., Sullivan, W., Forster Harwood, J., 2010. The diagnostic validity of hip provocation maneuvers to detect intra-articular hip pathology. PM &R 2, 174-181.
[24] Mellor, R., Bennell, K., Grimaldi, A., Nicolson, P., Kasza, J., Hodges, P., et al., 2018. Education plus exercise versus corticosteroid injection use versus a wait and see approach on global outcome and pain from gluteal tendinopathy: prospective, single blinded, randomised clinical trial. BMJ [online] p. k1662.
[25] Pacheco-Carrillo, A., Medina-Porqueres, I., 2016. Physical examination tests for the diagnosis of femoroacetabular impingement. A systematic review. Phys. Ther. Sport 21, 87-93.
[26] Ramon, S., Russo, S., Santoboni, F., Lucenteforte, G., Di Luise, C., de Unzurrunzaga, R., et al., 2020. Focused shockwave treatment for greater trochanteric pain syndrome: a multicenter, randomized, controlled clinical trial. JBJS 102 (15), 1305-1311.
[27] Reid, D., 2016. The management of greater trochanteric pain syndrome: a systematic literature review. J. Orthop. 13 (1), 15-28.
[28] Reiman, M. P., Goode, A. P., Cook, C. E., Hölmich, P., Thorborg, K., 2015a. Diagnostic accuracy of clinical tests for the diagnosis of hip femoroacetabular impingement/labral tear: a systematic review with meta-analysis. Br. J. Sports Med. 49, 811.
[29] Reiman, M. P., Goode, A. P., Hegedus, E. J., Cook, C. E., Wright, A. A., 2013. Diagnostic accuracy of clinical tests of the hip: a systematic review with meta-analysis. Br. J. Sports Med. 47, 893-902.
[30] Reiman, M. P., Mather, R. C., Cook, C. E., 2015b. Physical examination tests for hip dysfunction and injury. Br. J. Sports Med. 49, 357-361.
[31] Reiman, M. P., Thorborg, K., 2014. Invited clinical commentary. Clinical examination and physical assessment of hip-related pain in athletes. Int. J. Sports Phys. Ther. 9, 737-755.
[32] Sahrmann, S. A., 2002. Diagnosis and Treatment of Movement Impairment Syndromes. Mosby, St Louis.

[33] Shakil, A., Aparicio, K., Barta, E., Munez, K., 2020. Inguinal hernias: diagnosis and management. Am. Fam. Phys. 102 (8), 487-492.

[34] Thacker, M., 2015. Louis Gifford-revolutionary: the mature organism model, an embodied cognitive perspective of pain. Psychother. Priv. Pract. 152, 4-9.

[35] van den Berg, J. C., De Valois, J. C., Go, P. M., Rosenbusch, G., 1999. Detection of groin hernia with physical examination, ultrasound, and MRI compared with laparoscopic findings. Invest Radiol. 34 (12), 739-743.

[36] White, S. G., Sahrmann, S. A., 1994. A movement system balance approach to musculoskeletal pain. In: Grant, R. (Ed.), Physical Therapy of the Cervical and Thoracic Spine, second ed. Churchill Livingstone, Edinburgh, p. 339.

[37] Zuckerbraun, B. S., Cyr, A. R., Mauro, C. S., 2020. Groin pain syndrome known as sports hernia: a review. JAMA Surg. 155 (4), 340-348.

第十六章

膝区检查

Andrew Kemp 和 *Kieran Barnard*

学习目标

学习本章后,您应该能够:

- 列出全面主观检查的关键要素。
- 了解机械性和非机械性发病机制的区别,并在主观检查中寻找非机械性原因的线索。
- 理解特殊问题在膝关节病症中的价值。
- 能够根据症状的位置和加重因素推测可能存在问题的结构。
- 列出全面体格检查的关键组成部分。
- 了解关键体格检查的灵敏度和特异性。
- 在考虑加重因素时,开始认识功能测试和症状改善的价值,同时理解这些测试缺少传统体格检查的效度和信度。

章节目录

概述

膝关节是一个由胫股关节、髌股关节和上胫腓关节及其周围软组织组成的大型复杂关节,是创伤性损伤的常见部位。例如,膝关节承受较大的内翻或外翻力可能导致侧副韧带损伤,在足部固定时强力旋转可能导致前交叉韧带(anterior cruciate ligament,ACL)或半月板损伤,快速加速时半月板和膝关节后部的剧烈疼痛可能是腘绳肌肌腱损伤引起的。膝关节创伤性损伤通常发生在运动中,但绝不是仅限于此。

在过度使用或生物力学应力情况下,膝关节也可能出现症状,如膝前痛或髌腱病。例如,由于髋关节外展肌和外旋肌的耐力降低导致的股骨持续向内侧扭转,随着时间推移可能会在步行或跑步时因膝关节外翻模式而导致膝前症状。

其他症状可能更为隐匿。膝关节是骨关节炎的常见部位,随着时间的推移,可能会逐渐出现症状。退行性半月板损伤也是肌肉骨骼操作中常见的问题。治疗师还必须注意炎症或感染性病变等不太常见的病症,例如类风湿关节炎或化脓性关节炎。

本章将阐述对膝关节进行全面检查所需要的关键主观信息和核心体格检查。下文所述的主观提问和体格检查的顺序可以根据患者的情况进行适当调整。读者可根据需要分别阅读第三章和第四章,以进一步了解主观和体格检查的原则。

主观检查/病史采集

患者对其经历的观点

患者疾病首次发作和病程进展可能与他们的观点和体验有关,因此需要进行记录。为了更好地治疗患者,在其社会和工作环境背景下管理病情很重要。因此,患者的年龄、职业、家庭状况和任何休闲活动的细节也应该进行记录。从这些信息中得到的特定因素可能提示直接和/或间接对膝关节产生机械影响。读者可参阅第三章以获取更多信息。

身体图示

以下关于当前症状类型和部位的信息可以记录在身体图示上(图 3-2)。

当前症状区

疼痛通常被描述为发生在膝关节。然而源自膝关节复合体局部结构的疼痛最常被感觉为局部疼痛区域。例如,髌股关节疼痛经常被描述为髌骨后部或髌骨周围区域疼痛,内侧半月板撕裂最常被描述为内侧疼痛。确定最严重的症状,并记录患者感觉症状来自哪里。

检查部位相关区

膝关节复合体周围的症状可能涉及更近端解剖结构,包括腰椎、骨盆或髋关节的关节源性、肌源性或神经源性结构。例如,膝前痛可能涉及腰椎,也可能由股神经的周围神经病变引起。读者应注意,髋关节是膝部牵涉痛的常见来源,也可能与膝上和膝下疼痛有关(Dibra 等,2017)。

症状也可能是影响足和/或踝关节复合体的因素造成的。例如,足旋前可能引起胫骨和股骨过度内旋,进而导致髌骨外侧应力增加(Barton 等,2010)。

读者可参阅第三章,以全面了解身体图示其他需考虑的方面,包括疼痛的性质、强度和深度;症状是持续性的还是间歇性的;是否有任何异常感觉,例如可能来自腰神经根的感觉。

症状间关系

确定症状部位之间的主观关系——它们是一起出现还是分开出现?例如,患者可能只有膝痛,但没有背痛,也可能这两种类型的疼痛总是同时出现。考虑第三章中探讨的澄清式问题。

症状表现

加重因素

对于每个症状部位,应确定哪些动作和/或姿势会加重患者的症状。如果膝盖被怀疑,通过将症状部位与某些加重因素相关联，可以确定可能受到影响的特定膝盖结构。例如，上下楼梯时膝前疼痛加重可能涉及髌股关节（Petersen 等，2014），而下蹲时膝盖内侧或外侧疼痛可能涉及半月板（McHale 等，2014）。

对治疗师来说，尽可能具体地寻找加重因素是非常重要的。如果可能的话，将动作或活动分解开来，可能会为体格检查提供线索。有一个有用的问题："是关于什么……？""开车"引起的膝痛，和"踩离合器"（伸展）、"换踏板"（扭转）或"高速公路上的长途驾驶"（持续屈曲）引起的膝痛，前者提供的信息不如后者多。如果怀疑其他部位是症状的来源，可能需要询问这些部位的加重因素。

治疗师应确定症状如何影响功能，如静态和动态姿势（坐、站、躺、弯腰、走、跑、在不平整的地面上行走、上下楼梯、开车、工作、运动和社交活动）。注意任何体育活动训练方案的细节。治疗师应确定患者是左利手还是右利手，因为优势侧的应力可能会增加。

以上每项活动的详细信息有助于确定受损结构并识别功能限制，这些信息可用于确定治疗目标以及可能需要的任何建议。

缓解因素

对于每个症状部位，治疗师应询问哪些动作和/或姿势可以缓解患者的症状，以确认症状之间的关系，明确易激惹程度。更多细节见第三章。

有时，对于易激惹的症状或小题大做的患者，很难确定清晰和明确的加重因素。在这种情况下，可以从缓解因素开始并逆向进行。例如，如果膝盖伸展可以缓解症状，那么可以问："这是否意味着弯曲膝盖会使你的疼痛加剧？"

此时，治疗师应综合从加重因素和缓解因素中获得信息，并对可能存在问题的结构有一个假设。注意不要忽视那些不符合机械模式的症状，这可能是严重病变的征兆。

24 小时症状表现

治疗师应通过询问患者夜间、早晨和晚上的症状，来确定患者 24 小时的症状表现。详见第三章。

*夜间症状。*确定患者在夜间是否感到疼痛很重要。与体位有关的夜间疼痛通常是机械性的，那些非机械性、不依赖体位和持续不断的疼痛应怀疑更严重的病变。治疗师可以问："你能找到舒适的睡姿吗？"或"对你来说最舒适/最不舒适的姿势是什么？"

体位依赖性疼痛也可以为受损结构提供线索。例如，内侧半月板损伤的患者在侧卧时，若将患侧置于上方会压迫患处，通常难以入睡。

*早晨和晚上症状。*治疗师应确定早晨起床时、白天及一天结束时的症状规律。这些信息可能提供关于疼痛机制和病症类型的线索。例如，持续超过半小时的清晨疼痛和僵硬可能是由炎症引起的。

特殊/筛查问题

针对膝关节的特殊问题可能有助于提出临床假设，这些问题可能包括以下内容。

肿胀

膝盖肿胀吗？如果是，治疗师需确定肿胀是否由受伤引起，以及肿胀是在受伤后立即发生（2 小时内），还是经过几个小时或几天才产成。特别是膝盖内发出"啪"声或"咔嗒"声后立即出现的肿胀，可能表明有出血（血肿）现象，这意味着严重的创伤或破裂。受伤数小时内出现的肿胀则更可能是炎症渗出物积聚所导致的（Wagemakers 等，2010）。如果在没有创伤的情况下出现明显的急性肿胀时，治疗师应怀疑与单关节炎相关的非肌骨原因，包括化脓性关节炎和风湿性疾病。

无力

膝关节无力可能意味着韧带不稳定或周围

肌肉(尤其是股四头肌)无法充分支撑膝关节。韧带不稳定通常是创伤的结果,而肌肉无力则更为复杂,可能是废用性肌无力、疼痛抑制、关节积液(Torry 等,2000)或韧带肌肉反射抑制等原因(Solomonow,2009)导致的。因此,将无力与更广泛的临床情况联系起来可能会提供有用的信息。例如,无预警地跌倒且有创伤史可能代表机械性不稳定,而在没有创伤且伴有疼痛和/或肿胀的情况下发生的无力可能是肌肉原因造成的。

锁定

如果存在锁定现象,区分真锁定和假锁定非常重要。真锁定可能代表关节内的紊乱,如半月板撕裂,而假锁定可能仅代表因疼痛而不愿移动膝盖。在确认锁定情况时,可以通过询问:"你无法弯曲或伸直膝关节是因为它被卡住了吗?"

捻发音

虽然不认为这是一个特殊的问题,但疼痛性弹响可能有助于构建临床图像。例如,下楼梯时前侧的弹响可能意味着髌骨软化。

现病史

对于每个症状部位,治疗师需要了解症状存在的时间,在此期间症状是否有变化,是否可能由突然的创伤导致。损伤机制可以为治疗师提供关于膝关节受损结构的重要线索,特别是在无法进行全面身体检查的急性阶段。例如,扭转、绊脚或从蹲姿站起时的疼痛可能表明半月板损伤(Drosos 和 Pozo,2004;McHale 等,2014),而身体在固定脚上旋转后立刻出现肿胀应该怀疑前交叉韧带断裂(Wagemakers 等,2010)。这种损伤可能(但并非总是)伴随着"啪"声或破裂声(Décary 等,2018)。表 16-1 给出了根据损伤机制进行的可能诊断。

症状的缓慢发作可能与患者生活方式改变有关,例如新工作、新爱好、体育活动或训练计划的改变。

是否存在既往症状史?如果存在,患者发作过多少次?发作时间是什么时候?原因是什么?每次发作的持续时间是多久?患者是否完全康复?如果没有既往症状史,患者是否曾在腰椎、髋、膝、足、踝关节或其他相关部位出现过疼痛和/或僵硬?每种症状开始时,其他症状发生了什么变化?同时出现的症状可能表明症状部位是相关的。如果存在主观关系(症状同时出现或一种症状依赖于另一种症状),并且加重因素相同或相似,这种证据将得到进一步加强。

至今为止是否接受过任何治疗?以往任何治疗方案的有效性可能有助于指导患者管理。患者是否看过专科医生或进行过任何可能有助于临床诊断的检查,如血液学检查、X 线或 MRI。

既往史

详细的病史对于确定体格检查/或治疗的预防措施或禁忌证至关重要(表 3-3)。病史包括可能相关的既往手术,如膝关节镜手术。如第三章所述,治疗师必须区分适合保守治疗的情况与需要转诊给执业医生的全身性、肿瘤性及其他非肌肉骨骼疾病。

体格检查计划

体格检查计划需要考虑以下问题:

- 检查范围有多大?每个症状部位是否严重和/或易激惹(见第三章)?检查是否需要在症状再现之前停止,使症状部分或完全再现?如果症状严重,体格检查该在症状产生之前或刚刚出现症状时进行,避免过度压迫,使患者无法忍受;如果症状易激惹,则应该在症状产生之前或刚刚出现症状时进行较少次数的检查,以保证测试之间有休息时间。提高治疗师推理能力的另一种方法是考虑每个测试的预期结果。每种症状的

表 16-1 根据损伤机制进行的可能诊断

损伤机制	可能损伤的结构	备注
过度屈曲	内侧和/或外侧半月板后角,ACL	可能抱怨锁定
长期屈曲	内侧和/或外侧半月板后角	老年患者尤其可能抱怨锁定
过度伸展	胫骨后侧和/或股骨髁、PCL、ACL、后囊、脂肪垫	交叉韧带损伤可能是由于胫骨平台向前(ACL)或向后移动(PCL)造成
外翻	胫骨外侧和/或股骨髁、MCL、PCL、ACL	很大力量的交叉韧带损伤
内翻	胫骨内侧和/或股骨髁、LCL、ITB	罕见
屈曲外翻无旋转	胫骨外侧和/或股骨髁、MCL、髌骨半脱位/脱位	
屈曲外翻伴旋转	胫骨外侧和/或股骨髁、MCL、ACL、内侧和/或外侧半月板、髌骨半脱位/脱位	常见损伤。立即出现肿胀(血肿)并伴有"啪"声可能表明 ACL 断裂,半月板损伤可能表现为"锁定"现象
屈曲内翻无旋转	胫骨内侧和/或股骨髁、ACL、后外侧角、内侧和/或外侧半月板	半月板损伤可能表现为"锁定"现象
伸展伴外翻	胫骨前外侧和/或股骨髁、MCL、PCL、后内侧角	
伸展伴内翻	胫骨前内侧和/或股骨髁、ACL、后外侧角、腘肌腱	可能导致不稳定的后外侧角损伤
屈曲伴胫骨后移(仪表盘损伤)	很大力量的 PCL 后脱位导致后侧不稳定、髌骨、胫骨近端和/或胫骨平台骨折	PCL 单独损伤的最常见机制

改编自 Magee 和 Manske(2020),Hayes 等(2000)的研究
ACL:anterior cruciate ligament,前交叉韧带　ITB:iliotibial band,髂胫束
LCL:lateral collateral ligament,外侧副韧带　MCL:medial collateral ligament,内侧副韧带
PCL:posterior cruciate ligament,后交叉韧带

再现是简单还是困难?需要使用组合动作还是重复动作?某个特定的测试是阳性还是阴性?疼痛是否具有方向特异性?综合主观检查的证据,特别是加重和缓解因素,可以为体格检查的预期情况提供大量证据。

- 哪些是可能引发患者症状的主要疼痛机制?主动的"输入机制"是什么(感觉通路):症状是机械性、炎症性或缺血性伤害过程的产物吗?"处理机制"是什么:患者如何处理这些信息?他/她对疼痛有何想法和感受?最后,"输出机制"是什么:患者对疼痛的生理、心理和行为反应是什么?明确哪些疼痛机制可能导致和/或维持患者症状,可以帮助治疗师更好地管理患者和症状。读者可进一步阅读 Gifford(1998)、Jones 等(2002)和 Thacker(2015)的著作。
- 对于体格检查因素中的任何预防措施和/或禁忌证,例如神经受累、近期骨折、创伤、类固醇治疗或类风湿关节炎,是否需要进一步探索?进一步检查和治疗也可能存在某些禁忌证,例如,脊髓或马尾神经压迫的症状。
- 可能引起患者症状的关节源性、肌源性和神经源性结构有哪些?即哪些结构可能引起这些部位疼痛,以及哪些结构位于疼痛部位

下方？例如，膝内侧疼痛理论上可能是由腰椎、骶髂关节、髋关节、股四头肌和髋内收肌引起的。膝内侧正下方的结构也可能涉及，例如，内侧副韧带、内侧半月板、内侧关节面、髌股关节内侧面、鹅足肌腱和隐神经。

- 此外，是否有任何因素维持这种状况？这些因素可能是：
  - 物理因素，如髋关节外旋肌无力导致股骨向内侧扭转。
  - 环境因素，如驾驶员。
  - 心理社会因素，如对严重病变的恐惧。
  - 行为因素，如为了帮助愈合而过度休息。
- 基于证据，治疗师需要确定哪些结构最有可能存在问题，并据此安排体格检查的优先顺序。在第一天及随后的测试中，将需要检查的结构分为“必须”、“应该“和“可以”会很有帮助。这可以提高治疗师的临床推理能力，避免基于固定流程的膝关节评估。如果可能的话，建议彻底排除一个部位。例如，如果治疗师认为第一天需要排除腰椎，他/她可以全面评估这一部位，尽全力确定这一部位不是症状的来源。这种方法可以避免在几个部位中处理大量潜在的症状来源，不容易造成混淆。
- 治疗师可以使用规划表来帮助他们完成临床推理过程（见附录3-1）。

知识校验

1. 组成膝区的主要关节有哪些？
2. 持续的夜间疼痛可能预示着什么？
3. 下楼梯时膝前侧疼痛加剧可能提示什么病症？
4. 锁定可能表示什么？
5. 无力可能表示什么？
6. 扭转后立即肿胀可能表示什么？

体格检查

主观检查提供的信息可以帮助治疗师制定适当的检查计划。病情的严重性、激惹性和性质是影响检查程序和优先顺序的主要因素。治疗师可能会问的第一个也是最重要的问题是：“这个患者的状况适合我来管理吗？”例如，一个出现马尾压迫症状的患者可能只需要在紧急医学转诊前进行神经完整性测试。患者症状的性质对体格检查有重要影响。治疗师可能问的第二个问题是：“这位患者是否存在肌肉骨骼功能障碍？我可以提供帮助吗？”为了回答这个问题，治疗师需要进行全面的体格检查；但是，如果症状严重和/或易激惹，则可能无法实现。如果患者的症状严重和/或易激惹，治疗师的目标是在无症状范围内尽可能多地探索各种动作。如果患者的症状持续严重和/或易激惹，那治疗师的目标是找到缓解症状的体格检查。如果患者的症状不严重且不易激惹，那治疗师的目标是找到能够再现患者所有症状的体格检查。每项重要的体格检查，无论是诱发还是缓解患者的症状，都在患者记录中用星号（*）突出显示以供参考。这些突出的测试通常被称为“星号”或“标记”。

下文所述的体格检查顺序和细节需要与接受检查的患者相适应；有些检查无关紧要，有些检查只需简单进行，而有些检查则需要全面进行。读者需要了解，并非所有体格检查都是一样的，不同检查的可靠性、敏感性和特异性会有显著差异（见第四章）。作者根据文献选择了最具有临床用途的测试（表16-2）。然而，这些体格检查都不能代替全面的主观检查。治疗师在主观检查后需要有一个清晰的临床假设，而体格检查的目的是证实或反驳这一假设。

视诊

非正式视诊

治疗师需要在动态和静态情况下观察患者，注意动作质量、姿势特征和面部表情。非正式视诊应从主观检查开始持续到体格检查结束。

表 16-2　膝关节相关结构测试的敏感性和特异性总结

	病变	测试	敏感性（%）	特异性（%）	参考文献
关节测试	膝关节积液	髌骨敲击测试	高 92	低 15	Meyer 等(2021)
		扫描测试	85	33	Meyer 等(2021)
	前交叉韧带断裂	Lachman 测试	85	94	Benjaminse 等(2006)
		轴移测试	24	98	Benjaminse 等(2006)
		前抽屉测试	92	91	Benjaminse 等(2006)
	半月板撕裂	回旋挤压测试	61	84	Smith 等(2015)
		Thessaly 测试	75	87	Smith 等(2015)
		关节线压痛	83	83	Smith 等(2015)
关节外测试	髌腱病	手动触诊	98	94	Maffulli 等(2017)
		皇家伦敦医院测试	88	98	Maffulli 等(2017)

正式视诊

正式视诊在帮助确定内在诱发因素方面非常有用。

姿势视诊。治疗师应检查患者站立时的下肢姿势，并在必要时检查与患者主诉相关的功能性姿势。异常包括股骨内旋、胫骨结节增大（见于胫骨结节骨软骨病）、膝内翻/外翻/过伸、胫骨内/外旋和过度的足旋前。

膝外翻和内翻的识别方法是让患者的髌骨朝前，双侧肢体的膝内侧和内踝尽可能靠近。如果膝内侧接触而内踝不接触，则患者存在膝外翻。内踝之间的距离达到 9～10 厘米（3.5～4 英寸）是超出正常范围的。如果踝并拢时，两膝之间能放进两个或多个手指[4 厘米（1.6 英寸）]，则患者存在膝关节内翻畸形或膝内翻（Magee 和 Manske，2020）。通常，胫骨内旋与膝内翻有关，胫骨外旋与膝外翻有关（Magee 和 Manske，2020）。

臀肌功能不足导致的股骨内旋是髌股关节疼痛患者的常见表现，可导致髌骨倾斜和 Q 角增大。髌骨可能偏离正常的朝前位置。异常位置可能包括内侧/外侧滑动、外侧倾斜、前后倾斜、内侧/外侧旋转或以上的任意组合。髌骨的旋转或倾斜可能是由紧张的肌筋膜组织引起的。脂肪垫增大通常与膝关节过伸和股四头肌控制不良有关，尤其是在离心范围内（屈曲 0～20°）。

可以触诊距骨的内侧和外侧。如果两侧的突出相同，则说明距下关节处于中立位。如果距骨内侧更突出，表明距下关节处于旋前位。跟骨和距骨的位置检查：如果距下关节处于旋前位，跟骨应向外翻。如下文触诊部分所述，任何异常都需要进一步检查。此外，治疗师应注意左右侧下肢是否均匀承重。治疗师应被动纠正任何不对称，以确定其与患者问题的相关性。

需要注意的是，单纯的姿势功能障碍很少孤立地影响身体某个部位，可能需要更全面地观察患者，进行完整的姿势检查。

治疗师应检查与患者主诉相关的动态姿势，如深蹲、行走或爬楼梯。如果加重因素表明疼痛发生在负重和行走，治疗师应仔细观察特定活动，并尽可能确定疼痛发生在步态周期的哪个阶段。例如，步态观察可能显示，与骨盆前倾相关的骨盆过度旋转（围绕水平面），这可能是由于膝关节过度伸展、髋关节伸展和外旋受限所致。在这个阶段可以调整活动，例如，调整骨盆旋转，观察症状是否会改变。读者可以参考症状改善部分，以进一步探索这一概念。

肌肉形态视诊。 治疗师应观察患者的肌肉体积和肌肉张力，并对左右两侧进行比较。尤其是，治疗师应寻找股内侧肌（vastus medialis muscle，VMO）斜束纤维是否萎缩，这与髌股关节疼痛有关（Jan 等，2009）。需要记住，体力活动的水平和频率以及优势侧可能会导致双侧肌肉体积的差异。一些肌肉在应力下会缩短，而其他肌肉会变弱，导致肌肉失衡。

软组织视诊。 治疗师应观察患者皮肤的质地和颜色、肿胀部位、关节积液或瘢痕的存在，并据此进行进一步检查。

平衡视诊。 平衡由前庭觉、视觉和本体感觉提供信息。较为粗略且非特异性的测试可以通过让患者睁眼和闭眼单腿站立来完成。如果患者睁眼时的平衡能力与闭眼时一样差，表明可能存在前庭或本体感觉功能障碍（而不是视觉功能障碍）。该测试可以在患侧和健侧进行，如果患侧更难保持平衡，可能表明存在本体感觉功能障碍。

步态视诊。 分析在平坦/不平坦地面、斜坡、楼梯和跑步时的步态。注意步幅和承重能力。检查脚、鞋子和任何步行辅助工具。

主动生理运动

膝关节的主动生理运动包括屈、伸、内旋和外旋（表 16-3）。双侧屈伸运动在患者仰卧位进行测试。如果症状允许，屈伸运动可以过度（图 16-1）。尽管临床上很少发现孤立的旋转功能障碍，但患者在坐位时可以很容易地检测胫骨旋转。

治疗师应在每次运动之前先确定患者在休息时的症状，被动纠正任何运动偏差以确定其与患者症状的相关性。需要注意以下事项：

- 运动质量。
- 运动范围。
- 运动范围内的疼痛表现。
- 运动范围中及运动范围末端的阻力。
- 引发任何肌肉痉挛。

与控制一个有症状的物理任务类似（见症状改善部分），有经验的治疗师可以通过控制生理运动来区分不同组织。例如，当俯卧位膝关节屈曲再现患者的膝前疼痛时，可能需要区分膝关节、大腿前侧肌肉和神经组织。通过小腿施加压力，可以在不改变肌肉长度或神经组织的前提下压迫膝关节，如果症状加剧，可能表明膝关节（髌股关节或胫股关节）是症状的来源。

表 16-3 可能改善的主动生理运动

主动生理运动	改善
膝关节屈曲	重复
膝关节伸展	改变速度
膝关节内旋	组合，例如：屈曲和内旋
膝关节外旋	加压或分离
*+? 腰椎	持续
? 骶髂关节	导致损伤的运动
? 髋关节	鉴别测试
? 足和踝	功能

有必要检查其他部位以确定它们与患者症状的相关性。它们可能是症状的来源，或者对症状有影响。首先需要对髋关节进行筛查。在儿科文献中，已经详细描述过髋关节病变伪装成膝关节疼痛，但成年人因髋关节病变引起膝关节疼痛的患病率尚不清楚。对于膝关节疼痛且依赖助行器行走或依赖轮椅的患者，应高度怀疑疼痛来源于近端（Dibra 等，2017）。

其他最有可能的部位是腰椎、骶髂关节、足和踝，这些部位可以快速筛查，更多详细信息可

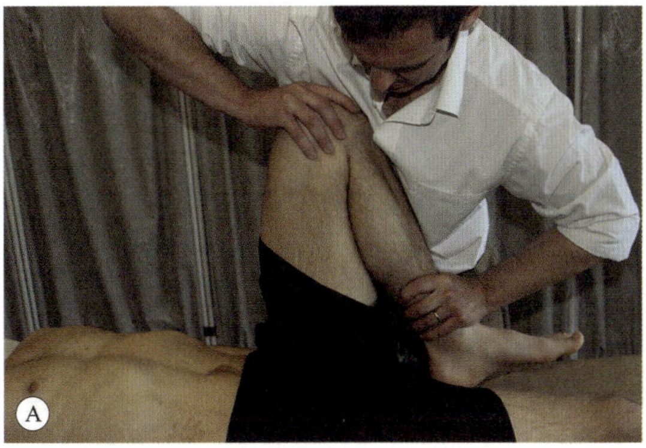

(A) 屈曲
一只手支撑膝盖,另一只手在屈曲时施加压力

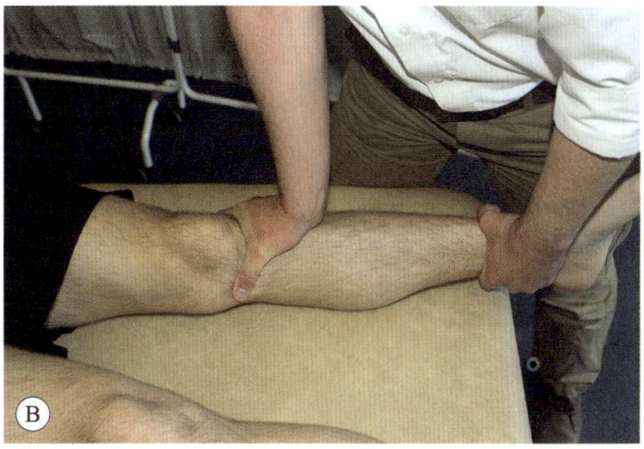

(B) 伸展
一只手稳定胫骨,另一只手抬起小腿进行伸展

图 16-1　膝关节主动生理运动/过度加压

参阅第四章。但是,与名称暗示的内容可能相反,例如,对腰椎进行筛查测试并不能完全否定该部位是症状来源的可能性。如果有任何疑问,建议治疗师对可疑部位进行全面评估(请参阅相关章节)。

被动生理运动

上述所有主动运动都可以在患者仰卧位时进行被动检查,并对左右两侧进行对比。对主动运动和被动运动的症状反应进行对比,可以帮助确定有问题的结构是非收缩性的(关节内)还是收缩性的(关节外)(Cyriax,1982)。如果损伤是非收缩性的,如韧带,那么主动和被动运动会在同一方向上出现疼痛和/或受限。如果损伤位于收缩性组织(例如肌肉),那么主动和被动运动会在相反方向上出现疼痛和/或受限。例如,股四头肌拉伤可能在主动伸展和被动屈曲时感到疼痛。然而,这些模式都是理论上的,通过等长收缩来评估肌肉拉伤可能更容易,因为在等长收缩时,非收缩性组织的长度几乎不会变化。

为了被动评估患者的症状,探索不同程度的内翻或外翻力作用下的屈曲和/或伸展运动可能有用(图 16-2)。探索这些运动时,还可以增加一定程度的胫骨内旋或外旋。关键在于寻找患者的症状,不要受膝关节评估模板的限制。通常,回顾患者的加重因素可能帮助获得线索。例如,如果患者的疼痛发生在膝关节屈曲时,治疗师可能需要结合不同的运动成分,在类似的屈曲范围内进行排查。

与主动生理运动一样,可能有必要检查其他部位,如腰椎、骶髂关节、髋关节、足部和踝关节,这些部位可能是患者症状的来源或对患者的症状有影响。

关节积液测试

治疗师应首先检查是否有膝关节积液,但如果积液量大到明显可见,则无须检查。区分软组织肿胀和关节内肿胀非常重要,软组织肿胀可能是局部且表浅的,例如轻度内侧副韧带扭伤,而关节内肿胀可能代表更严重的关节内损伤,例如前交叉韧带断裂。

髌骨敲击测试

患者仰卧,治疗师用一只手在髌上囊施加压力,将液体挤压到髌骨下方。用另一只手轻轻向下按压髌骨,如果存在积液,会感觉到髌骨的浮动,且可能会敲击下方的股骨髁。髌骨敲击测试的信度数据存在争议,观察者间信度从差到好不等,而观察者内信度似乎较差(Maricar 等,2015),因此需要谨慎使用该测试。将髌骨敲击征与 MRI 进行比较,积液诊断准确

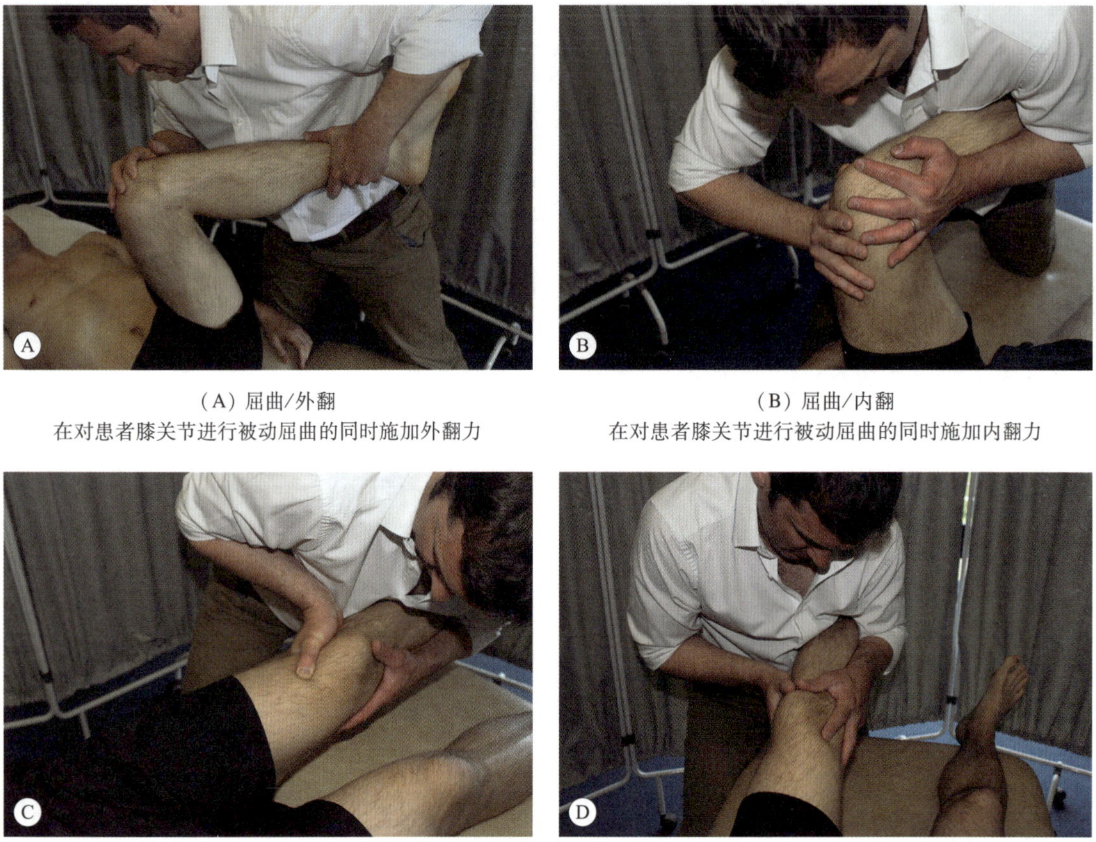

(A) 屈曲/外翻
在对患者膝关节进行被动屈曲的同时施加外翻力

(B) 屈曲/内翻
在对患者膝关节进行被动屈曲的同时施加内翻力

(C) 伸展/外翻
在对患者膝关节进行被动伸展的同时施加外翻力

(D) 伸展/内翻
在对患者膝关节进行被动伸展的同时施加内翻力

图 16-2 膝关节被动生理运动

的敏感性和特异性值分别为 0.15,95%置信区间(0.04,0.44)和 0.92,95%置信区间(0.79,0.97),阳性预测值为 0.60,阴性预测值为 0.58(Meyer 等,2021)。

扫描测试(膨胀征)

该测试也称为刷子测试或笔画测试。该测试在检查是否存在积液时,其观察者间信度为中等至优秀(Maricar 等,2015)。患者仰卧,治疗师用一只手的手掌将液体从膝盖内侧向近端扫向髌上囊,用另一只手从膝盖外侧向远端扫。如果存在积液,膝盖内侧会出现一个小凸起。将该测试与 MRI 对比时,其敏感性和特异性分别为 0.33, 95% 置信区间(0.26, 0.42)和 0.85, 95% 置信区间(0.80, 0.90)。阳性预测值为 0.63,阴性预测值为 0.62(Meyer 等,2021)。

关节完整性测试

对于以下所有的关节完整性测试,如果相对健侧出现过度移动,则表明测试结果为阳性。

侧方稳定测试

侧方稳定测试检查膝关节内侧和外侧结构完整性,包括外翻和内翻应力测试。

外翻应力测试

患者仰卧,治疗师触诊膝关节内侧关节线,并施加外翻力使膝关节内侧形成间隙。可以在膝关节完全伸展和屈曲 20°~30°的情况下进行此测试(图 16-3);治疗师应比较左右侧膝关节

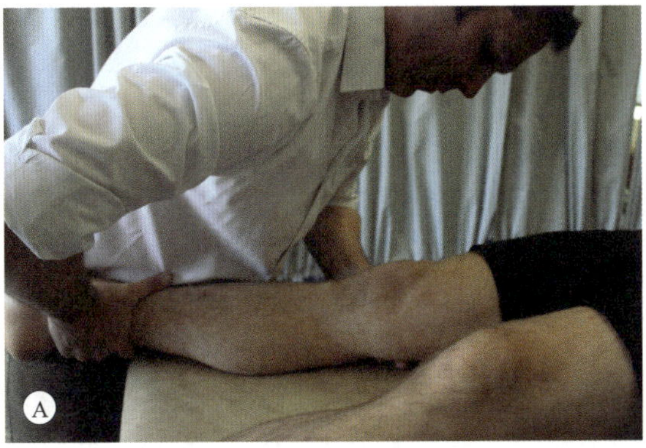

（A）膝关节伸展

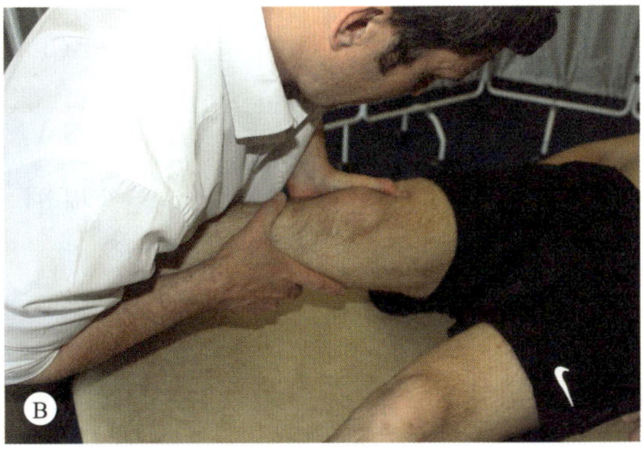

（B）部分屈曲

图 16-3　外翻应力测试

的活动范围，过度活动将被视为阳性测试。测试时，如果轻微屈曲时呈阳性，但在完全伸展时呈阴性，则怀疑部分内侧副韧带撕裂，如果屈曲和伸展时均呈阳性，可能表明内侧副韧带完全断裂，并可能伴有后内侧角和前交叉韧带和/或后交叉韧带损伤。外翻应力测试具有中等的观察者间信度（McClure 等，1989）。

除了上述测试外，探索外翻应力测试和/或结合不同程度屈曲、伸展和旋转的测试可能也是有益的。虽然偏离标准化的测试可能会降低技术的效度和信度，但在某些患者中，跳出测试的狭窄范围思考可能帮助治疗师再现轻微症状或确定一个体征。这些变化作为治疗技术也可能有帮助。

内翻应力测试

患者仰卧，治疗师触诊膝关节外侧关节线，并施加内翻力使膝关节外侧分离。可以在膝关节完全伸直和屈曲 20°～30°时进行此测试（图 16-4）。治疗师应比较左右侧膝关节的活动范围，过度活动将被视为阳性测试。如果在轻微屈曲时测试呈阳性，以及外侧副韧带呈阳性，则可能表明后外侧囊、腘弓复合体、髂胫束和股二头肌肌腱受伤。完全伸直时测试呈阳性可能表明外侧副韧带、后外侧囊、腘弓复合体、前后交叉韧带、髂胫束和腓肠肌外侧（Magee 和 Manske，2020）受伤。

同样，与外翻应力测试相似，对于一些患者，在不同程度的屈曲、伸展和旋转条件下进行此测试可能会有所帮助。

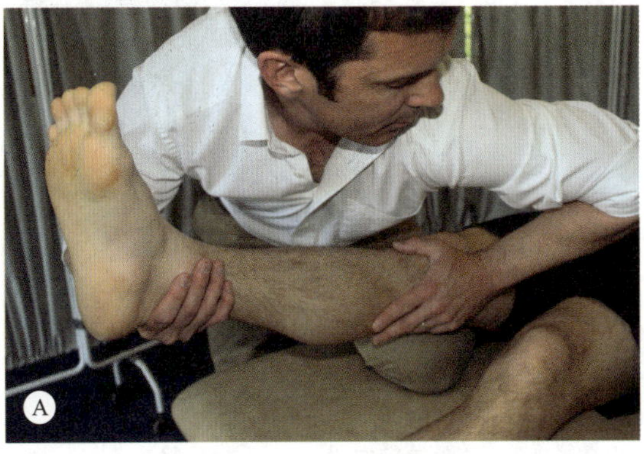

（A）膝关节伸展

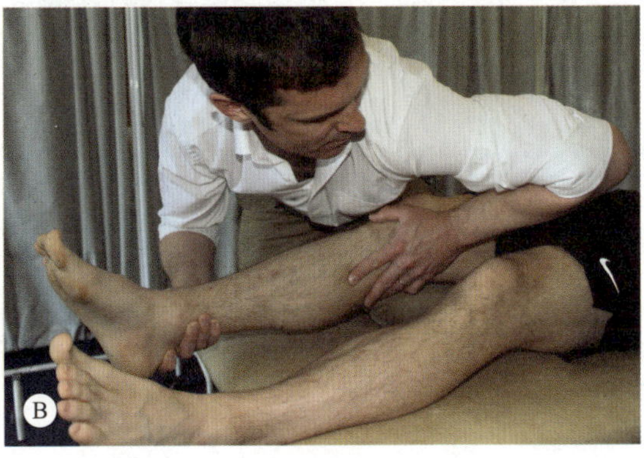

（B）部分屈曲

图 16-4　内翻应力测试

前方稳定测试

前方稳定测试主要检查前交叉韧带(ACL)的完整性。ACL 损伤范围包括小部分撕裂、部分撕裂到完全断裂,是运动员中常见的损伤。ACL 损伤可分为接触性损伤和非接触性损伤,其中非接触性损伤最常发生在需要旋转的运动中(如足球、高山滑雪)。女性运动员的发病率往往高于男性,危险因素包括膝关节几何特征和下肢生物力学(Hewett 等,2005)。

ACL 是限制胫骨向前平移的主要结构,也是限制胫骨旋转、膝关节内翻和外翻角度的结构。ACL 损伤的典型非接触性机制是在足部稳定着地时突然改变方向。

ACL 损伤的治疗方法包括保守康复或康复与手术相结合。在非精英运动人群中,保守治疗和手术治疗的效果相似(Frobel 等,2010)。但是,对于那些持续不稳定的患者和康复后仍无法完成旋转或切变动作的患者,需要进行 ACL 重建手术。ACL 损伤后,为了恢复受伤前的功能水平,应制定一个循序渐进且有规划的康复计划。无论是非手术治疗还是手术治疗,康复时应遵循相似的原则。

近年来一些系统综述调查了 ACL 完整性测试的诊断准确性和信度(Swain 等,2014;Lange 等,2015;Leblanc 等,2015;Anderson 等,2016;Décary 等,2016),包括 Lachman 测试、前抽屉测试和轴移测试。这些测试有不同的优缺点,建议治疗师结合使用。

Lachman 测试

该测试主要检查 ACL 的完整性,尽管后斜韧带和腘弓复合体也可能受到应力(Magee 和 Manske, 2020)。患者仰卧,膝盖屈曲(0~30°),治疗师稳定股骨,并沿关节平面向胫骨施加从后向前的力(图 16-5A)。阳性测试表现为终末感软和过度运动。Lachman 测试是一种可靠的测试(Lange 等,2015; Décary 等,2016),被证明是 ACL 断裂最有力的体格检查指标(Jonsson 等, 1982; Katz 和 Fingeroth, 1986; Mitsou 和 Vallianatos, 1988;Ostrow-ski, 2006; Swain 等,2014; Leblanc 等,2015; Anderson 等,2016)。在检测部分断裂时,Lachman 测试的敏感性基本合理(68%),在检测所有断裂类型时表现良好(高达 89%),在检测完全断裂时表现优异(96%,Leblanc 等,2015; Décary 等,2017)。近期一项系统综述报告其特异性范围在 81%~100%(Décary 等,2017)。该测试也存在缺点,如果治疗师的手比较小,或患者的腿比较粗时,存在技术上的困难。在这种情况下,让患者将膝盖放在治疗师的大腿上可能有帮助,如图 16-5B 所示。这可以稳定膝盖,减轻腿部重量,并让患者的肌肉完全放松。

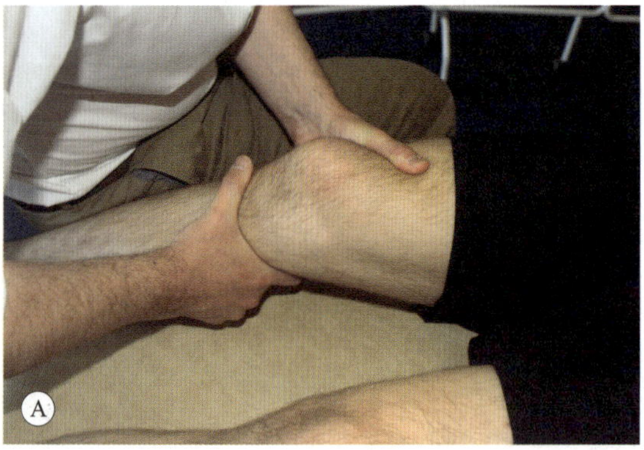

(A) Lachman 测试
治疗师用左手稳定股骨,右手对胫骨施加从后向前的力

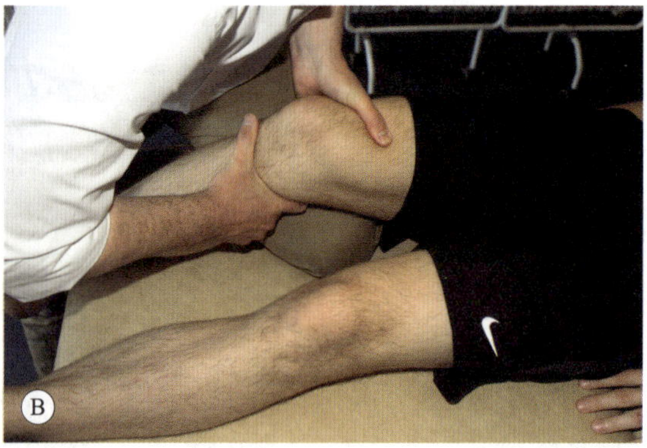

(B) 改良 Lachman 测试
患者膝盖放在治疗师的大腿上,左手稳定膝关节,右手对胫骨施加从后向前的力

图 16-5 Lachman 测试及改良测试

前抽屉测试

前抽屉测试与 Lachman 测试相似，但是是在膝关节屈曲 90°时进行。该测试比 Lachman 测试更容易进行，但效果可能较差。该测试的信度不确定，非高质量的研究报告显示观察者间信度位于中等至优秀之间（Lange 等，2015；Décary 等，2016）；与 Lachman 测试相比，该测试的敏感性较差，为 55%，但特异性良好，为 92%（Benjaminse 等，2006）。治疗师同样沿关节平面对胫骨施加从后向前的力，感受胫骨向前的运动以及可能阻碍运动的腘绳肌群收缩（图 16-6）。坐在患者脚上可能有助于稳定腿部。阳性试验表现为终末感软和过度运动，可能意味着前交叉韧带、后斜韧带、腘弓复合体、后内侧和后外侧关节囊、内侧副韧带和髂胫束损伤（Magee 和 Manske，2020）。对某些患者来说，有必要从其他膝关节屈曲角度及胫骨内外旋情况下来进行该测试。将前抽屉测试改变为包括胫骨内外旋的测试，称为 Slocum 测试。随着胫骨内旋的增加，膝关节外侧的过度运动表明前外侧不稳定，而伴随外旋的膝关节内侧过度运动可能表示前内侧不稳定。

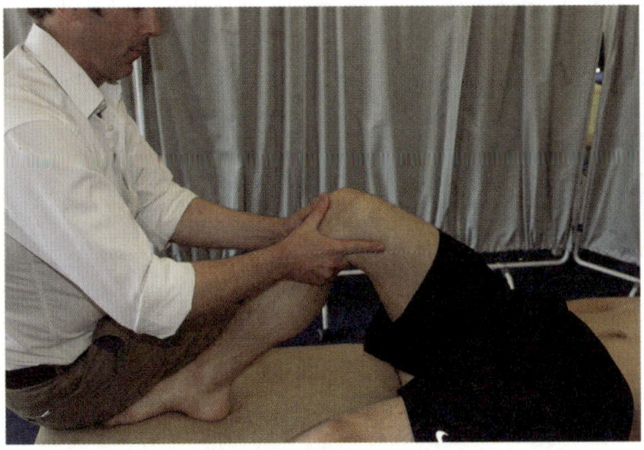

图 16-6　前抽屉测试

当膝关节屈曲约 90°时，治疗师轻坐在患者脚上以稳定腿部。手指抓住小腿后侧以施加从后向前的力，而拇指则放在关节线前侧以感受运动

轴移测试

前外侧稳定性和 ACL 完整性的另一个测试是轴移测试。该测试利用髂胫束在膝关节屈曲时为屈肌、在伸展时为伸肌这一现象。患者仰卧，髋关节轻微屈曲并内旋，膝关节屈曲。在测试第一部分，小腿在膝关节处内旋，治疗师在对腓骨施加从后向前的力的同时将膝关节移动至伸展状态。当存在前外侧不稳时，由于髂胫束向前拉动胫骨，胫骨会向前半脱位。在测试的第二部分，治疗师对小腿施加内收力，并在保持小腿内旋的同时，被动地将膝盖从伸展状态移动到屈曲状态（图 16-7）。测试阳性指的是当膝关节屈曲 20°~40°时，胫骨向后滑动，因为此时髂胫束向后拉动胫骨（半脱位的复位）。这通常会重现患者膝关节无力的感觉。

尽管轴移测试较难掌握，但它是所有 ACL 完整性测试中最具特异性的。在清醒患者中，特异性报告为 81%，而当患者被麻醉时，特异性可能高达 98%（van Eck 等，2013；Décary 等，2017）。对于完全断裂，其敏感性合理但低于 Lachman 测试的 86%（Leblanc 等，2015）。非高质量的研究结果显示，该测试的观察者间信度难以确定，范围从中等到优秀（Lange 等，2015；Décary 等，2016）。

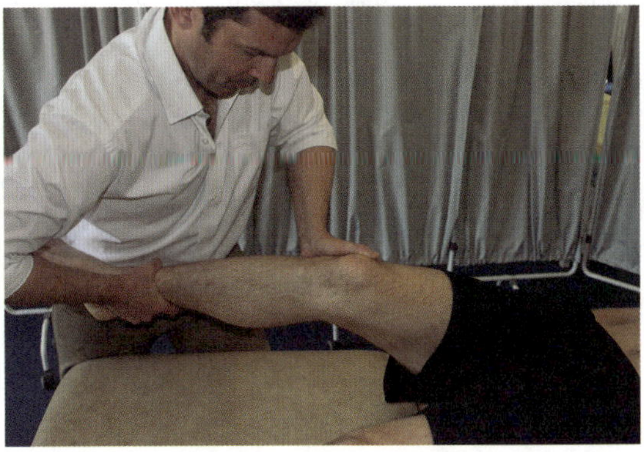

图 16-7　外侧轴移测试

治疗师用左手对小腿施加内收力，右手被动地将膝关节从伸展位移动到屈曲位，同时保持小腿的内旋

后方稳定测试

后方稳定测试检查膝关节后部结构的完整性，包括后交叉韧带和后外侧角。后交叉韧带

撕裂的典型损伤机制是胫骨近端前面受到向后的力，称为“仪表盘损伤”。也有报道认为，膝关节屈曲着地时，如果伴随踝关节跖屈、超屈和超伸状态，也会造成损伤（Pache 等，2018）。撕裂可能是部分断裂或完全断裂；但应注意，单独的后交叉韧带损伤和后外侧角损伤并不常见。康复的目的是恢复稳定性和功能，对于持续不稳定或功能丧失的患者，需要进行手术。下面介绍的测试是后抽屉测试和胫骨外旋测试。

后抽屉测试

尽管后抽屉测试很常用，但其诊断准确性仍有待确定（Kopkow 等，2013）。该测试通常在膝关节屈曲 90°的情况下进行。治疗师首先检查膝关节，确定胫骨没有向后下垂，然后对胫骨施加从前向后的力（图 16-8）。阳性测试指以下一个或多个结构受伤而导致过度运动：后交叉韧带、腘弓复合体、后斜韧带和前交叉韧带（Magee 和 Manske，2020）。如果治疗师无意中对已经因上述结构受伤而向后下垂的胫骨进行测试，则可能会出现假阴性结果。

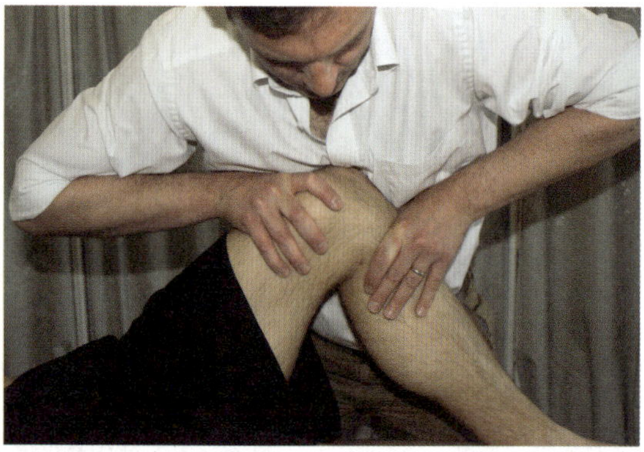

图 16-8　后抽屉测试

膝关节屈曲约 90°，右手支撑膝关节，左手掌心从前向后对胫骨施加力

如之前的测试所述，对一些患者来说，有必要从不同的膝关节屈曲角度及胫骨内外旋来探索该测试。在后抽屉测试中加入胫骨外旋可能有助于检查后外侧不稳定，可以通过胫骨外侧的过度运动来观察（Bonadio 等，2014）。

胫骨外旋测试

另一个用于评估后外侧不稳定的测试是胫骨外旋测试（图 16-9）。在进行此测试时，患者仰卧或俯卧，在屈膝 30°和 90°时使胫骨外旋。如果 30°时外旋增加，90°时外旋不增加，可能表明后外侧角不稳定，如果 30°和 90°时旋转均增加，可能表明后外侧角和后交叉韧带都受伤（Weiler 等，2021）。

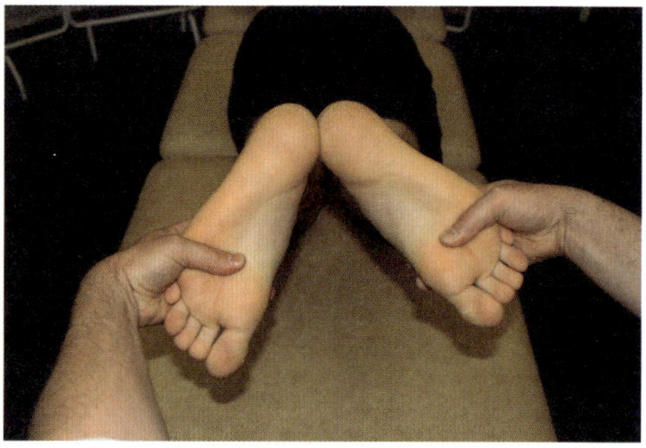

图 16-9　胫骨外旋测试

治疗师使胫骨外旋至 30°～90°

胫骨外旋测试的信度和效度都不确定，因此应谨慎使用该测试，且在诊断后外侧不稳定时需参考主观病史。

半月板测试

内侧和外侧半月板发挥至关重要的生物力学功能，包括传递负荷、减震和关节稳定性（Fox 等，2015）。半月板传递了 50%～95%的作用于膝关节的负荷（Rao 等，2015）。半月板撕裂是一个常见的问题，撕裂会破坏膝关节的负荷传递，增加膝关节骨性关节炎的风险（Smith 等，2015）。然而，并不是所有的半月板撕裂都相同。径向撕裂、半月板根部撕裂和瓣状撕裂可能对半月板功能产生破坏性影响，而退行性撕裂，特别是在中年人或老年人中，是无症状膝关节中完全正常的发现（Englund 等，2008）。

急性疼痛性锁定膝是半月板撕裂的罕见后

果，需要转诊进行外科咨询。在原本健康的膝关节中，半月板修复手术是治疗疼痛性半月板撕裂的最佳方法，它旨在保护半月板功能并降低随后发生骨性关节炎的风险。但是，并非所有半月板撕裂都适合进行修复手术。对于中老年人群，有随机对照试验对比了部分半月板切除的关节镜手术（即移除半月板受损部分）与安慰型对照手术或物理治疗和运动康复的效果，结果显示，即使存在机械症状，不同治疗的效果也相似（Moseley 等，2002；Kirkley 等，2008；Herrlin 等，2013；Katz 等，2013；Sihvonen 等，2013；Yim 等，2013；van de Graaf 等，2018）。对于不适合进行半月板修复手术且无明显机械症状的患者，临床实践指南推荐康复作为首选干预措施（Beaufils 和 Becker，2016；Siemieniuk 等，2018；Abram 等，2019）。

以下所介绍的 Thessaly 测试、回旋挤压测试和关节线压痛测试在检测半月板损伤时可能有用，但建议谨慎使用，因为并不是所有的半月板撕裂都有症状。

麦氏征（回旋挤压测试）

对内侧半月板进行测试时，通常使用膝关节屈曲/伸展与胫骨外旋相结合，同时压迫内侧关节面的方法。治疗师触诊内侧关节线，被动屈曲且外旋膝关节，使内侧半月板后部与胫骨一起旋转。如果半月板撕裂，可能会发生关节弹响。然后将膝关节从完全屈曲位置移动到 90°屈曲位置，以便对整个半月板后部进行测试（图 16-10）。如果治疗师感觉到弹响或听到咔嗒声，则为阳性测试，表明内侧半月板撕裂（McMurray，1942）。外侧半月板的测试几乎与内侧重复，但使用膝关节屈曲/伸展与胫骨内旋相结合，同时压迫外侧关节面的方法（图 16-11）。近期的一项系统综述表明麦氏征测试的灵敏度为 61%，特异性为 84%（Smith 等，2015）。但是，观察者间信度为低到中等（Décary 等，2016）。

治疗师进行此测试时可以进行改进。例如，将膝关节从完全屈曲位移动到伸展位时，可以将胫骨进行外旋和内旋。关键是充分探查内侧和外侧关节面。值得注意的是，半月板撕裂最常发生在后角。因此，在麦氏征测试中，大多数阳性结果发生在屈曲范围末端，此时半月板受到负荷最大。

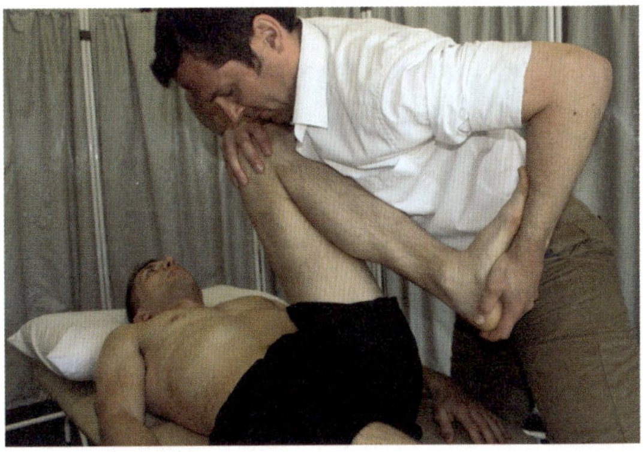

图 16-10　内侧半月板

右手支撑膝关节并触诊内侧关节线。左手外旋小腿，将膝关节从完全屈曲位移至伸展位

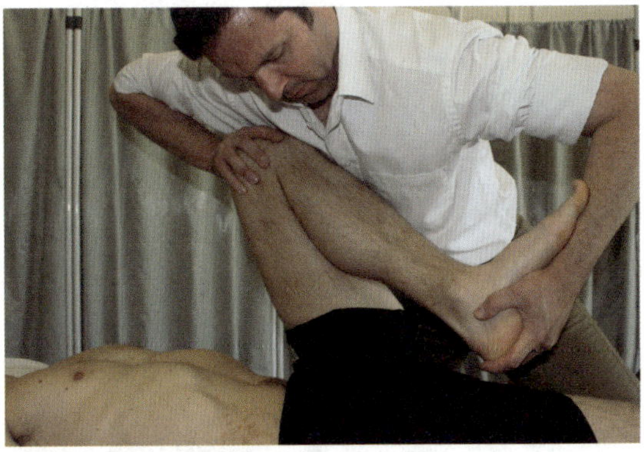

图 16-11　外侧半月板

右手支撑膝关节并触诊外侧关节线。左手内旋小腿，并将膝关节从完全屈曲位移至伸展位

Thessaly 测试

Thessaly 测试，由 Karachalios 等于 2005 年首次提出，是一种相对较新的骨科检查方法，它在诊断半月板损伤方面展现出了较高的敏感性（75%）和特异性（87%，Smith 等，2015）。此外，该测试的评分者间信度被认为是中等（Décary 等，2016）。Thessaly 测试通常在膝关节 5° 和

20°屈曲位进行，要求患者使用受影响的腿站立，同时伸出双臂并得到治疗师的支撑。在测试过程中，治疗师会引导患者先进行完全的外旋动作，随后是内旋动作（图 16-12）。这两个动作在 5°屈曲位时各重复 3 次，20°屈曲位时同样各重复 3 次。若测试结果为阳性，患者可能会感受到内侧或外侧关节线的疼痛，或者出现膝关节交锁或卡顿感（Karachalios 等，2005）。Thessaly 测试因其高效、快捷且简便的特性，治疗师在操作时不需要很高的技能。

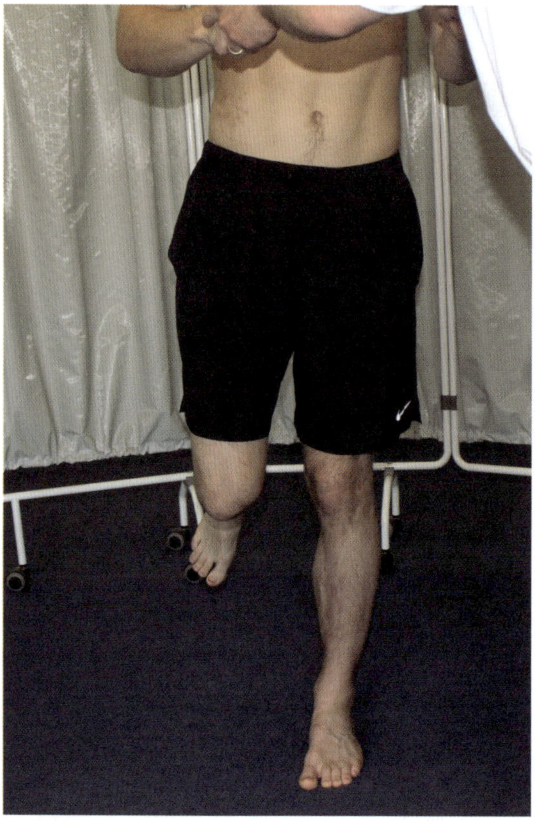

图 16-12　Thessaly 测试

患者单腿站立，双手获得支撑以保持平衡，治疗师引导患者进行膝关节的完全外旋，随后是完全内旋。这个动作在膝关节屈曲 5°时重复 3 次，在屈曲 20°时再重复 3 次

关节线压痛

在怀疑半月板撕裂时，不应忽视对内侧和外侧关节线的触诊。尽管关节线触诊是作为 McMurray 测试或 Thessaly 测试的辅助手段，而不是替代它们，但值得注意的是，关节线压痛本身的敏感性为 83%，特异性也为 83%（Smith 等，2015）。当然，这种压痛也可能来自半月板以外的结构，例如内侧副韧带（medial collateral ligament，MCL），但如果外翻应力测试呈阴性，且关节线近端和远端的 MCL 无痛，则对半月板撕裂的怀疑指数可能会增高。

髌股关节试验

遗憾的是，髌股关节试验没有显示出显著的诊断准确性（Nijs 等，2006；Cook 等，2012；Papadopoulos 等，2015）。下面为了完整性，我们介绍 Clarke 和 Fairbank 测试，但髌股关节疼痛主要是在主观评估期间以及在排除了其他前膝疼痛原因后，通过在功能性测试（如深蹲和爬楼梯）期间重现疼痛来诊断的（Willy 等，2019）。同时，也鼓励治疗师探索在髌股关节疼痛的诊断和管理中症状的改变，因为这种情况通常是多因素的（见症状改变部分）。

Clarke 试验

Clarke 试验的价值是有限的，因为在无症状人群中，该测试往往在某种程度上会引起疼痛。幸运的是，髌股关节疼痛通常会给治疗师提供强烈的主观线索，这些线索可以用来构建临床假设，比如下楼梯时的疼痛。同时，诱发试验应该被视为评估过程中的额外补充，而不是主要的诊断工具。

Clarke 试验是一种用于诱发髌股关节症状的常用检查方法，常与髌骨关节面触诊结合使用。通过将髌骨向内侧和外侧滑动，可以部分触诊髌骨关节面。患者仰卧或长坐位，膝关节完全伸直，治疗师将一只手的虎口部放在髌骨正上方，并轻轻向下和向尾侧（即向脚的方向）施加压力（图 16-13）。然后指导患者通过将膝盖后部推向床面来收缩股四头肌。如果患者在测试过程中感到疼痛，则测试结果为阳性。由于该测试在没有髌股关节功能障碍的情况下也

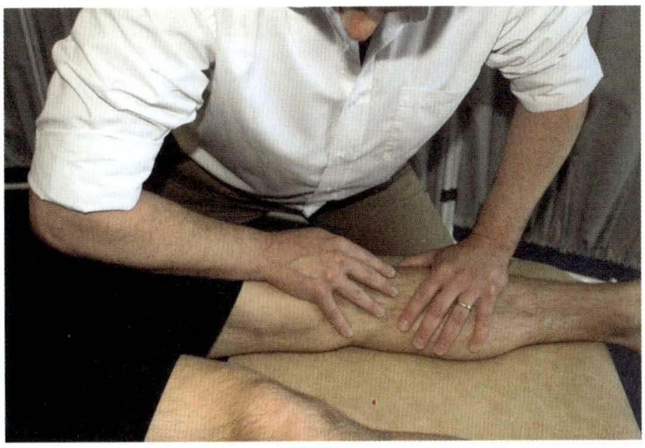

图 16-13 Clarke 试验

治疗师将右手的虎口部放置在髌骨上方，并施加同时向下和向尾侧（即向脚的方向）轻微的力。患者随后收缩股四头肌

常常引起疼痛，因此治疗师需要注意到假阳性测试的存在，当测试结果为阳性时，应该询问患者："这是你平时感到的疼痛吗？"

Fairbank 恐惧试验（髌骨脱位试验）

这被认为是一种用于检测髌骨半脱位或脱位的敏感测试。这种测试通常在患者膝关节屈曲 30° 的情况下进行。治疗师被动地将髌骨向外侧移动，如果测试结果为阳性，通常表现为疼痛、患者的恐惧和/或过度运动（Nijs 等，2006）。不稳定的情况下可能存在股四头肌的反射性收缩。对于某些患者来说，在膝关节的其他屈曲角度下测试髌骨滑动可能是必要且相关的。

髌腱病变测试

髌腱病变是一种慢性过度使用状况，在排球和篮球等需要跳跃的运动中相对常见。它可能表现为一种难以治愈的伤害。慢性髌腱病变的治疗包括渐进式腱负荷练习（Everhart 等，2017）。髌腱的手动触诊在诊断髌腱病变时已被证明具有 98% 的敏感性和 94% 的特异性（Maffulli 等，2017）。

皇家伦敦医院测试

测试是在患者仰卧且膝关节伸直的情况下进行的。髌腱从髌骨下极的附着点开始，沿髌腱从近端到远端进行轻轻触诊，同时要求患者报告是否有疼痛感。如果在膝关节伸直时通过触诊诱发出疼痛，那么在膝关节弯曲至 90° 的情况下，再次触诊膝盖的疼痛区域。如果发现在屈曲位的触诊时疼痛显著减轻，那么这个测试被认为是阳性的（Maffulli 等，2017）。

肌力测试

肌力测试包括检查肌肉力量、控制、长度和等长肌肉测试。

肌力

为了真正理解肌肉的力量，治疗师会通过可用范围的等张方式测试肌肉。在对膝关节进行体格检查时，测试膝关节屈肌/伸肌和踝关节背屈肌/跖屈肌以及其他相关的肌肉群可能是适当的。

被认为特别容易变得虚弱的下肢肌肉的力量测试已在第四章中介绍，如臀大肌、臀中肌、臀小肌、股外侧肌、股内侧肌、股中间肌、胫骨前肌和腓骨肌（Jull 和 Janda，1987；Sahrmann，2002）。

肌长度

治疗师可能会测试肌肉的长度，特别是那些被认为容易变短的肌肉（Janda，1994，2002），例如竖脊肌、腰方肌、梨状肌、髂腰肌、股直肌、阔筋膜张肌、腘绳肌、胫骨后肌、腓肠肌和比目鱼肌（Jull 和 Janda，1987；Sahrmann，2002）。这些肌肉长度的测试在第三章中有描述。

等长肌力测试

等长肌力测试可能有助于判断症状是源于收缩组织还是非收缩组织。第三章详细描述了等长测试。

测试膝关节屈肌（特别是通过胫骨向内和向外旋转来分别强调外侧和内侧腘绳肌）、伸肌以及踝关节背屈肌和跖屈肌在休息位置的等长力量,如果需要的话,还可以在生理范围的不同部分进行测试,这可能是适当的。治疗师记录肌肉收缩的力量和质量,以及患者症状的任何再现。

肌肉控制

单腿深蹲是测试下肢动态对线和肌肉控制特别有用的方法。在有髌股疼痛受试者的研究中,已经发现更大的额状面投影角(动态膝外翻的测量)、同侧躯干倾斜、骨盆下降、髋关节内收和膝关节外展等现象(Warner 等,2019)。受损的近端肌肉力量和耐力(Baldon 等,2012;Lack 等,2015)以及足部过度旋前的姿势(Barton 等,2010,2011)也与髌骨疼痛的发展和维持有关,因为它们可能导致胫骨和股骨过度内侧旋转,这反过来可能导致外侧髌骨上的压力增加。这些功能障碍可能导致"内侧塌陷"的现象,即在单腿蹲过程中,整个膝关节被看到向内侧偏移。这个看似简单的任务需要骨盆、髋关节、膝关节和足部的显著控制。如果测试执行得不好并且再现了患者的症状,治疗师可以尝试纠正下肢对线,看看这是否会改变患者的症状(参考关于症状改善的章节)。

神经测试

神经系统检查包括神经系统完整性测试和神经动力学测试。

神经系统完整性

如果治疗师怀疑症状来自脊柱或周围神经,就会测试神经系统的完整性。

皮节/外周神经。 如第四章所述,使用棉絮和针刺分别测试下肢的轻触觉和痛觉。对皮肤神经根(皮节)和周围神经分布的了解使治疗师能够区分由神经根病变引起的感觉丧失和由周围神经病变引起的感觉丧失。第四章展示了皮肤神经分布和皮节区域。

肌节/外周神经。 下面的肌节将被测试,并在第四章中有展示。

- L2:髋屈曲。
- L3:伸膝。
- L4:足背屈和内翻。
- L5:大脚趾伸展。
- S1:足外翻、臀部收缩、膝关节屈曲。
- S2:膝关节屈曲、足尖站立。
- S3~S4:盆底肌肉、膀胱和生殖器功能。

对神经根(肌节)和周围神经肌肉分布的工作知识使治疗师能够区分由神经根病变引起和由周围神经病变引起的运动损失。第四章展示了周围神经分布的信息。

反射检查。 以下深腱反射将被测试,并在第四章中有展示。

- L3/4:膝跳反射。
- S1:踝反射,或跟腱反射。

神经动力学测试

为了确定神经组织在患者症状产生中所起作用的程度,可能会执行以下神经动力学测试:

- 被动颈部屈曲。
- 直腿抬高。
- 被动膝关节弯曲。
- Slump 试验。

这些测试在第四章中有详细描述。

- 膝盖周围可触及的神经如下:
  - 常见的腓神经可以在股二头肌腱的内侧触及,也围绕在腓骨头周围可以触及。
  - 胫神经可以在膝关节后皱襞的中央,位于腘动脉的内侧触及。当脚处于背屈和外翻状态时,在内踝后面也可以感觉到,此时更为明显。

其他测试

血管测试

如果怀疑血液循环受损,治疗师会触摸股动脉、胫动脉、腘动脉和足背动脉的脉搏。然后，治疗师还会检查皮肤和温度变化，以及指甲床的毛细血管再充盈情况。血管系统的状态也可以通过下肢处于下垂位和抬高位症状的反应来确定。有关更多信息请参阅“治疗与管理”分册第八章（Barnard 和 Ryder，2024）。

腿长

真实腿长，通常为先天性的，是从髂前上棘到内踝或外踝进行测量的。表观腿长，由诸如足旋前或脊柱侧凸等代偿性变化引起，是从脐到内踝或外踝进行测量的。腿长差异在 1.0~1.5 cm 被认为是正常的（Magee 和 Manske，2020）。

触诊

治疗师触摸膝盖区域及其他相关区域。在身体图示（图 3-2）和/或触诊图表（图 4-34）上记录触摸发现是有用的。

治疗师记录以下内容：

- 区域的温度。
- 局部增加的皮肤湿度。
- 水肿或积液的存在——使用浮髌试验（patellar tap）和扫动试验（sweep test）评估是否存在关节积液。可使用卷尺测量肢体或关节的围度，并比较左右两侧。
- 浅层组织（例如，囊肿、结节、瘢痕组织）的活动性和触感。
- 肌肉痉挛是否存在或被诱发。
- 骨骼（例如，在滑膜皱襞综合征中髌骨上极和股骨髁可能感到压痛，而髌骨下表面可能在髌股关节问题中感到压痛）、滑囊（髌前、髌下）、韧带、肌肉、肌腱、腱鞘、触发点和神经的压痛。

观察骨骼的突出度是否有增加或减少，特别是髌骨在滑动、侧倾、前后倾斜以及在股骨髁上的旋转情况。股四头肌（quadriceps，Q）角是可以测量的，这个角度是通过测量股四头肌的拉力线和髌腱在髌骨中心的交点来确定的。通常，这个角度的正常范围大约是 15°。有观点认为，Q 角的增加可能会导致髌骨受到更大的外侧力，从而可能引起疼痛或脱位。但是，这种测量方法的实际效用可能并不像之前认为的那样大。事实上，已有研究表明，Q 角的增加并不足以准确区分病理性膝关节和非病理性膝关节（Smith 等，2013）。

- 在触诊时引发的或减轻的疼痛。

骨骼的突出程度可能会增加或减少。 通常认为，髌骨的理想位置是当膝关节稍屈曲时，髌骨在冠状面和矢状面与股骨平行，且位于股骨两髁之间的中间位置（Grelsamer 和 McConnell，1998）。髌股痛往往与髌骨向外侧偏移增加有关，这会导致外侧关节面承受更大的压力（Heino Brechter 和 Powers，2002；Farrokhi 等，2011；Lack 等，2015）。这种压力通常是由于生物力学问题引起的，例如足部过度旋前或近端肌肉力量不足，这会导致股骨和胫骨发生内旋。这些力量可能会改变髌骨的运动轨迹，导致其向外侧的位移、倾斜和旋转增加（Herrington，2008；Draper 等，2009；Wilson 等，2009；Souza 等，2010；Lack 等，2015）。文中建议读者参考有关症状改善的部分，以深入了解髌股痛的评估方法。有研究证据显示，特别是由经验丰富的治疗师进行的髌骨位置评估，在与 MRI 相比较时，具有一定程度的测试者内一致性和中等到良好的标准有效性（McEwan 等，2007；Smith 等，2009；Décary 等，2016）。

关于髌骨的位置，需要注意以下几点：

- 正常情况下，当膝关节屈曲 20°时，髌骨的基底与内侧和外侧股骨髁突的距离相等（±5 mm）。如果髌骨更靠近内侧或外侧股骨髁突，分别被认为是有内侧或外侧滑移。治疗师还需要测试髌骨在股四头肌收缩时是否有外侧滑移。治疗师用拇指和手指分别触摸髌骨的左右基底以及股内侧肌和股外侧肌，同时要求患者伸展膝关节。在某些情况下，可以感觉到髌骨向外侧滑移，这表明存在动态问题，而且股内侧肌可能在股外侧肌之后收缩；通常认为股内侧肌与股外侧肌同时激活，或者稍早于股外侧肌。需要相当大的差异才能使治疗师感觉到肌肉收缩时间的差异。

- 髌骨的外侧倾斜是通过测量髌骨内侧和外侧边缘与股骨的距离来计算的。例如，当髌骨的外侧距离减少，内侧距离增加，以至于髌骨面向外侧时，就认为髌骨有外侧倾斜。外侧倾斜被认为是由于外侧支持带（浅层和深层纤维）和髂胫束紧张所致。当首先施加被动的内侧滑移时（见下文），髌骨倾斜可能会加剧，这表明存在动态倾斜问题，涉及紧张的外侧支持带（深层纤维）。与 MRI 相比，髌骨倾斜和内外侧位置的体格检查的有效性已经被证实（McEwan 等，2007）。
- 髌骨的前后倾斜是通过测量髌骨下极和上极与股骨的距离来计算的。如果髌骨的下极比上极更靠后，就会发生髌骨后倾，这可能导致脂肪垫刺激和髌骨下极疼痛。通过要求患者向后支撑膝关节并观察胫骨的运动来测试髌骨后倾的动态控制。在髌骨后倾阳性的情况下，脚会从检查床上移开，可以看到胫骨近端向后移动。这种运动被认为会将髌骨下极拉入脂肪垫。
- 旋转是髌骨长轴相对于股骨的相对位置，通常应该是平行的。如果髌骨的下极位于股骨长轴的外侧，髌骨就被认为是向外旋转。髌骨的外侧或内侧旋转被认为是由于部分支持带的紧张所致。在髌股痛中最常见的异常是髌骨同时出现外侧倾斜和外侧旋转，这被认为是由于髌骨内侧（股内侧肌的无力）和外侧结构（外侧支持带的紧张和/或股外侧肌的无力）的不平衡所致（McConnell，1996）。
- 测试外侧支持带的长度。患者侧卧，膝关节屈曲约 20°，治疗师被动地将髌骨向内侧滑动。正常情况下，髌骨能够充分移动以暴露外侧股骨髁；如果无法做到这一点，则怀疑浅层支持带紧张。深层支持带的测试方法与上述相同，但增加了对髌骨内侧缘施加前后方向的力。髌骨的外侧缘通常能够向前移动离开股骨；如果无法移动，则可能表明深层支持带紧张。

附属运动

使用触诊图和运动图表（或关节图片）来记录发现可能是有用的。这些在第四章中有详细解释。

治疗师需要注意以下几点：

- 运动质量。
- 运动范围。
- 运动过程中以及运动范围末端的阻力。
- 运动过程中疼痛的表现。
- 是否诱发任何肌肉痉挛。

表 16-4 列出了髌股关节（图 16-14）、胫股关节（图 16-15）和上胫腓关节（图 16-16）的附属运动。所有这些运动可以在不同程度屈曲/伸展和胫骨内旋/外旋中进行探索。在进行附属运动后，治疗师会重新评估所有身体图表中体格检查星号（即那些被发现能够诱发患者症状的运动或测试），以确定这些附属运动对患者体征和症状的影响。然后，可以对其他疑似为患者症状来源或对其有影响的区域进行附属运动测试。同样，在进行附属运动后，治疗师会再次重新评估所有星号。可能需要检查的区域包括腰椎、骶髂关节、髋关节、足和踝关节（表 16-4）。

症状改善

检查与患者主诉相关的具体症状性身体活动可能极为有用。然后可以修改这个功能性活动，并密切监测患者的症状反应。在临床环境中，可能复制一个合适的功能任务，并且通常在询问患者有关加重因素时可以识别出来。在评估初期检查一个功能任务可能是有用的，这样做有三个原因：

1. 这项任务能够为患者的病情提供一个有价值的初步概览。

表 16-4　附属运动、应用选择及患者星标症状的重新评估

附属运动		选择应用	确定附属运动对患者体征和症状的影响
髌股关节			
	内侧横向移动	开始位置，例如 • 屈曲位 • 伸展位 • 内旋位 • 外旋位 • 屈曲位和外旋位 • 伸展位和内旋位 力量应用的速度 施加力量的方向 施加力的作用点	重新评估所有星标症状
	外侧横向移动		
	向头侧纵向移动		
	内侧旋转		
	内侧倾斜		
	外侧旋转		
	外侧倾斜		
	挤压或加压		
	分离		
胫股关节			
	前后向	同上	重新评估所有症状
	后前向		
	内侧横向移动		
	外侧横向移动		
上胫腓关节			
	前后向	同上	重新评估所有症状
	后前向		
	通过足外翻实现向头侧纵向移动		
	通过足内翻实现向足侧纵向移动		
其他考虑区域			
?	腰椎	同上	重新评估所有症状
?	骶髂关节		
?	髋关节		
?	足和踝		

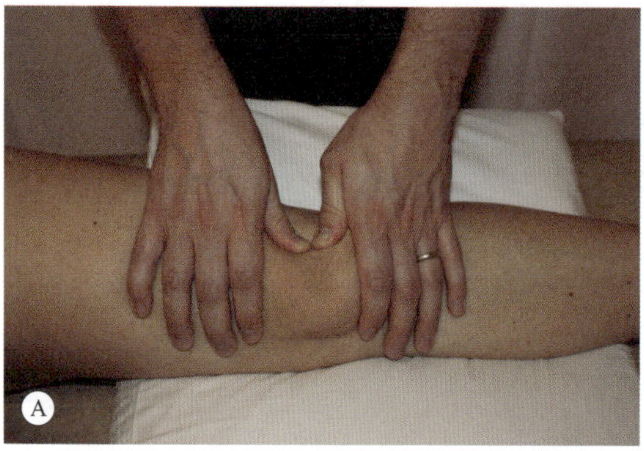

（A）内侧横向移动
用拇指将髌骨向内侧移动

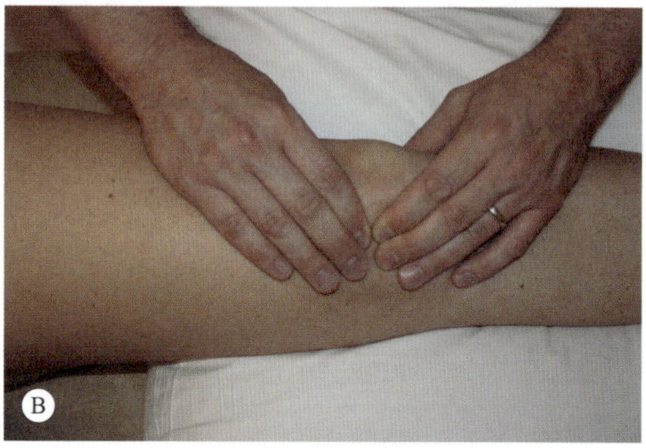

（B）外侧横向移动
用指头将髌骨向外侧移动

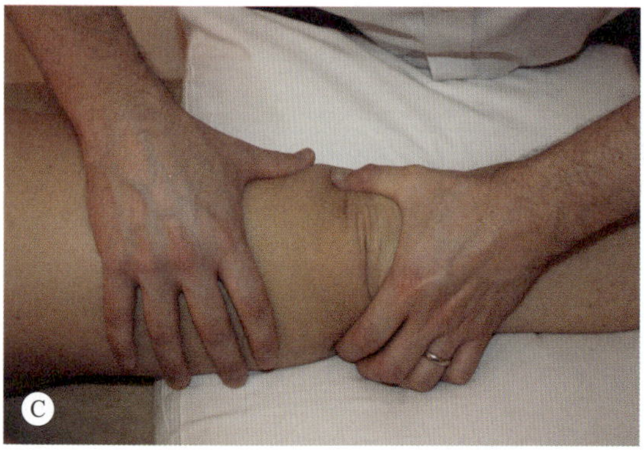

（C）纵向向上移动
左手将髌骨向头部方向推动

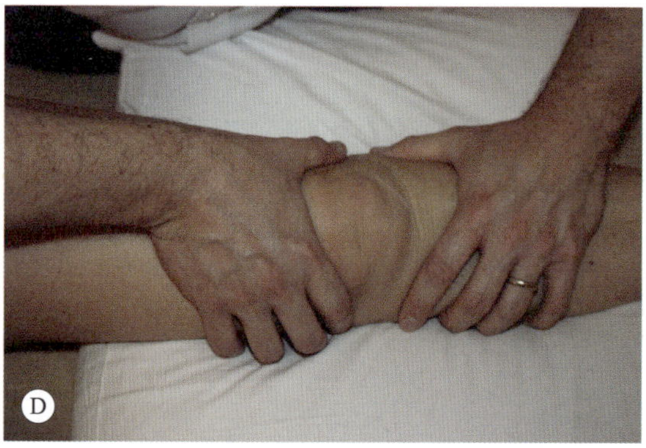

（D）纵向向下移动
右手将髌骨向足部方向推动

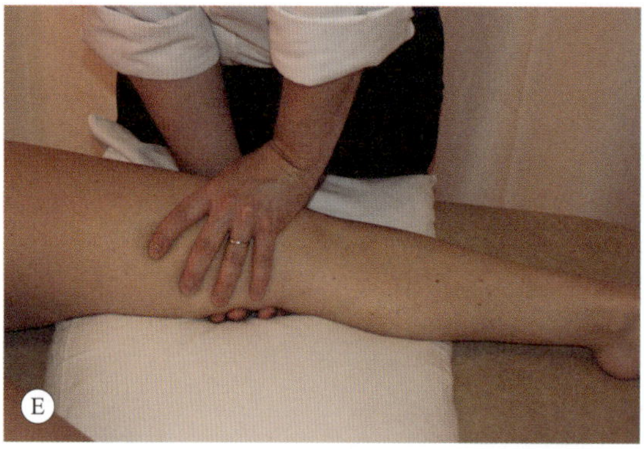

（E）挤压
左手放置在髌骨的前面,并把髌骨推向股骨

图 16-14　髌股关节附属运动

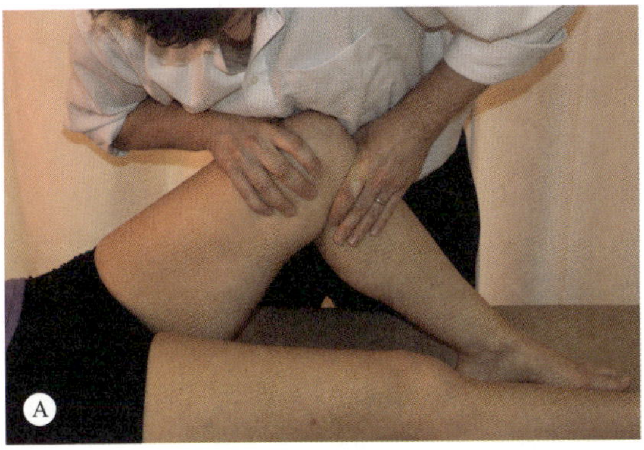

（A）前后向

膝关节置于屈曲状态。右手用于稳定，左手的虎口部分环绕胫骨前侧并施加前后方向的力至膝关节

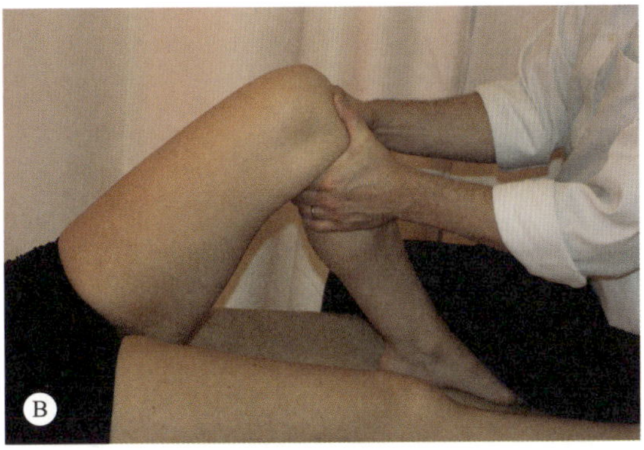

（B）后前向

膝关节置于屈曲状态，治疗师轻轻坐在患者的脚上以稳定这一位置。手指环绕小腿后侧以施加后向前力量，而拇指放置在前关节线上以感知运动

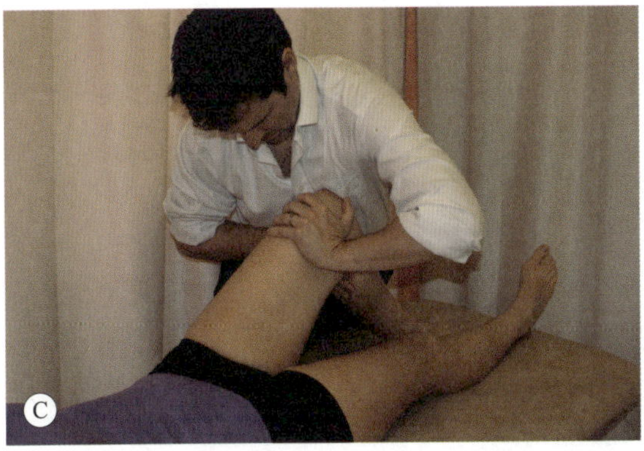

（C）内侧横向

左手稳定大腿内侧，右手向胫骨施加内侧力

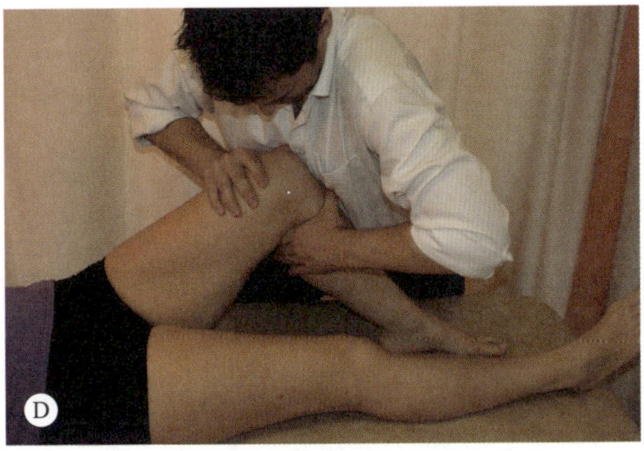

（D）外侧横向

右手稳定大腿外侧，左手向胫骨施加外侧力

图 16-15　胫股关节附属运动

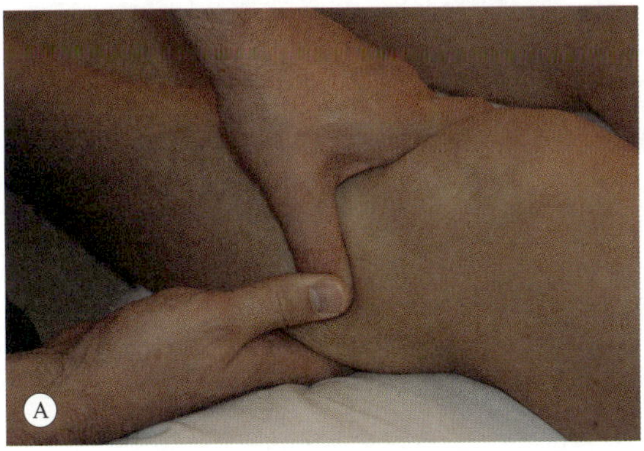

（A）前后向

使用拇指压力对腓骨头前侧施加前后方向的力

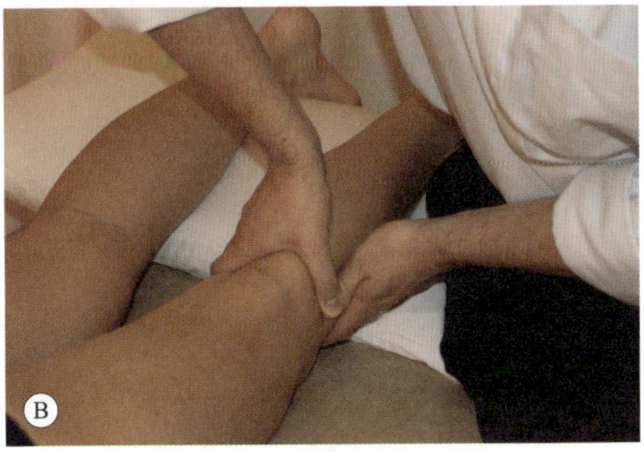

（B）后前向

使用拇指压力对腓骨头后侧施加后前方向的力

图 16-16　上胫腓关节附属运动

2. 通过巧妙地调整这项任务,我们可以帮助临床诊断,并揭示潜在的治疗选择(详见后续的案例)。

3. 这项任务还能提供一个有效的物理星标(*)。通过多样化地调整功能性任务,以针对不同的组织(这一过程并不耗时),我们可以收集有助于推断临床诊断和确定病情管理最佳方法的重要信息。虽然下面的示例展示了临床推理在实际操作中的巧妙应用,但我们必须指出,对有症状的功能性活动调整并非标准化测试,因此在效度和信度上可能存在不足。这里存在一个权衡:一方面,治疗师专注于患者,深入探究患者最初求医的原因;另一方面,这种做法缺乏标准化。然而,值得注意的是,即便是广为人知的骨科测试也可能在诊断准确性或信度上存在不足。在临床实践中结合这两种方法可能是明智之举,因为它们各自具有独特的优势,并且能够为临床诊断提供更全面的视角。和往常一样,我们鼓励治疗师整合主观和客观检查的全部信息,以形成对患者病情的全面理解,而不是过分依赖某一项测试。

一个关于症状改善的案例:膝关节前侧疼痛。

膝关节前侧疼痛是多因素导致的(Lankhorst 等,2012;Barton 等,2015),这可能导致在功能性任务中产生异常的髌骨应力(Wilson,2009;Draper 等,2009;Souza 等,2010;Farrokhi 等,2011)。导致前膝关节疼痛产生的因素可能包括以下几点:

- 局部因素:这些可能包括,如紧张的髌骨支持组织或 VMO(股内侧肌)的激活时机改变(Herrington,2008;Draper 等,2009;Wilson,2009;Souza 等,2010;Giles 等,2013,2015)。
- 近端因素:这些可能包括髋关节力量、耐力和控制力的减弱,导致股骨内旋和髌骨外侧移位(Meira 和 Brumitt,2011;Noehren 等,2012)。
- 远端因素:这些可能包括足部的过度内旋,导致胫骨内旋和髌股关节力学的改变(Barton 等,2011)。

由于前膝关节疼痛的多因素特性,因此应采取多种模式的方法来评估和管理(Barton 等,2015)。有关髌股疼痛治疗的当前建议的更多信息,建议治疗师阅读 2018 共识声明:运动疗法和物理干预治疗髌股关节疼痛(Collins 等,2018)。如果患者在爬楼梯时抱怨疼痛,那么单腿深蹲或上台阶可能是一个有用的功能任务,可以通过这个任务来探索改变局部、近端和远端因素的影响。

治疗师应细致观察患者对功能任务的反应。若患者执行任务后立即出现症状,便可以着手对症状进行调整。若症状未立即显现,治疗师可能需要探索其他方式来诱发症状,如尝试更深度的蹲下、更高的台阶上下或是重复性动作。

当某一任务被确认能够触发症状时,治疗师便可以在此基础上对任务进行调整,同时继续密切观察患者的症状反应。这可能有助于治疗师系统地思考,并自问:“我应如何调整局部、近端或远端的结构,以便观察这些结构是否在病症的持续中起着关键作用?”

在评估局部结构的影响时,治疗师可能会尝试在运动中让髌骨沿着不同方向滑动,以此来观察患者的疼痛反应。某些特定的滑动方向或许能够缓解痛感,而另一些则可能加剧疼痛。鉴于在髌股疼痛的情况下髌骨可能发生外侧偏移,治疗师可能会注意到,在运动中将髌骨向内侧推动(图 16-17)能够减轻症状。如果这种操作能够改善症状,那么它本身就可以作为一种治疗方法,或者结合使用贴扎技术(Barton 等,2014)来进一步调整症状,从而帮助患者康复。然而,值得注意的是,尽管这些松动技术在临床实践中被广泛应用,但目前尚缺乏一级证据来支持它们在治疗髌股疼痛方面的有效性(Barton 等,2015)。

在处理近端结构问题时,治疗师可能会在运动中尝试激活患者的髋外展肌和外旋肌,以便纠正股骨的动态内收和内旋位置。这种激活

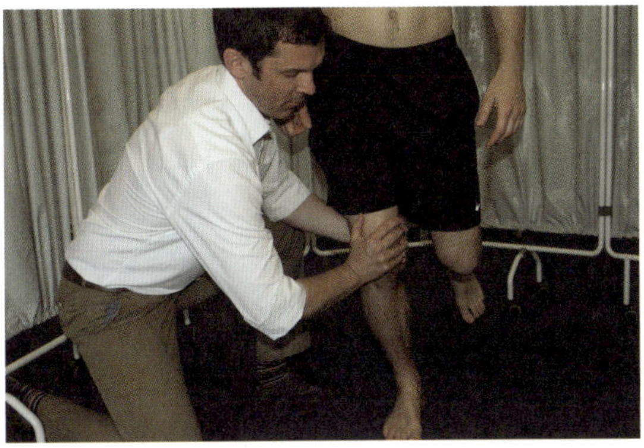

图 16-17 在单腿蹲起过程中手动执行髌骨的内滑动作以改善症状

可以通过手动方式实现，即指导患者对抗施加在膝关节外侧的阻力进行外展和外旋动作，或者也可以利用阻力带辅助完成（图 16-18）。如果患者的症状有所缓解，治疗师可能会推荐进行渐进性肌力强化训练计划，以有效管理髌股疼痛（Baldon 等，2012；Peters 和 Tyson，2013；Lack 等，2015）。

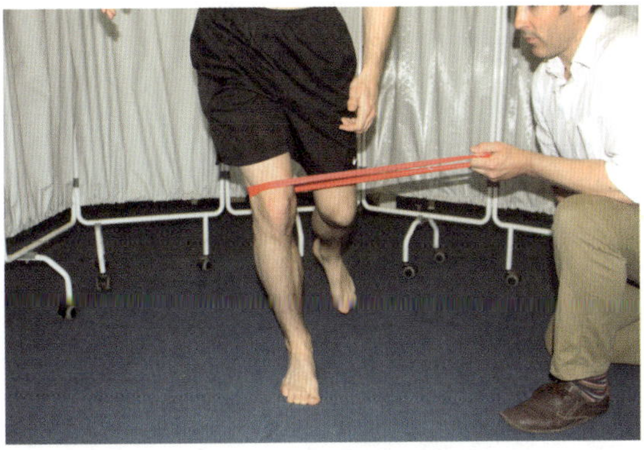

图 16-18 利用阻力带激活髋部外旋肌以改善症状

在处理远端结构相关问题时，治疗师可能会考虑调整患者的足部位置，因为研究表明足旋前与髌骨疼痛存在关联（Barton 等，2011）。在患者运动时，如果出现足旋前的情况，治疗师可以通过手动调整或在足部下方放置支撑物如垫块或矫形器来矫正足位（图 16-19）。如果调整足部位置能够有效缓解症状，治疗师可能会推荐使用矫形器来进一步控制脚部的运动。研究还发现，使用足部矫形器有助于提升患有髌骨疼痛患者的日常活动能力（Barton 等，2009）。

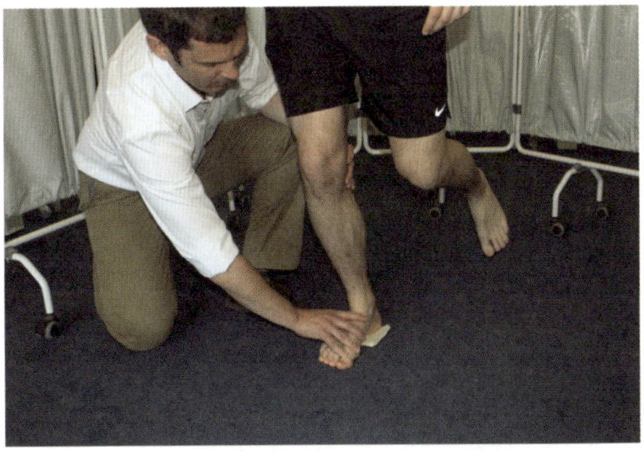

图 16-19 使用垫块或矫形器来矫正足旋前以改善症状

这个例子试图展示如何系统地以多种方式操作一个功能性任务，可能会对不同的组织产生影响，并有助于确定哪些组织可能在导致症状。症状的改变也可能有助于指导适当的管理策略。在实践中，一个多因素的问题需要一个多因素的管理方法，可能需要将几种策略结合起来形成一个连贯的管理计划。也可能需要采用其他未提及的策略。例如，收缩深层腹肌以控制骨盆运动是否会有所不同？或者在运动期间对腓骨头、胫骨或股骨的动员是否会改变症状？在考虑症状改变时，治疗师可能会发现问题并问自己“哪些肌肉源性、关节源性或神经源性结构可能对这位患者是有帮助的？”。鼓励治疗师功能性、系统化和创造性地思考，同时密切监测患者对干预措施的症状反应。

重返运动/表现评估

为了全面了解重返运动决策的制定，建议读者参阅“治疗与管理”分册第十章（Barnard 和 Ryder，2024）。无论是在体育活动还是日常活动中重返运动，都是任何损伤康复的首要目标，同时在管理膝盖伤害时也是一个重要的考虑因素。

围绕重返运动的决策制定对治疗师来说可

能是一个重大挑战。治疗师通常需要建议患者何时可以安全地重返运动,或根据受伤的风险和可能的后果等因素提供咨询,以帮助患者做出关于重返运动利弊的明智决定。由于不可能精确计算风险或后果,因此在确定患者何时适合重返运动时需要非常谨慎。为了最大限度地减少再次受伤的风险,医生需要依据现有的医学知识和临床经验提出合理的假设。更多信息请参阅“治疗与管理”分册第十章(Barnard 和 Ryder,2024)。

由于愈合速度、障碍解决、神经肌肉控制恢复、功能性技能和心理准备方面存在个体差异,所以相同伤害的个体重返运动所需的时间也会有所不同。因此,仅根据时间来决定何时可以重返运动的做法是不够的,也不合适。必须实施一个基于评估标准的康复流程,在这个流程中,患者必须达到一系列预定的康复目标,才能进入下一个活动阶段,包括恢复日常活动或体育运动。

身体测试提供了关键信息,这些信息对于决定运动员是否准备好恢复运动至关重要,并且可以与问卷调查一起使用,以确定运动员是否准备好从膝关节损伤或手术后重返运动。常用的问卷包括心理准备重返运动量表(Psychological Readiness to Return to Sport scale, I-PRRS)(Glazer,2009)和国际膝关节文献委员会问卷(International Knee Documentation Committee questionnaire, IKDC 问卷)(Irrgang 等,2001)。

重返运动的体格检查

目前还没有一套公认的标准或体系来评定个人是否准备好重返运动。因此,治疗师应当运用本章节内提及的合适评估技术为判断准备情况提供依据。以下列出了一些额外的因素,它们可能会对评估运动员是否准备好重返运动有所帮助。

肢体对称指数

在评估运动员的力量和功能时,治疗师需要关注肢体对称指数(limb symmetry index, LSI)以及股四头肌与腘绳肌的力量比。股四头肌力量不足与不良的预后相关,例如在 ACL 重建等伤害后,股四头肌 LSI 低于 90% 会增加再次受伤的风险。事实上,在从 ACL 损伤中恢复的人中(Herrington 等,2021),力量对称性每增加 1 个百分点,再受伤率就会减少 3%(Grindem 等,2016)。LSI 是通过将受伤肢体的测试得分平均值除以健康肢体的相应值,再乘以 100%,从而得出两肢体之间的力量差异百分比。

股四头肌与腘绳肌的力量比(H ∶ Q)是衡量股四头肌力量与腘绳肌力量的一个指标,它在下肢康复和损伤预防中都有应用。尽管之前曾提出腘绳肌力量应为股四头肌力量的 60%(即比率为 0.6)的建议(Ruas 等,2019),但是关于标准值的争议一直存在。不过,治疗师应当注意,疲劳等因素的影响可能会显著改变股四头肌与腘绳肌的力量比,从而限制了这项测试的实用性。

股四头肌激活评估

膝关节损伤或手术后,常见的股四头肌迟滞现象(也就是股四头肌在膝关节完全伸直时的无力)需要被纠正。这种现象在做主动直腿抬高动作时可以观察到,它表明股四头肌的力量不足以使膝关节完全伸直。股四头肌迟滞可能由多种因素引起,包括肌肉的机械优势丧失、肌肉萎缩、肌肉在缩短时力量下降、粘连形成、关节积液或反射性抑制等(Magee 和 Manske,2020)。

使用等速测力计进行的客观力量测试是可靠的,但并不是所有治疗师都能方便地使用这种设备。对于经历过韧带重建手术的患者,建议治疗师选择那些不会影响移植韧带稳定性的力量测试方法。尽管肢体对称指数(LSI)测试并不专门针对股四头肌,但它可以为治疗师提供力量的测量数据。

功能测试

单腿深蹲测试和/或使用单腿负重的定性分析(qualitative analysis of single leg loading, QASL)(Herrington 等,2013)涉及对身体各部位(手臂、躯干、骨盆、大腿、膝盖和脚)的运动策略进行二元评分,正确策略得 0 分,错误策略得 1 分,0 分代表最佳总分,10 分代表最差得分。评分表如下所示,照片展示了适当和不适当的运动策略。对于经历过韧带重建手术的患者,应避免动态外翻运动模式,以减少对移植物的张力,防止进一步的损伤。良好的控制还应包括膝关节屈曲的良好范围,大约 90°,这在单腿深蹲和着陆时与 3D 运动捕捉相比显示出了极高的有效性(Herrington 和 Munro,2014)。Almangoush 等(2014)的研究显示,这种评估方法具有出色的测试者内和测试者间的信度(kappa 系数介于 0.63~1.00)。表 16-5 展示了 QASL 评估中的次优和最优策略。

下台阶/单腿着地/负荷承受能力评估

在评估运动员恢复运动的准备情况时,治疗师会想要评估患者通过受伤腿适当控制着陆和负荷的能力,以循序渐进的方式,逐渐增加挑战性,以适合他们运动的方式进行。适当的控制能力意味着能够通过保持腿部良好的对齐,避免动态内翻位置,以及良好的膝关节屈曲范围来完成动作,从而避免僵硬的腿部着陆。治疗师可以从让患者从固定的 30 cm 高的箱子上直线下台阶开始,逐渐增加难度。最初可以通过增加箱子的高度来增加难度。如果无法充分控制着陆,意味着在进入更具挑战性的负荷接受阶段之前,需要进一步的指导练习。

斜向/侧向下/落地测试

为了更循序渐进地评估患者控制单腿着陆的能力,治疗师可以要求患者以一定角度斜向而非直线下来。患者从开始时面向前方站在台阶上,目标是以与起始位置成 45°角落地,可以逐步增加到 90°。治疗师观察患者是否能够平衡和控制着陆,以避免进入动态内翻位置或僵硬腿部着陆。如果无法充分控制着陆,则意味着需要进一步的指导练习。

在不稳定的表面上着陆(软垫)

治疗师可以通过要求患者从台阶上踩到软垫上来评估患者控制着陆在不稳定表面上的能力。治疗师观察患者是否能够平衡和控制着陆,以避免进入动态内翻位置或僵硬腿部着陆。如果无法充分控制着陆,则意味着需要进一步的指导练习。

干扰控制

治疗师可以评估患者在平衡干扰的挑战下控制着陆的能力。患者下台阶时,治疗师手动添加干扰,或者通过轻轻拉动连接到患者的阻力带来实现。治疗师观察患者是否能够平衡和控制着陆,以避免进入动态外翻位置或僵硬腿部着陆。如果无法充分控制着陆,则意味着需要进一步的指导练习。

单腿跳跃测试组套

单腿跳跃测试组套在重返运动中被成功使用,并且每项测试的成功标准是患侧肢体达到 90% 的肢体对称指数(LSI)(Kyritsis 等,2016;Grindem 等,2016)。这些测试显示出良好的重测信度(ICC 范围为 0.92~0.97)(Ross 等,2002)。然而,在解释这些测试时应该谨慎,因为它们可能没有考虑到疲劳和/或水平面(旋转)运动。

单腿跳跃测试:在这个测试中,目标是在不失去平衡的情况下,用一条腿尽可能远地跳跃。距离是从起点线到落地脚跟的距离。

三次单腿远跳测试:在这个测试中,目标是在不失去平衡的情况下,用一条腿连续三次尽可能远地跳跃。距离是从起点线到落地脚跟的距离。

表 16-5 QASL(单腿负荷的定性分析)(Herrington 等,2013)

QASL		最优	次优
手臂策略	为了平衡而过度移动手臂	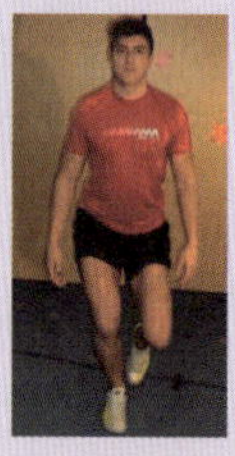	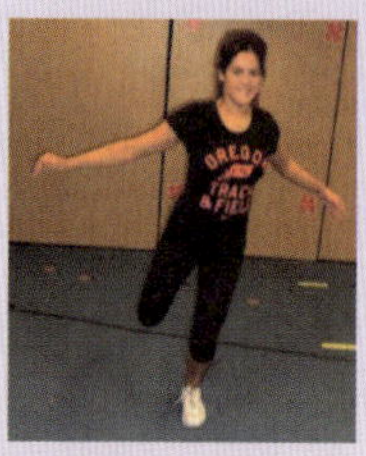
躯干对齐	向任何方向倾斜	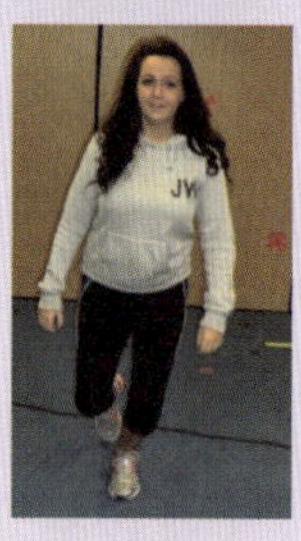	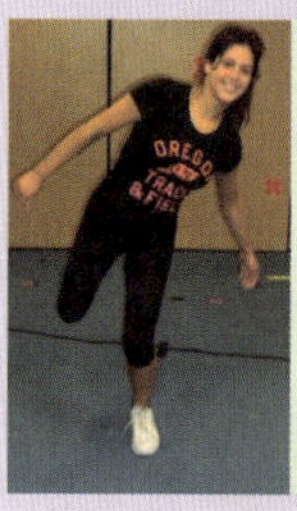 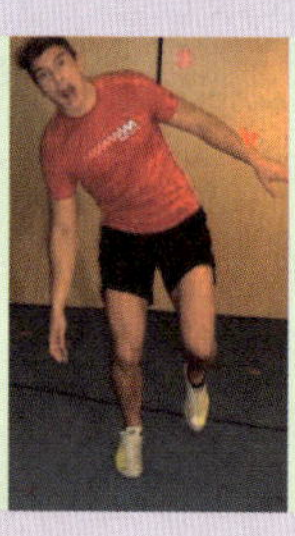 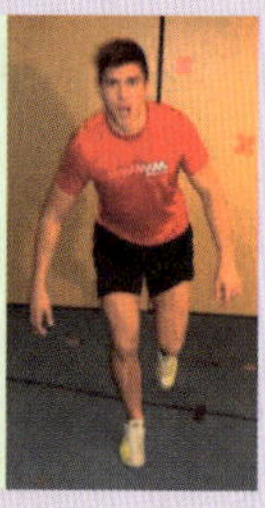
骨盆平面	水平失衡	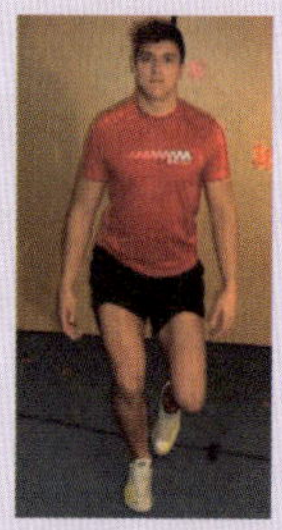	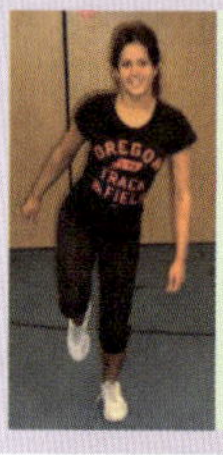 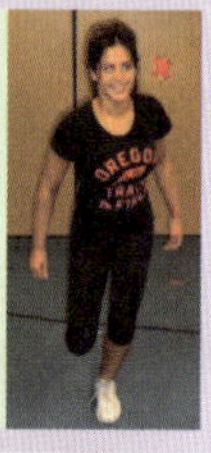
	过度倾斜或旋转		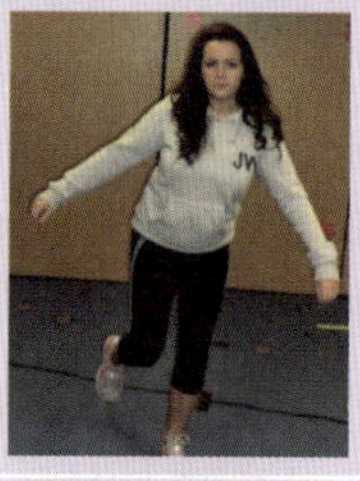
大腿运动	大腿运动 负重大腿移动进入髋关节内收	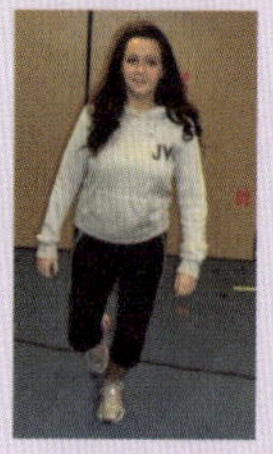	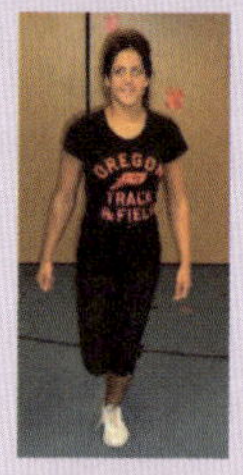
	非负重腿(NWB)的大腿未保持在中立位置		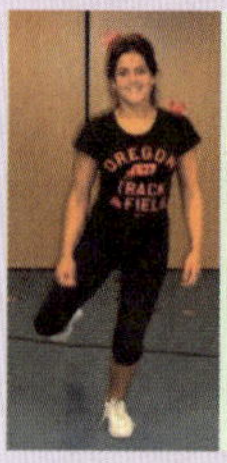 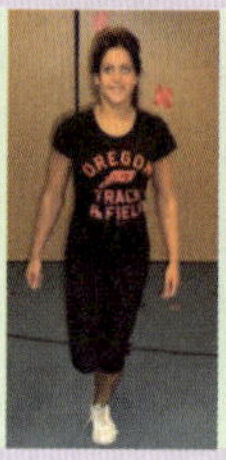 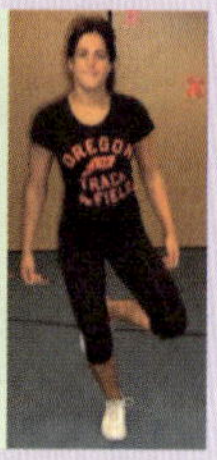

（续表）

QASL		最优	次优
膝盖位置	髌骨指向第二脚趾（明显的外翻）	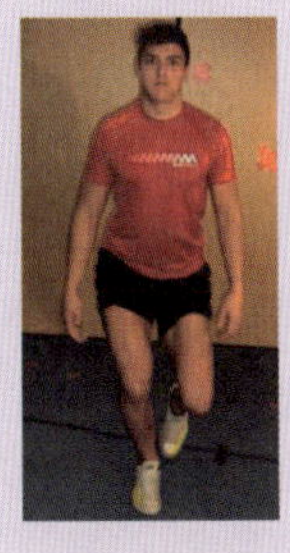	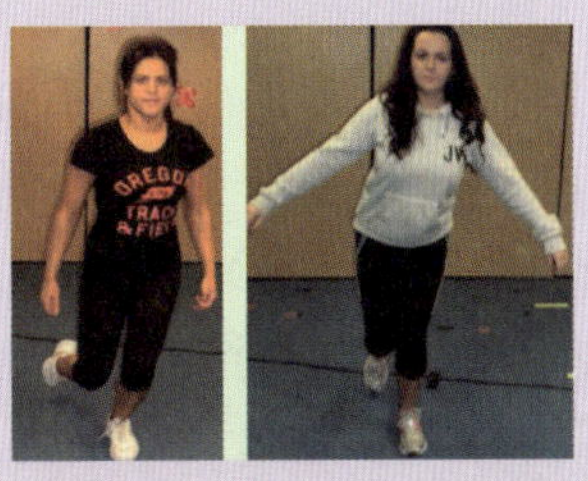
	髌骨指向脚内侧（严重外翻）		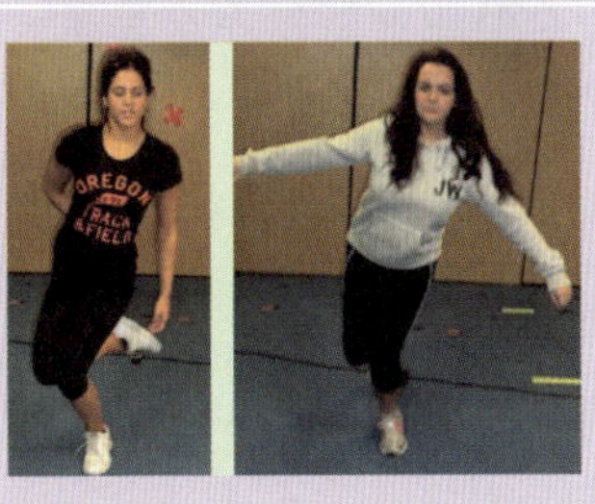
稳定姿态	非负重脚接触地面		
	站立腿摇晃		

交叉单腿远跳测试：目标是在不失去平衡的情况下，用一条腿连续三次尽可能远地跳跃。运动员必须在每次连续跳跃时跳过中线。距离是从起点线到落地脚跟的距离。

六米单腿计时跳测试：目标是在不失去平衡且落地稳固的情况下，用一条腿尽可能快地跳跃 6 m 的距离。

星形偏移平衡测试

星形偏移平衡测试（star excursion balance test，SEBT）由一系列单腿蹲起动作组成，参与者需要用非支撑腿最大限度地向前伸出，以触碰地面上八条指定线路中的一条线上的点。这八条线从一个网格的中心点向外延伸，每条线与其他线成 45°（Gribble 等，2012）。任务的目标是让参与者在支撑腿保持稳定，同时身体位于星形图案的中心点上。参与者在保持支撑腿稳定的同时，尝试用另一条腿沿着线尽可能远地伸出。参与者用伸出的脚轻轻触碰线，而不需要在这条腿上休息或转移体重。参与者返回到网格的中心位置，用双脚站立。测试的评分是通过测量参与者沿着每条线能触及的距离来进行的，并与受伤或未受伤的肢体进行比较（Gribble 等，2012）。SEBT 在健康个体中每个方向的测试重测信度都非常好（0.84～0.92，95% 置信区间）（Munro 和 Herrington，2010）。

> **知识校验**
> 1. 髌股关节测试缺乏敏感性和特异性：对还是错？
> 2. 哪种体格检查一直被证明是前交叉韧带断裂最有力的体格指标？
> 3. 哪种类型的半月板撕裂对半月板功能有特别有害的影响？
> 4. 症状改善的优缺点是什么？

完成检查

在完成上述所有测试之后，膝关节区域的

检查就完成了。主观和体格检查产生了大量信息，这些信息需要被准确无误且迅速地记录下来。第三章和第四章中提供的主观和客观检查的大纲图表，对于部分治疗师来说可能很有帮助。然而，重要的是，治疗师在进行检查时不应过于刻板，仅仅按照图表建议的顺序进行。每个患者的表现都不同，这一点需要在检查过程中得到体现。在这个阶段，用星号（*）标记检查中的重要发现至关重要。这些发现将在后续的治疗会议上重新评估，以判断治疗对患者状况的影响。

在表4-9中总结指出关节、神经或肌肉组织是患者症状来源的体格检查程序。

完成体格检查后，治疗师：

- 告知患者检查后24~48小时内症状可能会加重。
- 要求患者在下次就诊时报告检查后症状的变化情况。
- 解释体格检查的结果以及这些结果如何与主观评估相关。对于患者可能对其疾病或损伤的误解，应予以纠正。
- 评估检查结果，制定临床诊断，并列出问题清单。
- 确定治疗目标。
- 制订初步的治疗计划。

通过这种方式，治疗师将发展出以下假设类别（Jones 和 Rivett，2004）：

- 功能——能力和限制。
- 患者对其经历的看法。
- 症状的来源——这包括被认为产生患者症状的结构或组织，这些结构或组织与愈合过程及疼痛机制的关系。
- 对问题发展和维持有贡献的因素——这些因素可能是环境、心理社会、行为、身体或遗传因素。
- 治疗与管理的注意事项/禁忌——包括患者症状的严重性和易激惹性以及患者病情的性质。
- 管理策略和治疗计划。
- 预后——这可能受到伤害阶段和程度以及患者期望、个性和生活方式等因素的影响。

有关治疗与管理原则的指导，读者可参阅“治疗与管理”分册（Barnard 和 Ryder，2024）。

复习问题

1. 完成以下填空
   膝关节是一个由________、________和________组成的大而复杂的区域。
2. 强迫性外翻损伤可能会损伤以下哪些结构？
   a. 侧副韧带
   b. 前交叉韧带
   c. 半月板
3. 急性扭伤后立即肿胀并伴有弹响，提示半月板撕裂：对或错？
4. 可能导致膝关节突然无力的三个因素是什么？
   a. ________
   b. ________
   c. ________
5. Thessaly 测试是对以下哪种情况有用的敏感度和特异度较高的试验？
   a. 半月板病变
   b. 后外侧角损伤
   c. 交叉韧带断裂
   d. 髌股关节病变
6. 单独的 Clarke 和 Fairbank 测试阳性强烈表明症状起源于髌股关节：对或错？
7. 以下哪方面在附属运动的评估中可能没有用处？
   a. 运动质量
   b. 运动范围
   c. 运动范围内和运动范围末端的阻力

d. 积液程度

e. 运动过程中疼痛的表现

f. 任何肌肉痉挛的诱发

8. 描述你如何功能性地探索因上车而加重的外侧膝痛。考虑膝关节外侧附近有哪些结构或者哪些结构可能会引起膝关节外侧疼痛，以及你如何使用症状改变来区分这些结构。

案例分析

24 岁，篮球运动员

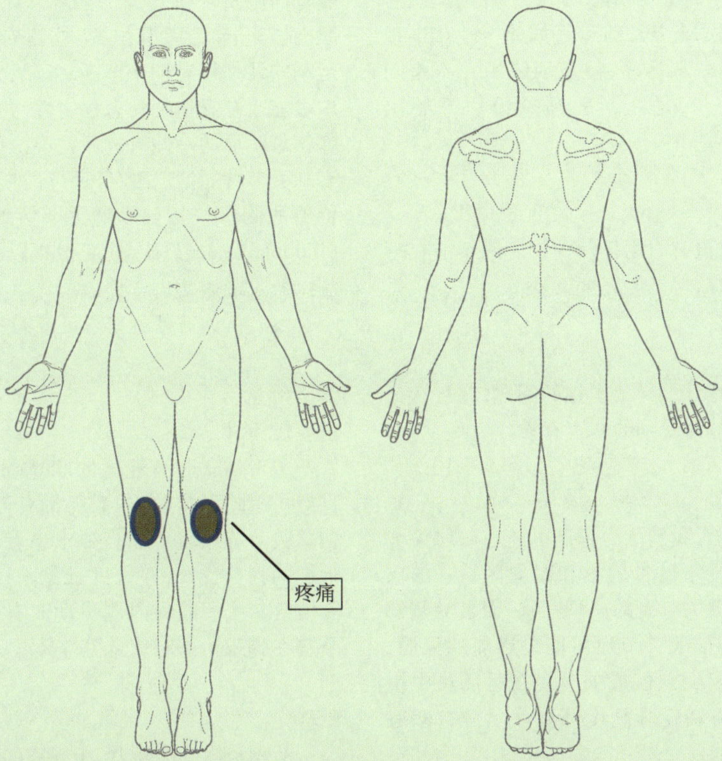

疼痛：左腿和右腿疼痛程度相同。间歇性疼痛，酸痛，偶尔出现刺痛，伴有摩擦音。

加重因素：跳跃着地后、跑步后、下楼梯时立即出现疼痛。

缓解因素：休息。如果因运动而加重，疼痛可能会持续一整天。

24 小时模式：全天与活动相关。早上刚起床时通常较好，没有膝关节僵硬。

睡眠：只有在几次训练后晚上会出现疼痛。

既往史/家族史：健康良好，没有服用药物。

没有其他症状。

主观检查

现病史

一名 24 岁的会计兼俱乐部篮球运动员来诊所，主诉双侧前膝隐痛已有 5 个月，疼痛位于髌骨后和髌周区域，偶尔感到刺痛。没有膝关节交锁或打软的症状，患者也没有注意到任何明显的肿胀。她报告了摩擦音的症状，特别是在下楼梯时尤为明显。她否认有任何脊柱、腹股沟或腿部疼痛，也没有神经症状。

加重和缓解因素

膝盖疼痛通常在打篮球跳跃着地时最严重。跑步期间和之后也会感到疼痛，如果在打篮球或跑步后下楼梯，疼痛可能会持续一整天。她偶尔在坐着工作时也会感到疼痛，但伸直膝盖后疼痛很快就会缓解。

24 小时模式

膝盖疼痛与日常活动有关。她早上刚起床时膝盖症状通常较好，没有膝盖僵硬。只有在几次训练后晚上会出现疼痛。

现病史

疼痛是逐渐开始的，她无法回忆起具体的损伤。不幸的是，随着她继续锻炼，她的疼痛持续加重。进一步询问后得知，她在只有2个月的训练后参加了半程马拉松，5个月前也是如此。她在半程马拉松期间感到左膝疼痛，但在训练中并不是问题。右膝疼痛较少，是在半程马拉松后开始出现的。

既往史和用药史

她身体健康，没有服用任何药物。两年前在打篮球时曾扭伤左踝，但已经完全康复。

信念和期望

患者不确定是什么导致了她的问题，并且认为可能与她在打篮球时受到的伤害有关。

主观检查后的假设

由于多种原因，我们认为膝痛可能与髌股关节有关。疼痛部位位于髌骨后方和髌周区域。加重疼痛的因素是髌股关节痛的典型症状，而且双侧都有症状，这也表明髌股关节更可能是疼痛的根源。此外，患者没有外伤史，髌股关节痛在运动员中很常见，这些都使得治疗师高度怀疑症状源自髌股关节。

可能引起与髌股关节相似位置的前膝痛的局部解剖结构包括髌骨、股四头肌腱和脂肪垫。虽然可能性较小，但治疗师也不应忽视半月板撕裂的可能性。由于没有神经症状，也没有其他表明疼痛源于神经性原因的指标，认为隐神经的髌下支不太可能是症状的来源。同样，认为髋关节、骶髂关节或来自上腰椎神经根的根性疼痛不太可能是引起疼痛的原因。

初步假设是，考虑到疼痛的分布和加重因素，髌股关节本身被认为是症状最可能的来源。认为即使训练课程会引发症状，疼痛也应该容易复制，且严重程度和激惹性较低，因为她能够继续训练，而且体格检查不太可能像完整的训练课程那样引起疼痛。还认为，结合跑半程马拉松和常规篮球训练可能使髌股关节负荷过重，这也可能受到陈旧性/过去的踝关节扭伤导致踝关节背屈功能完全丧失的影响。

疼痛机制被认为主要是伤害感受性的，没有中枢敏化或适应不良的输出机制（如恐惧回避）的证据。临床检查的重点是评估髌股关节，并将其作为潜在病变部位纳入或排除。功能性测试包括单腿下蹲、着陆以及症状改变测试，以及在诊断髌股关节痛时可能在临床上有用的测试，即Clarke试验和髌骨内侧及外侧边缘的触诊。此外，对肢体对齐、肌肉体积、髌股关节位置、外侧支持带测试和附属运动的评估将有助于诊断。还认为，在功能性任务中可能也缺乏单腿动态稳定性，并且考虑到之前在症状最明显的一侧有过踝关节扭伤的历史，可能会有踝关节背屈活动度（ROM）的损失。其他可能有价值的测试包括被动髋关节活动度检查、髂胫束（iliotibial band，ITB）长度检查以及臀肌力量和控制以及足踝生物力学评估。

没有认为有任何禁忌证或需要谨慎的情况。

体格检查

功能性测试

患者站立时有轻微的膝外翻。双侧肌肉体积良好。单腿下蹲时，两条腿都有外翻运动模式，左侧踝关节背屈较少。当要求患者在着陆时专注于他们的膝盖位置，并尝试避免陷入外翻时，疼痛稍有缓解。应用髌骨内侧滑动时有显著改善。单腿下蹲在脚跟抬高时感觉更容易。

ROM

活动范围完全正常，末端或伸展时无不适。

被动 ROM

髋关节筛查显示，完全活动自如，并且在完全屈曲和90°的内旋和外旋检查时无疼痛。

Clarke 试验

双侧Clarke试验时均有明显不适，左侧更严重。

触诊

双侧髌骨的内侧和外侧边缘触诊时均有压痛。触诊内侧和外侧胫股关节线时无压痛，髌骨或股四头肌腱触诊时无痛。

髌骨位置评估和髌骨附属运动

髌骨位置良好；然而，存在轻微的外侧倾斜，这在髌骨内侧滑动时更加明显，表明外侧支持带紧张。

麦氏征(回旋挤压试验)

双侧结果均为阴性。

临床诊断和计划

检查支持髌股关节疼痛的诊断。由于单腿下蹲时的疼痛在进行内侧滑动后有所改善，因此决定尝试进行一系列带有内侧滑动的髌骨贴扎治疗。人们认为，右腿着地时的外翻运动模式可能有助于维持病情，因为改变着地时的膝盖位置可以改善疼痛。此外，踝关节背屈活动度的丧失也被认为是一个致病因素，治疗也针对这一点。因此，决定进一步探索这种运动模式，尝试在密切监测症状反应的同时修改这一任务，并在第二次治疗中检查臀肌力量、股骨前倾的 Craig 测试以及足部位置。如果第一次治疗的结果表明需要，也考虑采取适当的下一步治疗措施来减少紧张的外侧支持带的影响。

如果第二次治疗后认为臀肌无力和髋关节控制不佳是导致外翻运动模式的原因，而不是股骨前倾导致病情持续，那么制定一个分级的运动计划来加强臀肌力量可能是一个有用的起点，目的是逐步进行更具挑战性的功能和运动特定任务。

（王立端、徐召霞　译，刘浩、李勇强、刘守国　校）

参考文献

[1] Abram, S. G. F., Beard, D. J., Price, A. J., BASK Meniscus Working Group, 2019. Arthroscopic meniscal surgery: a national society treatment guideline and consensus statement. Bone Jt. J. 101-B, 652–659.

[2] Almangoush, A., Herrington, L., Jones, R., 2014. A preliminary reliability study of a qualitative scoring system of limb alignment during single leg squat. Phys. Ther. Rehabil. 1, 2.

[3] Anderson, M. J., Browning 3rd, W. M., Urband, C. E., Kluczynski, M. A., Bisson, L. J., 2016. A systematic summary of systematic reviews on the topic of the anterior cruciate ligament. Orthop. J. Sports Med. 4 (3), 2325967116634074.

[4] Baldon, R. M., Lobato, D. F., Carvalho, L. P., Wun, P. Y., Santiago, P. R., Serrao, F. V., 2012. Effect of functional stabilization training on lower limb biomechanics in women. Med. Sci. Sports Exerc. 44, 135–145.

[5] Barnard, K. J., Ryder, D., 2024. Principles of Musculoskeletal Treatment and Management: A Handbook for Therapists, third ed. Churchill Livingstone, Edinburgh.

[6] Barton, C. J., Balachandar, V., Lack, S., Morrissey, D., 2014. Patellar taping for patellofemoral pain: a systematic review and meta-analysis to evaluate clinical outcomes and biomechanical mechanisms. Br. J. Sports Med. 48 (6), 417–424.

[7] Barton, C. J., Bonanno, D., Levinger, P., Menz, H. B., 2010. Foot and ankle characteristics in patellofemoral pain syndrome: a case control and reliability study. J. Orthop. Sports Phys. Ther. 40, 286–296.

[8] Barton, C. J., Lack, S., Hemmings, S., Tufail, S., Morrissey, D., 2015. The 'best practice guide to conservative management of patellofemoral pain': incorporating level 1 evidence with expert clinical reasoning. Br. J. Sports Med. 49, 923–934.

[9] Barton, C. J., Levinger, P., Crossley, K. M., Webster, K. E., Menz, H. B., 2011. Relationships between the Foot Posture Index and foot kinematics during gait in individuals with and without patellofemoral pain syndrome. J. Foot Ankle Res. 4, 10.

[10] Beaufils, P., Becker, R., 2016. ESSKA Meniscus Consensus Project. ESSKA, Luxembourg.

[11] Benjaminse, A., Gokeler, A., van der Schans, C. P., 2006. Clinical diagnosis of an anterior

cruciate ligament rupture: a meta-analysis. J. Orthop. Sports Phys. Ther. 36, 267–288.

[12] Bonadio, M. B., Helito, C. P., Gury, L. A., Demange, M. K., Pécora, J. R., Angelini, F. J., 2014. Correlation between magnetic resonance imaging and physical exam in assessment of injuries to posterolateral corner of the knee. Acta Ortop. Bras. 22, 124–126.

[13] Collins, N. J., Barton, C. J., van Middelkoop, M., Callaghan, M. J., Rathleff, M. S., Vicenzino, B. T., et al., 2018. 2018 Consensus statement on exercise therapy and physical interventions (orthoses, taping and manual therapy) to treat patellofemoral pain: recommendations from the 5th international patellofemoral pain research retreat, Gold Coast, Australia, 2018. Br. J. Sports Med. 52, 1170–1178.

[14] Cook, C., Mabry, L., Reiman, M. P., Hegedus, E. J., 2012. Best tests/clinical findings for screening and diagnosis of patellofemoral pain syndrome: a systematic review. Physiotherapy 98, 93–100.

[15] Cyriax, J., 1982. Textbook of Orthopaedic Medicine—Diagnosis of Soft Tissue Lesions, eighth ed. Baillière Tindall, London.

[16] Décary, S., Fallaha, M., Belzile, S., Martel-Pelletier, J., Pelletier, J. P., Feldman, D., et al., 2018. Clinical diagnosis of partial or complete anterior cruciate ligament tears using patients' history elements and physical examination tests. PLoS One 13 (6), e0198797.

[17] Décary, S., Ouellet, P., Vendittoli, P. A., Desmeules, F., 2016. Reliability of physical examination tests for the diagnosis of knee disorders: evidence from a systematic review. Man. Ther. 26, 172–182.

[18] Décary, S., Ouellet, P., Vendittoli, P. -A., Roy, J. -S., Desmeules, F., 2017. Diagnostic validity of physical examination tests for common knee disorders: an overview of systematic reviews and meta-analysis. Phys. Ther. Sport. 23, 143–155.

[19] Dibra, F. F., Prieto, H. A., Gray, C. F., Parvataneni, H. K., 2017. Don't forget the hip! Hip arthritis masquerading as knee pain. Arthroplast. Today 4 (1), 118–124.

[20] Draper, C. E., Besier, T. F., Santos, J. M., Jennings, F., Fredericson, M., Gold, G. E., et al., 2009. Using real-time MRI to quantify altered joint kinematics in subjects with patellofemoral pain and to evaluate the effects of a patellar brace or sleeve on joint motion. J. Orthop. Res. 27, 571–577.

[21] Drosos, G. I., Pozo, J. L., 2004. The causes and mechanisms of meniscal injuries in the sporting and non-sporting environment in an unselected population. Knee 11 (2), 143–149.

[22] Englund, M., Guermazi, A., Gale, D., Hunter, D. J., Aliabadi, P., Clancy, M., et al., 2008. Incidental meniscal findings on knee MRI in middle-aged and elderly persons. N. Engl. J. Med. 359 (11), 1108–1115.

[23] Everhart, J. S., Cole, D., Sojka, J. H., Higgins, J. D., Magnussen, R. A., Schmitt, L. C., et al., 2017. Treatment options for patellar tendinopathy: a systematic review. J. Arthr. Relat. Surg. 33 (4), 861–872.

[24] Farrokhi, S., Keyak, J. H., Powers, C. M., 2011. Individuals with patellofemoral pain exhibit greater patellofemoral joint stress: a finite element analysis study. Osteoarthr. Cartil. 19, 287–294.

[25] Fox, A. J., Wanivenhaus, F., Burge, A. J., Warren, R. F., Rodeo, S. A., 2015. The human meniscus: a review of anatomy, function, injury, and advances in treatment. Clin. Anat. 28 (2), 269–287.

[26] Frobell, R. B., Roos, E. M., Roos, H. P., Ranstam, J., Lohmander, L. S., 2010. A randomized trial of treatment for acute anterior cruciate ligament tears. N. Engl. J. Med. 363 (4), 331–342.

[27] Gifford, L. S., 1998. Pain, the tissues and the nervous system: a conceptual model. Physiotherapy 84 (1), 27-36.

[28] Giles, L. S., Webster, K. E., McClelland, J. A., Cook, J., 2013. Does quadriceps atrophy exist in individuals with patellofemoral pain? A systematic literature review with meta-analysis. J. Orthop. Sports Phys. Ther. 43, 766-776.

[29] Giles, L. S., Webster, K. E., McClelland, J. A., Cook, J., 2015. Can ultrasound measurements of muscle thickness be used to measure the size of individual quadriceps muscles in people with patellofemoral pain? Phys. Ther. Sport 16, 45-52.

[30] Glazer, D. D., 2009. Development and preliminary validation of the injury-psychological readiness to return to sport (IPRRS) scale. J. Athl. Train. 44 (2), 185-189.

[31] Grelsamer, R., McConnell, J., 1998. The Patella in a Team Approach. Aspen, Gaithersburg.

[32] Gribble, P. A., Hertel, J., Plisky, P., 2012. Using the star excursion balance test to assess dynamic postural-control deficits and outcomes in lower extremity injury: a literature and systematic review. J. Athl. Train. 47 (3), 339-357.

[33] Grindem, H., Snyder-Mackler, L., Moksnes, H., Engebretsen, L., Risberg, M. A., 2016. Simple decision rules can reduce reinjury risk by 84% after ACL reconstruction: the Delaware-Oslo ACL cohort study. Br. J. Sports Med. 50 (13), 1-6.

[34] Hayes, C. W., Brigido, M. K., Jamadar, D. A., Propeck, T., 2000. Mechanism-based pattern approach to classification of complex injuries of the knee depicted at MR imaging. Radiographics a review publication of the Radiological Society of North America, Inc, 20 Spec No, S121-S134. https://doi. org/10. 1148/radiographics. 20. suppl_1. g00oc21s121.

[35] Heino Brechter, J., Powers, C. M., 2002. Patellofemoral stress during walking in persons with and without patellofemoral pain. Med. Sci. Sports Exerc. 34, 1582-1593.

[36] Herrington, L., 2008. The difference in a clinical measure of patella lateral position between individuals with patellofemoral pain and matched controls. J. Orthop. Sports Phys. Ther. 38, 59-62.

[37] Herrington, L., Meyer, G., Horsley, I., 2013. Task based rehabilitation protocol for elite athletes following anterior cruciate ligament reconstruction: a clinical commentary. Phys. Ther. Sport. 14, 188-198.

[38] Herrington, L., Munro, A., 2014. A preliminary investigation to establish the criterion validity of a qualitative scoring system of limb alignment during single-leg squat and landing. J. Ex. Sports Orthop. 1 (3), 1-6.

[39] Herrington, L., Hussain, G., Comfort, P., 2021. Quadriceps strength and functional performance after anterior cruciate ligament reconstruction in professional soccer players at time of return to sport. J. Strength Cond. Res., 35 (3), 769-775.

[40] Herrlin, S. V., Wange, P. O., Lapidus Gunilla, G., Hållander, M., Werner, S., Weidenhielm, L., 2013. Is arthroscopic surgery beneficial in treating non-traumatic, degenerative medial meniscal tears? A five year follow-up. Knee Surg. Sports Traumatol. Arthrosc. 21, 358-364.

[41] Hewett, T. E., Myer, G. D., Ford, K. R., Heidt Jr., R. S., Colosimo, A. J., McLean, S. G., et al., 2005. Biomechanical measures of neuromuscular control and valgus loading of the knee predict anterior cruciate ligament injury risk in female athletes: a prospective study. Am. J. Sports Med. 33 (4), 492-501.

[42] Irrgang, J. J., Anderson, A. F., Boland, A. L., Harner, C. D., Kurosaka, M., Neyret, P., et al., 2001. Development and validation of the international knee documentation committee subjective knee form. Am. J. Sports Med. 29 (5), 600-613.

[43] Jan, M.-H., Lin, D.-H., Lin, J.-J., Lin, C.-H., Cheng, C.-K., Lin, Y.-F., 2009. Differences in sonographic characteristics of the vastus medialis obliquus between patients with patellofemoral pain syndrome and healthy adults. Am. J. Sports Med. 37 (9), 1743-1749.

[44] Janda, V., 1994. Muscles and motor control in cervicogenic disorders: assessment and management. In: Grant, R. (Ed.), Physical Therapy of the Cervical and Thoracic Spine, second ed. Churchill Livingstone, New York, p. 195.

[45] Janda, V., 2002. Muscles and motor control in cervicogenic disorders. In: Grant, R. (Ed.), Physical Therapy of the Cervical and Thoracic Spine, third ed. Churchill Livingstone, New York, p. 182.

[46] Jones, M. A., Edwards, I., Gifford, L., 2002. Conceptual models for implementing biopsychosocial theory in clinical practice. Man. Ther. 7 (1), 2-9.

[47] Jonsson, T., Althoff, B., Peterson, L., Renström, P., 1982. Clinical diagnosis of ruptures of the anterior cruciate ligament: a comparative study of the Lachman test and the anterior drawer sign. Am. J. Sports Med. 10, 100-102.

[48] Jull, G. A., Janda, V., 1987. Muscles and motor control in low back pain: assessment and management. In: Twomey, L. T., Taylor, J. R. (Eds.), Physical Therapy of the Low Back. Churchill Livingstone, New York, p. 253.

[49] Karachalios, T., Hantes, M., Zibis, A. H., Zachos, V., Karantanas, A. H., Malizos, K. N., 2005. Diagnostic accuracy of a new clinical test (the Thessaly test) for early detection of meniscal tears. J. Bone Jt. Surg. Am. 87, 955-962.

[50] Katz, J. N., Brophy, R. H., Chaisson, C. E., de Chaves, L., Cole, B. J., Dahm, D. L., et al., 2013. Surgery versus physical therapy for a meniscal tear and osteoarthritis. N. Engl. J. Med. 368 (18), 1675-1684.

[51] Katz, J. W., Fingeroth, R. J., 1986. The diagnostic accuracy of ruptures of the anterior cruciate ligament comparing the Lachman test, the anterior drawer sign, and the pivot shift test in acute and chronic knee injuries. Am. J. Sports Med. 14 (1), 88-91.

[52] Kirkley, A., Birmingham, T. B., Litchfield, R. B., Giffin, J. R., Willits, K. R., Wong, C. J., et al., 2008. A randomized trial of arthroscopic surgery for osteoarthritis of the knee. N. Engl. J. Med. 359, 1097-1107.

[53] Kopkow, C., Freiberg, A., Kirschner, S., Seidler, A., Schmitt, J., 2013. Physical examination tests for the diagnosis of posterior cruciate ligament rupture: a systematic review. J. Orthop. Sports Phys. Ther. 43, 804-813.

[54] Kurzweil, P. R., Kelley, S. T., 2006. Physical examination and imaging of the medial collateral ligament and posteromedial corner of the knee. Sports Med. Arthrosc. Rev. 14 (2), 67-73.

[55] Kyritsis, P., Bahr, R., Landreau, P., Miladi, R., Witvrouw, E., 2016. Likelihood of ACL graft rupture: not meeting six clinical discharge criteria before return to sport is associated with a four times greater risk of rupture. Br. J. Sports Med. 50, 946-951.

[56] Lack, S., Barton, C., Sohan, O., Crossley, K., Morrissey, D., 2015. Proximal muscle rehabilitation is effective for patellofemoral pain: a systematic review with meta-analysis. Br. J. Sports Med. 49 (21), 1365-1376.

[57] Lange, T., Freiberg, A., Dröge, P., Lützner, J., Schmitt, J., Kopkow, C., 2015. The reliability of physical examination tests for the diagnosis of anterior cruciate ligament rupture—a systematic review. Man. Ther. 20, 402-411.

[58] Lankhorst, N. E., Bierma-Zeinstra, S. M., van Middelkoop, M., 2012. Factors associated with patellofemoral pain syndrome: a systematic review. Br. J. Sports Med. 47, 193-206.

[59] Leblanc, M. C., Kowalczuk, M., Andruszk-

iewicz, N., Simunovic, N., Farrokhyar, F., Turnbull, T. L., et al., 2015. Diagnostic accuracy of physical examination for anterior knee instability: a systematic review. Knee Surg. Sports Traumatol. Arthrosc. 23, 2805–2813.

[60] Maffulli, N., Oliva, F., Loppini, M., Aicale, R., Spiezia, F., King, J. N., 2017. The Royal London Hospital test for the clinical diagnosis of patellar tendinopathy. Muscles Ligaments Tendons J. 7 (2), 315–322.

[61] Magee, D. J., Manske, R. C., 2020. Orthopedic Physical Assessment, seventh ed. Elsevier.

[62] Maricar, N., Callaghan, M. J., Parkes, M. J., Felson, D. T., O'Neill, T. W., 2015. Clinical assessment of effusion in knee osteoarthritis—a systematic review. Semin. Arthritis Rheum. 45, 556–563.

[63] McClure, P. W., Rothstein, J. M., Riddle, D. L., 1989. Intertester reliability of clinical judgments of medial knee ligament integrity. Phys. Ther. 69 (4), 26–33.

[64] McConnell, J., 1996. Management of patellofemoral problems. Man. Ther. 1 (2), 60–66.

[65] McEwan, I., Herrington, L., Thom, J., 2007. The validity of clinical measures of patella position. Man. Ther. 12, 226–230.

[66] McHale, K. J., Park, M. J., Tjoumakaris, F. P., 2014. Physical examination for meniscus tears. In: Kelly, I. V. J. D. (Ed.), Meniscal Injuries. Springer, New York, pp. 9–20 (Chapter 2).

[67] McMurray, T. P., 1942. The semilunar cartilages. Br. J. Surg. 29 (116), 407–414.

[68] Meira, E. P., Brumitt, J., 2011. Influence of the hip on patients with patellofemoral pain syndrome: a systematic review. Sports Health 3, 455–465.

[69] Meyer, R., Lin, C., Yenokyan, G., Ellen, M., 2021. Diagnostic utility of ultrasound versus physical examination in assessing knee effusions: a systematic review and meta-analysis. J. Ultrasound Med. 41, 17–31.

[70] Mitsou, A., Vallianatos, P., 1988. Clinical diagnosis of ruptures of the anterior cruciate ligament: a comparison between the Lachman test and the anterior drawer sign. Injury 19, 427–428.

[71] Moseley, J. B., O'Malley, K., Petersen, N. J., Menke, T. J., Brody, B. A., Kuykendall, D. H., et al., 2002. A controlled trial of arthroscopic surgery for osteoarthritis of the knee. N. Engl. J. Med. 347, 81–88.

[72] Munro, A. G., Herrington, L. C., 2010. Between-session reliability of the star excursion balance test. Phys. Ther. Sport. 11 (4), 128–132.

[73] Nijs, J., Van Geel, C., Van der auwera, C., Van de Velde, B., 2006. Diagnostic value of five clinical tests in patellofemoral pain syndrome. Man. Ther. 11, 69–77.

[74] Noehren, B., Pohl, M. B., Sanchez, Z., Cunningham, T., Lattermann, C., 2012. Proximal and distal kinematics in female runners with patellofemoral pain. Clin. Biomech. 27, 366–371.

[75] Ostrowski, J. A., 2006. Accuracy of 3 diagnostic tests for anterior cruciate ligament tears. J. Athl. Train. 41 (1), 120–121.

[76] Pache, S., Aman, Z. S., Kennedy, M., Nakama, G. Y., Moatshe, G., Ziegler, C., et al., 2018. Posterior cruciate ligament: current concepts review. Arch. Bone Jt. Surg. 6 (1), 8–18.

[77] Papadapoulos, K., Stasinopoulos, D., Ganchev, D., 2015. A systematic review of reviews on patellofemoral pain syndrome. Exploring the risk factors, diagnostic tests, outcome measurements and exercise treatment. Open Sports Med. J. 9, 7–19.

[78] Peters, J. S. J., Tyson, N. L., 2013. Proximal exercises are effective in treating patellofemoral pain syndrome: a systematic review. Int. J. Sports Phys. Ther. 8 (5), 689–700.

[79] Petersen, W., Ellermann, A., Gösele-Koppenburg, A., Best, R., Rembitzki, I. V., Brüggemann, G. P., et al., 2014. Patellofemoral pain syndrome. Knee Surg. Sports Traumatol. Arthrosc. 22, 2264-2274.

[80] Rao, A. J., Erickson, B. J., Cvetanovich, G. L., Yanke, A. B., Bach Jr., B. R., Cole, B. J., 2015. The meniscus-deficient knee: biomechanics, evaluation, and treatment options. Orthop. J. Sports Med. 3 (10), 1-14.

[81] Ross, M. D., Langford, B., Whelan, P. J., 2002. Test-retest reliability of 4 single-leg horizontal hop tests. J. Strength Cond. Res. 16 (4), 617-622.

[82] Ruas, C. V., Pinto, R. S., Haff, G. G., Lima, C. D., Pinto, M. D., Brown, L. E., 2019. Alternative methods of determining hamstrings-to-quadriceps ratios: a comprehensive review. Sports Med. Open. 5 (11), 1-14.

[83] Sahrmann, S. A., 2002. Diagnosis and Treatment of Movement Impairment Syndromes. Mosby, St Louis.

[84] Siemieniuk, R. A. C., Harris, I. A., Agoritsas, T., Poolman, R. W., Brignardello-Petersen, R., Van de Velde, S., et al., 2018. Arthroscopic surgery for degenerative knee arthritis and meniscal tears: a clinical practice guideline. Br. J. Sports Med. 52 (5), 313.

[85] Sihvonen, R., Englund, M., Turkiewicz, A., Järvinen, T. L., 2016. Mechanical symptoms and arthroscopic partial meniscectomy in patients with degenerative meniscus tear: a secondary analysis of a randomized trial. Ann. Intern. Med. 164, 449-455.

[86] Sihvonen, R., Paavola, M., Malmivaara, A., Itälä, A., Joukainen, A., Nurmi, H., et al., 2013. Arthroscopic partial meniscectomy versus sham surgery for a degenerative meniscal tear. N. Engl. J. Med. 369, 2515-2524.

[87] Smith, B. E., Thacker, D., Crewesmith, A., Hall, M., 2015. Special tests for assessingmeniscal tears within the knee: a systematic review and meta-analysis. Evid. Based Med. 20, 88-97.

[88] Smith, N. A., Costa, M. L., Spalding, T., 2015. Meniscal allograft transplantation: rationale for treatment. Bone Jt. J. 97-B (5), 590-594.

[89] Smith, T. O., Davies, L., Donell, S. T., 2009. The reliability and validity of assessing mediolateral patellar position: a systematic review. Man. Ther. 14, 355-362.

[90] Smith, T. O., McNamara, I., Donell, S. T., 2013. The contemporary management of anterior knee pain and patellofemoral instability. Knee 20, S3-S15.

[91] Solomonow, M., 2009. Ligaments: a source of musculoskeletal disorders. J. Bodyw. Mov. Ther. 13 (2), 136-154.

[92] Souza, R. B., Draper, C. E., Fredericson, M., Powers, C. M., 2010. Femur rotation and patellofemoral joint kinematics: a weight-bearing magnetic resonance imaging analysis. J. Orthop. Sports Phys. Ther. 40, 277-285.

[93] Swain, M. S., Henschke, N., Kamper, S. J., Downie, A. S., Koes, B. W., Maher, C. G., 2014. Accuracy of clinical tests in the diagnosis of anterior cruciate ligament injury: a systematic review. Chiropr. Man. Ther. 22, 25.

[94] Thacker, M., 2015. Louis Gifford-revolutionary: the mature organism model, an embodied cognitive perspective of pain. Priv. Pract. 152, 4-9.

[95] Torry, M. R., Decker, M. J., Viola, R. M., O'Connor, D. D., Steadman, J. R., 2000. Intra-articular knee joint effusion induces quadriceps avoidance gait patterns. Clin. Biomech. 15, 147-159.

[96] van de Graaf, V. A., Noorduyn, J. C. A., Willigenburg, N. W., Butter, I. K., de Gast, A., Mol, B. W., et al., 2018. Effect of early surgery vs physical therapy on knee function among pa-

tients with nonobstructive meniscal tears: the ESCAPE randomized clinical trial. JAMA 320 (13), 1328–1337.

[97] van Eck, C. F., van den Bekerom, M. P., Fu, F. H., Poolman, R. W., Kerkhoffs, G. M., 2013. Methods to diagnose acute anterior cruciate ligament rupture: a meta-analysis of physical examinations with and without anaesthesia. Knee Surg. Sports Traumatol. Arthrosc. 21, 1895–1903.

[98] Wagemakers, H. P., Luijsterburg, P. A., Boks, S. S., Heintjes, E. M., Berger, M. Y., Verhaar, J. A., et al., 2010. Diagnostic accuracy of history taking and physical examination for assessing anterior cruciate ligament lesions of the knee in primary care. Arch. Phys. Med. Rehabil. 91, 1452–1459.

[99] Warner, M. B., Wilson, D. A., Herrington, L., Dixon, S., Power, C., Jones, R., et al., 2019. A systematic review of the discriminating biomechanical parameters during the single leg squat. Phys. Ther. Sport. 36, 78–91.

[100] Weiler, A., Frosch, K. H., Gwinner, C., Strobel, M. J., Lobenhoffer, P., 2021. The Posterolateral Instability Score (PoLIS) of the knee joint: a guideline for standardized documentation, classification, and surgical decision-making. Knee Surg. Sports Traumatol. Arthrosc. 29 (3), 889–899.

[101] Willy, R. W., Hoglund, L. T., Barton, C. J., Bolgla, L. A., Scalzitti, D. A., Logerstedt, D. S., et al., 2019. Patellofemoral pain. J. Orthop. Sports Phys. Ther. 49 (9), CPG1–CPG95.

[102] Wilson, N. A., Press, J. M., Koh, J. L., Hendrix, R. W., Zhang, L. Q., 2009. In vivo noninvasive evaluation of abnormal patellar tracking during squatting in patients with patellofemoral pain. J. Bone Jt. Surg. Am. 91, 558–566.

[103] Yim, J.-H., Seon, J.-K., Song, E.-K., Choi, J.-I., Kim, M.-C., Lee, K.-B., et al., 2013. A comparative study of meniscectomy and nonoperative treatment for degenerative horizontal tears of the medial meniscus. Am. J. Sports Med. 41 (7), 1565–1570.

第十七章

足踝检查

Andrea Moulson

学习目标

学习本章后,您应该能够:

- 简述足踝复合体的解剖结构和主要功能。
- 讨论该区域常见的病理表现。
- 简述影响足踝关节区域的相关疾病和并发症。
- 描述针对该区域的主观与体格评估。
- 运用临床推理,证明与足踝关节常见病理表现相关的测试选择和结果解释的合理性。

章节目录

概述

解剖与功能

足踝复合体通常由28块骨(胫骨、腓骨、跟骨、距骨、舟骨、骰骨、内侧/中间/外侧楔骨、5块跖骨、14块趾骨)、数量不定的籽骨和均由三条外周神经—胫神经、腓总神经和隐神经支配的34个关节和100多块肌肉、肌腱和韧带组成。该区域的主要血供源自腓动脉、胫后动脉和胫前动脉。从解剖学上讲,足部通常分为前足、中足和后足,每个区域都有特定的关节(图17-1)。

表 17-1 足部的功能单位

后足	中足	前足
距小腿关节	距舟关节	跖跗关节
距下关节	跟骰关节	跖趾关节 趾间关节

功能

足踝关节作为全身运动链的一部分，能够将灵活性与稳定性结合来实现两个主要功能：推进和支撑。在推进功能方面，足踝可以充当复杂的柔性杠杆；而在支撑功能方面，它也可以作为支撑体重的刚性结构。与这些功能相一致的是足踝还可以适应不平坦的地形，并在步态周期中充当减震器以及提供平衡的感觉信息（Nyland 等，2018）。

足踝功能障碍

许多肌肉骨骼（musculoskeletal，MSK）疾病会影响足踝的正常功能；患者的症状可能源自局部解剖结构，也可能源自身体其他部位，亦可能是系统或遗传疾病的结果。创伤是最常见并且可能带来问题的因素。例如，据报道普通人群中踝关节外侧扭伤（lateral ankle sprains，LAS）的总患病率为 11.88%（Doherty 等，2014），且 LAS 可引发（除其他损伤外）外踝骨折、第五跖骨骨折、距骨软骨缺损、下胫腓关节和外侧韧带复合体断裂进而导致踝关节不稳（Miller 等，2017）。足踝功能障碍患者也可能出现与急性负载或退行性改变相关的肌腱病变，如胫骨后肌肌腱功能障碍或中体/末端跟腱病（Chimenti 等，2017；Ling 和 Liu，2017）。神经组织敏化可能与创伤、手术、高压、退行性改变或卡压有关。这方面的例子包括跗管综合征和 Morton 神经瘤（Pomeroy 等，2015）。其他隐匿性疾病如足底筋膜病和骨关节炎可显著影响日常生活活动，而系统性炎症如类风湿关节炎（rheumatoid arthritis，RA）、强直性脊柱炎（ankylosing spondylosis，AS）和痛风也可导致疼痛和畸形（Helliwell 等，2019）。代谢性疾病如糖尿病可影响足部，导致周围神经病变、血管损害和夏科氏病等特定疾病（Dewi 和 Hinchcliffe，2020）。某些疾病的遗传倾向已得到证实，包括踇外翻和小趾畸形的家族联系（Hannan 等，2013）。少见的上运动神经元和下运动神经元疾病，如创伤性脑损伤、卒中、脊髓损伤、脑瘫和腓骨肌萎缩症等也会对足踝功能产生重大影响。这些例子并不全面，但足以凸显影响该区域的疾病的多样性，考虑到足踝功能的重要性和复杂性，有特殊需求（或术后）的患者可以由专门的足踝治疗团队进行管理，该团队可能包括骨科医生、治疗师、手足病医生、足病医生、护士和放射科医生。全面的功能解剖学和生物力学知识将有助于临床推理，确保初步检查的有效性及优化整体功能恢复的策略管理。

知识测试

1. 足踝四大关键功能是什么？
2. 请列举构成足踝复合体的主要关节？
3. 请列举支配足踝复合体的三条主要神经和动脉？
4. 请列举四种常见的影响足踝区域的肌骨疾病？
5. 请列举四类与足踝疾病患者管理相关的医疗保健专业人员？

主观检查/病史采集

本章将集中讨论在足踝复合体的体格检查中所发现的个性化的问题和使用的测试方法。有关主观检查和体格检查的原则详情参见第三章和第四章。

患者对其经历的观点

大多数患者会寻求治疗，因为他们有影响日常生活活动的症状和/或功能障碍。例如疼痛、感觉异常、肿胀和/或负重活动困难。有时患者很难找到舒适的鞋子，或仅考虑足部的美观,抑或是这些情况与其他症状结合,患者从而感到困扰,这可能会影响患者的心理健康。例如进行性踇外翻或爪状/锤状趾畸形(Souza Júnior 等,2020)。

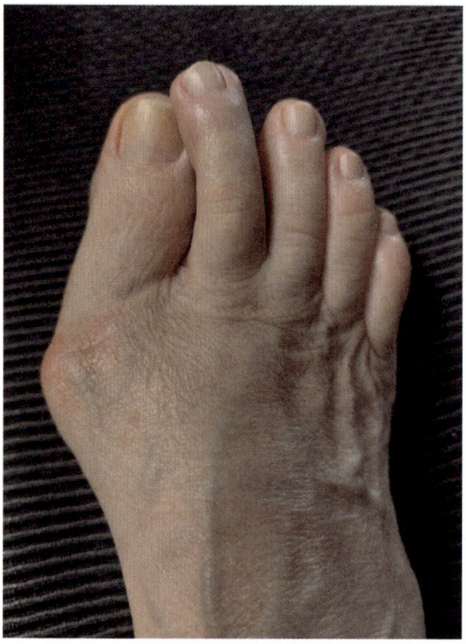

图 17-1 右脚踇外翻伴小趾畸形

结果测量

有许多自我评估工具可用于衡量患者对残疾的感知、症状/手术对功能的影响以及测量干预措施随时间的影响,例如:

- 美国骨科足踝评分(American orthopaedic foot and ankle score,AOFAS)。
- 足踝能力测试(foot and ankle ability measure,FAAM)。
- 足踝残疾指数(foot and ankle disability index,FADI)。
- 足部功能指数(foot function index,FFI)。
- 足部健康状况问卷(foot health status questionnaire,FHSQ)。
- 下肢功能量表(lower extremity function scale,LEFS)。
- Manchester-Oxford 足部问卷(Manchester-Oxford foot questionnaire,MOFQ)。

有关上述工具和类似结局指标的特性概述详情请参阅相关文献(Shazadeh Safavi 等,2019;Jia 等,2017)。

社会史

与患者问题产生和进展相关的社会史值得探讨。例如,训练负荷的增加可能会导致与足底筋膜病或跟腱病等相关的症状(Martin 等,2014;Silbernagel 等,2020)。早期识别社会心理和行为风险因素是非常重要的,因为这些因素可能在症状的发展和持续性功能障碍中发挥作用。例如,长期饮酒会造成足部和下肢出现感觉异常/麻醉、疼痛、反射减退、本体感觉减退和共济失调步态(Thomas 等,2019)。而吸烟和抑郁症与选择性足部术后慢性局部疼痛综合征的发展有关(Rewhorn 等,2014)。

身体图示

以下有关当前症状的类型和区域的信息可以记录在身体图示上(图 3-2 是一个典型的身体图示例子)。

当前症状区

保证准确。通常要求患者用一根手指指出主要症状的位置是有用的。足踝功能障碍往往产生局部症状并遵循可识别的模式。例如,对于足部和下肢的应力性骨折,疼痛的区域往往是局部的,可以由运动引起并在休息后得到改善。(Welck 等,2017),而足底筋膜病是足底内侧足跟痛的最常见原因,该病在休息后初次负重时加重并可能随着长时间负重活动而恶化。

检查部位相关区

足踝区域的症状可能来自更近端的结构,例如腰骶椎、骶髂关节和髋部结构(Slipman 等,2000;Lesher 等,2008;Nelson 和 Hall,2011)。骨盆、髋关节或膝关节近端控制不良或足部生物力学功能失调也可能会出现相应症状，导致足踝部肌腱的代偿性病理性负荷（Sueki 等，2013）。

症状性质

症状性质为临床推理提供依据。感觉异常支持神经组织功能障碍的假设，特别是与灼烧、射击或电击型疼痛有关的神经组织功能障碍（Pomeroy 等，2015）。LAS 术后，功能性或机械性韧带不稳可能会导致踝关节“松弛”、踝关节僵硬和无力（Remus 等，2018；Hertel 和 Corbett，2019）。僵硬和卡顿的描述表明发生退行性变化。例如第一跖趾关节（metatarsophalangeal joint，MTPJ）僵直或距小腿关节关节炎（Adukia 等，2020；Chan 和 Sakellariou，2020）。长期特别是发生在清晨的关节僵硬可能暗示系统性疾病，如果与其他炎症/反应性疾病的体征和症状相关，如类风湿关节炎、赖特综合征、痛风、银屑病和强直性脊柱炎等（Nice，2017）。检查整个下肢和足部周围是否存在感觉改变是非常重要的，例如感觉异常、麻木、感觉减退、感觉过敏和异常性疼痛。任何感觉改变的分布将有助于区分脊神经根皮节分布、周围神经来源症状和上运动神经元病变（见第三章）。例如，四肢感觉异常/麻木，伴有腿部无力/沉重，行走困难和精细运动（如写作）困难，可能预示着脊髓型颈椎病的严重状况（Cook 和 Cook，2016）。

确定症状表现在浅表还是深层。踝关节扭伤后踝关节前外侧或前内侧深部疼痛并伴有负重疼痛可能表明存在骨软骨病变，而浅表的症状可能支持单纯的软组织受累（Wodicka 等，2016；Kerkhoffs 和 Karlsson，2019）。

疼痛强度

疼痛强度可以通过测试来确定（如第三章所述）。确定疼痛强度有助于临床推理疾病严重情况以及确定镇痛药物使用情况、睡眠障碍和活动限制情况。严重程度和易激惹性将指导体格检查的范围和力度。

持续或间歇性症状

确定症状发生的频率。进行性持续性疼痛可能需要检查以排除严重的病理学病因，如肿瘤性疾病（Kennedy 等，2016；Darcey，2017）。虽然足踝部的癌症并不常见，但持续的疼痛可能暗示痛风和类风湿关节炎等炎症性疾病（NICE，2017）。与感觉、运动、血管舒缩和/或营养变化相关的失能性疼痛可能会反映慢性区域疼痛综合征的进程，这可能是骨折、轻伤和手术后的并发症（Kim，2016；Cowell 等，2019）。

症状的关系

如果患者有近端和远端症状，请确定这些区域之间的关系。这些信息将有助于推理最可能的症状来源，从而指导检查者针对性地进行体格检查。

症状表现

加重因素

对于症状区域，询问哪些功能活动、动作和/或体位会加重患者的症状，患者是否能够维持某种活动或体位，是否必须停止（严重程度）？某体位或动作终止后，症状需要多长时间缓解（易激惹性）？易激惹性和严重程度在第三章中有解释。治疗师应从临床角度分析症状对功能和生活方式的影响。例如，患有 Morton 神经瘤或踇外翻的患者往往不喜欢穿紧窄的鞋子，而喜欢赤脚或穿拖鞋（Alrabai 等，2016）。经过验证的临床预测规则有助于诊断特定的病因。例如，前外侧踝关节撞击表现出以下特征：前外侧关节压痛和反复肿胀，被动背屈和外翻时疼痛，单腿下蹲时疼痛，活动时疼痛以及可能存在踝关节不稳的情况（Liu 等，1997）。

缓解因素

对于每个症状区域，治疗师通过探索缓解症状方法，缓解症状时间以及缓解程度来评估易激惹性。将这些信息与特定病理和典型表现进行整理有助于完善假设，指导进一步的病史采集并确定合理的体格检查。如果患者的症状不符合MSK的表现，那么治疗师需要警惕并参考其他可能更严重的病因并及时转诊。

症状随时间的变化

症状在24小时内表现如何？

*夜间症状。*虽然夜间疼痛可能引起对严重病理的怀疑，但考虑其他假设也是有用的。例如，骨关节炎（osteoarthritis，OA）患者可能会随着疾病进展而出现的夜间疼痛（Khlopas等，2019），而该类患者夜间疼痛可能是手术指征之一。

*早晚症状。*治疗师确定全天的症状模式。清晨疼痛和僵硬持续一小时或更长时间可能提示有炎症，如类风湿关节炎（rheumatoid arthritis，RA）或强直性脊柱炎（ankylosing spondylitis，AS）（NICE，2017）。患有足底筋膜病或肌腱病的患者描述早上首次负重时出现典型的"启动"疼痛，这种症状可能会在白天长时间负重或重复活动中持续发生（Lancaster和Madhaven，2021）。

特殊/筛查问题和一般健康状况

正如第三章所讨论的，治疗师必须区分适合保守治疗的疾病和其他可能需要转诊的全身性、肿瘤性和非肌肉骨骼疾病。第三章详细讨论了一些特殊问题，因此下面重点讨论与足踝关节有关的例子。

严重病因

该区域的恶性肿瘤很少见（Kennedy等，2016），且足踝区域是MSK结核的非典型部位；如有怀疑，应询问患者是否拥有结核病史（Faroug等，2018）。

骨质疏松症

低骨密度和老年人踝关节骨折之间的关系已经被证实（So等，2020）。若怀疑骨质疏松，需要调整体格检查时的力度。

炎性关节炎

询问患者或其家庭成员是否被诊断患有炎症性疾病。总体而言，RA患者足部终身受累的风险为90%，这种情况最初可能出现在足部的小关节中（Yano等，2018；Walker等，2019）。

心血管疾病

患者是否拥有心血管疾病史，例如高血压、心绞痛、既往心肌梗死、卒中？出现周围血管疾病症状的患者可能表现为间歇性跛行，小腿或足部肌肉疼痛，这种疼痛由运动引起，休息后迅速缓解（Spannbauer等，2019）。

糖尿病

糖尿病是胰岛素缺乏引起的慢性高血糖症的结果，足踝关节是这种复杂多系统疾病的目标靶点。糖尿病的影响可以表现为从轻度神经病变到严重溃疡、感染、血管病变、夏科关节病、神经性骨折和最终截肢（Walker等，2019；Dewi和Hinchcliffe，2020）。由于血管缺陷，组织愈合速度可能会变慢。与非糖尿病患者相比，糖尿病患者术后并发症、感染、夏科关节病、踝关节骨折后不愈合和截肢的发生率显著提高（Lavery等，2020）。影响足部和手部的糖尿病神经病变通常表现为套状和袜状分布，从远端开始并向近端扩散，并可表现出触觉、本体感觉、温度觉和痛觉的减弱（Oji和Schon，2013）。

疑似脊髓损伤时的神经学症状

有关脊髓压迫、马尾综合征和神经性疼痛的表现请参阅第三章。值得注意的是，脊髓压迫也可能导致手或脚的双侧刺痛（Cook和Cook，2016）。弓形足（爪状足）可能是某些遗传、神经病变和特发性疾病的结果（Seaman和Ball，2021）。但新发的单侧进行性弓形足需要进一步的神经外科检查，因为这可能提示脊髓或脑肿瘤的存在(Grice 等,2016)。

既往史

详细的病史将确定体格检查的禁忌证和注意事项,并有助于解释当前症状的进程。例如,内分泌异常病史,特别是维生素 D 缺乏症与选择性足踝关节重建后骨不连相关(Moore 等,2017)。其他相关疾病已在特殊问题和一般健康状况章节中概述。

现病史

对于每一个症状,治疗师都应询问症状出现的时间,是突然发作还是缓慢发作,以及是否有明确的原因。如果患者能回忆起创伤性发作,例如跌倒,则必须更仔细地询问损伤机制。根据 Ottawa 踝关节规则,如果患者在受伤后和进入急诊科后出现踝区、第五跖骨底部、舟骨疼痛和压痛或无法负重行走四步时,则应转诊进行放射检查(或其他医学影像)以排除骨折。这些规则几乎具有 100% 的敏感性和适度的特异性,适用于成人和 5 岁以上的儿童(Beckenkamp 等,2017)。如果症状隐匿发作,治疗师应询问患者生活方式的改变。例如,新的工作或爱好,或现有体育活动的改变,包括鞋子、设备、地面或强度的改变。敏锐地察觉近期或慢性体重增加可以帮助评估其他的生物力学的影响;非运动人群的体重指数增加与足底筋膜病等疾病有关(Martin 等,2014)。目标是确定发生了什么或了解发生的变化,以充分理解患者出现症状的原因。

这是第一次发作还是有足踝受伤史?如果有,发作过几次?何时发生?原因是什么?每次发作时长是多少?两次发作的间隔内患者完全恢复了吗?这可能与多年前的持续损伤有关,例如既往的踝关节扭伤或骨折与骨软骨病变和创伤后关节炎的进程有关(Ewalefo 等 2018;Lee 等,2021)。如果之前没有发作过,患者是否曾出现过腰椎、髋部、膝部或任何其他相关部位僵硬的情况?此外,治疗师需要询问患者迄今为止是否接受过治疗,治疗内容以及治疗是否有帮助。患者被谁告知了什么?患者认为发生了什么?通过与患者共同梳理其病情发展过程可以帮助治疗师了解患者的背景,并为以患者为中心的临床推理提供信息。

放射及医学影像

患者接受过放射检查吗?X 线片是诊断成像的基础,为许多足踝关节问题提供了必要的筛查工具。当涉及创伤时,Ottawa 踝关节规则为患者提供了 X 线检查的指南(Beckenkamp 等,2017)。MRI 用于评估足踝关节的软组织损伤,尤其适用于骨软骨病变、骨和软组织肿瘤、应激反应、骨挫伤、韧带损伤、滑囊炎、筋膜病、肌腱病/肌腱撕裂和糖尿病足的成像(Mohan 等,2010;Pedowitz,2012)。超声用于软组织检查,如肌腱、神经节和神经瘤,是疑似 Morton 神经瘤或跟腱病时首选的成像方式(Beard 和 Gousse,2018),它还可用于指导抽吸和特定注射。计算机断层扫描(CT)提供快速成像,以帮助评估复杂的解剖结构和病理,主要用于评估骨组织,而不是软组织。CT 的多平面性质增强了它检测 X 线平片上无法察觉的疾病的能力(Haapamäki 等,2005)。SPECT-CT 是一种结合单光子发射 CT 和 CT 的放射性核素骨扫描,是一种相对较新的成像方式,它将高度详细的 CT 与三相放射性核素骨扫描的功能信息相结合。SPECT-CT 被广泛认为具有较高的诊断准确性,并被推荐用于诊断不确定的足踝关节病例,以及慢性足/踝关节疼痛的评估,特别是既往手术或植入金属的患者(Eelsing 等,2021)。

其他检查包括血液检查,如果怀疑有全身性炎症,如 RA、AS 或痛风,则需要进行血液检查。

其他调查的结果将为临床推理提供信息,并有助于提示可能的预后情况。

知识测试

1. 列出四种可能对MSK足踝关节疾病患者的评估和管理产生影响的非MSK合并症。
2. 描述糖尿病如何影响足踝关节。
3. 利用什么规则来确定患者是否需要X线检查以排除创伤后踝关节和中足骨折？
4. 足底筋膜病的典型表现是什么？
5. 列举四种用于治疗足踝关节功能障碍的医学影像方法及典型用途。

体格检查计划

主观检查的信息有助于治疗师确定最初的主要假设和备选假设，并计划体格检查。病情的严重程度、易激惹性和疾病性质是影响体格检查程序选择和优先次序的关键因素。最初治疗师可能会问："这位患者的病情适合我作为治疗师来处理吗？"例如，出现进行性单侧弓形足症状的患者可能只需要在紧急转诊前进行神经学检查。因此，患者病情的性质对体格检查有重大影响。鉴于此，治疗师可能会问："这位患者是否存在我能帮助解决的肌肉骨骼功能障碍？"要回答这个问题，需要进行全面的体格检查，然而，如果症状严重和/或易激惹，详尽的体格检查可能是不现实的。如果是这种情况，治疗师的目标是在无症状的范围内尽可能多地探索。如果患者持续出现严重和/或易激惹的症状，明智的做法是使用可以缓解症状的体格检查方法。患者可能需要在两次检查之间稍作休息，以避免症状加重。除此之外，对于症状被判断为轻度和易激惹的患者，体格检查将需要更深入，可能需要使用加压、重复和组合运动来重现症状。除了症状重现和缓解外，可能还需要检查足部姿势和生物力学等相关因素。计划表可以帮助指导治疗师在选择体格检查程序时的推理（图3-7），还应考虑对所用试验的灵敏度和特异性（见第四章）的理解，以便对结果进行适当的解释。每一项引发或缓解患者症状的重要体格检查都在患者记录中用星号（＊）突出显示，以便于参考。治疗师在进行主观检查后需要有明确的临床假设，体格检查的目的是证实或反驳这一假设。

重要的是读者要理解，本章中包含的体格检查方法是许多方法中的一部分，所选择的方法在临床上是有用的，且有文献表明了对这种方法的支持程度。

体格检查

视诊

非正式视诊

在整个主观和体格检查的过程中，治疗师应注意患者的行为。患者足踝部是否能够轻松地承受重量，正在穿着什么鞋，患者是否感到痛苦等。

正式视诊

姿势视诊。 患者应穿着得体，以便治疗师在站立和不负重时观察患者的骨骼和软组织轮廓，注意足部、下肢、骨盆和脊柱的姿势。一般下肢异常包括腿部和足部负重不均匀、股骨内旋、膝内翻/外翻或膝反张（过伸）。值得注意的是足部是否有特别扁平或夸张的内侧纵弓，因为这可能分别表明扁平足或弓状足。脚趾也可能会变形，例如爪状脚趾、锤状脚趾、槌状脚趾和踇外翻/僵硬。这些异常的细节可以在标准骨科教科书中找到（Thordarson，2013；Magee，2021）。

足踝关节对线视诊。 足踝关节的关节对线异常可能导致异常运动模式并影响功能。评估足部和下肢生物力学的多种理论和方法随着时间而发展（Root 等，1977；Dananberg，1986；McPoil 和 Hunt，1995；Kirby，2001；Vicenzino，2004；Redmond，2006；Fuller 和 Kirby，2013）。孰优孰劣是有争议的（Kirby，2015；Harradine 等，2018），然而起初使用系统的方法评估足踝关节生物力学是行之有效的。

足姿指数(foot posture index,FPI)(Redmond 等,2006)就是这样一种方法,它包含患者在放松状态下站立时对足跟和前足的六个经过验证、基于标准的观察指标。通过触诊距骨头部,观察外踝上下的弯曲以及跟骨内翻/外翻的程度来评估后足。对前足的观察包括评估距舟关节区域的隆起、内侧纵弓的一致性以及前足相对后足的外展/内收程度。该指数具有并发效度和内部效度,以及较高的组内信度和中等的组间信度(Redmond 等,2006;Keenan 等,2007;Fraser 等,2017),得分在-12~+12之间(其中-12表示高度旋后的足部姿势,+12表示高度旋前的足部姿势;建议成年人的标准值为+4)(Redmond 等,2008)。研究已将 FPI 评分与下肢病变联系起来,例如内侧膝骨关节炎、慢性足跟痛、内侧胫骨应力综合征和中足骨关节炎(Yates 和 White,2004;Irving 等,2007;Reilly 等,2009;Levinger 等,2010;Lithgow 等,2020)。尽管这种关系尚不明确且未完全确定(Neal 等,2014),但使用这些工具可以支持或反驳治疗师临床合理的假设,协助与同事沟通,教育患者,并可以帮助决策管理,如是否使用/推荐矫形器。

*肌肉形态视诊。*治疗师观察下肢的肌肉体积和肌肉张力,比较左右两侧的相关差异,记录身体活动的水平和频率以及利腿可能产生的两侧肌肉量差异。

*软组织视诊。*治疗师观察患者皮肤的质地、肿胀、发红、外生骨疣、茧或是否存在瘢痕或感染的区域。

足踝关节常见观察包括以下几点:

- 扁平足(平足)。
- 弓状足(高足弓)。
- 跗外翻:跗外翻处对准第一跖趾关节,跗指内侧隆起±跗趾内旋。常被称为“跗趾滑囊炎”(图17-1)。
- 跗僵直:第一跖趾关节骨关节炎可导致第一跖趾关节背侧出现可触及的骨赘。
- 锤状趾畸形:影响小脚趾,近端指间关节在第一跖趾关节和远端指间关节处出现屈曲挛缩并伴有继发性伸展,可为固定性或可复性。
- 爪状趾畸形:影响小脚趾,第一跖趾关节过伸,近端指间关节和远端指间关节屈曲挛缩。可为固定性或可复性。
- 槌状趾畸形:远端指间关节屈曲挛缩。可为固定性或可复性。
- 小趾囊肿(裁缝跗囊炎):以第五跖骨外侧突出和第五趾内侧屈曲为特征,常伴有骨痂形成。
- Haglund 畸形:位于跟骨后外侧或后内侧的骨性外生骨疣。病因尚不明确,但可能是过度使用、遗传因素或生物力学的结果(Vaishya 等,2016)。
- 跟腱局部梭状肿胀可能暗示反应性肌腱病变(Cook 等,2016),通常在跟腱中部观察到。
- 顽固性足底角化病(intractable plantar keratosis,IPK):足底(通常在跖骨头下方)的角化过度增生(愈伤组织)是由于机械负荷过大造成的。
- 沿胫骨后肌肌腱的凹陷性水肿:这一观察结果与胫骨后肌肌腱功能障碍有关,常见于中老年妇女并常伴有合并症状(DeOrio 等,2011;Ross 等,2018)。
- 成人获得性扁平足:继发于胫骨后肌肌腱功能障碍,其范围从柔性畸形到晚期伴有关节炎的刚性畸形。临床观察包括后足外翻、内侧足弓塌陷、前足外展伴有“多趾”症状,无法进行双足和单足提踵试验(Zaw 和 Calder,2010;Ross 等,2017)。
- 外伤/踝关节扭伤引起的水肿:踝关节近端观察到的肿胀可能表明下胫腓关节联合损伤,而外踝远端肿胀可能表明外侧韧带复合体损伤,如果关节囊受损,这种情况可能会扩散到足部(Dubin 等,2011)。

功能测试

功能测试可以在检查初期进行,从主观检查特别是加重因素中获得适当线索。这些活动可能包括步行、上/下楼梯、蹲下,在不平坦的表面上行走、跳跃或跑步等活动。

步态分析

步态分析很重要。以一定的逻辑方式从头到脚观察步态,观察每个身体部位在正常范围内的变化。反之亦然。寻找不对称之处,例如不均匀的手臂摆动、躯干旋转、步幅长度和承重差异。每种变化都可能表明肌肉组织的紧张,结构异常或功能运动模式因习惯或功能障碍而发生改变。步态周期被定义为"行走中连续两次重复事件之间的时间间隔"(Whittle 等,2012)。步态周期由以下事件组成:

1. 初始接触(通常是足跟着地)。
2. 对侧足趾离地。
3. 足跟抬起。
4. 对侧初始接触。
5. 足趾离地。
6. 双足靠近。
7. 胫骨垂直。
8. 初始接触—步态循环再次开始。

足跟与地面接触的角度通常是轻微内翻的。由此产生的显著变化可能导致足部功能异常,其代偿可能发生在跗骨间关节、第一趾节和第五趾节,也可能发生在更近端的踝关节、膝关节和髋关节。过早的足跟抬高可能表明下肢后侧肌肉紧张,这可能是导致功能性马蹄足的原因之一,因为缺少了正常步态所需要的背屈活动度(Pascual Huerta,2014)。

记录站立期间足部的旋前程度。旋前是步态的正常部分,它可使脚成为减震器和移动适配器。站立中后期距下关节长时间旋前或旋后失败/延迟(通常表现为跟骨外翻时间过长或僵硬以及内侧纵弓塌陷)可能表明胫骨后肌肌腱功能障碍(Zaw 和 Calder,2010;Stein 和 Schon,2015)。在足跟抬起时,足部会变成更坚硬的杠杆以实现脚趾离地。第一跖趾关节功能的异常可能会影响足趾离地并导致更近端的代偿(Nix 等,2013)。

主动生理运动

表 17-2 显示了足踝关节的主动生理运动和可能的调整。测试可在患者俯卧位、仰卧位或坐位时进行,并将左右两侧进行比较。足踝的运动范围可以使用测角器来测量。对于主动的生理运动,治疗师注意以下几点:

- 患者运动的意愿。
- 活动范围。
- 运动质量,如协调性、肌肉激活模式。
- 在运动范围内的疼痛表现。

足踝关节加压主动运动如图 17-2 所示。在活动范围的末端加压可以应用到整个足部。为了区分,足可以按功能单位来考虑后足、中足和前足(表 17-1)。利用关节对线的知识可以在活动范围末端使用局部加压来检查各个区域。治疗师在每次运动之前确定患者休息时的症状,并注意被动纠正任何运动偏差对症状的影响,以确定其与患者症状的相关性。

表 17-2 主动生理运动和可能的调整

主动生理运动	调整
踝关节背屈 踝关节跖屈 内翻 外翻 跖趾关节 • 屈曲 • 伸展 趾间关节 • 屈曲 • 伸展	重复 调整速度 组合运动,例如: • 内翻跖屈 加压或分离 维持 损伤运动 鉴别测试 功能性测试

被动生理运动

所有主动运动都可以进行被动检查,患者俯卧,膝关节弯曲 90°,或仰卧位,膝关节在枕头

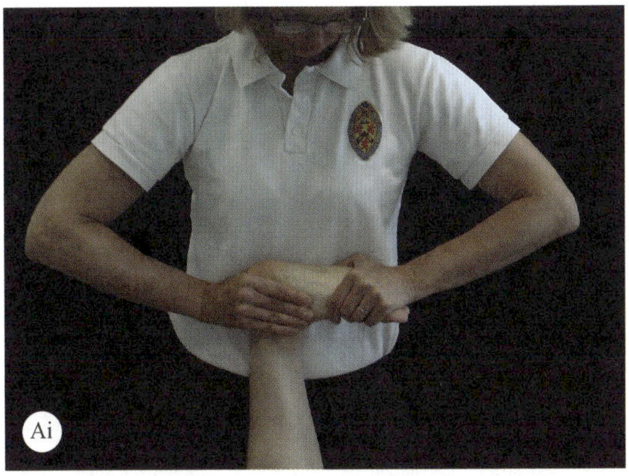

（Ai）背屈

右手将跟骨倾斜至背屈同时左手和前臂通过前足加压以实现背屈

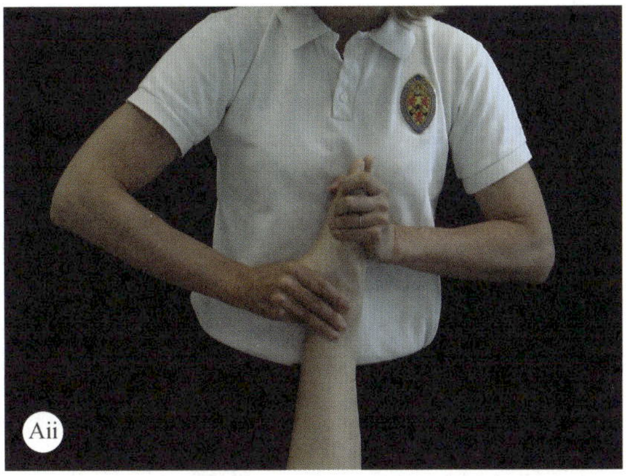

（Aii）跖屈

左手抓住前足，右手抓住跟骨，一起移动足实现跖屈

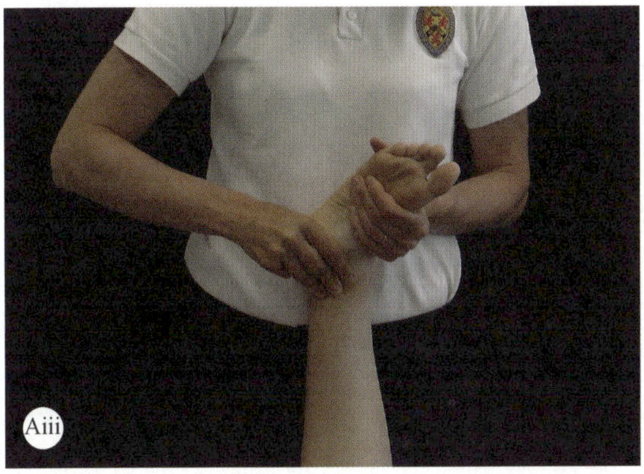

（Aiii）内翻

右手使跟骨内收并加强跖屈运动，而左手使后足跖屈并使中足和前足内收、旋后和跖屈

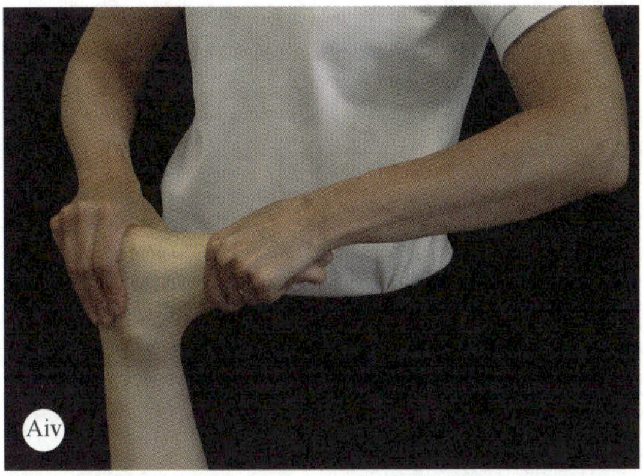

（Aiv）外翻

右手外展跟骨并加强背屈，同时左手使后足背屈，并对中足和前足进行外展、外翻和背屈动作

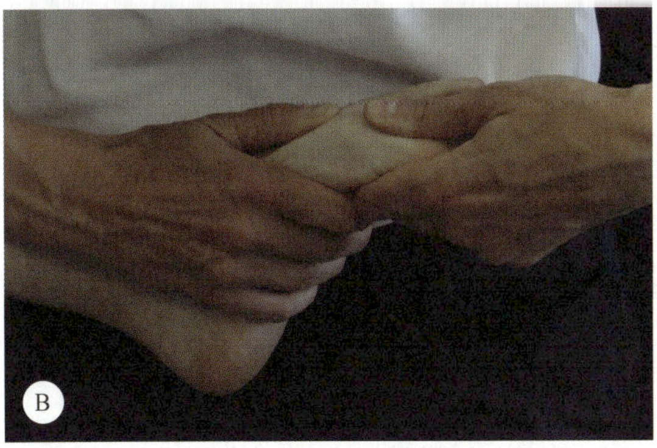

（B）跖趾关节屈曲（如图示）和伸展

右手稳定跖骨，左手屈伸近端趾骨

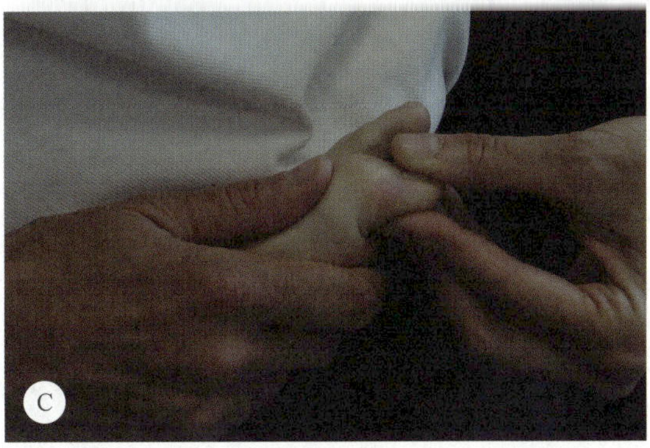

（C）趾间关节伸展

右手稳定近端趾骨，左手屈曲（如图所示）并伸展远端趾骨

图 17-2　足踝加压

上弯曲，用来比较左侧和右侧。比较症状/运动范围对主动运动和被动运动的反应，有助于确定导致症状/限制的结构是非收缩性的（关节性）还是收缩性的（肌源性）。

负重弓步测试

这是一项踝关节功能性背屈范围的测试。患者站立，要求患者将一只脚垂直于墙壁，然后将同侧膝盖弓向墙壁，保持臀部处于中立位置。然后脚逐渐远离墙壁，直到膝盖几乎接触到墙壁；脚应保持平放在地板上，脚跟不要抬起，也不应向外侧或内侧偏离（图 17-3）。然后以厘米为单位测量从墙壁到大脚趾的距离。比较左右两边的差异。对于健康成人，有研究表明 2 cm 或更大的弓步距离不对称可以描述受试者患有踝关节/距下关节背屈功能受损（Hoch 和 McKeon，2011）。研究还表明该测试可靠有效，并且具有合理的响应能力来检测运动范围的真实变化（Powden 等，2015；Hall 和 Docherty，2017）。

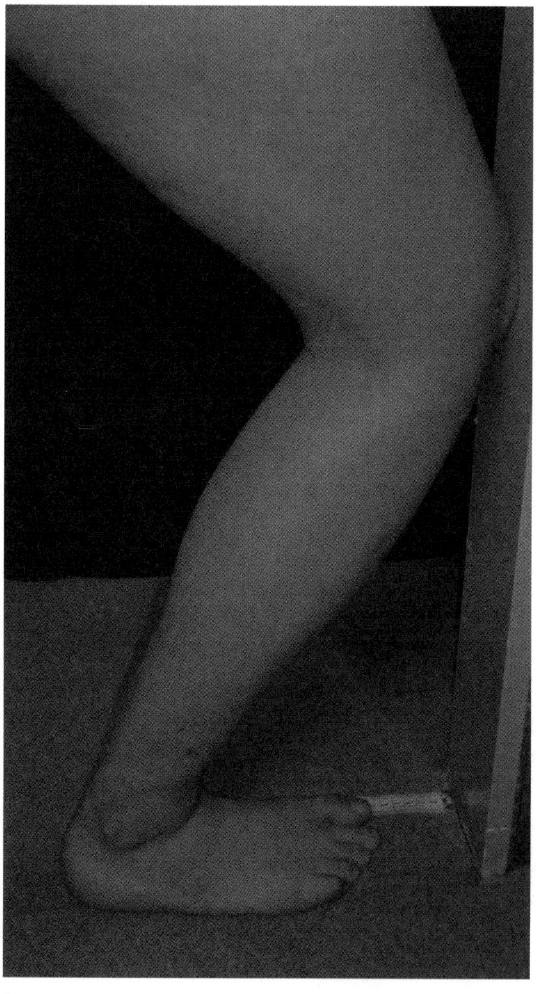

图 17-3 负重弓步测试
踝关节完全背屈，膝盖靠墙。注意足跟牢固地平放在地面上并垂直于墙壁，测量大脚趾与墙壁的距离

关节完整性测试

骨的完整性、韧带和关节囊约束以及肌筋膜结构是踝关节稳定的主要因素。LAS 是最常见的损伤，其次是韧带联合撕裂，然后是内侧踝关节扭伤（Doherty 等，2014）。急性踝关节扭伤后持续症状和残疾的发生率很高（Martin 等，2021）。LAS 包括踝关节外侧韧带的部分或完全断裂［距腓骨前韧带（anterior talofibular ligament，ATFL），跟腓韧带（calcaneofibular ligament，CFL），距腓后韧带（posterior talofibular ligament，PTFL）］，但大多数受伤都与 ATFL 断裂有关（Martin 等，2021）。针对不同的韧带结构提出了不同的损伤机制。例如，ATFL 在踝关节跖屈和内翻的位置最容易受伤，而 CFL 在踝关节背屈和内翻的位置最容易受伤。相反，下胫腓联合损伤最常见的姿势是踝关节背屈和外旋（Sman 等，2013；Delahunt 等，2018）。有关解剖学因素的综合回顾请参阅相关文献（Medina McKeon 和 Hoch，2019）。主观信息可以结合体格检查来支持临床推理过程，而关节完整性测试构成了推理检查的一部分。

前抽屉征

这是距骨前段相对于踝关节平移的测试。患者通常采取坐位，膝关节屈曲 90°，踝关节跖屈 10°~20°。腿部应该放松且无支撑。检查者一只手放在胫骨和腓骨远端的前方，另一只手抓住跟骨的后部。该测试通过固定胫骨/腓骨远端的同时对跟骨（以及距骨）施加由后向前

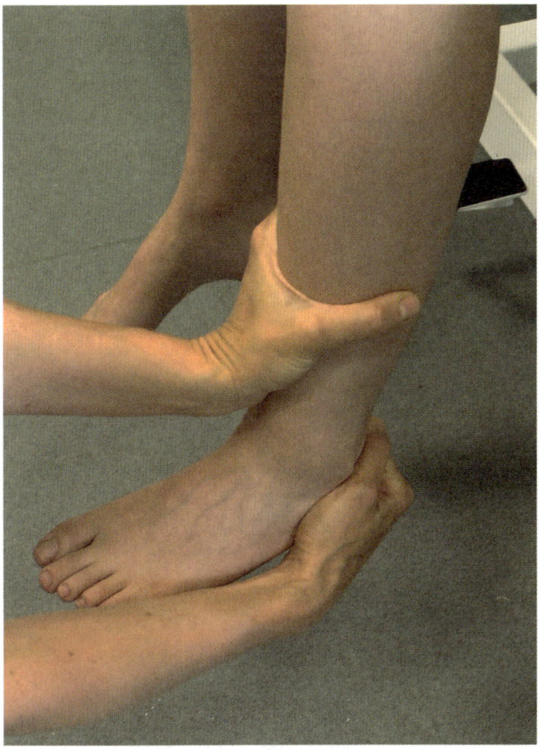

图 17-4　前抽屉试验

左手稳定小腿，右手通过跟骨向距骨施加由后向前的力

的力来进行的（图 17-4）。该测试也可以在其他体位进行，如仰卧位或俯卧位，膝盖轻微屈曲。与未受累侧相比，距骨过度前移，且末端感觉松弛，表明内侧和外侧韧带的被动稳定功能降低（Martin 等，2021）。在 ATFL 区域附近观察到酒窝或沟状征象也可能提示 ATFL 断裂（Cook 和 Hegedus，2011；Delahunt 等，2018）。已证实疼痛与 ATFL 触诊、外侧血肿和受伤后 5 天检查前抽屉征阳性相结合识别外侧韧带断裂的敏感性为 96%，特异性为 84%（vanDijk 等，1996），并在多个临床指南中推荐用于评估 ATFL 的完整性（Delahunt 等，2018；Vuurberg 等，2018；Martin 等，2021）。

距骨倾斜试验

距骨倾斜试验是对踝关节内距骨内翻程度的测试。患者通常取坐位，膝关节屈曲 90°，腿部放松无支撑，踝关节呈中立位。检查者一只手放在胫腓骨远端，另一只手抓住跟骨缓慢使其内翻；该过程中可以施加少量的牵引力（图 17-5）。与未受累侧相比，受累侧跟骨内收运动活动度增加，末端感觉减少或缺失，咔嗒声/撞击声提示外侧韧带复合体损伤或跟腓韧带（CFL）受损。测试也可以在其他体位进行，如仰卧位或俯卧位。敏感度范围在 17%～66%，特异性范围在 82%～100%，该测试主要偏向 CFL（Netterström-Wedin 等，2021；Schweitzerian 等，2013）。

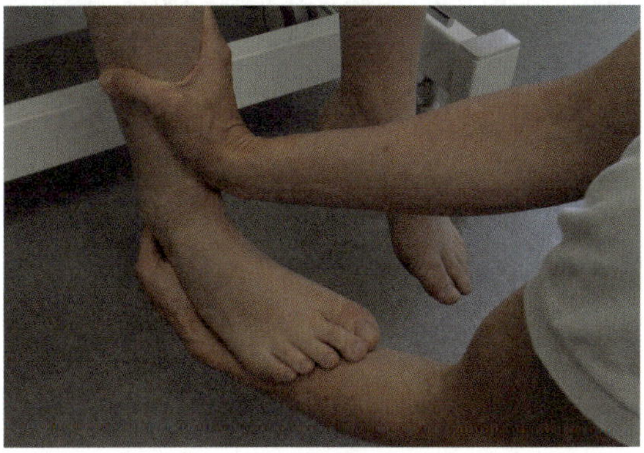

图 17-5　距骨倾斜试验

左手抓住跟骨和距骨，将其轻微内翻，另一只手则稳定小腿

外旋应力试验（Kleiger 试验）

该试验是对下胫腓联合完整性的测试。是一种疼痛诱发测试。患者通常采取坐位，膝关节屈曲 90°。检查者用一只手以不压迫胫腓联结远端的方式稳定胫骨和腓骨。检查者将另一只手置于足底并保持中立位，对足踝关节施加被动的侧向旋转应力（图 17-6）。测试也可以在其他体位进行，如仰卧位或俯卧位。若在前胫腓韧带、后胫腓韧带及骨间膜区域引起疼痛，则测试为阳性，提示可能存在胫腓联合“高位踝关节”损伤。据报道该测试的特异性为 78%，敏感性为 70%（Netterström Wedin 和 Bleakley，2021）。

挤压试验

挤压试验是对下胫腓联合完整性的测试。

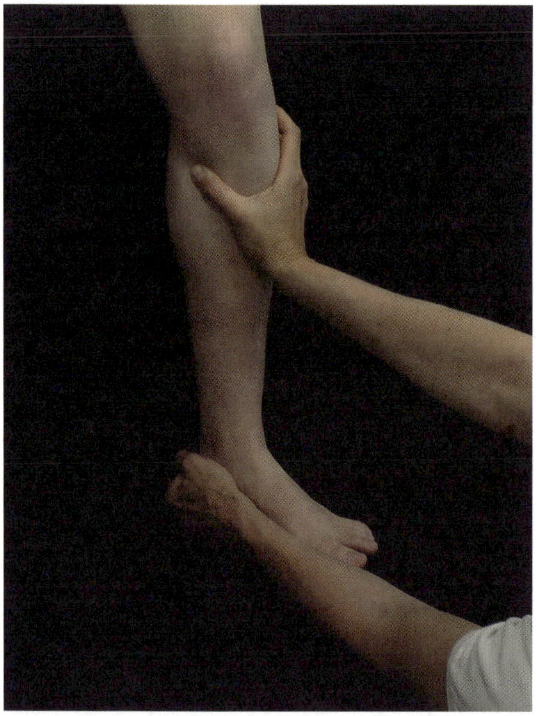

图 17-6 外旋应力测试

右手稳定小腿,左手将足部置于中立位,对足踝关节施加被动的外旋压力

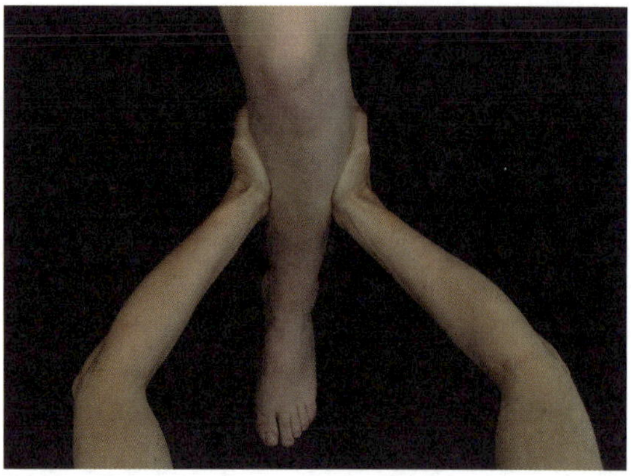

图 17-7 挤压测试

双手挤压,将胫骨和腓骨向小腿中点推

也是疼痛诱发测试。患者通常采取坐位,膝关节屈曲 90°,或采取仰卧位,膝关节轻微屈曲。检查者手动挤压,将腓骨和胫骨挤在一起,并在小腿中点施力。然后,检查者逐步向踝关节方向施加相同的压力(图 17-7)。小腿疼痛可能提示韧带联合损伤(前提是排除骨折和骨筋膜室综合征)。在 Netterström-Wedin 和 Bleakley(2021)进行的荟萃分析的系统综述中指出该测试的综合特异性为 85%,他们提倡将该测试作为包括韧带联合触诊、弓步测试和外旋应力测试在内的一系列测试的一部分来使用,以帮助诊断韧带联合损伤。

肌力测试

肌肉系统检查基于患者的主观病史以及对姿势和运动的观察(Kendall 等,2010)。有关肌力测试的详细信息请参阅第四章,其中可能包括在被测肌肉群范围的各个部分进行等长、等张和离心收缩测试,例如内半范围、外半范围以及全部范围。

肌肉力量

可以对以下肌肉群进行徒手肌力测试:

- 踝关节背屈肌群、跖屈肌群。
- 足内翻肌群、足外翻肌群。
- 趾屈肌群、伸肌群、外展肌群和内收肌群。

测试详情请参阅 Kendall 等(2010)。

肌肉长度

治疗师应测量可能影响下肢功能的肌肉长度,特别是那些容易缩短的肌肉,即梨状肌、髂腰肌、股直肌、阔筋膜张肌、腘绳肌、腓肠肌和比目鱼肌(Janda1994,2002)。这些肌肉长度的测量在第四章中已有描述。

其他肌肉测试

*Thompson 跟腱断裂测试。*患者取俯卧位,双足置于治疗床末端外,或取跪姿,足部无支撑时,治疗师挤压小腿肌肉。若踝关节无跖屈反应,则表明测试结果阳性(图 17-8)。据报道该试验检测跟腱断裂的敏感性和特异性分别为 96% 和 93%(Maffulli 1998; Schweitzerian 等,2013)。

*Matles 跟腱断裂测试。*患者俯卧位,要求患者主动屈膝至 90°。在膝关节屈曲时观察踝

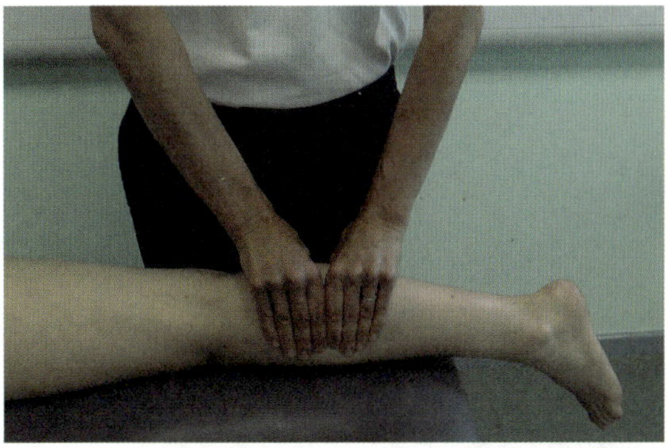

图 17-8 Thompson 测试
治疗师的手挤压小腿的同时观察足跖屈运动

关节和足部的位置。如果患足处于中立位或背屈状态，则怀疑跟腱撕裂。正常情况下，当膝关节屈曲 90°时，未受伤的足部保持轻度的跖屈（Matles，1975）。该测试敏感度和特异度分别为 88% 和 85%（Maffulli，1998；Reiman 等，2014）。

神经测试

治疗师将根据报告中的症状分布和质量进行临床推理，以证明神经学检查的合理性。

神经系统完整性

皮节/周围神经。 下肢的感觉测试可以按照第四章中的描述进行。了解脊神经根（皮节）和周围神经的皮肤分布能够使治疗师区分脊神经根病变和周围神经病变引起的感觉缺失。皮神经分布和皮节区域在第四章显示。

肌节/周围神经。 脊神经根和周围神经肌节知识的应用使治疗师能够区分神经根损伤和周围神经病变引起的运动功能丧失。周围神经分布见第四章。

反射测验。 可以测试以下深部腱反射（参见第四章）：

- L3～L4：膝反射。
- S1：踝反射。

神经动力学测试

下肢神经动力学测试（lower limb neurodynamic tests）可用于评估患者神经组织对足踝部症状可能存在的影响，相关回顾见第四章。

脚部位置的变化可能会对不同的周围神经产生压力。例如，踝关节的跖屈/内翻可能使腓总神经紧张；踝关节的背屈/外翻可能使胫神经（因此也可能影响足底内侧、外侧神经和跟骨内侧神经）紧张；而背屈/内翻则可能使腓肠神经紧张（Alshami 等，2008）。

神经触诊

下肢可触及的神经如下：

- 在内踝后方可触诊胫神经，足背屈和外翻时，特别是在踝关节背屈和外翻时，可能会更明显，甚至在叩击时引发症状，例如跗管综合征（McSweeney 和 Cichero，2015）。
- 腓总神经可以在股二头肌肌腱的内侧以及在腓骨头周围触诊。
- 腓浅神经可在足背沿着第四跖骨上方的一条假想线触诊，当足跖屈和内翻时更明显。
- 腓深神经可在第一和第二跖骨之间、踇伸肌腱外侧触诊。
- 腓肠神经可以在足外侧、外踝后方和跟腱外侧触诊。

有关足踝部神经卡压综合征的综述，请参阅相关文献（Pomeroy 等，2015）。

循环和肿胀测试

血管检查

足踝关节的血管评估包括触摸足背动脉和胫后动脉脉搏以及周围毛细血管的充盈测试（Thordarson，2013；King 等，2014）。血管状态可以通过下肢下垂和抬高时症状的变化反应以及对运动（如间歇性跛行）的反应来评估。

Wells 评分用于怀疑深静脉血栓（deepvein thrombosis，DVT）。如果成年患者出现深静脉血栓（DVT）形成的体征或症状，例如腿部疼痛、发热、肿胀，则建议治疗师对其病史进行评估，并进行体格检查以排除其他病因。英国国家健康临床优化研究院（National Institute for Health and Care Excellence，NICE）指南推荐使用两级 DVT Wells 评分来估计深静脉血栓的临床可能性（NICE，2020）。据此评分系统，患者的评分在-2～+9。简化评分系统2分及以上表明患者可能存在深静脉血栓，而1分或以下的分数表明存在深静脉血栓的可能性不大。这两种情况都需要进一步检查：包括D-二聚体血液测试、下肢近端静脉超声或静脉注射抗凝剂。读者可以参考最新的 NICE 指南了解更多信息，包括两级 Wells 评分的详细内容及相关建议的例外情况（Wells 等，2003；NICE，2020；NICECKS，2020）。

*“8”字踝关节测量。*该测试测量脚踝的大小和肿胀程度。患者采取长坐位，双脚伸出治疗床末端。踝关节跖屈度约为20°，将一个6 mm（1/4 inch）宽的塑料卷尺放置在胫骨前肌肌腱与外踝之间。将卷尺向脚背内侧拉至舟骨结节远端，然后卷尺穿过足弓到第五跖骨底部的近端，接着穿过胫骨前肌肌腱，环绕踝关节到内踝的远端，并穿过跟腱。从这里，卷尺绕着脚踝绕一圈并于外踝远端结束，然后回到起始位置（图17-9）。研究表明，“8”字测量是一种可靠有效的踝关节水肿的测量方法（Mawdsley 等，2000；Rohner-Spengler 等，2007；Devoogdt 等，2019）。

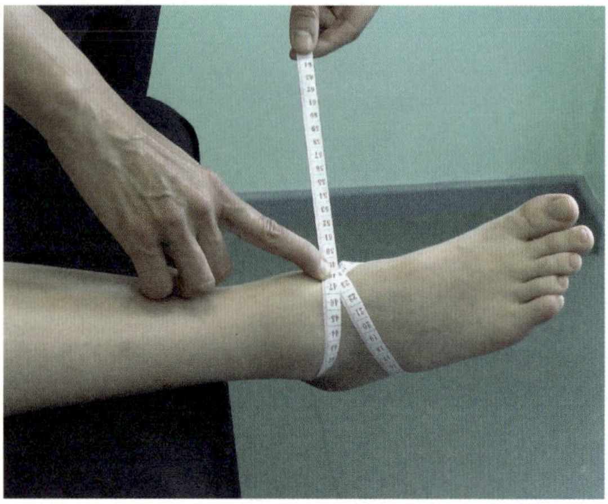

图17-9 “8”字踝关节测量用于肿胀评估

脚部和脚踝的进一步测试

距小腿关节前方撞击征

这是距小腿关节（骨和/或软组织）前部撞击的疼痛激发试验。患者通常采取坐位，屈膝90°，腿部放松且无支撑。该测试也可以在患者仰卧位或俯卧位的情况下进行。检查者一只手用拇指触诊踝关节前外侧并施加局部压力，同时另一只手将踝关节从跖屈位移动到背屈位（图17-10）。症状重现表明测试呈阳性。研究表明这种症状的敏感性为95%，特异性为88%（Molloy 等，2003）。

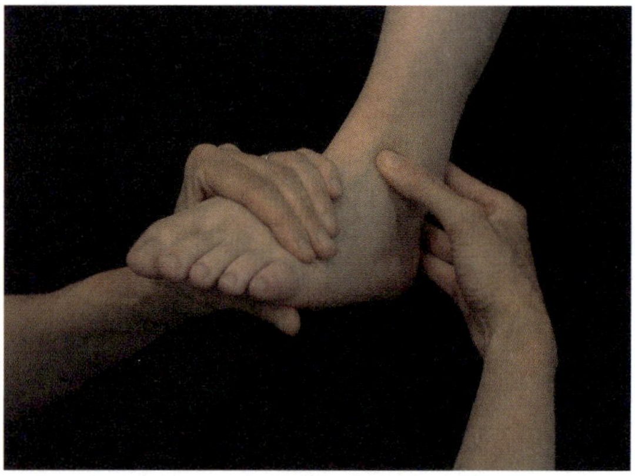

图17-10 距小腿关节前方撞击征

右手拇指触诊踝关节的前外侧并施加局部压力，同时用左手将踝关节从跖屈位移动到背屈位

Morton 神经瘤 Mulder 测试

这是针对跖骨间 Morton 神经瘤的疼痛激发试验。患者通常取仰卧位，足部放松。这个测试是用拇指和示指在疼痛的跖骨间隙的足底和足背侧进行局部施压，然后用另一只手挤压前足，将跖骨头挤压在一起。如果出现可触及的弹响并伴随疼痛再现，则测试结果为阳性。Mahadevan 等（2015）报道称该测试与超声检查相比敏感性为62%，特异性为100%。

星形平衡试验

这是用于测量下肢动态平衡的测试。星形平衡测试(star excursion balance test,SEBT)的布局由从中心点出发的8条以45°角排列的线组成(图17-11)。该测试要求患者将待测下肢保持平衡,同时用另一只脚尽可能向八个不同方向伸展,轻轻接触地面然后回到中心。每条线上的伸展距离以厘米为单位进行测量。患者应保持支撑脚不动,并将双手放在臀部。患者可以在八个方向中的每个方向上进行6次练习和3次测试试验。SEBT已被证明是一种有效可靠的测量工具,可以预测下肢损伤的风险,识别患有各种下肢疾病患者的动态平衡缺陷,并且对健康和受伤人群的训练计划做出调整(Gribble等,2012;Powden等,2019)。该测试的修改包括将测试次数减少至4个(Robinson和Gribble,2008)并将SEBT简化为3个方向

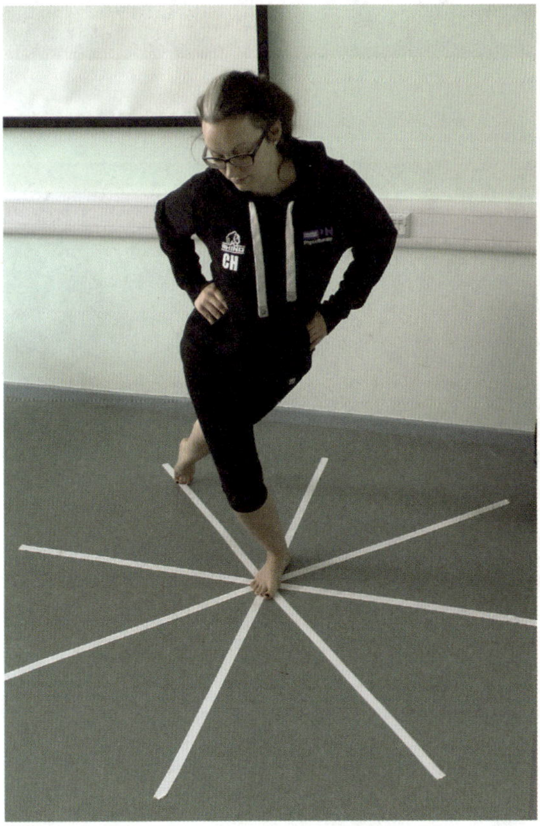

图17-11 星形平衡测试(SEBT)

(前外侧、后外侧和后内侧),这种修改被称为Y平衡测试(Hertel等,2006;Neves等,2017)。

触诊

临床推理将决定治疗师在足部和踝关节触诊时触及哪些结构,对此采取系统的方法是有用的,以保证不会遗漏任何内容(Alazzawi等,2017)。触诊结果可以记录在身体图示(图3-2)和/或触诊图表上(图4-34)。

系统触诊的方法建议

触诊骨骼、肌腱和软组织是否有压痛、触痛、肿胀、体温、神经节/肿块、肌肉痉挛以及任何与预期不同的其他变化。

触诊应由近端至远端,从腓骨近端开始,沿腓骨向远端移动至韧带联合、腓骨远端、跟腱(注意是否存在间隙,这可能表明跟腱断裂)、腓骨肌腱外侧、PTFL、CFL、ATFL、前踝关节线、跗骨窦、足背动脉脉搏、跟骨、跟骰关节、骰骨、跖骨、趾骨、第一趾的IP和MTP关节、第一趾节、跖趾关节、楔骨、舟骨、距舟关节、距骨、内踝、胫后动脉脉搏、胫骨后肌、趾长屈肌、踇长屈肌、胫骨前肌、趾伸肌和屈肌以及足底筋膜。

附属运动

关于足部和踝关节的部分附属运动如图17-12所示,并列于表17-3中。然而,并不需要测试表中列出的所有内容,选择哪些测试需基于先前体格检查中的临床推理。例如,若踝关节背屈受限,那么检查可能首先集中在发生大多数背屈动作的距小腿关节。可以使用Kaltenborn测试更详细地检查关节并进一步完善辅助检查(Kaltenborn,2002)。十个部分的测试没有必要全部完成。例如,如果患者的症状集中在足中部内侧,治疗师可能会选择Kaltenborn试验的第3、第4和第5部分(图17-4)。

尽管关节间隙移动有限,一项小型研究比较了两名治疗师的判断,发现使用关节间隙移动

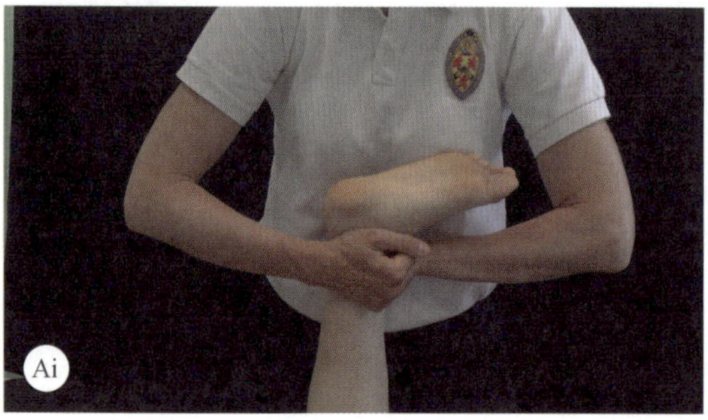

(Ai) 前后向
右手掌根对胫骨施加后前力,左手对腓骨施加前后力

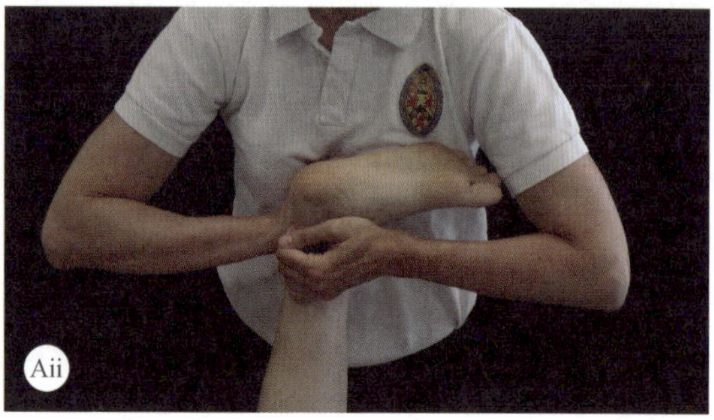

(Aii) 后前向
左手对胫骨施加前后力,右手对腓骨施加后前力

(A) 下胫腓关节

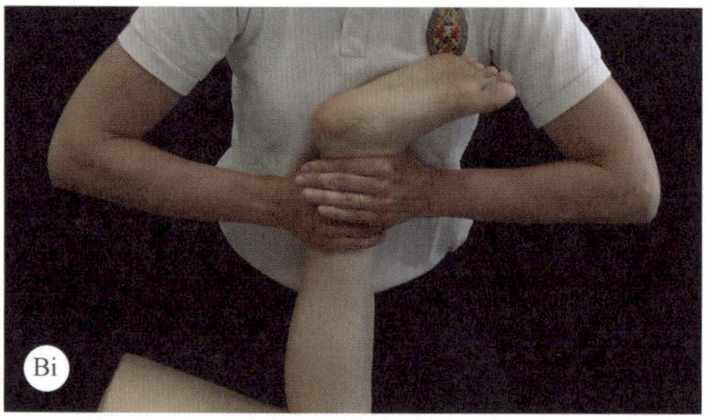

(Bi) 前后向
右手稳定小腿,左手对距骨前方施加前后力

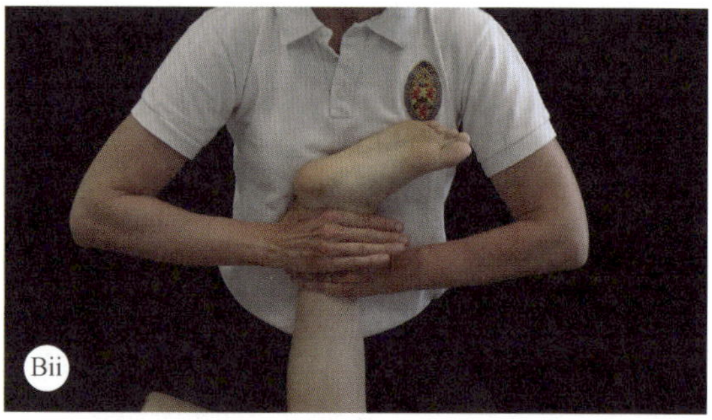

(Bii) 后前向
左手稳定胫骨/腓骨,右手对距骨后方施加后前力

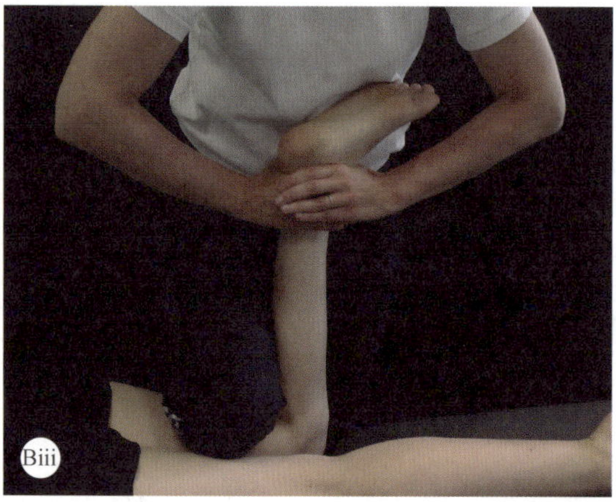

(Biii) 纵向尾侧
治疗师将腿轻轻放在患者大腿后部以稳定,然后手握距骨向上拉

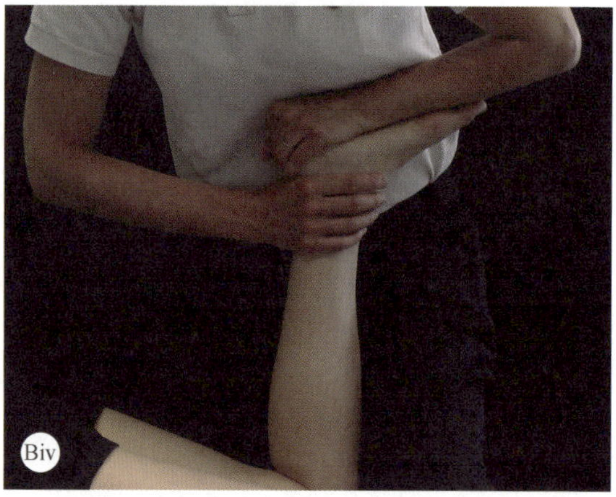

(Biv) 纵向头部
右手维持足背屈,左手通过跟骨施加纵向力

(B) 距小腿关节

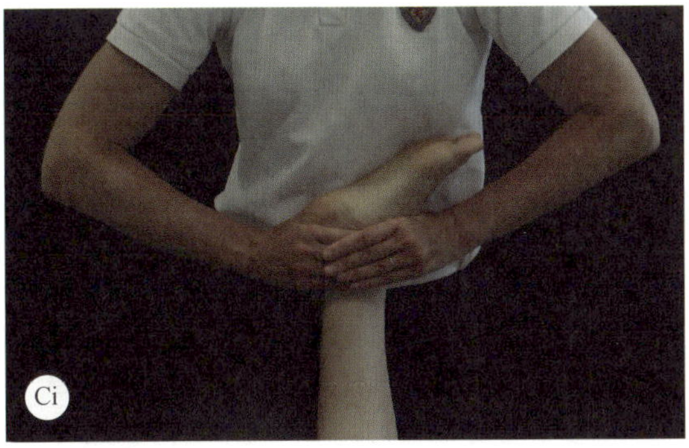

（Ci）纵向尾侧

治疗师将腿轻轻放在患者大腿后侧使其稳定，然后右手抓住跟骨，左手抓住前足，将脚向上拉

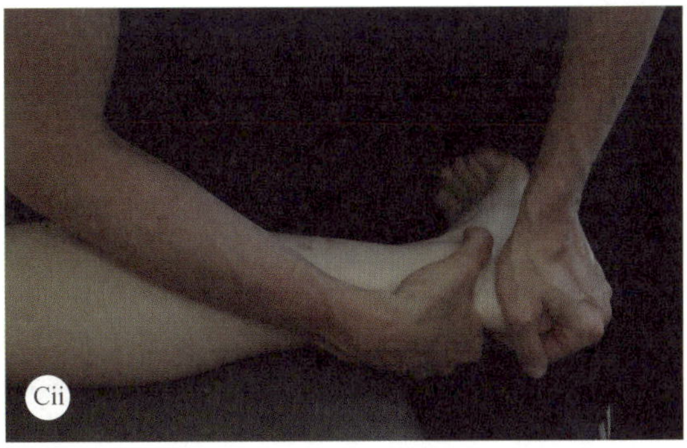

（Cii）横向内侧滑动

患者侧卧，治疗师用右手第二和第三指成"V"字形固定距骨和胫骨远端，左手握住跟骨。前臂相对发力，主要通过左手使跟骨相对于距骨产生横向内侧滑动，而右手稳定距骨的位置

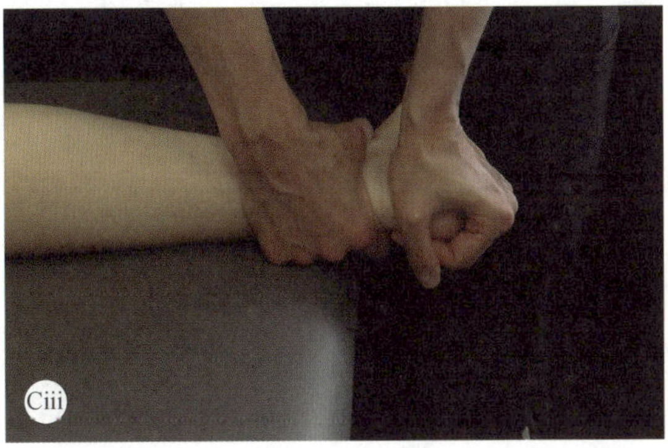

（Ciii）横向外侧滑行

患者侧卧，治疗师用右手第二和第三指成"V"字形固定距骨和胫骨远端，左手握住跟骨。前臂相对发力，主要通过左手使跟骨相对于距骨产生横向外侧滑动，而右手维持距骨的位置

（C）距下关节

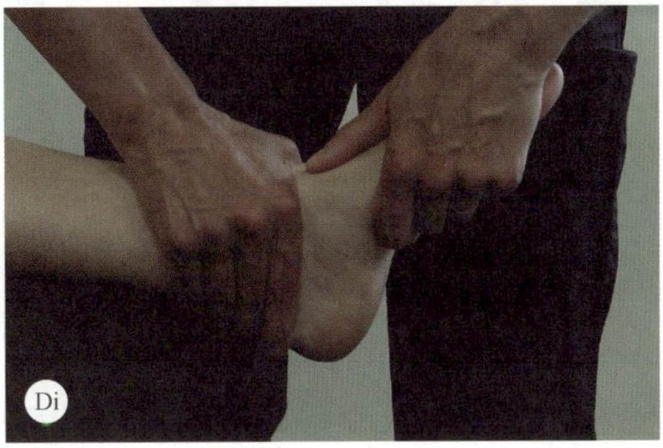

（Di）舟骨前后向

使用握匙抓握或大鱼际向舟骨的前部施加压力，另一只手稳定距骨

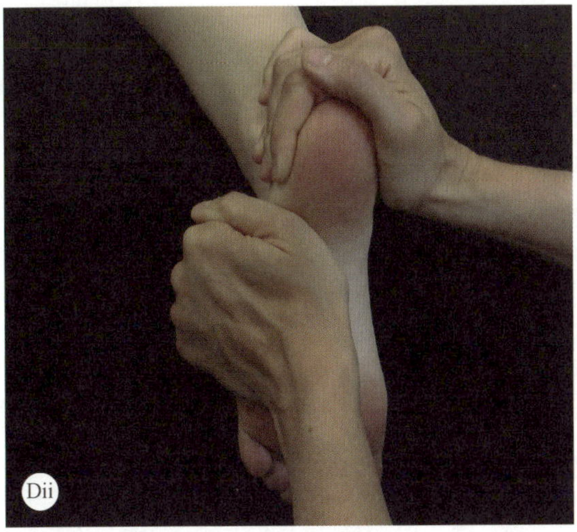

（Dii）骰骨后前向

使用大鱼际向骰骨的后部施加压力，同时另一只手稳定跟骨

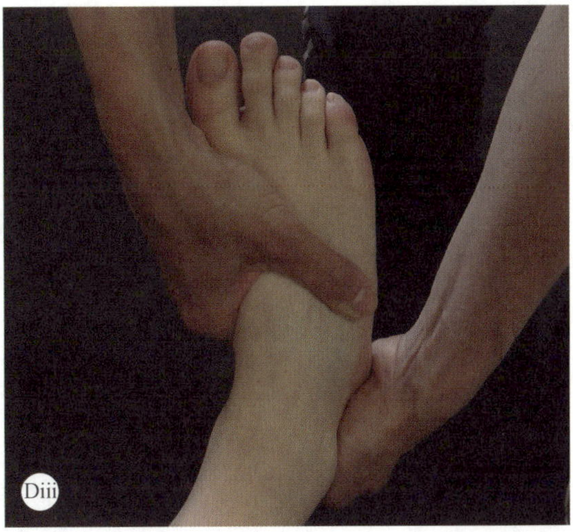

（Diii）外展/内收

左手抓住并稳定脚跟，右手抓住前脚掌。然后右手对脚施加外展力。脚保持不动，双手交换进行内收测试

（D）中足

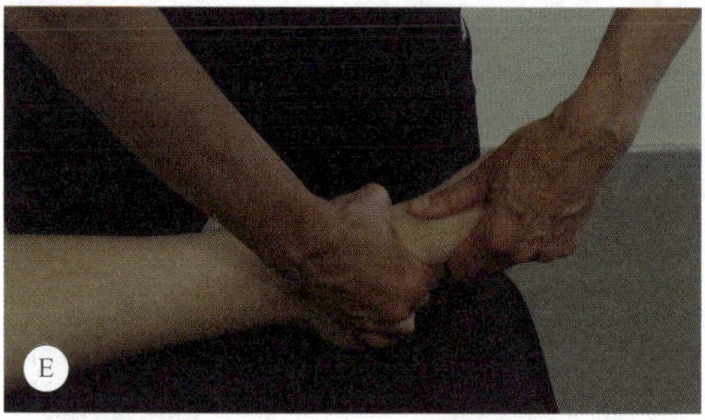

(E) 第一跗跖关节的前后向运动和后前向运动。右手稳定内侧楔骨,左手对跖骨底部施加前后向力和后前向力

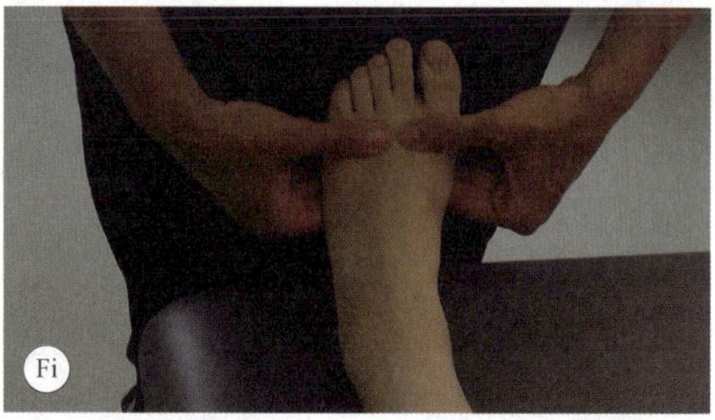

(Fi) 前后向与后前向运动

双手握紧相邻的跖骨并向相反方向施力,使远端跖间关节前后向、后前向移动

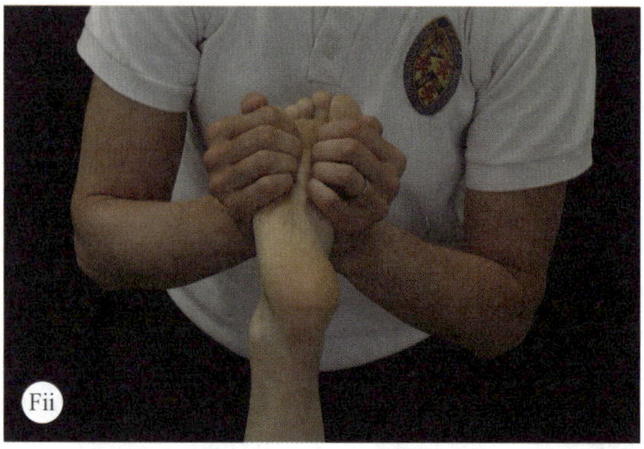

(Fii) 水平屈曲

手指放在脚的中心跖骨水平。然后将跖骨头在指尖周围弯曲以产生水平屈曲,可以想象为将足部向内折叠的动作。

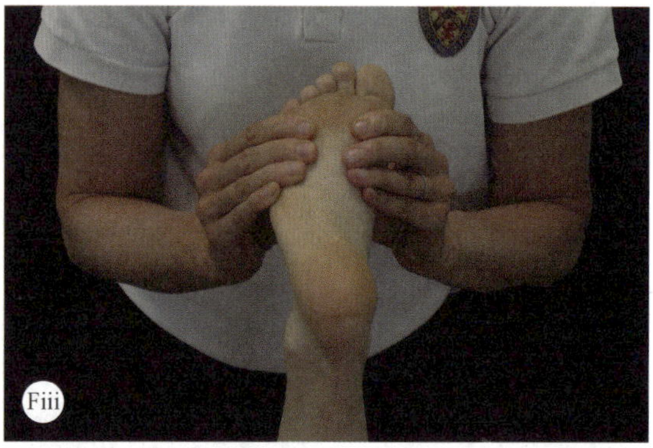

(Fiii) 水平伸展

手指放在脚的中心跖骨水平,然后打开跖骨,围绕脚背上的拇指弯曲,产生水平伸展动作。可以想象为将足部向外扇形展开的动作

(F) 近端和远端跖间关节

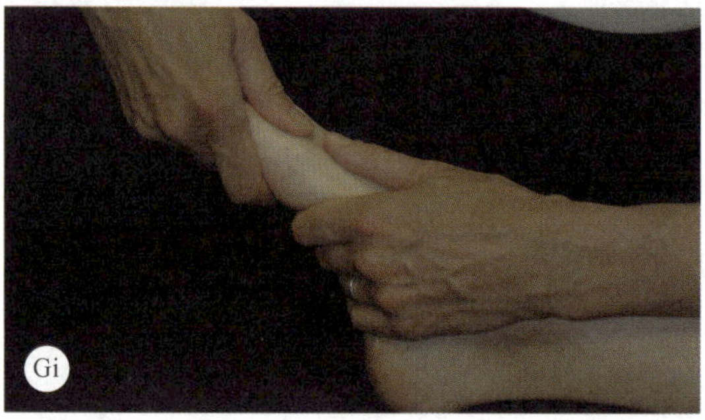

(Gi) 前后向运动和后前向运动

近端趾骨向前和向后移动

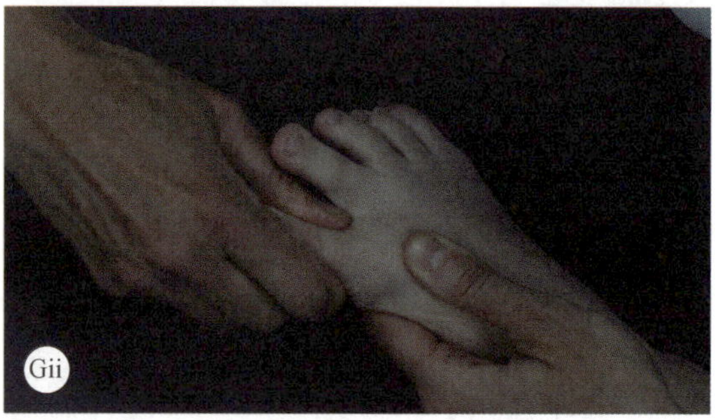

(Gii) 内侧和外侧横向运动

近端趾骨向内侧和外侧滑动

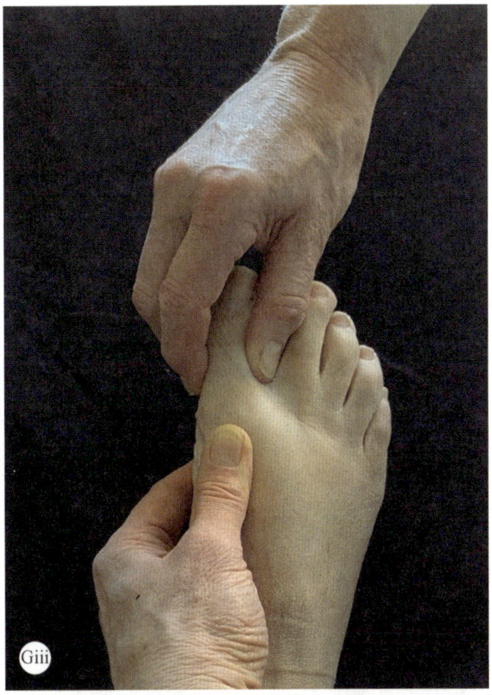

（Giii）内侧和外侧旋转
将近端趾骨向内外侧旋转

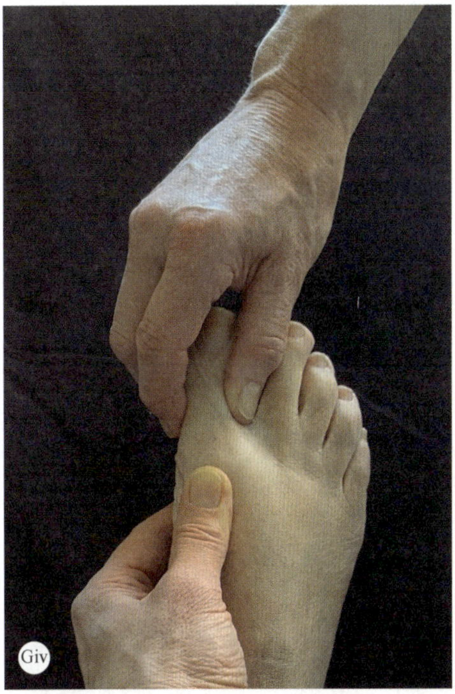

（Giv）外展和内收
将近端趾骨进行外展和内收运动

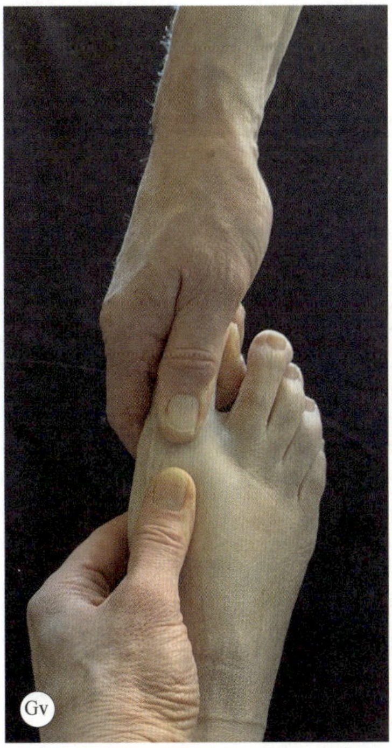

（Gv）纵向的尾部和头部
近端趾骨向头端和尾端方向移动

（G）第一跖趾关节
在所有动作中均要一只手稳定跖骨，另一只手移动近端趾骨

图 17-12　足踝关节附属运动

表 17-3 附属运动、应用选择及对被标记星号患者的重新评估

附属运动	应用选择	识别附属运动对患者体征和症状的影响
足踝关节的附属运动 下胫腓关节 前后向 后前向	起始位置,例如 处于背屈位 处于跖屈位 处于内翻位 处于外翻位	重新评估所有标记星号的项目
距小腿关节 前后向 后前向 Med-内旋 Lat-外旋 Caud-头尾向 Ceph-尾头向	施力速度 施力方向 施力位置	
距下关节 前后向 后前向 Med-横向内侧滑动 Lat-横向外侧滑动 Med-内旋 Lat-外旋 Caud-头尾向 Lat-尾头向		
跗骨间关节 前后向 后前向 Med-内旋 Lat-外旋 Abd 外展 Add 内收 Med-内侧滑动 Lat-外侧滑动		
跗间关节 前后向 后前向 Med-内旋 Lat-外旋 Abd 外展 Add 内收		

（续表）

附属运动	应用选择	识别附属运动对患者体征和症状的影响
跗跖关节 前后向 后前向 Med-内旋 Lat-外旋 Med-内侧滑动 Lat-外侧滑动		
近端和远端跖骨间关节 前后向 后前向 HF 水平屈曲 HE 水平伸展		
跖趾关节和趾间关节 前后向 后前向 Med-内侧滑动 Lat-外侧滑动 Med-内旋 Lat-外旋 Abd 外展 Add 内收 Caud-头尾向 Ceph-尾头向		
腰椎	如上所述	重新评估所有标记星号的项目
骶髂关节	如上所述	重新评估所有标记星号的项目
髋关节	如上所述	重新评估所有标记星号的项目
胫股关节	如上所述	重新评估所有标记星号的项目
髌股关节	如上所述	重新评估所有标记星号的项目

测试识别关节过度活动和活动受限的关节时，具有中等到良好的同一检查者内和检查者间的一致性（Fraser，2017）。

症状矫正与动态关节松动术

动态关节松动术（mobilizations with movements，MWMs）是在主动运动过程中应用的附属运动，由治疗师 Brian Mulligan 开发（Hing 等，2019）。这些技术可用于评估 MWMs 后症状的改变和 ROM 的变化。这不仅有助于验证引发症状的相关结构的假设，还可作为治疗选项之一。

表 17-4 跗骨的十种附属运动

中足运动
1. 固定第二、第三楔骨,松动第二跖骨
2. 固定第二、第三楔骨,松动第三跖骨
足内侧的运动
3. 固定第一楔骨,松动第一跖骨
4. 固定足舟骨,松动第一、第二和第三楔骨
5. 固定距骨,松动舟骨
足外侧的动作
6. 固定骰骨,松动第四和第五跖骨
7. 固定舟骨和第三楔骨,松动骰骨
8. 固定跟骨,松动骰骨
距骨与跟骨间的运动
9. 固定距骨,松动跟骨
踝关节的运动
10. 固定胫骨/腓骨并移动距骨或固定距骨并移动胫骨/腓骨

下胫腓关节

患者仰卧,主动将足部内翻,同时治疗师对腓骨进行前后向滑动(图 17-13)。如果检查结果显示活动范围增加且无疼痛或疼痛减轻,表明可能存在机械性的关节问题。

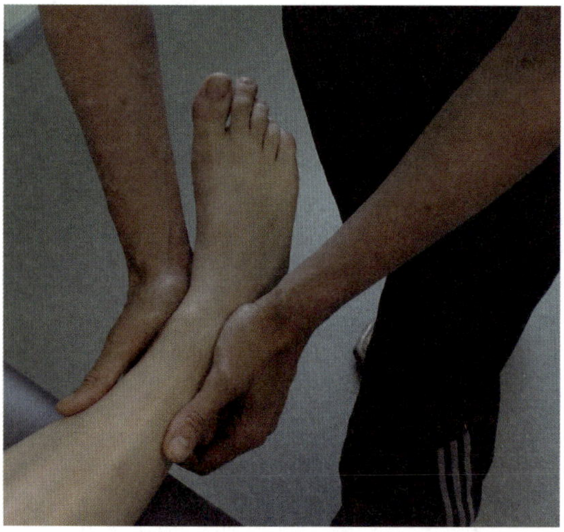

图 17-13 下胫腓关节的动态关节松动

右手支撑踝关节,同时左手掌根对腓骨施加前后向和向上滑动,患者主动进行足部内翻

踝关节跖屈

患者呈仰卧位,膝关节屈曲,脚置于治疗床末端。治疗师用一只手对胫腓骨的远端进行前后向滑动,用另一只手向前滚动距骨,同时要求患者主动跖屈踝关节(图 17-14A)。若检查结果显示活动范围增加且无疼痛或疼痛减轻,表明可能存在机械性的关节问题。

踝关节背屈

患者仰卧,脚放在治疗床末端,膝盖微屈放在卷起的毛巾上。治疗师用一只手握住跟骨,另一只手的手掌空间接触距骨前部。双手配合前后向滑动距骨,同时要求患者主动背屈踝关节(图 17-14B)。由于伸肌肌腱会将检查者的手抬离距骨,因此要求患者重复收缩然后放松。在放松的状态下,治疗师将脚踝移动至收缩过程中进一步获得的背屈范围。有关使用动态关节松动术的更多指导,请参阅相关文献(Mulligan,2019;Hing 等,2019)。

完成检查

完成体格检查后,治疗师需要整理信息,对检查结果进行评估,并根据治疗师最初的主要诊断假设和备选诊断假设,将检查结果与预期结果进行比较和重新评估。主观检查和体格检查的重要发现可以用星号 * 作为重新评估标记,用于在后续过程中评估治疗对患者表现的影响。

良好的临床实践包括:

- 解释体格检查结果及该结果与主观评估的关系,并在适当时提供一些初步建议。
- 让患者有足够的机会,讨论在检查过程中可能发生变化的想法和信念。
- 重新审视患者的最初期望,并通过与患者合作确定一致的治疗策略,以实现一致的目标。
- 要求患者在下次就诊时详细报告检查后的症状表现。

对于治疗与管理原则的指导,读者可以直接参阅“治疗与管理”分册(Barnard 和 Ryder,2024)。

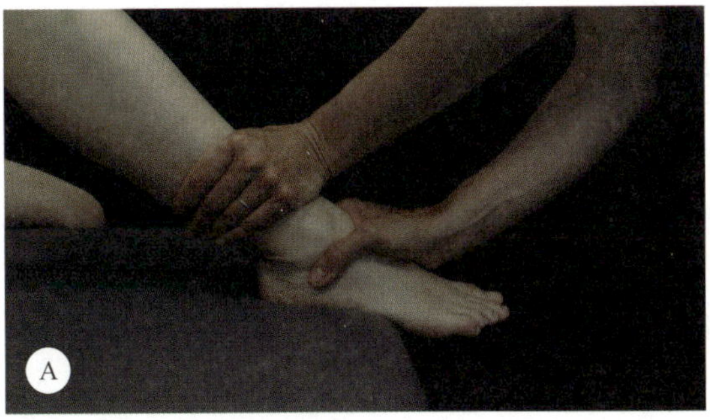

(A) 跖屈

左手对胫腓骨进行前后滑动，另一只手向前滚动距骨，患者主动进行跖屈

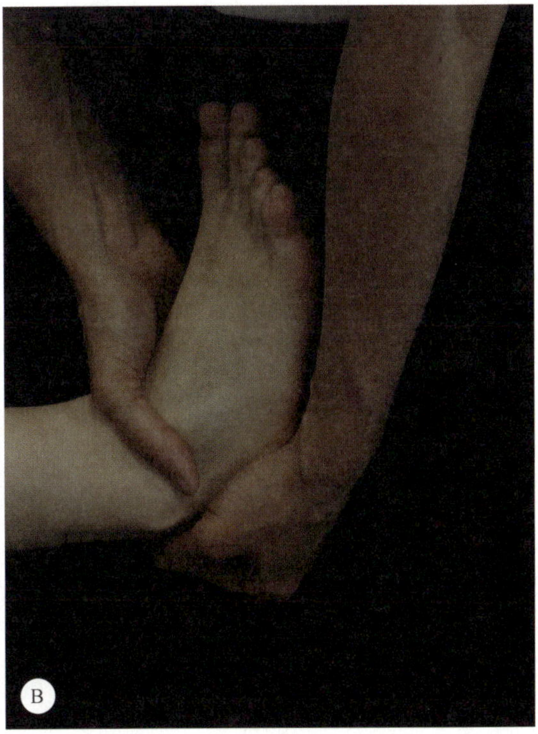

(B) 背屈

左手握持跟骨的后部，右手握持距骨的前部。双手进行前后滑动，患者主动进行背屈

图 17-14　踝关节的动态松动术

复习问题

1. 哪种测量工具对足部姿势的评估是有用的？
2. 踇僵直患者在主观检查和体格检查时的典型表现是什么？
3. 踝关节"松弛"是踝关节前外侧撞击症的临床预测规则中的典型症状之一。正确还是错误？
4. 如果您怀疑患者患有急性跟腱断裂，请列出三种您可能会考虑使用的体格检查测试：
   a. ________
   b. ________
   c. ________
5. 哪根肌腱常与踝关节后内侧凹陷性水肿的病因相关？
   a. 腓骨长肌
   b. 胫骨后肌
   c. 跟腱
6. 负重弓步测试是一种有效可靠的踝关节背屈的测量方法。正确还是错误？
7. 韧带联合损伤的患者在主观检查和体格检查中通常表现如何？
8. 帮助诊断 DVT 的评分系统叫什么名字？
9. 说出您能够在脚背侧触诊的一个脉搏和在脚踝后内侧触诊的一个脉搏。
10. 描述一种基于证据的方法，用于评估和管理急性踝关节外侧扭伤(LAS)。

案例分析

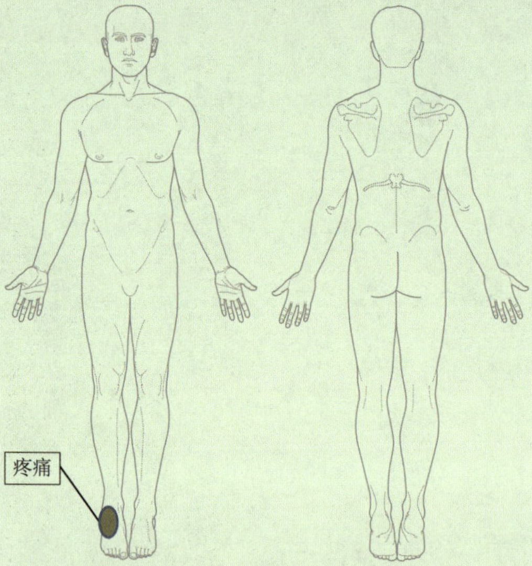

Pa—间歇性疼痛，但通常疼痛随着脚的移动而加剧。疼痛评分为6/10。

加重因素—不穿靴子走路，下蹲活动，下楼梯；足跖屈和内翻时疼痛加剧。疼痛可持续。

缓解因素—休息，几分钟内缓解。

24小时模式—与全天活动相关。早晨起床时症状没有加重。早上脚踝肿胀较轻。如果不休息和抬高下肢，随着时间的推移，肿胀和脚踝"疼痛"会加剧。

睡眠—晚上在床上翻身时偶尔会因脚踝剧烈疼痛而醒来。

没有其他症状。

主观检查

现病史

一名34岁的营销总监因外伤后6天的中度踝关节外侧疼痛（VAS 6/10）、肿胀和血肿到诊所就诊。疼痛被描述为间歇性的一般疼痛，但随着脚的移动而加剧。她否认膝盖、臀部或腰部疼痛。没有神经系统症状。

6天前，她下楼梯时着地不小心使右脚踝踩空，并听到"砰"的一声。她立即出现局部脚踝疼痛和肿胀，无法行走。她的丈夫开车送她去了急诊中心，在那里她做了X线检查。医生告诉她没有明显的骨折，给了她步行靴和肘支撑型拐杖。医生建议她休息，因为她"严重扭伤了脚踝"，并告诉她不要开车。

信念与期望

她不敢碰自己的脚踝。她担心自己"撕裂了踝关节韧带"，可能在很长一段时间内无法重返工作岗位，也无法参加平时的健身活动，其中包括每周两节的有氧运动课。她的丈夫很支持她，但她觉得自己成了负担，因为她受到了太多限制。她之前没有接受过治疗，也没有MSK问题，并且正在尝试居家办公。她希望通过物理治疗能够减轻她的疼痛并帮助她恢复正常活动水平，但她担心自己的脚踝已经受到了"长期的损伤"。

加重和缓解因素

不穿靴子行走，蹲下活动和下楼梯时，踝关节外侧疼痛尤其剧烈。当足跖屈和内翻时，疼痛也会变得更加剧烈，例如当试图穿上步行靴时。她能够继续这类活动，但担心会对自己造成更多伤害，因此经常将腿抬高在沙发上休息。几分钟后，她的疼痛缓解了。

24小时模式

她的脚踝症状与全天的活动有关，早晨起床时没有加重。早上脚踝肿胀较轻。如果她不休息并抬高下肢，随着时间的推移，肿胀和脚踝的"疼痛"会加剧。有时，她晚上在床上翻身时会因脚踝剧烈疼痛而醒来。

既往史和用药史

她很健康。她的BMI是23。她不喝酒不吸烟。

她不定期地服用对乙酰氨基酚（500毫克），当脚踝疼痛"非常严重"时，她每天服用三次。

主观检查后的假设

患者的症状明显是由创伤引起的。病史提示跖屈和内翻的损伤机制及与其相关的软组织损伤和炎症，是典型的LAS。与此类损伤相关的局部解剖结构包括ATFL、CFL、PTFL、韧带联合关节及韧带、腓骨肌群、跗骨窦、距小腿/距下关节和跟骰关节以及包括浅表的腓总神经和腓肠神经在内的皮神经支配。可能牵涉结构包括腰椎、骶髂关节、髋关节和膝关节或来自下腰神经根的神经根性疼痛。然而鉴于这些区域没有既往或当前的MSK症状，所以这些牵涉来源不太可能。鉴于缺乏神经系统症状，症状不太可能是神经性原因引起的。踝关节肿胀、淤血和创伤后“爆裂声”的病史使跟腱断裂成为需要考虑的相关鉴别诊断。

考虑到损伤机制、症状分布和加重因素，主要假设是踝关节外侧韧带结构，特别是 ATFL 是最可能的症状来源。考虑到肿胀、淤血和 X 线从而排除骨损伤，急性 LAS（Ⅱ级或Ⅲ级）被认为是最可能的病理。女性也是 LAS 的危险因素之一（Martin 等，2021）。韧带联合损伤的可能性较小，因为症状不分布于高位踝关节，损伤机制也不涉及背屈或外旋力。

疼痛机制主要是机械性伤害感受，因为症状具有间歇性且具有明显的机械性加重特征。此外还有炎症成分，由肿胀、淤血、休息后症状缓解和创伤时间所证实（Watson，2021）。她表现出一些灾难化和恐惧回避行为，这可能影响了她的痛觉感知并上调了她的交感神经系统。她担心工作，担心受伤对丈夫的影响，并且身体活动较少，所有这些都可能降低了她组织的弹性并影响了她的健康。

临床检查的优先事项是检查 X 线片（以防漏诊骨折），评估踝关节和排除或证实 LAS 作为潜在病因，并排除韧带联合损伤或跟腱断裂，因为后者可能需要手术干预。进行功能测试、肿胀测量和踝关节活动范围测试，以及临床上可能有助于诊断 LAS 的测试：即前抽屉试验、触诊和距骨倾斜试验（Delahunt 等，2018；Vuurberg 等，2018；Martin 等，2021）。为了排除跟腱断裂使用以下测试：Thompson 测试、Matles 测试（Boyd 等，2015；Singh，2017）和触诊跟腱间隙，并使用挤压试验来评估韧带联合（Delahunt 等，2018；Netterström Wedin 和 Bleakley，2021）。

预计会出现不适，踝关节各个方向的活动范围可能会缩小，尤其是背屈、跖屈和内翻。

其他可能对未来考虑有价值的测试包括检查平衡功能，例如单腿平衡、SEBT、跳跃和着陆能力以及检查臀肌的力量和控制（Martin 等，2021）。踝关节和足部的 X 线复查证实没有骨损伤，没有任何严重的禁忌证或注意事项。

体格检查

功能测试

站立、步态和单腿控制是 LAS 患者的重要考虑因素（Martin 等，2021）。尽管患者感到不安，但她能够在没有步行靴或不使用肘拐杖的情况下双脚承受同等重量站立。患者能够在没有辅助的情况下进行短距离活动，但由于足背屈受限，其站立时间和站立末期缩短。行走有一些不适（VAS 4/10）。由于恐惧和右脚踝不适，患者无法单腿站立或单腿深蹲（VAS 6/10）。双腿深蹲时，右脚踝背屈活动度减半，膝关节出现外翻运动模式。

关节活动度

右膝关节活动度正常且无疼，踝关节 ROM 受限至一半，当踝关节前外侧剧烈疼痛时，踝关节屈曲和内翻运动被限制。背屈的活动范围为 1/2，外侧踝部疼痛加剧。负重弓步测试右脚受限至 2 cm，左脚为 5 cm。

测试选择

Thompson 试验、Matles 试验和跟腱间隙触诊均为阴性。韧带联合的挤压试验和触诊结果都为阴性。右踝外侧有局部瘀伤。“8”字踝关节测量显示左右踝之间存在 30 mm 的差异，表明中度水肿（Rohner-Spengler 等，2007）。ATFL 局部触诊诱发了患者的剧烈疼痛，但 CFL 触诊却没有。距骨倾斜试验出现不适但没有重现患者的具体症状，且末端感觉牢固、稳定，与左侧相似。右侧前抽屉试验阳性，能看到明显的凹陷。

附属运动

该患者病情较为严重且症状易激惹，附属运动受到限制。在非负重状态下，通过对距小腿关节进行轻微的动态关节松动术，发现踝关节的活动范围增加且疼痛减轻。在非负重状态下，使用后前向的踝关节动态松动术时，无痛范围下的踝关节活动度有所增加。负重状态下的动态松动术未在评估时进行，但计划在后续进行。

临床诊断和计划

症状和体征支持急性 LAS 的诊断，并且可能伴有 ATFL 断裂（Vuurberg 等，2018）。最初的计划是用温和的语言解释检查结果，并采用以患者为中心的方法来探索检查后患者的信念和期望。对预期康复时间范围的循证解释至关重要，同时需要讨论完成一个全面的基于运动的康复计划的重要性，以帮助避免慢性踝关节功能障碍。最初的治疗包括让患者脱离步行靴和肘拐杖，改用踝关节支具 10 天，并逐步增加右侧负重。鼓励使用间歇性冷冻疗法，但需要与她的锻炼计划结合使用。计划实施一项渐进式多模式康复方案，包括监督下和居家进行的踝关节和足部 ROM 练习、步态再教育、神经肌肉训练、协调和平衡练习以及手法治疗，并鼓励逐步有计划地恢复工作和运动（Vuurberg 等，2018；Martin 等，2021）。患者报告的 FAAM 结果工具用于评估治疗。如果没有达到预期的恢复效果，可以考虑转诊进行进一步的检查，以排除其他共存的病因，如骨软骨损伤、距骨穹窿损伤、韧带联合损伤等（Polzer 等，2012；Vuurberg 等，2018；Martin 等，2021）。有关治疗与管理原则的指导读者可参阅配套教科书（Barnard 和 Ryder，2024）。

（刘浩、王昱森 译，刘守国、蒋学永 校）

参考文献

[1] Adukia, V., Mangwani, J., Issac, R., Hussain, S., Parker, L., 2020. Current concepts in the management of ankle arthritis. J. Clin. Orthop. Trauma. 11 (3), 388–398.

[2] Alazzawi, S., Sukeik, M., King, D., Vemulapalli, K., 2017. Foot and ankle history and clinical examination: aguide to everyday practice. World J. Orthop. 8 (1), 21–29.

[3] Alrabai, H. M., Alrashidi, Y., Valderrabano, V., Delmi, M., 2016. Morton's neuroma in sports. In: Valderrabano, V., Easley, M. (Eds.), Foot and Ankle Sports Orthopaedics. Springer, Switzerland, pp. 391–396.

[4] Alshami, A. M., Souvlis, T., Coppieters, M. W., 2008. A review of plantar heel pain of neural origin: differential diagnosis and management. Man. Ther. 13, 103–111.

[5] Barnard, K., Ryder, D., 2024. Principles of Musculoskeletal Treatment and Management: A Handbook for Therapists, fourth ed. Churchill Livingstone, Edinburgh.

[6] Beard, N. M., Gousse, R. P., 2018. Current ultrasound application in the foot and ankle. Orthop. Clin. 49 (1), 109–121.

[7] Beckenkamp, P. R., Lin, C. W. C., Macaskill, P., Michaleff, Z. A., Maher, C. G., Moseley, A. M., 2017. Diagnostic accuracy of the Ottawa ankle and midfoot rules: a systematic review with meta-analysis. Br. J. Sports Med. 51 (6), 504–510.

[8] Boyd, R. P., Dimock, R., Solan, M. C., Porter, E., 2015. Achilles tendon rupture: how to avoid missing the diagnosis. Br. J. Gen. Pract. 65 (641), 668–669.

[9] Chan, O., Sakellariou, A., 2020. Hallux rigidus: a review. Orthop. Trauma. 34, 23–29.

[10] Chimenti, R., Cychosz, C. C., Hall, M. M., Phisitkul, P., 2017. Current concepts review update: insertional Achilles tendinopathy. Foot Ankle Int. 38 (10), 1160–1169.

[11] Cook, C., Cook, A., 2016. Differential diagnosis and treatment of cervical myelopathy, cervical radiculopathy and cervical myeloradiculopathy. In: Fernandez-de-las-Penas, C., Cleland, J., Dommerholt, J. (Eds.), Manual Therapy for Musculoskeletal Pain Syndromes: An Evidence and Clinical Informed Approach. Elsevier, UK, pp. 118–2008.

[12] Cook, C., Hegedus, E., 2011. Orthopedic Physical Examination Tests: An Evidence-Based Approach, second ed. Prentice Hall, New Jersey.

[13] Cook, J. L., Rio, E., Purdam, C. R., Docking, S. I., 2016. Revisiting the continuum model of tendon pathology: what is its merit in clinical practice and research? Br. J. Sports Med. 50 (19), 1187–1191.

[14] Cowell, F., Gillespie, S., Narayan, B., Goebel, A., 2019. Complex regional pain syndrome (CRPS) in orthopaedics: an overview. Orthop. Trauma. 33, 217–223.

[15] Dananberg, H., 1986. Functional hallux limitus and its relationship to gait efficiency. J. Am.

Podiatr. Med. Assoc. 76, 648–652.

[16] Darcey, S., 2017. Primary lung cancer presenting as foot pain. Can. Fam. Phys. 63, 453–454.

[17] Delahunt, E., Bleakley, C. M., Bossard, D. S., Caulfield, B. M., Docherty, C. L., Doherty, C., et al., 2018. Clinical assessment of acute lateral ankle sprain injuries (ROAST): 2019 consensus statement and recommendations of the International Ankle Consortium. Br. J. Sports Med. 52 (20), 1304–1310.

[18] DeOrio, J. K., Shapiro, S. A., McNeil, R. B., Stansel, J., 2011. Validity of the posterior tibial edema sign in posterior tibial tendon dysfunction. Foot Ankle Int. 32, 189–192.

[19] Devoogdt, N., Cavaggion, C., Van der Gucht, E., Dams, L., De Groef, A., Meeus, M., 2019. Reliability, validity, and feasibility of water displacement method, figure-of-eight method, and circumference measurements in determination of ankle and foot edema. Lymphat. Res. Biol. 17 (5), 531–536.

[20] Dewi, F., Hinchliffe, R. J., 2020. Foot complications in patients with diabetes. Surgery 38 (2), 108–113.

[21] Doherty, C., Delahunt, E., Caulfield, B., Hertel, J., Ryan, J., Bleakley, C., 2014. The incidence and prevalence of ankle sprain injury: a systematic review and meta-analysis of prospective epidemiological studies. Sports Med. 44, 123–140.

[22] Dubin, J. C., Comeau, D., McClelland, R. I., Dubin, R. A., Ferrel, E., 2011. Lateral and syndesmotic ankle sprain injuries: a narrative literature review. J. Chiropr. Med. 10, 204–219.

[23] Eelsing, R., Hemke, R., Schepers, T., 2021. The added value of SPECT/CT in the painful foot and ankle: a review of the literature. Foot Ankle Surg. 27 (7), 715–722.

[24] Ewalefo, S. O., Dombrowski, M., Hirase, T., Rocha, J. L., Weaver, M., Kline, A., 2018. Management of posttraumatic ankle arthritis: literature review. Curr. Rev. MSK Med. 11 (4), 546–557.

[25] Faroug, R., Psyllakis, P., Gulati, A., Makvana, S., Pareek, M., Mangwani, J., 2018. Diagnosis and treatment of tuberculosis of the foot and ankle–a literature review. Foot 37, 105–112.

[26] Fraser, J. J., Koldenhoven, R. M., Saliba, S. A., Hertel, J., 2017. Reliability of ankle-foot morphology, mobility, strength, and motor performance measures. Int. J. Sports Phys. Ther. 12 (7), 1134–1149.

[27] Fuller, E. A., Kirby, K. A., 2013. Subtalar joint equilibrium and tissue stress approach to biomechanical therapy of the foot and lower extremity. In: Albert, S. F., Curran, S. A. (Eds.), Biomechanics of the Lower Extremity: Theory and Practice, Vol. 1. Bipedmed, Denver, pp. 205–264.

[28] Gribble, P. A., Hertel, J., Plisky, P., 2012. Using the star excursion balance test to assess dynamic postural-control deficits and outcomes in lower extremity injury: a literature and systematic review. J. Athl. Train. 47, 339–357.

[29] Grice, J., Willmott, H., Taylor, H., 2016. Assessment and management of cavus foot deformity. Orthop. Trauma. 30 (1), 68–74.

[30] Haapamaki, V. V., Kiuru, M. J., Mustonen, A. O., Koskinen, S. K., 2005. Multidetector computed tomography in acute joint fractures. Acta. Radiol. 46, 587–598.

[31] Hall, E. A., Docherty, C. L., 2017. Validity of clinical outcome measures to evaluate ankle range of motion during the weight-bearing lunge test. J. Sci. Med. Sport. 20 (7), 618–621.

[32] Hannan, M. T., Menz, H. B., Jordan, J. M., Cupples, L. A., Cheng, C. H., Hsu, Y. H., 2013. High heritability of hallux valgus and lesser toe deformities in adult men and women. Arthritis Care Res. 65 (9), 1515–1521.

[33] Harradine, P., Gates, L., Bowen, C., 2018. If

it doesn't work, why do we still do it? The continuing use of subtalar joint neutral theory in the face of overpowering critical research. J. Orthop. Sports Phys. Ther. 48, 130–132.

[34] Helliwell, P. S., Backhouse, M. R., Siddle, H. J., 2019. The Foot and Ankle in Rheumatology. Oxford University Press, Oxford.

[35] Hertel, J., Braham, R. A., Hale, S. A., Olmsted-Kramer, L. C., 2006. Simplifying the star excursion balance test: analyses of subjects with and without chronic ankle instability. J. Orthop. Sports Phys. Ther. 36, 131–137.

[36] Hertel, J., Corbett, R. O., 2019. An updated model of chronic ankle instability. J. Athl. Train. 54, 572–588.

[37] Hing, W., Hall, T., Mulligan, B., 2019. The Mulligan Concept of Manual Therapy: Textbook of Techniques, second ed. Churchill Livingstone, Chatswood, NSW, Australia.

[38] Hoch, M. C., McKeon, P. O., 2011. Normative range of weightbearing lunge test performance asymmetry in healthy adults. Man. Ther. 16, 516–519.

[39] Irving, D. B., Cook, J. L., Menz, H. B., 2007. Factors associated with chronic plantar heel pain: a systematic review. J. Sci. Med. Sport. 9, 11–22.

[40] Janda, V., 1994. Muscles and motor control in cervicogenic disorders: assessment and management. In: Grant, R. (Ed.), Physical Therapy of the Cervical and Thoracic Spine, second ed. Churchill Livingstone, New York, p. 195.

[41] Janda, V., 2002. Muscles and motor control in cervicogenic disorders. In: Grant, R. (Ed.), Physical Therapy of the Cervical and Thoracic Spine, second ed. Churchill Livingstone, New York, p. 182.

[42] Jia, Y., Huang, H., Gagnier, J. J., 2017. A systematic review of measurement properties of patient-reported outcome measures for use in patients with foot or ankle diseases. Qual. Life Res. 26 (8), 1969–2010.

[43] Kaltenborn, F. M., 2002. Manual Mobilisation of the Joints, Vol. I, sixth ed. The extremities. Norli, Oslo.

[44] Keenan, A. M., Redmond, A. C., Horton, M., Conaghan, P. G., Tennant, A., 2007. The foot posture index: Rasch analysis of a novel, foot-specific outcome measure. Arch. Phys. Med. Rehabil. 88, 88–93.

[45] Kendall, F. P., McCreary, E. K., Provance, P. G., 2010. Muscles: Testing and Function with Posture and Pain, fifth ed. Lippincott, Williams & Wilkins, Baltimore.

[46] Kennedy, J. G., Ross, K. A., Smyth, N. A., Hogan, M. V., Murawski, C. D., 2016. Primary tumors of the foot and ankle. Foot Ankle Spec. 9, 58–68.

[47] Kerkhoffs, G. M., Karlsson, J., 2019. Osteochondral lesions of the talus. Knee. Surg. Sports. Traum. Arthros. 27, 2719–2720.

[48] Khlopas, H., Khlopas, A., Samuel, L. T., Ohliger, E., Sultan, A. A., Chughtai, M., et al., 2019. Current concepts in osteoarthritis of the ankle. Surg. Technol. Int. 35, 1–15.

[49] Kim, J. H., 2016. Complex regional pain syndrome in the foot and ankle. In: Jung, H. G. (Ed.), Foot and Ankle Disorders–an Illustrated Reference. Springer, Berlin, pp. 606–630.

[50] King, D., Morton, R., Bevan, C., 2014. How to use capillary refill time. Arch. Dis. Child Educ. Pract. Ed. 99, 111–116.

[51] Kirby, K., 2001. Subtalar joint axis location and rotational equilibrium, theory of foot function. J. Am. Podiatr. Med. 91, 465–487.

[52] Kirby, K., 2015. Prescribing orthoses: has tissue stress theory supplanted root theory? Podiatry Today 28 (4). Available online at: https://www.hmpgloballearningnetwork.com/site/podiatry/prescribing-orthoses-has-tissue-stress-theory-supplanted-root-theory.

[53] Lancaster, S. T., Madhaven, D., 2021. Current

concepts review: management of Achilles tendinopathy overview. J. Arthrosc. Jt. Surg. 8, 216-221.

[54] Lavery, L. A., Lavery, D. C., Green, T., Hunt, N., La Fontaine, J., Kim, P. J., et al., 2020. Increased risk of nonunion and Charcot arthropathy after ankle fracture in people with diabetes. J. Foot Ankle Surg. 59 (4), 653-656.

[55] Lee, S., Song, K., Lee, S. Y., 2022. Epidemiological study of post-traumatic ankle osteoarthritis after ankle sprain in 195,393 individuals over middle age using the National Health Insurance Database: A retrospective design. J. Sci. Med. Sport. 25 (2), 129-133.

[56] Lesher, J. M., Dreyfuss, P., Hager, N., Kaplan, M., Furman, M., 2008. Hip joint pain referral patterns: a descriptive study. Pain Med. 9 (1), 22-25.

[57] Levinger, P., Menz, H. B., Fotoohabadi, M. R., Feller, J. A., Bartlett, J. R., Bergman, N. R., 2010. Foot posture in people with medial compartment knee osteoarthritis. J. Foot Ankle Res. 3 (1), 1-8.

[58] Ling, S. K., Lui, T. H., 2017. Posterior tibial tendon dysfunction: an overview. Open Orthop. J. 11 (7), 14-723.

[59] Lithgow, M. J., Munteanu, S. E., Buldt, A. K., Arnold, J. B., Kelly, L. A., Menz, H. B., 2020. Foot structure and lower limb function in individuals with midfoot osteoarthritis: a systematic review. Osteoarthritis. Cartilage. 20 (12), 1514-1524.

[60] Liu, S. H., Nuccion, S. L., Finerman, G., 1997. Diagnosis of anterolateral ankle impingement. Comparison between magnetic resonance imaging and clinical examination. Am. J. Sports Med. 25, 389-393.

[61] Maffulli, N., 1998. The clinical diagnosis of subcutaneous tear of the Achilles tendon. Am. J. Sports Med. 26, 266-270.

[62] Magee, D. J., 2021. Orthopedic Physical Assessment, seventh ed. Elsevier, St Louis.

[63] Mahadevan, D., Venkatesan, M., Bhatt, R., Bhatia, M., 2015. Diagnostic accuracy of clinical tests for Morton's neuroma compared with ultrasonography. J. Foot Ankle Surg. 54, 549-553.

[64] Martin, R. L., Davenport, T. E., Reischl, S. F., McPoil, T. G., Matheson, J. W., Wukich, D. K., et al., 2014. Heel painplantar fasciitis: revision. J. Orthop. Sports Phys. Ther. 44, A1-A33.

[65] Martin, R. L., Davenport, T. E., Fraser, J. J., Sawdon-Bea, J., Carcia, C. R., Carroll, L. A., et al., 2021. Ankle Stability and Movement Coordination Impairments: Lateral Ankle Ligament Sprains Revision 2021. J. Orthop. Sports Phys. Ther. 51 (4), CPG1-CPG80.

[66] Matles, A. L., 1975. Rupture of the tendo Achilles. Another diagnostic sign. Bull. Hosp. Joint Dis. 36, 48-51.

[67] Mawdsley, H. R., Hoy, D. K., Erwin, P. M., 2000. Criterionrelated validity of the figure-of-eight method of measuring ankle edema. J. Orthop. Sports Phys. Ther. 30, 49-153.

[68] McPoil, T. G., Hunt, G. C., 1995. Evaluation and management of foot and ankle disorders: present problems and future directions. J. Orthop. Sports Phys. Ther. 21, 381-388.

[69] McSweeney, S. C., Cichero, M., 2015. Tarsal tunnel syndrome - a narrative literature review. Foot 25 (4), 244-250.

[70] Medina McKeon, J. M., Hoch, M. C., 2019. The ankle-joint complex: a kinesiologic approach to lateral ankle sprains. J. Athl. Train. 54 (6), 589-602.

[71] Miller, J., Dunn, K. W., Ciliberti Jr., L. J., Eldridge, S. W., Reed, L. D., 2017. Diagnostic value of early magnetic resonance imaging after acute lateral ankle injury. J. Foot Ankle Surg. 56 (6), 1143-1146.

[72] Mohan, H. K., Gnanasegaran, G., Vijay-

anathan, S., Fogelman, I., 2010. SPECT/CT in imaging foot and ankle pathology-the demise of other coregistration techniques. Semin. Nucl. Med. 40, 41-51.

[73] Molloy, S., Solan, M. C., Bendall, S. P., 2003. Synovial impingement in the ankle: a new physical sign. J. Bone Joint Surg. 85-B, 330-333.

[74] Moore, K. R., Howell, M. A., Saltrick, K. R., Catanzariti, A. R., 2017. Risk factors associated with nonunion after elective foot and ankle reconstruction: a case-control study. J. Foot Ankle Surg. 56 (3), 457-462.

[75] Mulligan, B. R., 2019. Manual Therapy 'NAGs', 'SNAGs', 'MWMs' Etc, seventh ed. Plane View Services, New Zealand.

[76] Neal, B. S., Griffiths, I. B., Dowling, G. J., Murley, G. S., Munteanu, S. E., Franettovich Smith, M. M., et al., 2014. Foot posture as a risk factor for lower limb overuse injury: a systematic review and meta-analysis. J. Foot Ankle Res. 7, 55.

[77] Nelson, R., Hall, T., 2011. Bilateral dorsal foot pain in a young tennis player managed by neurodynamics treatment techniques. Man. Ther. 16, 641-645.

[78] Netterström-Wedin, F., Bleakley, C., 2021. Diagnostic accuracy of clinical tests assessing ligamentous injury of the ankle syndesmosis: a systematic review with meta-analysis. Phys. Ther. Sport. 49, 214-226.

[79] Netterström-Wedin, F., Matthews, M., Bleakley, C., 2021. Diagnostic accuracy of clinical tests assessing ligamentous injury of the talocrural and subtalar joints: A systematic review with meta-analysis. Sports Health, 19417381211029953.

[80] Neves, L. F., Souza, C. Q. D., Stoffel, M., Picasso, C. L. M., 2017. The Y balance test-how and why to do it. Int. Phys. Med. Rehab. J. 2 (4), 58-59.

[81] NICE, 2017. Spondyloarthritis in over 16s: Diagnosis and Management. Available online at: https://www.nice.org.uk/guidance/ng65.

[82] NICE, 2020. Venous Thromboembolic Diseases: Diagnosis, Management and Thrombophilia Testing. Available online at: https://www.nice.org.uk/guidance/ng158.

[83] NICE Clinical Knowledge Summaries, 2020. Deep Vein Thrombosis. Available online at: https://cks.nice.org.uk/topics/deep-vein-thrombosis.

[84] Nix, S. E., Vicenzino, B. T., Collins, N. J., Smith, M. D., 2013. Gait parameters associated with hallux valgus: a systematic review. J. Foot Ankle Res. 6 (9), 1-12.

[85] Nyland, J., Franklin, T., Short, A., Calik, M., Kaya, D., 2018. Posture, kinesthesia, foot sensation, balance, and proprioception. In: Kaya, D., Yosmaoglu, B., Doral, M. N. (Eds.), Proprioception in Orthopaedics, Sports Medicine and Rehabilitation. Springer, Cham, pp. 13-24. https://doi.org/10.1007/978-3-319-66640-2_2.

[86] Oji, D. E., Schon, L. C., 2013. The diabetic foot. In: Thordarson, D. B. (Ed.), Foot and Ankle, second ed. Lippincott Williams and Wilkins, Philadelphia, pp. 104-124.

[87] Pascual Huerta, J., 2014. The effect of the gastrocnemius on the plantar fascia. Foot Ankle Clin. 26, 701-718.

[88] Pedowitz, D. I., 2012. General imaging of the adult foot and ankle. In: Hurwitz, S. R., Parekh, S. G. (Eds.), Musculoskeletal Examination of the Foot and Ankle. Slack, New Jersey.

[89] Polzer, H., Kanz, K. G., Prall, W. C., Haasters, F., Ockert, B., Mutschler, W., et al., 2012. Diagnosis and treatment of acute ankle injuries: development of an evidence-based algorithm. Orthop. Rev. 4, e5.

[90] Pomeroy, G., Wilton, J., Anthony, S., 2015. Entrapment neuropathy about the foot and ankle: an update. J. Am. Aca Orthop. Surg. 23, 58-66.

[91] Powden, C. J., Dodds, T. K., Gabriel, E. H., 2019. The reliability of the star excursion balance test and lower quarter Y-balance test in healthy adults: a systematic review. Int. J. Sports Phys. Ther. 14 (5), 683–694.

[92] Powden, C. J., Hoch, J. M., Hoch, M. C., 2015. Reliability and minimal detectable change of the weight-bearing lunge test: a systematic review. Man. Ther. 20, 524–532.

[93] Redmond, A. C., Crane, Y. Z., Menz, H. B., 2008. Normative values for the foot posture index. J. Foot Ankle Res. 1 (6), 1–9.

[94] Redmond, A. C., Crosbie, J., Ouvrier, R. A., 2006. Development and validation of a novel rating system for scoring standing foot posture: the Foot Posture Index. Clin. Biomech. (Bristol, Avon) 21, 89–98.

[95] Reilly, K. K., Barker, K., Shamley, D., Newman, M., Oskrochi, G. R., Sandall, S., 2009. The role of foot and ankle assessment of patients with lower limb osteoarthritis. Physiotherapy. 95, 164–169.

[96] Reiman, M., Burgi, C., Strube, E., Prue, K., Ray, K., Elliott, A., et al., 2014. The utility of clinical measures for the diagnosis of Achilles tendon injuries: a systematic review with meta-analysis. J. Athl. Train. 49 (6), 820–829.

[97] Remus, A., Caulfield, B., Doherty, C., Crowe, C., Severini, G., Delahunt, E., 2018. A laboratory captured 'giving way' episode in an individual with chronic ankle instability. J. Biomech. 76, 241–246.

[98] Rewhorn, M. J., Leung, A. H., Gillespie, A., Moir, J. S., Miller, R., 2014. Incidence of complex regional pain syndrome after foot and ankle surgery. J. Foot Ankle Surg. 53, 256–258.

[99] Richards, J., Levine, D., Whittle, M., 2012a. Normal gait. In: Levine, D., et al. (Eds.), Whittle's Gait Analysis, fifth ed. Churchill Livingstone, Edinburgh (Chapter 2).

[100] Robinson, R. H., Gribble, P. A., 2008. Support for a reduction in the number of trials needed for the star excursion balance test. Arch. Phys. Med. Rehabil. 89, 364–370.

[101] Rohner-Spengler, M., Mannion, A. F., Babst, R., 2007. Reliability and minimal detectable change for the figure-of-eight—20 method of measurement of ankle edema. J. Orthop. Sports Phys. Ther. 37, 199–205.

[102] Root, M. L., Orien, W. P., Weed, J. H., 1977. Clinical Biomechanics. Normal and Abnormal Function of the Foot, Vol. II. Los Angeles. Clin. Biomech. (Bristol, Avon).

[103] Ross, M. H., Smith, M., Plinsinga, M. L., Vicenzino, B., 2018. Self-reported social and activity restrictions accompany local impairments in posterior tibial tendon dysfunction: a systematic review. J. Foot Ankle Res. 11, 49–60.

[104] Ross, M. H., Smith, M. D., Vicenzino, B., 2017. Reported selection criteria for adult acquired flatfoot deformity and posterior tibial tendon dysfunction: are they one and the same? A systematic review. PLoS One. 12 (12), e0187201.

[105] Schweitzerian, B., Haas, D., Columber, K., Knupp, D., Cook, C., 2013. Diagnostic accuracy of physical examination tests of the ankle/foot complex: a systematic review. Int. J. Sports Phys. Ther. 8, 416–426.

[106] Seaman, T. J., Ball, T. A., 2021. Pes Cavus. [Updated 11 Aug 2021]. in: StatPearls [Internet]. StatPearls Publishing, Treasure Island (FL). Available online from: https://www.ncbi.nlm.nih.gov/books/NBK556016/.

[107] Shazadeh Safavi, P., Janney, C., Jupiter, D., Kunzler, D., Bui, R., Panchbhavi, V. K., 2019. A systematic review of the outcome evaluation tools for the foot and ankle. Foot Ankle Spec. 12 (5), 461–470.

[108] Silbernagel, K. G., Hanlon, S., Sprague, A.,

2020. Current clinical concepts: conservative management of Achilles tendinopathy. J. Athl. Train. 55 (5), 438-447.

[109] Singh, D., 2017. Acute Achilles tendon rupture. Br. J. Sports Med. 51 (15), 1158-1160.

[110] Slipman, C. W., Jackson, H. B., Lipetz, J. S., Chan, K. T., Lenrow, D., Vresilovic, E. J., 2000. Sacroiliac joint pain referral zones. Arch. Phys. Med. Rehab. 81, 334-338.

[111] Sman, A., Hiller, C. E., Refshauge, K. M., 2013. Diagnostic accuracy of clinical tests for diagnosis of ankle syndesmosis injury: a systematic review. Br. J. Sports Med. 47, 620-628.

[112] So, E., Rushing, C. J., Simon, J. E., Goss Jr., D. A., Prissel, M. A., Berlet, G. C., 2020. Association between bone mineral density and elderly ankle fractures: a systematic review and meta-analysis. J. Foot Ankle Surg. 59 (5), 1049-1057.

[113] Souza Júnior, E., Vieira, M. C. T., Baumfeld, T. S., Baumfeld, D. S., 2020. Patients' perspective on the surgical treatment of hallux valgus. J. Foot Ankle 14 (1), 36-40.

[114] Spannbauer, A., Chwała, M., Ridan, T., Berwecki, A., Mika, P., Kulik, A., et al., 2019. Intermittent Claudication in Physiotherapists' Practice. Biomed Res. Int. 1-10.

[115] Stein, B. E., Schon, L. C., 2015. Posterior tibial tendon dysfunction in the adult: current concepts. Instr. Course Lect. 64, 441-450.

[116] Sueki, D. G., Cleland, J. A., Wainner, R. S., 2013. A regional interdependence model of musculoskeletal dysfunction: research, mechanisms, and clinical implications. J. Man. Manip. Ther. 21, 90-102.

[117] Thomas, J., Glascow, N., Syeed, R., Zis, P., 2019. Alcoholrelated peripheral neuropathy: a systematic review and meta-analysis. J. Neurol. 266 (12), 2907-2919.

[118] Thordarson, D. B., 2013. Foot and Ankle, second ed. Lippincott Williams and Wilkins, Philadelphia.

[119] Vaishya, R., Agarwal, A. K., Azizi, A. T., Vijay, V., 2016. Haglund's syndrome: a commonly seen mysterious condition. Cureus. 8 (10), e820.

[120] van Dijk, C. N., Lim, L. S. L., Bossuyt, P. M. M., Marti, R. K., 1996. Physical examination is sufficient for the diagnosis of sprained ankles. J. Bone Joint Surg. 78-B, 958-962.

[121] Vicenzino, B., 2004. Foot orthotics in the treatment of lower limb conditions: a musculoskeletal physiotherapy perspective. Man. Ther. 9, 185-196.

[122] Vuurberg, G., Hoorntje, A., Wink, L. M., Van Der Doelen, B. F., Van Den Bekerom, M. P., Dekker, R., 2018. Diagnosis, treatment and prevention of ankle sprains: update of an evidence-based clinical guideline. Br. J. Sports Med. 52 (15), 956-956.

[123] Walker, R., Wong, F., Singh, S., Ajuied, A., 2019. The foot in systemic disease: management of the patient with rheumatoid arthritis or diabetes mellitus. Orthop. Trauma. 33, 249-262.

[124] Watson, T., 2022. Soft Tissue Repair and Healing Review. Available online at: http://www.electrotherapy.org/modality/soft-tissue-repair-and-healing-review.

[125] Welck, M. J., Hayes, T., Pastides, P., Khan, W., Rudge, B., 2017. Stress fractures of the foot and ankle. Injury 48 (8), 1722-1726.

[126] Wells, P. S., Anderson, D. R., Rodger, M., Forgie, M., Kearon, C., Dreyer, J., et al., 2003. Evaluation of d-dimer in the diagnosis of suspected deep-vein thrombosis. NEJM. 349, 1227-1235.

[127] Whittle, M., Levine, D., Richards, J., 2012. Normal gait. In: Levine, D., Richards, J., Whittle, M. W. (Eds.), Whittle's Gait

Analysis, fifth ed. Churchill Livingstone, Edinburgh (Chapter 2).

[128] Wodicka, R., Ferkel, E., Ferkel, R., 2016. Osteochondral lesions of the ankle. Foot Ank. Int. 37, 1023-1034.

[129] Yano, K., Ikari, K., Inoue, E., Sakuma, Y., Mochizuki, T., Koenuma, N., et al., 2018. Features of patients with rheumatoid arthritis whose debut joint is a foot or ankle joint: a 5479-case study from the IORRA cohort. PLoS One. 13 (9), e0202427.

[130] Yates, B., White, S., 2004. The incidence and risk factors in the development of medial tibial stress syndrome among naval recruits. Am. J. Sports Med. 32, 772-780.

[131] Zaw, H., Calder, J. D., 2010. Operative management options for symptomatic flexible adult acquired flatfoot deformity: a review. Knee Surg. Sports Traumatol. Arthrosc. 18, 135-142.